Psychiatrie der Gegenwart 3

Dritte, völlig neu gestaltete Auflage

Herausgegeben von
K. P. Kisker H. Lauter J.-E. Meyer
C. Müller E. Strömgren

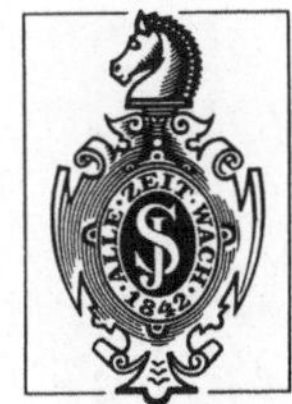

Abhängigkeit und Sucht

Bearbeitet von
D. P. Agarwal, C. Allgulander, J. Ch. Bode, J. Böning, B. Bron
G. Buchkremer, W. Feuerlein, J. Gerchow, H. W. Goedde
E. Holzbach, D. Ladewig, F. Majewski, W. Poser, H. Renn
K.-L. Täschner, R. Tölle, K. Wanke, J. P. von Wartburg, R. Welz

Mit 24 Abbildungen

Springer-Verlag
Berlin Heidelberg New York
London Paris Tokyo

Professor Dr. Dr. K. P. Kisker
Medizinische Hochschule Hannover, Psychiatrische Klinik
Konstanty-Gutschow-Str. 8, D-3000 Hannover 61

Professor Dr. H. Lauter
Psychiatrische Klinik und Poliklinik rechts der Isar der Technischen Universität
Möhlstr. 26, D-8000 München 80

Professor Dr. J.-E. Meyer
Georg-August-Universität Göttingen, Psychiatrische Klinik
von-Siebold-Str. 5, D-3400 Göttingen

Professor Dr. C. Müller
Hôpital de Cery, Clinique Psychiatrique Universitaire de Lausanne
CH-1008 Prilly

Professor Dr. E. Strömgren
Psychiatrisches Krankenhaus, DK-8240 Risskov

ISBN-13: 978-3-642-71607-2 e-ISBN-13: 978-3-642-71606-5
DOI: 10.1007/978-3-642-71606-5

CIP-Kurztitelaufnahme der Deutschen Bibliothek:
Psychiatrie der Gegenwart / hrsg. von K. P. Kisker ... –
3., völlig neu gestaltete Aufl. –
Berlin; Heidelberg; New York; London; Paris; Tokyo: Springer
Teilw. mit d. Erscheinungsorten Berlin, Heidelberg, New York, Tokyo
NE: Kisker, Karl Peter [Hrsg.]
3. Abhängigkeit und Sucht. – 1987
Abhängigkeit und Sucht / bearb. von D. P. Agarwal ... –
Berlin; Heidelberg; New York; London; Paris; Tokyo: Springer, 1987.
(Psychiatrie der Gegenwart; 3)
ISBN-13: 978-3-642-71607-2

NE: Agarwal, Dharam P. [Mitverf.]

Gesamtherstellung: Brühlsche Universitätsdruckerei, Gießen
2122/3130-543210

Mitarbeiterverzeichnis

AGARWAL, D. P., Prof. Dr.; Institut für Humangenetik der Universität Hamburg, Butenfeld 32, D-2000 Hamburg 54

ALLGULANDER, C., Dr.; Karolinska Institute, Department of Psychiatry, Huddinge University Hospital, S-141 86 Huddinge

BODE, J. CH., Prof. Dr.; Robert-Bosch-Krankenhaus, Akademisches Lehrkrankenhaus der Universität Tübingen, Zentrum für Innere Medizin, Innere Abteilung I, Schwerpunkt Gastroenterologie und Endokrinologie, Auerbachstraße 110, D-7000 Stuttgart 50

BÖNING, J., Prof. Dr.; Psychiatrische Klinik und Poliklinik, Universitäts-Nervenklinik, Füchsleinstraße 15, D-8700 Würzburg

BRON, B., Prof. Dr. Dr.; Georg-August-Universität Göttingen, Psychiatrische Klinik, von-Siebold-Straße 5, D-3400 Göttingen

BUCHKREMER, G., Prof. Dr.; Klinik für Psychiatrie der Universität, Albert-Schweitzer-Straße 11, D-4400 Münster

FEUERLEIN, W., Prof. Dr.; Max-Planck-Institut für Psychiatrie, Klinik, Kraepelinstraße 10, D-8000 München 40

GERCHOW, J., Prof. Dr.; Zentrum der Rechtsmedizin im Klinikum der Johann-Wolfgang-Goethe-Universität, Kennedyallee 104, D-6000 Frankfurt/Main 70

GOEDDE, H. W., Prof. Dr.; Institut für Humangenetik der Universität Hamburg, Butenfeld 32, D-2000 Hamburg 54

HOLZBACH, E., Privatdozent Dr.; St. Josef-Hospital, Psychiatrische Abteilung, Mühlheimerstraße 43, D-4200 Oberhausen 1

LADEWIG, D., Prof. Dr.; Psychiatrische Universitätsklinik, Wilhelm-Klein-Straße 27, CH-4025 Basel

MAJEWSKI, F., Prof. Dr.; Institut für Humangenetik und Anthropologie, Universitätsstraße 1, Gebäude 23.12, D-4000 Düsseldorf 1

POSER, W., Prof. Dr.; Georg-August-Universität Göttingen, Psychiatrische Klinik, von-Siebold-Straße 5, D-3400 Göttingen

RENN, H., Prof. Dr.; Institut für Soziologie der Universität Hamburg, Allende-Platz 1, D-2000 Hamburg 13

TÄSCHNER, K.-L., Privatdozent Dr.; Bürgerhospital, Psychiatrische Klinik, Tunzhofer Straße 14–16, D-7000 Stuttgart 1

TÖLLE, R., Prof. Dr.; Klinik für Psychiatrie der Universität, Albert-Schweitzer-Straße 11, D-4400 Münster

WANKE, K., Prof. Dr.; Universitäts-Nervenklinik, Psychiatrie, D-6650 Homburg/Saar

WARTBURG, J. P. VON, Prof. Dr.; Universität Bern, Institut für Biochemie und Molekularbiologie, Bühlstraße 28, CH-3012 Bern

WELZ, R., Dr.; Georg-August-Universität Göttingen, Zentrum Psychologische Medizin, Abteilung Medizinische Psychologie, Humboldtallee 3, D-3400 Göttingen

Vorwort

Der Band 3 ist dem Thema „Abhängigkeit und Sucht“ gewidmet. Der Einheitlichkeit der Thematik dieses Bandes entspricht die enge Verbindung des allgemeinen Teils mit den 4 klinischen Abschnitten. Im allgemeinen Teil werden Fragen zur Definition und Diagnose, die Psychologie der Sucht, rechtliche Gesichtspunkte, die Prävention und die Epidemiologie (allerdings nur der Drogen- und Medikamentenabhängigkeit) erörtert. Auf die Epidemiologie des Alkoholismus wird in Bd. 9 im Zusammenhang mit der Bedeutung der Epidemiologie für Prävention und Krankenversorgung eingegangen. Die klinischen Themen sind nach den Krankheitsbildern (Abhängigkeit von Alkohol, Drogen, Medikamenten und Nikotin) und ihrer Therapie gegliedert. Neu ist die Erörterung der Schnüffelsucht, der Drogenpsychosen und vor allem der Nikotinabhängigkeit, ferner beim Alkoholismus der Genetik und Biochemie sowie die Darstellung der internistischen Folgeerkrankungen und der teratogenen Schäden.

Der Unterschied zwischen diesem Band und den Suchtkapiteln in der 1. und 2. Auflage von „Psychiatrie der Gegenwart“ zeigt deutlich die Aktualität der Suchtkrankheiten heute, aber auch unser vermehrtes Wissen davon. In der 1. wie in der 2. Auflage stand der Alkoholismus noch ganz im Vordergrund; 1960 und 1972 gab es jeweils nur einen Beitrag über nichtalkoholische Süchte, wobei in der 1. Auflage die Drogen noch fast unerwähnt geblieben sind.

Die Herausgeber

Inhaltsverzeichnis

I. Allgemeines

Definition und Diagnose der Suchtkrankheiten
W. Feuerlein 3

Zur Psychologie der Sucht
K. Wanke 19

Prävention. Organisatorische und evaluative Aspekte
H. Renn (Mit 1 Abbildung) 53

Die rechtlichen Aspekte bei Suchtkranken
J. Gerchow 81

Epidemiologie des Drogenmißbrauchs
R. Welz (Mit 2 Abbildungen) 105

II. Alkohol

Genetik des Alkoholismus
D. P. Agarwal und H. W. Goedde 129

Klinik und Pathophysiologie des Alkoholismus
J. Böning und E. Holzbach (Mit 1 Abbildung) 143

Biochemie des Alkoholismus
J. P. von Wartburg (Mit 2 Abbildungen) 181

Die internistischen Folgeerkrankungen des Alkoholismus
J. Ch. Bode (Mit 5 Abbildungen) 205

Teratogene Schäden durch Alkohol
F. Majewski (Mit 10 Abbildungen) 243

Therapie des Alkoholismus
W. Feuerlein (Mit 2 Abbildungen) 273

III. Drogen

Klinik der Rauschdrogen
K.-L. Täschner 307

Drogenpsychosen
B. BRON 345

Die Behandlung Drogenabhängiger
D. LADEWIG (Mit 1 Abbildung) 359

IV. Medikamente

Klinik der Medikamentenabhängigkeit
W. POSER 401

Prävention und Therapie der primären Medikamentenabhängigkeit
C. ALLGULANDER 425

V. Nikotin

Nikotinabhängigkeit
G. BUCHKREMER und R. TÖLLE 443

Sachverzeichnis 467

I. Allgemeines

Definition und Diagnose der Suchtkrankheiten

W. FEUERLEIN

INHALTSVERZEICHNIS

A. Definition . . . 3
I. Begriffe . . . 3
1. Sucht, Süchtigkeit, Mißbrauch, Abhängigkeit . . . 3
2. Alkoholismus . . . 4
II. Typologische Einteilungen . . . 5
III. Neuere Entwicklungen der Alkoholismusdefinitionen . . . 5
1. Verhaltensebene . . . 6
2. Subjektive Ebene . . . 6
3. Psychobiologische Ebene . . . 6
IV. Definitorische Modelle . . . 7
V. Zum Krankheitskonzept des Alkoholismus . . . 8
VI. Definition von Mißbrauch und Abhängigkeit von Medikamenten und Rauschdrogen . . . 9
B. Diagnose (unter spezieller Berücksichtigung des Alkoholismus) . . . 10
I. Vorbemerkungen . . . 10
II. Diagnostische Kriterien . . . 11
1. Pathologisches Trinkverhalten . . . 11
a) Quantifizierung des Alkoholkonsums . . . 11
b) Pathologische Modalitäten des Trinkverhaltens . . . 12
2. Alkoholbezogene psychosoziale Schäden . . . 12
3. Abschätzung der alkoholbezogenen somatischen Schäden – Klinisch-chemische Tests . . . 14
4. Umfassende Tests . . . 15
Literatur . . . 15

A. Definition

I. Begriffe

1. Sucht, Süchtigkeit, Mißbrauch, Abhängigkeit

Das Wort *Sucht* steht für einen unscharfen Begriff. Deswegen hat die WHO 1964 empfohlen, ihn (im Bereich der Drogen) durch den Begriff der Abhängigkeit zu ersetzen. Dabei wurde zwischen körperlicher und psychischer Abhängigkeit unterschieden. Die Merkmale der körperlichen Abhängigkeit sind je nach Droge unterschiedlich (von der WHO werden 8 Gruppen von Drogen aufgezählt, die Abhängigkeit hervorrufen, wobei der Alkohol zusammen mit den Barbituraten zur

2. Stoffgruppe gerechnet wird). Die Definition der psychischen Abhängigkeit ist schwierig. Sie wird umschrieben mit einem Gefühl der Befriedigung und einem Verlangen nach einer periodischen oder dauernden Einnahme der Droge, um Lust zu erzeugen oder Mißbehagen zu vermeiden.

Im gleichen Jahr hat LAUBENTHAL versucht, zwischen *Sucht, Süchtigkeit* und *Mißbrauch* zu differenzieren. Diese Unterscheidung wurde in den folgenden Jahren weiter entwickelt. Sucht wird von ihm als ein mehr passives, begierdemäßiges, zwanghaftes Verhalten beschrieben, dem das Merkmal einer freien Entscheidungsmöglichkeit fehlt. Ein solches Verhalten ist auch ohne Konsum chemischer Substanzen häufig („Tätigkeitssüchte"). Im Falle einer stoffgebundenen Sucht komme noch das charakteristische, vom Toxikon abhängige Phänomen der chronischen Intoxikation hinzu (Dosissteigerung, Abstinenzsyndrom). Süchtigkeit wird demgegenüber als „starkes, hemmungsloses Verlangen nach bestimmten Werten oder Scheinwerten" beschrieben, das „aus der Persönlichkeit heraus ... das gewöhnliche Maß überschreitet und daher auch zerstörerisch und selbstzerstörerisch wirkt". Der Begriff *Mißbrauch* ist schwer zu definieren. In diesem Zusammenhang soll darunter verstanden werden, daß eine Sache in einer Weise gebraucht wird, die von dem üblichen Gebrauch bzw. von dem ursprünglich dafür gesetzten Zweck abweicht, und zwar in quantitativer und/oder in qualitativer Hinsicht (s. auch Abschn. A,III,IV,VI).

Im folgenden soll nur auf Mißbrauch und Abhängigkeit von Drogen im weiteren Sinne Bezug genommen werden. Nach der Definition der WHO von 1964 gilt als Droge jede Substanz, die im lebenden Organismus eine oder mehrere Funktionen zu ändern vermag. Vor allem sind damit Stoffe gemeint, die eine Wirkung auf das ZNS ausüben, also Alkohol, Medikamente und Rauschmittel („psychotrope Substanzen"). Die Merkmale der Abhängigkeit sind im einzelnen nach Stoffgruppen verschieden. Es wurden deshalb von der WHO 1964 sieben Stoffgruppen aufgezählt:

1. Morphine
2. Barbiturate und Alkohol
3. Kokain
4. Cannabis
5. Amphetamine
6. Khat
7. Halluzinogene.

Dazu kommen neuerdings noch als weitere Stoffgruppe die spezifischen Opiatantagonisten (WANKE 1986). Die Schnüffelstoffe (organische Lösungsmittel) können von ihrer Wirkung her dem Alkohol-Barbiturattyp zugerechnet werden.

2. Alkoholismus

Ähnlich verschwommen ist der Begriff „Alkoholismus" (HUSS 1852). Wie viele andere historische Termini bedarf er auf jeden Fall einer genaueren Explikation, sofern man nicht völlig auf ihn verzichtet, was aber schon wegen seiner weiten Verbreitung und seiner Praktikabilität schwer zu erreichen sein wird. In der Definition der WHO (1952) werden als Kriterien die Folgen exzessiven Trinkens auf körperlichem, geistigem, sozialem und wirtschaftlichem Gebiet benutzt, wobei schon das Wort „Abhängigkeit" verwendet wird, ohne daß es allerdings näher erläutert wird. „Alkoholismus" wird noch immer als Oberbegriff für Alkoholmißbrauch und Alkoholabhängigkeit (im Sinne der og. Differenzierungen) verwendet.

Der Terminus „Alkoholismus" wird inzwischen zunehmend häufig der Alkoholabhängigkeit vorbehalten. Der in den letzten Jahrzehnten vor allem von angloamerikanischen Autoren häufig verwendete Terminus *„Problemtrinken"* ("problem drinkers") ist weder in der ICD 9 (1978) noch in der DSM III (1980) erwähnt. Man versteht darunter ein Trinkverhalten, das zu Problemen auf körperlichem, psychischem und/oder sozialem Gebiet führt. Es läßt sich also eher unter dem jetzigen Begriff des Alkoholmißbrauchs subsummieren.

II. Typologische Einteilungen

Alkoholismus stellt auch in anderer Hinsicht keinen einheitlichen Begriff dar. Man kann sicher verschiedene Formen unterscheiden. Es wurden verschiedene Einteilungsprinzipien vorgeschlagen (Übersicht s. MEYER et al. 1983), von denen die bekanntesten kurz erwähnt werden sollen:

1. Die Typologie nach JELLINEK (1960) (Alpha-, Beta-, Gamma-, Delta-, Epsilon-Trinker). Diese Typologie wird weitgehend in der französischen Literatur verwendet, allerdings unter anderem Namen (alcoolites, alcooloses, somalcooloses) (MALKA et al. 1983).
2. a) Die Einteilung in primären und sekundären Alkoholismus nach SCHUCKIT (1979). Wenn in der Vorgeschichte keinerlei psychische Störungen bekannt sind, die vor dem Alkoholmißbrauch begonnen haben, wird der Alkoholismus als „primärer" bezeichnet.
   b) Einteilung in primären und sekundären Alkoholismus nach TARTER et al. (1977). Als primäre Alkoholiker werden „schwere Trinker" mit mehreren Symptomen einer Hyperkinese in der Kindheit und eines "minimal brain damage" bezeichnet. Es wurden auch entsprechende Meßinstrumente entwikkelt.

Eine weitere typologische Einteilung wurde mit Hilfe der McANDREW-Skala versucht (McANDREW 1979). Bei männlichen Alkoholikern wurden zwei Persönlichkeitstypen gefunden: ein häufigerer Typ (85%), der durch Charakterstörungen gekennzeichnet ist, und ein seltener Typ (15%), der mit der Bezeichnung „introvertierte Neurotiker" charakterisiert wird. Allerdings findet man diese Persönlichkeitstypen auch bei Männern ohne stoffgefundene Abhängigkeit, wenngleich in unterschiedlicher Verteilung.

III. Neuere Entwicklungen der Alkoholismusdefinitionen

1977 wurde von einer Expertenkommission der WHO (EDWARDS et al. 1977) vorgeschlagen, zwischen alkoholbezogenen Folgeschäden (alcohol-related disabilities) und Alkoholabhängigkeit zu unterscheiden. Unter alcohol-related disabilities wird eine Verschlechterung in den körperlichen, psychischen und sozialen Funktionen eines Menschen verstanden, wie sie gemäß dem Alter, dem Geschlecht und der normativen sozialen Rolle des Betreffenden als wesentliche Grundkomponenten des täglichen Lebens angesehen werden. An ihrem Zustandekommen muß der Alkohol ursächlich beteiligt sein. Das Alkoholabhängigkeitssyndrom tritt in Veränderungen auf der Verhaltensebene, der subjektiven Ebene und der psychobiologischen Ebene in Erscheinung. Es ist eine besondere Art der Alkohol-Folgeschäden insofern, als es die Wahrscheinlichkeit des Auftretens von (pathologischen) Trinkverhalten in (fernerer) Zukunft vorhersagen läßt. Das führende Symptom ist die Verschlechterung des Kontrollvermögens beim Alkoholkonsum. Die Veränderungen auf den drei Ebenen können folgendermaßen zusammengefaßt werden:

1. Verhaltensebene

Es handelt sich um einen Alkoholkonsum, der empirisch-statistisch festgestellte Grenzwerte übersteigt, die die Wahrscheinlichkeit des Auftretens bestimmter alkoholbedingter körperlicher Krankheiten (z. B. Leberzirrhose) aufzeigen. Diese Grenzwerte (täglichen Konsums) werden in einer für beide Geschlechter unterschiedlichen Höhe angegeben (60 g für den Mann, 20 g für die Frau) (THALER 1977). Sie hängen wahrscheinlich von einer Reihe von z. T. noch nicht eindeutig bekannten Faktoren ab. Allerdings lassen sich diese Grenzwerte wegen der erheblichen individuellen Unterschiede in der Verträglichkeit des Alkohols nicht absolut festsetzen (s. Abschn. A.II,1). Eine weitere Rolle spielen Ausmaß, Modalitäten und Zeitpunkt des Trinkens, sofern es den jeweiligen soziokulturell determinierten Gepflogenheiten widerspricht (Trinken „zur Unzeit und am falschen Ort"), ferner die zunehmende Einförmigkeit des Trinkverhaltens und das Trinken trotz wahrgenommener „schmerzlicher direkter Konsequenzen".

2. Subjektive Ebene

Verminderung der Eigenwahrnehmung der Verhaltensauffälligkeiten, Aufstellung eines „Trinksystems", Verschlechterung der Kontrolle über das eigene Trinkverhalten. Gesteigertes Verlangen nach Alkoholkonsum und Berauschung ("craving"). [Unter lerntheoretischen Gesichtspunkten wird das „Verlangen" durch frühere Erfahrungen mit einem realen Alkoholentzugssyndrom erklärt (LUDWIG u. WIKLER (1974)]. Zentrierung des Denkens und Strebens auf Alkoholkonsum ("drink-centredness").

3. Psychobiologische Ebene

- Auftreten von Alkohol-Entzugssymptomen; da sie durch Alkoholzufuhr gemildert werden können, geben sie Veranlassung zu erneuter Alkoholzufuhr.
- Auftreten von Toleranzsteigerung gegenüber Alkohol.

Die unter 2. dargestellten Veränderungen entsprechen weitgehend dem, was in der früheren Terminologie als Zeichen psychischer Abhängigkeit beschrieben wurde, die unter 3. beschriebenen Veränderungen entsprechen der körperlichen Abhängigkeit. Während die Zeichen körperlicher Abhängigkeit nach relativ kurzer Zeit abklingen (ob es ein „protrahiertes Alkohol-Entzugssyndrom" gibt, ist noch nicht geklärt), können Zeichen psychischer Abhängigkeit zumindest latent über lange Zeit bestehen und immer wieder reaktiviert werden. In ihrem Gefolge kommt es dann häufig zu Rückfällen.

Alkohol-Folgeschäden lassen sich ebenso wie die unter 1. beschriebenen Verhaltensstörungen (abnormes Trinkverhalten) als Alkoholmißbrauch auffassen, während die Zeichen der subjektiven und psychobiologischen Ebene als eindeutige Zeichen der Abhängigkeit aufzufassen sind.

IV. Definitorische Modelle

Diese Unterscheidung hat sich als sehr fruchtbar und hilfreich erwiesen. Sie hat auch Eingang in das *DSM III* gefunden während sie in der RDC (Spitzer et al. 1978) noch nicht explizit erwähnt ist. In der DSM III wird auf dem gesamten Gebiet der „Störungen des Gebrauchs chemischer Substanzen“ (Substance Use Disorders), wozu auch der Alkohol gezählt wird, zwischen Mißbrauch und Abhängigkeit unterschieden. Der *Alkoholmißbrauch* weist folgende diagnostischen Kriterien auf: 1. Merkmale pathologischen Alkoholkonsums: z. B. Bedürfnis nach täglicher Alkohol-Zufuhr, um ausreichende Leistungen zu erbringen, Unfähigkeit, das Trinken zu reduzieren oder damit aufzuhören, Trinktouren, “blackouts”. 2. Nachlassen der sozialen oder beruflichen Anpassung, z. B. Fortbleiben von der Arbeit, Verlust der Stellung, strafrechtliche Schwierigkeiten, Streit in der Familie wegen Alkohol. 3. Dauer der Störungen mind. einen Monat. Die *Alkoholabhängigkeit* ist charakterisiert entweder durch Merkmale pathologischen Alkoholkonsums oder Nachlassen der sozialen oder beruflichen Anpassung und zusätzlich durch Toleranz und Entzugserscheinungen (also Merkmale körperlicher Abhängigkeit) gekennzeichnet.

Auf einer ähnlichen Linie bewegt sich die Definition des chronischen Alkoholismus, wie sie in der *9. Revision der ICD* gegeben wird. Die ICD-Definition wird übrigens auch in das AMDP-System (4. Auflage 1981) übernommen. Auch die Definition für das Alkohol-Abhängigkeitssyndrom, die von Winter 1984 vorgelegt wurde, benutzt ähnliche Kriterien. Zusätzlich wird hier auf den obsessiven oder kompulsiven Zwang zur Zufuhr alkoholischer Getränke und auf die mit dem Alkoholgenuß beabsichtigte Wirkung (Aufrechterhaltung oder Verbesserung des physischen und/oder psychischen Befindens) hingewiesen.

Im Vergleich von 7 Definitionsschemata (RDC, DSM III Mißbrauch und Abhängigkeit, NCA-Criteria (s. unten), Feighner-Criteria, Kriterien für Gamma-Alkoholismus nach Jellinek und ICD 9) (Boyd et al. 1983) ergab sich (allerdings bei einer relativ kleinen Probandenzahl) eine „hierarchische Anordnung“. Die Rangreihe lautet (der „Strenge“ nach ansteigend): RDC, NCA-Criteria, DSM III Abusus, Feighner-Criteria, ICD 9, DSM III Abhängigkeit, Gamma-Alkoholismus Kriterien. Die Übereinstimmung zwischen den ICD-9-Kriterien und den DSM III-Kriterien ist mäßig: 67% der Probanden mit ICD 9-Kriterien wurden auch mit DSM III-Abhängigen identifiziert; umgekehrt lag die Zahl bei 89%. Ähnlich hohe Übereinstimmungen zwischen DSM III, RDC und Feighner-Criteria fanden Leonard et al. 1984.

Zusammengefaßt lassen sich fünf Definitionskriterien bestimmen:

1. Abnormes bzw. pathologisches Trinkverhalten (nach Menge und Modalitäten des Alkoholkonsums)
2. somatische alkoholbezogene Schäden

3. psychosoziale alkoholbezogene Schäden
4. Entwicklung von Toleranzsteigerung bzw. Entzugssyndrom („körperliche Abhängigkeit")
5. Entwicklung von „Entzugssymptomen auf der subjektiven Ebene" (Kontrollverlust, gesteigertes Verlangen nach Alkohol, Zentrierung des Denkens und Strebens auf Alkohol) („psychische Abhängigkeit").

Sind nur die Merkmale der Kriterienkreise 1 bis 3 vorhanden, so kann Mißbrauch angenommen werden. Auch Toleranzsteigerung und Entzugssyndrom (Kriterium 4) können als Folge eines längerdauernden exzessiven Alkoholmißbrauchs auftreten, und im Sinne eines positiven feedback eine Perpetuierung, meist sogar eine Steigerung des Alkoholkonsums, bewirken. Erst das Syndrom der „psychischen Abhängigkeit", das unabhängig von dem der „körperlichen Abhängigkeit" auftreten kann und dessen Pathogenese, zumindest in pathophysiologischer Sicht, noch nicht geklärt ist (und auch im Tierversuch nicht reproduzierbar ist!), konstituiert Abhängigkeit („Sucht") im klinisch-psychiatrischen Sinn.

V. Zum Krankheitskonzept des Alkoholismus

Eine vieldiskutierte Frage ist es, ob der hochkomplexe Begriff des Alkoholismus ein Kontinuum von Trinkproblemen (vom sozialen Trinken bis zur Abhängigkeit) ist, dessen Beginn sich ebensowenig klar definieren läßt „wie der Übergang von Gelb zu Grün im Spektrum" (Vaillant 1983) oder ob Alkoholismus eine spezifische Störung (eine Krankheit) darstellt. Es kann als sicher angenommen werden, daß das individuelle Trinkverhalten im Laufe des Lebens nur in seltenen Fällen invariat bleibt; vielmehr unterliegt es phasenhaften und lebenszeitlichen Variationen, vor allem in den Übergangszeiten vom Adoleszentenalter zum Erwachsenenalter und dann beim Übergang in das Senium.

Das *Krankheitskonzept* des Alkoholismus hat in den letzten Jahrzehnten von verschiedenen Seiten aus Kritik erfahren.

Die Verhaltenstherapeuten sehen in dem Alkoholmißbrauch (das Wort „Alkoholismus" wird möglichst vermieden) ein erlerntes Fehlverhalten, eine schlechte Angewohnheit. In die gleiche Richtung weist die Kritik der sog. „Anti-Psychiater" (z. B. Szasz 1972), die den Alkoholismus als schlechte Gewohnheit apostrophieren. Eine weitere Kritik kommt von biochemischer Seite (White u. Wartburg 1972). Hier wird der ernstzunehmende Vorwurf erhoben, daß das Krankheitsmodell sich an den sekundären (pharmakologischen) Auswirkungen des Alkoholmißbrauchs orientiere. Die Unterscheidung von psychischer und physischer Abhängigkeit sei unglücklich, da beide Abhängigkeiten Folge des Versuchs seien, durch die Droge ein System wieder ins Gleichgewicht zu bringen, das aus dem Gleichgewicht geraten sei. Weitere Einwände kommen von soziologischer Seite; vor allem wird auf die unerwünschten Auswirkungen der „Krankenrolle" hingewiesen, die den Alkoholiker aus seinen normativen Rollenverpflichtungen entlasse und seiner Verantwortlichkeit enthebe. Dies führe zu einer passiven Haltung, in der die Heilung allein von der Aktivität des Therapeuten erwartet werde (Robinson 1972).

Diesen Einwänden gegenüber ist aber auf folgendes hinzuweisen:

1. Die Kritik am Krankheitsmodell des Alkoholismus orientiert sich meist am klassischen medizinisch-naturwissenschaftlichen Modell. Andere Krankheitsmodelle (das tiefenpsychologisch-psychosomatische Modell und das juristisch-soziologische Modell) werden dabei nicht berücksichtigt, auch nicht von Kritikern aus dem psychologischen Lager. Das naturwissenschaftliche Modell ist schon allgemein in der Medizin, erst recht aber in der Psychiatrie ungeeignet (Engel 1977). Es führt entweder zu einem reduktionistischen oder zu einem exklu-

sionistischen Vorgehen: Verhaltensstörungen werden dann entweder in physikochemische Begriffe gefaßt (wobei die Relevanz psychologischer und soziologischer Einflußvariablen in Frage gestellt wird) oder sie werden aus dem Bereich der Krankheiten ausgeschlossen (schließlich als „Mythen" betrachtet). Zu fordern ist vielmehr ein biopsychosoziales Krankheitsmodell.

2. Selbst wenn man von dem medizinisch-naturwissenschaftlichen Modell ausgeht, so zeigt gerade die neuere Forschung, daß der Alkoholismus ein multikonditionales und in seinen Implikationen vielfältiges Phänomen ist. Des weiteren weisen verschiedene Ergebnisse der genetischen Forschung und der Tiermodelluntersuchungen auf wichtige somatische Faktoren bei der Entstehung des Alkoholismus hin.
3. Gegen die Auffassung, daß der Alkoholismus lediglich ein Symptom einer andersartigen, zugrundeliegenden Störung – vor allem psychischer Störung – sei, spricht schon die vielfach bestätigte Tatsache, daß keine spezifischen Persönlichkeitsstörungen bei Alkoholikern gefunden werden konnten (vgl. Kapitel WANKE in diesem Band).
4. Der therapeutische Ansatz schließt den Krankheitsbegriff ein; ohne ihn könnte von Therapie (im eigentlichen Sinn) nicht gesprochen werden, sondern etwa von „Verhaltensmodifikation".
5. Das lerntheoretische Konzept des Alkoholismus beinhaltet nicht zwangsläufig eine Ablehnung des Krankheitskonzeptes, zumal des tiefenpsychologischen Konzeptes.
6. Die Krankenrolle im Sinne PARSONS bringt dem Alkoholiker zwar eine Entlastung seiner Verantwortung und eine Dispensierung von seinen normativen Rollenverpflichtungen, also eine gewisse Ich-Entlastung. Zugleich impliziert die Krankenrolle aber auch die Verpflichtung, kompetente Hilfe zu suchen, sie zu akzeptieren und bei erforderlichen Gegenmaßnahmen zu kooperieren, d. h. also, aktiv an seiner Heilung mitzuwirken.
7. Das Krankheitsmodell des Alkoholismus hilft durch seine Wertneutralität die Tabuisierung des Alkoholismus aufzuheben, während andere Erklärungsmodelle des Alkoholmißbrauchs (z. B. als „schlechte Angewohnheit") letztlich eine Wertbezogenheit haben oder bekommen können.

VI. Definition von Mißbrauch und Abhängigkeit von Medikamenten und Rauschdrogen

Vorbemerkungen

Verhaltensänderungen, die durch diese Stoffgruppen hervorgerufen werden, werden von den meisten Kulturen ambivalent bewertet. Wegen der zahlreichen, wenn auch je nach Stoffgruppe unterschiedlich stark ausgeprägten Folgeerscheinungen werden die meisten von ihnen in den meisten Ländern mehr oder minder strengen Bezugsbeschränkungen unterworfen, teilweise sogar völlig verboten, so daß sie damit zu illegalen Drogen geworden sind.

Definitionen

Mißbrauch von Rauschdrogen wird auch hier wie bei Alkohol durch folgende Merkmale charakterisiert: 1. pathologische Anwendung (z. B. Unfähigkeit, die Einnahme zu reduzieren oder abzusetzen oder wiederholte Versuche durch vorübergehende Abstinenz oder Beschränkung der Einnahme auf bestimmte Tageszeiten den Gebrauch zu beherrschen), 2. Nachlassen der beruflichen Leistungen bzw. der sozialen Anpassung. (Dazu gehören bei illegalen Drogen bereits entsprechende strafrechtliche Konsequenzen.)

In der DSM III, die diese Merkmale übernommen und formuliert hat, wird außerdem noch verlangt, daß diese Merkmale mindestens einen Monat bestehen.

Größere Schwierigkeiten bereitet die *Definition des Mißbrauchs* von Medikamenten, da sie eine spezielle ärztliche Indikation haben (die in der Regel beim Alkohol und bei den illegalen Drogen fehlt).

Nach Schrappe (1976) liegt Mißbrauch von Medikamenten vor, wenn „unter Außerachtlassen anderer Möglichkeiten mit Medikamenten Befindlichkeit manipuliert wird und dies mit der Absicht geschieht, die Anpassungs- und Leistungsfähigkeit des Organismus auf ein Niveau zu erhöhen, welches dem individuell vorgegebenen Maßstab bzw. Vermögen nicht entspricht, sondern an subjektiven Erwartungen orientiert ist, die wiederum kollektiven Maßstäben entsprechen sollen".

Die Charakteristika der *Abhängigkeit* sind bei psychotropen Substanzen außer Alkohol i. allg. die Entwicklung von Toleranz und Entzugserscheinungen (also Syndrom der „körperlichen Abhängigkeit"). Außerdem kann es zu einer psychischen Abhängigkeit kommen.

Nur bei einigen (z. B. Halluzinogenen und Cannabis) werden noch zusätzlich Formen pathologischer Anwendung gefordert (wohl wegen des hier fehlenden Syndroms der „körperlichen Abhängigkeit"). Von Polytoxikomanie wird gesprochen, wenn mindestens 2 Substanzen mit Suchtpotential in abhängiger Weise mißbraucht werden.

Ein besonderes Problem stellt die *"low dose dependence"* bei bestimmten Substanzen (vor allem *Benzodiazepinen*) dar. Hauptcharakteristikum ist, daß Patienten bei relativ niedriger Dosierung und meist ohne Dosissteigerung nach längerer Einnahme nicht in der Lage sind, länger als 24 Stunden auf die Mitteleinnahme zu verzichten. Beim Absetzen kommt es zum Auftreten von Entzugserscheinungen oder/und zu Rebound-Effekten (z. B. Schlaflosigkeit).

Bemerkenswert ist hier, daß im Gegensatz zur WHO die DSM III auch das Nikotin als Substanz beschreibt, die zur Abhängigkeit führen kann. Es werden dafür auch Kriterien aufgeführt:

1. Ständiger Tabakkonsum wenigstens einen Monat lang.
2. Mindestens eines der folgenden Merkmale:
   a) ernsthafte Versuche, den Tabakkonsum einzustellen oder wesentlich zu reduzieren, waren auf Dauer nicht erfolgreich
   b) Entwicklung von Entzugserscheinungen
   c) Weiterrauchen trotz schwerer körperlicher Störungen, von denen bekannt ist, daß sie durch Tabakgenuß verschlimmert werden.

B. Diagnose (unter spezieller Berücksichtigung des Alkoholismus)

I. Vorbemerkungen

Beim diagnostischen Vorgehen kann man im wesentlichen 2 Stufen unterscheiden:

a) Identifikation (im Sinne einer raschen Global-Diagnose) eines Merkmals oder eines Merkmalsträgers ("Screening") für Früherkennung und Vor-Auswahl im klinischen Bereich sowie epidemiologische Forschungen. In manchen Fällen ist die Unterscheidung zwischen Alkoholmißbrauch und Alkoholabhängigkeit schwierig, so daß man auch eine „Grauzone" akzeptieren muß.

b) Stellung einer differenzierten Diagnose (unter Anwendung von wissenschaftlichen Methoden unter Berücksichtigung der Vorgeschichte, der Labor-Daten und sonstiger spezieller Tests), wichtig für endgültige Klassifikation auch unter dem Gesichtspunkt der Typologie und des Verlaufs der Therapieplanung und Prognose.

Wegen der hohen Tabuisierung und aus anderen Gründen (z. B. fehlendem Leidensdruck) ist damit zu rechnen, daß die Mitarbeit der Probanden nicht immer gegeben ist. Das Eingeständnis des Mißbrauchs von Alkohol und anderen Drogen durch den Betroffenen fordert von ihm gleichzeitig das Eingeständnis, daß er durch seinen übermäßigen Alkoholkonsum Konflikte und Probleme hervorgerufen hat und daß er ohnmächtig gegenüber dem Mißbrauch ist. Dies stellt vielfach eine schwere Kränkung des Selbstgefühls des Betroffenen dar, die dann in verschiedener Weise abgewehrt wird.

Während für den Alkoholmißbrauch und Alkoholabhängigkeit viele diagnostische Verfahren vorliegen, wurden solche Tests für Mißbrauch und Abhängigkeit von Medikamenten und illegalen Drogen bisher kaum entwickelt, und dann nur in Zusammenhang mit Alkoholismus.

Die Diagnose von Alkoholmißbrauch und Alkoholabhängigkeit kann von 5 verschiedenen Wegen her versucht werden, die durch die 5 obengenannten Definitionskriteriengruppen vorgezeichnet sind (s. Abschn. A.IV).

Die meisten alkoholbezogenen Schäden auf körperlichem wie auf psychosozialem Gebiet sind nicht alkoholspezifisch. Auf körperlichem Gebiet sind es Krankheiten bestimmter Organsysteme, die durch Alkoholmißbrauch (unterschiedlich nach Umfang und Frequenz) mitbedingt sein können. Pathognomonische Symptome oder Syndrome des Alkoholmißbrauchs gibt es auf somatischem Gebiet so gut wie gar nicht, wenn man von ganz seltenen Störungen (wie dem Marchiafava-Bignami-Syndrom) absieht. Selbst das Alkoholentzugssyndrom ist, phänomenologisch gesehen, auf weite Strecken alkoholunspezifisch. Es gewinnt seine spezifische Bedeutung (wie die anderen Alkoholfolgekrankheiten) erst durch den Kontext des anamnestisch geklärten Alkoholmißbrauchs. Außerdem ist zu bedenken, daß in frühen Stadien des Alkoholmißbrauchs schwere körperliche Schäden häufig noch nicht existieren oder zumindest schwer feststellbar sind, während gleichzeitig psychosoziale Störungen schon recht gravierend geworden sind.

II. Diagnostische Kriterien

1. Pathologisches Trinkverhalten

a) Quantifizierung des Alkoholkonsums

nach Menge, Frequenz und Variabilität (entsprechend dem sog. QFV-Index nach Cahalan u. Cisin (1968). Insbesondere von epidemiologischer Seite wurde seit längerem versucht, dadurch vergleichbare Maßstäbe für den Alkoholmißbrauch zu finden und ihn operational zu klassifizieren. Derartige Versuche sind aber problematisch. Neben soziokulturell bedingten Unterschieden des Alkoholkonsums sind auch die großen individuellen, wahrscheinlich genetisch bedingten, Unterschiede in der Verträglichkeit des Alkohols zu berücksichtigen, so daß aus quantitativen Daten nur sehr bedingt auf alkoholbezogene Schäden gefolgert werden kann. Aus Trinkmenge und Trinkfrequenz kann nicht auf Alkoholabhängigkeit geschlossen werden. Dies läßt sich allenfalls aus pathologischen Trinkverhaltensmustern (z. B. Kontrollverlust) tun, die dann auf psychische Abhängigkeit hinweisen. Trotz dieser Einschränkung ist besonders in den letzten Jahrzehnten wiederholt versucht worden „Grenzwerte“ für die Alkoholverträglichkeit anzugeben (s. oben). Dabei sind auch die erheblichen methodischen Schwierigkeiten zu berücksichtigen, wie sie sich aus der nachträglichen Befragung von Betroffenen ergeben (Popham u. Schmidt 1981) (s. Abschn. A III, 1).

b) Pathologische Modalitäten des Trinkverhaltens

Die wichtigsten sind: Aufstellung eines „Trinksystems“ (z. B. Beschränkung des Trinkens auf bestimmte Tageszeiten oder bestimmte Lokale oder situative Gegebenheiten wie Mahlzeiten in der eigenen Wohnung, oder auf bestimmte alkoholische Getränke, z. B. nur Bier), Trinktouren (kontinuierliches Trinken über mehrere Tage), Trinken von nicht zum Genuß geeigneten Alkoholen (z. B. technischen Alkoholen), Verlust oder Einschränkung der Fähigkeit, den Alkoholkonsum unter Kontrolle zu halten.

Einige dieser Verhaltensmuster sind zugleich Kriterien für psychische Abhängigkeit.

2. Alkoholbezogene psychosoziale Schäden

Die Erfassung der alkoholbezogenen psychosozialen Schäden (wie der pathologischen Modalitäten des Trinkverhaltens und der psychischen Abhängigkeit) geschieht in der Regel durch Fragebogentests. Seit Beginn ihrer Entwicklung vor etwa 40 Jahren sind mehrere Hundert dieser Tests konstruiert worden (Übersichten s. Jacobson 1976; Miller 1976). Zur Methodik von Fragebogentests i. allg. und bei Alkoholikern im speziellen siehe Küfner u. Feuerlein (1983).

Im angloamerikanischen Sprachraum sind derzeit am bekanntesten der *Michigan-Alcoholism-Screening-Test* (MAST) (ursprüngliche Interviewform mit 25 items) von Selzer (1967) (einschl. seiner Kurzformen), Brief-MAST (Pokorny et al. 1972) (10 items), Selbstbeurteilungsform (SMAST) (Hurt et al. 1980). Es gibt auch eine Version für Familienangehörige, die aber im Vergleich zur Selbstbeurteilungsform eine niedrigere Alkoholismusrate ergibt. Der MAST ist inzwischen sehr genau untersucht, hat aber auch viel Kritik erfahren (s. Übersicht von Jacobson 1983). In einer Reihe von Validierungsuntersuchungen wurde immer wieder das Problem der relativ hohen falsch positiven Klassifikationsrate diskutiert (nur 50% Spezifität) bei einer Sensitivität von 88% (Zung 1982). Dabei ist die Reliabilität der inneren Konsistenz und die Retest-Reliabilität mit 0,9 voll zufriedenstellend. Allerdings wurde bei diesen Validierungsuntersuchungen häufig nur auf eine Differenzierung zwischen Alkoholikern und gesunden Nicht-Alkoholikern abgehoben, was vielfach nicht der diagnostischen Situation im klinischen Bereich entspricht. Ein weiterer Test wurde mit Computer-Unterstützung aus Krankenunterlagen gewonnen (REICH et al. 1975). Ein besonderer Test in dieser Gruppe ist die *Adolescent Alcohol Involvement Scale* (AAIS) (MAYER u. FILSTEAD 1979) mit 14 Fragen. Eine extreme Kurzform eines Fragebogentests stellt der CAGE-Test von MAYFIELD et al. (1974) dar, der nur 4 Items umfaßt, nämlich Reduzierung des Trinkverhaltens (*c*ut-down,) Ärger über Kritik am eigenen Trinkverhalten (*a*nnoyed by criticism), Schuldgefühle (*g*uilt-feelings) und morgendliches Trinken (*e*ye-opener).

Im deutschen Sprachraum existiert ein *„Kurzfragebogen für Alkoholgefährdete“* (KFA) (FEUERLEIN et al. 1976; HAF u. FEUERLEIN 1984). Er enthält 22 Fragen, die den somatischen, psychosozialen und den Konsumbereich betreffen. Einige der Fragebögen sind umfangreicher. Sie umfassen außer den bisher genannten Bereichen noch Fragen nach somatischen Folgen und vor allem zur Einstellung des Alkoholkonsums. Sie sind nicht als Screening-Verfahren konstruiert, sondern sollen der Differentialdiagnostik und der Indikationsstellung für eine differentielle Therapie dienen. Das bekannteste ist das *Alcohol Use Inventory* (AUI) (WANBERG et al. 1977) mit 147 Items und 22 Skalen. Eine verkürzte und an deutsche Verhältnisse angepaßte Version ist das *Trierer-Alkoholismus-Inventar* (TAI) (SCHELLER et al. 1984) mit 77 Items und 7 Skalen. Ein ähnlicher Test ist der *Mehrdimensionale Alkoholismustest* (KÜFNER 1981) mit 8 Skalen. Ein weiterer deutschsprachiger *„Fragebogen zur psychometrischen Klassifikation des Trinkverhaltens“* (FTA) (65 Items) stammt von ROTH (1984). Er ist nicht als Screening-Test konzipiert und geht nicht auf Alkoholfolgeschäden ein. Er ermöglicht aber eine Phasen- und Typenbestimmung nach JELLINEK.

Speziell zur Abschätzung der körperlichen und psychischen Abhängigkeit (auch ihres Schweregrades) sind in den letzten Jahren in angloamerikanischen Ländern einige Tests entwickelt worden (STOCKWELL et al. 1979), die vor allem die Bereiche: körperliche und affektive Entzugssyndrome, Alkoholkonsum, Wiederauftreten von Entzugserscheinungen nach längerer Abstinenz und Zeichen pathologischen Trinkens umfassen.

Es gibt einige Fragebogentests, die süchtiges Verhalten als solches zu erfassen versuchen. Der *Addiction Severity Test* (ASI) (MCLELLAN et al. 1980) versucht, durch ein standardisiertes Interview 6 Problembereiche des Alkohol- und Drogenkonsums, der somatischen, psychologischen, juristischen, familiären und beruflichen Folgen, zu erfassen. Er ist aber wegen seiner Ausrichtung auf die Verhältnisse in den USA für Vergleichsuntersuchungen nicht geeignet. In dem *Basler Drogen- und Alkoholfragebogen* (BDA) (LADEWIG et al. 1976) (59 Items) wird versucht, ein übergeordnetes Konzept der Abhängigkeit als allgemeinen Faktor zu erfassen. Dazu kommen 3 weitere Faktoren: negatives Selbstkonzept, zwanghafte Züge und süchtiges Krankheitsverhalten. Mit einer überarbeiteten Version (GRAW et al. 1984) wurde mit 22 Items eine bessere Differenzierung erreicht.

Während alle diese genannten Tests auch Fragen zum Alkoholkonsum enthalten, versuchen andere Fragebogentests die Identifikation des Alkoholikers ohne derartige direkte Fragen, sondern durch eine geeignete Zusammenstellung von Persönlichkeitsitems, meist aus dem MMPI. Die bekannteste dieser Skalen ist die sogen. *Mac-Andrew-Scale* (MCANDREW 1965). Verschiedene Untersuchungen, die gerade in den letzten Jahren mit diesem 49-Item-Test gemacht wurden, haben übereinstimmend eine relativ niedrige Spezifität und Sensitivität ergeben. Der Test erscheint deshalb mehr für die Persönlichkeitsdiagnostik eines potentiell Suchtgefährdeten geeignet, unabhängig davon, ob er zur Zeit von einer Droge abhängig ist oder ob lediglich früher eine solche Abhängigkeit bestanden hat (APFELDORF u. HUNLEY 1981). Im Durchschnitt werden immerhin 86% der Alkoholiker richtig klassifiziert, bei Einbeziehung der Nicht-Alkoholiker-Gruppen beträgt die richtige Klassifikationsrate noch 76%. Gegenüber Drogenabhängigen zeigt sich keine Trennfähigkeit. Für eine praxisorientierte Diagnostik ist der Test wegen der hohen falschpositiven Diagnosen und wegen der fehlenden Information über kinisch wichtige alkoholbezogene Symptome wenig brauchbar.

3. Abschätzung der alkoholbezogenen somatischen Schäden – Klinisch-chemische Tests

Von den möglichen somatischen Schäden werden im folgenden nur die Veränderungen von klinisch-chemischen und hämatologischen Kenngrößen besprochen. Für die meisten im klinisch-chemischen Routine-Labor untersuchten Kenngrößen sind in der Literatur Erhöhungen oder Erniedrigungen in unterschiedlicher prozentualer Häufigkeit und in unterschiedlichem Ausmaß beschrieben worden (STAMM et al. 1984a; RYBACK et al. 1980). Allerdings sind die Ergebnisse der verschiedenen Autoren schlecht miteinander vergleichbar, weil entweder die Probanden (Alkoholiker) nicht genau definiert waren oder weil Teilschritte der klinisch-chemischen Untersuchungen methodisch nicht adäquat waren. Meist wurde versucht, durch eine Kombination verschiedener Tests eine höhere Spezifität und Sensitivität zu erreichen. Eine Weiterentwicklung dieser *Multiparametertests* stellt das von STAMM et al. (1984b) entwickelte Vorgehen dar (s. auch FEUERLEIN u. STAMM 1985). Dabei zeigte sich, daß nur eine begrenzte Zahl der möglichen Parameter signifikante Diskriminationen unterschiedlich bei Männern und Frauen zwischen Alkoholikern und Nicht-Alkoholikern ermöglichte. Das Testmuster für Männer umfaßte die Kenngrößen Gamma-GT, GOT, GPT, MCV, Harnstoff-N und Kreatinin, das für Frauen Gamma-GT, GOT, Erythrozyten und Kreatinin. Da innerhalb der konventionellen Entscheidungsgrenzen (Referenzintervalle bzw. Lagekriterien, früher als Normalbereich bezeichnet) keine befriedigenden Ergebnisse erzielt werden konnten, wurde mit Hilfe eines neuen statistischen Verfahrens eine Optimierung der Entscheidungsgrenzen vorgenommen. Es gelang dadurch, 83% der männlichen und 88% der weiblichen Alkoholiker sowie 89% der männlichen und 90% der weiblichen Nicht-Alkoholiker richtig zu identifizieren. Das Fazit aus diesen Untersuchungen ist, daß zwar in einem hohen Prozentsatz der *Verdacht* auf das Vorliegen eines *Alkoholmißbrauchs* ausgesprochen werden kann, daß aber diese Befundmuster keinen *Beweiswert* für die Erkennung oder den Ausschluß des Alkoholmißbrauchs oder gar der Alkoholabhängigkeit haben.

Bemerkenswert ist in diesem Zusammenhang, daß sich in einer englichen Untersuchung Fragebogentests den klinisch-chemischen Tests als überlegen erwiesen (BERNADT et al. 1984).

4. Umfassende Tests

Aus dem Bedürfnis heraus, die Diagnose des Alkoholismus in seinen beiden Aspekten (Alkoholmißbrauch und Alkoholabhängigkeit) möglichst sicher und zuverlässig zu erreichen, wurden einige "umfassende Tests" konstruiert. Der umfangreichste sind die vom National Council on Alcoholism der USA 1972 entwickelten "NCA-Criteria", die physiologische, psychologische und soziale Parameter enthalten und in einem komplizierten Gewichtungssystem verrechnen. Sie werden bis in die jüngste Zeit vor allem bei wissenschaftlichen Untersuchungen in den angloamerikanischen Ländern angewandt, obwohl gegen sie erhebliche Einwände erhoben worden sind (mangelnde Spezifität, Unhandlichkeit) (Übersicht s. JACOBSON 1983; RINGER et al. 1978). 1977 wurde im deutschen Sprachraum ein Test entwickelt, der wesentlich handlicher und spezifischer ist *(Münchner Alkoholismustest, MALT)* (FEUERLEIN et al. 1977). Er umfaßt 7 Items im Fremdbeurteilungsteil (Befunde über Alkoholfolgekrankheiten, Angaben über Alkoholkonsum sowie evtl. vorhandene fremdanamnestische Mitteilungen über Alkoholprobleme des Patienten). Der Selbstbeurteilungsteil (24 Items) handelt vom Trinkverhalten, psychosozialen und somatischen Schäden. Beide Teile werden zusammen ausgewertet, wobei die Fremdbeurteilungs-Items höher gewichtet werden. Der Trennpunkt wurde so gelegt, daß falsche positive Ergebnisse möglichst vermieden werden sollten. Es wurde zwischen Nicht-Alkoholikern, Alkoholismus-Verdächtigen und Alkoholikern unterschieden. Der Test ergab bei Nachuntersuchungen eine Effizienz von 94%, Nicht-Alkoholiker wurden zu 95% richtig klassifiziert, Alkoholiker zu 88% (AUERBACH u. MELCHERTSEN 1981). Ähnliche Ergebnisse wurden bei weiteren Nachuntersuchungen im In- und Ausland erzielt.

Literatur

Apfeldorf M, Hunley PJ (1981) The McAndrew scale: a measure of the diagnosis of alcoholism. J Stud Alcohol 41:80–86

Auerbach P, Melchertsen K (1981) Zur Häufigkeit des Alkoholismus stationär behandelter Patienten. Schlesw Holst Ärztebl 5:223–227

Bernadt MW, Mumford J, Murray RM (1984) A discriminant-function analysis of screening tests for excessive drinking and alcoholism. J Stud Alcohol 45:81–86

Boyd JH, Weissmann MM, Thompson D, Myers IK (1983) Different definitions of alcoholism: I. Impact of seven definitions on prevalence rates in a community survey. Am J Psychiatry 140:1309–1313

Caetano R, Edwards G, Oppenheim AN, Taylor C (1978) Building a standardized alcoholism interview schedule. Drug Alcohol Depend 3:185–197

Cahalan D, Cisin IH (1968) American drinking practices. Q J Stud Alcohol 29:130–151, 642–656

Degkwitz R, Helmchen H, Kockott G, Mombour W (1980) Diagnosenschlüssel und Glossar psychiatrischer Krankheiten. Deutsche Ausgabe der Internationalen Klassifikation der Krankheiten der WHO, ICD. 9. Rev., Kap V. Springer, Berlin Heidelberg New York

Diagnostic and Statistical Manual of Mental Disorders – DSM III – (1980) Substance Use Disorders. Am Psychiatr Assoc 163–179

Edwards G, Gross MM, Keller M, Moser J (1976) Alcohol-related problems in the disability perspective. A summary of the consensus of the WHO group of investigators on criteria for identifying and classifying disabilities related to alcohol consumption. J Stud Alcohol 37:1360–1382

Engel GL (1977) The need for a new medical model: a challenge for biomedicine. Science 196:204–208

Feuerlein W (1984) Alkoholismus – Mißbrauch und Abhängigkeit, 3. Aufl. Thieme, Stuttgart

Feuerlein W, Küfner H, Ringer Ch, Antons K (1976) Kurzfragebogen für Alkoholgefährdete (KFA). Eine empirische Analyse. Arch Psychiatr Nervenkr 222:139–152

Feuerlein W, Stamm D (1985) Erkennen des Alkoholikers unter spezieller Berücksichtigung der Laborbefunde. Kongreßbericht 1985 der Deutschen Ges. f. Verkehr und der Bundesanstalt f. Straßenwesen: 47–54

Feuerlein W, Ringer Ch, Küfner H, Antons K (1977) Diagnose des Alkoholismus. Der Münchner Alkoholismustest (MALT). Münch Med Wochenschr 119:1275–1282

Graw P, Ladewig D, Hobi V (1984) Verschiedene Schritte einer Konstruktvalidierung des Basler Drogen- und Alkoholfragebogens. Pharmacopsychiatria 17:84–93

Haf CM, Feuerlein W (1984) Kreuzvalidierung und empirisch-statistische Analyse des Kurzfragebogens für Alkoholgefährdete (KFA) an einer Frauenstichprobe. Suchtgefahren 30:266–272

Holsten F, Waal H (1980) The DTES-Drug taking evaluation scale. Acta Psychiatr Scand 61:275–306

Hurt RD, Morse RM, Swenson WM (1980) Diagnosis of alcoholism with a self-administered alcoholism screening test. Mayo Clin Proc 55:365–370

Huss M (1852) Chron. Alkoholskrankheiten oder Alcoholismus chronicus. Fritze, Stockholm Leipzig

Jacobson GR (1976) The alcoholism: detections, diagnosis and assessment. Hum Sci Press, New York

Jacobson GR (1983) Detection, assessment and diagnosis of alcoholism: current techniques. Recent Dev in Alcohol 1:377–413

Jellinek EM (1960) Alcoholism, a genus and some of its species. Can Med Assoc 83:1341–1345

Koehler K, Sass H (Bearb.) (1984) Diagnost. und statist. Manual psychischer Störungen. DSM III. Übersetzung nach der 3. Auflage des DSM III der AMA. Beltz, Weinheim Basel

Küfner W, Feuerlein W (1983) Fragebogendiagnostik des Alkoholismus. Überblick über verschiedene Ansätze und Verfahren. Wien Z Suchtforsch 6:3–15

Ladewig D, Graw P, Miest PC, Hobi B, Schwarz E (1976) Basler Drogen- und Alkoholfragebogen (BDA). Erste Erfahrungen bei der Konstruktion eines Testinstruments zur Abschätzung des Abhängigkeitsgrades von Drogen und/oder Alkoholkonsumenten. Pharmakopsychiatrie 9:305–312

Laubenthal F (1964) Sucht und Mißbrauch. Thieme, Stuttgart

Leonard KE, Bromet E, Parkinson DK, Day N (1984) Agreement among Feighner, RDC and DSM III criteria for alcoholism. Addict Behav 9:319–322

Ludwig AM, Wikler A (1974) "Craving" and relapse to drink. Q J Stud Alcohol 35:108–130

Malka R, Fouquet P, Vachonfrance G (1983) Alcoologie. Masson, Paris New York Barcelone Milan Mexico Sao Paulo

Mayer J, Filstead WJ (1979) The adolescent alcohol involvement scale. An instrument for measuring alcolescents use and misuse of alcohol. J Stud Alcohol 40:291–300

Mayfield D, McLeod G, Hall P (1974) The CAGE-Questionnaire: validation of a new alcoholism instrument. Am J Psychiatry 131:1121–1123

McAndrew C (1965) The differentiation of male alcoholic outpatients from nonalcoholic psychiatric outpatients by means of the MMPI. Q J Stud Alcohol 26:238–246

McAndrew C (1979) Evidence for the presence of two fundamentally different, age-independent characterological types within unselected runs of male alcohol and drug abusers. Am J Drug Alcohol Abuse 6:207–221

McLellan AT, Luborsky L, Woody GE, O'Brien CP (1980) An improved diagnostic evaluation instrument for substance abuse patients. J Nerv Ment Dis 168:26–33

Meyer RE, Babor TF, Mirkin PM (1983) Typologies in alcoholism: an overview. Int J Addict 18:235–249

Miller WR (1976) Alcoholism scales and objective assessment methods: a review. Psychol Bull 83:649–674
National Council on Alcoholism, Criteria Committee (1973) Criteria for the diagnosis of alcoholism. Q J Stud Alcohol 34B:281–282
Parsons T (1951) The social system. Free Press, Chicago
Pokorny AD, Miller BA, Kaplan HB (1972) The brief MAST: a shortened version of the Michigan Alcoholism Screening Test. Am J Psychiatry 129:342–345
Popham RE, Schmidt W (1981) Words and deeds: the validity of selfreport data on alcohol consumption. J Stud Alcohol 42:355–358
Reich T, Robins LN, Woodruff RA, Rich C, Cunningham L (1975) Computer-assisted derivation of a screening interview for alcoholism. Arch Gen Psychiatry 32:847–852
Ringer C, Küfner H, Antons K, Feuerlein W (1978) "The N.C.A. Criteria for the diagnosis of alcoholism"; a response. J Stud Alcohol 39:560–563
Robinson D (1972) The alcohologist's addiction. Some implications of having lost control over the disease concept of alcoholism. Q J Stud Alcohol 33:1028–1042
Roth J (1984) Entwicklung eines mehrdimensionalen Fragebogens zur psychometrischen Klassifikation des Trinkverhaltens Alkoholkranker (FTA). 5. Arbeitstagung der Themat. Arbeitsgemeinschaft und Sektion Verhaltenstherapie, 23. 5. 1984, Städt. Klinikum Berlin-Ost
Ryback RS, Eckardt MJ, Pautler CB (1980) Biochemical and hematological correlates of alcoholism. Res Commun Chem Pathol Pharmacol 27:533–550
Scheller R, Keller W, Funke J, Klein M (1984) Trierer Alkoholismusinventar (TAI) – Ein Verfahren zur Differentialdiagnostik des Alkoholismus. Suchtgefahren 30:12–14
Schrappe O (1976) Mißbrauch von Medikamenten. Versuch einer Charakterisierung des Phänomens. In: Deutsche Hauptstelle gegen die Suchtgefahren: Medikamente – Verbrauch, Mißbrauch, Abhängigkeit. Hoheneck, Hamm
Schuckit MA (1979) Drug and alcohol abuse. A clinical guide to diagnosis and treatment. Plenum Press, New York London
Selzer ML (1967) Michigan Alcoholism Screening Test (MAST): preliminary report. Univ Mich Cent J 33:58–63
Selzer ML, Vinokur A, van Rooijen L (1975) A self-administered Short Michigan Alcoholism Screening Test (SMAST) J Stud Alcohol 36:117–126
Spitzer RL, Endicott J, Robins E (1978) RDC – Research Diagnostic Criteria for a selected group of functional disorders, 3rd edn (Febr. 1). Arch Gen Psychiatry 35:773–782
Stamm D, Hansert E, Feuerlein W (1984a) Excessive consumption of alcohol in men as a biological influence factor in clinical laboratory investigations. J Clin Chem Clin Biochem 22:65–77
Stamm D, Hansert E, Feuerlein W (1984b) Detection and exclusion of alcoholism in men on the basis of clinical chemical findings. J Clin Chem Clin Biochem 22:79–96
Stockwell T, Hodgson R, Edwards G, Taylor C, Rankin H (1979) The development of a questionnaire to measure severity of alcohol dependence. Br J Addict 74:79–87
Szasz TS (1972) Bad habits are not diseases. A refutation of the claim that alcoholism is a disease. Lancet II:83–84
Tarter RE, McBride H, Buonpane N, Schneider DU (1977) Differentiation of alcoholics. Arch Gen Psychiatry 34:761–768
Thaler H (1977) Alcohol consumption and the liver. Nutr Metabol 21:186–193
Vaillant GE (1983) The natural history of alcoholism. Harvard Univ Press Cambridge/Mass., London
Wanberg KW, Horn JL, Forster FM (1977) A differential assessment model for alcoholism. The scales of the alcohol use inventory. J Stud Alcohol 38:512–543
Wanke K (1986) Definition und Nomenklatur des Suchtbegriffs. In: Feuerlein W (Hrsg) Theorie der Sucht. Springer, Berlin Heidelberg New York Tokyo
White TG, Wartburg JP v (1972) Models, addiction and a model of addiction. Vortrag, geh. beim 30. Internat. Congr. on Alcoholism and Drug Dependence, Amsterdam
Winter E (1984) Definitionsversuche zu den Begriffen Alkohol- und Medikamentenabhängigkeit. In: Dummer W, Stoiber I (Hrsg) 5. Arbeitstagung der Themat. Arbeitsgemeinschaft und Sektion Verhaltenstherapie Berlin-Ost

World Expert Committee on Drug Dependence (1974) 1.1 Use of terms. Techn Rep Ser 551, WHO Geneva

World Health Organization (1965) Techn. Rep. 312 Genf 1965

World Health Organization (1978) Mental disorders: Glossary and guide to their classification in accordance with the Ninth Revision of the International Classification of Diseases. WHO, Geneva

Zung BJ (1982) Evaluation of the Michigan Alcoholism Screening Test (MAST) in assessing lifetime and recent problems. J Clin Psychol 38:425–439

Zur Psychologie der Sucht

K. WANKE

INHALTSVERZEICHNIS

A. Einleitung . . . 19
B. Zur Klärung des Suchtbegriffs . . . 20
C. Das Vorfeld . . . 23
I. Prädisponierende Persönlichkeitsfaktoren . . . 23
II. Die „innere“ und die „äußere“ Situation suchtoffener Persönlichkeiten . . . 25
D. Ein integratives Suchtkonzept am Beispiel der Drogenabhängigkeit . . . 27
E. Untersuchungen zur Persönlichkeitsstruktur Suchtkranker . . . 31
F. Die süchtige Persönlichkeitsentwicklung . . . 33
G. Das Paradigma der nichtstoffgebundenen Suchtformen . . . 38
H. Zwang und Sucht . . . 40
I. Die Rolle des Geschlechts . . . 41
J. Motivation und Sucht – Therapeutische Aspekte . . . 44
Literatur . . . 46

A. Einleitung

Der Versuch einer gesonderten Betrachtung psychologischer Bedingungen süchtigen Verhaltens hat von mehreren Voraussetzungen auszugehen. Zu beachten ist einerseits die enge Verschränkung der Phänomene mit somatischen Vorgängen und sozialen Wechselwirkungen, was wiederum – vor allem in Abgrenzung zu einer rein stofflichen Definition der Abhängigkeit – eine Klärung des anzuwendenden Suchtbegriffes erfordert. Andererseits ist die Formulierung psychologisch-psychiatrischer Befunde in starkem Maße theoriegebunden. So läßt sich eine Psychologie der Sucht vom inhaltlichen Denken und von der sprachlichen Begrifflichkeit her auf dem Hintergrund verschiedener Modelle und Theorien entwikkeln, und zwar unter jeweils unterschiedlichen ätiologischen Aspekten. Hier sei verwiesen auf psychoanalytisch-psychodynamische Erklärungsansätze (zuletzt etwa von HEIGL-EVERS 1985; KRYSTAL u. RASKIN 1983; LÜRSSEN 1974; WURMSER 1972 u. a.), auf lerntheoretische und verhaltenspsychologische Sichtweisen (WIKLER 1976, Literatur bei SCHNEIDER 1985), auf die Ergebnisse der Persönlichkeitsforschung (BARNES 1979; HOBI 1973), auf anthropologische und psychiatrische Aspekte (Übersicht bei BÖNING 1985) und auf soziologische Faktoren (s. bei RENN 1984). Umfassende Darstellungen für den Alkoholismus finden sich bei ANTONS u. SCHULZ (1977, 1981), für Drogenabhängigkeit bei LETTIERI et al. (1980). Mit STACHOWIAK (1983) sei dazu kritisch bemerkt, daß Modelle als „konstruierte Wirklichkeit" stets gebunden sind an ihre Erschaffer und ihre Verwender, an Zeitspannen ihres Aufbaues und ihrer Originalrepräsentation sowie an Verwendungszwecke.

B. Zur Klärung des Suchtbegriffs

Die Probleme von Mißbrauch und Abhängigkeit tangieren die Lebensführung eines jeden Menschen in besonderem Maße. Daher wird die Begriffsbildung auf dem Suchtgebiet auch von der Alltagssprache beeinflußt. Diese wiederum hat viele logische Mängel. Ihre Ausdrücke sind mehrdeutig, sie haben in unterschiedlichen Zusammenhängen verschiedene Bedeutungen. Beispielsweise verwendet unsere Alltagssprache das Wort „Sucht" oft weniger im Sinne von Krankheit als vielmehr in Richtung Faszination, überwältigendes Interesse und Ausschließlichkeit der Zuwendung. Als ein noch größeres Hindernis auf dem Wege der Verständigung erweist sich die psychiatrische Fachsprache. Geprägt von machtvoller Tradition und persönlicher Kennerschaft, zeigt sie überlappende, divergierende oder gar gegensätzliche Definitionen.

Nach der traditionellen Logik unterscheidet man zwischen sprachlichen Festsetzungen, den Nominaldefinitionen, und Aussagen über das Wesen von Gegenständen, den Realdefinitionen (STEGMÜLLER 1965). Nach MÖLLER (1976) stellt die Nominaldefinition eine sprachliche Einigung dar, die nicht *richtig* bzw. nicht *falsch* sein kann. Eine Realdefinition dagegen, die eine Aussage über das „Wesen" des Objektes macht, mag richtig oder falsch sein. Dazu Beispiele: Mit STEINBRECHER u. SOLMS (1975) können wir Mißbrauch definieren als „falschen Gebrauch eines Rechtes, einer Funktion, einer Sache oder einer Person", oder wir können Mißbrauch stoffbezogen einengen ausschließlich auf psychotrope Substanzen. Wir können Mißbrauch als Oberbegriff für Abhängigkeit benutzen und dafür sprachliche Gründe anführen, oder aber wir stellen aus Gründen systematischer Abgrenzung den Mißbrauch als „Nicht-" oder „Noch-Nicht-Abhängigkeit" der Abhängigkeit gegenüber, was in der Praxis häufig geschieht. Je nach Definition ergäben sich unterschiedliche Formulierungen der zugrundeliegenden psychologischen Bedingungen. Entscheidend für die Art der Festlegung sollte allein die Zweckmäßigkeit des Begriffs im Hinblick auf die jeweilige Zielsetzung sein. Im Gegensatz dazu könnte man als eine Realdefinition die Aussage bezeichnen „Das Wesen der Sucht kann nicht in der Retorte gefunden werden" – was dann auf der Grundlage von Nominaldefinitionen belegt werden müßte. Somit ergibt sich die Forderung nach exakter Präzisierung diagnostischer Kriterien auf der Grundlage empirisch abgesicherter nosologischer Kenntnisse und damit ein weiteres Handicap: Definitionen erfolgen meist nach Syndromen, also unterschiedlichen Akzentuierungen innerhalb einer relativ kleinen Anzahl von Symptomen. VON ZERSSEN (1973) kommt zu dem Schluß, daß Übergänge zwischen psychiatrischen Krankheitsbildern und von ihnen zur sog. „Normalität", daß ferner die multifaktorielle Genese wohl der meisten psychischen Störungen und das häufige Fehlen einer sicher wirksamen und relativ spezifischen Therapie den Diagnostiker i. allg. dazu zwingen, sich an „typischen Bildern" statt an klaren Begriffsdefinitionen und eindeutigen Zuordnungskriterien zu orientieren. So sei die psychiatrische Diagnose oft mehr eine „Typognose" als eine logisch-eindeutige Klassifizierung des Falles. Da zudem die meisten Krankheiten einander keineswegs ausschließen, sie teilweise miteinander korreliert sind oder gar eine die andere zur Voraussetzung hat (z. B. das Delirium tremens den Alkoholismus), sei man immer wieder gezwungen, *einen* Fall mehreren nosologischen Kategorien zuzuordnen, also gleichzeitig verschiedene, unter Umständen voneinander abhängige Diagnosen zu stellen. Brauchli hat auf die semantischen und damit auch methodischen Probleme hingewiesen, die sich häufig aus dem Wechsel der Definitionsgrundlage ergeben: Wo nicht nach somatischer Ätiologie, sondern psychologisch definiert werde, seien die konkreten Krankheitsursachen (wie auch Symptomatologie, Verlauf und Therapie) personen- und situationsspezifisch, und das Allgemeine einer Störung beruhe nur auf den zugrundeliegenden psychologischen Gesetzmäßigkeiten. Dabei erfolge die Auslösung durch „psychische Wirklichkeiten", die zu beobachten oder aber durch Gespräch, Verhaltensanalyse, Traum oder psychologische Tests zu erschließen seien. Bei diesen „psychischen Wirklichkeiten" handele es sich beispielsweise um Erinnerungen, Gefühle oder kognitive Abbildungen. Da aber selbst direkt beobachtbare Ereignisse, wie life events, von jedem Individuum anders wahrgenommen und interpretiert werden, komme es zu individuellen psychischen Repräsentanzen der Realität. Zusammen mit der unterschiedlichen Prädisposition bewirke dies, daß „dieselben" Ereignisse bei verschiedenen Menschen zu völlig unterschiedlichen Reaktionen führen können, ja auch intraindividuell seien differierende Reaktionen möglich. Damit sei es aber nicht mehr sinnvoll, nach gesetzmäßigen Zusammenhängen von (interindividuell übereinstimmend wahrgenommener) Ätiologie, Symptomatologie und Therapie im Sinne einer Nosologie zu suchen.

Begriffshistorisch hat die hohe Komplexität des Bedingungsgefüges von Sucht und Mißbrauch als eines interdisziplinären Forschungsgegenstandes zunächst zu einer Reduktion des definitorischen Anspruchs geführt: Vor allem der stark wertende Charakter des alten Begriffes Sucht (addiction) und Schwierigkeiten der Abgrenzung von Gewöhnung (habituation) veranlaßten die Weltgesundheitsorganisation im Jahre 1964 dazu, die Idee starrer Definitionen aufzugeben und an ihrer Stelle kurzgefaßte, dem jeweiligen Stand der Kenntnisse angepaßte (und daher korrigierbare) Beschreibungen der verschiedenen mißbräuchlich verwendeten Stoffgruppen zu empfehlen (Halbach 1975). Der Oberbegriff Drogenabhängigkeit besagt lediglich einen Zustand seelischer oder seelischer und körperlicher Abhängigkeit von einer Droge mit zentralnervöser Wirkung, die zeitweise oder fortgesetzt eingenommen wird. Die Merkmale des Zustands variieren je nach Art des Suchtstoffes. Dies ist durch die zusätzliche Angabe des speziellen Typs der Drogenabhängigkeit eindeutig zu präzisieren (Eddy et al. 1965; Who 1965). Die Sachverständigenkommission der Weltgesundheitsorganisation spricht von Drogenabhängigkeit ohne Rücksicht darauf, ob der dadurch bedingte Zustand Krankheitswert besitzt oder ob er den Betroffenen, seinen sozialen Nahraum oder die Gesellschaft schädigt (s. dazu auch Kielholz u. Ladewig 1971). Drogenabhängigkeit im dargestellten Sinne ist ein wertungsfreier Begriff, der die internationale Verständigung erleichtern soll. Wie an anderer Stelle dargelegt (Wanke 1985), ist Drogenabhängigkeit im klinischen Sprachgebrauch demgegenüber kein wertfreier Begriff. Nach Biniek (1978) dient er in diesem Zusammenhang der Bezeichnung einer Reihe recht verschiedener Krankheitsbilder, mit denen bestimmte Vorstellungen über Entstehung, Verlauf und therapeutische Beeinflußbarkeit verbunden werden: „Drogenabhängigkeit im klinischen Sinn bedeutet nicht Drogenabhängigkeit an sich, sondern ein Krankheitsbild, das auf Drogenabhängigkeit beruht. Dieses Krankheitsbild ist notwendigerweise auf die Person des Kranken bezogen und nicht nur (auf) die Wirkung einer Droge". In ähnlich differenter Weise wird die psychische Abhängigkeit in der experimentellen Forschung anders definiert als in der klinischen Praxis. So ist es aus experimentellen Gründen notwendig, psychische Abhängigkeit als "drug seeking behaviour" zu operationalisieren. Das Verhalten läßt sich beobachten, nicht die innere Disposition. Biniek (1978) stellt die Frage, ob damit das Wesen psychischer Abhängigkeit ausreichend beschreibbar wird. Der "drug seeking behaviour reinforcing effect" sei eine Wirkung der Droge. Der innere Zustand, in dem sich der Abhängige befinde, und das Verlangen nach Einnahme der Droge werde aus den Wirkungen der Droge erklärt. Die Frage nach der primären Motivation und Disposition bleibe damit offen. Die Aussage des Sachverständigenausschusses der Weltgesundheitsorganisation, daß psychische Abhängigkeit bei „manchen" Menschen auftritt, stimuliere die Frage, was psychische Abhängigkeit nun ihrem Wesen nach ist bzw. welche Bedingungen ihr Zustandekommen ermöglichen. Die Wirkungen der Droge seien dazu offensichtlich nicht ausreichend. Nach Steinbrecher u. Solms (1975) entspricht der Begriff der psychischen Abhängigkeit klinisch noch am ehesten dem der Süchtigkeit im Sinne von Laubenthal (1964). Dieser nannte Süchtigkeit „ein starkes, hemmungsarmes, dominierendes Verlangen nach bestimmten Werten oder Scheinwerten, das aus der Persönlichkeit heraus, im wesentlichen entsprechend dieser Persönlichkeit, auch aktiv geformt ist, das gewöhnliche Maß überschreitet und daher auch zerstörerisch und selbst-zerstörerisch wirkt". Die Entscheidungsmöglichkeit dieser Menschen sei noch gegeben. Eine Ähnlichkeit zeichnet sich ab mit Begriffen, wie Hang, Neigung oder Monomanie im Sinne von Arbeitssucht oder Putzsucht. Heute hat das Wort Süchtigkeit vier unterschiedliche Bedeutungen: 1. wird es als Synonym für Sucht benutzt, 2. bezeichnet es die süchtige Fehlhaltung, die zur Entwicklung einer Sucht führt, also die allen Süchtigen gemeinsame psychologische Grundlage, 3. ist es das Verlangen nach einem bestimmten Suchtmittel bei schon bestehender Sucht und 4. kann es die eigengesetzliche süchtige Persönlichkeitsentwicklung beinhalten.

Die vorher erwähnte Reduktion definitorischen Anspruchs auf beschreibbare Sachverhalte hat nun andererseits neue Entwicklungen in Gang gesetzt. Operationalisierbare Verhaltensauffälligkeiten werden – wo möglich – mit pathologischen körperlichen Befunden korreliert. So ist nach dem DSM-III zur Diagnose aller Kategorien von Substanzabhängigkeit nur der Nachweis von Toleranz, also pharmakodynamischer Gewöhnung, oder von Entzugserscheinungen erforderlich, ausgenommen die Alkohol- und die Cannabisabhängigkeit, bei denen zusätzlich der Nachweis sozialer oder beruflicher Behinderungen durch die Substanz oder durch Merkmale ihrer pathologischen Anwendung notwendig ist. Körperliche Befunde sind jedoch oft nicht vorhanden und nicht immer eindeutig: Als Beispiel sei das Problem der Einordnung vegetativer Symptome genannt, die sowohl im körperlichen Entzug auftreten können als auch bei erzwungener Abstinenz von nicht stoffgebundenem suchtartigem Verhalten, wie dem exzessiven Spielen. Die Ausrichtung an beobachtbarem Verhalten allein ist zudem nicht selten unbefriedigend: Man denke an psychische Abhängigkeit ohne manifestes Suchtverhalten, an Probleme der Abstinenz, der Motivation oder der inneren Situation vor dem Rückfall. Des weiteren kennt die Psychiatrie sozial nicht bemerkbare psychische Störungen. So können die in ihrer Trennschärfe verbesserten neueren Definitionen von Mißbrauch und Abhängigkeit vorerst nur ein notwendiges Gerüst bilden. Im Bezugs- und Orientierungsrahmen dieses Gerüstes ermöglichen manche Elemente des alten Suchtbegriffes, der sich als nicht mehr reglementierbar erwiesen hat, zusätzliche Differenzierungen, vor allem im Hinblick auf psychologische Faktoren. Nur darf der Bezugsrahmen nicht gesprengt werden! Nicht jede Progredienz psychischer Besetzung ist als süchtiges Erleben interpretierbar, nicht jede monomane Ausdrucksform als süchtiges Verhalten. Hier sind theoretische Fundierungen und Sichtweisen unverzichtbar. Vieldimensionale Prozesse in komplexen Strukturen bedingen unterschiedliche Begriffsbestimmungen in Abhängigkeit von Ansatz, Standpunkt und Zielsetzung. Wenn ein geschlossener theoretischer Ansatz zur Klärung der Sucht grundsätzlich nicht möglich ist, so bedeutet methodologische Verschiedenheit im Sinne von BOCHENSKI (1965) nicht ausschließende Alternativen, sondern komplementäre Aspekte. So kann Suchtverhalten unter lerntheoretischen Gesichtspunkten abgebildet werden, ohne daß damit tiefenpsychologische Zugänge oder pharmakologisch definierte Kategorien ihre Zweckmäßigkeit verlieren müßten. Modelle sollen die Wirklichkeit erkennen lassen, haben als solche aber keine „menschlichen Bezüge", imponieren als inhuman. „Das Wesen des Krankseins ist eine Not und äußert sich als eine Bitte um Hilfe" (V. VON WEIZSÄCKER 1941). So stehen notwendige systemisolierende Forschungsansätze in einem natürlichen Spannungsfeld zu therapeutischen Disziplinen, für die „willensunabhängiges Nichtkönnen, im Unterschied zum Nicht- oder Anderswollen, ein Konstituens von Krankheit in Abgrenzung zu gleichartigem Verhalten anderen Ursprungs ist" (HÄFNER 1978). In dieser Sichtweise kann Sucht definiert werden als unabweisbares Verlangen nach einem bestimmten Erlebenszustand. Diesem Verlangen werden die Kräfte des Verstandes untergeordnet. Es beeinträchtigt die freie Entfaltung einer Persönlichkeit und zerstört die sozialen Bindungen und die sozialen Chancen eines Individuums (WANKE 1985). Das allgemein menschliche Phänomen des süchtigen Verhaltens ist nur über ein integratives ganzheitliches Konzept zu fassen, da auch die multifaktorielle Betrachtungsweise an der lediglich additiven und quantitativen Sicht des Problems krankt (HOBI 1982). Im folgenden soll versucht werden, Merkmale und Gesetzmäßigkeiten im Verlauf süchtiger Entwicklungen aufzuzeigen, ohne daß damit die Festlegung auf bestimmte Theorien oder Modelle impliziert ist.

C. Das Vorfeld

I. Prädisponierende Persönlichkeitsfaktoren

Nach STAEHELIN (1960) muß derjenige Mensch als durch ein bestimmtes Gift besonders gefährdet betrachtet werden, der bereits anlagemäßig die Eigenschaften und Neigungen zeigt, die das Gift bei anderen Menschen erst allmählich im Verlauf einer Sucht bewirkt. Demnach müßte im Prinzip eine Vorhersage möglich sein, welcher Mensch süchtig wird und welcher nicht. Dies ist jedoch nie gelungen. So kommt Zutt (1963) zu dem Schluß, „daß Süchtigkeit eine Gefahr *des* Menschen ist und nicht einiger weniger Willensschwacher". Wieser (1972) betonte, daß es in jeder Population von Alkoholikern auch völlig uncharakteristische Durchschnittsmenschen gibt, deren Anteil von soziokulturellen Faktoren abhänge: Im Vorfeld des Alkoholismus und unter späteren Alkoholikern finde sich „die gesamte Systematik der Neurosenlehre und der medizinisch-psychologischen Charakterlehre und Typologie nebst einer beträchtlichen Anzahl durchschnittlicher Charaktere". Auch für Drogenabhängigkeit wird postuliert, daß es „keine eigentliche Suchtpersönlichkeit" gibt (Ladewig 1973). Dies spricht nicht zwingend gegen die Existenz suchtdisponierender Persönlichkeitsmerkmale, die unabhängig von anderen Einflußgrößen oder gemeinsam mit bestimmten Faktoren, z. B. des sozialen Nahraums, zur Manifestation einer Abhängigkeit führen. Untersuchungen zur Persönlichkeitsstruktur Suchtkranker begegnen dem in der Regel begründeten Einwand, daß nach Beginn einer Suchtentwicklung nicht mehr zwischen Ausgangspersönlichkeit und Folgen der Abhängigkeit differenziert werden kann. Empirische Erhebungen zu prämorbiden Persönlichkeitsmerkmalen Abhängiger müssen also vor dem Anfang der Suchtentwicklung begonnen und in der Regel im Längsschnitt durchgeführt werden. Persönlichkeit wird hier verstanden als „psychophysische Individualität in einem vorgegebenen soziokulturellen System" (Ladewig 1973). In drei Studien berichtet die Arbeitsgruppe von Kammeier, Hoffmann und Loper über prämorbide Persönlichkeitsmerkmale von Alkoholikern aus ihrer Collegezeit. In der ersten Untersuchung werden die MMPI-Scores der später an Alkoholismus erkrankten Collegestudenten mit den Scores verglichen, die sich z. Z. ihrer Behandlung ergaben (Kammeier et al. 1973). Die Skalen „Hypomanie" und „Psychopathie" zeigten erhöhte Werte. Über einen Zeitraum von 13 Jahren blieben die Befunde verhältnismäßig konstant, was angesichts des fortschreitenden Charakters süchtiger Entwicklungen bemerkenswert ist. In einer weiteren Studie wird ein Vergleich der Alkoholiker mit ihren früheren Klassenkameraden publiziert (Loper et al. 1973): Erstere boten auch hier signifikant höhere Werte auf den genannten Skalen. In einer dritten Arbeit prüfte man die Frage der Vorhersagbarkeit der späteren Alkoholerkrankung anhand verschiedener Alkoholismusskalen (Hoffmann et al. 1974). So identifizierte die MacAndrew-Skala 72% der späteren Alkoholiker zur Collegezeit. Die Autoren folgern, daß bestimmte charakterologische Merkmale bei Alkoholkranken schon vor dem Suchtstadium vorhanden sind. In der sog. Oakland-Growth-Study wurden bei einer größeren Stichprobe von Kindern zahlreiche Untersuchungen durchgeführt und in bestimmten Abständen kontrolliert. Erwachsene männliche Problemtrinker wiesen Merkmale auf, die bereits in der Jugend für sie typisch waren: unkontrollierte Impulsivität, extravertiertes Verhalten, überbetonte Männlichkeit, geringere Empfindlichkeit und weniger Produktivität (Jones 1968). Bereits in der Schule zeigten sich soziale Schwierigkeiten. Robins et al. (1962) verglichen Patienten einer Kinderklinik und stellten bei späteren Alkoholikern häufiger antisoziales Verhalten fest. Möglicherweise ist verminderte Steuerungsfähigkeit ein wichtiges Frühsymptom. McCord u. McCord (1962) fanden bei Präalkoholikern nicht die erwarteten Symptome von Abhängigkeit, sondern eher stärkere Unabhängigkeit und Selbstbewußtsein als bei Kontrollen gleicher Altersgruppen. Andere Befunde gehen in Richtung negativer Selbstkonzepte (WILLIAMS 1965; CONNER 1962). WITKIN et al. (1962) sehen aufgrund von wahrnehmungspsychologischen Untersuchungen Feldabhängigkeit als prädisponierenden Faktor für Alkoholismus an. Feldabhängigkeit bezeichnet das Ausmaß, in dem die Wahrnehmung beispielsweise einer Senkrechten durch die simultane Wahrnehmung eines optisch störenden Umfeldes beeinflußt wird. Beziehungen zu anderen Wahrnehmungsfaktoren gelten als gesichert, zu Persönlichkeitsfaktoren sind sie noch nicht eindeutig geklärt. Feldabhängigkeit scheint eine Disposition auch für Heroinabhängigkeit (ARNON et al. 1974) und Eßstörungen (KARP u. PARDES 1965) darzustellen. Wir selbst beobachteten bei jungen Drogenkonsumenten bereits vor Beginn des Drogenkonsums den Risikofaktor vegetative Labilität, der mit hohen Neurotizismus-Scores korrelierte (WANKE et al. 1970). In diesem Zusammenhang war von besonderem Interesse, daß es autoprotektive Faktoren zu geben scheint, die der Gefährdung in Richtung eines progredienten Drogenkonsums entgegenwirken. Es ergaben sich Hinweise auf bestimmte konstitutionelle Einflüsse, ebenso wie auf entwicklungspsychologische Momente, verbunden mit korrespondierenden Erziehungseinstellungen der Eltern. Zusammenfassend kann gesagt werden, daß Erhebungen zu suchtdisponierenden Persönlichkeitsmustern, insbesondere Längsschnittbetrachtungen, relativ selten sind und daß bei gleichzeitigem Fehlen einer allgemein anerkannten Persönlichkeitstheorie eine Bewertung schwierig ist. Zumindestens erscheint die Spezifität der Befunde bisher nicht bewiesen.

II. Die „innere" und die „äußere" Situation suchtoffener Persönlichkeiten

Die Entwicklung der Abhängigkeit wird von vielen Faktoren bestimmt und durch das vielfältig mögliche Zusammenwirken dieser Faktoren gekennzeichnet. Diese Faktoren, ihr mögliches Zusammenwirken und insbesondere eine dispositionelle Ansprechbarkeit für Suchtmittel werden vom Betroffenen vor der Manifestation seiner Abhängigkeit in der Regel nicht erkannt bzw. nicht vorausgesehen (FEUERLEIN et al. 1984). Banale, alltägliche und übliche Anlässe zum Konsum vermögen in besonderen Lebenssituationen in Lernprozesse und Konditionierungen überzuleiten, deren Risiken initial oft nicht ausreichend abgeschätzt werden können. Alle Arbeiten, die sich mit den inneren und den äußeren Konflikten des süchtigen Menschen befassen, kommen zu dem Schluß, daß es sich um allgemeine menschliche Probleme handelt. Die typischen Anlässe zum Gebrauch psychotroper Stoffe könnten nicht wirksam werden, wäre die „innere" Situation des Menschen nicht aufnahmebereit. Der Begriff „innere" Situation einer suchtoffenen Persönlichkeit ist psychologisch, aber auch biologisch zu verstehen. Damit ergeben sich zwei Betrachtungsebenen, die einander ergänzende weiterführende Ansätze ermöglichen. Grundsätzlich kann man das Bezugssystem Droge–Person–Umwelt in jeder dieser beiden Betrachtungsebenen darstellen. Auch die Differenzierung der Menschen in „toxikophobe" und „toxikophile" ist in diesen Zusammenhängen zu sehen. SCHRAPPE (1978) spricht von individuell vorgegebenen oder erworbenen psychischen Entsprechungen, an denen die Konditionierungskräfte angreifen. So gebe es Prägungen nach sog. „Schlüsselerlebnissen", die das Individuum nie wieder vergißt, die durch keinerlei Bedingungen wieder gelöscht werden können. Andere Prägekräfte bedürfen dagegen der wiederholten Einwirkung. Zielsetzung des Gebrauchs psychotroper Substanzen ist letztlich stets eine psychophysische Homöostase. Von der Wiederherstellung gestörter Befindlichkeit bis zur gezielten, aktiven Befindlichkeitsmanipulation ist der Weg allerdings kürzer, als meist angenommen. Ursprünglich entlastende Gewöhnungsvorgänge können sich dann umkehren in ein in höchstem Maße belastendes Geschehen von prozeßhaftem Verlaufsstil (Schrappe 1968, 1980 b). Schon immer besaß der Mensch eine Ausartungsbereitschaft seiner Triebe, und Rauschmittel gehören zu den nie fehlenden Attributen menschlichen Daseins (Gehlen 1961). So ist der ätiologische Zugang zum suchtgefährdeten Menschen in seiner psychophysischen Struktur zu suchen und nicht in der pharmakologischen Wirkung der Droge. Abhängigkeit entwickelt sich stets über vorbestehende süchtige Fehlhaltungen, in die zahlreiche und vielfältige menschliche Interessen, Strebungen und Triebe einmünden können (Matussek 1959). Battegay (1972) formuliert das Vorhandensein eines unwiderstehlichen Verlangens nach – wenigstens scheinbarer – Überwindung der dem Individuum in der sozialen Realität gesetzten Schranken mit Hilfe von Mitteln oder Handlungen, die dem Lustgewinn, der Unlustverhütung, der Verminderung sozialer Distanz und der Leistungssteigerung dienen. In diesem Zusammenhang sind Faktoren, die den Erstkonsum psychotroper Stoffe begünstigen, nicht mit den Einflußgrößen gleichzusetzen, die den Dauerkonsum aufrecht erhalten. Vom Beginn der Einnahme der Substanzen bis zum Einschleifen süchtiger Verhaltensweisen kommt es zu einem Motivationswandel, etwa von initialer Neugier und situativem Entlastungsbedürfnis bis zu permanenter Flucht vor den negativen Konsequenzen der Suchtmittelkarriere.

Ladewig (1979) sieht das Risiko einer Mißbrauchsentwicklung darin, daß das Pendel der internen Befindlichkeitsmessung nicht im Sinne einer Balance ausgesteuert wird. Es schwingt übermäßig entweder in Richtung einer subjektiv gesuchten Beruhigung oder entgegengesetzt in Richtung Euphorisierung oder Stimulation. Jeder Pendelschlag bedingt eine Rückschwingung in die entgegengesetzte Richtung. Dysphorie und Antriebslosigkeit folgen der Euphorisierung und Stimulation nach und wirken wiederum verstärkend auf die Suche nach dem vorhergehenden Erlebnis. Dabei erhalten vielfältige primär unspezifische innere und äußere Reize Signalcharakter und bedingen vielfältige Lernprozesse, die dann in verselbständigte Handlungsautomatismen ausmünden. Damit wird auch die „äußere" Situation des Suchtgefährdeten angesprochen. Während die gesellschaftlichen Gesamtgegebenheiten den allgemeinen Hintergrund für die Begünstigung des Mißbrauchsverhaltens bilden, erweist sich der soziale Nahraum (etwa Familienmilieu, Partnerbeziehung, berufliche Konstellation) als von wesentlich stärkerem Gewicht. Dabei spielen situative Faktoren eine besondere Rolle. Da soziale Fakten für Individuen und Gruppen unterschiedliche Bedeutung haben können, erlauben biographische Methoden Zugänge zum Verständnis und zur individuellen Lebenswelt (Literatur bei Berger et al. 1980). So lassen sich situationsspezifische Aktivierungen der Konsumbereitschaft suchtoffener Persönlichkeiten nachweisen. Derartige Aktivierungen erfolgen häufiger im Rahmen alltäglicher

Kontakte als durch besonders herausragende, für den einzelnen als Belastung empfundene Ereignisse und Erfahrungen. Der Effekt psychotroper Stoffe hängt nicht nur ab von der Eigenwirkung der Substanz, von Applikationsart, -häufigkeit und -dauer, sondern ebenso vom „set", also den in die Wirkung gesetzten Erwartungen, und vom "setting", dem spezifischen Milieu während des Konsums. Letztlich ist die Wirkung seelisch wirksamer Substanzen entscheidend mitbestimmt durch die Faktorenkomplexe Persönlichkeit und Umwelt, also durch die „innere" und die „äußere" Situation des Betroffenen. Meint „äußere Griffnähe" psychotroper Substanzen deren Verfügbarkeit, so bedeutet „innere Griffnähe" die Bereitschaft, sich ihrer bei bestimmten Gelegenheiten zu bedienen. „Innere" Situation schließt Persönlichkeitsstruktur im Sinne biographischen Gewordenseins ebenso ein wie aktuelle seelische und körperliche Befindlichkeit sowie etwaigen Toleranzerwerb. Beispielsweise berichteten uns jüngere Erwachsene mit speziellen Erwartungshaltungen in einer besonderen, d. h. gesuchten und akzeptierten, Atmosphäre von andersartigen Rauscherlebnissen als Studentengruppen unter experimentellen Standardbedingungen. Eine Parallele im Hinblick auf die ältere Generation wären „set" und "setting" bei einem Kneipenbesuch oder anläßlich eines Sektfrühstücks.

D. Ein integratives Suchtkonzept am Beispiel der Drogenabhängigkeit

Wie oben dargelegt, bedeutet jede Einnahme, auch der Erstgebrauch, eines seelisch wirksamen Stoffes ein Risiko hinsichtlich der Entwicklung von Abhängigkeit. Positives Erleben mittels psychotroper Substanzen bedingt ebenso einen Drang zur Wiederholung wie chemisch induzierte Lösung von Angst und Spannung. So können automatisierte Handlungsabläufe in Gang gesetzt werden, die aufgrund ihrer Anlagen oder ihrer Lebensgeschichte disponierte, aber auch völlig unauffällige Menschen in Richtung einer Suchterkrankung gefährden. Dies wird im folgenden am Beispiel der Drogenabhängigkeit erläutert. Die grundsätzlichen Gesichtspunkte gelten jedoch für alle Abhängigkeitsentwicklungen.

Zunächst sei eingegangen auf Erhebungen zur Motivation der Rauschmittelkonsumenten. Hobi (1973) hat seine Ergebnisse zur subjektiven Begründung von Drogeneinnahme zusammengefaßt mit denen von Bschor (1970); Wetz (1971) und unserer eigenen Arbeitsgruppe. Benannt werden demnach vor allem Freude an Erlebnis- und Genußsteigerung, emanzipatorische Argumente, Selbstbehandlung seelischer Schwierigkeiten, Angleichung an das Verhalten von Gruppenmitgliedern, Protest gegen die Gesellschaft und – im Sinne eigentlicher Suchtkomponenten – Vergessen von Sorgen, Wunsch nach Isolation und Flucht. Derartige Motivationsanalysen sind schwierig, da spontane Angaben Jugendlicher, wie „Neugier" oder „Langeweile", so unspezifisch und selbstverständlich sind, daß sie – genau genommen – keine Information enthalten. Waldmann (1975) hat dies zu Recht kritisiert und eine Stadieneinteilung und eine Typologie jugendlicher Rauschmittelbenutzer vorgeschlagen:

Das erste Stadium, das Stadium der Drogenmotivation, stellt in bezug auf Konsum und Rauscherleben das Vorstadium dar. Die Jugendlichen befinden sich in einer entwicklungsspezifischen Konfliktsituation zwischen individuell intendierter Lebensform und geforderter Anpassung an die Umwelt. Psychotrope Stoffe gewinnen bei Versuchen der Konfliktlösung eine wesentliche Bedeutung. Es besteht keine selbstverständliche Ablehnung, keine Distanz mehr zu den Drogen. In diesem Bereich operieren auch sog. Subkulturen und psychedelische Bewegungen.

Im zweiten Stadium, dem Stadium der Drogenerfahrung, dienen Rauschmittel primär nicht dazu, persönliche oder phasentypische Schwierigkeiten zu überdekken; vielmehr werden Konflikte unter der Wirkung der Stoffe häufig akzentuiert wahrgenommen. Ein meist erhöhtes Verlangen nach Kreativität und neuartigen Erlebnissen wird auf vereinfachtem und verkürztem Weg chemisch befriedigt. Phantastika, die verstärktes Bedeutungserleben, verfeinerte Sensibilität und intensivere Wahrnehmung vermitteln, spielen die Hauptrolle. Die Gefahr dieses Konsumverhaltens liegt in der Koppelung zwischen Selbsterfahrung und drogeninduzierter kognitiver Umstrukturierung.

Im dritten Stadium, dem Stadium der Drogenbindung, wirkt das Rauschmittel konfliktverdrängend, indem es in den Mittelpunkt des Lebensinteresses rückt. Faktoren der Persönlichkeit und des sozialen Umfeldes treten in den Hintergrund. Die pharmakologischen Eigenschaften der verwendeten Substanzen prägen zunehmend das Verhalten. Das Rauscherleben verlagert sich vom psychischen in das körperliche Wahrnehmungsfeld.

Das vierte Stadium ist das Stadium der Drogenkonditionierung: Gewöhnung und pharmakologische Toleranzentwicklung bewirken, daß eine euphorisierende und konfliktüberdeckende Wirkung kaum mehr eintritt. Die Vermeidung des Entzugssyndroms wird zum zentralen Problem und praktisch identisch mit Existenzbewältigung. Drogenkonsum kann sich in jedem dieser Stadien stabilisieren, er muß nicht alle Stadien durchlaufen.

Es liegt nahe, derartige Stadieneinteilungen zur Drogenkarriere zu verbinden mit dem Versuch diagnostischer oder typologischer Differenzierung: Wir selbst haben schon 1970 in empirischen Erhebungen diagnostische Kriterien bei nachhaltigen Drogenkonsumenten ermittelt, die auf entwicklungspsychologische, auf persönlichkeitsbedingte, auf psychoreaktive Faktoren oder auf Verstimmungszustände hinführten (WANKE et al. 1970). KEUP (1972) grenzte seinerzeit als Verdichtungen im fließenden Spektrum der Populationen Motivationstypen ab, wie die sich selbst behandelnden „Sucher“, die Experimentierer, die unausgeglichenen Dionysier, die wahllosen Nimmersatte und die Konformisten. WALDMANN (1975) hat die von ihm und Mitarbeitern beschriebenen vier Konsumstadien mit Motivations- und Sozialisationsgruppen korreliert: Im Stadium I der Drogenmotivation fanden sich die potentiellen Rauschmittelkonsumenten und die Probierer, im Stadium II der Drogenerfahrung die Gemeinschafts-User, die sozial integrierten Rauschmittelbenutzer und die überangepaßten Arzneimittelkonsumenten. Im Stadium III der Drogenbindung registrierte er die entsozialisierten User und im Stadium IV der Drogenkonditionierung die körperlich Abhängigen. KANDEL (1981) konnte zeigen, daß die Wertigkeit prädisponierender Faktoren bei den verschiedenen Typen der Abhängigkeit variiert: beim Alkoholismus dominieren die Einflüsse seitens der Eltern, beim Gebrauch sog. weicher Drogen vorwiegend die Einflüsse Gleichaltriger und beim Konsum harter Drogen Persönlichkeitsmerkmale und intrapsychische Konflikte.

Es bestätigt sich das hochkomplexe Bedingungsgefüge der Abhängigkeit mit den Polen Person, Droge und Umwelt. SCHRAPPE (1968) hat darauf hingewiesen, daß es in jedem Suchtgeschehen, wie es uns klinisch gegenübertritt, eine hierarchische Ordnung verschiedener Instanzen geben muß: Auf unterschiedlichen Ebenen, in der humoralen, der vegetativen und der zentralen ebenso wie in der vitalen Sicht, können Gewöhnungsvorgänge ablaufen und sich gegenseitig modifizierend beeinflussen. Er beruft sich dabei – weit über die Vorgänge der zellulären Gewöhnung am Wirkungsort eines Suchtmittels hinaus – auf KRAEPELIN (1903), der eine allgemeine „Gewöhnungsfähigkeit" zu den Grundeigenschaften der Persönlichkeit rechnet.

SCHÖNHÖFER (1980) knüpft nun unter Berücksichtigung pharmakodynamischer Faktoren einerseits an die Vorgänge der Gewöhnung an, andererseits an die Veränderung kognitiver Prozesse im Verlauf der Waldmannschen Stadieneinteilung: Demnach wird die Abhängigkeit erzeugende Wirkung einer Substanz nicht durch einen spezifischen pharmakologischen Effekt auf das Zentralnervensystem hervorgerufen. Die generell oder selektiv zentral dämpfenden oder erregenden Stoffe haben als gemeinsame Determinante einen Einfluß auf die Beziehung zwischen Individuum und Sozialfeld. Es besteht ein bipolarer Spannungszustand zwischen den Anforderungen der Umwelt nach sozialer Einordnung und den Bedürfnissen emotionalen oder rationalen Ursprungs, die das Selbstkonzept des Einzelnen formen. Zwischen Durchsetzung und Anpassung wird ein individueller Ausgleich hergestellt. Dieser Verarbeitungsprozeß ist entscheidend abhängig von der Wahrnehmung der intrapersonalen und der umweltbedingten Impulse. Psychotrope Substanzen gewinnen ihre Suchtpotenz, indem sie die Wahrnehmungsfähigkeit verändern und dadurch Spannungen oder Konflikte scheinbar positiv beeinflussen. Diese Wirkung kann prinzipiell durch zentrale Dämpfung oder Erregung hervorgerufen werden.

Besteht ein subjektiv erlebtes Gleichgewicht zwischen Individuum und Umwelt, so ist die Veränderung der Wahrnehmungsfähigkeit durch psychotrope Substanzen wenig geeignet, Verhaltensänderungen auszulösen. Eine Abhängigkeitsentwicklung ist jedoch um so wahrscheinlicher, je mehr Spannung zwischen individuellen Strebungen und den Anforderungen des Sozialfeldes besteht – sei es infolge hohen Anspruchs oder unangemessenen Anpassungsdrucks. Im Sinne von SATTES (1959) wird die Droge erst in der Hand des Süchtigen zum Suchtmittel. Die Stoffwirkung erfolgt dabei nicht nur über die sog. Euphorisierung, sondern auch indirekt über eine Einschränkung negativer Wahrnehmungen. Jüngere Menschen, die intensivere Wünsche und geringer entwickelte Durchsetzungsstrategien besitzen, werden schneller abhängig als ältere mit bereits erfolgter sozialer Anpassung. Erklärt wird auf diese Weise auch das „Herauswachsen" mancher Heroinabhängiger aus der Sucht im mittleren Lebensalter. Das Konzept der wahrnehmungsverändernden Wirkung psychoaktiver Stoffe erhellt, daß Abhängigkeit bevorzugt bei den Substanzen beobachtet wird, die rasch anfluten oder die eine kurze Halbwertszeit aufweisen.

Dieser zeitliche Zusammenhang zwischen Applikation einer Droge und Wirkungseintritt vermag nun im Sinne der Lerntheorie ein Wiederholungsverhalten zu konditionieren, wenn die resultierende subjektive Veränderung positiv erlebt wird und das angenehme Befinden bei Abklingen der Wirkung verschwindet. Diese initiale Phase der Konditionierung entspricht nach SCHÖNHÖFER (1980) den Anfangsstadien der Waldmannschen Einteilung. Infolge der Toleranzentwicklung geht aber im weiteren Verlauf die erwünschte Wirkung verloren. Es bildet sich gleichzeitig mit den negativen Erfahrungen des Entzugssyndroms ein neuer unbedingter konditionierender Reiz heraus. Das Mittel wird dann nicht mehr um einer positiven Befindlichkeit willen benötigt, sondern um unangenehme Sensationen zu vermeiden. Schließlich genügt die Angst vor den Abstinenzerscheinungen, um das Konsumverhalten fortzusetzen.

Auch dort, wo wie bei Amphetaminen keine körperlichen Entzugssymptome auftreten, können Dysphorie und Enttäuschung bei abklingender Wirkung konditionierende Mechanismen in Gang setzen. Möglicherweise ergeben sich von hier aus Zugänge zum sog. "flash back", also zu Echophänomenen der Drogenwirkung ohne erneute Applikation. SCHRAPPE (1968) hat Tellenbachs Begriff der Vorerwartung bereits auf Suchtkranke übertragen. Die wichtige Rolle kognitiver Prozesse bei der Entwicklung von Abhängigkeit wird ebenso durch die Befunde von STIKSRUD u. SÜLLWOLD (1972) bestätigt, die bei Drogenkonsumenten nach abgeschlossener Entgiftung testpsychologisch Ausfälle der selektiven Wahrnehmung feststellten.

Wir selbst haben versucht, die Streßkonzepte für die Suchtforschung zu nutzen (WANKE 1981). Dabei ist zu prüfen, inwieweit psychotrope Stoffe in Reiz-Reaktionsmuster von Individuen eingebaut werden können, um eine Homöostase somatischer und psychischer Systeme zu erreichen. Die subjektive Wertung des Individuums entscheidet, ob ein äußerer oder innerer Reiz zum Stressor wird. Drogen wirken dabei als interagierende Variable, und dies in unterschiedlicher Weise: Einmal sind sie Streßindikatoren. Zum anderen vermögen sie subjektiv das Auftreten psychosozialer Stimuli zu verhindern oder diese abzuschwächen. Langfristig werden sie selbst zu Stressoren.

Wie sehr die Manipulation der Befindlichkeit auf chemischem Wege Allgemeingut geworden ist, zeigt die nicht selten negative Reaktion von Patienten auf ärztliche Vorschläge, doch einmal die Vielzahl der eingenommenen Medikamente zu reduzieren: Auch ohne Vorliegen einer süchtigen Fehlhaltung kann im sozialen Kontext durch das subjektive Moment des Sichbedrohtfühlens selbst Drogen*freiheit* zum Stressor werden.

Daß in diesem Zusammenhang eine enge Verschränkung zwischen somatischen und psychischen Abläufen zu verzeichnen ist, wird durch folgende Beobachtung zusätzlich belegt: In jüngster Zeit kamen in wachsender Zahl exzessive Spieler in unserer Klinik zur Aufnahme. Auch wenn keinerlei stoffgebundene Abhängigkeit vorlag, fanden wir typische vegetative Symptome wie beim Entzug. Liegt aber eine stoffgebundene Suchtform vor, so handelt es sich andererseits immer gleichzeitig um eine Intoxikation, unter Umständen mit mittelüberdauernden Folgen – wie sie sich aus den Arbeiten von DRECHSLER et al. (1973) ergeben, die bei entzogenen Opiatabhängigen elektrophysiologisch, u. a. mittels Untersuchung evozierter Potentiale, Beeinträchtigungen der Interhemisphärenkommunikation registrierten. Chronisch Rauschmittelabhängige zeigen also auch nach der Entgiftung über einen im einzelnen nicht genau bekannten Zeitraum zerebrale Funktionsstörungen und diffuse Leistungsausfälle im Sinne einer chronischen Enzephalopathie. Dies erklärt zum Teil, warum Einsicht der Betroffenen und angemessene Hilfen nicht selten auseinanderfallen. Auch wenn man einräumt, daß eine Gruppe sozial, seelisch und körperlich schwer Gestörter sich möglicherweise hinsichtlich des Drogengebrauchs als nicht korrigierbar erweisen wird, erhebt sich die Frage, ob unter den als „therapieresistent“ bezeichneten Menschen nicht auch diejenigen sind, die heute keine Chance erhalten, gesund zu werden und zu bleiben. Unter lerntheoretischen Gesichtspunkten ergibt sich, daß im Zustand manifester Abhängigkeit das konditionierte Suchtverhalten auf Alkohol, auf andere Drogen oder auf Arzneimittel umspringen kann. Die Verschreibung sog. Ersatz- oder Ausweichdrogen ist dann kontraindiziert. Da erlerntes Verhalten nur schwer gelöscht werden kann, bedeutet auch langfristige Abstinenz nicht, daß Rückfälle durch erneute Auslösung in entsprechenden Situationen ausgeschlossen sind.

E. Untersuchungen zur Persönlichkeitsstruktur Suchtkranker

Obwohl sich aus der Persönlichkeit Suchtkranker immer wieder Zugänge zu ihrem Verhalten und zur Entwicklung der Abhängigkeit ergeben, gelingt es nicht, prämorbid oder morbid spezifische Persönlichkeitsstrukturen statistisch signifikant zu trennen von neurotischen, von psychosomatischen und von endogenen psychischen Erkrankungen. Nach dem Drogenpostulat EYSENCKS (1967) haben dämpfende Mittel bei Extravertierten und Stimulantien bei Introvertierten positive Wirkungen. Es läßt sich jedoch bislang keine differentielle Persönlichkeitstypologie in Korrelation zu bevorzugten Suchtmitteln aufstellen, die toxisch bedingten psychopathologischen Folgen der Abhängigkeiten ausgenommen (HOBI 1982). Insofern müssen frühere Annahmen revidiert werden. Aus psychodynamischer Sicht vermutet MATUSSEK (1959), daß die Stärke der süchtigen Haltung in diesem Zusammenhang eine besondere Rolle spielt: Je weniger die Verbindung mit der Welt geglückt sei, desto eher werde man die Mittel der Morphiumgruppe nehmen müssen, die primäre Bedürfnisse befriedigen.

Da Sucht sich als prozeßhaftes Geschehen darstellen läßt, wird es verständlich, daß vielfältige Zuflüsse im Sinne eines Trichtermodells der Abhängigkeit in die Entwicklung von Persönlichkeitsstrukturen einmünden, die uns im späteren Verlauf als „typische Süchtige“ imponieren. Das individuelle Gewordensein eines abhängigen Menschen ist um so eindrucksvoller zu erkennen, je früher wir ihm in seiner Lebensgeschichte begegnen. Dabei sind Persönlichkeitsfaktoren nur Komplemente in einem Zusammenspiel biographischer, speziell lebensphasischer, und insbesondere auch situativer Ereignisse, das schließlich – bedingt durch die psychologische Eigengesetzlichkeit der Suchterkrankung und durch zusätzliche toxische Momente – zu überindividuell definierbaren Folgezuständen führt.

Diese sind dann psychopathologisch als Depravation, als Demenz oder als amotivationales Syndrom trennscharf abzugrenzen. Das Gesicht der Abhängigkeit ist demnach um so typischer, je deutlicher es sich in der gemeinsamen Endstrecke süchtigen Verhaltens abbildet, deren Wurzeln aus der unerschöpflichen Mannigfaltigkeit allgemeiner menschlicher Möglichkeiten stammen. Nach einer experimentellen Untersuchung von RAUCHFLEISCH (1971) nimmt die süchtige Persönlichkeit in ihrer Struktur eine Mittelstellung zwischen psychisch Gesunden und Neurotikern ein. Sie weist Züge der gesunden Persönlichkeit und neurotische Elemente auf, ohne daß Sucht jedoch als normale Persönlichkeitsreaktion oder als neurotische Verhaltensweise im engeren Sinne bezeichnet werden könnte. Als wichtige Einzelergebnisse fanden sich eine erhebliche Affektlabilität (der Suchtkranke steht seinen Gefühlsinhalten unreflektiert, passiv und schutzlos gegenüber), ein charakteristisches Bemühen, emotional fordernden Situationen auszuweichen (mit der Folge einer rationalen Kontrolle in Erlebnisverarbeitung und Sozialbezügen, die „anankastisch" anmutenden Persönlichkeitszügen entspricht), weiter eine Prägung durch dysphorische Erlebnisinhalte und eine orale Fixierung als Ausdruck einer zentralen oralen Problematik. Der pathogene Konflikt besteht demnach bei der Sucht – wie bei der Zwangsneurose – zwischen Impulsen von Es und Überich. Diese sind nicht wie bei der Neurose als der „versuchte Kompromiß zweier gegensätzlicher Strebungen" in Gestalt des Sowohl-als-Auch in einem Symptom gebunden, sondern die Forderungen beider Instanzen werden nacheinander durch ein Entweder-Oder befriedigt: Charakteristisch für die süchtige Persönlichkeit ist „ein kompromißloses Schwanken zwischen ungesteuerter Befriedigung der durchbrechenden Es-Impulse und einseitiger Erfüllung der versagenden Überich-Forderungen" (Rauchfleisch 1971). Demgegenüber sieht Lürssen (1974) in der Sucht eine narzißtische Persönlichkeitsstörung mit desintegrativen und regressiven Prozessen, vor allem im Ich und im Überich. Abhängigkeit wäre damit einzuordnen zwischen Neurose und sog. Borderline-Fällen. Der Konsum des Suchtmittels vermindert die unerträgliche psychische Spannung. So betreibt der Abhängige eine Selbstmedikation zur Verstärkung des defekten Abwehrsystems seines Ichs. Erhöhung des Reizschutzes und magische Wunscherfüllung kennzeichnen die Pathodynamik des Süchtigen. Häufig in der Literatur genannte Persönlichkeitsmerkmale Abhängiger sind niedrige Selbstbewertung, geringe Frustrationstoleranz und die Unfähigkeit, Befriedigung aufschieben zu können. Jaspers (1965) nannte bereits „eine besondere und gesteigerte Leere", in die der Süchtige „durch seine Artung und seine Situation" immer wieder verfalle. Die Vielfalt kontroverser Befunde und ihrer Interpretation gibt jedoch stets von neuem zu der Vermutung Anlaß, daß alle Versuche einer Typologisierung oder Spezifizierung der süchtigen Persönlichkeit nicht über die Aussage einer allgemeinen Gestörtheit hinausgehen. Ladewig u. Graw (1986) sprechen von einer unspezifischen Disposition, zu der neben einer psychovegetativen Labilität Persönlichkeitsmerkmale wie Passivität und Impulsivität zählen. Eine exakte Reproduktion der Resultate empirischer Untersuchungen ist kaum gelungen. Prognostische Aussagen sind eher zweifelhaft. Fest steht, daß wir in der Person des Abhängigen bereits ein Ergebnis einer süchtigen Entwicklung antreffen und daß behandelte Suchtkranke untereinander mehr Gemeinsamkeiten zeigen als unbehandelte. Insbesondere scheint die therapeutische Institution ihren Patienten zu verändern. Barnes (1979) unterscheidet daher zwischen "prealcoholic personality" und "clinical alcoholic personality". Auf Übersichten zur Persönlichkeit von Alkoholabhängigen (Küfner 1981), von Heroinsüchtigen (Platt u. Labate 1982) und von Medikamentenabhängigen (Payk 1972) sei verwiesen. Da die süchtige Persönlichkeit sich im interpersonellen Raum realisiert, werden psychosoziale Wechselwirkungen die jeweiligen Untersuchungsergebnisse mitbestimmen. So hält An-

TONS (1978) die häufig zu findende Generalisierung von empirisch gewonnenen Befunden zu Aussagen über „die" Alkoholiker für einen Denkfehler. Zweckmäßig seien Fragestellungen, die derzeit beobachtbare Persönlichkeitsmerkmale auf ihre Qualität als soziale Reaktion befragen und die Möglichkeiten bieten, „aus unterschiedlichen Ausprägungen von Persönlichkeitsmerkmalen differentielle Behandlungsindikationen zu erschließen".

Unter eher präventiven Gesichtspunkten stehen Untersuchungen zur Außenreizabhängigkeit des Alkoholikers (BRAND-JACOBI 1983): Alkoholkranke lassen sich beim Trinken eines nicht-alkoholischen Getränkes, aber auch in für den Alkoholismus untypischen Bereichen mehr von äußeren Hinweisreizen als von inneren Steuerungssignalen leiten. Damit sieht der Autor Außenreizabhängigkeit als einen spezifischen Mechanismus der Verhaltenssteuerung abhängiger Personen. Stationäre Alkoholiker, „trockene" Alkoholiker und eine Kontrollgruppe wurden mit Einstellungs- und Persönlichkeitsskalen untersucht. Die vermutete erhöhte Außenreizabhängigkeit von Alkoholabhängigen bestätigte sich. Die stationären Patienten tranken in deutlicher Abhängigkeit vom experimentell verzerrten Schauglaspegel nicht-alkoholische Getränke. Die „trockenen" Alkoholiker waren in ihrem Trinkverhalten kaum außenreizabhängig. Sie schienen über eine Strategie der minimalen Trinkmenge ihre Außenreizabhängigkeit zu kompensieren. Jedoch boten sie eine erhöhte Außenreizabhängigkeit beim Fahrradversuch, der in keinem Zusammenhang mit Alkohol und Trinken steht. Zu prüfen wäre somit, ob in der Außenreizabhängigkeit des Alkoholikers eine psychologische Determinante des klinischen Phänomens des Kontrollverlustes zu sehen ist. Die „trockenen" unterschieden sich von den stationären Alkoholikern durch ausgeprägtes Selbstkontrollverhalten, hohes Bedürfnis nach Kontrolle und die Einstellung, daß Alkoholprobleme von ihnen selbst und nicht von der Umwelt abhängen. Da die Neigung außenreizabhängigen Trinkens in der Gruppe der „trockenen" Alkoholiker mit der Ausprägung sorgloser Gelassenheit, beeinträchtigungsfreier Selbstschilderung und eines männlichen Selbstkonzeptes stieg, gelangt der Autor zu folgender Interpretation: In der Gefahr, ihrer Außenreizabhängigkeit zu erliegen, wären die unkontrollierten, sorglosen Personen, die Probleme, Schwierigkeiten und Beeinträchtigungen kaum erleben oder zugeben und die ein starkes, männliches Selbstkonzept haben. Sieht man Außenreizabhängigkeit als mögliche Determinante von Kontrollverlust, so könnten dies in hohem Maße rückfallgefährdete Alkoholiker sein.

F. Die süchtige Persönlichkeitsentwicklung

Suchtentwicklungen liegen Lernvorgänge zugrunde, die durch psychotrope Stoffe verfestigt werden. Nach BURCHARD (1980) ist die Vortäuschung von Persönlichkeitsmerkmalen unter Zuhilfenahme von toxischen Einflüssen ein Grundelement der Abhängigkeit. Danach stehen in den Anfangsstadien der Suchtentwicklungen unterschiedlich schwere Vergiftungszustände im Vordergrund, später in der Gewöhnungsphase eine allmähliche Umformung der Persönlichkeit, in der Abhängigkeitsphase dann Wesensänderung und Hirnleistungsschwäche im Sinne einer

Nivellierung, bis schließlich im chronischen Stadium exogene Syndrome das Bild bestimmen. Die „trügerische Standfestigkeit" zu Beginn süchtiger Prozesse impliziert Selbsttäuschung ebenso wie die Furcht vor Entdeckung. Dies begünstigt den heimlichen exzessiven Konsum mit allen seinen negativen Folgen, der wiederum die Gefühle von Scham und Schuld nach sich zieht und damit die Rückfallgefährdung indiziert. Selbstbehandlung und Selbstzerstörung konkurrieren miteinander, der Betroffene befindet sich auf einer „Gratwanderung zwischen Selbstverwirklichung in der Sucht und Selbstdestruktivität durch die Sucht" (Ladewig u. Graw 1986). Pongratz (1986) meint dazu, daß die Tiefenpsychologie über ihre klassischen Themen der Psychogenese, der Psychodynamik der Sucht und der Persönlichkeit des Süchtigen hinaus Beiträge zum Krankheitsgewinn Abhängiger leisten kann: Sucht steht im Dienste der Befriedigung oraler, sexueller, sozialer, aggressiver oder autoaggressiver Bedürfnisse. Sie erscheint im Rahmen einer Ichfunktion als Abwehrmechanismus, vor allem gegen Depression und Angst, und sie dient der Kompensation im Sinne von Adler und Jung, vermag also Minderwertigkeitsgefühle auszugleichen, ungelebte Seiten der Persönlichkeit zu verwirklichen, infantile und animalische Ansprüche zu kompensieren. „Im Unterschied zur Neurose werden in der Sucht Belastungen und Konflikte durch euphorisches Erleben vorübergehend notgelöst." Rauschartige Zustände im weitesten Sinne sind jedoch auch ohne toxische Hilfen möglich und den meisten Menschen in fast allen soziokulturellen Gruppen unentbehrlich. So ist der Rausch ein bedeutsames Medium für den Umschlag der süchtigen Haltung aus der Latenz in die manifeste süchtige Bestätigung (Wunnenberg 1965). Süchtige Abläufe etwa im Rahmen von Selbstaggressivität und verändertem Lustempfinden können einer Toxikomanie vorausgehen (Wanke 1977). Nach Zutt (1963) verliert der Abhängige das positive Rauscherleben. Schrappe konnte zeigen, daß ohne Gewöhnung als biologische und als psychologische bzw. psychopathologische Gegebenheit Sucht nicht möglich ist und daß die ursprünglichen Entlastungsfunktionen der Gewöhnungsvorgänge sich umkehren in ein in höchstem Maße belastendes Geschehen (Schrappe 1968). Er verwies auf Bürger-Prinz, der am Beispiel der Stimmungssüchtigen belegte, wie Verhalten über ein gewohnheitsmäßiges Einschleifen zur Ausformung von Ritualen und Zeremoniellen führt, so daß schließlich automatisierte Handlungsreihen entstehen, die der Einsichtsfähigkeit des Betroffenen in die Struktur des Geschehens entzogen sind. So resultiert die krankheitsbedingte Schwierigkeit und unter Umständen bereits die fehlende Möglichkeit des Süchtigen, seine eingetretene Abhängigkeit und die Notwendigkeit einer Behandlung zu erkennen. Automation und Progression greifen schließlich ineinander. Bochnik (1976) betonte in diesem Zusammenhang die Rolle von Freiheitsverlust und Freiheitsverzicht. J. E. Meyer (1973) sprach bei Abhängigen von einem „zu wenig an Todesangst": Im Rausch als dem kleinen Tod passiert der Süchtige so häufig schon die Barriere, daß er sich seiner Sterblichkeit nicht recht bewußt zu werden vermag.

Im prozeßhaften Verlauf der Abhängigkeitsentwicklung sind somatische und psychische Vorgänge verschränkt. So werden Art und Ausmaß des Abstinenzsyndroms mitbestimmt vom subjektiven Erleben des Süchtigen: Letztlich ist es „die psychophysische Einheit einer Persönlichkeit, die mit darüber entscheidet, in welchem Ausmaß physical dependence in Abstinenz transformiert wird" (Schrappe

1980 b). In diesem Zusammenhang erweckt eine doppelte Bindung des Abhängigen an den Suchtstoff Interesse, die das "craving" kennzeichnet, das Verlangen nach Alkohol, Arzneimitteln oder Drogen: Dieses tritt im Rahmen des körperlichen Entzugssyndroms beispielsweise wenige Stunden nach dem Konsum von Heroin auf – ebenso jedoch auch Wochen bis Monate später, nachdem bereits das Stadium der Abstinenz erreicht wurde. Im ersteren Fall wird es eher als Ausdruck physischer, im letzteren eher als Ausdruck psychischer Abhängigkeit gesehen. Bahnungen von Stoffwechselvorgängen können im Sinne eines empirischen Dualismus ebenso als ursächlich betrachtet werden wie die Konditionierung von Entzugserscheinungen. In ähnlicher Weise läßt das Echophänomen oder "flash back", also das Wiederauftreten von Rauschsymptomen ohne erneuten Drogengebrauch, einen breiten Interpretationsspielraum zu. Auch der Kontrollverlust Alkoholkranker kann als Beispiel einer psychophysischen Determinierungsproblematik herangezogen werden: Die sozialen Kontingenzen des Trinkverhaltens (ANTONS u. SCHULZ 1977, 1981) bieten sich ebenso als Erklärung an wie die biochemischen Korrelate der körperlichen Abhängigkeit. Auf der psychologischen Ebene lassen sich dann wieder unterschiedliche, nach dem gegenwärtigen Erkenntnisstand aber letztlich gleichrangige Verständnismöglichkeiten differenzieren, etwa der psychodynamische Ansatz im Hinblick auf die miteinander konkurrierenden Abhängigkeits- und Autonomiewünsche des Süchtigen oder der lerntheoretische Aspekt im Sinne der Konditionierung.

Daß zwischen dem „craving“ und dem Rückfall enge Beziehungen zu vermuten sind, liegt auf der Hand. DEISSLER (1977) expliziert dies am Beispiel des periodischen Suchtanfalls (PSA), in den USA "periodic craving" genannt, bei Heroinsüchtigen: Der PSA wird beschrieben als ein allen Abhängigen wohlbekanntes, meist plötzlich auftretendes, unwiderstehliches, überwältigendes Bedürfnis nach einer Injektion. Typisch – und auch für andere Suchtformen kennzeichnend – sind ein Aussetzen rationalen Denkens und eine ausgesprochene Unfähigkeit, Konsequenzen des Handelns zu berücksichtigen. Nach Angaben von Betroffenen kann man dem in der Drogensprache „Schußgeilheit“ genannten PSA nur dann widerstehen, wenn eine Befriedigung faktisch unmöglich ist, z. B. in Einzelhaft. Subjektiv rechtfertigt der PSA jeden Weg der Mittelbeschaffung. Der Zustand tritt spontan oder ausgelöst durch Gespräche auf, hält Stunden bis wenige Tage an und unterscheidet sich deutlich von der ständigen, sozusagen als „normal“ empfundenen Sehnsucht nach der süchtig gebrauchten Substanz. Er soll die häufigste Ursache von Therapieabbrüchen und von Rückfällen sowohl nach dem Entzug als auch während der Rehabilitation sein. DEISSLER spricht bei Fehlen der PSA von Situationssüchtigen mit guter therapeutischer Prognose im Gegensatz zur Gegengruppe, bei der ambulante Behandlung praktisch auszuschließen und psychotherapeutische Zugänglichkeit sehr unwahrscheinlich sei. Werde der PSA jedoch als Material in das „Game“ einer therapeutischen Institution eingeführt, etwa in das sog. „Synanon-Spiel“, so könne dieses Thema akzeptiert und durch kommunikative Prozesse bewältigt werden. Somatogenes Gegenstück mit sekundären psychischen Folgen zum PSA ist möglicherweise das protrahierte Entzugssyndrom (CZECHOWICZ 1978) mit leicht erniedrigten Werten von Blutdruck, Puls und Körpertemperatur, verminderter Reaktivität des Atemzentrums für Kohlendioxyd und subtilen Veränderungen, wie verminderter Streßtoleranz, Müdigkeit,

Schwächezuständen, Hypochondrie und Ängsten. Die Dauer kann bis zu sechs Monaten betragen. Werden die genannten Merkmale während der Rehabilitation nicht beachtet, so resultiert eine körperliche und seelische Überforderung der Betroffenen, die häufig den Therapieabbruch im Sinne des „Weglaufens" begünstigt.

Empirisch belegt ist, daß Therapeuten das Verhalten drogenabhängiger Klienten in der Vorrückfallphase nicht mehr adäquat beurteilen können. Situative Bedingungen begünstigen Rückfallhandlungen und beeinflussen die Erlebnisverarbeitung des Rückfalls. Dabei spielen verbal-kognitive Destabilisierungsprozesse eine Rolle, die anhand von spezifischen Veränderungen im Sprachgebrauch Drogenabhängiger nachgewiesen werden können (KAMPE u. KUNZ 1980). Daß nicht nur schmerzvolle Erlebnisse durch Veränderungen des inneren homöostatischen Gleichgewichts (HORE 1971) eine Gefahrensituation für den Rückfall darstellen, belegte REICHEL (1981), die bei Alkoholkranken empirisch nachwies, daß auch „Hochgefühle" ein derartiges Risiko bedingen können. Dies gilt ebenso für andere Abhängigkeiten. Da Alkoholiker ihren Durst häufig über längere Zeiträume vorwiegend mit alkoholhaltigen Getränken löschen, entsteht eine „Koppelung" von Durstsituationen und Alkoholverlangen, die zum ängstlich erlebten Auslöser für Rückfälle werden kann (PANNWITZ 1980). Andererseits sind unter Alkoholeinfluß erlernte Inhalte im Sinne des „zustandsabhängigen Lernens" (OVERTON 1972) leichter reproduzierbar, wenn erneut Alkohol getrunken wird. MARLATT (1978) hat sowohl das Weitertrinken als auch den Wiederbeginn des Alkoholkonsums nach Intervallen der Abstinenz mit einer kognitiven Theorie erklärt, die in zwei Komponenten unterteilt wird: Führt ein kleiner Schluck zum Bruch mit der Überzeugung von totaler Abstinenz, so kommt es zu einer kognitiven Dissonanz. Der Abstinenzverletzungseffekt bewirkte dann eine internale Attribuierung der persönlichen Schwäche, die weiteres Trinken induziert (Lit. bei SCHNEIDER 1985).

Neben einer Vielzahl psychologischer Befunde bei Abhängigen, die uns auf primäre Persönlichkeitsstörungen oder auf sekundäre psychoreaktive Faktoren auch im Sinne psychosozialer Wechselwirkungen verweisen, sind hirnorganisch bedingte Intoxikationsfolgen zu berücksichtigen, etwa das hyperästhetisch-emotionelle Syndrom mit Reizbarkeit und Überempfindlichkeit, die Hirnleistungsschwäche, dysphorisch-depressive und ängstliche Verstimmungen, hysteriforme Reaktionen und schließlich ein dementiver Abbau. Letzterer sollte jedoch erst nach längerer Verlaufsbeobachtung unter abstinenten Bedingungen angenommen werden, da noch nach Jahren Remissionen beschrieben wurden (GRÜNBERGER u. KRYSPIN-EXNER 1968). BURIAN u. FESELMAYER (1980) stellen dazu kritisch fest, der Mangel vieler Vergleichsuntersuchungen liege darin, daß keine echten Längsschnitte mit abhängigen Stichproben durchgeführt wurden, sondern daß mit unabhängigen Stichproben zu verschiedenen Abstinenzzeitpunkten gearbeitet wurde. Psychopathologisch ist zu unterscheiden zwischen intoxikationsbedingten Durchgangssyndromen und residualen chronischen organischen Psychosyndromen, etwa mit gleichzeitigen krankhaften internistischen und neurologischen Befunden. In jedem Fall können hirnorganische Komponenten sich bei gestörten Persönlichkeiten ungünstiger auswirken als bei psychisch stabilen Individuen.

Mit dem Fortschreiten der Abhängigkeitsentwicklung finden sich charakteristische Verbiegungen der Interessen und Antriebe auf den süchtigen Konsum der betreffenden Substanz. Es kommt zu Veränderungen in der persönlichen Haltung, in der individuellen Wertvorstellung, in den sozialen Bedürfnissen und im Kontaktbereich. So zeigt die schleichende Wesensänderung des Alkoholkranken eine zunehmende Reduktion von Aktivität und Spontaneität, außerdem Unzuverlässigkeit, Kritikschwäche, Verantwortungslosigkeit, Konzentrationsstörungen und nachlassende Geschicklichkeit. Bei Rauschmittelabhängigen wird das amotivationale Syndrom mit der Symptomentrias Euphorie, Apathie und Passivität beschrieben, das den weiteren Drogenkonsum begünstigt. Daß suchttypische Umformungen des sozialen Verhaltens aber nicht schicksalhaft eine ungünstige Prognose beinhalten, beweisen die positiven Spontanverläufe unbehandelter Alkoholiker (LEMERE 1953) und das „Herauswachsen" aus der Opiatabhängigkeit (WINICK 1962, zuletzt LANGE u. GÜNTHER 1983).

Für die destruktiven Persönlichkeitsveränderungen in der Endstrecke süchtiger Entwicklungen hat sich der Begriff der Depravation eingebürgert. ZUTT (1963) sprach vom „Verfall der historischen Persönlichkeitsgestalt". GIESE (1962) erschien süchtiges Erleben als ein notwendiger Ablaufmodus der Perversion, gleich welcher Stilart. Es handele sich um ein Hineintreiben, das in der perversen Handlung vorgezeichnet liege, besser gesagt: „um ein Verkommen, das dem perversen Akt innewohnt". BURKHARDT (1954) meinte, „daß der Begriff der Süchtigkeit überhaupt erst da anfängt gültig zu werden, wo die Gefahr einer ungünstigen, einer progressiven krankhaften Persönlichkeitsentwicklung erkennbar wird". SCHRAPPE (1962) stellte einer Vielzahl süchtig gewordener, differenter Charaktere eine uniforme Gruppe Depravierter gegenüber, deren einförmiges Erscheinungsbild das Ergebnis eines Nivellierungsprozesses sei. Man finde u. a. „ausgesprochenen Egozentrismus, Haltlosigkeit, Unzuverlässigkeit und Verwahrlosung". Dies führe zum Verlust von Bindungen, zum Zerbrechen der Familie, zu sozialem Abstieg und nicht selten auch zu kriminellen Verwicklungen. Prinzipiell tendiere Depravation nach dem Bodensatz menschlicher Existenz. „Der Endzustand vegetiert bar aller ursprünglichen Potenzen, vergleichbar einem im Wasser treibenden steuerlosen Wrack." Das Erlebnisfeld werde eingeengt „auf kläglichen süchtigen Genuß". Bei Toxikomanen ist Depravation oft nicht trennbar von der Grundlage hirnorganischer Veränderungen als Folge der chronischen Giftwirkung (WANKE u. TÄSCHNER). BOCHNIK u. RICHTBERG (1980) wandten sich gegen diese Auffassung. Sie bezeichnen Depravation als Ausdruck einer suchtspezifischen Besinnungsstörung: Besinnung sei die „von Emotionen und psychischen Komplexen unabhängige Möglichkeit zur motivbildenden Abwägung von Wahrnehmungen, Erfahrungen, Einsichten, Schlüssen und Entscheidungsalternativen. Die suchtspezifische Besinnungsstörung, die sich in der Depravation manifestiert, ist durch die Unfähigkeit zur Einbeziehung süchtiger Bedürfnisse in motivbildende Abwägungen gekennzeichnet". SCHRAPPE (1980a) konnte „nicht der apodiktischen Feststellung der Autoren folgen, der Süchtige habe die Möglichkeit *verloren,* ‚besonnen und aktiv in die Geschehnisse einzugreifen, Entscheidungen zu treffen und zu verwirklichen, zu handeln oder nicht zu handeln unter Berücksichtigung persönlicher Vergangenheit im Hinblick auf die persönliche Zukunft'". Prinzipiell sei Depravation jedenfalls behandlungsfähig und damit reversibel.

G. Das Paradigma der nichtstoffgebundenen Suchtformen

Schon Gabriel (1962) wies darauf hin, daß zahlreiche Phänomene als Sucht bezeichnet werden. Es scheine, daß oft eine wesenhafte Beziehung fehle zwischen dem einen und dem anderen. Im Gegensatz zur Leidenschaft, die Hingabe bedeute und ihrem Gegenstand diene, sei Sucht die Manifestation der Ich-Bezogenheit schlechthin: „Der Süchtige kennt keine Partner." Er sei mit dem Ziel der Betäubung an den Suchtakt fixiert. Gabriel sprach von den „Tätigkeitssuchten" Pyromanie, Sexualsucht, Vergnügungssucht, Sammelsucht, Spielsucht, Poriomanie und Kleptomanie. Im Jahre 1905 hat Rieger bereits über dreißig verschiedene Suchten aufgezählt. Für von Gebsattel (1948) besaß die Toxikomanie „nur repräsentative Bedeutung" für das Phänomen der Sucht. Wiesenhütter (1974) äußerte den Verdacht, daß möglicherweise „weniger die Trunksucht als vielmehr die Spielsucht die Primär- und Ursucht" darstelle. Da Abhängigkeit als Giftsucht stets auch die Intoxikation mit ihren Folgen umfaßt, haben sich nichtstoffgebundene psychische Entwicklungen mit progredientem Verlauf immer wieder als Modellfälle der Sucht angeboten, an denen die Phänomene in reiner Form studiert werden können. So hat Giese (1962) Leitsymptome sexueller Perversionen beschrieben, die als typische Merkmale der Abhängigkeit gelten können: 1. Gegenüber sinnlichen Eindrücken zeigt der Betroffene nicht Souveränität, sondern einen Verfall an die Sinnlichkeit. Der sinnliche Reiz gibt kein „Zeichen" im Sinne von E. Straus (1965), sondern er ist Signal wie im Pawlowschen Experiment. 2. Bei zunehmender Frequenz der Bestätigung nimmt die Satisfaktion ab. 3. Promiskuität unter den Bedingungen der Anonymität kennzeichnet die Partnerbeziehungen. 4. Je abnormer die Praktik, desto intensiver ist die Beteiligung der Phantasie. Die Diskrepanz zwischen Phantasie und Realität wird zum Motor der Progression. Bei der Bewerkstelligung der Vollzüge ist ein Ausbau des Raffinements festzustellen. 5. Im Anschluß an eine destruktive Wendung entsteht das süchtige Erleben. 6. Es kommt zu einer Periodizität des Verlangens nach Betätigung, die durch dranghafte innere Unruhe gekennzeichnet ist. Die Möglichkeit zur Betätigung wird mit rauschhafter Ekstase ergriffen. Hier zeigt sich eine Parallele zum vorhergehend geschilderten periodischen Suchtanfall Deisslers. 7. Bei Verhinderung der abnormen Betätigung kommt es zu körperlich-vegetativen Symptomen.

Schumacher (1981) hat Gieses Begriff des süchtigen Sexualverhaltens aufgenommen und den Abhängigkeitscharakter ausgeprägter Formen von Spielbesessenheit, gewisser fetischistischer Handlungszwänge und von Zuständen sexueller Hörigkeit aus forensischer Sicht betont. Kriterien seien Symptomcharakter der Störung, Wiederholungszwang, Progredienz, Entdifferenzierung der Persönlichkeit und Entzugserscheinungen. Danach sprechen für eine Einschränkung der Handlungsfreiheit und damit der Schuldfähigkeit die Symptomhaftigkeit der Störung (versus ihrer Struktureingebundenheit), die Unmittelbarkeit des Handelns, die keinen Raum für zwischengeschaltete Überlegungen lasse, und bei Beschaffungsdelikten die Ausschließlichkeit der Geldverwertung für die Betätigung der dranghaft angestrebten Handlung. Die Ausweitung des Suchtbegriffes auf Gebiete außerhalb der Toxikomanien wurde schon früher kritisch gesehen, so 1974 von J.-E. Meyer in bezug auf sexuelles Verhalten. In jüngster Zeit wurde die Abgrenzungsproblematik deutlich im Hinblick auf die Auseinandersetzung um das exzessive Spielen: Während im deutschen Sprachraum die Assoziation zwischen Spiel und Sucht durchaus geläufig ist, hebt die Diktion im angelsächsischen Bereich eher ab auf die neurotische Genese, das Zwanghafte des Ablaufs, auf den Impulscharakter der Störung oder auf äußere Merkmale, wie Frequenz und Dauer. Der Oberbegriff „Pathologisches Glücksspielen" könnte dem Einwand begegnen, daß gerade dieses Kriterium bisher so unscharf, ja widersprüchlich definiert wurde, daß seine Verwendung verbindlicher Präzisierungen bedarf. Das DSM III nennt „Pathologisches Spielen" unter den „nicht klassifizierten Störungen der Impulskontrolle". Die Hauptmerkmale dieser Gruppe, Unfähigkeit zu widerstehen, initiales Spannungsgefühl und Erleichterung während der Handlung, treffen in klassischer Weise auch auf die Abhängigkeit zu. Das „Pathologische Spielen" selbst wird operational definiert durch chronischen und fortschreitenden Mangel an Fähigkeit, dem Impuls zum Glücksspiel zu widerstehen, sowie durch Beeinträchtigungen im familiären, persönlichen und beruflichen Bereich, wie Haft, Einstellung von Zahlungen, Verlust des Arbeitsplatzes. Weiter darf das Spielen nicht auf eine antisoziale Persönlichkeitsstörung zurückzuführen sein. Bisher vorliegende Untersuchungen sprechen dafür, daß es keine einheitliche Spielerpersönlichkeit, aber wahrscheinlich verschiedene Typen gibt, daß Depressivität ein häufigeres Merkmal ist, daß Umweltfaktoren von Belang sind und daß Spieler sich als risikobereiter erweisen als Nichtspieler (Lit. bei Kröber 1985).

Das Ausmaß des Spielens scheint kein eindeutig definierendes Merkmal zu sein. Umstritten ist die Häufigkeit der Kombination mit Stoffsucht. „Symptomatisches" Spielen im Rahmen affektiver Psychosen kommt vor. Schumacher (1986) gibt einen Überblick über psychodynamische Auffassungen: Die direkten Symboldeutungen älterer analytischer Arbeiten wurden heute verlassen. Es ist nicht möglich, einen spezifischen Konfliktinhalt für eine bestimmte Abhängigkeitsform verantwortlich zu machen. Schumacher spricht von einer „Zweischrittigkeit" im dynamischen Aufbau süchtiger Abwandlungen: In der Berührung mit dem spezifischen Suchtmittel – auch dem nichttoxischen – kommt es in einem ersten Schritt zu einer „Entdifferenzierung des Ich-Feldes". Das Ich regrediert auf eine dem Primärprozeß vergleichbare Stufe. Als Folge kommt es vorübergehend zu einem Außerkrafttreten der Über-Ich-Instanzen und zu einer Vertrieblichung der Ich-Funktionen und des Ich-Bewußtseins. Danach bedeutet Sucht im psychodynamischen Sinne passagere Ich-Entlastung durch vorübergehende Regression mit der Möglichkeit einer wenigstens temporären Auflösung der neurotischen Konfliktspannungen.

Hand u. Kaunisto (1984) kritisieren die Anwendung des Suchtbegriffs durch Schumacher bei exzessivem Spielen: Es liege näher, beim Neurosebegriff zu bleiben und „in dessen vorgegebenen Grenzen vorerst zu untersuchen, wieweit das exzessive Spielen nicht eine Analogsymptomatik zu den bekannten alternativen Symptombildungen im Rahmen einer neurotischen Entwicklung darstellen kann". Die Anwendung des an den Anonymen Alkoholikern orientierten Suchtmodells solle – vor allem wegen der therapeutischen Konsequenzen – nicht a priori erfolgen. So bestehe kein Abstinenzgebot. Die Autoren benutzen einen verhaltenstherapeutischen Ansatz. Dabei wird das Spielverhalten nicht nur nicht unterbunden, sondern sogar als Verhaltensfreiraum benutzt, um den Behandlungserfolg zu indizieren. Auch BÜHRINGER (1983) kritisiert die Ausweitung des Suchtbegriffs, wie sie z. B. durch G. MEYER mit den Kriterien zwanghafter Drang und Kontrollverlust vorgenommen wurde. Aufgrund fehlender eng umrissener Merkmale werde der Abhängigkeitsbegriff dadurch bis zur Bedeutungslosigkeit inflationiert, weil dann auch intensive Formen des Bergsteigens, Kartenspielens, Fernsehens oder Autofahrens als Abhängigkeit einzuordnen wären.

Welche zusammenfassenden Schlußfolgerungen bleiben? Sucht stellt sich in aller Regel als sekundäres psychisches Geschehen im Sinne einer gemeinsamen Endstrecke der ganzen Komplexität menschlicher Möglichkeiten dar. So reicht ihr Spektrum von der Selbstregulierung der Spannungszustände des täglichen Lebens (SATTES 1972) bis zur Selbstbehandlung endogener Psychosen. Scheinbar sind somit die Alternativen, entweder Abhängigkeit trennschärfer zu definieren oder aber inhaltlich sich überlappenden Begriffsbildungen als Ausdruck schwerpunktmäßiger Akzentuierung mit Toleranz zu begegnen. *Beide* Ansätze können sich – je nach Ausgangspunkt und Fragestellung – als nützlich erweisen.

H. Zwang und Sucht

Einer gesonderten Darstellung bedürfen in diesem Zusammenhang die Beziehungen zwischen Zwang und Sucht. Die Weltgesundheitsorganisation nennt den Zwang zur Einnahme des Mittels als Kriterium der Drogenabhängigkeit. Auch die Betroffenen selbst erklären ihr Verhalten oft als eine Art Zwang. Definitorische Abgrenzungen stellen das Ich-Syntone süchtiger Praktiken heraus. Zwangsphänomene dagegen werden als ich-fremd bewertet. So läßt sich nach GABRIEL (1962) der Suchtkranke in seine Sucht fallen, während der Zwangskranke den Kampf gegen seinen als unsinnig erlebten Zwang aufnimmt. SIMMEL (1930) sah in Sucht- und Zwangsstrukturen identische Abwehrsymptome, ja er sprach den Charakter der Sucht der Toxikomanie und der Zwangskrankheit in gleichem Maße zu. MATUSSEK (1958) dagegen nennt Sucht- und Zwangsstrukturen Antagonisten, die in einem Wechselverhältnis zueinander stehen. Das Zwangsmäßige dränge die Sucht zurück, und die Sucht breche aus dem Zwang heraus. Das zeige sich u. a. darin, daß ausgesprochene Zwangsneurotiker selten süchtig im klinischen Sinne sind und daß andererseits bei Süchtigen sich häufig Zwangszüge nachweisen lassen, z. B. als Schutzmaßnahme gegen Rückfälle (MATUSSEK 1959). RAUCHFLEISCH (1971) sieht zwar Ähnlichkeiten in der Psychodynamik, unterscheidet aber zwischen dem anankastischen Symptom, das in sich Es- und Überich-Impulse zugleich legiert, und dem Suchtzwang, der allein durch die gestauten, andrängenden Es-Regungen determiniert erscheint und von daher auch schwer auflösbar ist. Nach RASCH (1962) läßt sich ein psychopathologischer Prozeß als Funktion beider in einem Koordinatensystem sehen, dessen Ordinate und Abszisse von Sucht und Zwang gebildet werden, „so daß ein Geschehen um so mehr Sucht würde, je weniger Zwang hineinwirkt und umgekehrt“. In anderen Modellvorstellungen wären Sucht und Zwang alternierend ins Blickfeld tretende Facetten eines gleichen Grundgeschehens oder Vorgänge auf sich überschneidenden Ebenen. Aus lerntheoretischer Sicht ist zu ergänzen, daß nicht als Zwang bezeichnet werden sollte, was tatsächlich als Ausdruck eines „Selbstkontrolldefizites“ gelten muß (SÜLLWOLD 1976). Verhaltenstherapeutische Erfahrungen zeigen Parallelen zwischen exzessivem Spielen und exzessivem Zwangsverhalten (HAND u. KAUNISTO 1984): So erwies beides sich bei einem Teil der Patienten auch als eine Möglichkeit des Protestes gegen Abhängigkeit von oder Kontrolle durch Bezugspersonen. In diesem Zusammenhang sei abschließend BERGLER zitiert, der bereits im Jahre 1943 erklärte: "There is no point in arguing whether gambling represents a neurosis or a cross between compulsion and addiction; it contains elements of each."

I. Die Rolle des Geschlechts

In den vergangenen Jahrzehnten kam es zahlenmäßig zu einer wachsenden Angleichung von Mißbrauch und Abhängigkeit der Frauen an die Verhältnisse bei den Männern. Im Hinblick auf Medikamentenabhängigkeit und Polytoxikomanie ergibt sich sogar eine stärkere Gefährdung der Frauen. In der Öffentlichkeit löst diese nachweisbare Zunahme von weiblichen Suchtentwicklungen eine ungleich stärkere Beunruhigung aus, als dies bei Männern der Fall ist. Zu den seitens der Umwelt unverzichtbaren Rollenerwartungen an die Frau gehört „ihre qualitative Sensibilität hinsichtlich der Bedürfnisse des anderen“ (KNUPFER 1964). Ihre Fähigkeit und Bereitschaft zur emotionalen Zuwendung können als Grundfesten unserer Kultur angesehen werden, zumal die patriarchalisch bestimmte Familie eher in den Hintergrund getreten ist. Dies gilt nicht nur für die Stellung der Frau in der Primärgruppe. BIENER (1976) beschrieb die jungen Mädchen als Seismographen für die Steuerung der Reifungsentwicklung junger Männer. GRUNER (1976) sagte, daß jede Prävention sich schwerpunktmäßig an die Zielgruppe der Mädchen und Mütter wenden muß. DEMEL (1981) hat darauf hingewiesen, daß komplexes menschliches Verhalten sich nicht in einer einzigen Kategorie beschreiben läßt. Auch die Frage nach einem typisch „männlichen“ bzw. einem typisch „weiblichen“ Suchtverhalten erscheine unter diesem Blickwinkel abwegig. Besonders im Hinblick auf die stattfindenden Angleichungsprozesse zwischen beiden Geschlechtern wird vielfach versucht, den Frauenalkoholismus auf ein bloßes Rollenphänomen zu reduzieren. In diesem Zusammenhang ist etwa zu erwähnen, wie stark Eltern, vor allem Väter, schon neugeborene Säuglinge auf die unterschiedliche Geschlechterrolle hin stereotypisieren (LURIA 1979). Manche Charakteristika weiblicher Trinkgewohnheiten werden heute nicht mehr als Ausdruck spezifischer Motivationslagen interpretiert, sondern als strukturelle Gegebenheiten, die aus der sozialen Situation der Frau resultieren: So belegen zahlreiche empirische Untersuchungen, daß Alkoholikerinnen häufiger zu Hause als in der Öffentlichkeit trinken, und zwar eher allein und unter Bevorzugung von Spirituosen. REUBAND (1983 b) kritisierte, daß dieses Konsummuster häufig als Verheimlichungstendenz gedeutet wird: Da Frauen seltener berufstätig sind als Männer, müsse auch das kontinuierliche Alkoholtrinken eher in den häuslichen Bereich entfallen. Da nicht-berufstätige Frauen ihren Ehemann erst am Abend sehen, erfolge der Konsum tagsüber eher allein. Auch die Blockierung von Verhaltensalternativen, z. B. in bezug auf den Besuch von Kneipen, schränke das Trinken außerhalb der eigenen Wohnung ein. Nach AUERBACH et al. (1983) trinken männliche und weibliche Alkoholiker in etwa einem Drittel lieber allein, also ungefähr gleich häufig. Unser Befund, daß Frauen im Vergleich zu Männern bereits bei Suchtbeginn häufiger konzentrierte Alkoholika zu sich nehmen, wurde von mehreren Autoren bestätigt (WANKE 1970). Die behauptete besondere Pathogenität des weiblichen Alkoholismus wird gegenwärtig im Hinblick auf sozialisationstheoretische Überlegungen erheblich in Zweifel gezogen (REUBAND 1983a, b). Methodenkritisch könnte hier allerdings auf eine Veränderung der Situation durch epochale Einflüsse insofern hingewiesen werden, als die soziale Diskriminierung alkoholtrinkender Frauen früher, etwa vor dem Ersten Weltkrieg, sicher stärker war als zu unserer Zeit. Damals wäre dann die höhere Abnormität einer Kerngruppe Voraussetzung gewesen, um sich über den äußeren Druck hinwegzusetzen: Heute fände man mit zunehmender Häufigkeit weiblichen Alkoholkonsums einen fließenden Übergang in den Normalbereich. Derartige Annahmen könnten zu der Hypothese veranlassen, daß die gegenseitige Angleichung der Geschlechter vor allem im sozialen Bereich Unterschiede im Suchtverhalten zwischen Mann und Frau künftig bis auf wenige biologische Konstanten verschwinden lassen wird. Das weibliche Gehirn scheint im Hinblick auf Alkoholwirkungen anfälliger zu sein als das männliche, allerdings auch erholungsfähiger. GRÜNBERGER et al. (1978) fanden nach vierwöchiger Abstinenz psychodiagnostisch bei Frauen eine stärkere Hirnleistungsschwäche als bei Männern. Nach langjähriger Abstinenz stellten sie bei Frauen eine größere Besserungstendenz in den Mnestik-Tests fest, die eine besonders hohe Leistungs- und Aufmerksamkeitszuwendung erfordern. RIEMENSCHNEIDER (1971) beobachtete einerseits Fälle, bei denen eine als „trunksüchtige, debile, erregbare Psychopathin" eingewiesene Patientin sich weder als debil noch als psychopathisch, sondern lediglich als trunksüchtig erwies, mit entsprechenden toxisch bedingten Leistungsbeeinträchtigungen und Veränderungen des Persönlichkeitsbildes. Andererseits beschrieb er aber auch das rasche Wiederauftreten der psychischen Störungen in vollem Umfang bei einem Rückfall, obwohl vorher alle groberen Veränderungen verschwunden waren.

Nach Abgrenzung eindeutig biologischer Komponenten bedürfen auch vordergründig als eindeutig umweltbezogen zu interpretierende Merkmale einer vorsichtigen und differenzierten Interpretation: So zeigte REUBAND (1983b), daß der häufige Familienstand „alleinstehend" bei Alkoholikerinnen wenig aussagekräftig ist. Entscheidend sei vielmehr die Art des Alleinstehens: Die Geschiedenen trinken besonders häufig, sie trinken größere Mengen und sind häufiger angetrunken. Die Ledigen dagegen unterscheiden sich in dieser Hinsicht kaum von den Verheirateten. WURZBACHER (1981) betonte, daß bestimmte sozialstatistische Daten auf soziale Bedingungen des weiblichen Suchtverhaltens hinweisen, die sich aus der sozialen Situation und der Rolle der Frau in unserer Gesellschaft und aus deren Veränderungstendenz ergeben. Dabei sind frauenspezifische Einflußgrößen – wie die Korrelation des weiblichen Alkoholismus mit höherer Sozialschicht – zu unterscheiden von verstärkenden generellen, d. h. auch für die männliche Bevölkerung geltenden suchtfördernden Bedingungen. Damit erführe die Frau sozusagen zusätzlich zu der ihr eigenen Problematik noch die Individualisierungs- und Verunsicherungsprozesse der modernen industrialisierten Massengesellschaft an sich.

Umstritten ist die Frage von Zusammenhängen zwischen Frauenemanzipation und Zunahme weiblichen Suchtmittelkonsums (LEGENARO u. ZILL 1983; WURZBACHER 1981). Sicher ist die Empfindlichkeit der weiblichen Bevölkerung gegenüber Diskriminierung gewachsen. Zu kritisieren ist aber, daß die Idee der Emanzipation der Frau als Vorstellung von der Gleichheit fast ohne Kritik übernommen wurde. Tatsächlich ist die Gleichwertigkeit der Geschlechter mit ihrer Verschiedenartigkeit verbunden, einer Verschiedenheit, die tiefer liegt, als es der Begriff „Rolle" nahelegt. Auch RIETH (1970) hat festgestellt, daß von der heute zu beobachtenden falschen Gleichschaltung der Geschlechter – statt der Anerkennung ihrer Wesensverschiedenheit bei sozialer Gleichwertigkeit – in erster Linie wieder die Frau betroffen ist, so daß z. B. eine in vielen Fällen kaum zu bewältigende Doppelbelastung durch Familie und Beruf – im Sinne von SCHELSKY – das „soziale Grunddilemma der Frau in der modernen Gesellschaft" bedeutet. Untersuchungen, die sich mit dem Selbstbild der Frau beschäftigen, zeigen, daß Frauen sich als ängstlicher, weniger durchsetzungs- und kooperationsfähig, depressiver und erotisch gehemmter als Männer erleben. Insgesamt leiden Frauen mehr als Männer, sie leiden häufiger unter psychosomatischen Störungen, und ihr Leidensdruck nimmt in mittleren Jahren zu. Von hier aus ergeben sich unmittelbare Zugänge im Hinblick auf Dispositionsfaktoren zu Suchtentwicklungen, etwa bei den weiblichen "empty-nest-drinkers", deren Kinder das elterliche Haus verlassen haben (CURLEE 1967).

Zahlreiche Autoren unterstreichen das Vorkommen von depressiven Verstimmungen und Suizidversuchen bei trinkenden Frauen. AUERBACH et al. (1983) fanden in einem klinischen Krankengut eine Gruppe depressiver Frauen mit kürzerer Dauer des Alkoholmißbrauchs und psychosozialen Konflikten. Sie interpretieren ihre Befunde damit, daß es sich hierbei um eine Gruppe jüngerer, möglicherweise häufiger nicht berufstätiger Frauen handelt, die durch ihre sozial vereinsamte Situation, fixiert auf ihre Rolle als Ehefrau und Mutter, über anfängliches Entlastungstrinken schnell in die Phase süchtigen Trinkens geraten. Dies spräche für eine eng an die gesellschaftliche Rolle der Frau geknüpfte und damit möglicherweise geschlechtsspezifische Entwicklungsform der Alkoholabhängigkeit. Bei einer weiteren Frauengruppe und bei den männlichen Alkoholikern zeigten sich dagegen alkoholismusspezifische, persönlichkeitsunabhängige Verhaltens- und Reaktionsmuster.

DEMEL (1981) fand bei abhängigen Frauen stärkere Persönlichkeitsveränderungen als bei Männern. Demnach ist es wichtig, Stressoren zu erkennen und ihre individuelle Bedeutung für die Entwicklung und Aufrechterhaltung von Abhängigkeitsprozessen zu erfassen. Dieser letztgenannte Aspekt erscheint bedeutungsvoll, je mehr es gelingt, die bisherigen eher allgemein-deskriptiven Befunde zu erweitern durch Festlegung von verlaufsorientierten und situativen Gesichtspunkten, möglichst unter Berücksichtigung der therapeutischen Methoden. Hier finden sich praktisch relevante Bezüge zu eigenen vergleichenden Untersuchungen (WANKE 1970): Demnach ergaben sich bei beiden Geschlechtern unterschiedliche Konfliktkreise, die sich nur teilweise zur Deckung bringen lassen. Bei Frauen überwog der Konfliktkreis „Partner und Familie", bei den Männern waren es die Bereiche „Beruf" sowie somatische Störungen, wie Krankheiten und Körperbehinderungen. Keine Unterschiede zeigten der Konfliktkreis „Überlastung" sowie die Konfliktdauer. Führender Konflikt in der Trunksucht war bei den Frauen signifikant häufiger das Merkmal „Partner bzw. Familie“, bei den Männern häufiger die eigene Persönlichkeit. Es bestätigt sich hier die größere Verletzlichkeit der Frau von ihren Intimbezügen her. Der Ehemann war bei den Frauen zehnmal so oft und hochsignifikant häufiger trunksüchtig gegenüber den Partnerinnen männlicher Alkoholiker. Die Ehepartner der Frauen waren häufiger problematisch, die Ehen öfter konfliktreich bis zerrüttet. An geschlechtsspezifischen Sozialfaktoren ergab sich, daß Frauen häufiger über ein enges Betätigungsfeld und über „viel freie Zeit“ im Sinne von Leere und Unausgefülltheit klagten, Männer dagegen mehr über „viel freies Geld“ verfügten.

Partnerbeziehungen und ganz allgemein die Kontaktstruktur alkoholabhängiger Frauen werden in vielen Arbeiten als bedeutsam angesehen. CAHALAN u. CISIN (1968) haben beschrieben, daß gerade die stark trinkende Frau Familienleben und Freunde als wichtigsten Lebensbereich einschätzt und gleichzeitig am stärksten die Unzufriedenheit in der Partnerschaft beklagt. MANTEK (1979) wies darauf hin, daß viele der selbstunsicheren weiblichen Alkoholiker sich offensichtlich einen Partner gewählt haben, der sie ähnlich unterdrückt, wie sie es bei ihren Erziehungspersonen erlebt haben. BUSCH u. FEUERLEIN (1975) stellten fest, daß der Partner der alkoholkranken Frau primär in der Verwirklichung der üblichen männlichen Rolle gestört ist. Die Ehe der Alkoholikerin wird ferner entscheidend durch eine interpersonale Wahrnehmungsverzerrung beeinträchtigt. Die Behandlung alkoholkranker Frauen scheitert vor allem an der Beharrungstendenz, die abnormes Verhalten gerade von Seiten des Partners immer wieder aufweist: So kamen die Ehemänner meist nur zur ersten Beratung und engagierten sich dann im weiteren Therapieverlauf wenig oder überhaupt nicht mehr (DEMEL 1977, 1981).

J. Motivation und Sucht

Therapeutische Aspekte

Nach HADLER (1981) hängen Motivieren und Therapieren unmittelbar zusammen. Demnach kann unter Motivation ein bestehender Unterschied zwischen einer als unbefriedigend empfundenen Ausgangssituation und einem erstrebten Zielzustand verstanden werden. In einer Übersicht wies SCHMIDT (1981) darauf hin, daß es über den Begriff „Motivation“ heute keine einheitliche Auffassung gibt, so daß zahlreiche Motivationstheorien resultierten. Fest stehe die große Bedeutung der kognitiven Komponente. Während der Behandlung solle ein Motivationsprozeß stattfinden. Damit werden Motivationsstrategien notwendig, da Therapieziel und Therapieweg des Therapeuten häufig nicht mit Zielsetzung und Vorstellungen des Patienten übereinstimmen. Dies gilt vor allem für die fortschreitende Hinwendung des Suchtkranken auf die aktuelle Befindlichkeit. RASCH (1962) spricht von einem Mangel an Motiven gegenüber einem verselbständigten Geschehen, das keiner Motivation mehr bedarf. BOCHNIK u. RICHT-

BERG (1984) sehen als Ziel jeder Suchttherapie, Distanzierungsfähigkeit zur eigenen Situation und die Übung des motivbildenden Abwägens zum Aufsuchen und Eröffnen verbliebener Freiheitsmöglichkeiten und ihrer Gestaltung zu nutzen. BRENK-SCHULTE u. FEUERLEIN (1981) führen im einzelnen aus, daß die beiden psychologischen Konzepte Leidensdruck und Therapiemotivation in der Literatur häufig nicht eindeutig voneinander getrennt werden: So könne man mit Leidensdruck, der emotionalen Bewertung von Symptomatik und Befindlichkeit des Patienten, eine passive und mit Therapiemotivation, dem Wunsch nach Veränderung und Hilfe, eine aktive Komponente unterscheiden. Untersuchungen über die Rolle der Therapiemotivation für die Auswahl vor der Behandlung und für die Behandlung selbst fehlen ebenso wie Arbeiten über die systematische Nutzung der Therapiemotivation im Rahmen der Behandlung (KÜNZEL 1979). Nach HÄNSEL (1983) wird der Begriff „Motivation" in der psychologischen Forschung vor allem zur Beschreibung der Beweggründe für den Einstieg in den Suchtmittelgebrauch benutzt, in der Suchtkrankentherapie jedoch als Maß für die Bereitschaft, mit der Suchtmitteleinnahme aufzuhören. Die Bezeichnung „Motivation" könne nur eine globale und unpräzise Umschreibung einer ganzen Reihe von Vorgängen sein, die im und am betroffenen Menschen auf verschiedenen Ebenen des Emotionalen, Rationalen, Unterbewußten und Bewußten ablaufen. Initial liege der Schwerpunkt auf der Fremdmotivation durch „Druck von außen", später komme es dann zur Eigenmotivation, der inneren Bereitschaft zur Abstinenz und Therapie. HÄNSEL (1981) unterscheidet verschiedene Stufen bzw. Phasen der Motivation Alkoholkranker, die in jedem Fall vom objektiven Verlauf einer Sucht zu trennen sind: Irgendwann während einer Abhängigkeitsentwicklung entsteht im Suchtkranken eine vage Erkenntnis, daß er nicht problemlos mit seinem Suchtmittel umgehen kann. Diese wird in der Regel lange Zeit verdrängt. So werden Ärzte wegen der Folgen des Trinkens aufgesucht, nicht wegen der eigentlichen Ursachen. In der anschließenden Phase der Problematisierung des Trinkverhaltens beginnen die negativen Sanktionen von außen. Zwischenlösungen im Sinne eines Ausweichverhaltens können zu einer vorübergehenden Verminderung des momentanen Leidensdruckes führen, etwa durch vorweggenommene Kündigungen der Arbeitsstelle seitens des Patienten selbst oder durch seine Trennung von der Ehefrau. Schließlich wird das Alkoholproblem zugegeben, meistens in Krisensituationen. Dies bedeutet jedoch noch nicht die Selbstakzeptanz als Suchtkranker. Vielmehr versucht der Betroffene, es allein zu schaffen. Erst nach erfolglosen Abstinenz- bzw. Reduzierversuchen oder mit dem Auftreten starker Entzugserscheinungen entsteht die Bereitschaft, sich selbst als abhängig anzuerkennen, und damit eine vertiefte Krankheitseinsicht. Nunmehr kann die Eigenmotivation die Fremdmotivation überwiegen. Mit der Zunahme von Krankheitseinsicht und Krankheitsgefühl wächst die Therapiebereitschaft auch im Hinblick auf ambulante oder stationäre Behandlung. Die erreichte Therapiemotivation beruht auf zahlreichen Faktoren, die sich ineinander verzahnen. Zu nennen sind etwa: Einnahmemuster des Suchtmittels, subjektives Erleben der Abhängigkeit, Verhalten der Umwelt, auch der evtl. Berater bzw. Therapeuten, Komplikationen der Abhängigkeit, Angebote und Anforderungen der jeweiligen Therapieeinrichtungen. Spätestens während der Entwöhnungsbehandlung muß dann ein weiterer Motivationsschritt erfolgen, nämlich das Erkennen von Zusammenhängen zwischen persönlichen Problemen und Trinkverhalten sowie die Bereitschaft zur Änderung von Haltungen und Einstellungen bis zu einer Neuorientierung des Lebens. Schließlich ist die Bereitschaft erforderlich, auch nach der Behandlung dauerhaft abstinent zu leben und neu erlernte Verhaltensmuster einzuüben. Empirische Untersuchungen der Therapiemotivation zeigen geschlechtstypische Unterschiede: So erreichen Frauen die Phase der Problematisierung des Trinkverhaltens deutlich eher als Männer. GRÜNBERGER et al. (1971) haben ein Motivationsprofil entwickelt, das bei Alkoholikern Rückschlüsse auf Erfolg, Therapie und Prognose zuläßt: In einem Einstellungswandel während des Behandlungsverlaufs zeigten sich eine bessere Realitätserfassung und Einordnung in die realen Situationen (Abkehr vom Pseudoverhalten). Diese Verschiebung wurde auf eine Verbesserung der Hirnleistung zurückgeführt. Weitgehend offen ist noch die empirische Überprüfung der Möglichkeiten, individuelle Motivationen durch gezielte Intervention zu verbessern. In diesem Zusammenhang ist der Versuch von LUTZ (1983) interessant, genußvolles Erleben und Handeln als Erfahrungsfeld in die Therapie einzuführen.

Abschließend stellt sich die Frage nach der prinzipiellen Begrenzung aller Maßnahmen. Die innere Verbindung der Suchtkrankenbehandlung mit Lebensentwurf, Lebensgestaltung und persönlicher Sinnfindung bringt empirisch begründete Therapie in eine notwendige, spannungsreiche Auseinandersetzung mit individueller Lebensentscheidung und personaler wie kollektiver Verantwortung (WANKE 1983): Da die motivierte Abstinenz für die suchtoffene Persönlichkeit lebenslange Aufgabe der Daseinsbewältigung bleibt, da somit Therapie und Motivation – eng miteinander verschränkt – nur als Langzeitprozeß zu begreifen sind, gilt in grundsätzlicher Vereinfachung, daß der Weg der Therapie ihr Ziel sein sollte.

Literatur

American Psychiatric Association (1980) Diagnostic and Statistical Manual of Mental Disorders (DSM-III), 3rd edn. Washington, D.C., APA

Antons K (1978) Persönlichkeitsmerkmale des Süchtigen – Ursachen oder Folgen? In: Keup W (Hrsg) Sucht als Symptom. Thieme, Stuttgart

Antons K, Schulz W (1977, 1981) Normales Trinken und Suchtentwicklung. Theorie und empirische Ergebnisse interdisziplinärer Forschung zum sozial-integrierten Alkoholkonsum und süchtigen Alkoholismus. Bd 1 (2. Aufl.) und 2. Verlag für Psychologie Dr. CJ Hogrefe, Göttingen Toronto Zürich

Arnon D, Kleinman MH, Kissin B (1974) Psychological differentiation in heroin addicts. Int J Addict 9:151–159

Auerbach P, Oschinsky AM, Melchertsen K, Riffert M, Weitbrecht WU (1983) Geschlechtsspezifische Formen der Alkoholismusentwicklung. In: Berger H, Legnaro A, Reuband K-H (Hrsg) Frauenalkoholismus. Entstehung – Abhängigkeit – Therapie. Kohlhammer, Stuttgart Berlin Köln Mainz

Barnes GE (1979) The alcoholic personality. A reanalysis of the literature. J Stud Alcohol 40:571–634

Battegay R (1972) Vom Hintergrund der Süchte. Zum Problem der Drogen- und Alkoholabhängigkeiten. Blaukreuz, Bern Wuppertal

Berger H, Reuband K-H, Widlitzek U (1980) Wege in die Heroinabhängigkeit. Zur Entwicklung abweichender Karrieren. Juventa, München

Bergler E (1943) The gambler: a misunderstood neurotic. Crim Psychopath 4:379–393
Biener K (1976) Jugend und Alkohol. Forschungsergebnisse und pädagogische Hinweise. Blaukreuz, Bern Wuppertal-Barmen
Biniek E (1978) Drogenabhängigkeit. Therapie und Rehabilitation. Wissenschaftliche Buchgesellschaft, Darmstadt
Bochenski IM (1965) Die zeitgenössischen Denkmethoden. Francke, Bern München
Bochnik HJ (1976) Freiheit und Sucht. Persönliche und gesellschaftliche Freiheit als Suchtbedingungen. In: Lehmann H, Schmidt H-G (Hrsg) Freiheit und Sucht. Neuland-Verlagsgesellschaft, Hamburg
Bochnik HJ, Richtberg W (1980) Depravation – Ausdruck und Folgen einer suchtspezifischen Besinnungsstörung (eine phänomenologische Studie). In: Keup W (Hrsg) Folgen der Sucht. Thieme, Stuttgart New York
Bochnik HJ, Richtberg W (1984) Besinnungsregressionen. In: Heinrich K (Hrsg) Psychopathologie der Regression. Schattauer, Stuttgart New York
Böning J (1985) Süchtiges Verhalten aus psychiatrischer Sicht. In: Deutsche Hauptstelle gegen die Suchtgefahren (Hrsg) Süchtiges Verhalten. Grenzen und Grauzonen im Alltag. Hoheneck, Hamm
Brand-Jacobi J (1983) Die Außenreizabhängigkeit des Alkoholikers: Ein Ansatz zur spezifischen Suchtprävention. Suchtgefahren 29:153–159
Brenk-Schulte E, Feuerlein W (1981) Das Konstrukt Therapiemotivation im Spiegel der Literatur unter besonderer Berücksichtigung der Therapie des Alkoholismus. In: Knischewski E (Hrsg) Alkoholismus-Therapie. Vermittlung von Erfahrungsfeldern im stationären Bereich. Nicol, Kassel
Bschor F (1970) Jugend und Drogenkonsum. Soziale Arbeit 19:2–16
Bühringer G (1983) Rezension von G Meyer, Geldspielautomaten mit Gewinnmöglichkeit. Brockmeyer Bochum. Suchtgefahren 29:323–326
Bürger-Prinz H zit. nach Schrappe (1968)
Burchard JM (1980) Lehrbuch der systematischen Psychopathologie, Bd II. Schattauer, Stuttgart New York
Burian W, Feselmayer S (1980) Restitution bei alkoholkranken und polytoxikomanen Frauen – insbesondere zum Residualsyndrom. In: Keup W (Hrsg) Folgen der Sucht. Thieme, Stuttgart New York
Burkhardt H (1954) Das Suchtproblem. Fortschr Neurol Psychiatr 22:473–492
Busch H, Feuerlein W (1975) Sozialpsychologische Aspekte in Ehen von Alkoholikerinnen. Schweiz Arch Neurol Neurochir Psychiatr 116:329–341
Cahalan D, Cisin JH (1968) American drinking practices: summary of findings from a national probability sample. Q J Stud Alcohol 29:130–151
Connor RG (1962) The self-concepts of alcoholics. In: Pittman DJ, Snyder CR (eds) Society, culture, and drinking patterns. Wiley, New York
Curlee J (1967) Alcoholic women: Some considerations for further research. Bull Menninger Clin 31:154–163
Czechowicz D (1978) zit. nach Deissler KJ (1982)
Deissler KJ (1977) Der periodische Suchtanfall. Schweiz Ärztezeitung 13:514–517
Deissler KJ (1982) Warum laufen Süchtige während der Rehabilitation weg? Drogalkohol 6:31–40
Demel I (1977) Die Rolle des Partners und der Familie in der Behandlung von Abhängigkeitsprozessen, insbesondere bei Suchterkrankung der Frau. Suchtgefahren 23:10–22
Demel I (1981) Experimentalpsychologische Ergebnisse und deren Relevanz für die Behandlung der suchtkranken Frau. In: Deutsche Hauptstelle gegen die Suchtgefahren (Hrsg) Frau und Sucht. Beobachtungen, Erfahrungen, Therapieansätze. Hoheneck, Hamm
Drechsler F, Schrappe O, Böning J (1973) Elektrophysiologische Studie bei Drogenabhängigen. Münch Med Wochenschr 115:691–695
Eddy NB, Halbach H, Isbell H, Seevers M (1965) Drug dependence: its significance and characteristics. Bull WHO 32:721–733
Eysenck HJ (1967) The biological basis of human personality. Thomas, Springfield/Ill
Feuerlein W, Iversen G, Krasney OE, May B, Wanke K (1984) Alkoholabhängigkeit und Verschulden. Suchtgefahren 30:43–45

Gabriel E (1962) Die Süchtigkeit: Psychopathologie der Suchten. Neuland-Verlagsgesellschaft, Hamburg

Gebsattel VE von (1948) Zur Psychopathologie der Sucht. Stud Gen I, 257–265

Gehlen A (1961) Anthropologische Forschung. Zur Selbstbegegnung und Selbstentdeckung des Menschen. Rowohlt, Reinbek bei Hamburg

Giese H (1962) Psychopathologie der Sexualität. Enke, Stuttgart

Grünberger J, Kryspin-Exner K (1968) Struktur und Restitution der sogenannten „Alkoholdemenz". In: Kryspin-Exner K, Olteanu T (Hrsg) Klinik und Therapie des Alkoholismus. Verlag der Wiener Med Akademie, Wien

Grünberger J, Kryspin-Exner K, Zapotoczky HG (1971) Die Motivation des Alkoholkranken in der Selbsteinschätzung. Wien Klin Wochenschr 83:44–50

Grünberger J, Kryspin-Exner K, Masarik J, Wessely P (1978) Psychodiagnostischer Verlaufsvergleich männlicher und weiblicher Alkoholiker nach langjähriger Abstinenz. Suchtgefahren 24:38–44

Gruner W (1976) Medizinisch-psychiatrische Aspekte des Jugendalkoholismus – Versuch einer Darstellung jugendlicher Alkoholikertypen. Suchtgefahren 22:53–60

Hadler P (1981) Motivation als Prozeß. In: Knischewski E (Hrsg) Alkoholismus-Therapie. Vermittlung von Erfahrungsfeldern im stationären Bereich. Nicol, Kassel

Häfner H (1978) Krankheitsbegriff der psychologischen Medizin. Kongr Dt Ges Psychiat Nervenheilk, Konstanz 29.–30. 9. 1978

Hänsel D (1981) Zum Verlauf der Motivation bei alkoholkranken Männern und Frauen. In: Knischewski E (Hrsg) Alkoholismus-Therapie. Vermittlung von Erfahrungsfeldern im stationären Bereich. Nicol, Kassel

Hänsel D (1983) Zur Entwicklung der Motivation bei Alkoholikern. In: Schrappe O (Hrsg) Methoden der Behandlung von Alkohol-, Drogen- und Medikamentenabhängigkeit (Gemeinsamkeiten und Unterschiede). Schattauer, Stuttgart New York

Halbach H (1975) Terminologie. In: Steinbrecher W, Solms H (Hrsg) Sucht und Mißbrauch. Thieme, Stuttgart

Hand I, Kaunisto E (1984) Multimodale Verhaltenstherapie bei problematischem Verhalten in Glücksspielsituationen („Spielsucht"). Eine Kritik am „Suchtmodell" und erste empirische Ergebnisse nach einem „Neurosemodell" zur Ableitung therapeutischer Interventionen. Suchtgefahren 30:1–11

Heigl-Evers A (1985) Sucht und Abhängigkeit aus tiefenpsychologischer Sicht. In: Deutsche Hauptstelle gegen die Suchtgefahren (Hrsg) Süchtiges Verhalten. Grenzen und Grauzonen im Alltag. Hoheneck, Hamm

Hobi V (1973) Das Drogenproblem bei Jugendlichen. Huber, Bern Stuttgart Wien

Hobi V (1982) Gibt es eine spezielle Suchtpersönlichkeit? Ther Umsch 39:579–585

Hoffmann H, Loper RG, Kammeier ML (1974) Identifying future alcoholics with MMPI alcoholism scales. Q J Stud Alcohol 35:490–498

Hore BD (1971) Factors in alcoholic relapse. Br J Addict 66:89–96

Jaspers K (1965) Allgemeine Psychopathologie, 8. Aufl. Springer, Berlin Heidelberg New York

Jones MC (1968) Personality correlates and antecedents of drinking patterns in adult males. J Consult Clin Psychol 32:2–12

Kammeier ML, Hoffmann H, Loper RG (1973) Personality characteristics of alcoholics as college freshmen and at time of treatment. Q J Stud Alcohol 34:390–399

Kampe H, Kunz D (1980) Über die Rückfälligkeit von Drogenabhängigen. Suchtgefahren 26:165–187

Kandel D (1981) Drogenkonsum bei Jugendlichen in den USA und im internationalen Vergleich. In: Häfner H, Welz R (Hrsg) Drogenabhängigkeit und Alkoholismus. Aktion Psychisch Kranke. Tagungsberichte. Bd 7. Rheinland, Köln

Karp SA, Pardes H (1965) Psychological differentiation (field dependence) in obese women. Psychosom Med 27:238–244

Keup W (1972) Die Psychopathologie jugendlicher Drogenabhängiger – Ansätze zur Therapie. In: Deutsche Hauptstelle gegen die Suchtgefahren (Hrsg) Drogen- und Rauschmittelmißbrauch: Bedingungen, Vorbeugung, Behandlung. Hoheneck, Hamm

Kielholz P, Ladewig D (1971) Die Drogenabhängigkeit des modernen Menschen. Lehmann, München

Knupfer G (1964) Female drinking patterns. 15. Annual Meeting of the North American Association of Alcoholism Programs, Washington, D.C.
Kraepelin E (1903) Psychiatrie, Bd I: Klinische Psychiatrie. Johann Ambrosius Barth, Leipzig, S 235
Kröber H-L (1985) Pathologisches Glücksspielen: Definitionen, Erklärungsmodelle und forensische Aspekte. Nervenarzt 56:593–602
Krystal H, Raskin HA (1983) Drogensucht. Aspekte der Ich-Funktion. Verlag für Medizinische Psychologie, Göttingen
Küfner H (1981) Zur Persönlichkeit von Alkoholabhängigen. In: Knischewski E (Hrsg) Alkoholismus-Therapie. Vermittlung von Erfahrungsfeldern im stationären Bereich. Nicol, Kassel
Künzel R (1979) zit. nach Brenk-Schulte E u. Feuerlein W
Ladewig D (1973) Die Persönlichkeit des Drogenabhängigen. Prakt Arzt 4:554–560
Ladewig D (1979) Abusus und Abhängigkeit von nicht-narkotischen Analgetika und Sedativa. Nervenarzt 50:212–218
Ladewig D, Graw P (1986) Neue Erscheinungsformen und theoretische Aspekte der Sucht aus der Sicht des Klinikers. In: Feuerlein W (Hrsg) Theorie der Sucht. Springer, Berlin Heidelberg New York Tokyo
Lange K-J, Günther E (1983) Zur Frage des „Herauswachsens aus der Sucht" bei Opiatabhängigen: Eine Auswertung der Aufzeichnungen über Fixer bei der Koordinierungsstelle für Rauschmittelfragen in Hamburg. Suchtgefahren 29:175–180
Laubenthal F (1964) Allgemeine Probleme um Mißbrauch, Süchtigkeit und Sucht. In: Laubenthal F (Hrsg) Sucht und Mißbrauch. Thieme, Stuttgart
Legnaro A, Zill G (1983) Ein Verhalten, das Männer Alkoholismus nennen: Alkoholkonsum im weiblichen Lebenszusammenhang. In: Berger H, Legnaro A, Reuband K-H (Hrsg) Frauenalkoholismus. Entstehung – Abhängigkeit – Therapie. Kohlhammer, Stuttgart Berlin Köln Mainz
Lemere J (1953) What happens to alcoholics. Am J Psychiatry 109:674–676
Lettieri DJ, Sayers M, Pearson HW (eds) (1980) Theories on drug abuse. Selected contemporary perspectives. NIDA Research Monograph 30. National Institute on Drug Abuse, Rockville/ Maryland
Loper RG, Kammeier ML, Hoffmann H (1973) MMPI characteristics of college freshman males who later became alcoholics. J Abnorm Psychol 82:159–162
Lürssen E (1974) Psychoanalytische Theorien über die Suchtstrukturen. Suchtgefahren 20:145–151
Luria Z (1979) Geschlecht und Etikettierung: Der Pirandello-Effekt. In: Sullerot E (ed) Die Wirklichkeit der Frau. Steinhausen, München
Lutz R (Hrsg) (1983) Genuß und Genießen. Zur Psychologie des genußvollen Erlebens und Handelns. Beltz, Weinheim Basel
MacAndrew C (1965) The differentiation of male alcoholic outpatients from nonalcoholic psychiatric outpatients by means of the MMPI. Q J Stud Alcohol 26:238–246
Mantek M (1979) Frauen-Alkoholismus. Ernst Reinhardt, München
Marlatt GA (1978) Craving for alcohol, loss of control and relapse: A cognitive – behavioral analysis. In: Nathan PE, Marlatt GA, Løberg T (eds) Alcoholism: New directions in behavioral research and treatment. Plenum Press, New York
Matussek P (1958) Zwang und Sucht. Nervenarzt 29:452–456
Matussek P (1959) Süchtige Fehlhaltungen. In: Frankl VE et al. (Hrsg) Handbuch der Neurosenlehre und Psychotherapie, Bd II. Urban und Schwarzenberg, München Berlin Wien
McCord W, McCord J (1962) A longitudinal study of the personality of alcoholics. In: Pittman DJ, Snyder CR (eds) Society, culture and drinking patterns. Wiley, New York
Meyer G (1983) Geldspielautomaten mit Gewinnmöglichkeit als Objekte pathologischen Glücksspiels. Suchtgefahren 29:246–254
Meyer J-E (1973) Tod und Neurose. Vandenhoeck und Ruprecht, Göttingen
Meyer J-E (1974) Psychochirurgische Behandlung der Sucht? Nervenarzt 45:223–224
Möller H-J (1976) Methodische Grundprobleme der Psychiatrie. Kohlhammer, Stuttgart Berlin Köln Mainz
Overton DA (1972) State-dependent learning produced by alcohol. In: Kissin B, Begleiter H (eds) The biology of alcoholism, vol 2. Plenum Press, New York

Pannwitz RT (1980) Die Wirkung der „Durst-Alkohol-Koppelung" bei Rückfällen. – Übungen zur Selbstkontrolle in Durstsituationen. Suchtgefahren 26:145–150
Pawlow JP (1954) Sämtliche Werke, Bd 1–6. Akademie-Verlag, Berlin (DDR)
Payk ThR (1972) Untersuchungen zum sozialen Status, zur Motivation und zur Persönlichkeit Medikamentenabhängiger. Psychiatr Clin (Basel) 5:300–311
Platt JJ, Labate C (1982) Heroinsucht. Theorie, Forschung, Behandlung. Steinkopff, Darmstadt
Pongratz LJ (1986) Über den „Krankheitsgewinn" des süchtigen Verhaltens. Ein tiefenpsychologischer Beitrag zum Suchtproblem. In: Feuerlein W (Hrsg) Theorie der Sucht. Springer Berlin Heidelberg New York Tokyo
Rasch W (1962) Über Spieler. In: Randzonen menschlichen Verhaltens. Festschr. zum 65. Geburtstag H Bürger-Prinz. Enke, Stuttgart
Rauchfleisch U (1971) Zur Psychodynamik der Sucht. Ergebnisse einer empirischen Untersuchung. Prax Psychother 16:1–8
Reichel E (1981) Ergebnisse einer Fragebogenerhebung unter ehemals stationär behandelten Alkoholkranken. Suchtgefahren 27:110–115
Renn H (1984) Die Bedeutung gesellschaftlicher Faktoren bei der Suchtentwicklung. In: Deutsche Hauptstelle gegen die Suchtgefahren (Hrsg) Sucht und Gesellschaft. Ursachen, Folgen, Zusammenhänge. Hoheneck, Hamm
Reuband K-H (1983 a) Die Bedeutung von Familienstand und Berufstätigkeit für die Entstehung des Frauenalkoholismus. In: Berger H, Legnaro A, Reuband K-H (Hrsg) Frauenalkoholismus. Entstehung – Abhängigkeit – Therapie. Kohlhammer, Stuttgart Berlin Köln Mainz
Reuband K-H (1983 b) Erscheinungsformen des Frauenalkoholismus – alte und neue Fragen. In: Berger H, Legnaro A, Reuband K-H (Hrsg) Frauenalkoholismus. Entstehung – Abhängigkeit – Therapie. Kohlhammer, Stuttgart Berlin Köln Mainz
Rieger K (1905) Über die Trunksucht und die „Suchten" überhaupt. Festschr. zur Feier d. fünfzigjähr. Bestehens d. Unterfränkischen Heil- u. Pflegeanstalt Werneck (1855–1905). Gustav Fischer, Jena
Riemenschneider H (1971) Veränderungen des Persönlichkeitsbildes alkoholkranker Frauen während der Entziehungsbehandlung. Suchtgefahren 17(2):16–18
Rieth E (1970) Die soziologischen und psychologischen Ursachen der Sucht bei Frauen. In: Deutsche Hauptstelle gegen die Suchtgefahren (Hrsg) Alkoholismus bei Frauen. Hoheneck, Hamm
Robins LN, Bates WM, O'Neal P (1962) Adult drinking patterns of former problem children. In: Pittman DJ, Snyder CR (eds) Society, culture, and drinking patterns. Wiley, New York
Sattes H (1959) Über die gegenseitige Ersetzbarkeit der Suchtmittel. Nervenarzt 30:129–131
Sattes H (1972) Psychische Spannungszustände und Sucht. Med Klin 67:60–64
Schelsky H (1970) zit. nach Rieth
Schmidt L (1981) Der Motivationsprozeß. In: Knischewski E (Hrsg) Alkoholismus-Therapie. Vermittlung von Erfahrungsfeldern im stationären Bereich. Nicol, Kassel
Schneider R (1985) Suchtverhalten aus lerntheoretischer und verhaltenspsychologischer Sicht. In: Deutsche Hauptstelle gegen die Suchtgefahren (Hrsg) Süchtiges Verhalten. Grenzen und Grauzonen im Alltag. Hoheneck, Hamm
Schönhöfer PS (1980) Pharmakodynamische Faktoren bei der Entwicklung von Drogenabhängigkeit. Therapiewoche 30:1167–1176
Schrappe O (1962) Über die Depravation bei Süchtigen. In: Randzonen menschlichen Verhaltens. Festschr. zum 65. Geburtstag H Bürger-Prinz. Enke, Stuttgart
Schrappe O (1968) Gewöhnung und Süchte. Nervenarzt 39:337–350
Schrappe O (1978) Abhängigkeit – Symptom oder Krankheit? In: Keup W (Hrsg) Sucht als Symptom. Thieme, Stuttgart
Schrappe O (1980 a) Ist Depravation nichts anderes als eine „suchtspezifische Besinnungsstörung"? In: Keup W (Hrsg) Folgen der Sucht. Thieme, Stuttgart New York
Schrappe O (1980 b) Toxikomanie. In: Peters UH (Hrsg) Die Psychologie des 20. Jahrhunderts, Bd X: Ergebnisse für die Medizin (2): Psychiatrie. Kindler, Zürich
Schumacher W (1981) Die Beurteilung der Schuldfähigkeit bei nicht-stoffgebundenen Abhängigkeiten (Spielleidenschaft, Fetischismen, Hörigkeit). In: Hamm R (Hrsg) Festschrift für Werner Sarstedt. de Gruyter, Berlin New York

Schumacher W (1986) Untersuchungen zur Psychodynamik des abhängigen Spielverhaltens. In: Feuerlein W (Hrsg) Theorie der Sucht. Springer, Berlin Heidelberg New York Tokyo
Simmel E (1930) Zum Problem von Zwang und Sucht. In: Kretschmer E, Cimbal W (Hrsg) Bericht über den V. Allgemeinen ärztlichen Kongreß für Psychotherapie in Baden-Baden, 26.–29. April 1930
Stachowiak H (Hrsg) (1983) Modelle – Konstruktion der Wirklichkeit. Fink, München
Staehelin JE (1960) Nichtalkoholische Süchte. In: Gruhle HW, Jung R, Mayer-Gross W, Müller M (Hrsg) Psychiatrie der Gegenwart, Bd II. Springer, Berlin Göttingen Heidelberg
Stegmüller W (1965) Hauptströmungen der Gegenwartsphilosophie. Kröner, Stuttgart
Steinbrecher W, Solms H (1975) Sucht und Mißbrauch. Thieme, Stuttgart
Stiksrud HA, Süllwold L (1972) Objektive und subjektive Aufmerksamkeitsstörungen nach polyvalentem Drogenabusus. Arch Psychiatr Nervenkr 216:287–300
Straus E (1956) Vom Sinn der Sinne. Springer, Berlin Göttingen Heidelberg
Süllwold L (1976) Stellungnahme zu Arbab-Zadeh. Dtsch Ärztebl 73:899
Tellenbach H (1967) Zur Phänomenologie der Eifersucht. Nervenarzt 38:333–336
Waldmann H (1975) Stadieneinteilung und Typologie jugendlicher Drogenkonsumenten. In: Waldmann H, Zander W (Hrsg) Zur Therapie der Drogenabhängigkeit. Verlag für Medizinische Psychologie im Verlag Vandenhoeck und Ruprecht, Göttingen
Wanke K (1970) Alkoholismus bei Frauen – Analyse klinischer Erfahrungen. In: Battegay R, Bochnik HJ et al. (Hrsg) Alkoholismus bei Frauen. Hoheneck, Hamm
Wanke K (1977) Selbstaggressivität und verändertes Lustempfinden. In: Keup W (Hrsg) Sucht als Symptom. Thieme, Stuttgart
Wanke K (1981) Sucht als Streßfolge? Therapiewoche 31:50–54
Wanke K (1983) Therapieziele bei Drogenabhängigkeit. In: Schrappe O (Hrsg) Methoden der Behandlung von Alkohol-, Drogen- und Medikamentenabhängigkeit (Gemeinsamkeiten und Unterschiede). Schattauer, Stuttgart New York
Wanke K (1985) Normal – abhängig – süchtig. Zur Klärung des Suchtbegriffs. In: Deutsche Hauptstelle gegen die Suchtgefahren (Hrsg) Süchtiges Verhalten. Grenzen und Grauzonen im Alltag. Hoheneck, Hamm
Wanke K, Täschner K-L (1985) Rauschmittel: Drogen – Medikamente – Alkohol. Enke, Stuttgart
Wanke K, Süllwold L, Ziegler B (1970) Jugend und Rauschmittel – Prävention, Therapie und Rehabilitation. Rehabilitation 23:1–5
Wanke K, Leiser E, Süllwold L, Ziegler B (1972) Soziale Mobilität von Drogenkonsumenten. Z Rechtsmed 70:25–31
Weizsäcker V von (1941) Arzt und Kranker. Koehler und Amelang, Leipzig
Wetz R (1971) Jugendliche und Rauschmittel. Bericht über eine explorative Studie im Stadtgebiet Köln. Fotomechanische Vervielfältigung, Köln
WHO (1965) Expert Committee on Dependence-Producing Drugs: Fourteenth Report. WHO Tech Rep Ser Nr. 312. WHO, Genf
Wiesenhütter E (1974) Spielsucht. Tiefenpsychologie der Hand(lung). Z Klin Psychol Psychother 22:147–160
Wieser S (1972) Familienstruktur und Rollendynamik von Alkoholikern. In: Kisker KP, Meyer JE, Müller C, Strömgren E (Hrsg) Psychiatrie der Gegenwart, Bd II/2, Klinische Psychiatrie 2, 2. Aufl. Springer, Berlin Heidelberg New York
Wikler A (1976) Einige lerntheoretische Überlegungen zum Problem der Drogenabhängigkeit. In: Ferstl R, Kraemer S (Hrsg) Fortschritte der klinischen Psychologie, Bd 9. Urban und Schwarzenberg, München
Williams AF (1965) Self-concepts of college problem drinkers. I. A comparison with alcoholics. Q J Stud Alcohol 26:586–594
Winick C (1962) Maturing out of narcotic addiction. Bull Narc 14:1–7
Witkin HA, Dyk RB, Faterson HF, Goodenough DR, Karp SA (1962) Psychological differentiation. Wiley, New York
Wunnenberg W (1965) Zur Soziologie und Anthropologie der Sucht. Vorträge der 15. Lindauer Psychotherapiewoche. Prax Psychother 10:172–181
Wurmser L (1972) Drug abuse: Nemesis of psychiatry. Int J Psychiatry 10:94–107

Wurzbacher G (1981) Suchtentwicklung und Rolle der Frau aus sozialwissenschaftlicher Sicht. In: Deutsche Hauptstelle gegen die Suchtgefahren (Hrsg) Frau und Sucht. Beobachtungen, Erfahrungen, Therapieansätze. Hoheneck, Hamm

Zerssen D von (1973) Diagnose. In: Müller C (Hrsg) Lexikon der Psychiatrie. Springer, Berlin Heidelberg New York

Zutt J (1963) Über das Wesen der Sucht nach den Erfahrungen und vom Standpunkt des Psychiaters. In: Zutt J (Hrsg) Auf dem Wege zu einer anthropologischen Psychiatrie. Gesammelte Aufsätze. Springer, Berlin Göttingen Heidelberg

Zutt J (1975) Anthropologie von Rausch und Sucht. In: Steinbrecher W, Solms H (Hrsg) Sucht und Mißbrauch. Thieme, Stuttgart

Prävention
Organisatorische und evaluative Aspekte

H. Renn

INHALTSVERZEICHNIS

A. Ätiologie und kausale Prävention . . . 54
B. Präventive Ansatzpunkte . . . 56
I. Erhältlichkeit von Suchtmitteln . . . 56
II. Psychosoziale Risikokonstellationen . . . 57
C. Präventive Ziele . . . 57
I. Zielsetzungen des Kontrollansatzes . . . 58
II. Zielsetzungen des psychosozialen Ansatzes . . . 59
1. Personenbezogene Ziele . . . 59
2. Umweltbezogene Ziele . . . 60
a) Umweltbezogene Ziele in einer Lebenssituation . . . 60
b) Umweltbezogene Ziele im Lebenszyklus . . . 61
3. Ereignisbezogene Ziele . . . 62
D. Präventive Maßnahmen . . . 63
I. Kommunikative Maßnahmen . . . 63
II. Strukturelle Maßnahmen . . . 65
E. Präventive Zielgruppen . . . 68
I. Zielgruppenbestimmung . . . 69
II. Erreichbarkeit von Zielgruppen . . . 70
F. Organisatorische und evaluative Grundsätze . . . 72
I. Koordinierung . . . 72
1. Wirkungsbezogene Koordinierung . . . 72
2. Personelle und institutionelle Koordinierung . . . 73
3. Inhaltliche Koordinierung . . . 74
II. Evaluierung und Optimierung . . . 74
Literatur . . . 76

Obwohl Prävention die sinnvollere Möglichkeit der Bekämpfung von Mißbrauch und Abhängigkeit ist, steht sie im Schatten der Therapie. So wundert es nicht, wenn Suchtprävention derzeit ihre Aufgabe nur unzureichend erfüllt. Insbesondere ist Suchtprävention gekennzeichnet durch Mängel in ihren organisatorischen und evaluativen Aspekten. Diese Aspekte stehen im Vordergrund der folgenden Erörterungen.

Eine umfassende Inventarisierung vorgeschlagener und praktizierter Präventionsmaßnahmen ist nicht beabsichtigt. Für den deutschsprachigen Bereich kann hier auf den heute noch aktuellen Tagungsbericht der *Deutschen Hauptstelle gegen die Suchtgefahren* zu ihrer wissenschaftlich-praktischen Fachkonferenz zum Thema „Prävention“ verwiesen werden, der eine Sammlung anregender Überlegungen zur Suchtprävention enthält (DHS 1980). Im Hinblick auf die Behebung der vorhandenen Mängel kann eine solche Inventarisierung allein ohnehin kaum fruchtbar sein. Vielmehr sind zuvor die Strukturelemente der Prävention von Mißbrauch und Abhängigkeit herauszuarbeiten, um so Grundlagen für eine systematische Planung, planungsgerechte Steuerung und gültige Wirksamkeitsbestimmung zu legen. Dies soll im folgenden geschehen.

Ausgehend vom Grundsatz, daß erfolgreiche Prävention nur *kausale Prävention* sein kann, werden zunächst anhand eines heuristischen Rahmens der Entstehung von Mißbrauch und Abhängigkeit *Ansatzpunkte präventiven Handelns* abgeleitet. Diese werden sodann in *präventiven Zielen* konkretisiert: In Zielsetzungen des Kontrollansatzes und in solche des psychosozialen Ansatzes, wobei letztere nach personenbezogenen, umweltbezogenen und ereignisbezogenen Zielen differenziert werden. Im weiteren werden *präventive Maßnahmen* mit den beiden Hauptgruppen der kommunikativen und der strukurellen Maßnahmen untersucht. *Präventive Zielgruppen,* ihre Bestimmung und ihre Erreichbarkeit, werden sodann betrachtet. Abschließend wenden wir uns *organisatorischen und evaluativen Grundsätzen* der Koordinierung, Evaluierung und Optimierung präventiven Handelns zu.

Eine Bestandsaufnahme präventiver Aktivitäten im Suchtbereich zeigt, daß wirklich systematische, methodisch ausreichend fundierte Evaluierungen der Wirksamkeit äußerst selten sind, ja fast überwiegend fehlen. Wenn daher die folgende Darstellung weniger eine Beschreibung dessen ist, was und mit welchem Erfolg präventiv unternommen wurde, sondern eher betont, was man unternehmen könnte, so ist dies ein Ausdruck derzeitiger Gegebenheiten im Bereich der Suchtprävention und keine Eigentümlichkeit der Darstellung. Soweit vorhanden werden jedoch empirische Ergebnisse zur Wirksamkeit der betrachteten Maßnahmetypen vorgestellt und kommentiert.

A. Ätiologie und kausale Prävention

Ziel der Prävention ist die Verhütung von Mißbrauch und Abhängigkeit. Um dies zu ereichen sind handlungsleitende Konzepte erforderlich, die präventive Maßnahmen begründen. Prävention setzt Kenntnis der Ursachen von Mißbrauch und Abhängigkeit voraus. Erst gültiges Wissen über entsprechende Zusammenhänge garantiert Wirksamkeit, da es geeignete Ansatzpunkte der Prävention offenlegt.

Diese ätiologische Voraussetzung liegt in der Suchtprävention nicht umfassend vor. Zwar gibt es über die Wirksamkeit einzelner Faktoren eine Vielzahl deskriptiver empirischer Ergebnisse und hypothetischer Ableitungen; über einen geschlossenen theoretischen Ansatz zur Erklärung von Mißbrauch und Abhängigkeit verfügen wir derzeit jedoch nicht. Folglich ergibt sich für die Suchtprävention eine Vielfalt nur isoliert begründbarer Ansatzpunkte. Ein einheitliches Handlungsmodell kann nicht abgeleitet werden.

Für *angewandte* Prävention ist dies auch nicht erforderlich. Komplementäre, von einander isolierte Teilmodelle sind hinreichend, um zumindest vorläufig präventives Handeln abzusichern. Vorhandene Teilmodelle können kombiniert, wei-

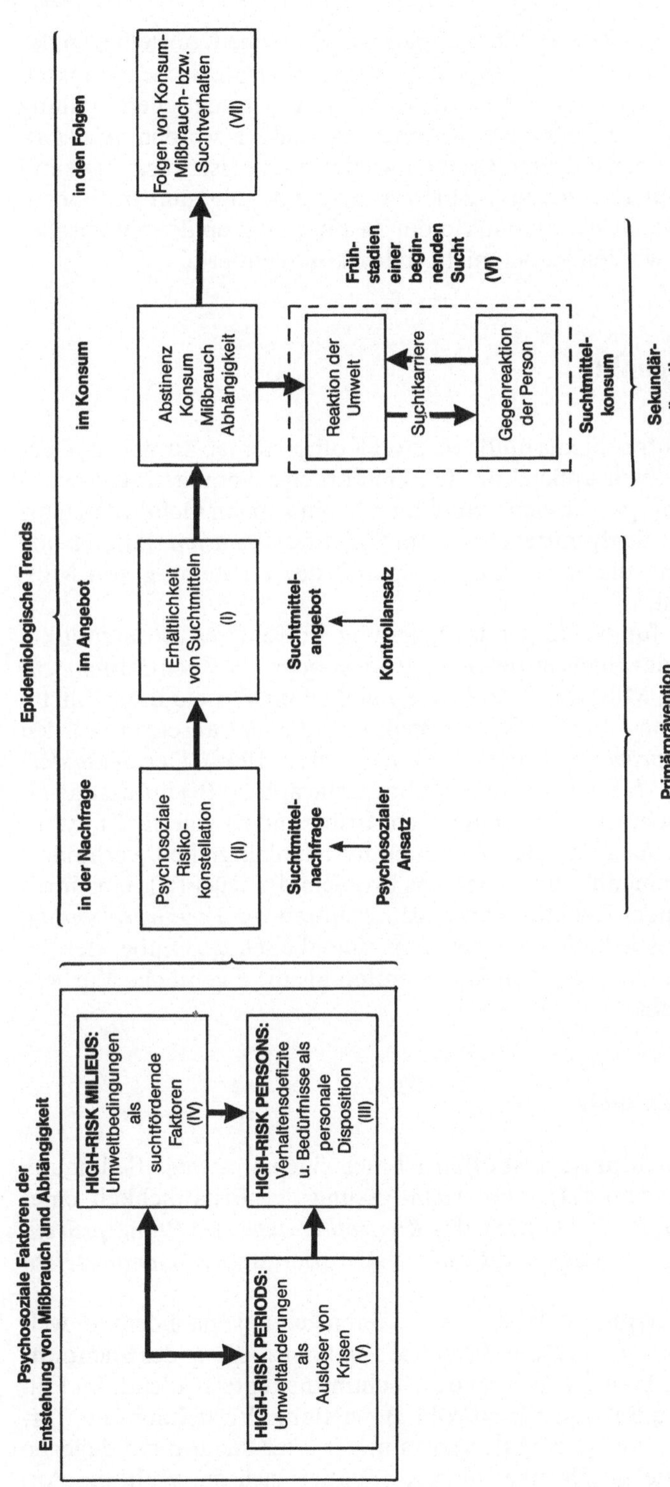

Abb. 1. Präventive Ansatzpunkte

tere hinzugefügt werden. Dabei wird die komplexe ätiologische Konstellation der Entstehung von Mißbrauch und Abhängigkeit an vielen strategischen Punkten angegangen. Präventive Ansatzpunkte können nach ihrer strategischen Stellung in einem entsprechenden heuristischen Rahmen begründet werden (CAPLAN 1975). Abbildung 1 gibt einen solchen Rahmen wieder. Dieser ist Ausgangs- und Bezugspunkt der weiteren Darstellung. Zur Vervollständigung sind im oberen Teil der Abbildung auch die Ansatzpunkte der Bestimmung epidemiologischer Trends angeführt. Diese werden jedoch nicht näher kommentiert.

B. Präventive Ansatzpunkte

Die Betrachtung des Suchtproblems muß von zwei Komponenten ausgehen: Dem Suchtmittel*angebot,* das „von außen" an den Gefährdeten herangetragen wird, und der Suchtmittel*nachfrage,* die sich „von innen" heraus beim Gefährdeten als ein Verlangen nach einem Suchtmittel ergibt. Im Suchtmittel*konsum* treffen beide Komponenten zusammen; dieser ist Ausgangspunkt der Entstehung von Mißbrauch und Abhängigkeit.

Diese Dreiteilung ist für die folgende Ableitung präventiver Ansatzpunkte zentral: Einschränkung des Suchtmittel*angebots* und/oder der Suchtmittel*nachfrage* sind Möglichkeiten, Mißbrauch und Abhängigkeit im Vorfeld ihrer Entstehung präventiv zu begegnen. Präventive Maßnahmen, die hier ansetzen, werden üblicherweise der *Primärprävention* zugeschlagen (CAPLAN 1964). Der *Sekundärprävention* sind hingegen Maßnahmen zuzurechnen, die auf die Beeinflussung eines bereits gegebenen Suchtmittel*konsums* zielen. Insbesondere soll die Entwicklung mißbräuchlicher Konsummuster zur Suchtmittelanhängigkeit verhindert werden. In diesem Zusammenhang ist auch das Problem des Rückfalls einzuordnen. Maßnahmen, die einem Rückfall vorbeugen, gehören zur *Tertiärprävention.* Mit dieser werden wir uns jedoch nicht befassen, zumal auch gegenüber der Sekundärprävention im weiteren die Primärprävention als die eigentliche Vorbeugung im Vordergrund steht.

I. Erhältlichkeit von Suchmitteln

Die Erhältlichkeit von Suchtmitteln ist offensichtlich eine *notwendige* Bedingung für Suchtmittelkonsum (Abb. 1, I). Die Beeinflussung der Erhältlichkeit eines Suchtmittels ist die traditionelle Domäne des *Kontrollansatzes der Primärprävention.* Er umfaßt präventive Strategien, die auf die Reduzierung des *Suchtmittelangebotes* zielen.

Unterschiedliche Ansatzpunkte lassen sich differenzieren, je nachdem an welcher Stelle der Abfolge von *Herstellung, Verteilung und Verwendung* des Suchtmittels die Kontrolle ansetzt. Dabei ist die *Art* des Suchtmittels entscheidend. Im Falle illegaler Drogen wird die Kontrolle sowohl Herstellung, Verteilung und Verwendung im Auge haben, im Falle legaler, sozialintegrierter Suchtmittel dagegen eher auf die Verteilung zielen. Darüber hinaus orientiert sich die Wahl des Ansatzpunktes an der Zweckmäßigkeit hinsichtlich allgemeiner Grundsätze der Warenproduktion und -distribution. Eine *sekundärpräventive* Differenzierung des Kontrollansatzes liegt insoweit auf der Hand, als die Erhältlichkeit von Suchtmitteln insbesondere für Mißbraucher und Abhängige eingeschränkt werden kann.

II. Psychosoziale Risikokonstellationen

Erhältlichkeit von Suchtmitteln ist jedoch keine *hinreichende* Bedingung für Suchtmittelkonsum. Zum gegebenen Suchtmittelangebot muß eine Suchtmittelnachfrage treten. Entsprechend geht das Schema der Abb. 1 von den *psychosozialen Faktoren der Entstehung von Mißbrauch und Abhängigkeit* aus. Nach den Ausprägungen solcher Faktoren können Personengruppen, d. h. Risikogruppen, definiert werden, bei denen jeweils aufgrund einer *psychosozialen Risikokonstellation* in besonderem Maße *Suchtmittelnachfrage* zu erwarten ist (Abb. 1, II). An dieser Stelle setzt der *psychoziale Ansatz der Primärprävention* ein. Eine Risikokonstellation ist besonders gravierend, wenn

- eine spezielle personale Disposition in Form von Verhaltensdefiziten und entsprechenden Bedürfnislagen (Abb. 1 III: "high-risk persons")
- mit speziellen materiellen und sozialen Umweltbedingungen als mißbrauch- und abhängigkeitsfördernde Faktoren (Abb. 1, IV: "high-risk milieus") und
- speziellen Umweltänderungen als potentielle Auslöser von Krisen (Abb. 1, V: "high-risk periods")

zusammentrifft (Renn 1984; Garmezy 1971; Blachly 1970). Hieraus ergeben sich *personenbezogene, umweltbezogene* und *ereignisbezogene* Ansatzpunkte psychosozialer Primärprävention. In dieser dreifachen Hinsicht können ebenfalls *sekundärpräventive* Ansatzpunkte bei den Frühstadien einer beginnenden Sucht abgeleitet werden (Abb. 1, VI). Typisch ist hier der Aspekt der „Karriere“: Ein mißbräuchliches Konsummuster kann sich zur Suchtmittelabhängigkeit aufschaukeln. Die Reaktion der sozialen Umwelt, insbesondere das Verhalten der Interaktionspartner, ist hierbei von präventivem Interesse. Familienangehörige, Arbeitskollegen und Vorgesetzte aber auch Ärzte reagieren oft in unangemessener Weise. Diese Reaktion führt ihrerseits beim Suchtgefährdeten zu Gegenreaktionen, die den eigendynamischen Teufelskreis einer Suchtkarriere auslösen können (Renn 1984).

C. Präventive Ziele

Die beiden Ansatzpunkte können nach ihren jeweiligen Zielen konkretisiert werden. Solche Konkretisierungen erscheinen um so wichtiger, als viele Präventionsprogramme zu allgemeine Zielvorgaben enthalten. Weiter ist bei der Festlegung präventiver Ziele in Rechnung zu stellen, daß nicht jeder Suchtmittelkonsum als mißbräuchlicher oder abhängigmachender Konsum verstanden wird, dem vorzubeugen sei (DEUTSCHER BUNDESTAG – Psychiatrie-Enquête 1975, 265–269;

GÜNTHER 1981). Hier ist die Art des jeweiligen Suchtmittels für die Zielfestlegung ausschlaggebend. So wird bei illegalen Drogen die Abstinenz, bei sozialintegrierten Suchtmitteln der verantwortliche Umgang mit diesen als präventives Ziel angestrebt.

I. Zielsetzungen des Kontrollansatzes

Allgemein ist die Zielsetzung des Kontrollansatzes, die Erhältlichkeit eines Suchtmittels herabzusetzen, seine „Griffnähe" zu verringern. Konkretisierungen ergeben sich aus der Abgaberegelung für potentielle Konsumenten. Das Suchtmittel ist entweder *frei, beschränkt* oder allgemein *nicht erhältlich.* Weitere Differenzierungen ergeben sich aus der Art der auferlegten Beschränkung. Die Abgabe des Suchtmittels kann beschränkt sein in personaler Hinsicht auf bestimmte Bevölkerungsgruppen, in situationaler Hinsicht auf bestimmte Abgabeorte und/oder Abgabezeiten.

Mit BONNIE (1981) kann man zwischen vier empirisch gegebenen „Regulierungsmodellen" unterscheiden, die jeweils für bestimmte Suchtmittel typisch sind:

1. Das Suchtmittel ist für jedermann erhältlich. Jedwede Abgaberegelung fehlt. Das Suchtmittel wird wie jede andere marktgängige Ware behandelt. Beispiel: Schnüffelstoffe.
2. Das Suchtmittel ist beschränkt erhältlich. Regelungen bestehen insoweit, als das Suchtmittel nicht an bestimmte Bevölkerungsgruppen, z. B. Kinder und Jugendliche, abgegeben werden darf. Weitere Beschränkungen in örtlicher und/oder zeitlicher Hinsicht können bestehen. Für Bezugsberechtigte wird das Suchtmittel jedoch wie jede andere marktgängige Ware behandelt. Beispiel: Alkohol.
3. Das Suchtmittel ist beschränkt erhältlich. Regelungen bestehen insoweit, als das Suchtmittel nur für bestimmte Zwecke abgegeben werden darf. Der jeweilige Zweck wird von einer Kontrollinstanz allgemein definiert, z. B. medizinische Zwecke oder Forschungszwecke. Das Suchtmittel wird nicht wie andere marktgängige Waren behandelt, da zur Abgabe nur Personen befugt, die aufgrund ihrer Sachkenntnis in der Lage sind, zu bestimmen, ob ein bestimmter allgemeiner Zweck vorliegt. Beispiel: Medikamente.
4. Das Suchtmittel ist allgemein nicht erhältlich. Seine Abgabe ist nicht erlaubt, es sei denn für einen eng umschriebenen Zweck in einem bestimmten Einzelfall. Der Zweck und die besonderen Umstände des Einzelfalles werden von einer Kontrollinstanz unmittelbar festgelegt. Beispiel: illegale Drogen.

Aus diesen Regulierungsmodellen wird deutlich, daß Erhältlichkeit nicht nur im Sinne einer physikalischen Griffnähe verstanden werden darf. Nach SMART (1980) kann eine vierfache Differenzierung vorgenommen werden, die der Marktgängigkeit und den Möglichkeiten Rechnung trägt, die Abgabebeschränkungen eines Suchtmittels zu umgehen. Neben der *physikalischen* Griffnähe, die die potentielle materielle Verfügbarkeit des Suchtmittels meint, wird weiter zwischen ökonomischer, subjektiver und sozialer Griffnähe unterschieden. Die präventive

Beeinflussung nach diesen Gesichtspunkten kann die physikalische Griffnähe wesentlich modifizieren. *Ökonomische* Griffnähe betrifft die Erschwinglichkeit des Suchtmittels. Wegen eines hohen Preises kann diese sehr klein sein. *Subjektive* Griffnähe meint die subjektive Bedeutsamkeit, die das Suchtmittel für eine bestimmte Person besitzt. Je nach Art und Umfang der Information, die einer Person über das Suchtmittel zugeht, kann die subjektive Griffnähe groß oder klein sein. Die *soziale* Griffnähe beschreibt schließlich die Möglichkeit, trotz bestehender Abgabebeschränkungen ein Suchtmittel innerhalb des unmittelbaren sozialen Umfeldes zu erhalten.

II. Zielsetzungen des psychosozialen Ansatzes

Klare Zielvorgaben fehlen insbesondere bei der psychosozialen Primärprävention. So ist nach CLASSEN u. RENNERT (1980) das Ziel der Suchtprävention, „abhängigmachende personale und gesellschaftliche Strukturen aufzulösen". Diese Formulierung ist zwar treffend, sie ist jedoch zu umfassend, um als Zielvorgabe in einem konkreten Programm dienen zu können. Sie enthält jedoch die Unterteilung in einen individuellen und einen gesellschaftlichen Aspekt der psychosozialen Prävention. Diese Teilaspekte sind für die Praxis der Prävention von größter Wichtigkeit. Sie stehen in direkter Beziehung zu den oben abgeleiteten personen-, umwelt- und ereignisbezogenen Ansatzpunkten.

1. Personenbezogene Ziele

Diese Zielvorgaben entsprechen dem personenbezogenen Ansatz. Sie sind auf den einzelnen Gefährdeten ausgerichtet. Beim Gefährdeten sollen Sachkenntnisse vermittelt und vorbeugende Verhaltensmotivation aufgebaut werden. Dabei kann die Ausrichtung des jeweiligen Einzelziels suchtmittel*nah* oder suchtmittel*fern* sein. *Suchtmittelbezogene Sachkenntnis* reicht von *Abschreckungswissen* wie Wissen über körperliche, psychische und soziale Schädlichkeit von Suchtmittelkonsum in Abwägung gegenüber vorhandenen positiven Wirkungen oder Wissen über bestehende gesetzliche Verbote und die bei Zuwiderhandlung drohenden Strafen, über *suchtmittelnahes Aufklärungswissen* wie Wissen über Bestimmungsgründe des Suchtmittelkonsums oder Wissen über funktionale Äquivalente zum Suchtmittelkonsum bis hin zu *suchtmittelfernem Aufklärungswissen* wie Wissen über psychische und soziale Faktoren, die Menschen veranlassen, Zuflucht in Scheinlösungen zu suchen, Wissen über die intraindividuelle Dynamik kognitiver Prozesse (Neugier), Wissen über die interindividuelle Dynamik von Gruppenprozessen (Gruppendruck) oder Wissen über die verhaltensbestimmende Bedeutung von Vorbildern. *Vorbeugende Verhaltensmotivation* umfaßt im *suchtmittelnahen* Bereich spezielle Handlungskompetenz in suchtmittelbezogenen Verführungssituationen durch Argumentationshilfen, emotionale Stützung und konkrete, alternative Verhaltensempfehlungen sowie im *suchtmittelfernen* Bereich erhöhtes Selbstwertgefühl, erweiterte Interessen, Fähigkeit zu eigenverantwortlichem Handeln und allgemeine soziale Handlungskompetenz.

Der Vorgabe solcher Zielsetzungen liegt hinsichtlich des eigentlichen Ziels der psychosozialen Primärprävention eine Annahme zugrunde: Allgemeines und spezielles Wissen über Suchtmittel ist zu vermitteln und relevante Einstellungen sind zu beeinflussen, um so entsprechende Antriebe aufzubauen oder vorhandene Antriebe abzustützen, damit dies im Handeln der Person seinen Niederschlag findet. Die letztlich entscheidende Frage ist daher, inwieweit sich Sachkenntnisse und Verhaltensmotivationen in suchtmittelbezogenes Handeln umsetzen. Die Antwort hierauf ist bisher mehr als unsicher (NATHAN 1983). Empirische Untersuchungen, die speziell im Suchtbereich dieser Frage nachgehen, sind äußerst selten. Allenfalls wird über die „Handlungsnähe" einer vorgegebenen Zielgröße spekuliert.

Die Betonung personenbezogener Ziele in der Prävention enthält darüber hinaus die Gefahr, wegen der sich bei der Person zeigenden Symptomatik, die Ursachen von Mißbrauch und Abhängigkeit ausschließlich beim einzelnen zu suchen.

2. Umweltbezogene Ziele

Umweltbezogene Prävention stellt materielle und soziale Umweltbedingungen als mißbrauch- und abhängigkeitsfördernde Faktoren in den Vordergrund.

a) Umweltbezogene Ziele in einer Lebenssituation

Die sozialätiologische Frage kann jedoch nicht undifferenziert auf einer gesamtgesellschaftlichen Ebene gestellt werden. *Die* Gesellschaft als einheitlich wirkende Größe gibt es nicht. Gesellschaft ist vielmehr ein Bündel einzelner Faktoren. Diese bestimmen die soziale Lage, in der sich der einzelne in einer bestimmten Lebenssituation befindet. Von solchen Faktoren gehen mißbrauch- und abhängigkeitsfördernde oder -hemmende Wirkungen aus. Umweltfaktoren wirken in unterschiedlichen *Lebensbereichen: Arbeit/Schule, Freizeit* und *Privatsphäre.* Die Lebensbreiche können durch besondere Ausprägungen der Umweltfaktoren beschrieben werden. Die mißbrauch- und abhängigkeitsfördernden Ausprägungen solcher Faktoren konstituieren "high-risk milieus". Hierbei ist zwischen materiellen und sozialen Umweltfaktoren zu unterscheiden, wobei die sozialen auf drei Ebenen liegen: der Interaktionsebene, der Institutionsebene und der Gesellschaftsebene. Anhand eines in der Öffentlichkeit oft diskutierten "high-risk milieus" für Alkoholmißbrauch, dem Wehrdienst, sollen hier diese Umweltfaktoren erläutert werden. *Materielle Umweltfaktoren* bestimmen die Umgebung der Person nach räumlicher und stofflicher Ausstattung. So ist z. B. die Privatsphäre des jungen Soldaten während seines Wehrdienstes in der Kaserne, die Stube, materiell durch enges Zusammenleben auf relativ kleinem Raum gekennzeichnet. *Soziale Umweltfaktoren* sind diejenigen Sachverhalte, die sich aus der wechselseitigen direkten und indirekten Bezogenheit von Menschen untereinander ergeben. Die unterste Ebene, die *Interaktionsebene,* ist die der Faktoren, die die Person unmittelbar berühren. Diese machen insbesondere den sozialen Nahraum informeller Kleingruppen aus. In der Privatsphäre des jungen Soldaten in der Kaserne ist dies die Stubengemeinschaft, eine relativ große Gruppe individuell u. U. sehr verschiedener Personen, die sich zunächst fremd sind und sich im ungünstigsten Fall auch fremd bleiben. Der einzelne kann sich seine Stubengemeinschaft nicht aussuchen, ohne weiteres kann er sie auch nicht verlassen. Eine Rückzugmöglichkeit innerhalb der Gruppe besteht kaum, da er informellen Führern oder Cliquen, die den Ton angeben, geradezu ausgeliefert ist. Bezogen auf Alkoholkonsum ist nicht selten ein unverblümtes Animieren – auch der Unbeteiligten – zum Trinken zu erwarten. Daneben ist Modellverhalten von Kameraden in Rechnung zu stellen, das Anlaß zum Alkoholmißbrauch gibt.

Auf der mittleren, der *Institutionsebene*, geht es um Umwelteinflüsse aufgrund formaler Zugehörigkeit der Person zu einer Organisation wie Schule, Betrieb, Militär. Beispielsweise sind für die Freizeit junger Soldaten folgende „institutionelle" Umweltfaktoren bedeutsam: Unsicherheiten in der Zeitplanung wegen möglicher Sonderdienste, institutionalisierte Trennung der Freizeitbereiche von Vorgesetzten und Untergebenen und das damit verbundene Fehlen sozialer Kontrolle. Auf dieser Ebene liegen auch Umwelteinflüsse, die aufgrund der Teilnahme an örtlich nicht gebundenen Informations- und Kommunikationssystemen, wie Massenmedien und Werbung, den einzelnen berühren. Auf der *Gesellschaftsebene* liegen diejenigen Umwelteinflüsse, die symbolische Strukturen bewirken. Zu nennen sind allgemeine Werte, Normen und Traditionen einer Gesellschaft, wie Leistung, Konsum, Rationalität. Auch normative Vorstellungen und Bewertungen von Suchtmittel, wie z. B. über Alkoholkonsum, gehören hierhin (RENN 1986). Gerade für den Alkoholkonsum junger Soldaten spielen in allen Lebensbereichen solche symbolischen Umweltfaktoren eine herausragende Rolle. So u. a. die Vorstellung einer „Männergemeinschaft", die etwas aushalten kann und den „trinkfesten Mann" erfordert, weiter die Wahrnehmung des in der Bevölkerung verbreiteten Stereotyps von der Bundeswehr als der „Saufschule der Nation".

Zielgröße eines Präventionsprogrammes könnte die Veränderung mißbrauch- und abhängigkeitsfördernder bzw. die Stabilisierung -hemmender Umweltbedingungen eines solchen "high-risk milieus" sein. Präventionsprogramme, die in umfassender Weise für bestimmte "high-risk milieus" solche umweltbezogenen präventiven Ziele zu erreichen suchen, gibt es m. W. derzeit nicht. Für das "high-risk milieu" des Wehrdienstes werden derzeit entsprechende Präventionsmaßnahmen entwickelt (FESER u. RENN 1982; RENN u. FESER 1983; VON TROSCHKE u. VON STÜNZNER 1984).

b) Umweltbezogene Ziele im Lebenszyklus

"High-risk milieus" während der Entwicklung und Sozialisation einer Person stellen mißbrauch- und abhängigkeitsfördernde Umweltbedingungen dar, die in der Biographie des einzelnen verankert sind. Als Sozialisationsinstanzen gehören sie zu den Bestimmungsgrößen des personalen Handlungsvermögens. Nicht nur ein gegenwärtiges "high-risk milieu" liefert Ansatzpunkte psychosozialer Primärprävention, als präventive Ansatzpunkte bieten sich auch die Umweltbedingungen an, denen eine Person in ihrer Entwicklung und Sozialisation ausgesetzt ist (SILBEREISEN u. KASTNER 1985; RENN 1984). Entsprechende präventive Ziele der

Veränderung suchtfördernder Umweltbedingungen in der Entwicklung und Sozialisation des einzelnen können abgeleitet werden. Hierbei sind die einzelnen Milieus durch die jeweils zutreffenden Ausprägungen der materiellen und sozialen Umweltfaktoren zu charakterisieren und die Zielvorgaben entsprechend zu konkretisieren.

Als relevante Umwelten der Entwicklung und Sozialisation sind zu nennen: Die Herkunftsfamilie als Vermittlerin grundlegender Werte, Normen und Fertigkeiten, der Freundeskreis der Gleichaltrigen, Schule und Beruf und schließlich die Massenmedien. Insbesonders über die prägende Wirksamkeit der Herkunftsfamilie als Instanz primärer Sozialisation gibt es eine Vielzahl von Befunden. Diese können hier nicht im einzelnen dargelegt werden (Feser 1978; Kury u. Patzschke 1979, Stosberg 1981; Uchtenhagen 1982). Anzumerken ist aber, daß gegenüber Ergebnissen, die nach dem sog. „broken-home-Ansatz" gewonnen wurden, Vorbehalte am Platze sind (vgl. die methodische Kritik von Blechman 1982). Wüthrich (1974) und Stimmer (1978) haben sich gegenüber diesem Ansatz entschieden abgesetzt und insbesondere die Bedeutung sozialisationsbedingter Interaktionsstörungen (etwa zwischen Eltern und Kindern) für späteres Mißbrauch- bzw. Abhängigkeitsverhalten herausgearbeitet.

3. Ereignisbezogene Ziele

Ereignisbezogene Prävention setzt bei *Umweltänderungen* als potentielle Auslöser von Lebenskrisen an. Das Erleben solcher „Umweltbrüche" dürfte in besonderer Weise Auslöser von Suchtmittelkonsum bzw. -mißbrauch sein (Renn 1984). Derartige "high-risk periods" ergeben sich im Zusammenhang mit sog. „kritischen Lebensereignissen" (Filipp 1981), die als abrupte Veränderungen in der materiellen wie sozialen Umwelt aufzufassen sind. Kritische Lebensereignisse umfassen unvorhergesehene, einzigartige Schicksalsschläge wie den Tod eines nahen Angehörigen oder den Verlust des Arbeitpslatzes, aber auch vorhersehbare, normale Umweltbrüche, die sich aus der altersnormierten Sozialstruktur des Lebenslaufes ergeben, wie Einschulung, Eintritt in das Berufsleben, Wehrdienst oder Pensionierung.

Änderungen in den Umweltbedingungen stören das psychische Gleichgewicht einer Person. Bei Erhältlichkeit von Suchtmitteln kann Suchtmittelkonsum oder -mißbrauch ein Mittel sein, das gestörte Gleichgewicht wiederherzustellen; zumal dann, wenn von der Person selbst nichts unternommen werden kann, die Umweltänderungen rückgängig zu machen.

Schon die vielfach geäußerte Vermutung, Drogenmißbrauch sei „ein Krisensymptom der technisch-industriellen Entwicklung" und den damit einhergehenden „tiefgreifenden soziokulturellen Veränderungen" (Bron 1976), weist darauf hin. Hierfür sprechen z. B. auch eine Reihe bemerkenswert konsistenter empirischer Ergebnisse zum Alkoholmißbrauch bzw. zur Alkoholabhängigkeit. So zeigen Battegay et al. (1977), „daß Personen, die vom Land in die Stadt oder von der Stadt auf das Land zogen, überdurchschnittlich häufig zu den starken (Alkohol)konsumklassen gehörten". Köster et al. (1978) konstatieren unter den von ihnen untersuchten Alkoholikern einen gegenüber der übrigen Bevölkerung hohen Anteil an Flüchtlingen und Vertriebenen. KLEIBER u. HENKEL (1983) weisen anhand einer intensiven sekundärstatistischen Analyse Zusammenhänge zwischen Alkoholismus und Arbeitslosigkeit auf. Sekundäranalysen amerikanischer Ergebnisse über Drogenmißbrauch allgemein weisen in die gleiche Richtung (BRAUCHT et al. 1973; GORSUCH u. BUTLER 1976). WANKE (1981) hat ebenfalls auf den Zusammenhang zwischen kritischen Lebensereignissen und Suchtentstehung hingewiesen. Er zitiert DUNCAN, der bei Drogenabhängigen Streßsituationen im Jahr vor der ersten Drogeneinnahme konstatiert. In diesen Zusammenhang gehört auch die Feststellung von HECKMANN (1980), daß das typische Alter beginnenden Drogenkonsums das Alter ist, in dem Jugendliche „zwei relativ sichere Orte,...: Familie und Schule verlassen" (vgl. auch GRUNER 1977). Hierhin gehören auch Überlegungen über eine mögliche Suchtgefährdung durch Einberufung zum Militärdienst (FESER u. RENN 1982; RENN u. FESER 1983).

Ereignisbezogene präventive Ziele liegen somit bei der Entwicklung und Förderung personaler Kompetenzen zur wirksamen Auseinandersetzung mit kritischen Lebenssituationen sowie in der Bereitstellung von Hilfen für solche Krisen (CAPLAN u. GRUNEBAUM 1967; UCHTENHAGEN 1980; BELSCHNER u. KAISER 1981). Ereignisbezogene Prävention ist somit nach ihrem antizipatorischen Aspekt psychosoziale Primärprävention, bezogen auf die Bereitstellung von Hilfen eher Krisenintervention als Primärprävention im eigentlichen Sinne.

D. Präventive Maßnahmen

Grundlegend für die Suchtprävention ist die Unterscheidung zwischen kommunikativen und strukturellen Maßnahmen (FESER 1977). Diese Unterscheidung entspricht der Unterteilung zwischen personenbezogener und umweltbezogener Verursachung. Bezogen auf diese Maßnahmetypisierung besteht somit eine Korrespondenz von Verursachung und Prävention (FESER et al. 1983).

I. Kommunikative Maßnahmen

Kommunikative Maßnahmen zielen auf die Person des Gefährdeten mit der Absicht, seine erlebnis- und handlungsbestimmenden Eigenschaften und Fähigkeiten zu beeinflussen. Hierdurch soll der einzelne in den Stand versetzt werden, im Umgang mit Suchtmitteln eine im Sinne der Prävention richtige Entscheidung zu treffen. Gegenkräfte sollen beim einzelnen mobilisiert werden. Notwendigerweise setzen kommunikative Maßnahmen auf drei Ebenen an. Sie *problematisieren, informieren* und leisten *Verhaltenshilfe,* dies innerhalb einer einzigen Maßnahme, da reine Information oder reine Abschreckung für sich allein nahezu unwirksam sind (FESER 1975).

Kommunikative Maßnahmen können nach dem jeweiligen Medium der präventiven Botschaft unterschieden werden in Maßnahmen der personalen Kommunikation und Maßnahmen der Massenkommunikation. Unterricht und Beratung sind *personale Kommunikation*. Vermittler der präventiven Botschaft ist eine Person, z. B. ein Lehrer oder ein Arzt. Dagegen wird im Fall der *Massenkommunikation* ein unpersönliches Medium zur Übermittlung der präventiven Botschaft eingesetzt, z. B. Handzettel, Broschüren, Plakate, Zeitungen, Rundfunk, Fernsehen (KLEES et al. 1984).

Prototyp einer kommunikativen Maßnahme ist die *Drogenerziehung*. Hierüber hat FESER (1981) ein umfangreiches und umfassendes Handbuch vorgelegt. Der Begriff der Drogenerziehung ist so weit, daß er sowohl personale Kommunikation als auch Massenkommunikation umfaßt. Allerdings gilt personale Kommunikation als Kernstück erfolgreicher Drogenerziehung. Hier stehen suchtpräventive Aktivitäten im schulischen Bereich im Vordergrund (KNIGGE-ILLNER et al. 1983). Aber auch in der Familie und in der allgemeinen Jugendhilfe ist Raum für Drogenerziehung durch personale Kommunikation.

„Öffentliche Drogenerziehung" ist das Feld massenmedialer Kommunikation. über die Wirksamkeit solcher Aufklärungskampagnen liegen selten gültige Informationen vor, die über die Kontrolle der Streuungsbreite des verwandten Mediums bzw. dessen Akzeptanz durch die ausgewählte Zielgruppe hinausgehen. Allgemeiner Konsens besteht jedoch, daß durch den Einsatz von Massenmedien weniger Verhaltensänderungen bewirkt, als vielmehr vorhandenes Verhalten bestärkt werden kann. Dies hängt vermutlich mit der vielfach zu beobachtenden selektiven Wahrnehmung von Medieninhalten durch die betroffenen Gefährdeten zusammen. Sie dient eher der Selbstbestätigung als der Übernahme von Inhalten, die der eigenen vorgefaßten Meinung und dem gewohnten Verhalten widersprechen (HOVLAND 1959; RÖMER 1974). Allerdings kann wohl davon ausgegangen werden, daß Angehörige oder sonstige Interaktionspartner von Gefährdeten durch Massenmedien eher angesprochen werden können, so daß durch das Massenmedium eine präventive personale Kommunikation zwischen Gefährdeten und jeweiligem Interaktionspartner veranlaßt wird (FESER 1985). Jedoch werden nach einer kürzlich publizierten Untersuchung die üblichen Informations- und Aufklärungsschriften von befragten Jugendlichen, Eltern, Lehrern, Pädagogen und Sozialarbeitern als unzureichend und damit in ihrer Wirkungsmöglichkeit äußerst gering eingeschätzt (JOST 1984). Hingegen sind für die personale Kommunikation derzeit interessante Bemühungen um eine differenzierte „Präventionsdidaktik" zu konstatieren (SCHMIDT 1985).

Aber auch die Wirkung personaler Kommunikation auf das tatsächliche Konsumverhalten ist ungewiß. So zeigen Evaluierungsergebnisse zur „Alkoholerziehung", daß Wissenszuwächse zu beobachten sind, hingegen werden nur geringe Einstellungsänderungen registriert, auf das Trinkverhalten bezogen zeigen sich kaum Änderungen in die gewünschte Richtung (USDHHS 1983).

Die Wirksamkeit kommunikativer Maßnahmen wird im Falle illegaler Drogen nicht nur bezweifelt (MARITSCH u. UHL 1982; MÜLLER 1982), vielmehr können beim Einsatz drogenspezifischer Maßnahmen vielfach kontraproduktive Effekte nachgewiesen werden (STUART 1974; MCGLOTHLIN 1975; BRAUNSCHWEIG et al. 1979; KALLMEYER 1980): Eine vorher vorhandene Ablehnung jeglichen Drogenkonsums wurde aufgelockert, selbst Konsumsteigerungen mußten konstatiert werden.

II. Strukturelle Maßnahmen

Die Bestandsaufnahme derzeit praktizierter präventiver Maßnahmen zeigt eine einseitige Ausrichtung auf kommunikative Strategien. Handeln muß jedoch immer materielle und soziale Gegebenheiten der Umwelt in Rechnung stellen. Hier setzen die strukturellen Maßnahmen an, die auf mißbrauch- und abhängigkeitsfördernde Faktoren zielen, die aus der Umwelt auf den einzelnen einwirken.

Strukturelle Maßnahmen, die bei materiellen Umweltfaktoren ansetzen, sind überwiegend den Zielsetzungen des Kontrollansatzes eigentümlich. Hierbei handelt es sich um gesetzliche oder administrative Regelungen von Produktion, Vertrieb und Verwendung eines Suchtmittels. Träger solcher Maßnahmen sind staatliche Stellen (z. B. Polizei und Justiz). Im Falle illegaler Drogen sind repressive Maßnahmen zu nennen, die gegen Produzenten, Händler und Konsumenten eingesetzt werden. GÜNTHER (1981) hat nachdrücklich die Bedeutung des „gesetzlichen, mit Sanktionen bewehrten Verbots" als primärpräventive Maßnahme betont (auch MELLENTHIN 1980). Solche Maßnahmen sind sehr stark mit Maßnahmen allgemeiner Kriminalitätsprävention verwoben. In der Beurteilung der Wirksamkeit gehen allerdings die Meinungen auseinander (GÜLZOW 1978, STOOS 1978). Überhaupt würde – so BONNIE (1981) – die Wirksamkeit von Verboten eher durch Intuition und Plausibilität begründet als durch systematische empirische Forschung.

Für sozialintegrierte Suchtmittel gibt es keine Produktions- oder Vertriebsverbote. Dennoch bestehen vielfältige administrative Möglichkeiten der Prävention. Diese zielen weniger auf die rein physikalische Griffnähe des Suchtmittels, wie im Falle illegaler Drogen, sondern auf die ökonomische, subjektive oder soziale Griffnähe. So reduzieren preispolitische (Monopolpreis) und/oder steuerpolitische Maßnahmen die ökonomische Griffnähe, die Erschwinglichkeit z. B. von Alkohol und Tabak. Vorschriften über Werbung, Aufschriften auf Packungen sowie Beipackzettel beeinflussen die subjektive Griffnähe; Abgabevorschriften, die regeln, durch wen und an wen das Suchtmittel abgegeben werden darf, die soziale Griffnähe.

Nach wie vor ist es allerdings eine offene Frage, ob und inwieweit solche strukturellen Maßnahmen eine nachhaltige Wirkung auf Inzidenz und Prävalenz von Mißbrauch und Abhängigkeit haben (BRUUN et al. 1975; PARKER u. HARMAN 1980; SCHMIDT u. POPHAM 1980; SMART 1980; BONNIE 1981; NATHAN 1983). So gibt es beispielsweise für die Wirkung einer Verringerung von Ausschank- und Verkaufsstellen auf den Alkoholkonsum keine einheitlichen empirischen Forschungsergebnisse. Nach einer Übersicht von SCHANKULA u. ALBERT (1981) stehen 6 Untersuchungen, in denen die gewünschte Wirkung nachgewiesen wurde, gleichfalls 6, bei denen sich keine Wirkung, sowie 4, bei denen sich eine unerwünschte Wirkung zeigte, gegenüber (vgl. auch MÜLLER 1984a). Zusammenfassend kann gesagt werden, daß methodisch ausreichend fundierte, längerfristige empirische Untersuchungen zur Wirksamkeit solcher Maßnahmen nicht vorliegen. Hingegen gibt es eine Fülle von Einzelerfahrungen, die durchaus als Ausdruck der Effektivität administrativer Kontrollmaßnahmen interpretiert, andererseits aber durchaus auch mit gleicher Plausibilität auf andere Ursachen bezogen werden können, z. B. für die USA der Rückgang alkoholverursachter Verkehrsunfälle und Reduzierung des Mindestalters für Alkoholkonsum in Gaststätten.

Flankierende kommunikative Maßnahmen können die Wirksamkeit solcher Kontrollvorschriften beträchtlich erhöhen. So kommt einerseits der Handhabung von Abgabevorschriften, z. B. im Falle des Medikamentenmißbrauchs bzw. der -abhängigkeit, eine zentrale Rolle zu; andererseits verspricht aber die bloße Verschärfung einer Abgabevorschrift allein keinen Erfolg. Jedoch könnte eine solche strukturelle Strategie durch kommunikative Maßnahmen begleitet werden, in denen die Sinnhaftigkeit der strengeren Kontrolle dargelegt und dadurch um Verständnis für die Verschärfung der Kontrolle geworben wird. Auf diesem Weg wären gezielt spezielle Zielgruppen anzusprechen. Dies gilt insbesondere, wenn Abgabevorschriften Ermessensspielräume zulassen, die mitunter so weit ausgelegt werden können, daß ein Suchtmittel in einem unvertretbaren Maße verfügbar wird. Beispielsweise liegen Ansatzpunkte einer solchen begleitenden Beeinflussung bei der Verschreibungspraxis von Ärzten. Sowohl administrativ-kontrollierende als auch kommunikative Einwirkungsmöglichkeiten bestehen gegenüber Ärzten, die eine unbedachte überhöhte Abgabe von Medikamenten praktizieren. Eine solche kombinierte Maßnahme wird derzeit von der Hamburger Ärztekammer in Zusammenarbeit mit der Apothekerkammer durchgeführt.

Auch politisch – zumindest kurzfristig – sehr schwer durchführbare strukturelle Maßnahmen, wie die Einführung strengerer Vorschriften der Konsumwerbung für Suchtmittel könnten durch vorausgehende kommunikative Maßnahmen vorbereitet werden. Hier liegt eine vorzügliche Möglichkeit interessenbedingte Widerstände gegen wirksame Suchtprävention im Vorfeld aufzuweichen (MÜLLER 1984b).

Strukturelle Maßnahmen zur Beeinflussung der Griffnähe sind spezifisch auf ein bestimmtes Suchtmittel ausgerichtet. Unspezifische Wirkungen gehen hingegen von strukturellen Maßnahmen aus, die auf *allgemeine Strukturverbesserungen* zielen, z. B. im privaten Lebensbereich eine Verbesserung der Wohnbedingungen, im Freizeitbereich die Ausweitung alternativer Freizeitmöglichkeiten, im Arbeitsbreich die Veränderung mißbrauch- und abhängigkeitsfördernder Bedingungen der Arbeitszeitregelung. Solche Maßnahmen fallen in den Bereich allgemeiner Wirtschafts- und Sozialpolitik. Über die Auswirkungen auf Mißbrauch und Abhängigkeit kann allenfalls spekuliert werden. Empirische Forschungsergebnisse, die systematisch gewonnen wurden, liegen nicht vor.

Neben solchen eher langfristig und indirekt wirkenden Absicherungen von Grundbedürfnissen leisten andere strukturelle Maßnahmen eher *direkte und kurzfristige Hilfen* zur konstruktiven Bewältigung situativ- bzw. entwicklungsbedingter Lebenskrisen. Eine Maßnahme dieser Art ist z. B. der Aufbau von Beratungsstellen und die Organisation und Institutionalisierung der Trägerschaft solcher Einrichtungen. Damit zusammen hängt die Ausbildung spezialisierter professioneller Suchthelfer wie Fachärzte, Psychologen und Sozialarbeiter. Aber auch die Schulung nichtprofessioneller bzw. nichtspezialisierter Personen wie Angehörige, Hausärzte, Arbeitskollegen und Vorgesetzte oder Lehrer im suchtpräventiven Sinne gehört hierhin. Hierbei ist es sehr hilfreich, bestehende Gruppen, Organisationen und Institutionen als bereits sozial vorstrukturierte Kontexte der Prävention zu verwenden (VON FERBER 1978), wobei die Sensibilisierung und Ausbildung der Interaktionspartner naheliegt. Hierdurch werden auf der Interaktionsebene günstige soziale Strukturen verstärkt, die Mißbrauch und Abhängigkeit verhindern, und ungünstige soziale Strukturen abgebaut, die Mißbrauch und Abhängigkeit fördern. Prävention und Früherkennung durch Partner unmittelbaren Kontakts in bereits bestehenden sozialen Bindungen bergen daher vorzügliche präventive Handlungsmöglichkeiten, zumal die Symptomatik beginnenden Mißbrauchs und beginnender Abhängigkeit vom Interaktionspartner des Gefährdeten eher erkannt wird, als von außenstehenden Personen.

Auf die Verbesserung *familiärer Interaktionsstrukturen* zielt z. B. ein Hamburger Drogenpräventionsprogramm (Lange 1984; Renn 1985). Dieses Programm greift die bereits oben angeführte Vermutung auf, daß gestörte Familienbeziehungen eine Hauptursache für den Drogenkonsum Jugendlicher sind. Folglich verhindert ein günstiges familiäres Kommunikationsklima während der Adoleszenz, daß Jugendliche sich vom Elternhaus abwenden und in die drogenfreundliche Subkultur devianter Peergruppen abgleiten. Als kurzfristiges Ziel ist dem Präventionsprogramm somit die Verbesserung des familiären Kommunikationsklimas vorgegeben. Diese soll erreicht werden durch Erhöhung der affektiven Kompetenz der Eltern und deren drogenbezogene Sachkenntnis. Unter affektiver Kompetenz wird die Fähigkeit verstanden, eigene Interessen und Wertvorstellungen so in eine Kommunikation einzubringen, daß dies von beiden Kommunikationspartner gefühlsmäßig als befriedigend erlebt wird. Eine systematische Evaluierung dieses Präventionsprogramms nach einem feldexperimentellen Design wird derzeit durchgeführt. Bei Familienangehörigen bestehen darüber hinaus präventive Möglichkeiten in einer umfassenden Information über die Symptomatik und über Hilfen im Falle einer sich abzeichnenden Abhängigkeit. Hierbei sind jedoch die bekannten familiendynamischen Gegebenheiten zu beachten, die beim Angehörigen oft die gleichen Verdrängungstendenzen bewirken wie beim Gefährdeten selbst (Wieser 1972).

Vielversprechender als Sensoren und präventive Mediatioren sind dagegen *Hausärzte*. Die sozial-emotionale Distanz gegenüber dem Suchtgefährdeten ist groß genug, um Verdrängungstendenzen, die für sozio-emotional näherstehende Familienangehörige typisch sind, auszuschließen. Dennoch hat der Hausarzt in der Regel einen beachtlich tiefen Einblick selbst in die intimsten Lebensverhältnisse seiner Patienten. Darüber hinaus ist beim Arzt ein diagnostich geschulter Blick zu unterstellen, der hinsichtlich der hier in Frage stehenden Symptomatik durch spezielle Schulung weiter geschärft werden kann. In der Einleitung präventiver Aktivitäten hat der Arzt gegenüber Familienangehörigen weiter den Vorteil, daß er sich nicht besonders legitimieren muß, wenn er bestimmte Verhaltenserwartungen gegenüber dem Gefährdeten zum Ausdruck bringen will. Auch kann die typisch asymmetrische Autoritätsbeziehung zwischen Arzt und Patienten das Einleiten präventiver Aktivitäten erleichtern. In den Niederlanden wird derzeit auf der Grundlage solcher Überlegungen ein Präventionsprogramm für Hausärzte entwickelt (von Dalen 1983). In diesen Zusammenhang soll auch die suchtpräventive Nebenwirkung der Behandlung von Krankheiten angeführt werden, die im Vorfeld einer Abhängigkeit angesiedelt sind. Als Beispiel kann hier die Neurosebehandlung durch niedergelassene Nervenärzte genannt werden.

Auch am Arbeitsplatz sind Früherkennung und erste Prävention durch *Arbeitskollegen und Vorgesetzte* möglich. Eine besondere Schulung insbesondere von Vorgesetzten könnte gewährleisten, daß die Symptomatik beginnenden Mißbrauchs und beginnender Abhängigkeit frühzeitig erkannt und entsprechend präventiv gehandelt wird (LAUSSER et al. 1985). Für den schulischen Kontext ist die Ausbildung und Sensibilisierung von *Beratungs*lehrern zu nennen. Systematische Evaluierungsergebnisse liegen hier bislang jedoch noch nicht vor.

Höchste präventive Potenz wird Maßnahmen zuerkannt, die auf der *normativ-symbolischen Ebene* bei der Beeinflussung von Werten, Normen und Traditionen der Gesellschaft ansetzen. Diese Maßnahmen gehen aus von der Bedeutung sozialer Interaktionsregeln und sonstiger normativer Gegebenheiten für Konsum und Mißbrauch von Suchtmitteln. Für Alkohol sind diese Zusammenhänge im sog. soziokulturellen Modell des Alkoholkonsums untersucht worden (HEATH 1980). Die Veränderbarkeit solcher normativen Gegebenheiten ist jedoch sehr pessimistisch zu beurteilen, da es sich in der Regel um festgefahrene Bräuche handelt. So wird eine realistisch ausgerichtete Prävention Interaktionsregeln und Normen für Konsum und Mißbrauch von Suchtmitteln – zumindest für überschaubare Zeiträume – als gegeben hinnehmen müssen (GIESEN 1982). Hingegen wird bezogen auf Rauchen ein allgemeiner normativer Wandel oft behauptet, der als langfristiges Ergebnis permanenter Aufklärung über die Gesundheitsschädlichkeit des Rauchens angesehen werden könne (KUNZE u. SCHOBERBERGER 1982; RAMSTRÖM 1982). Eine solche Zuschreibung ist angesichts einer Vielzahl anderer potentieller Ursachen m. E. kaum gerechtfertigt.

Suchtprävention, die das hier und heute im Auge hat, muß sich andere Hebeln präventiven Handelns suchen. Für eine erfolgreiche Primärprävention ist somit die gezielte Erforschung der soziogenen Prozesse, die zu Konsum, Mißbrauch und Abhängigkeit führen, notwendig. Durch gezielte Analyse einzelner sozialer Milieus können diejenigen Mechanismen offengelegt werden, die für eben dieses Milieu charakteristisch sind. Für eine solche Strategie spricht nicht zuletzt die Vielfalt der Erscheinungsformen und Entstehungsbedingungen von Mißbrauch und Abhängigkeit. Für die Prävention bedeutet dies eine gezielte Hinwendung zu besonderen Zielgruppen.

E. Präventive Zielgruppen

Die „Gefährdeten“ sind die Zielgruppe präventiver Maßnahmen. Typischerweise ist dies eine Personengruppe, für die nicht sicher ist, sondern nur eine bestimmte Wahrscheinlichkeit besteht, daß es zu Konsum, Mißbrauch oder Abhängigkeit kommt. Darüber hinaus ist eine solche Gruppe nicht anhand präziser Kriterien bestimmbar, da eine „präventive Diagnostik“, die auf einer gültigen Ätiologie beruht, derzeit nicht vorliegt. In der Präventionspraxis ist man daher auf mehr oder weniger abgesicherte Vermutungen angewiesen.

I. Zielgruppenbestimmung

Die Überlegung, daß jeder suchtgefährdet sei, führt zur *Gesamtbevölkerung* als präventiver Zielgruppe. Dies hat Implikationen für die Breite der Maßnahmeanwendung: Für derart undifferenzierte Zielgruppen sind nur globale Präventionsstrategien sinnvoll. Die ätiologische Not, die zu einem solchen undifferenzierten Vorgehen zwingt, kann sich jedoch als ökonomische Tugend herausstellen. Zwar ist nach einem „objektiven“ Gefährdungsgrad die Gesamtbevölkerung als Zielgruppe immer zu groß und damit vom ökonomischen Standpunkt zu teuer. Eine differenzierte Einschlußregel, die die Zielgruppengröße beträchtlich verringern kann, ist in ihrer Anwendung aber weitaus kostenträchtiger. Das genauere Vorgehen ist nicht immer das kostengünstigere. Dieses vordergründige ökonomische Argument dürfte ein wichtiger Grund für die Beliebtheit breitgestreuter Präventionsmaßnahmen sein.

Haupteinwand gegen derart umfassende Zielgruppen ist der Umstand, daß hier ein quasi-homogenes Publikum unterstellt wird. Eine solche Homogenität ist eine Fiktion: In modernen Industriegeellschaften befinden sich die Angehörigen einer Population in unterschiedlichen Lebenslagen und unterschiedlichen sozialen Bindungen; sie haben unterschiedliche Biographien mit unterschiedlichen Sozialisationsgeschichten. Maßnahmen, die sich an eine solch heterogene Zielgruppe wenden, müssen zwangsläufig zu einem bestimmten Teil verpuffen. Eine *regionale Segmentierung* der Gesamtbevölkerung (Feser 1977) kann nur als ein erster Schritt hin zu einer ätiologisch abgesicherten Zielgruppenbestimmung gewertet werden. Das grundsätzliche Problem wird dadurch nicht gelöst.

Präventive Maßnahmen können demgegenüber gezielt bei Personengruppen angewendet werden, die sich durch besondere psychosoziale Risikokonstellationen auszeichnen. Als derart belastete *Risikogruppen* werden in der Literatur Minoritäten und Randgruppen genannt. Speziellen Präventionsprogrammen für diese Gruppen wird eine hohe Priorität eingeräumt (Braucht et al. 1973; Schaps et al. 1981; Colon et al. 1981). Grundlage für diese Zielgruppenbestimmung sind jedoch nur Vermutungen, die mehr oder weniger plausibel sind. Hier tritt die oben angesprochene ätiologische Not besonders zutage. Als Ausweg bietet sich die *Epidemiologie der Gefährdung* an: Aufgrund der Prävalenzen einzelner Bevölkerungsgruppen lassen sich besondere „Gefährdungsmilieus“ lokalisieren und aufgrund der so ermittelten Kategorien Risikogruppen als präventive Zielgruppen auswählen.

Nach folgenden sozio-strukturellen Merkmalen wurden bislang Unterschiede in Suchtmittelprävalenzen festgestellt: Alter und Geschlecht, soziale Schicht und berufliche Tätigkeit, regionale sowie ethnische und konfessionelle Zugehörigkeit (Gorsuch u. Butler 1976; Wüthrich 1974; Solms 1975; Antons u. Schulz 1977; Stimmer 1978).

Solche Unterschiede können nun keineswegs als Nachweis bestimmter *Risikofaktoren* angesehen werden; sie sind allenfalls *Risikoindikatoren,* deren Stichhaltigkeit sich noch in gezielten Untersuchungen bewähren muß (Renn 1986). Die ermittelten Unterschiede sind zudem in der Regel geringfügig. Sie können durchaus auf reine *Zufallsschwankungen* zurückgeführt werden. Allein Unterschiede nach *Alter und Geschlecht* zeigen sich als bemerkenswert groß und über viele Untersuchungen hinweg stabil, so daß nur hier von einer empirisch ausreichend gesicherten Grundlage für die Bestimmung von Risikogruppen gesprochen werden kann. Allerdings handelt es sich um sehr grobe Kategorisierungen, die ebenfalls noch immer zu heterogenen Zielgruppen führen. Auch lassen sich vielfach die ermittelten Prävalenzunterschiede auf die angewandte *Forschungsmethodik* zurückführen. Dies hat eine methodenkritische Sichtung verschiedener neuerer epidemiologischer Untersuchungen zum Alkoholkonsum gezeigt (Renn 1986). Angesichts einer solchen forschungsmethodischen Fragwürdigkeit ist es nicht vermessen, zu behaupten, die Epidemiologie von Mißbrauch und Abhängigkeit stehe noch auf weitgehend ungesichertem Boden (Janz 1977). Ihre Ergebnisse eignen sich daher nur bedingt zur gültigen Bestimmung präventiver Zielgruppen. Noch erfolgt die Auswahl von Zielgruppen aufgrund „leichter Zugänglichkeit, rudimentärer epidemiologischer Befunde und/oder diskriminierender Alltagsvorstellungen" (Klingemann 1985).

Damit ist das Problem der *Stigmatisierung* durch Einbezug in eine Risikogruppe angesprochen. Gerade für die Zugänglichkeit von Zielgruppen ist es am Platze, dieses Problem zu beachten. Die Motivation, sich stigmatisierenden Maßnahmen zu entziehen, dürfte nicht unerheblich sein. Dies gilt gerade im präventiven Bereich, wo der „Leidensdruck" noch fehlt.

Neben einer besonderen psychosozialen Risikokonstellation kann auch das Wissen um die *gravierenden Folgen* suchtmittelbezogenen Verhaltens alleiniges oder zusätzliches Kriterium der Zielgruppenbestimmung sein. Waren vorher kausale Faktoren bestimmend, so geht die Zielgruppendefinition jetzt vom entgegengesetzten Ende der ätiologischen Kausalkette, von den Folgen, aus (Abb. 1, VII): Zielgruppen präventiver Arbeit sind Personengruppen, deren Konsum-, Mißbrauch- oder Suchtverhalten akute Schädigungen hervorruft. Solche Schädigungen ergeben sich z. B. aus Arbeits- oder Verkehrsunfällen infolge Alkoholgenuß oder Medikamentenmißbrauch. Entsprechende Präventionsprogramme richten sich so an die Zielgruppe der Kraftfahrer oder Personen, die an gefährlichen Arbeitsplätzen tätig sind. Neuerdings stehen Schwangere wegen der Gefahr einer Embryophatie im Blickpunkt präventiver Aktionen (Löser et al. 1985). Die akuten gravierenden Folgen werden als ein besonderer Motivator zur Suchtmittelabstinenz angesehen. Für Schwangere wird dies als zutreffend berichtet (Löser et al. 1985), für Kraftfahrer gilt diese Vermutung wohl weniger (Menken 1985).

II. Erreichbarkeit von Zielgruppen

Zielgruppen können auf zweierlei Weise erreicht werden: auf direktem oder auf indirektem Wege. Im ersten Fall werden die Gefährdeten *direkt* angesprochen; die präventiven Maßnahmen wenden sich unmittelbar an den Betroffenen, bei dem eine Verhaltensänderung oder -stabilisierung erreicht werden soll. Oft enziehen sich die Zielgruppen der angebotenen Maßnahme. Hemmschwellen bestehen, die präventive Hilfe anzunehmen. Unter diesem Gesichtspunkt ist auch die potentielle Etikettierungsgefahr bei „gemeindenaher" Prävention problematisch.

Die Erreichbarkeit von Zielgruppen kann dadurch verbessert werden, daß die Zielgruppe nicht direkt sondern über *Mediatoren indirekt* angesprochen wird.

Statt zu versuchen, die Gefährdeten zu veranlassen, sich in einer bestimmten Weise zu verhalten, erscheint es oft sinnvoller, Personen, die einen kontinuierlichen und intensiven Kontakt zur Zielgruppe haben, in die Lage zu versetzen, bei den Gefährdeten das erwünschte Verhalten zu bewirken. Neben der Motivierung solcher Mediatoren ist deren besondere Ausbildung wichtig. Erfolgversprechend ist der Einsatz von Mediatoren, die in enger sozio-emotionaler Beziehung zu den Gefährdeten stehen. Bezogen auf Mißbrauchverhalten wird in dieser Hinsicht Gleichaltrigen ein besonderer Einfluß zugeschrieben (KANDEL 1980). Aber auch der Einsatz von Mediatoren wie Sozialarbeiter, Ärzte, Lehrer und Eltern ist erfolgreich. Doch ist kritisch anzumerken, daß bislang als „Hauptmediatoren" eher Personen größerer sozialer Distanz auftreten (z. B. Lehrer oder sonstige fremde Personen), während Personen geringerer sozialer Distanz entweder nur als unterstützende „Nebenmediatoren" (Gleichaltrige) Verwendung finden oder fast ganz vernachlässigt werden (Eltern) (SCHAPS et al. 1981).

Gleichgültig, ob die Gefährdeten direkt oder indirekt angesprochen werden, handelt es sich um den traditionellen Weg des Zugangs zur Zielgruppe: Präventive Hilfe wird hin zum Betroffenen gebracht. Der präventiv Tätige spielt die aktive, der Betroffene die passive Rolle. Sinnvoller ist ein Weg, bei dem aktive und passive Rolle vertauscht sind. Anreize werden gesetzt, die den Gefährdeten veranlassen sollen, eigeninitativ präventive Hilfe zu suchen, wenn Hilfe benötigt wird, oder gar selbst Hilfe zu schaffen, dies insbesondere im Austausch mit anderen Gefährdeten in gegenseitiger Unterstützung. Dabei können gruppendynamische Prozesse für die Prävention nutzbar gemacht werden.

Der Einsatz von *Selbsthilfegruppen* ist prototypisch für einen solchen Weg. Grundlegend für die Teilnahme ist aber die Überwindung „investiver Barrieren": Die Teilnahme an einer Selbsthilfegruppe ist relativ aufwendig. Zumindest ist Zeit erforderlich, insbesondere aber hohes persönliches Engagement. Solche Barrieren können in der Regel überwunden werden bei hohem „Leidensdruck" und dem Eindruck, daß unmittelbar wirksame Hilfe geleistet werden kann. Dies dürfte aber gerade in der Prävention höchst problematisch sein. Ein „Leidensdruck" fehlt weitgehend, er kann allenfalls antizipiert werden. Auch wird keine unmittelbar wirksame Hilfe erwartet, sondern Hilfe in einer vorweggenommenen, potentiellen Notlage, die irgendwo in der Zukunft liegt. Zudem beinhaltet die Teilnahme an einer Selbsthilfegruppe, daß man sich als gefährdet" definiert und dies auch nach außen bekennt. Eine derartige soziale Ausgrenzung wird ohne Not gewöhnlich vermieden. Damit zusammenhängend sind negative Etikettierungen durch die soziale Umwelt zu befürchten, insbesondere durch wichtige Bezugspersonen (z. B. Freunde, Nachbarn) oder Personen, von denen man abhängig ist (z. B. Arbeitgeber). Trotz dieser Schwierigkeiten erscheint es notwendig, Möglichkeiten eigeninitiativer Prävention zu untersuchen. Hier liegt ein interessantes Forschungsfeld.

F. Organisatorische und evaluative Grundsätze

Wie zu Beginn gesagt, erfüllt Suchtprävention ihre Aufgabe derzeit nur unzureichend. Gekennzeichnet ist Prävention im Suchtbereich vor allem durch einseitige Ausrichtung auf kommunikative Strategien der Wissensvermittlung, Überzeugung und Verhaltensmotivierung sowie das Überwiegen von Programmen, die zu global angelegt sind, die vereinzelt und untereinander unkoordiniert durchgeführt werden, deren Wirksamkeit unsicher ist, da eine systematische Bewertung der Wirksamkeit weitgehend fehlt. Von selbst wird sich diese Lage nicht ändern, zumal man allenthalben nach „Patentrezepten" sucht, nach außergewöhnlichen Einzelmaßnahmen, deren Anwendung von vorneherein Erfolg garantiert. Eine solche Einzelmaßnahme kann es nie geben. Ein grundsätzlicher Wandel in der Suchtprävention, eine „neue Programmgeneration", wird daher immer wieder gefordert (SCHAPS et al. 1981).

Das Neuartige einer solchen Programmgeneration ist die Koordinierung unterschiedlicher präventiver Aktivitäten und unterschiedlicher beteiligter Akteure. Ein koordinierender Gesamtplan ist unverzichtbarer Bestandteil solcher Programme. Zum Abschluß werde ich mich daher organisatorischen und evaluativen Grundsätzen zuwenden. Schon aus Platzgründen kann die Darstellung nicht umfassend sein; sie muß sich auf einige Gesichtspunkte beschränken. Den einleitenden Bemerkungen zu diesem Kapitel gemäß wird das Problem der Koordinierung von präventiven Maßnahmen und Akteuren im Mittelpunkt stehen. Der Verfasser hat jedoch zu Fragen der Organisation und Evaluierung suchtpräventiver Aktivitäten andernorts ausführliche Arbeiten vorgelegt, auf die hier verwiesen werden kann (RENN 1981, 1982, 1985).

I. Koordinierung

Nichts wäre verfehlter, als zu erwarten, daß einzelne Maßnahmen zum Erfolg führen. So haben SCHAPS et al. (1981) in einer umfassenden Bestandsaufnahme der Wirksamkeit US-amerikanischer Programme der Drogenprävention gezeigt, daß nicht Einzelaktionen, sondern Maßnahmekombinationen erfolgreich waren. Präventive Maßnahmen stehen immer in einer bestimmten Beziehung zueinander. Es besteht eine Vielzahl von Wechselwirkungen, die beim Maßnahmeeinsatz zu beachten ist. In der situativ-zeitlichen Zuordnung präventiver Maßnahmen und Akteure liegen die organisatorischen Chancen künftiger Suchtprävention.

Im folgenden werden vier Fälle der Koordinierung dargelegt, die in einem präventiven Gesamtplan berücksichtigt sein sollten.

1. Wirkungsbezogene Koordinierung

Ziele der Prävention können direkt oder indirekt, u. U. in mehreren Schritten, angestrebt werden. Nur in den seltensten Fällen haben dabei präventive Aktivitäten in ihrer Wirkung einen von anderen Aktivitäten unabhängigen Bezug. So können

Beziehungen zwischen verschiedenen Maßnahmen *komplementärer* Natur sein. Solche Maßnahmen ergänzen sich in ihrem Wirkungsbereich. Beispielsweise stehen in dem bereits erwähnten Hamburger Drogenpräventionsprogramm eine Informationsbroschüre, die drogenbezogene Sachkenntnis erhöhen, und ein Kassettenprogramm, das die familiäre Kommunikation zwischen Eltern und Kindern verbessern soll, in einem solchen ergänzenden Verhältnis zueinander. Die beiden Maßnahmen beziehen sich zwar auf zwei unterschiedliche Teilziele. Notwendig ist jedoch, beide Maßnahmen anzuwenden, um das Endziel der präventiven Aktion, die geringere Wahrscheinlichkeit des Drogenkonsums von Jugendlichen, zu erreichen.

Oft kann eine Maßnahme nur dann erfolgreich sein, wenn sie durch eine andere Maßnahme abgestützt wird. Hierbei handelt es sich um *konditionierende* Maßnahmen. So ist die wirksame Beratung von Drogengefährdeten nur denkbar, wenn vorher eine funktionierende Beratungsstelle mit geschulten Beratern eingerichtet worden ist, was seinerseits vorherige Ausbildungs- und Finanzierungsmaßnahmen erfordert.

Maßnahmen können weiter sich gegenseitig behindern oder gar wechselseitig in ihrer Wirkung aufheben. Hierbei handelt es sich um *konkurrierende* Maßnahmen. So kann eine persönliche Beratung eines Gefährdeten dadurch behindert werden, daß parallel dazu Informationsbroschüren verteilt werden, so daß dem Gefährdeten der Eindruck vermittelt wird, er bedürfe nicht mehr der erforderlichen Beratung.

Alle Maßnahmen, die in einem Präventionsprogramm erwogen werden, sind somit vor ihrem Einsatz in ihrem Verhältnis zueinander nach Komplementarität, Konditionalität und Konkurrenz zu bewerten. Dies sollte ein unumstößlicher Grundsatz der Planung präventiver Programme sein. Daß nur ein aufeinander aufbauendes Vorgehen Erfolg verspricht, läßt sich an folgendem Beispiel verdeutlichen. So könnte die vielfach beklagte Wirkungslosigkeit kommunikativer Maßnahmen damit zusammenhängen, daß diese bislang nur als isolierte Einzelmaßnahmen Verwendung fanden. Hingegen läßt eine Kombination von Maßnahmen der Massenkommunikation und der personalen Kommunikation abgestützt durch strukturelle Maßnahmen „vor Ort" in Einrichtungen der Gefährdetenhilfe eine besondere präventive Wirksamkeit erwarten. Nach einem Evaluierungsergebnis der nach diesem Grundatz konzipierten „ZDF/DHS-Schwerpunktwoche Sucht", die vom *Zweiten Deutschen Fernsehen* und der *Deutschen Hauptstelle gegen die Suchtgefahren* 1984 durchgeführt wurde, „scheint der personalen Kommunikation eine Auslöser-Funktion zuzukommen" nachdem „durch die Massenkommunikation zuvor oder unterstützend latente Motive aktiviert" wurden (FESER 1985).

2. Personelle und institutionelle Koordinierung

Eng verbunden mit einzelnen präventiven Maßnahmen sind deren Träger, sei es als Akteure direkten präventiven Handelns oder als Mediatoren, über die Zugang zu den Gefährdeten gesucht wird. Gerade die Zugangsmöglichkeiten im personalen Bereich bedürfen der Koordination, da hier vielfältige Beziehungen untereinander denkbar sind. Wie die Maßnahmewirkungen können Träger oder Mediatoren dieser Maßnahmen zueinander in *ergänzender* (komplementärer), in *unterstützender* (konditionierender) aber auch in *rivalisierender* (konkurrierender) Beziehung stehen.

Dies gilt ebenfalls für institutionelle Trägerschaft. Sehr viele unterschiedliche Institutionen sind um Suchtprävention bemüht. So sind u. a. Wohlfahrtsverbände, Kommunen, Kirchen, Gesundheitsämter, Ordnungsämter, Polizei, Vereinigungen der Selbsthilfe zu nennen. Um die Ressourcen dieser Institutionen optimal einsetzen zu können, ist zwischenorganisatorische Koordinierung notwendig. Im wesentlichen bedeutet dies eine umfassende Absicherung von Präventionsprogrammen durch flankierende Maßnahmen zwischenorganisatorischer Koordination und Kommunikation. Institutionelle Koordinierung bedarf hierbei insbesondere der Festlegung von Zuständigkeiten. Bereits bestehende Zuständigkeiten sollten für die Prävention genutzt werden. So sind bestimmte suchtpräventive Aktivitäten, z. B. im Jugendschutz, gesetzlich vorgeschrieben und bestimmte Institutionen mit der Wahrnehmung betraut.

3. Inhaltliche Koordinierung

Weiter bedürfen Maßnahmen der inhaltlichen Abstimmung. Auch in inhaltlicher Hinsicht sind Maßnahmekombinationen wirksamer als Einzelmaßnahmen. Zum Beispiel ist die Verwendung *drogenspezifischer* und *drogenunspezifischer* Maßnahmen in einem Präventionsprogramm oft angezeigter als die ausschließliche Ausrichtung auf einen der beiden Typen. Zwar wird immer wieder von der „Fragwürdigkeit drogenspezifischer Ansätze" gesprochen (CLASSEN u. RENNERT 1980), dennoch braucht Prävention, so FRANKE (1983), „... neben dem unspezifischen auch einen spezifischen Sachkundeteil". Selbst wenn zunehmend eine Abwendung von drogenspezifischen zu drogen*un*spezifischen Vorgehensweisen empfohlen wird, sollte man immer überlegen, ob nicht die Kombination beider Typen *problemspezifisch* angemessener ist. Als Beispiel kann hier die bereits angeführte Kombination einer drogenspezifisch ausgerichteten Informationsbroschüre und eines drogen*un*spezifisch ausgerichteten Kassettenprogramms zur Verbesserung familiärer Kommunikation zwischen Eltern und Kindern dienen.

II. Evaluierung und Optimierung

Bei der koordinierenden Gestaltung von Präventionsprogrammen ist dem Optimierungsprinzip Rechnung zu tragen. Unter Optimierung ist die Verwirklichung des unter bestimmten Bedingungen Bestmöglichen gemeint. Bezogen auf die Koordinierung präventiver Maßnahmen bedeutet dies den Versuch, einer bestmöglichen Aussschöpfung der vorhandenen Ressourcen in wechselseitiger Abstimmung untereinander.

Optimierung setzt die gültige Bestimmung der Wirksamkeit von Maßnahmen voraus. Im Bereich der Prävention wird dies als besonders problematisch erachtet. Mitunter erscheint es fast wie ein festgefügter Glaubenssatz, daß der Erfolg präventiver Maßnahmen nicht nachzuweisen sei. Andererseits wird die Effektivität der Prävention oft mit dem Hinweis behauptet, alles wäre noch viel schlimmer, wenn man nichts gemacht hätte. Die Wirksamkeit präventiver Maßnahmen muß jedoch wisenschaftlich auf empirischer Basis bestimmt werden.

Dies erfordert die Umsetzung des in der Programmplanung festgelegten Wirkungszusammenhangs in einer Untersuchungsanordnung. Der Wirkungszusammenhang umfaßt

- die Zielgröße,
- die präventiven Maßnahmen als handhabbare Instrumente der Prävention,
- die Randbedingungen, die bei der Durchführung der Maßnahmen zu beachten sind, sowie
- die Nebenwirkungen, mit denen gerechnet werden muß.

Zwischen diesen Größen bestehen Wirkungsbeziehungen. Im Idealfall sind diese durch eine gültige Theorie abgesichert. Wenn diese nicht vorliegt, ist zumindest notwendig, die aufgrund von Alltagserfahrung vermuteten Wirkungsbeziehungen offenzulegen. Dies ergibt ein Interventionsmodell, das den heuristischen Rahmen der präventiven Arbeit im konkreten Einzelfall darstellt.

Für die Abschätzung der Wirksamkeit ist es erforderlich, brauchbare Wirksamkeitskriterien abzuleiten. Nur so kann empirisch das Erreichen oder Nichterreichen der vorgegebenen Zielsetzung ermittelt werden. Für die Zuschreibung der ermittelten Wirkung als Wirksamkeit präventiver Maßnahmen existiert eine Vielzahl quasi- bzw. nichtexperimenteller Kontrolltechniken, die es erlauben, die Wirkungen der Maßnahmen auf die Zielgröße unverzerrt widerzugeben, indem sie die Wirkungen der Randbedingungen und die Wirkungen des Zufalls als Störgrößen kontrollieren.

Eine derart anspruchsvolle *Ergebnisevaluierung* ist am Paradigma experimenteller Designs orientiert. Sie erfordert die vorherige genaue Klärung von Wirkungszusammenhängen, insbesondere aber auch das verbindliche Festlegen der Kriterien der Wirksamkeit sowie des Vergleichs von Interventions- und Kontrollgruppe.

Obgleich man angesichts der Vielfalt einer sich immer weiterentwickelnden Methodologie nicht zu pessimistisch sein sollte, muß man sehen, daß die Möglichkeiten einer Ergebnisevaluierung in der Suchtprävention beschränkt sind. Die Aufgabe der Suchtprävention ist äußerst komplex, die theoretische Analyse dieser Aufgabe noch sehr unvollkommen. Einen Ausweg bietet die *Prozeßevaluierung,* die eine schrittweise Evaluierung präventiven Handelns in direktem Anwendungsbezug versucht. Sie bedeutet ein sukzessives Vortasten im Handlungsfeld verbunden mit fallweisen Entscheidungen über das weitere Vorgehen. Nach dem Prinzip der Rückkopplung wird eine Optimierung der Bedingungen der Zielerreichung versucht. Eine vorab gut ausgearbeitete Theorie ist nicht vonnöten. Durch die im Optimierungskreislauf enthaltene ständige Praxiskontrolle wird in dem theoretisch wenig vorstrukturierten Handlungsfeld vielmehr die schrittweise Entwicklung einer umfassenden Theorie begünstigt. Entscheided ist, daß das präventive Handeln nicht bis zur Entwicklung einer Theorie zurückgestellt werden muß, sondern gemäß vorhandenem Handlungsbedarf sofort erfolgen kann.

Die methodischen Instrumente zur Verwirklichung einer schrittweisen Evaluierung liegen derzeit noch nicht vor. Ein Forschungsbedarf höchster Priorität besteht daher in der Entwicklung routinefähiger Verfahren, die eine kontinuierliche systematische Evaluierung von Programmen der Suchtprävention sicherstellen. Der Suchtprävention ständen damit allgemeine Vorgaben einer systematischen Planung, einer planungsgerechten Durchführung und einer gültigen Wirksamkeitsbestimmung zur Verfügung. Darüber hinaus ermöglichte eine solche Methodologie die vergleichende Evaluierung zwischen Präventionsprogrammen; die Umsetzung von Evaluierungsergebnissen auf sich neu entwickelnde Problemfelder der Suchtprävention würde ebenfalls beträchtlich erleichtert.

Literatur

Antons K, Schulz W (1977) Normales Trinken und Suchtentwicklung. Hogrefe, Göttingen Toronto Zürich

Battegay R, Mühlemann R, Hell D, Zehnder R, Hoch P, Dillinger A (1977) Alkohol, Tabak und Drogen im Leben des jungen Mannes. Karger, Basel München Paris London New York Sidney

Belschner W, Kaiser P (1981) Darstellung eines Mehrebenenmodells primärer Prävention. In: Filipp S-H (Hrsg) Kritische Lebensereignisse. Urban und Schwarzenberg, München Wien Baltimore, S 174–195

Blachly PH (1970) Seduction. A conceptual model in the drug dependencies and other contagious ills. Thomas, Springfield, Ill

Blechman EA (1982) Conventional wisdom about familial contributions to substance abuse. Am J Drug Alcohol Abuse 9:35–53

Bonnie RJ (1981) Discouraging the use of alcohol, tobacco, and other drugs: The effects of legal controls and restrictions. Adv Substance Abuse 2:145–184

Braucht GN, Brakarsh D, Follingstad D, Berry KL (1973) Deviant drug use in adolescence. A review of psychosocial correlates. Psychol Bull 79:92–106

Braunschweig B, Günther E, Kammholz J, Krasemann EO, Lange KJ (1979) Prävention des Drogenmißbrauchs bei Jugendlichen. Ergebnisse einer Aktion der Gesundheitsbehörde Hamburg. Öff Gesundheitswes 41:68–76

Bron B (1976) Alkoholmißbrauch bei Kindern und Jugendlichen. Suchtgefahren 22:41–52

Bruun K, Edwards G, Lumio M, Mäkelä K, Pan L, Popham RE, Room RE, Schmidt W, Skog O-J, Sulkunen P, Österberg E (1975) Alcohol control policies in public health perspective. The Finnish Foundation for Alcohol Studies, Helsinki

Caplan G (1964) Principles of preventive psychiatry. Tavistock, London

Caplan G (1975) A multi-model approach to primary prevention of mental disorders in children. In: Levi L (ed) Society, stress, and disease. Vol 2: Childhood and Adolescence. Oxford University Press, New York Toronto, pp 405–410

Caplan G, Grunebaum H (1967) Perspectives on primary prevention. Arch Gen Psychiatry 17:331–346

Claßen G, Rennert M (1980) Prävention und Schule. Von der Fragwürdigkeit drogenspezifischer Ansätze. Arbeitspapier DHS-Dok. 10 zum Workshop der Deutschen Hauptstelle gegen die Suchtgefahren über Strukturmaßnahmen im Bereich der Drogenprävention. Bad Neuenahr, 11.–13.9.1980

Colon I, Cutter HSG, Jones WC (1981) Alcohol control policies, alcohol consumption, and alcoholism. Am J Drug Alcohol Abuse 347–362

Dalen WE van (1983) The general practioner and the alcoholic patient. Report of a provincial project aimed at the strengthening of the role of the general practioner in the alcohol care. 29th International Institute on the Prevention and Treatment, Zagreb, 27.6.–1.7.1983

Deutscher Bundestag – 7. Wahlperiode (1975) Bericht über die Lage der Psychiatrie in der Bundesrepublik Deutschland. Drucksache 7/4200, Dr. Heger, Bonn-Bad Godesberg

DHS (Deutsche Hauptstelle gegen die Suchtgefahren) (1980) Prävention. Möglichkeiten und Grenzen bei Suchterkrankungen, Hoheneck, Hamm
Ferber C von (1978) Primärprävention. Spontanverhalten, sozialer Druck und persönlicher Lebensstil. Soz Präventivmed 23:341–345
Feser H (1975) Wirksamkeit der Aufklärung gegen Mißbrauch – Empirische Befunde aus Erfolgskontrollen und Maßnahmen gegen das Rauchen. In: Keup W (Hrsg) Mißbrauch chemischer Substanzen. DHS, Hamm
Feser H (1977) Angewandte Prävention. In: Pongratz LJ (Hrsg) Handbuch der Psychologie – Klinische Psychologie, 2. Halbband. Hogrefe, Göttingen Toronto Zürich, S 3208–3231
Feser H (1978) Eltern als Vorbild. Elterliches Erziehungsverhalten und kindlicher Suchtstoffmißbrauch. In: Keup W (Hrsg) Sucht als Symptom. Thieme, Stuttgart
Feser H (Hrsg) (1981) Drogenerziehung. Handbuch für pädagogische und soziale Berufe, Eltern, Studenten, 2. Aufl. Vaas, Langenau-Albeck
Feser H (1985) Evaluation der Schwerpunktwoche Sucht 1984. Suchtgefahren 31:340–368
Feser H, Renn H (1982) Alkoholmißbrauch junger Soldaten. Problemskizze und Modellentwicklung. Suchtgefahren 28:225–240
Feser H, Hüsgen H-A, Renn H, Ziegler H (1983) Drogenprävention. Eine Standortbestimmung. DHS, Hamm
Filipp S-H (Hrsg) (1981) Kritische Lebensereignisse. Urban und Schwarzenberg, München Wien Baltimore
Franke M (1983) Prävention des Drogenmißbrauchs in der Bundesrepublik Deutschland. Sozialpädiat Prax Klin 5:406–411
Garmezy N (1971) Vulnerability research and the issue of primary prevention. Am J Orthopsychiatry 41:101–116
Giesen BH (1982) Drogenproblem und Sozialpolitik. Zur praktischen Heuristik soziologischer Theorien. In: Beck U (Hrsg) Soziologie und Praxis, Sonderband 1, Soziale Welt. Schwartz, Göttingen
Gorsuch R, Butler MC (1976) Initial drug abuse: A review of predisposing social psychological factors. Psychol Bull 83:120–137
Gruner W (1977) Zum Problem des Jugendalkoholismus. Eine Literaturanalyse. Fortschr Neurol Psychiatr 45:77–97
Gülzow H (1978) Drogenmißbrauch und Betäubungsmittelgesetz. Eine kriminologische und rechtspolitische Untersuchung. Kriminologische Schriftenreihe der Deutschen Kriminologischen Gesellschaft Nr 64. Kriminalistik-Verlag, Heidelberg
Günther E (1981) Ansätze der Vorbeugung gegen Drogenmißbrauch. In: Hamburger Landesstelle gegen die Suchtgefahren (Hrsg) Aspekte der Suchtkrankenhilfe, Hamburg
Heath DB (1980) A critical review of the sociocultural model of alcohol use. In: National Institute on Alcohol Abuse and Alcoholism (ed) Normative approaches of the prevention of alcohol abuse and alcoholism. Rockville, Maryland, pp 1–8
Heckmann W (1908) Drogenkonsum und Drogenabhängigkeit in unserer Gesellschaft. Psychosozial 2(80):113–127
Hovland CI (1959) Reconciling conflicting results derived from experimental and survey studies of attitude change. Am Psychol 14:8–17
Janz HW (1977) Epidemiologie süchtigen Verhaltens. In: Blohmke M, Ferber C von, Kisker KP, Schaefer H (Hrsg) Epidemiologie und präventive Medizin. (Handbuch der Sozialmedizin, Bd 2). Enke, Stuttgart, S 328–374
Jost W (1984) Prophylaxe in der Drogenarbeit. Bericht über eine Untersuchung der Wirksamkeit vorhandener Informations- und Aufklärungsschriften zum Drogenthema. Suchtgefahren 30:295–299
Kallmeyer K (1980) Erfahrungen über Aufklärungsaktionen zum Rauschmittel-, Raucher- und Alkoholproblem in Schulen. Öff Gesundheitswes 42:251–254
Kandel DB (1980) Drug and drinking behavior among youth. Ann Rev Sociol 6:235–285
Klees R, Hoops W, Horst H, Kretschmer S, Roth HG, Steffen K, Weber NH (1984) Medien in der Suchtprophylaxe. Beltz, Weinheim Basel
Kleiber D, Henkel D (1983) Arbeitslosigkeit und Alkoholismus. Jahrb f Psychopath Psychother 3:18–43
Klingemann H (1985) Grundlagen und Risiken der Sekundärprävention. Drogalkohol 9:3–15

Knigge-Illner H, Rubeau P, Sommer G, Vollmer K (1983) Suchtprävention in der Schule. Beltz, Weinheim Basel

Köster H, Matakas F, Scheuch EK (1978) Forschungsprojekt „Alkoholismus als Karriere". Forschungsbericht, Düren Köln

Kunze M, Schoberberger R (1982) Gesundheitserziehung zur Prävention von Mißbrauchsverhalten in Österreich. Drogalkohol 6:3–20

Kury H, Patzschke H (1979) Zur Ätiologie des Drogenkonsums Jugendlicher. Prax Kinderpsychiatr 28:176–187

Lange KJ (1984) „Miteinander reden – miteinander leben". Eine Hamburger Aktion zur Primärprävention. Prävention 7:50–52

Laußer A, Schneider B, Thiele W, Beß R (1985) Präventive Maßnahmen zur Eindämmung des Alkoholmißbrauchs in Dienstleistungsbetrieben. Prävention 8:54–57

Löser H, Schüller M, Pfefferkorn JR (1985) Alkoholembryopathie – Neue pathogenetische Aspekte und Ansätze zur Prävention. In: Keup W (Hrsg) Biologie der Sucht. Springer, Berlin Heidelberg New York Tokyo, S 103–122

Maritsch F, Uhl A (1982) Probleme und Möglichkeiten der Drogenpräventionsforschung. Wien Z Suchtforsch 5:29–37

McGlothlin WH (1975) Drug use and abuse. Ann Rev Psychol 26:45–64

Mellenthin K (1980) Polizeiliche Möglichkeiten der Prävention. In: Deutsche Hauptstelle gegen die Suchtgefahren (Hrsg) Prävention. Möglichkeiten und Grenzen bei Suchterkrankungen. Hoheneck, Hamm, S 278–295

Menken E (1985) Die Abschreckung alkoholisierter Kraftfahrer – Trugbild oder Wirklichkeit? Einige häretische Ansichten. Drogalkohol 9:16–43

Müller R (1982) Die Wirksamkeit der Drogenerziehung. Wiener Z Suchtforsch 5:23–28

Müller R (1984a) Die Verminderung der Anzahl von Ausschank- und Verkaufsstellen als primärpräventive Maßnahme. Drogalkohol 8:43–48

Müller R (1984b) Alternativen in der Alkoholpolitik: Angebot der Nachfrage steuern? Drogalkohol 8:3–15

Nathan PE (1983) Failures in prevention. Why we can't prevent the devasting effect of alcoholism and drug abuse. Am Psychol 38:459–467

Parker DA, Harman MS (1980) A critique of the distribution of consumption model of prevention. In: National Institute on Alcohol Abuse and Alcoholism (ed) Normative approaches of the prevention of alcohol abuse and alcoholism. Rockville, Maryland, pp 67–88

Ramström LM (1982) Fortschritte gegen das Rauchen in Schweden. In: Rauchen oder Gesundheit. Politische, präventive und therapeutische Aspekte. Neuland, Hamburg, S 17–23

Renn H (1981) Evaluierungsprobleme der Drogenerziehung. In: Feser H (Hrsg) Drogenerziehung. Handbuch für pädagogische und soziale Berufe, Eltern, Studenten, 2. Aufl. Vaas, Langenau-Albeck, S 71–116

Renn H (1982) Organisatorische Fragen der Drogenprävention. Suchtgefahren 28:209–223

Renn H (1984) Die Bedeutung gesellschaftlicher Faktoren bei der Suchtentstehung. In: Deutsche Hauptstelle gegen die Suchtgefahren (Hrsg) Sucht und Gesellschaft. Ursachen – Folgen – Zusammenhänge. Hoheneck, Hamm, S 94–114

Renn H (1985) Organisatorische Chancen und Notwendigkeiten derzeitiger Suchtprävention. In: Katholische Sozialethische Arbeitsstelle (Hrsg) Suchtprävention – eine Zwischenbilanz. Hoheneck, Hamm

Renn H (1986) Beiträge aus Epidemiologie und Soziologie zu einer Theorie von Mißbrauch und Abhängigkeit. In: Feuerlein W (Hrsg) Theorie der Sucht. Springer, Berlin Heidelberg New York Tokyo, S 103–120

Renn H, Feser H (1983) Probleme des Alkoholmißbrauchs junger Soldaten im Vergleich zu gleichaltrigen Zivilpersonen. Wehrpsychol Untersuch 18(6):1–180

Römer F (1974) Kommunikationsmittel in der Prophylaxe. Suchtgefahren 20:1–6

Schankula HJ, Albert WG (1981) Alcohol. Public education and social policy. Addiction Research Foundation, Toronto

Schaps E, Di Barolo R, Moskowitz J, Palley CS, Churgin S (1981) A review of 127 drug abuse prevention program evaluations. J Drug Issues 11:17–43

Schmidt HP (1985) Zur Konzeption einer Präventionsdidaktik. Suchtgefahren 31:432–437

Schmidt W, Popham RE (1980) Discussion of paper by Parker and Harman. In: National Institute on Alcohol Abuse and Alcoholism (ed) Normative approaches of the prevention of alcohol abuse and alcoholism. Rockville, Maryland, pp 89–105

Silbereisen RK, Kastner R (1985) Entwicklungstheoretische Perspektiven für die Prävention des Drogengebrauchs Jugendlicher. In: Brandstädter J, Gräser H (Hrsg) Entwicklungsberatung unter dem Aspekt der Lebensspanne. Hogrefe, Göttingen Toronto Zürich, S 83–102

Smart RG (1980) Availability and the prevention of alcohol-related problems. In: National Institute on Alcohol Abuse and Alcoholism (ed) Normative approaches of the prevention of alcohol abuse and alcoholism. Rockville, Maryland, pp 123–146

Solms H (1975) Die Ausbreitung des Alkoholkonsums und des Alkoholismus. Soziokulturelle, wirtschaftliche und geographische Verschiedenheiten. In: Steinbrecher W, Solms H (Hrsg) Sucht und Mißbrauch, 2. Aufl. Thieme, Stuttgart, S III/3–41

Stimmer F (1978) Jugendalkoholismus. Eine familiensoziologische Untersuchung zur Genese der Alkoholabhängigkeit männlicher Jugendlicher. Duncker und Humblot, Berlin München

Stoos HU (1978) Drogenprävention. Der strafrechtliche Beitrag. Karger, Basel München Paris London New York Sidney

Stosberg K (1981) Sozialisation und Sozialisationsstörungen – ein soziologischer Ansatz. In: Feuerlein W (Hrsg) Sozialisationsstörungen und Sucht. Akademische Verlagsanstalt, Wiesbaden, S 5–15

Stuart RB (1974) Teaching facts about drugs: Pushing or preventing? J Educat Psychol 66:189–201

Troschke J von, Stünzner W von (1984) Soziale Umwelt und Genußmittelkonsum. Gesomed, Freiburg

Uchtenhagen A (1980) Intervention und Prävention. In: Gerlicher K (Hrsg) Prävention. Vorbeugende Tätigkeiten in Erziehungs- und Familienberatungsstellen. Vandenhoek und Ruprecht, Göttingen, S 9–26

Uchtenhagen A (1982) Die Familien Drogenabhängiger: Sozialpsychologische, psychodynamische und therapeutische Aspekte. Familiendynamik 7:284–297

USDHHS (U.S. Department of Health and Human Services) (1983) Fifth special report to the U.S. congress on alcohol and health from the secretary of health and human services. National Institute on Alcohol Abuse and Alcoholism, Rockville, Maryland

Wanke K (1981) Sucht als Streßfolge. Therapiewoche 31:50–54

Wieser S (1972) Familienstruktur und Rollendynamik von Alkoholikern. In: Kisker KP, Meyer JE, Müller M, Strömgren E (Hrsg) Psychiatrie der Gegenwart, Bd II, Teil 2, Abschnitt B. Psychiatrie der Sucht. Springer, Berlin Heidelberg New York, S 407–432

Wüthrich P (1974) Zur Soziogenese des chronischen Alkoholismus. Karger, Basel München Paris London New York Sidney

Die rechtlichen Aspekte bei Suchtkranken

J. Gerchow

INHALTSVERZEICHNIS

A. Einleitung . . . 82
B. Strafrecht (StGB) . . . 83
I. Schuldfähigkeit (§§ 20, 21 StGB) . . . 83
1. Spezielle Fragen der sog. Alkoholbegutachtung . . . 84
2. Der Stellenwert der Blutalkoholkonzentration und der maximale Rückrechnungswert . . . 87
3. Spezielle Fragen der sog. Drogen- und Arzneimittelbegutachtung . . . 89
4. Der Stellenwert einer chemisch-toxikologischen Analyse . . . 91
5. Verkehrstauglichkeit . . . 91
II. Die Rauschtat (§ 323 a StGB) . . . 92
III. Maßregeln der Sicherung und Besserung . . . 94
1. Strafgesetzbuch (StGB) . . . 94
2. Jugendgerichtsgesetz (JGG) . . . 95
3. Betäubungsmittelgesetz (BtMG) . . . 96
C. Zivilrecht (BGB) . . . 96
I. § 6 BGB Entmündigung . . . 96
II. § 104 BGB Geschäftsunfähigkeit . . . 97
III. § 105 BGB Nichtigkeit einer Willenserklärung . . . 97
IV. § 2229 Abs. IV BGB Testierunfähigkeit . . . 98
D. Sozialrecht . . . 98
I. Krankenversicherung (KV) . . . 99
II. Rentenversicherung (RV) . . . 99
III. Unfallversicherung (UV) . . . 99
E. Privates Versicherungsrecht . . . 99
I. Lebensversicherung . . . 100
II. Private Krankenversicherung (PKV) . . . 100
III. Unfallversicherung . . . 100
F. Rechtsfragen der ärztlichen Verschreibung . . . 101
Literatur . . . 102

Abkürzungen

AVB	Allgemeine Versicherungsbedingungen
AUB	Allgemeine Unfallversicherungsbedingungen
BAK	Blutalkoholkonzentration
BGB	Bürgerliches Gesetzbuch
BGHSt	Entscheidungen des Bundesgerichtshofes in Strafsachen, Band und Seite
BSG	Bundessozialgericht
BSGE	Entscheidungen des Bundessozialgerichts, Band und Seite
BSHG	Bundessozialhilfegesetz
BtMG	Betäubungsmittelgesetz

BtMVV	Betäubungsmittelverschreibungsverordnung
BVerfGE	Entscheidungen des Bundesverfassungsgerichts, Band und Seite
GG	Grundgesetz
JGG	Jugendgerichtsgesetz
KV	Krankenversicherung
LVA	Landesversicherungsanstalt
RV	Rentenversicherung
PKV	Private Krankenversicherung
OLG	Oberlandesgericht
RVO	Reichsversicherungsordnung
UV	Unfallversicherung
VVG	Versicherungsvertragsgesetz

A. Einleitung

Die Begutachtung von Suchtkranken (von Personen, die psychoaktive Substanzen zeitweise oder dauernd im Übermaß konsumieren) hat auf den meisten Rechtsgebieten zu berücksichtigen, daß unterschiedliche Denkweisen die jeweilige Fachsprache prägen. Der gleiche medizinisch-psychologische Sachverhalt kann bei unterschiedlicher Rechtsfrage einen wechselnden Beweiswert haben. Der Sachverständige muß deshalb wissen, in welchem Bezugssystem sein Befund steht und beurteilt werden soll. Er kann seine Aufgabe nur erfüllen, wenn es gelingt, Interpretationen zu finden, mit denen selbst komplizierte Spezialprobleme in ihrer vollen Bedeutung von dem juristischen Ansprechpartner verstanden werden. Es ist deshalb vom Sachverständigen zu fordern, daß er die „Rechtssprache" versteht und die Beziehungen zwischen medizinisch-biologisch-psychologischen Sachverhalten und juristischen Tatbeständen kennt.

Die Einbindung des Gutachters in ein rechtsstaatliches System kann zwiespältige Pflichten zur Folge haben. HELMCHEN (1983) hat darauf hingewiesen, daß der Arzt nicht nur Anwalt des Kranken sein kann, sondern auch fachlicher Berater gesellschaftlicher Institutionen sein muß, ohne sich dabei als Agent gegen den Kranken mißbrauchen zu lassen. – In der Regel hat der Sachverständige nur den Tatsachenstoff für die rechtliche Beweiswürdigung aufzubereiten, selbst keine rechtlichen Konsequenzen zu ziehen, geschweige denn Wertungen vorzunehmen. Die strenge Beschränkung des Sachverständigen auf die Mitteilung der Fakten ist jedoch eine praxisfremde Fiktion. Die Schwierigkeit einer Abgrenzung der Aufgaben des Sachverständigen kann auch darin bestehen, die Grenze zwischen Tatsachen und Beurteilung zu finden.

Die Rechtsprechung wird von einem normativ ausgerichteten Denken bestimmt, das sich vor allem in den geradezu mit Symbolwert ausgestatteten „Erfahrungssätzen" widerspiegelt (GERCHOW 1977). Dabei stellt sich aus den Bedürfnissen der Praxis die Frage, inwieweit Medizinisch-Psychologisches von der juristischen Konstruktion bewältigt werden kann und inwieweit die juristische Konstruktion von den vielfältigen Erscheinungsformen des Psychischen beeinflußt werden muß.

B. Strafrecht (StGB)

I. **Schuldfähigkeit** (§§ 20, 21 StGB)

§ 20 StGB: Ohne Schuld handelt, wer bei der Begehung der Tat wegen einer krankhaften seelischen Störung, wegen einer tiefgreifenden Bewußtseinsstörung oder wegen Schwachsinn oder einer schweren anderen seelischen Abartigkeit unfähig ist, das Unrecht der Tat einzusehen oder nach dieser Einsicht zu handeln.

§ 21 StGB: Ist die Fähigkeit des Täters, das Unrecht der Tat einzusehen oder nach dieser Einsicht zu handeln, aus einem der in § 20 bezeichneten Gründe bei Begehung der Tat erheblich vermindert, so kann die Strafe nach § 49 Abs. 1 gemildert werden.

Diese Struktur hat gegenüber den früheren Bestimmungen (§ 51 StGB) unter Berücksichtigung der bis dahin entwickelten Rechtsprechung (BGHSt 14,30) zwar teilweise neue Begriffe, inhaltlich aber keine bedeutsame Änderung gebracht. Rechtlich relevant für eine Einschränkung oder Aufhebung der Schuldfähigkeit sind vier Begriffe, mit denen psychische Merkmale umschrieben werden:

- Krankhafte seelische Störung,
- tiefgreifende Bewußtseinsstörung,
- Schwachsinn,
- schwere andere seelische Abartigkeit.

Es handelt sich dabei um Rechtsbegriffe, die nicht deckungsgleich sind mit medizinischen Krankheitsbegriffen. Nach den strengen Grundsätzen der Rechtsprechung hat der Sachverständige in seiner Gehilfenrolle lediglich die psychische Befindlichkeit zur Tatzeit zu erläutern, während das Gericht über die Anwendung der §§ 20, 21 entscheidet. In praxi wird allerdings in der Regel erwartet, daß der Sachverständige sich über die Anwendung der Rechtsvorschriften äußert (Gerchow 1977) und eine „Abschätzung des vorgefundenen Zustandes hinsichtlich seiner Gewichtigkeit" (Rasch 1967) vornimmt.

Die Struktur dieser Rechtsvorschriften ist nach dem Prinzip der sog. *gemischten biologisch-psychologischen Methode* aufgebaut. Die „biologische" Voraussetzung der Schuldunfähigkeit erfordert das Vorliegen eines der genannten psychischen Merkmale. Die „psychologische" Voraussetzung erfordert, daß der Täter wegen einer der „biologischen" Ausnahmelagen z. Z. der Tat unfähig war, das Unrecht der Tat einzusehen oder nach dieser Einsicht zu handeln (Lenkner 1972, 1985), daß also die Einsichts- oder Steuerungsfähigkeit ausgeschlossen war. Auf die Kritik an dieser Konstruktion (u. a. Venzlaff 1977) kann hier nicht eingegangen werden. Wichtig für die thematisch zu behandelnden Sachverhalte ist aber der Hinweis von Rasch (1983), daß der Sachverständige zum Vorliegen der „normativen Merkmale" (die „psychologische" Voraussetzung) schon deshalb Stellung nehmen sollte, weil er im Vergleich der psychischen Verfassung mit psychischer Krankheit Maßstäbe verfügbar hat, die „soziale Handlungskompetenz" einer Persönlichkeit zu beurteilen. Dafür ist jedoch nicht entscheidend, ob eine körperliche Verursachung vorliegt, sondern inwieweit das Verhalten krankheitsartige Struktur gewonnen hat. Ein solcher *„strukturell-sozialer Krankheitsbegriff"* veranschaulicht zweifellos überzeugender und transparenter Einschränkung oder Verlust sozialer Handlungskompetenz (Rasch 1983).

Die Vorschrift des § 21 StGB betrifft die *verminderte Schuldfähigkeit*. Sie berücksichtigt, daß die zur Schuldunfähigkeit führenden Voraussetzungen des § 20 StGB auch in abgeschwächter Form auftreten können. Diesem Umstand trägt der § 21 mit der *Möglichkeit der Strafmilderung* Rechnung (LENKNER 1972, 1985).

1. Spezielle Fragen der sog. Alkoholbegutachtung

Ein hoher Prozentsatz aller Straftäter steht bei der Deliktbegehung unter Alkoholeinfluß, vor allem bei Aggressionsdelikten (BLUM 1982; GERCHOW 1983). Hohe Blutalkoholkonzentrationen findet man vor allem bei Erregungs- und provozierten Enthemmungsdelikten, niedrigere Alkoholisierungsgrade meist bei komplizierteren Deliktformen. Bemerkenswert im Hinblick auf die pathogenetische Rolle des Alkohols sind auch Entlastungsreaktionen bei unreflektierten Verstimmungszuständen (u. a. Brandstiftung). Obwohl statistische Angaben über die Alters- und Geschlechtsverteilung bei der alkoholbeeinflußten Kriminalität erheblich schwanken, ist MIDDENDORF (1978) zuzustimmen, daß der sog. Alkoholtäter drei signifikante Charakteristika aufweist: Er ist männlich, er ist häufiger als die meisten anderen Täter vorbestraft, er gehört zu den unteren Einkommensklassen. Der fast gleichbleibend hohe Mittelwert der Blutalkoholkonzentrationen – um 2‰ – unter allen Stichproben legt die Annahme nahe, daß die extrem hohen Werte chronischen Trinkern zuzurechnen sind, zumal oft nur geringe Ausfallserscheinungen (Toleranzsteigerung!) registriert werden. Bei Verkehrsstraftätern ist dieser Aspekt genauer untersucht worden. Mindestens die Hälfte der alkoholbedingt auffälligen Verkehrsteilnehmer hat Alkoholprobleme. Frauen sind deutlich unterrepräsentiert. Die durchschnittlichen Promillewerte liegen allerdings über denen der Männer.

In dem Bezugssystem „Alkohol – Alkoholismus – Kriminalität" bleibt die kriminogene Rolle des Alkohols zunächst unklar. Die begriffliche Koppelung von Alkohol und Täterpersönlichkeit („Alkoholtäter") oder von Alkohol und Kriminalität („Alkoholkriminaltität") kann zu Mißverständnissen führen. Ein ätiologisch-pathogenetischer Stellenwert des Alkohols ist nämlich ebensowenig erkennbar wie eine qualitativ-pathoplastische Funktion der Alkoholwirkung. Vor allem wird aber die Bedeutung chronischer Alkoholschäden nicht angesprochen, wenn eine ausschließlich punktuelle Beurteilung erfolgt. Grundsätzlich ist deshalb das in der Regel sehr komplexe Bedingungsgefüge unter lebensgeschichtlichen Aspekten zu berücksichtigen. Es ist zu prüfen, ob Alkohol eine tatbedingende oder lediglich eine tatbegleitende Funktion hat, ob er Ursache oder lediglich Symptom der sozialen Desintegration ist.

Bei der Erörterung der Zuordnung der Trunkenheitszustände zu den „biologischen" Voraussetzungen der Schuldunfähigkeit wird in der wissenschaftlichen Literatur allenfalls am Rande zu der Frage Stellung genommen, in welchem lebensgeschichtlichen Zusammenhang der Alkoholkonsum unter Berücksichtigung des tatsituativen Geschehens steht. Eine „möglichst klare Einschätzung der Trunkenheitsgrade" (BRESSER 1984) oder die „Koordination einer abstufenden Beurteilung der Schuldfähigkeit bei Trunkenheit mit der abstufenden Beeinträchtigung der Bewußtseinsverfassung" (SASS 1983a) geben auf „Fragen der Soziogenese psychischer Störungsbilder, der psychodynamischen und biographischen Aspekte des Krankseins" (VENZLAFF 1975) keine hinreichende Antwort. Anders verhält es sich mit dem von RASCH (1983) herausgestellten *strukturell-sozialen Krankheitsbegrifff,* der von der Genese krankhafter oder abnormer psychischer Zustände weitgehend unabhängig ist.

Die Nichtbeachtung wichtiger Entwicklungsverläufe kann sich vor allem auf die „psychologische Voraussetzung" – die Beurteilung der Steuerungsfähigkeit – auswirken. So ist z. B. ein Alkoholisierungsgrad von 2,8‰ Blutalkohol bei weitgehend fehlenden Ausfallserscheinungen oft nur hinreichend sicher bezüglich der Schuldfähigkeit abzuschätzen, wenn es gelingt, jene konstellativ wirksamen Persönlichkeitsbesonderheiten – das Bedingungsgefüge für deviantes Verhalten – aufzuzeigen, auf die der aktuelle Alkoholkonsum eingewirkt hat. Gemeint ist jene von SCHRAPPE (1962) näher untersuchte Folge süchtigen Verhaltens, die mit dem Begriff *Depravation* umschrieben wird. Gemeint sind jene von organischen Veränderungen zwar schwer abgrenzbaren, aber in der Regel nicht organisch bedingten destruktiven Veränderungen der süchtigen Persönlichkeit. Im älteren Schrifttum findet man Bezeichnungen wie „Entdifferenzierung der Persönlichkeit", „progressiv-krankhafte Persönlichkeitsentwicklung", „Entkernung", „Verfall der historischen Persönlichkeitsgestalt" (Literatur bei SCHRAPPE 1962), die ohne scharfe Abgrenzung zu organischen Veränderungen am ehesten umschreiben, was hier gemeint ist. FEUERLEIN (1984) spricht von den reaktiven erlebnisbedingten Einflüssen, die das psychische Bild mitbestimmen. Die Interaktionen bzw. Reaktionsbildungen der Persönlichkeit auf Konflikte und soziale Probleme sind beim Alkoholiker wenig untersucht und objektiviert. Derartige Reaktionsbildungen – meist auf dem Hintergrund einer desolaten psycho-sozialen Situation – können die Merkmale eines allgemeinen Gestörtseins zeigen: Schlechtes Selbstimage, geringe Selbstwertung, niedrige Frustrationsschwelle. – Aus dem Wechselspiel dissozialen Handelns mit den Reaktionen der Gesellschaft erfolgt nicht so selten eine Abstempelung. Der prägende Einfluß dieser Stigmatisierung auf Selbstbild, Sozialprestige und Rollenfixierung, aber auch Resignation und Perspektivelosigkeit in Bezug auf positiv erlebbare Verhaltensmuster erleichtern die Bindung an die Droge und engen die sozialen Handlungsmöglichkeiten ein. Ein solcher Nivellierungsprozeß im Rahmen süchtigen Verhaltens zeigt auffällige Parallelen zu den Leitsymptomen, die GIESE (1962) bei sexuellen Perversionen überzeugend dargestellt hat.

Diese Hinweise können lediglich Hilfen geben für den Versuch einer sachgerechten Beurteilung bei der Kombination auffälliger psycho-sozialer Störungen mit hoher Blutalkoholkonzentration und geringen oder fehlenden Trunkenheitserscheinungen. Hierfür fehlt im § 20 StGB die „Geschäftsgrundlage", so daß sich eine pragmatische Handhabung empfiehlt. Der Vorschlag von RASCH (1983) bietet am ehesten die Gewähr, mit dieser Problematik fertig zu werden: Auf der Grundlage eines strukturell-sozialen Krankheitsbegriffs die Einschränkung oder den Verlust sozialer Handlungskompetenz im Vergleich mit einer krankheitsartigen Struktur und der daraus resultierenden Einengung der Variationsmöglichkeiten des Handelns abzuschätzen. Die Berücksichtigung biographischer und soziokultureller Einflüsse auf die Persönlichkeitsentwicklung und die Lebenssituation zur Tatzeit (Sass 1985) ist nicht nur für das Gericht zur *Persönlichkeitsbeurteilung und Schuldzumessung* von Bedeutung, sondern auch unter Umständen ganz entscheidend für die *Beurteilung der Schuldfähigkeit* durch den Sachverständigen. Dieses Vorgehen bedeutet keineswegs Verzicht auf Diagnose oder Abkehr von der Diagnose, sondern Vertiefung der diagnostischen Aussage bei der Bestimmung seelischer Zustände, die für die Beurteilung der Schuldfähigkeit relevant sein können. Die Gefahr einer „unkritischen Vermischung dieser Aspekte" und eines Orientierungsverlustes und damit einer Gefährdung der Rechtssicherheit – worauf Sass (1985) nachdrücklich hinweist – sehen wir nicht. Wenn tatsächlich die Gefahr bestehen sollte, daß sich die Bewertung der Schuldfähigkeit überwiegend an sozialen Gesichtspunkten, lebenssituativen Belastungen und einfühlbaren Konfliktlagen ausrichtet (Sass 1983 b), so ist die Kompetenz des Gerichtes angesprochen. Soweit erkennbar, hat die Rechtsprechung reagiert und bei alkohol- und drogeninduzierten Delikten die Anforderungen hinsichtlich der Anwendung der §§ 20, 21 StGB sehr hochgestellt.

Für die forensische Psychiatrie sollte aus den Erfahrungen mit Suchtkrankheiten deutlich geworden sein, daß soziale Belastungen und Konflikte sehr wohl zu einem krankheitsähnlichen psychischen Verhalten führen können. Mit „Aufweichung" der Beurteilungsmaßstäbe hat die Abkehr von einem konservativen psychiatrischen Krankheitsbegriff, der lebensgeschichtliche Besonderheiten und psychodynamische Abläufe außer Betracht läßt, nichts zu tun. Die höchstrichterliche Rechtsprechung hatte bereits 1959 längst vor der Strafrechtsreform entschieden (BGHST 14, 30), daß als „krankhafte Störung der Geistestätigkeit" (Anmerkung: § 51 a.F.) alle Störungen der Verstandestätigkeit sowie des Willens-, Gefühls- oder Trieblebens in Betracht kommen, gleichzeitig aber auch darauf hingewiesen, daß bloße „Willensschwäche" oder sonstige reine Charaktermängel, die nicht selbst Folge einer krankhaften Störung der Geistestätigkeit sind, die Annahme erheblich verminderter Zurechnungsfähigkeit nicht rechtfertigen.

Das Beispiel des Alkoholikers mit hohem Blutalkoholwert und geringen Trunkenheitsmerkmalen zeigt, daß die Zuordnung der verschiedenartigen Trunkheitsgrade, der alkoholischen Rauschzustände, der Intoxikationen mit und ohne Bewußtseinsstörungen zu den im Gesetz genannten „biologischen" Voraussetzungen Schwierigkeiten machen kann. Die juristischen Kommentatoren vertreten sehr unterschiedliche Auffassungen. Lackner (1981), Dreher et al. (1981) rechnen pathologische Bewußtseinsstörungen, auch den alkoholbedingten Rausch, zu den „krankhaften seelischen Störungen". Lange (Jescheck et al. 1978) hält die Abrenzung der „krankhaften seelischen Störung" und der „tiefgreifenden Bewußtseinsstörung" für fließend. Ähnlich argumentiert Lenckner (1985). Maurach (1977) hingegen rechnet den Rausch und die Intoxikation zur Kategorie „tiefgreifende Bewußtseinsstörung". In der forensischen Psychiatrie (Bresser 1984; Mende 1978; Rasch 1983; Sass 1983 a) stimmt man darin überein, daß es fließende Übergänge zwischen der ersten und zweiten Alternative gibt. Wir meinen, daß auch die vierte Alternative, die „schwere andere seelische Abartigkeit", durchaus in Betracht gezogen werden muß. Praktische Konsequenzen ergeben sich aus Überschneidungen oder Zuordnungsschwierigkeiten im allgemeinen nicht. Eine pragmatische Handhabung kann Schwierigkeiten überbrücken.

Bezüglich der Bezeichnung der Trunkenheitsgrade und Rauschformen bieten Hand- und Lehrbücher fast übereinstimmende Interpretationen an. Bresser (1984) unterscheidet *Angetrunkensein* als Alkoholisierungszustand ohne Veränderung der Bewußtseinslage von *Betrunkensein* als Trunkenheitszustand „mit gesamt-seelischer Beeinträchtigung im Sinne der Bewußtseinsveränderung nach Art eines Rausches"; die *Volltrunkenheit* oder der Vollrausch wird als schwere Bewußtseinsveränderung mit Aufhebung der Selbstbestimmung besonders herausgestellt. Athen (1986) übernimmt die übliche Dreiteilung, die sich in etwas anderer Formulierung auch bei Finzen (1986) findet: normaler oder gewöhnlicher Rausch, komplizierter (quantitativ abnormer) Rausch und pathologischer (qualitativ abnormer) Rausch. Rasch (1986) hingegen geht deskriptiv an die Typisierung der Rauschformen heran und bietet einen idealtypischen Entwurf der tatwirksamen Rauschverläufe und Rauschformen an.

Der *pathologische Rausch* ist einem durch Alkohol ausgelösten Dämmerzustand gleichzustellen, bedingt Schuldunfähigkeit und kann durch jede Blutalkoholkonzentration ausgelöst werden. An sich ist dieser Begriff ebenso entbehrlich wie der „abnorme Rausch" oder der „komplizierte Rausch". Alkoholische Räusche sind insgesamt sehr vielgestaltig. Entscheidend ist – worauf besonders Rasch (1967) hingewiesen hat –, ob dem Alkoholrausch im Zusammenhang mit der Tatsituation mehr der Rang eines katalysierenden Faktors zuzumessen ist, oder ob die Straftat „aus einem Rauschzustand erwuchs, der die Erlebniskontinuität nach Art eines Ausnahmezustandes durchbrach". Räusche mit dem Gepräge eines Ausnahmezustandes fallen aus dem Sinnzusammenhang heraus, sind ohne Bezug zur Situation. Bisweilen findet sich eine psychotische Symptomatik mit Situationsverkennung, Desorientiertheit, Angst, Beziehungs- und Wahnideen.

2. Der Stellenwert der Blutalkoholkonzentration und der maximale Rückrechnungswert

Die Ermittlung der Blutalkoholkonzentration (BAK) stellt bei Straftaten unter Alkoholeinfluß eine wichtige Orientierungshilfe dar. Die BAK kann aufgrund von Anknüpfungstatsachen (Geschlecht, Körpergewicht, Trinkmenge, Trinkzeit) errechnet werden. Liegt ein Analysenergebnis vor, so erfolgt eine Rückrechnung vom Zeitpunkt der Blutentnahme auf den Tatzeitpunkt. Dem Rückrechnungswert kommt dabei große Bedeutung zu.

Um eine Benachteiligung auszuschließen, hat das „normative" juristische Denken in zahlreichen Entscheidungen zu einer *Grenzwertanwendung* geführt und einen stündlichen Abbauwert von 0,29‰ festgelegt. Diese „Norm" setzt sich zwangsläufig über die biologische Variabilität aller denkbaren Möglichkeiten hinweg und verallgemeinert den Einzelfall. Es werden also Gesetzmäßigkeiten angenommen, denen eine allgemeine Gültigkeit für im Grunde nur ähnliche aber nicht gleichartige Fälle zugesprochen wird.

In einer umfassenden, die einschlägige Literatur berücksichtigenden Arbeit haben Gerchow et al. (1985) zur Berechnung der maximalen BAK und zu ihrem Beweiswert für die Beurteilung der Schuldfähigkeit Stellung genommen:

- Ein Wert von 0,29‰/h oder ein anderer fest auf die Stunde bezogener Maximalrückrechnungswert ist für die Belange der forensischen Praxis nicht gerechtfertigt. Bei kurzen Rückrechnungszeiten sind höhere Maximalrückrechnungswerte nicht auszuschließen. Bei einer Langzeit-Rückrechnung führt die Anwendung von 0,29 g ‰/h zu ungerechtfertigten Begünstigungen.
- Eine Maximalrückrechnung sollte gestaffelt erfolgen. Hierfür gilt für jeden Teil der Blutalkoholkurve nach Trinkende die Formel: BAK-Tatzeit = BAK-Blutentnahme + 0,20 g ‰ + 0,20 g ‰/h (99 prozentiger Vertrauensbereich).
- BAK-Tatzeit = BAK-Blutentnahme + 0,30 g ‰ + 0,20 g ‰/h (99,9 prozentiger Vertrauensbereich).

Für die Berechnung der *wahrscheinlichen Blutalkoholkonzentration* gelten andere Voraussetzungen. Die Abfallgeschwindigkeit der postresorptiven Blutalkoholkonzentrationskurve bei niedrigen Blutalkoholwerten unterscheidet sich deutlich von der bei hohen Blutalkoholkonzentrationen. Der mittlere stündliche Abfall der Blutalkoholkurve beträgt ca. 0,15‰, bei sehr geringen Trinkmengen ca. 0,14‰, bei großen Trinkmengen ca. 0,17‰.

Trotz der „normativen Grenzwertanwendung“ wird im juristischen Schrifttum und in höchstrichterlichen Entscheidungen betont, daß die Frage, ob Trunkenheit die Schuldfähigkeit ausschließe oder vermindere, nicht schematisch nach bestimmten Blutalkoholwerten beurteilt werden dürfe, sondern wegen der individuell sehr verschiedenen Alkoholtoleranz nur nach einer entsprechenden Persönlichkeitsanalyse und in Beziehung auf die konkrete Tat entschieden werden könne. Unverkennbar ist jedoch die Tendenz der Rechtsprechung, Stufen der Trunkenheit in Abhängigkeit vom Promillewert aufzustellen und daraus *„Faustregeln“* abzuleiten. Diese machen deutlich, daß Schuldunfähigkeit ab 3‰ und verminderte Schuldfähigkeit ab 2‰ in Betracht kommen.

Wenn es keine Anhaltspunkte über die psychische Verfassung des Täters zur Tatzeit gibt und der Tatablauf nicht rekonstruierbar ist, liegt es nahe, von einem Trunkenheitsgrad auszugehen, wie er „in der Regel“ bei bestimmten Blutalkoholwerten gegeben ist, und die *„Faustregeln“* anzuwenden. Die Erfahrung zeigt allerdings, daß bei nicht wenigen Menschen mit Werten unter 2‰ stärkere Trunkenheitszeichen vorhanden sind als bei anderen mit Werten über 3‰. Bei der Anwendung von *„Faustregeln“* bleibt unberücksichtigt, daß zwischen Blutalkoholkonzentration und Alkoholwirkung nur eine sog. stochastische Abhängigkeit besteht. Diese liegt vor, wenn eine zwar statistisch nachweisbare aber nicht gesetzmäßige Abhängigkeit der einen Variablen (Befindlichkeit) von der anderen (Blutalkoholkonzentration) besteht. Prinzipiell ist folgendes zu berücksichtigen:

- Bei der Berechnung der maximalen Tatzeitalkoholkonzentration entfernt man sich mit zunehmendem zeitlichen Abstand erheblich von der wahrscheinlichen Tatzeitalkoholkonzentration.
- Es gibt keine lineare Abhängigkeit der Trunkenheitserscheinungen vom Promillewert.
- Mit zunehmendem Abstand vom Trinkende geht die psychische Erholung schneller voran, als die Ausscheidung des Alkohols erfolgt.
- Die Wirkung des Alkohols erfolgt nicht generell proportional der genossenen Menge. Sie ist inter- und intraindividuell sehr unterschiedlich. Die Auswirkungen eines gleich hohen Konsums von Alkohol bei gleichen Personen können zu unterschiedlichen Zeiten verschiedenartig sein. Körperliche Befindlichkeit, Stimmung, affektiver Hintergrund und vieles andere mehr spielen eine Rolle.

- Die verhaltensbestimmenden psychischen Funktionen werden nicht gleichmäßig beeinträchtigt. Viele dem Promillewert nach stark Alkoholisierte verfügen über beachtliche Leistungsreserven, die durchaus – wenn auch u. U. nur für kurze Zeit – zielstrebig eingesetzt werden können.

Aufgrund dieser Erfahrungstatsachen entspricht es dem logischen Verhältnis zwischen Intoxikationssymptomen und BAK, daß konkrete Feststellungen über Trunkenheit oder Nüchternheit prinzipiell bei der Beurteilung der Schuldfähigkeit Vorrang gegenüber Blutalkoholwerten haben: Wer Symptome einer schweren Alkoholintoxikation aufweist, ist nicht deshalb nüchtern, weil er nur 1‰ hat, und umgekehrt ist nicht volltrunken, wer 3‰ aufweist und keinerlei Trunkenheitssymptome bietet.

Es ist also notwendig, sich bei der Beurteilung der Schuldfähigkeit – mehr als dies in der höchstrichterlichen Rechtsprechung erkennbar ist – an der Symptomatik der Alkoholintoxikation zu orientieren. Die häufig verwendeten Formeln und Begriffe wie planmäßiges Handeln, Erinnerungsfähigkeit, Amnesie, Wesens- und Persönlichkeitsfremdheit sind durchweg verzichtbar, müssen aber zumindest genauer auf ihren Gehalt geprüft und in der praktischen Anwendung differenzierend interpretiert werden. Ein Maximalwert muß in der Regel relativiert werden. Es erscheint zweckmäßig, ihn an dem wahrscheinlichsten Wert zu überprüfen. Aber auch ein solcher punktuell ausgerichteter Blutalkoholbefund reicht zur Beurteilung der Schuldfähigkeit – zur Abschätzung der Freiheitsgrade – in der Regel nicht aus. Wesentlicher für die Beurteilung sind jene Kriterien, die auch sonst bei forensisch-psychiatrischen Begutachtungen angewendet werden und dabei die Auffassung einer psychodynamisch orientierten Psychiatrie unter Einbeziehung anthropologischer Tatbestände berücksichtigen. Entscheidende Kriterien sind entsprechend Anknüpfungstatsachen, insbesondere die deskriptive aktuelle Befindlichkeit, also das psychopathologische Bild. Auch aus dem Leistungsverhalten sind in der Regel Folgerungen möglich hinsichtlich Umsicht und Übersicht, Auffassung und Reaktion bei veränderten Bedingungen. Ohne die Anerkennung sozial-psychologischer Bezüge bei der Konstituierung von Entwicklungsverläufen ist schließlich auch in diesem Bereich eine Beurteilung schwer denkbar. Bei langjährigem Mißbrauch von Alkohol müssen sowohl eine Depravation, jene „toxische“ Verwahrlosung, als auch hirnorganische Veränderungen in Betracht gezogen werden.

3. Spezielle Fragen der sog. Drogen- und Arzneimittelbegutachtung

Die Grundsätze der Beurteilung der alkoholbeinflußten Delinquenz können auch bei der Begutachtung Drogenabhängiger als Richtschnur dienen (GERCHOW 1979; WANKE u. TÄSCHNER 1979). Überwiegend sind die *Folgen chronischen Rauschmittelkonsums* zu beurteilen. In der Rechtsprechung werden die Folgen einer langjährigen „Drogenkarriere“ meist den „krankhaften seelischen Störungen“, drogenbedingte Bewußtseinsstörungen bei Überdosierung und Unterdosierung (Entzugssymptomatik) den „tiefgreifenden Bewußtseinsstörungen“ zugerechnet. Bei Taten in der „Sättigungsphase“ (der sich in einem ausgeglichenen Zustand befindliche kompensierte Süchtige) wird dem Drogenkonsum in der Regel keine Bedeutung beigemessen: „Drogenabhängigkeit begründet als solche noch keine erhebliche Verminderung der Schuldfähigkeit" (LENCKNER 1985). Aber auch in der Rechtsprechung wird berücksichtigt, daß langjähriger Drogenkonsum Bedeutung gewinnen kann, „wenn durch die seelische Abartigkeit der Kern der Persönlichkeit so wesentlich beeinträchtigt ist, daß ihr Krankheitswert zukommt". Damit wird die Möglichkeit der Annahme einer „schweren anderen seelischen Abartigkeit" aufgezeigt. Damit wird aber auch deutlich, daß die punktuelle Ausrichtung auf die psychopathologischen Befunde des Querschnittsbildes nicht ausreicht, um den Richter in die Lage zu versetzen, die Rechtsfrage – schuldfähig oder nicht – zu klären.

KREUZER (1975) hat auf die Zusammenhänge im Beziehungsgeflecht von Suchtmitteln, Persönlichkeit der Konsumenten, Drogenmilieu, Sozialkontrolle und Delinquenz hingewiesen. Als Rahmenhypothese zum Thema „Drogen und Delinquenz" hat er unterstellt, daß weniger drogenspezifische als persönlichkeits- und sozialbedingte Faktoren bestimmend sind. Daraus folgert, daß eine multifaktorielle Betrachtungsweise unter Berücksichtigung von Sozialisationsproblemen, Delinquenzdispositionen, Gruppeneinflüssen, aber auch von Reaktionen der sozialen Kontrollinstanzen – um nur einige bestimmende Faktoren zu nennen – unabdingbar ist (GERCHOW 1983). Hieran knüpfen andere Untersuchungen (u.a. GERCHOW 1979, WANKE u. TÄSCHNER 1979) bei der Beurteilung der Schuldfähigkeit Drogenabhängiger an.

Übereinstimmend wird festgestellt, daß Drogenkonsum die verschiedenartigsten psychosozialen Störungen zeigt, daß neurotische Dispositionen und phasenspezifische Konfliktsituationen eine Rolle spielen können und daß frühkindliche Hirnschädigungen oder endogene – vorher bestandene oder durch den Drogenkonsum ausgelöste – Psychosen nicht übersehen werden dürfen.

Bei den Begutachtungsfällen handelt es sich meist um direkte und indirekte Beschaffungskriminalität (KREUZER 1975). Die direkte Beschaffung von Drogen (Beraubung von Dealern, Apothekeneinbrüche usw.) dient meist dem unmittelbaren Eigengebrauch zur Abwendung von Entzugserscheinungen. Wenn der Drogenkonsum zu körperlicher Abhängigkeit geführt hat, Entzugserscheinungen aus eigenem Erleben bekannt sind und die Beschaffung im Zusammenhang mit dem unmittelbaren Eigenbedarf steht – die Rauschgiftmenge in Relation zur süchtigen Situation des Täters steht – wird am ehesten verminderte Schuldfähigkeit, unter Berücksichtigung des Grades und der Dauer der Abhängigkeit auch gelegentlich Schuldunfähigkeit, anzunehmen sein. Die indirekte Beschaffungskriminalität verfolgt zwar auch das Ziel der Eigenbedarfsdeckung, aber auf Umwegen und oft mit komplizierten Handlungsmustern. Sie läßt in aller Regel zumindest wirksame Reste willensabhängiger Steuerungsfähigkeit erkennen, z.B. Vorsicht und Umsicht, Aufschiebbarkeit und Rücktritt. Der Zusammenhang mit der Sucht wird um so geringer, je mehr die Beschaffung im Zusammenhang mit organisatorisch komplizierten Geschäftspraktiken, Bevorratung und Handel im eigentlichen Sinne steht. Während bei der Eigenbedarfsdeckung erheblich verminderte Schuldfähigkeit in der Regel in Betracht zu ziehen ist, sind die Voraussetzungen des § 21 StGB beim Händler mit komplizierten und auf Gewinn gerichteten Geschäftspraktiken im allgemeinen nicht erfüllt, zumal wenn ein motivationaler Zusammenhang mit dem eigenen Konsum nicht mehr plausibel erscheint.

Das objektive Leistungsverhalten ist häufiger als bei Straftaten unter Alkoholeinfluß nur ein bedingt brauchbares Kriterium für die Beurteilung der Schuldfähigkeit, die weniger an den Leistungsausfällen als an der Motivationsstruktur unter Berücksichtigung der „inneren Situation" des Täters zu messen ist.

Anhaltspunkte für die Beurteilung liefern:

- Die Täterpersönlichkeit unter Berücksichtigung der biographischen Anamnese,
- die aktuelle Intoxikation oder „Unterversorgung",
- Dauer und Grad der Abhängigkeit unter Berücksichtigung des Konsummusters (Art und Menge),
- das psychopathologische Bild zur Tatzeit unter Berücksichtigung einer süchtigen Umstrukturierung der Persönlichkeit (Depravation),
- Tatart und Tatausführung.

4. Der Stellenwert einer chemisch-toxikologischen Analyse

Die Vielzahl der Medikamente und Drogen, der ganz unterschiedliche, u. U. vom Konsumverhalten abhängige Metabolismus (Enzyminduktion usw.), auch die Wirkungsmodalitäten bedingen Probleme, die eine Grenzwertanwendung (s. Abschn. B.I.2) und damit die Benutzung vereinbarter „Kennzahlen" nicht ermöglichen. Dennoch ist das Ergebnis chemisch-toxikologischer Analysen ein entscheidender Ausgangspunkt für die Beurteilung. Der Verzicht auf Untersuchungsmaterial für die Beschaffung wichtiger Anknüpfungstatsachen vergrößert u. U. die „Beweisnot".

Allerdings sagt das Ergebnis einer chemisch-toxikologischen Analyse nichts über die Verteilung einer Substanz im Organismus aus. Man kann aus ihr auch keine Informationen über die Verfügbarkeit im Organismus gewinnen. Aber der Nachweis von körperfremden Substanzen, ihre Pharmakokinetik und die Abschätzung der biologischen Halbwertzeiten ermöglichen oft für die Beurteilung der Schuldfähigkeit wichtige Rückschlüsse. Wenn die Möglichkeit zur Quantifizierung (im Serum) besteht, so lassen sich im allgemeinen auch Angaben über den Intoxikationsgrad machen, wobei allerdings unter dem Aspekt der Schuldfähigkeitsbeurteilung Dauer und Intensität des Konsums und dadurch bedingtes verändertes Stoffwechselverhalten, Toleranzbildung usw. Berücksichtigung zu finden haben. Insofern erlaubt das Ergebnis einer chemisch-toxikologischen Analyse auch nur selten eine unmittelbare Aussage über die Befindlichkeit. Hierzu sind weitere Anknüpfungstatsachen (s. Abschn. B.I.3) erforderlich.

5. Verkehrstauglichkeit

Ein großer Teil der alkoholauffälligen Kraftfahrer – meist mit einer BAK über 2‰ – hat manifeste Alkoholprobleme. Wird die Fahrerlaubnis bei Alkoholabhängigkeit entzogen, so muß nach Ablauf der Sperrfrist ein neuer Führerschein beantragt werden. Die Behörde wird den Bewerber auffordern, den Verdacht auf Alkoholabhängigkeit durch Gutachten zu widerlegen. Der Gutachter hat dabei zu bedenken, daß der Alkoholkranke die Fahrerlaubnis nur erhalten kann, wenn er alkoholfrei lebt. Wesentlich für die prognostische Beurteilung ist die Bildung von Gewohnheiten im sozialen Bereich, die einen Rückfall in frühere Trinkgewohnheiten vermeiden helfen. Die Teilnahme an Selbsthilfegruppen kann wichtiger Bestandteil der Rehabilitation sein. Allerdings kann auch der Führerschein ein wesentlicher Bestandteil der Rehabilitation sein und bei der Wiedereingliederung des Suchtkranken in das soziale Leben dienlich sein.

In der Regel ist davon auszugehen, daß jemand, der vom Alkohol oder anderen Stoffen abhängig ist, zum Führen eines Kraftfahrzeuges ungeeignet ist. Die Fristen für die Wiedererteilung der Fahrerlaubnis sind flexibel. Der Nachweis, daß keine Abhängigkeit mehr besteht, kann durch eine erfolgreiche Entziehungsbehandlung und eine einjährige Abstinenz nachgewiesen werden. Da Rückfälle am Ende einer Therapie besonders häufig sind, wird vor Wiedererteilung eine Bewährung in der Sozialgemeinschaft gefordert.

II. **Die Rauschtat** (§ 323a StGB)

§ 323a StGB bedroht den schuldhaft herbeigeführten Rausch mit Strafe. Bedingung der Strafbarkeit ist eine rechtswidrige Tat. Mit diesem Straftatbestand sollen jene Fälle erfaßt werden, in denen der Täter für eine Straftat nicht zur Verantwortung gezogen werden kann, weil er im Zustand der Schuldunfähigkeit gehandelt hat oder dies nicht auszuschließen ist.

Die Reaktionen im juristischen Schrifttum auf die Neuorientierung der Rechtsprechung im Bereich des Vollrauschtatbestandes sind „durch einen tiefgreifenden Dissens und eine Vielzahl einander widersprechender Konzeptionen gekennzeichnet“ (Literaturübersicht bei LACKNER 1985). Derartige Probleme berühren auch die Tätigkeit des Sachverständigen. Nach dem Wortlaut des § 323a StGB kann eine rechtswidrige Tat nur dann bestraft werden, wenn der Täter sich in einen „Rausch“ versetzt hat. Dieser muß als gesetzliches Tatbestandsmerkmal sicher nachgewiesen werden. Das Merkmal „Rausch“ hat jedoch zunehmend zu Auslegungsschwierigkeiten geführt. Die Definition des BGH (BGHSt 26, 363) – ein Zustand, der nach seinem ganzen Erscheinungsbild als durch den „Genuß“ von Rauschmitteln verursacht anzusehen ist – führt nicht weiter. Persönlichkeit, affektiver Hintergrund und Tatgeschehen werden dabei weitgehend ausgeklammert. Die Orientierung an Promillegrenzen (s. Abschn. B.I.2) bringt zusätzliche Unsicherheit und Ungenauigkeit.

Ein Grundsatzurteil des BGH (BGHSt 32, 48) kommt in seiner zentralen Aussage zu folgenden Feststellungen:

> „Eine für alle in Betracht kommenden Fälle gültige Bestimmung, welchen Schweregrad ein Rausch haben muß, um tatbestandsmäßig im Sinne des § 323a StGB zu sein, dürfte sich kaum finden lassen..., weil sie insbesondere abhängig ist von der Art des Rauschmittels, der persönlichen Verfassung des Täters und der im Rausch begangenen rechtswidrigen Tat. Festzuhalten ist nur, daß der Rausch im Sinne des § 323a StGB nicht nur zur Voraussetzung hat, daß eine Schuldunfähigkeit des Täters der Rauschtat erwiesen oder zumindest festgestellt ist, daß der Täter den sicheren Bereich des § 21 StGB zu § 20 StGB hin verlassen hat... Der Senat sieht es jedenfalls als unbedenklich an, die Tatbestandsmäßigkeit des Rausches zu bejahen, wenn dieser einen Schweregrad erreicht hat, der zu einer erheblich verminderten Schuldfähigkeit des Täters in bezug auf die ‚Rauschtat‘ führt.“

Die Frage, ob ein tatbestandsmäßiger Rausch im Sinne des § 323 a StGB auch bei möglicher voller Schuldfähigkeit – aber nicht ausgeschlossener Schuldunfähigkeit – vorliegen kann, wurde vom BGH nicht beantwortet.

Schewe (1983) hat aus medizinischer und juristischer Sicht ausführlich zum Problem der qualitativen Differenzierung und quantitativen Abgrenzung zwischen „Räuschen" und „Nicht-Räuschen" Stellung genommen.

Alkohol- oder Rauschmittelmißbrauch muß ursächlich – allerdings nicht einzige Ursache – für den Rausch gewesen sein. Die Ursächlichkeit wird nicht ausgeschlossen, wenn verstärkende Einflüsse vorgelegen haben: Zum Beispiel Intoleranz bei hirnorganischen Schäden, kombinatorische Wirkung von Alkohol und Medikamenten. Der Rausch muß jedoch schuldhaft herbeigeführt worden sein, fahrlässig oder vorsätzlich. Wird eine Straftat in die Herbeiführung des Rausches einbezogen (z. B. „Antrinken" von Mut zur Begehung einer Straftat), dann wird die Rechtsfigur der actio libera in causa, der „vorverlegten Schuld", wirksam.

Beruht die Schuldunfähigkeit auch auf Mitursachen, deren Bedeutung oder Wirkungsqualität der Täter nicht kennt, so ist ein Rausch nicht zurechenbar. Hierfür kommt der „pathologische Rausch" (s. Abschn. B.I.1) in Frage. Der subjektive Tatbestand bedarf allerdings besonders sorgfältiger Prüfung.

Bei allen Suchtkranken kann die Überprüfung des subjektiven Tatbestandes zu dem Ergebnis führen, daß die Herbeiführung des Rausches (gesetzlicher Tatbestand im Sinne des § 323 a) im Zustand erheblich verminderter Schuldfähigkeit (§ 21 StGB) erfolgte. Dieses Problem stellt sich vor allem bei chronischem Alkoholismus.

Die Strafandrohung des § 323a StGB richtet sich gegen die Einnahme von Mitteln („alkoholische Getränke oder andere berauschende Mittel"), die zur Schuldunfähigkeit führen können und gegen die durch Schuldunfähigkeit bedingte Rechtsgütergefährdung. Es kann also nicht darauf ankommen, ob Schuldunfähigkeit in einer bestimmten vom jeweiligen „Rauschmittel" geprägten Variante vorliegt. Für das jeweilige „Rauschmittel" typische Zustandsbilder gibt es ohnehin nur bedingt. Die Vielfalt denkbarer Möglichkeiten bei der Einwirkung von Alkohol und anderen psychotropen Substanzen („anderen berauschenden Mitteln") ist groß. Der Verlauf einer Intoxikation ist je nach Stimmung, Affektlage, Primärpersönlichkeit, Gewöhnung und anderen schwer bestimmbaren Einflüssen (z. B. Interaktionen des Opfers) sehr unterschiedlich. Es kommt also entscheidend darauf an, auf welche Voraussetzungen eine psychoaktive Substanz trifft (Gerchow 1981). Juristischerseits neigt man dazu, auf die Mittel abzustellen und einen „Rausch" anzunehmen, wenn der Zustand auf der Einnahme eines „Rauschmittels" beruht, wobei z. T. eine Entsprechung von Mitteln und Symptomatik gefordert wird. Man entgeht am ehesten einer solchen letztlich unbefriedigenden Diskussion, wenn man bei der Beurteilung einer „Rauschtat" als unabhängige Bezugsgröße das durch pharmakologische Wirkungen bedingte Zustandsbild zugrunde legt, das in sehr unterschiedlichem Maße durch die erwähnten Voraussetzungen (Affektlage usw.) geprägt werden kann.

III. Maßregeln der Sicherung und Besserung

Bei Alkoholismus oder Rauchgiftsucht ist ein Einschreiten auch dann möglich oder erforderlich, wenn sich die Gefährlichkeit nicht nur in einer rechtswidrigen Tat, sondern aus sonstigen Umständen (wenn aufgrund der Sucht eine erhebliche Gefahr für den Betreffenden selbst oder seine Mitmenschen besteht) ergibt. Für dieses Verfahren der *Freiheitsentziehung* sind die Verwaltungsbehörden zuständig. Diese benötigen eine richterliche Anordnung oder Bestätigung (Art. 104 II GG). Für das richterliche Verfahren sind landesrechtliche Vorschriften maßgebend. Diese sind sehr unterschiedlich und tragen teilweise einem mehr kurativen Aspekt, teilweise mehr dem Sicherungsgedanken Rechnung. Prinzipiell darf die Unterbringung nur so lange dauern, wie ihr Zweck dies erfordert. Für Suchtkranke ist in der Regel eine zeitliche Höchstgrenze festgelegt.

Nachdem das Bundesverfassungsgericht 1973 (BVerfGE 35, 202) unter Hinweis auf das Sozialstaatprinzip die Resozialisierung als herausragendes Ziel des Vollzugs von Freiheitsstrafen bezeichnet hatte, hat auch der Gesetzgeber den Resozialisierungsgedanken in den Vordergrund gestellt. Unter diesem Gesichtspunkt muß die sog. *Zweispurigkeit des Strafrechts* gesehen und gehandhabt werden. Gemeint ist damit, daß neben dem Sicherungsbedürfnis vorrangig die Verpflichtung steht, die Resozialisierung besserungsfähiger Täter anzustreben. Prinzipiell müssen die Eingriffe in die Freiheitssphäre in einem angemessenen Verhältnis zu den Gefahren stehen.

Von den in § 61 StGB aufgeführten Maßregeln der Sicherung und Besserung interessieren für die Beurteilung Suchtkranker:
- Die Unterbringung in einem psychiatrischen Krankenhaus,
- die Unterbringung in einer Entziehungsanstalt,
- die Entziehung der Fahrerlaubnis (s. Abschn. B.I.5).

Das Jugendgerichtsgesetz (JGG) und das Betäubungsmittelgesetz (BtMG) sehen weitere Möglichkeiten für Prävention, Rehabilitation und Resozialisierung vor.

1. Strafgesetzbuch (StGB)

§ 63 StGB regelt die Unterbringung in einem psychiatrischen Krankenhaus. Der Gesetzestext läßt keinen Zweifel, daß diese Maßnahme mehr unter dem Aspekt der Sicherung als dem der Therapie zu sehen ist. Heilungs- oder Pflegebedürftigkeit gelten für die Anordnung nicht als Voraussetzung. Voraussetzung für eine Unterbringung nach § 63 StGB ist, daß eine rechtswidrige Tat im Zustand der Schuldunfähigkeit (§ 20) oder der verminderten Schuldfähigkeit (§ 21) begangen wurde, und daß infolge des Zustandes erhebliche für die Allgemeinheit gefährliche rechtswidrige Taten zu erwarten sind. *Ist § 21 lediglich nicht auszuschließen, so kommt § 63 nicht in Betracht.*

In Frage kommen ausschließlich chronische Krankheitsverläufe mit erheblicher Gefährlichkeitsprognose und dauerhafter Schuldunfähigkeit. Therapieresistenz und/oder Aussichtslosigkeit einer Entziehungsbehandlung sind im allgemeinen unabdingbare Voraussetzungen und deshalb bei der Begutachtung besonders zu überprüfen.

§ 64 StGB regelt die Unterbringung in einer Entziehungsanstalt bei Alkoholikern und Rauschgiftsüchtigen. Neben den Sicherungszweck tritt der therapeutische Aspekt, denn die Anordnung hat zu unterbleiben, wenn eine Entziehungskur von vornherein aussichtlos erscheint. Hier liegt die besondere und auch schwierige Aufgabe des Sachverständigen. Er hat jede auch noch so geringe Chance für therapeutische Interventionen aufzuzeigen, denn das Gericht kann von der Unterbringung zu Gunsten des Strafvollzugs nur absehen, wenn zweifelsfrei feststeht, daß die Unterbringung den Süchtigen nicht zu bessern vermag.

Von den drei Voraussetzungen für die Anordnung (Hang, rechtswidrige Tat, Wiederholung rechtswidriger Taten infolge des Hanges) ist in der Begutachtungspraxis vor allem zu der Frage Stellung zu nehmen, ob ein Hang besteht, alkoholische Getränke oder andere berauschende Mittel im Übermaß zu sich zu nehmen. Auch der periodische Trinker erfüllt die Voraussetzungen, wenn er einen „Hang" entwickelt hat. Neben Alkohol kommen alle Mittel in Betracht, die „berauschend" wirken, also neben den im BtMG aufgeführten Substanzen u. a. auch Barbiturate und Psychopharmaka (Medikamentenabhängigkeit!).

2. Jugendgerichtsgesetz (JGG)

Im einzelnen kann auf die Besonderheiten des JGG im Verhältnis zum Erwachsenenstrafrecht nicht eingegangen werden (s. z. B. Lange-Lüddecke u. Bresser 1976). – Die Beurteilung der Schuldfähigkeit gemäß §§ 20, 21 StGB ist bei Jugendlichen und Heranwachsenden unter gleichen Gesichtspunkten wie bei Erwachsenen zu prüfen (s. Abschn. B.I). Eine gewisse Konkurrenz besteht zu § 3 JGG (Verantwortlichkeit unter dem Gesichtspunkt der Reife). Für alkoholisierte oder unter der Einwirkung anderer psychoaktiver Substanzen stehende Jugendliche können die Voraussetzungen aus §§ 20, 21 StGB zur Anwendung kommen, wenn nach allen Umständen Strafmündigkeit (§ 3 JGG) anzunehmen ist.

§ 7 JGG läßt Maßregeln der Sicherung und Besserung nach dem allgemeinen Strafrecht zu. In *§ 93 a JGG* wird zur Unterbringung in einer Entziehungsanstalt zusätzlich gefordert, daß diese Maßregel in einer Einrichtung vollzogen wird, in der die für die Behandlung suchtkranker Jugendlicher erforderlichen besonderen therapeutischen Mittel und sozialen Hilfen zur Verfügung stehen. Zur Erreichung des Behandlungsziels kann der Vollzug „aufgelockert und weitgehend in freien Formen durchgeführt" werden. Unabhängig von der Vielfältigkeit der möglichen richterlichen Maßnahmen und Auflagen kann der Jugendrichter gemäß § 10Abs. 2 JGG auch Weisungen erteilen, sich einer „heilerzieherischen Behandlung oder einer Entziehungskur zu unterziehen". Erziehungsberechtigte und gesetzliche Vertreter müssen zustimmen. Von Vollendung des 16. Lebensjahres an soll diese Maßnahme nur mit dem Einverständnis des Jugendlichen durchgeführt werden. In diesem Beurteilungsbereich wird die Kompetenz der psychologischen und/oder medizinischen Sachverständigen stärker angesprochen als in dem übrigen Spektrum der pädagogisch zweckmäßigsten Maßnahmen. Er hat Kriterien der Sozialprognose einzubeziehen und sollte auch bei ausgeprägten dissozialen Gewohnheitsbildungen unter dem Eindruck der „Hoffnungslosigkeit" nur selten

zur Aufgabe therapeutischer Bemühungen raten. Besondere Probleme ergeben sich, eine „geeignete" Einrichtung gemäß § 93 a JGG empfehlen zu können.

3. Betäubungsmittelgesetz (BtMG)

Zusätzliche therapeutische und rehabilitative Maßnahmen ergeben sich bei Rauschgiftsüchtigen aus §§ 35, 36 BtMG, die gemäß § 38 BtMG sinngemäß auch bei Jugendlichen anzuwenden sind. Gemäß § 35 BtMG kann bei einer Verurteilung von nicht mehr als 2 Jahren die Vollstreckung der Strafe oder der Maßregeln zurückgestellt werden, wenn der Verurteilte sich wegen seiner Abhängigkeit in einer seiner Rehabilitation dienenden Behandlung befindet oder zusagt, sich einer solchen zu unterziehen. Da der Beginn gewährleistet sein muß, ist es erforderlich, rechtzeitig – auch während der Untersuchungshaft – Kontakt mit einem Drogenberater aufzunehmen, eine Kostenzusicherung und die Zusage einer staatlich anerkannten Einrichtung zu erwirken. § 36 BtMG regelt die Anrechnung der Behandlungszeit auf die Strafe und die Strafaussetzung zur Bewährung.

Als problematisch hat sich in der Praxis die Bestimmung über den Therapieabbruch (Widerruf der Zurückstellung der Strafvollstreckung gemäß § 35 Abs. 4 BtMG) erwiesen. Erfahrungsgemäß liegen die Gründe für einen Therapieabbruch nicht immer in der Person des Abhängigen, sondern auch in der therapeutischen Einrichtung und den Therapeuten.

Die Durchführung einer ambulanten Therapie darf nicht versagt werden, wenn sich der Verurteilte bereits längere Zeit in ambulanter Therapie befindet und eine Änderung der Therapieform (stationäre Langzeittherapie) negative Auswirkungen hätte.

C. Zivilrecht (BGB)

Zivilrechtliche Auswirkungen psychischer Störungen sind vor allem in den §§ 6, 104, 105 und 114 BGB geregelt.

I. § 6 BGB Entmündigung

Gemäß § 6 Abs. 3 BGB kann entmündigt werden, wer infolge von Trunksucht oder Rauschgiftsucht seine Angelegenheiten nicht zu besorgen vermag oder seine Familie der Gefahr des Notstandes aussetzt oder die Sicherheit anderer gefährdet. Für die Beurteilung kann die soziale Stellung entscheidend sein, also der Umfang dessen, was zu „besorgen" ist. Die Rauschgiftsucht ist der Trunksucht gleichgestellt. Der Begriff „Rauschgift" ist nach dem Schutzzweck des Gesetzes zu verstehen. Alle Stoffe, die zu einer krankhaften Abhängigkeit führen, sind gemeint.

Zweck der Entmündigung soll in erster Linie sein, den Betreffenden oder die Familie gegen die Gefahr des Notstandes zu schützen. Die im medizinischen Schrifttum immer noch anzutreffende Auffassung, daß ein Grund zur Entmündigung wegen Trunksucht dann vorliegt, wenn eine Entziehungsbehandlung gegen den Willen des Trunksüchtigen erforderlich ist, also um eine „Zwangsbehandlung" durchführen zu können, sollte aufgegeben werden. „Zwang" und als diskriminierend empfundene Maßnahmen sind die denkbar ungünstigsten Voraussetzungen für eine Therapie. Hingegen kann die Gefährdung der Sicherheit anderer die Frage aufwerfen, ob eine Entmündigung erforderlich ist, um eventuell den Aufenthalt bestimmen zu können.

Als sofortige Schutzmaßnahme kommt eine *vorläufige Vormundschaft nach § 1906 BGB* in Betracht.

Grundsätzlich ist von einer Entmündigung abzusehen, wenn mit einer *Pflegschaft gemäß § 1910 BGB* auszukommen ist, die sich auf einzelne Angelegenheiten (z. B. Vermögensverwaltung) beschränken kann und der Zustimmung des Betreffenden bedarf. Eine „Behandlungspflegschaft" ist bei fehlender Verständigung zur Aufenthaltsbestimmung durch den Pfleger mit richterlicher Genehmigung möglich.

Eine Entmündigung wegen Trunk- oder Rauschgiftsucht hat beschränkte Geschäftsfähigkeit (§ 114 BGB) zur Folge.

II. § 104 BGB Geschäftsunfähigkeit

Geschäftsunfähig nach § 104 Ziff. 2 BGB ist, wer sich in einem die freie Willensbestimmung ausschließenden Zustand krankhafter Störung der Geistestätigkeit befindet, sofern nicht der Zustand seiner Natur nach ein vorübergehender ist. Wer dies behauptet, ist beweispflichtig. Es ist ohne Bedeutung, welche Krankheit vorliegt. Sie muß allerdings tiefgreifende Veränderungen der geistig-seelischen Funktionen bewirken und einen Dauerzustand voraussetzen, der allerdings auch bei heilbaren psychischen Störungen gegeben sein kann. *Nur in Ausnahmefällen erfüllen Alkoholfolgekrankheiten mit schweren Persönlichkeitsveränderungen die Voraussetzungen.*

Wichtiger ist die Beachtung der zweiten Bedingung, daß durch den Zustand krankhafter Störung der Geistestätigkeit die „freie Willensbestimmung" ausgeschlossen sein muß. Dieser Begriff hat im Bereich des Strafrechts zahlreiche Diskussionen ausgelöst. Er wurde längst aufgegeben. Gemeint ist die „Aufhebung der normalen Bestimmbarkeit durch normale Motive", oder daß der Kranke „von rechtswidrigen Einwirkungen widerstandslos beherrscht wird" oder „seine Entscheidungen nicht mehr von vernünftigen Erwägungen abhängig machen kann". Diese allenfalls umschreibenden und auslegbaren Formulierungen aus obergerichtlichen Entscheidungen meinen, daß „bloße Willensschwäche oder leichte Beeinflußbarkeit" ebensowenig genügen wie „das Unvermögen, die Tragweite der Willenserklärung zu erfassen".

III. § 105 BGB Nichtigkeit einer Willenserklärung

In Abs. II werden die vorübergehenden Störungen angesprochen: Nichtig ist auch eine Willenserklärung, die im Zustande der Bewußtlosigkeit oder vorübergehender Störung der Geistestätigkeit abgegeben wird. „Bewußtlosigkeit“ meint nicht das Fehlen des Bewußtseins, sondern hochgradige Bewußtseinstrübung. Intoxikationen durch Alkohol und Drogen („Vollrausch“) kommen hierfür vor allem in Betracht. Die „Störung der Geistestätigkeit“ muß die „freie Willensbestimmung“ ausschließen.

Leider hat die Rechtsprechung (Urteil des OLG Hamburg vom 13.4.84) sich den Gepflogenheiten im Strafrecht angepaßt und die qualitative Bewertung des Alkoholrausches nach der Blutalkoholkonzentration vorgenommen: „Voraussetzung für einen die Leistungspflicht auslösenden Vollrausch ... wäre deshalb ein Blutalkoholgehalt von mindestens 3‰ gewesen“ (s. hierzu Abschn. B.I.2).

IV. § 2229 Abs. IV BGB Testierunfähigkeit

Nur erhebliche psychische Störungen können wie bei der Beurteilung der Geschäftsfähigkeit Berücksichtigung finden. – Wegen Trunksucht oder Rauchgiftsucht Entmündigte können ein Testament nicht errichten (§ 2229 III.)

D. Sozialrecht

Das System der sozialen Sicherung (ausführlich bei KRASNEY 1984) in der Bundesrepublik Deutschland ist zwar übersichtlich gegliedert, hat aber den Nachteil, daß u. U. streitig sein kann, welcher soziale Leistungsträger in Betracht kommt. Kostenträger für die Behandlung Suchtkranker sind:

- Die gesetzlichen Krankenversicherungen,
- Rentenversicherung (Rehabilitation gemäß § 1235 ff RVO),
- Träger der Sozialhilfe (Sozialämter).

Das Sozialgesetzbuch will sicherstellen, daß Verzögerungen der Behandlung vermieden werden. Welche Leistung als Maßnahme zu erbringen ist, bestimmen Zweckmäßigkeit und Erforderlichkeit.

Der behandelnde Arzt hat eine große Verantwortung, die umfassende Kenntnisse des Einzelfalles und der für diesen notwendigen und möglichen Heil- und Rehabilitationsmaßnahmen voraussetzt. Beratungsstellen, Sozialämter usw. sollten – auch zur Vorabklärung der Kostenübernahme – konsultiert werden. In den Bundesländern gibt es Arbeitsgemeinschaften zur Rehabilitation Suchtkranker. Die Dienststellen befinden sich bei den örtlichen zuständigen Landesversicherungsanstalten (LVA). – Besteht kein Versicherungsschutz, so bietet das Bundessozialhilfegesetz (BSHG) umfangreiche Hilfen an, wenn diese nicht von anderer Seite geleistet werden können. Zuständig sind die Träger der Sozialhilfe (Sozialamt). § 37 BSHG sichert *Krankenhilfe* zu: Ambulante und stationäre Behandlung. Die *Eingliederungshilfe* (§§ 39 ff BSHG) betrifft u. a. auch Rehabilitationsmaßnahmen bei Suchtkranken („seelisch wesentlich Behinderte oder von einer solchen Behinderung Bedrohte“). Die Sozialämter können z. B. auch die Kosten für Auflagen aus dem JGG, BtMG und StGB übernehmen (Nachweis des Freiseins von Drogen).

I. Krankenversicherung (KV)

Seit dem Urteil des Bundessozialgerichts (BSG) vom 18.6.1968 (BSGE 28, 114, ebenso BSGE 46, 41) wird Trunksucht nicht erst im vorgeschrittenen Grade als Krankheit im Sinne der KV anerkannt. Nach der nunmehr ständigen Rechtsprechung des BSG bildet „Sucht selbst einen regelwidrigen Körper- und Geisteszustand, der sich im Verlust der Selbstkontrolle und in der krankhaften Abhängigkeit von Suchtmitteln, im Nicht-mehr-aufhören-können, äußert". Diese Ausführungen gelten für jede Sucht unabhängig von der Art des Suchtmittels, wenn die Abhängigkeit ohne Behandlung mit Aussicht auf Erfolg nicht geheilt, gebessert oder vor Verschlimmerung bewahrt werden kann.

II. Rentenversicherung (RV)

Sie gewährt Leistungen zur Rehabilitation (§§ 1235 ff RVO), d. h. Heilbehandlung für Erhaltung, Besserung oder Herstellung der Erwerbsfähigkeit.

Zwischen Krankenkassen und Rentenversicherungsträgern gibt es Empfehlungsvereinbarungen, in denen Zuständigkeit und Verfahren bei der Gewährung stationärer Maßnahmen für Alkohol-, Medikamenten- und Drogenabhängige (Abhängigkeitskranke) geregelt sind. In zusätzlichen Vereinbarungen wird auf die Gruppe der Drogenabhängigen wegen ihrer besonderen Sozialstruktur eingegangen, um sicherzustellen, daß Entwöhnungsbehandlungen unmittelbar eingeleitet werden können. Anträge nehmen die Sozialleistungsträger entgegen.

III. Unfallversicherung (UV)

Ist ein Suchtmittel Ursache eines Unfalles, so ist allein deshalb der Versicherungsschutz noch nicht ausgeschlossen. Ein Arbeitsunfall – wozu auch der sog. Wegeunfall gehört – liegt jedoch nicht vor, wenn der Alkoholgenuß oder der Genuß anderer Suchtmittel allein die wesentliche Ursache des Unfalles ist (BSGE 13, 9). Das gilt auch, wenn der Alkoholkonsum auf Trunksucht zurückzuführen ist (BSGE 12, 242 ff).

Unstreitig ist, daß Sucht Folge eines Arbeitsunfalles sein kann, wenn dieser eine wesentliche Ursache für ihr Entstehen bildet. Langdauernde Behandlung mit schmerzstillenden Mitteln kommt ebenso in Betracht wie die Unfähigkeit, Unfallfolgen (Entstellung, hirnorganische Leistungsminderung usw.) angemessen zu verarbeiten. Ob in diesen Fällen der Arbeitsunfall die Ursache der Sucht ist, bedarf jedoch eingehender Prüfung.

E. Privates Versicherungsrecht

In der Privatversicherung ist der individuelle Versicherungsvertrag ausschlaggebend. Prinzipiell herrscht Vertragsfreiheit. Was im Einzelvertrag nicht geregelt ist, fällt unter die Vorschriften der Allgemeinen Versicherungsbedingungen (AVB).

I. Lebensversicherung

Die bei Suchtkrankheiten interessierenden Bestimmungen ergeben sich aus dem Gesetz über den Versicherungsvertrag (VVG). Von Bedeutung ist § 169 VVG. Danach ist – in der vertraglich festgesetzten unterschiedlichen Wartezeit – der Versicherer von der Leistung frei, wenn der Versicherungsnehmer Selbstmord begangen hat; es sei denn, daß die Tat in einem die freie Willensbestimmung ausschließenden Zustand krankhafter Störung der Geistestätigkeit begangen wurde (s. Abschn. C.II). Die retrospektive Beurteilung ist in der Regel schwierig und kann auf eine sorgfältige biographische Analyse nicht verzichten. Es gilt, die multifaktoriellen Determinanten herauszuarbeiten, die die psychopathologische Entwicklung bestimmt haben. Es geht in der Regel nicht nur um die aktuelle Intoxikation, sondern um die Abschätzung des Grades psychischen Gestörtseins in Relation zu körperlichen Krankheitsfolgen und der psychosozialen Situation (GERCHOW 1978). Man vermeide spekulativ-psychologisierende Deutungsversuche ebenso wie eine Orientierung an einem rein somatisch ausgerichteten Krankheitsbegriff.

Im Hinblick auf die deutliche Minderung der durchschnittlichen Lebenserwartung bei Suchtkranken – vor allem Alkoholikern – kann die Erheblichkeit der Erkrankung im Hinblick auf das Versicherungsrisiko von Bedeutung sein. Bei der ärztlichen Untersuchung für Lebensversicherungsabschlüsse sollte jeder Anschein der „Beihilfe“ zu „unrichtigen Anzeigen“ vermieden werden. Einige Gesellschaften sind dazu übergegangen, in ihrem Formulargutachten gezielt den Mißbrauch vor allem von Alkohol und dessen Folgen abzufragen.

II. Private Krankenversicherung (PKV)

Ein grundsätzlicher Unterschied zum Krankheitsbegriff der gesetzlichen Krankenversicherung besteht nicht. Unstreitig ist, daß Leistungspflicht für die Behandlung von Spätschäden – sofern diese nicht auf Vorsatz beruhen – gegeben ist. Für „auf Vorsatz beruhende Krankheiten und Unfälle einschließlich deren Folgen sowie für Entziehungsmaßnahmen einschließlich Entziehungskuren“ wird derzeit hinsichtlich der Leistungspflicht eine Kannvorschrift praktiziert. Eine einheitliche Handhabung des Verschuldensprinzips ist nicht erkennbar. Ärztlicherseits sollte nachdrücklich betont werden, daß Sucht als ein multikonditionales Phänomen aufzufassen ist und daß Therapie vom Ansatz her den Krankheitsbegriff für alle Behandlungsabschnitte einbezieht.

III. Unfallversicherung

Von Bedeutung für die Sachverständigentätigkeit sind die Ausschlußklauseln der Allgemeinen Unfallversicherungsbedingungen (AUB). Gemäß § 3 Abs. 4 AUB sind Unfälle von der Leistung ausgeschlossen, die infolge von selbst herbeigeführten „Bewußtseinsstörungen“ zustandegekommen sind. Entscheidend ist nicht ein Krankheitszustand, der im ärztlichen Sprachgebrauch mit dem Begriff „Bewußtseinsstörungen“ verbunden ist. Es kommt allein auf die Zweckbestimmung des Gesetzes an. Nach der ständigen Rechtsprechung genügt eine erhebliche Beeinträchtigung der „Aufnahme- und Gegenwirkungsfähigkeit“. Im allgemeinen tritt ab 1,3‰ die Ausschlußklausel in Kraft. Sie kann analog bei der Einwirkung anderer psychotroper Substanzen zur Anwendung kommen.

F. Rechtsfragen der ärztlichen Verschreibung

Die Verschreibungstätigkeit der Ärzte ist legislativ mit Ausnahme der Bestimmungen des BtMG nur geringfügig reglementiert.

Gemäß § 13 BtMG dürfen die in der Anlage aufgeführten Betäubungsmittel nur dann verschrieben werden, wenn ihre Anwendung ärztlich begründet ist. Da die Anwendung schon dann nicht begründet ist, wenn der beabsichtigte Zweck auf andere Weise erreicht werden kann, hat der Arzt in jedem Einzelfall die Indikation zu überprüfen. Einzelheiten bezüglich Form und Inhalt der Verschreibung bestimmt die Betäubungsmittelverschreibungsverordnung (BtMVV 1982).

Ohne Untersuchung und Diagnose ist eine BtM-Verschreibung nicht zu begründen. Für ein *ambulantes Substitutionsprogramm aus sozialer Indikation* – mit Methadon oder anderen Opiaten – gibt es keine Indikation. Eine ambulante kurzfristige Überbrückungstherapie, die die Versorgung bis zur vereinbarten stationären Aufnahme gewährleistet, ist unter strengen Voraussetzungen gerechtfertigt.

Unabhängig von den Richtlinien des BtMG und der BtMVV gilt für die Verschreibung psychotroper Substanzen:

- Exakte Diagnostik, Aufklärung, Auswahl der Mittel unter Berücksichtigung des Mißbrauchpotentials.
- Ohne Untersuchung keine Diagnose.
- Bei fehlender Indikation kann der Tatbestand der Körperverletzung erfüllt sein; vor allem wenn eine Abhängigkeit entsteht oder unterhalten wird.
- Zivilrechtlich kann die iatrogen entstandene Abhängigkeit Bedingung für eine Haftung des Arztes sein.
- Nicht jedes Nichtwissen ist entschuldbar. Der Arzt hat die Verpflichtung zur Fortbildung und muß sich bei Übernahme der Behandlung prüfen, ob er der Aufgabe gewachsen ist (sog. Übernahmeverschulden).
- Bei Arzneimitteln mit Mißbrauchpotential ist die – meist stillschweigend erfolgende – Einwilligung erst rechtmäßig, wenn der Arzt seiner Aufklärungspflicht genügt hat.
- Eine rechtfertigende Wirkung der Einwilligung beschränkt sich nur auf die unvermeidbaren Folgen einer ordnungsgemäß durchgeführten Therapie.
- Die für die Einwilligung unerläßliche Aufklärung hat bei der Anwendung psychotroper Substanzen zu berücksichtigen, daß eine erhöhte Unfallgefährdung im Haus, am Arbeitsplatz und im Straßenverkehr bestehen kann. Auf Wechselwirkungen mit Alkohol ist hinzuweisen.
- Die hohe Suizidbelastung bei Suchtkranken hat zu berücksichtigen, daß für den Suizid nicht selten die verordneten Mittel benutzt werden.

Literatur

Athen D (1986) Syndrome der akuten Alkoholintoxikation und ihre forensische Bedeutung. In: Hippius H, Janzarik W, Müller C (Hrsg) Monographien aus dem Gesamtgebiete der Psychiatrie, Bd 39. Springer, Berlin Heidelberg New York Tokyo

Blum RH (1982) Violence, alcohol, and setting: an unexplored nexus. In: Collins JJ (ed) Drinking and crime: perspectives on the relationships between alcohol consumption and criminal behavior. Tavistock Publications, London New York, pp 110–142

Bresser PH (1984) Trunkenheit – Bewußtseinsstörung – Schuldfähigkeit. Forensia 5:45–60

Dreher E, Tröndle H (1981) Strafgesetzbuch (Kommentar) , 40. Aufl. Beck, München

Feuerlein W (1984) Alkoholabhängigkeit. In: Battegay R, Glatzel J, Pöldinger W, Rauchfleisch U (Hrsg) Handwörterbuch der Psychiatrie. Enke, Stuttgart, S 11–20

Finzen A (1986) Die alkohol- und toxinbedingten Störungen. In: Venzlaff U (Hrsg) Psychiatrische Begutachtung. Ein praktisches Handbuch für Ärzte und Juristen. Fischer, Stuttgart New York

Gerchow J (1977) Der Sachverständigenbeweis aus rechtsmedizinischer Sicht. In: Hamm R, Matzke W (Hrsg) Festschrift für Erich Schmidt-Leichner. Beck, München, S 67–82

Gerchow J (1978) Alkoholismus-Krankheit. Lebensversicherungsmedizin 30:80–84

Gerchow J (1979) Die Schuldfähigkeit Drogenabhängiger. Blutalkohol 16:97–107

Gerchow J (1981) Kriminalität und Sucht. In: Feuerlein W (Hrsg) Sozialisationsstörungen und Sucht. Akademische Verlagsgesellschaft, Wiesbaden, S 95–104

Gerchow J (1983) Sucht und Delinquenz – unter Brücksichtigung ihrer Bedeutung in der Persönlichkeitsentwicklung. In: Deutsche Hauptstelle gegen die Suchtgefahren (Hrsg) Sucht und Delinquenz. Hoheneck, Hamm, S 11–28

Gerchow J, Heifer U, Schewe G, Schwerd W, Zink P (1985) Die Berechnung der maximalen Blutalkoholkonzentration und ihr Beweiswert für die Beurteilung der Schuldfähigkeit. Blutalkohol 22:77–107

Giese H (1962) Abnormes und perverses Verhalten. In: Giese H (Hrsg) Psychopathologie der Sexualität. Enke, Stuttgart, S 305–470

Helmchen H (1983) Das Gesunde im Kranken bestimmen. In: Helmchen H, Pietzker A (Hrsg) Psychiatrie und Recht. Banaschewski, München-Gräfelfing, S 9–11

Jescheck HJ, Ruß W, Willms G (1978) Strafgesetzbuch. Leipziger Kommentar, 10. Aufl. de Gruyter, Berlin New York

Krasney OE (1984) Sozialrechtliche Vorschriften bei der Betreuung Suchtkranker. 4. Aufl. Nicol, Kassel

Kreuzer A (1975) Drogen und Delinquenz. Akademische Verlagsgesellschaft, Wiesbaden

Lackner K (1981) Strafgesetzbuch mit Erläuterungen, 14. Aufl. Beck, München

Lackner K (1985) Neuorientierung der Rechtsprechung im Bereich des Vollrauschtatbestandes. In: Vogler Th (Hrsg) Festschrift für Hans-Heinrich Jescheck. Duncker u. Humblot, Berlin, 1. Halbb, S 645–664

Langelüddeke A, Bresser PH (1976) Gerichtliche Psychiatrie. 4. völlig neu bearb. Aufl. de Gruyter, Berlin New York

Lenckner T (1972) Strafe, Schuld und Schuldfähigkeit. In: Göppinger H, Witter H (Hrsg) Handbuch der Forensischen Psychiatrie, Bd I. Springer, Berlin Heidelberg New York, S 3–281

Lenckner T (1985) Grundlagen der Strafbarkeit. In: Lenckner T, Kramer P, Eser A, Stree W (Hrsg) Schönke-Schröder, Strafgesetzbuchkommentar, 22. Aufl. Beck, München, S 255–274

Maurach R (1977) Strafrecht. Allg. Teil. Ein Lehrbuch. Müller, Karlsruhe

Mende W (1979) Die „tiefgreifende Bewußtseinsstörung“ in der forensisch-psychiatrischen Diagnostik. In: Kaufmann A, Bemmann G, Kraus D, Volk K (Hrsg) Festschrift für Paul Bokkelmann. Beck, München, S 311–322

Middendorf W (1978) Alkohol und Rechtsordnung. Blutalkohol 15:95–114

Rasch W (1967) Schuldfähigkeit. In: Ponsold A (Hrsg) Lehrbuch der Gerichtlichen Medizin für Mediziner und Juristen, 3. neubearb. Aufl. Thieme, Stuttgart, S 55–89

Rasch W (1983) Die Zuordnung der psychiatrisch-psychologischen Diagnosen zu den vier Merkmalen der §§ 20, 21 StGB. Psychiat Prax 10:170–176

Rasch W (1986) Forensische Psychiatrie. Kohlhammer, Stuttgart Berlin Köln Mainz

Saß H (1983 a) Die „tiefgreifende Bewußtseinsstörung“ gemäß §§ 20, 21 StGB – Eine problematische Kategorie aus forensisch-psychiatrischer Sicht. Forensia 4:3–23
Saß H (1983 b) Affektdelikte. Nervenarzt 54:557–572
Saß H (1985) Ein psychopathologisches Referenzsystem für die Beurteilung der Schuldfähigkeit. Forensia 6:33–43
Schewe G (1976) Juristische Probleme des § 330 a StGB aus der Sicht des Sachverständigen. Blutalkohol 13:87–99
Schewe G (1983) § 323 a-Definitions- und Beweisprobleme an der „unteren Rauschgrenze“. Blutalkohol 20:369–389
Schrappe O (1962) Über die Depravation bei Süchtigen. In: Randzonen menschlichen Verhaltens. Festschrift zum 65. Geburtstag von H Bürger-Prinz. Enke, Stuttgart, S 111–121
Venzlaff U (1975) Aktuelle Probleme der forensischen Psychiatrie. In: Kisker KP, Meyer JE, Müller C (Hrsg) Psychiatrie der Gegenwart, Bd III, 2. Aufl. Springer, Berlin Heidelberg New York, S 883–932
Venzlaff U (1977) Methodische und praktische Probleme nach dem 2. Strafrechtreformgesetz. Nervenarzt 48:253–258
Wanke K, Täschner K-L (1979) Straftaten unter Einfluß von Drogen. Z Rechtsmedizin 83:209–220

Epidemiologie des Drogenmißbrauchs*

R. WELZ

INHALTSVERZEICHNIS

A. Definition und Abgrenzung . . . 105
B. Häufigkeit des Drogenmißbrauchs . . . 108
I. Illegale Drogen und der Drogenmißbrauch Jugendlicher und junger Erwachsener . 108
1. Indirekte Indikatoren des Drogenmißbrauchs . . . 108
2. Ermittlung von Risikogruppen durch Feld- und Repräsentativstudien . . . 110
a) Risikogruppen und Drogenpräferenz . . . 113
b) Methodische Probleme bei Feldstudien über Drogenmißbrauch . . . 115
3. Erhebungen in Behandlungseinrichtungen . . . 116
a) Fallregister . . . 116
b) Einrichtungsbezogene Informationssysteme . . . 117
c) Drogen-Frühwarn-System . . . 117
II. Medikamentenabhängigkeit . . . 117
1. Häufigkeit des Medikamentenmißbrauchs . . . 118
a) Verordnungshäufigkeit von Arzneimitteln . . . 118
b) Feldstudien zum Medikamentenmißbrauch . . . 120
c) Zusammenfassung . . . 120
C. Die epidemische Ausbreitung des Rauschdrogenkonsums . . . 121
I. Die multifaktorielle Verursachung des Drogenmißbrauchs . . . 121
II. Die Bedeutung der Peer Groups für den Rauschdrogenkonsum Jugendlicher . . 121
III. Die epidemische Ausbreitung des Heroinmißbrauchs . . . 122
D. Literatur . . . 124

A. Definition und Abgrenzung

Die Epidemiologie kann definiert werden als die Wissenschaft von der Häufigkeit von Erkrankungen und der Untersuchung derjenigen Faktoren, die ihr Auftreten und Ausbreitung, Verlauf und Heilung beeinflussen. Obwohl sie eine medizinische Disziplin ist, muß sie auf Methoden und Theorien von Nachbardisziplinen zurückgreifen und ist im Laufe ihrer Geschichte zu einer interdisziplinären Wissenschaft geworden.

Bei der Erklärung der unterschiedlichen Stadien in der Entwicklung einer Drogenkarriere – Einstieg in das Drogenverhalten, Fortsetzung des Drogenmißbrauchs, Entstehung einer Abhängigkeit, Beendigung des Konsums und Rückfall nach erfolgter Entzugsbehandlung – ist die Epidemiologie auf Soziologie und Psychologie ebenso angewiesen wie auf biomedizinische und neurochemische Theorien.

---

* Zur Epidemiologie des Alkoholismus s. Bd. 9.

Auch ist der Gebrauch von Drogen Bestandteil normalen Verhaltens und unterliegt damit, wie alle anderen Verhaltensweisen auch, gesellschaftlichen Normen und Bewertungszusammenhängen. So weist zum Beispiel die soziale Normierung des Alkohols große interkulturelle Unterschiede auf. PITTMAN (1967) beschrieb die verschiedenen Kulturformen im Umgang mit Alkohol als Abstinenzkulturen, Ambivalenzkulturen und Permissivkulturen. In den Abstinenzkulturen ist jeder Alkoholgenuß verboten und individuelle Abstinenz wird vor dem Hintergrund religiöser Normen getragen. Bei den Ambivalenzkulturen führen unterschiedliche Wertstrukturen in der Gesellschaft zu Konflikten im Umgang mit Alkohol, der Alkoholvertrieb und -verbrauch unterliegt Beschränkungen zeitlicher und regionaler Art, während in den Permissivkulturen der Genuß von Alkohol generell erlaubt ist, aber nicht der Rausch und das exzessive Trinken.

Wie dieses Beispiel zeigt, sind die Übergänge zwischen normalem Verhalten im Umgang mit Drogen und ihrer mißbräuchlichen Verwendung fließend und machen daher eine genaue Definition sehr schwer.

Als allgemeine Definition des Begriffs „Droge" hat sich die Bezeichnung der Weltgesundheitsorganisation (1964) durchgesetzt, wonach jede Substanz, die innerhalb des lebenden Organismus eine oder mehrere seiner Funktionen zu verändern vermag, insbesondere eine solche mit zentralnervöser Wirkung, als Droge bezeichnet wird. Drogen sind damit alle Rauschmittel und auch praktisch jedes Arzneimittel. Aus pragmatischen Gründen und im Hinblick auf die gesetzliche Situation soll im folgenden zwischen dem Mißbrauch von Rauschdrogen und dem Mißbrauch von Arzneimitteln unterschieden werden, obwohl es Übergänge gibt wie bei den zur Schmerzbehandlung eingesetzten Opiaten, deren Anwendung und Verabreichung in die Ethik ärztlichen Handelns eingebettet und somit durch ethische Normen legitimiert und kontrolliert ist.

Auf der Basis der Ähnlichkeit ihrer physiologischen Wirkung und ihrer Substitutionsfähigkeit untereinander hat die Weltgesundheitsorganisation eine Einteilung der verschiedenen Drogen in sechs Kategorien der Abhängigkeit (WHO 1974, S. 15) vorgeschlagen. WANKE u. TÄSCHNER (1985) haben diese Typen der Drogenabhängigkeit beschrieben.

Diese von der Weltgesundheitsorganisation erstellte Typologie der verschiedenen Formen der Drogenabhängigkeit ermöglicht eine klare Abgrenzung drogenspezifischer Wirkungen und macht deutlich, daß es sich bei der Verwendung des allgemeinen Begriffs „Droge" um ganz vielfältige und in Aufbau und Wirkung unterschiedliche Substanzen handelt und nicht etwa nur um illegale Drogen wie Cannabis, Halluzinogene oder Opiate, wie dies etwa die umgangsprachliche Verwendung des Begriffs oft vermuten läßt. Der WHO-Einteilung entspricht auf medizinisch-pharmakologischer Ebene die Zugehörigkeit bestimmter Arzneistoffe entsprechend des von ihnen hervorgerufenen Wirkungsbildes (vgl. Tabelle 1).

Von Drogenmißbrauch soll im folgendem dann gesprochen werden, wenn es sich handelt um den Konsum illegaler Drogen oder die Einnahme von Arzneimitteln zu anderen als den ärztlich verordneten Zwecken und in anderer als der indizierten Dosierung. Vom äußeren Anlaß davon zu unterscheiden ist die Selbstmedikation. Allerdings können auch die in der Absicht der Selbstmedikation eingenommenen Arzneimittel, wenn über längeren Zeitraum betrieben, zu Gewöhnung und Mißbrauch führen.

Tabelle 1. Arzneimittel mit Suchtpotential und Hauptgruppen der Mißbraucher nach pharmakologisch/medizinischer und WHO-Einteilung. (Aus: Medikamentenabhängigkeit, Deutsche Hauptstelle gegen Suchtgefahren, 1984)

Wirkgruppen Pharmakologisch/medizinische Einteilung	Vornehmlich mißbraucht von			WHO-Einteilung
	A	M	D	
Betäubungsmittel, Narkotica		×	××	1. Opiat-Typ
Opiate, Analgetika/Antitussiva				
Opioide, Analgetika/Antitussiva				
Andere Narkotika				
Andere Schmerzmittel,				
„kleine" Analgetika	×	×		
Opiate				
Opioide				
Phenacetin-haltige				
Andere Analgetika				
Schlafmittel, Sedativa/Hypnotika	×	××	×	2. Barbiturat/Alkohol-Typ
Barbiturate				
Brom-Ureide				
Andere Sedativa/Hypnotika				
Lösungsmittel und Alkohole				
Äthylalkohol, alkoholhaltige Arzneimittel	××	×		
Schnüffelstoffe			×	
Beruhigungsmittel, Transquilizer	×	××	×	
Carbamate				
Bromide				
Anxiolytica, Transquilizer	××	×	×	
Benzodiazepin-Derivate				
Stimulantien, Psychoanaleptika	×	××		3. Amphetamin/Khat-Typ
Amphetamin-artige				
Anorektika				
Sympathomimetika				
Lokalanästhetika			×	4. Kokain-Typ
(THC-Derivate)				5. Cannabis-Typ
Halluzinogene, Halluzinogenoide		×	×	6. Halluzinogen-Typ
Anticholinergika				
Asthmamittel				
Anti-Parkinsonmittel				
Andere Halluzinogene				
Verschiedene Wirkgruppen		×		
Laxantien				
Kortikosteroide		×		
Ätherische Öle, Campher			×	

A, Alkoholkranke; M, Medikamentenabhängige; D, Drogenabhängige

B. Häufigkeit des Drogenmißbrauchs

I. Illegale Drogen und Drogenmißbrauch Jugendlicher und junger Erwachsener

1. Indirekte Indikatoren des Drogenmißbrauchs

Wegen der Strafandrohung und gesellschaftlichen Sanktionierung bei Besitz und Einnahme von Drogen sind exakte Zahlen über die Häufigkeit der Einnahme illegaler Drogen nur schwer zu erhalten. Neben Angaben über die Häufigkeit von Krankenhausaufnahmen und anderen einrichtungsbezogenen Daten sowie den in Feld- und Repräsentativstudien ermittelten Zahlen stellen die sogenannten indirekten Indikatoren des Drogenmißbrauchs einen ersten Zugang dar.

Die in Tabelle 2 dargestellten Zahlenangaben sind indirekte Indikatoren und sagen über die Zahl der Drogenabhängigen oder über die Veränderungen im Bereich des Probierkonsums noch nichts aus. Bei allen fünf Indikatoren ist aber in dem 15 Jahre umfassenden Zeitraum ein teils erheblicher Anstieg zu verzeichnen. Die Zahl der polizeilich festgestellten Täter in unmittelbaren Zusammenhang mit Rauschgiftdelikten hat seit 1970 um nahezu das Dreifache zugenommen. Die sichergestellten Mengen von Cannabisprodukten und von Heroin sind ebenfalls angestiegen, wenngleich hier der Anstieg unregelmäßiger verläuft. Die Sicherstellungsmengen von Heroin sind von insgesamt geringen Mengen bis zum Jahr 1975 auf über 200 kg angestiegen. Dies ist aber immer noch ein verschwindend geringer Anteil des tatsächlich im Umlauf befindlichen Heroins.

Tabelle 2. Indirekte Indikatoren für Drogenmißbrauch und deren Veränderungen seit 1970

Jahr	Polizeilich festgestellte Täter in unmittelbarem Zusammenhang mit Rauschgiftdelikten	Sichergestellte Mengen von			Drogentodesfälle
		Cannabisprodukten	Heroin (kg)	Cocain (kg)	
1970	16188	4332	0,4	0,1	29
1971	23200	6669	2,9	9,2	67
1972	22607	6114	3,7	1,7	104
1973	24015	4731	15,4	4,2	126
1974	28935	3910	33,0	5,4	147
1975	30959	6627	30,9	1,3	242
1976	34075	5325	167,1	2,4	386
1977	35876	9821	61,1	7,6	406
1978	39962	4723	187,3	4,2	456
1979	47258	6407	207,3	19,0	623
1980	55447	3200	267,1	22,3	494
1981	56388	6696	93,1	24,0	362
1982	60671	3190	202,3	32,7	383
1983	38145[a]	4605	260,0	106,3	472
1984	50398	5646	263,1	171,1	361
1985			208,0	165	

[a] Wegen Umstellung der Datenbasis sind nur die Angaben für Baden-Württemberg, Hessen, Niedersachsen und Nordrhein-Westfalen in der Gesamtzahl enthalten.

Wenn man für die Bundesrepublik von 50000 Heroinkonsumenten (KREUZER et al. 1981, S. 79) ausgeht und einen Tagesbedarf von 0,5 g unterstellt, dann errechnet sich daraus bereits ein Jahresbedarf von ungefähr zehn Tonnen – also der nahezu 50fachen Menge des beschlagnahmten und sichergestellten Heroins. Dramatisch zugenommen haben auch die seit 1979 sichergestellten Mengen von Cocain. Allerdings sind die Angaben über die sichergestellten Mengen von Rauschdrogen zu weit von der Menge der tatsächlich umgesetzten Drogen entfernt, als daß sie zulässige Indikatoren für Angebot und/oder Nachfrage sein können.

Eine im Verlauf klarer und eindeutiger ausgeprägte Tendenz läßt sich bei der Zahl der im Zusammenhang mit Drogenmißbrauch eingetretenen Todesfälle erkennen. Nach einem Anstieg der Zahl der nach Übrdosis Verstorbener von 29 im Jahr 1970 auf 625 hat sich die Mortalität wegen Drogenüberdosis seit 1980 auf einem Niveau von 400 Fälle/Jahr stabilisiert.

Beide Indikatoren sind aber mehrdeutig zu interpretieren. Die polizeilich festgestellten Täter müssen nicht notwendigerweise den tatsächlichen Trend in der Zunahme der Drogenkonsumenten darstellen; sie können – zumindest teilweise – auch das Ergebnis einer erhöhten polizeilichen Kontrollaktivität in diesem Bereich sein. Die mehrdeutige Interpretierbarkeit wird noch offenkundiger bei der Zahl der jährlichen Drogentodesfälle. Ob die Veränderungen zurückgehen auf eine Erhöhung des Anteils neuer Konsumenten harter Drogen, – also auf eine Erhöhung der Inzidenz – auf eine Erhöhung des Bestands von Konsumenten harter Drogen – also eine Erhöhung der Prävalenz – oder auf eine Erhöhung der Rückfallrate nach Entzugsbehandlung – ist eine vollkommen offene und noch nicht geklärte Frage.

So kann die scheinbar widersprüchliche Situation entstehen, daß die Zahl der jährlichen Drogentodesfälle noch über Jahre hinweg ansteigen kann oder sich auf einem hohen Niveau hält, obwohl der Probierkonsum und damit die Zahl der Drogenkonsumenten insgesamt stark zurückgeht.

Trotz der mehrdeutigen Interpretierbarkeit der beiden Einzelindikatoren läßt sich über den Vergleich der in beiden Dateien enthaltenen individuellen Fälle, eine Aussage über das Ausmaß der Unterschätzung der Drogenkonsumenten und damit auch über die Größe des Dunkelfeldes machen. Aus der Menge der der Polizei bekannt gewordenen Personen mit Rauschgiftdelikten hat das Bundeskriminalamt eine Unterdatei über Konsumenten harter Drogen erstellt (vgl. KREUZER et al. 1981, S. 61 ff.) und verglichen, wie viele der Drogentoten der Polizei vor ihrem Tod als Fixer bekannt waren. Insgesamt waren dem Bundeskriminalamt im Jahre 1975 56,2%, im Jahr 1976 60,9% und im Jahr 1977 zwei Drittel aller Drogentoten vorher als Verbraucher harter Drogen bekannt gewesen. Im Jahr 1979 lag der Anteil der vorher schon der Polizei bekannten Konsumenten bei nur 52,6%. KREUZER et al. haben diese Daten zur Schätzung der tatsächlichen Zahl Drogenabhängiger in der Bundesrepublik verwendet. Unter der Annahme, daß nicht gleichlaufende Selektionsprozesse sowohl die Registrierung als Konsumenten harter Drogen als auch die Registrierung als Drogentodesfall beeinflussen, ergeben sich aus den Überschneidungsanteilen der in beiden Dateien gespeicherten Individuen, daß in der Datei der Konsumenten harter Drogen mindestens die Hälfte aber höchstens zwei Drittel aller Drogenabhängigen erfaßt sind. Diese Datei umfaßte am 31.12.1978 etwa 32500 Personen. Bei einer Erfassung von zwei Drittel aller Drogenabhängigen schätzen Kreuzer et al. die tatsächliche Zahl der Drogenabhängigen auf 51 500 für das Jahr 1978, und bei einem möglichen Bestand von 40 000 bekannten Konsumenten harter Drogen und einem von zwei Drittel auf nunmehr die Hälfte gesunkenen Ausmaßes der Polizeiauffälligkeit gelangen sie zu einer Schätzgröße von 60 000 bis 80 000 Drogenabhängigen im Jahr 1980 (Kreuzer et al. 1981, S. 79).

2. Ermittlung von Risikogruppen durch Feld- und Repräsentativstudien

Zuverlässigere Angaben – auch mit der Möglichkeit der Differenzierung zwischen erstmaligem Konsum von Drogen, gegenwärtigen Drogenkonsumenten, schweren Usern, Alter bei dem ersten Drogenkonsum und Motive dafür – erhält man mit Hilfe von Feld- und Repräsentativbefragungen.

Seit 1970 wurden in der Bundesrepublik wiederholt solche Repräsentativbefragungen an verschiedenen Gruppen Jugendlicher und junger Erwachsener durchgeführt. Damit besteht – wenn auch aus methodischen Gründen mit bestimmten Einschränkungen – die Möglichkeit, die Ergebnisse dieser Studien zu vergleichen und Hinweise über mögliche Veränderungen des Drogenmißbrauchs im zeitlichen Verlauf zu erkennen.

Insgesamt wurden für den Zeitraum von 1970 bis 1982 über 30 verschiedene Feld- und Repräsentativstudien durchgeführt (vgl. Welz u. Kleff 1980; Welz 1983). Befragungen in einzelnen Bundesländern sind darunter ebenso vertreten wie Umfragen, die auf Groß- oder Kleinstädte begrenzt blieben, sowie drei bundesweite Umfragestudien.

Wendet man sich den Ergebnissen dieser Studien zu, dann fällt zunächst die große Streuung im Anteil der Personen auf, die entweder schon wenigstens einmal in ihrem Leben oder zum Zeitpunkt der Befragung aktiv Drogen konsumiert hatten. Der Anteil von Personen mit Drogenerfahrung lag zwischen 34% bei einer 1971 in Baden-Württemberg durchgeführten Studie und 5,3% bei einer Untersuchung 1977 in Saarbrücken. Auch bei der Gruppe der dauerhaften Drogenkonsumenten oder User ergaben sich recht beachtliche Schwankungen zwischen 18,1% in Hamburg 1971 und 1,3% in Hessen, ein Jahr später ermittelt. Mit Ausnahme der Wiederholungsuntersuchung in Bayern und den seit 1979 noch in anderen Bundesländern durchgeführten Studien besteht keine strenge Vergleichbarkeit der ansonsten in Umfang und Repräsentativität stark voneinander abweichenden Untersuchungen.

Betrachtet man die Ergebnisse trotz ihrer eingeschränkten Vergleichbarkeit einmal in der Folge ihres zeitlichen Zustandekommens, so ist trotz aller Unterschiede in Umfang und Repräsentativität und trotz der unterschiedlichen Verwendung der Begriffe des „Drogenkonsumenten“, des „Users“ und des „schweren Users“ ein Trend im Rückgang des Probierkonsums zu erkennen (vgl. Abb. 1).

Während noch bei allen im Jahre 1970 zu dem Thema der Drogenabhängigkeit durchgeführten Umfragen die ermittelten Anteile derjenigen, die zugaben, bereits einmal mit Drogen Erfahrung gemacht zu haben, ausnahmslos über 20% lagen, blieben die entsprechenden Anteile an Drogenkonsumenten bei den später durch-

Tabelle 3. Bei Feld- und Repräsentativstudien ermittelte Häufigkeiten für wenigstens einmaligen Drogenmißbrauch (ever use) und aktivem Drogengebrauch (current use)[a]

Jahr und Ort der durchgeführen Untersuchung		Drogenerfahrene (ever use) (%)	Gegenwärtige Konsumenten (current use) (%)
1970	Schleswig-Holstein	21,7	11,0
1970	Hamburg	27,6	
1970	Varrel	21,0	5,0
1970	Köln	33,3	15,0
1970/71	Speyer	19,8	9,5
1971	Hamburg	22,9	18,1
1971	Dortmund	17,1	5,8
1971	Baden-Württemberg	34,0	11,0
1971	Essen	11,0	4,9
1971	Bonn	22,7	7,8
1971/72	Schleswig-Holstein	23,0	6,0
1972	Rheinland-Pfalz	11,0	4,3
1972	Hessen	10,2	1,3
1972	Nordrhein-Westfalen	16,4	4,2
1972	Mannheim	15,0	7,4
1972	Buchen	8,3	3,6
1972/73	Wuppertal	6,5	
1972/73	Saarland	25,0	12,0
1973	Hamburg	17,9	9,6
1973	Bayern	11,7	6,1
1973	BRD	19,0	6,0
1973	Hattingen	30,1	2,1
1973	Lindau	6,6	2,3
1973	Baden-Württemberg	28,0	10,0
1976	Bayern	12,0	4,0
1976	BRD	15,0	4,0
1977	Saarbrücken	5,3	4,0
1979	BRD	20,0	7,0
1979	Baden-Württemberg	6,6	1,8
1980	Bayern	10,7	4,4
1981	Schleswig-Holstein	10,8	4,3
1981	Hamburg	19,9	8,1
1981	Saarland	7,7	2,0
1981	Nordrhein-Westfalen	9,7	3,4
1981	Rheinland-Pfalz	9,8	3,6
1982	Niedersachsen	10,3	3,6
1982	BRD[b]	9,7	3,6
1984	Bayern	10,6	4,1

[a] Die Tabelle ist zusammengestellt nach: WELZ 1983; BMJFG 1983: Die Autoren der Studien mit den ausführlichen Literaturverweisen finden sich bei WELZ 1983.

[b] Die für die Bundesrepublik 1982 in der Tabelle mitgeteilten Daten wurden aus den Ergebnissen der Repräsentativerhebungen in Bayern, Baden-Württemberg, Hamburg, Niedersachsen, Nordrhein-Westfalen, Saarland und Schleswig-Holstein hochgerechnet.

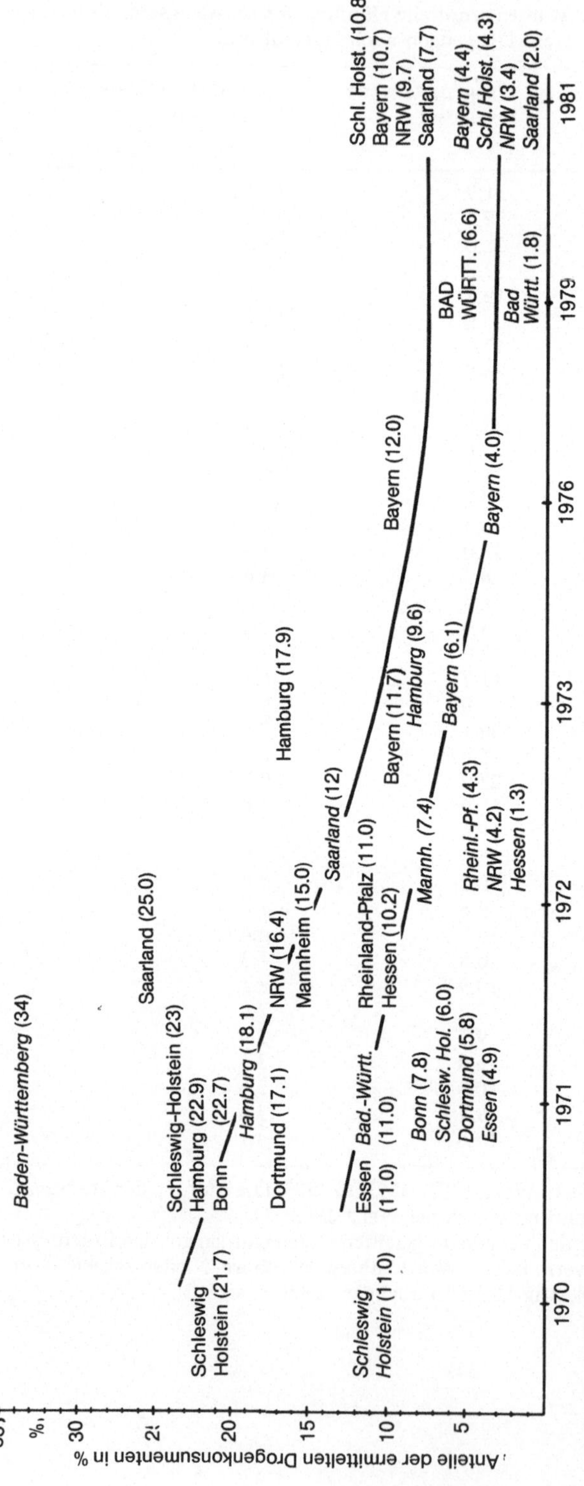

Abb. 1. Bei Feld- und Repräsentativerhebungen ermittelte Häufigkeiten für wenigstens einmaligen Drogengebrauch im Lauf des Lebens und für ständigen Drogengebrauch

geführten Untersuchugnen häufig weit darunter. Nach 1979 betrug mit Ausnahme in Hamburg in keinem Bundesland der Anteil drogenerfahrener Jugendlicher mehr als 11%. Die Zahl der zum Zeitpunkt der Befragung noch aktiven Drogenkonsumenten lag zwischen 1,8% aller Jugendlichen in Baden-Württemberg und 4,4% in Bayern.

Die relativ hohe Zahl der seit 1970 in der Bundesrepublik Deutschland durchgeführten Feld- und Repräsentativbefragungen zu dem Problem der Drogen- und Medikamentenabhängigkeit suggeriert eine Kontinuität der Forschung, die aber wegen der fehlenden Vergleichbarkeit der Ergebnisse faktisch nicht vorhanden ist.

Die Gründe für die mangelnde Vergleichbarkeit dieser Studien liegen in der fehlenden Koordination und Abstimmung über Definition verschiedener Kategorien von Drogenkonsumenten, Stichprobenzusammensetzung und Untersuchungsdesign und der unterschiedlich engen oder weiten Verwendung des Begriffs „Droge". So gehen bei der Definition des Begriffs „User" ein Teil der Untersuchungen von der Regelmäßigkeit des Drogenkonsums aus, andere wiederum gehen aus von der Häufigkeit des Konsums, andere von der Aktualität des Konsums und wiederum andere von der Kombination der drei verschiedenen Definitionskomponenten. Auch die Formulierung der Frage kann für das Ergebnis von großer Bedeutung sein.

Diese Forschungslücke auf dem Gebiet der repräsentativen Umfrageforschung zu dem Themenbereich des Drogen- und Medikamentenmißbrauchs kann nur geschlossen werden durch in regelmäßigen und kontinuierlichen Zeitabständen, unter gleichen Kriterien der Falldefinition, der Stichprobenziehung und der Auswertungskriterien durchzuführenden Repräsentativbefragungen auf bundesweiter Ebene.

Mit Ausnahme der bereits erwähnten Wiederholungsstudie in Bayern oder den seit 1979 in Zusammenarbeit mit den Ländern Baden-Württemberg, Hamburg, Niedersachsen, Nordrhein-Westfalen, Rheinland-Pfalz, Saarland und Bayern erhobenen Daten zum Drogengebrauch ist eine solche Kontinuität in der Umfrageforschung des Drogenkonsums nur in Ansätzen erkennbar.

Die bei den seit 1979 durchgeführten Feld- und Repräsentativstudien erfolgte Standardisierung der Datenerfassung dürfte auch die Ursache dafür sein, daß die ermittelten Ergebnisse weit näher beisammen liegen als in früheren und ebenfalls in verschiedenen Bundesländern durchgeführten Survey-Studien. Unter dem Gesichtspunkt der Vergleichbarkeit erscheinen diese Untersuchungen deshalb auch für die Analyse von Risikogruppen besonders geeignet.

a) Risikogruppen und Drogenpräferenz

Mehr als die Hälfte der im Jahre 1982 in der Bundesrepublik Deutschland ermittelten 9,7% drogenerfahrener Jugendlicher im Alter zwischen 12 und 24 Jahren sind Probierer, und ihr letzter Konsum liegt bereits zwei oder mehr Jahre zurück (BMJFG 1983, S. 51 ff.). Das Verhältnis zwischen weiblichen und männlichen jugendlichen Drogenerfahrenen beträgt 1:1,4; auf 10 weibliche Jugendliche und junge Frauen kommen 14 männliche Jugendliche.

Tabelle 4. Jugendliche Drogenkonsumenten in der Bundesrepublik Deutschland nach Schwere des Drogenmißbrauchs. (Aus: BMJFG 1983, S. 58)

	Drogenprobierer	Schwache User	Starke User[a]	Extremgruppe[a]
	(%)			
Halluzinogene	88	95	98	98
Stimulantien	10	20	47	72
Opiate	3	7	34	100
Barbiturate	2	8	26	45
Kokain	1	4	22	33
Schnüffelstoffe	4	8	11	23

[a] Starke User sind definiert als Person, die eine oder mehrere Drogen häufiger als fünfzigmal genommen haben; die Extremgruppe hat zusätzlich dazu mindestens einmal Opiate verwendet.

Tabelle 5. Sozialer Kontext und Risikomerkmale jugendlicher Drogenkonsummenten

Soziale Kontext- und Risikomerkmale	Gesamt	Aktuelle Drogenkonsumenten	Starke User
	(%)		
Alter beim ersten Drogenkonsum unter 13 Jahren	–	5	15
Schlechtes Verhältnis zum Vater	8	18	24
Mehrmaliges Ausreißen von zu Hause	1	9	15
Broken home während der Kindheit	10	15	18
Klasse wiederholt	22	36	39
Schulausbildung abgebrochen	4	5	8
Suizidgedanken	15	41	47

Die von den Drogenerfahrenen am häufigsten verwendeten illegalen Drogen sind Haschisch (80%) und Marihuana (40%). An zweiter Stelle stehen als Rauschmittel mißbrauchte Stimulantien, 17% der Drogenerfahrenen gaben die Einnahme von Stimulantien, insbesondere Captagon und Ephedrin, zu. 11% der Drogenerfahrenen hatten das Halluzinogen LSD probiert und 8% hatten bereits Opiate genommen. Mit der Zunahme der Konsumhäufigkeit nimmt der Anteil der Konsumenten von Stimulantien, Opiaten, Barbituraten und Kokain sowie der Anteil von Politoxikomanen unter den Drogenmißbrauchern zu.

Neben dem politoxikomanen Konsum unterscheiden sich die starken User noch in weiteren Merkmalen von der Gruppe der Drogenprobierer.

Starke User beginnen früher mit dem Drogenkonsum; 15% von ihnen hatten ihre ersten Drogenerfahrungen schon gehabt als sie noch keine 13 Jahre alt waren. Häufiger als die Drogenprobierer berichteten sie von häuslichen Problemen, broken home-Verhältnissen in der Kindheit und von einem schlechten Verhältnis zu ihren Eltern, insbesondere zu dem Vater, und sie waren wiederholt von zuhause weggelaufen. Starke User und Drogenkonsumenten mit nur gelegentlichem Konsum hatten häufiger bereits eine Klasse wiederholt oder die Ausbildung abgebrochen als gleichaltrige Jugendliche ohne Drogengebrauch. Nahezu alle jugendlichen Drogenkonsumenten hatten ihren ersten Drogenkontakt gemeinsam mit Freunden oder Bekannten, die ihnen die Drogen zur Verfügung stellten und ihnen bei der Verabreichung behilflich waren.

Drogenkonsumenten stellen zudem eine Risikogruppe für Suizid und Suizidversuch dar. 41% der aktuellen und 47% der starken User hatten bereits Suizidgedanken gegenüber 15% der Befragten insgesamt. Dieses aus Repräsentativbefragungen erhaltene Ergebnis stimmt mit den Befunden epidemiologischer und klinischer Studien überein wonach Drogenkonsumenten und Alkoholiker als besonders suizidgefährdet gelten (WELZ 1983).

b) *Methodische Probleme bei Feldstudien über Drogenmißbrauch*

Da bei den repräsentativen Befragungen über die Einnahme von Drogen ein Verhalten erfragt wird, das unter bestimmten Umständen unter Strafandrohung steht, stellt sich in ganz besonderem Maße das Problem der Validität der bei der Befragung erhaltenen Angaben.

Mit anderen Worten: wie plausibel sind die im Interview erhobenen Angaben über eigene Erfahrungen mit Drogenkonsum, und kann davon ausgegangen werden, daß sowohl einmalige Drogenerfahrung als auch fortgesetzter Drogenmißbrauch von den Befragten im Interview zugegeben werden?

Aus Untersuchungen in den Vereinigten Staaten, wo seit 1975 in jährlichen Abständen große repräsentative Umfragen bei High-School Schülern der Oberstufenklassen durchgeführt werden (JOHNSTON et al. 1977) weiß man, daß Rauschmittelkonsum von Jugendlichen, die als Konsumenten bekannt sind, sowohl im Interview und bei schriftlicher Befragung zugegeben werden. Eine Tendenz zur Unterberichtung des Drogenkonsums besteht lediglich bei der Gruppe der schweren User (JOHNSTON et al. 1978). Heroinabhängige, die nach Abbruch einer Entziehungsbehandlung von Interviewern, die über die bestehende Abhängigkeit nicht informiert waren, über Häufigkeit des Konsums und Verwendung bestimmter Drogen befragt wurden, gaben den Konsum von Haschisch und/oder Marihuana und LSD richtig an; die interviewten Heroinuser bestritten aber Heroin probiert zu haben, oder sie gaben geringere Dosierungen und seltenere Einnahme von Heroin an als dies durch die Klinikaufzeichnungen belegt war. Weiterhin stellten JOHNSTON et al. (1978) bei der Befragung von High-School Schülern fest, daß unter den Schülern, die während des Termins der Erstbefragung fehlten und erst zu einem späteren Zeitpunkt interviewt werden konnten, doppelt so viele Drogenerfahrene und mit um das dreifache gesteigerten Konsums wie bei den regulär in den Schulklassen befragten Schülern zu finden waren.

Repräsentativbefragungen erlauben somit zuverlässige Angaben über die Häufigkeit des Probierkonsums und leichterer Formen des mehrfachen und andauernden Drogengebrauchs. Die von dem Drogenmißbrauch jedoch am schwersten betroffenen Gruppen der „harten User“ neigen zu Unterberichtung ihres Konsums und sind ohnedies in den Umfragestudien unterrepräsentiert. Häufig haben sie tragfähige Kontakte zu Familien und Freunden abgebrochen, haben Schule und Ausbildungsstätte verlassen und sind damit im Rahmen der üblichen statistischen Auswahlverfahren auf der Basis von Schulklassen oder Haushalten nicht mehr erreichbar. Hinzu kommt, daß auch die in Heimen und Notunterkünften lebende Bevölkerung, die zur Zeit der Befragung in Krankenhäuser behandelten Patienten oder die Insassen von Strafanstalten der Erreichbarkeit im Rahmen repräsentativer Stichproben entzogen sind.

3. Erhebungen in Behandlungseinrichtungen

Wegen der Unterrepräsentierung der Gruppen der schweren und sehr schweren User bedürfen Repräsentativstudien einer notwendigen Ergänzung durch solche Daten, die Auskunft geben über die Häufigkeit des Auffälligwerdens und/oder der Inanspruchnahme medizinischer und sozialer Einrichtungen im Zusammenhang mit einer bestehenden Drogen- oder Medikamentenabhängigkeit. Zu diesen Daten sind mehrere Formen des Zugangs möglich:

a) Fallregister

Kumulative Fallregister, wie sie in Großbritannien, USA oder Norwegen betrieben werden, sind dabei von besonderem Wert. Ein Fallregister ist ein verzahntes Dokumentationssystem, welches in einer zentralen Datei Informationen aus unterschiedlichen Behandlungseinrichtungen und Gesundheitsinstitutionen vereint und zusammenführt (DUPONT 1979). Es basiert auf einer Bevölkerung in einer definierten geographischen Region und ist über einen Zeitraum von mehreren Jahren kumulativ angelegt.

Ein auf diesen Regeln aufgebautes Register wurde in Mannheim über einen Zeitraum von fünf Jahren betrieben, bis es auf die Intervention der Landesbeauftragten für den Datenschutz stillgelegt werden mußte. Neben den insgesamt 27 stationären, ambulanten und halbstationären Einrichtungen, die mit dem psychiatrischen Fallregister in Mannheim kooperierten (WELZ 1983, S. 18–21), waren in die Erhebung im Rahmen des erweiterten Registers zur Erfassung des Drogenkonsums auch noch die Hauptaufnahme und die Notfallambulanz des größten regionalen versorgenden Krankenhauses in Mannheim, sowie die wegen Beratung oder Verstoßes gegen das BTM-Gesetz dem Gesundheitsamt bekannten Fälle in die Registererhebungen einbezogen.

Insgesamt konnten in einem Zeitraum von fünf Jahren 2773 Behandlungsepisoden bei 1800 Fällen erfaßt und innerhalb verschiedener Fragestellungen ausgewertet werden (WELZ 1983; WELZ u. KLEFF 1983). Der größte Anteil der wegen Drogenkonsums behandlungsbedürftige und auffällig gewordene Personenkreis war in der Gruppe der 20- bis 24jährigen Männer zu finden. Die Rate betrug 423 Fälle je 100000 Einwohner. Mit zunehmendem Lebensalter ging die Auffälligkeit und Behandlungsbedürftigkeit zurück, wobei in den höheren Altersgruppen die Anteile der Frauen und der Medikamentenabhängigen unter den Drogenkonsumenten zugenommen hat.

b) Einrichtungsbezogene Informationssysteme

Einen weiteren, wenn auch nicht personenbezogenen Zugang zu Daten über Häufigkeit und soziale Merkmale von Drogenkonsumenten bilden die seit 1980 an ambulanten Einrichtungen für Suchtkranke durchgeführten und im Rahmen des einrichtungsbezogenen Informationssystems EBIS zusammengeführten Datenerhebungen (SIMON 1986). Von den etwa 500 Beratungs- und Behandlungsstellen haben sich mit 265 Einrichtungen mehr als die Hälfte an diesen Erhebungen beteiligt. Weil darin keine personenbezogenen Daten erhoben werden, sind sie nur im Hinblick auf eine eingeschränkte Fragestellung auswertbar und gegenüber den Fallregistern unterlegen.

c) Drogen-Frühwarn-System

Ein Drogen-Frühwarnsystem, mit dem man sich Informationen über Veränderungen in der Verbreitung marktgängiger illegaler Drogen insbesondere die Identifikation neu aufkommender Substanzen auf dem illegalen Drogenmarkt erwartet, wurde unter der Bezeichnung DAWN seit 1972 in den USA angewendet. Das Drug Abuse Warning Network umfaßt eine repräsentative Stichprobe von über 700 Ambulanzen in Akutkrankenhäusern sowie Informationen von ca. 100 gerichtsmedizinischen Instituten. Da bei jeder Aufnahme mit Hilfe entsprechender enzymatischer und chromatographischer Verfahren die eingenommenen Substanzen identifiziert werden können, erhält man Informationen über die Häufigkeit und regionale Verteilung der zu Mißbrauchszwecken erstmals verwendeten Substanzen. Lange vor seinem epidemischen Gebrauch wurde man so in den Vereinigten Staaten auf die Verwendung von Phencyclydin (PCP) als Rauschdroge aufmerksam. In der Bundesrepublik hat das Frühwarnsystem des Bundesgesundheitsamtes (KEUP 1983) die Erhebung vergleichbarer Daten über die am häufigsten mißbrauchten Substanzen zum Ziel. Allerdings sind bislang nur wenige Krankenhäuser an diesem Erfassungssystem beteiligt. Der Vorteil liegt darin, daß auch Angaben über nichtillegale Rauschdrogen darin erhoben werden können.

II. Medikamentenabhängigkeit

Die Einnahme von Medikamenten stellt neben dem illegalen Konsum von Rauschdrogen eine weitere Form der Gefährdung dar. Wegen der großen Zahl marktgängiger Präparate, der Verwendung von rezeptfreien und verschreibungspflichtigen Medikamenten, wegen der schwierigen Abgrenzung der Selbstmedikation von Mißbrauch und der Überschneidung von ungerechtfertigter Dosierung verschriebener mit übermäßigem Konsum rezeptfreier Medikamente ist eine statistische Erfassung des Medikamentenmißbrauchs sehr schwierig.

Hinzu kommt, daß der Mißbrauch von Arzneimitteln häufig nicht als isolierte Form eines reinen Medikamentenmißbrauchs betrachtet werden kann. Oft werden Arzneimittel zur Verstärkung erwünschter Drogenwirkung, als Alternative von Drogen bei zeitweiser Suchtverschiebung oder zur Bekämpfung von Entzugssymptomen und zur Erzeugung bestimmter Mischeffekte in der gemeinsamen

Anwendung mit Rauschdrogen verwendet. In einer Erhebung an den Suchtkrankenaufnahmen einer großen psychiatrischen Klinik in Berlin fand KEUP (1986) unter 7 755 konsekutiv aufgenommenen Suchtkranken nur einen Anteil von 4,2% bei den Frauen und 0,9% bei den Männern, die primär Medikamentenabhängige waren. Viel häufiger fand sich polyvalenter Mißbrauch: 20,3% der suchtkranken Frauen und 11,3% der Männer nahmen auch Medikamente bei primärer Alkohol- und Drogenabhängigkeit; der weitaus größte Teil der Aufgenommenen bestand aus Drogen- und Alkoholabhängigen.

1. Häufigkeit des Medikamentenmißbrauchs

Wegen der hohen Exposition der Bevölkerung mit suchtstoffhaltigen Arzneimitteln muß bei der Verwendung von Medikamenten mit einer großen Dunkelziffer mißbräuchlicher Verwendung gerechnet werden. Leider existieren in der Bundesrepublik Deutschland keine personenbezogenen Verordnungsstatistiken und somit auch keine Möglichkeit, die Häufigkeit von Dauerverordnungen von Arzneimitteln nach bestimmten Indikationsgebieten zu erfahren.

a) Verordnungshäufigkeit von Arzneimitteln

Eine Annäherung an die Häufigkeit der Verwendung von Arzneimitteln ermöglichen die Verbrauchszentralen, die dem GKV-Arzneimittelindex (SCHWABE u. PAFFRATH 1985), der die Verordnungshäufigkeit der 1 000 führenden Arzneimittel enthält, entnommen werden können. Die Verordungshäufigkeiten wurden auf der Grundlage einer repräsentativen Stichprobe aus den Verordnungsblättern der niedergelassenen Ärzte ermittelt; allerding sind darin nicht die Verschreibungen an privat versicherte Personen enthalten.

An der Spitze der Verordnungshäufigkeit von allen Indikationsgruppen stehen die Analgetika. Auf sie entfallen 12% aller Verordnungen bei 8,5% des Gesamtumsatzes. Auch machen sie mit 117 Arzneimitteln zahlenmäßig die größte Gruppe unter den tausend verordnungshäufigsten Präparaten aus.

Wegen des hohen Anteils von Kombinationspräparaten ist das Suchtpotential der Analgetika besonders groß. So befanden sich unter den fünfzig der 1983 nach Verordnungshäufigkeit führenden Medikamenten 39 Kombinationspräparate, welche Beimischungen enthielten, die keinen Vorteil aufwiesen gegenüber einem ausreichend dosierten Monopräparat.

Bereits den vierten Rang in der Verordnungshäufigkeit nach unterschiedlichen Indikationsgruppen nehmen die Psychopharmaka ein. Von insgesamt 37,7 Mio. Verordnungen entfielen weit mehr als die Hälfte auf Benzodiazepine (19,3 Mio.) sowie auf Sedativa und Hypnotika (4,6 Mio.).

Die führende Stellung der Analgetika und Psychopharmaka unter den Fertigarzneimitteln mit Mißbrauchspotential geht aus Tabelle 6 hervor. Demnach waren 1984 unter den fünfzig nach Verordnungshäufigkeit führenden Arzneimitteln elf Medikamente mit entsprechendem Mißbrauchspotential enthalten.

Die Verordnung von Arzneimitteln ist unterschiedlich auf die verschiedenen Altersgruppen verteilt. Mit Ausnahme der Appetitzügler, die ihre häufigste Ver-

Tabelle 6. Arzneimittel mit Mißbrauchspotential unter den fünfzig nach Verordnungshäufigkeit führenden Substanzen (1984)

Handelsname	Rang	Anzahl verord. Pack. in Mio.	Inhaltsstoff mit Mißbrauchspotential	Stoffklasse
Lexotanil	6	5,4	Bromazepam	Tranquilizer
Adumbran	9	5,0	Oxazepam	Tranquilizer
Gelonida	20	2,2	Codein	Opioid
Spasmo-Cibalgin	21	2,2	Allobarbital	Barbiturat
Rohypnol	26	1,9	Flunitrazepam	Tranquilizer
Codipront	35	1,7	Codein	Opioid
Persumbran	37	1,7	Oxazepam	Tranquilizer
Tavor	39	1,6	Lorazepam	Tranquilizer
Limbatril	46	1,6	Chlordiazepoxid	Tranquilizer
Ergo Lonarid	48	1,5	Amobarbital	Barbiturat
Optalidon	50	1,5	Codein Butalbital	Opioid Barbiturat

Tabelle 7. Prozentuale Verteilung der Verordnungen von Psychopharmaka, Hypnotika, Analgetika, und Appetitzüglern nach Altersgruppen. (Zusammengestellt nach SCHÖNHÖFER (1985, S. 265 u. 269)

Alter	Psychopharmaka	Hypnotika	Analgetika	Appetitzügler
0–15	2,2	3,6	8,5	2,4
15–30	4,8	2,9	9,8	12,2
30–45	14,4	8,3	15,8	33,5
45–60	26,1	18,8	22,5	31,1
Älter als 60	45,6	56,9	36,2	16,5

wendung in der Altersgruppe der 30- bis 45jährigen finden, steigen die Verschreibungen von Analgetika, Psychopharmaka sowie der Hypnotika mit zunehmendem Lebensalter an.

Wie weit verbreitet aber die Verwendung von Tranquilizern bezogen auf die Gruppe der älteren Menschen tatsächlich ist, zeigt eine Umrechnung der verschriebenen Arzneimittel in DDD (defined daily dosis). Danach ergibt sich nach einer Untersuchung des wissenschaftlichen Instituts der Ortskrankenkassen (BERG et al. 1983), daß jeder in der Krankenversicherung der Rentner Versicherte jährlich eine Monatsration an Tranquilizern verordnet erhält oder jeder zwölfte Rentner über das ganze Jahr hinweg kontinuierlich versorgt wird. Noch mehr für eine mißbräuchliche Anwendung spricht, daß das Präparat Distraneurin, dessen orale Wirkung zur Alkoholentzugsbehandlung nicht empfohlen ist und das lediglich bei akuten Alkoholdelir indiziert werden sollte, mit rund 275000 Verordnungen auf einem mittleren Rangplatz unter den tausend verordnungshäufigsten Präparaten zu finden ist.

b) Feldstudien zum Medikamentenmißbrauch

Auch bei der Gewinnung von Zahlen zur Bestimmung der Häufigkeit des Medikamentenmißbrauchs führen Feld- und Repräsentativerhebungen unter bestimmten Umständen zu einem differenzierten Bild. Regional begrenzt und gebunden an den institutionellen Rahmen eines Großbetriebes stellten HORISBERGER et al. (1958) in einer Studie an 2400 Arbeitnehmern eines Großbetriebes der Schweizer Uhrenindustrie bei 32% der befragten Frauen und bei 15% der befragten Männer tägliche Einnahme phenazetinhaltiger schmerzstillender Substanzen fest. DUBACH u. GSELL (1969) ermittelten zehn Jahre später ebenfalls in verschiedenen Uhrenbetrieben bei 7% der Männer und 17% der Frauen einen regelmäßigen Analgetikakonsum.

Die beiden arbeitsmedizinischen Studien lassen freilich noch keine Rückschlüsse auf das Verhalten der Gesamtbevölkerung zu. Über zuverlässigere Daten verfügen wir durch die methodisch sehr anspruchsvollen Untersuchungen von HORNUNG u. GUTSCHER (1984) in der deutschsprachigen Schweiz.

Indem HORNUNG u. GUTSCHER die Verwendungshäufigkeit der eingenommenen Medikamente, Angaben zur Indikation und zu Personen und Institutionen, die das Mittel zuerst empfahlen sowie den Handelsnamen des Produktes erhoben haben, konnten sie die eingenommenen Medikamente zunächst pharmazeutisch klassifizieren und ihr Kontraindikationspotential unter Berücksichtigung der angegebenen Gesamtsymptome bestimmen. Damit konnten sie Rückschlüsse auf die Angemessenheit der Indikation ziehen und das Sucht- und Gewöhnungspotential der Medikamente bestimmen. Von Medikamentenmißbrauch sprachen die Autoren bei dauerhafter Einnahme von Heilmitteln mit Wirkstoffkombinationen mit nachgewiesenen Abususpotential bei Unangemessenheit der Indikationen. Nach diesen Kriterien einer engen Falldefinition erwiesen sich 1,8% der Befragten als Mißbraucher, bei weiteren 2,4% bestand ein Verdacht auf Medikamentenabusus.

c) Zusammenfassung

Bei der Beurteilung der verfügbaren Daten kann davon ausgegangen werden, daß mit steigendem Gebrauch von Arzneimitteln auch der Mißbrauch ansteigt. Von besonderem Interesse bei der Abschätzung des Medikamentenmißbrauchs sind dabei jene Arzneimittel, die das Zentralnervensystem stimulierend oder dämpfend beeinflussen und oftmals bereits nach relativ kurzer Zeit der Einnahme zu Toleranzbildung und psychischer und physischer Abhängigkeit führen. Dabei handelt es sich neben den Psychopharmaka häufig um Kombinationspräparate mit indikationsbezogener Wirksubstanz und der Beimischung zentraldämpfender oder erregender Substanzen ohne zusätzlichen therapeutischen Effekt.

Die Einschränkung der Verfügbarkeit und die Beeinflussung der Verbreitung abhängigkeitserzeugender Arzneimittel stellen neben der Verbesserung der Information über das Abhängigkeitsrisiko (vgl. SCHÖNHÖFER 1985) wirksame Möglichkeiten zur Eingrenzung des Risikos einer Arzneimittelabhängigkeit dar.

C. Die epidemische Ausbreitung des Rauschdrogenkonsums

I. Die multifaktorielle Verursachung des Drogenmißbrauchs

Die Entstehung des Drogenmißbrauchs sowie seine epidemische Ausbreitung ist eingebettet in ein komplexes Verursachungsgefüge aus sozialen, psychologischen und biomedizinischen Bedingungen. Zunächst müssen Drogen auf dem illegalen Markt vorhanden sein, denn selbst die aufgrund ihrer physiologischen Disposition und psychologischen Struktur ihrer Persönlichkeit am meisten für den Drogengebrauch anfälligen Individuen können nicht von Drogen abhängig werden, sofern sie für sie nicht verfügbar sind (SMART 1983). Die Verfügbarkeit betrifft dabei eine Vielzahl von physischen, sozialen und ökonomischen Umständen, die die Kosten und den Umfang der Anstrengungen, die zur Drogenbeschaffung erforderlich sind, beeinflussen. Eine Untersuchung, die SMART (1977) bei Highschool-Schülern durchführte, wies auch nach, daß die empfundene Verfügbarkeit ein signifikanter Prädiktor für den Gebrauch und Konsum von Cannabis, Alkohol und Tabak sowie von Heroin war. Eine weitere Bestätigung erhielt die Theorie durch Untersuchungen bei süchtigen Ärzten und Angehörigen anderer Heilberufe (AUSUBEL 1961), bei denen Drogenabhängigkeit häufiger zu finden war als bei Angehörigen anderer Berufe.

Neben der Verfügbarkeit spielen psychologische Persönlichkeitsmerkmale (WANKE 1986), soziale Lernprozessen (FREDERICK 1983; WIKLER 1965, 1973), der vorausgegangener Konsum legaler Drogen (KANDEL 1976) sowie die Einbindung in normative Bezugsgruppen (WELZ 1983) eine weitere entscheidende Rolle bei der Entwicklung des Drogenmißbrauchs.

II. Die Bedeutung der Peer Groups für den Rauschdrogenkonsum Jugendlicher

Entscheidend für den Beginn des Drogenkonsums ist das Vorhandensein subkultureller Systeme, die sich in bestimmten den Drogenkonsum betreffenden Normen äußern. Die Subkultur der Drogenszene liefert zunächst eine Relativierung und Umkehrung der Wert- und Verhaltensgebote der dominanten Kultur. An die Stelle des Drogenverbotes treten neue Verhaltensleitbilder und moralisch-ideologische Deutungssysteme sowie eine teilweise eigenständige abweichende symbolische Sinnwelt (JOHNSON 1983).

Innerhalb eines solchen gegenkulturellen Meinungsklimas wird abweichendes Verhalten im Umgang mit Drogen gelernt und durch Mechanismen der wechselseitigen Verhaltensverstärkung und Sanktionsandrohung aufrechterhalten. Selbst die Qualität des „Angenehmen" in der subjektiven Situation des Rausches kommt häufig erst durch Lernprozesse zustande. Vielfach sind die Effekte der Droge bei den ersten Versuchen physisch unangenehm und vieldeutig, und der Anfänger würde nicht weitermachen, wenn er es nicht lernen würde, diese Empfindungen als angenehm umzudefinieren (BECKER 1966). Er wird dies um so eher tun, je weniger er den persönlichen Kontakt zu der Gruppe verlieren will und Bindungen an die dominante Kultur aufgegeben hat.

Wie wichtig beim Beginn des Drogenkonsums die Einbindung in die Gruppen Gleichaltriger ist, zeigen auch verschiedene Befragungsergebnisse. Nur eine verschwindend geringe Anzahl von Jugendlichen begann selbst mit Drogen zu experimentieren (vgl. Kap. B.I.2). Dagegen hatten mehr als 90% aller Drogenerfahrenen ihren ersten Drogenkontakt gemeinsam mit Freunden, die sie in den Gebrauch einführten.

Bei den meisten Jugendlichen hat lange vor dem ersten eigenen Drogenmißbrauch bereits ein Sozialisationsprozeß stattgefunden als diejenigen, die mit dem Drogenkonsum begannen, die Attitüden und Vorstellungen derjenigen, die ihn schon praktizierten, übernommen hatten (ANDREWS u. KANDEL 1979).

III. Die epidemische Ausbreitung des Heroinmißbrauchs

Drogenabhängigkeit in der heute anzutreffenden Form bei Jugendlichen und jungen Erwachsenen ist ein gruppengebundenes Phänomen und seine Ausbreitung vollzieht sich stets im Rahmen relativ kleiner, überschaubarer und regional lokalisierbarer Gruppen. Wie der eigentliche Prozeß der epidemischen Ausbreitung bei der Übernahme des drogenkonsumierenden Verhaltens verläuft, wissen wir seit den Untersuchugnen von DE ALARCON (1969) über die englische Ortschaft Crawley, oder aus den Studien von LEVENGOOD et al. (1971) in Grosse Pointe, einer Gemeinde in der Nähe von Detroit, sowie einer Arbeit von HUGHES et al. (1971) in Chicago. Die Autoren haben durch Interviews mit ehemals Drogenabhängigen ihre drogenkonsumierenden und nicht konsumierenden Freunde erfragt.

Durch eine Identifizerung der so ermittelten Kontaktpersonen konnten retrospektiv für ehemals drogenfreie Gebiete die Ausbreitungswege festgestellt werden.

Die Diagramme zeigen wie der Gebrauch von Drogen, insbesondere die intravenöse Technik des Heroinmißbrauchs von Person zu Person weitergegeben wird. Weiterhin ist zu erkennen, daß die Mehrzahl der aktiven Drogenkonsumenten keinen Nachfolger erzeugen, daß einige User einen oder zwei Nachfolger haben und daß es nur wenige sind, die den Drogenkonsum bei vielen Nachfolgern initiieren. Damit hängt die Ausbreitung des Drogenmißbrauchs entscheidend von der Aktivität weniger Individuen ab.

Die gemeinsame Auswertung der drei Ausbreitungsdiagramme zeigt, daß in nahezu allen Fällen eine Weitergabe des Drogenmißbrauchs innerhalb des ersten Jahres nach Beginn des eigenen Drogengebrauchs erfolgte. Dieses Ergebnis ist nicht unplausibel, wenn man sich vorstellt, daß der neue User am Beginn seiner Drogenkarriere mit beinahe missionarischem Eifer, starker Überzeugungskraft und hoher Glaubwürdigkeit auf potentielle User einwirkt, während er nach einem halben Jahr von der Droge selbst abhängig geworden und an den Folgeproblemen seiner Abhängigkeit zu leiden beginnt. Damit verliert er nicht nur an Glaubwürdigkeit und Attraktivität – auch seine sozialen Bezüge beginnen sich zu verändern. Er wird Schule und Arbeitsplatz verlassen, sozial absteigen und sein Bekanntenkreis wird sich verändern (CHAMBERS u. HUNT 1976). Mit anderen Worten: durch diese Aufeinanderfolge von Veränderungen als Folge der eingetretenen

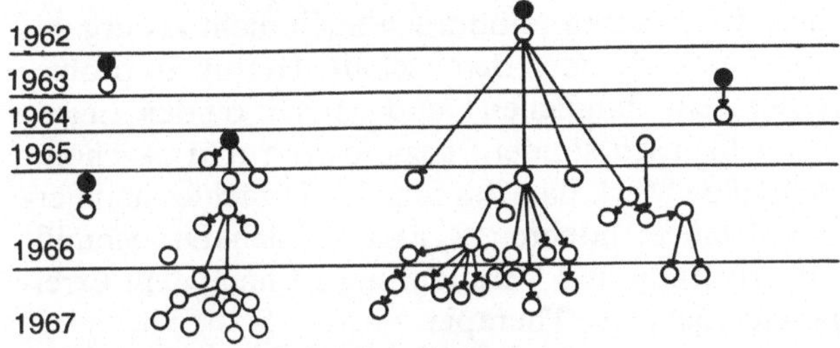

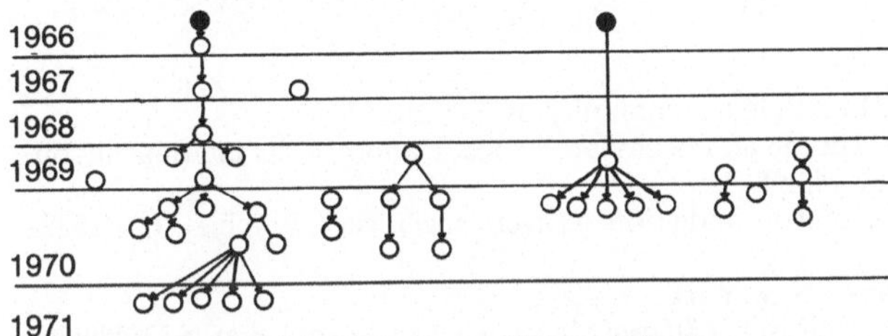

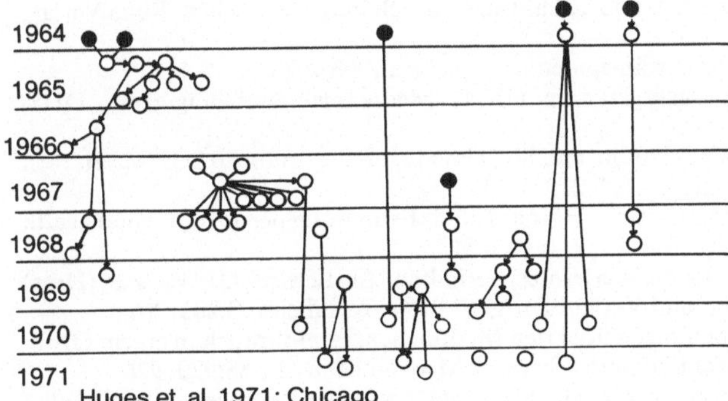

Abb. 2. Epidemische Ausbreitungsdiagramme des Heroinmißbrauchs in Crawley, Detroit und Chicago

Sucht verliert der Initiator seine vormals sozial ansteckenden Eigenschaften. Nicht der vom sozialen Abstieg und den körperlichen Folgen des Drogenkonsums gezeichnete User wirkt sozial ansteckend, sondern der User der frühen Phase, der nach einem Jahr bereits seine „ansteckenden Eigenschaften“ verloren hat.

Die epidemische Ausbreitung des Heroinmißbrauchs erinnert an die Übertragungsketten bei der Ausbreitung infektiöser Erkrankungen. Analog des Prozesses bei der Verbreitung von Infektionskrankheiten gibt es in diesem Modell Übertragungswege, empfängliche und ansteckende Individuen sowie solche, die das „krankhafte Verhalten“ offenbar nicht weitergeben. Zugleich ist die Ansteckungsfähigkeit zeitlich begrenzt.

Die Ansteckungswege von Infektionskrankheiten und die Ausbreitungswege bei Heroin gleichen sich freilich nur hinsichtlich des formalen Aspektes des Ausbreitungsprozesses. Da es sich bei der Ausbreitung des Heroinkonsums um einen

Kommunikationsprozeß handelt, wird Heroinmißbrauch auch nicht als organisches Agens, sondern als positive Attitüde oder Bereitschaft, Heroin zu probieren, übertragen. Die Begriffe der „empfänglichen" und „ansteckenden Eigenschaften" sind ebenfalls nicht medizinisch sondern soziologisch und psychologisch zu interpretieren. Sie beschreiben Merkmale des sozialen Umfeldes und Persönlichkeitseigenschaften, die mit einem höheren Risiko für den Drogenmißbrauch verbunden sind. Ihre Bearbeitung und Veränderung ist nach dem Erreichen eines drogenfreien Verhaltens Ziel jeder Therapie.

Literatur

Alarcon R de (1969) The spread of heroin in a community. Bull Narc 17–22

Andrews KH, Kandel DB (1979) Attitude and behavior: a specification of the contingent consistency hypothesis. Am Soc Rev 44:298–310

Ausubel DP (1961) Causes and types of drug addiction: a psychosocial view. Psychiatr Q 35:523–531

Becker H (1966) Outsiders. Free Press, New York

Berg H et al. (1983) Der Arzneimittelverbrauch älterer Menschen. Ortskrankenkasse 23/24:976–983

Bundesministerium Jugend, Familie und Gesundheit (1983) Konsum und Mißbrauch von Alkohol, illegalen Drogen, Medikamenten und Tabakwaren durch junge Menschen. Reha Verlag, Bonn

Chambers DL, Hunt LC (1976) The heroin epidemics. Spectrum, New York

Deutsche Hauptstelle gegen die Suchtgefahren (1984) Medikamentenabhängigkeit, DHS, Hamm

Dubach WC, Gsell HO (1969) Analgetikakonsum: Sozialmedizinische Studie in Schweizerischen Uhrenbetrieben. Präventivmedizin 14:234–259

Dupont A (1979) Psychiatric case registers. In: Häfner H (ed) Estimating needs for mental health care. Springer, Berlin Heidelberg New York, pp 43–51

Frederick CJ (1983) Drogenmißbrauch als erlerntes Verhalten. In: Lettieri DJ, Welz R (Hrsg) Drogenabhängigkeit – Ursachen und Verlaufsformen. Beltz, Weinheim, S 203–207

Horisberger B et al. (1958) Untersuchungen über den Medikamentenmißbrauch in einem Großbetrieb der Schweizerischen Uhrenindustrie. Schweiz Med Wochenschr 88:920–926

Hornung R, Gutscher H (1984) Medikamentenabusus: Ergebnisse einer Repräsentativbefragung in der deutschsprachigen Schweiz. Drogalkohol 8:3–24

Hughes PH, Crawford GA (1972) A disease contagious model of researching and intervening in heroin epidemics. Arch Gen Psychiatr 27:149–155

Johnson BD (1983) Theorie der Drogensubkulturen. In: Lettieri DJ, Welz R (Hrsg) Drogenabhängigkeit – Ursachen und Verlaufsformen. Beltz, Weinheim S 118–130

Johnston LD et al. (1977) Drug use among american high school students 1975–1977. National Institute on Drug Abuse, Rockville, Md

Johnston LD et al. (1978) Drugs and delinquency: a search for causal connections. In: Kandel D (ed) Longitudinal research on drug use. Halstead Press, Washington, pp 137–156

Keup H (1984, 1986) Zahlen zur Gefährdung durch Drogen und Medikamenten. In: Ziegler H (Hrsg) Jahrbuch zur Frage der Suchtgefahren

Keup W (1983) Möglichkeiten zur Erfassung von Mißbrauchsmustern von Medikamenten auf Bundesebene („Frühwarn-System"). In: Waldmann H (Hrsg) Medikamentenabhängigkeit. Akad Verl Ges Wiesbaden, S 43–53

Kreuzer A et al. (1981) Drogenabhängigkeit und Kontrolle. BKA-Forschungsreihe, Wiesbaden

Levengood RP et al. (1971) Heroin addiction in the suburbs – an epidemiological study. In: Proceeding of the World Congress of Psychiatry, Mexico City, 1971

Pittman BJ (1967) International Overview: social and cultural factors in drinking patterns. In: Pittman BJ (ed) Alcoholism. New York

Schönhofer PS (1985) Abhängigkeitsgefahren bei Arzneimitteln, insbesondere Kombinationsarzneimittel: Möglichkeiten der Risikominderung. In: Keup W (Hrsg) Biologie der Sucht. Springer, Berlin Heidelberg New York, S 261–276

Simon R (1986) EBIS 1984. Jahresstatistik der ambulanten Beratungs- und Behandlungsstellen für Suchtkranke in der Bundesrepublik Deutschland. In: Ziegler H (Hrsg) Jahrbuch zur Frage der Suchtgefahren 1986. Neuland Verl.-Ges., Hamburg, S 80–85

Schwabe U, Paffrath D (Hrsg) Arzneiverordnungsreport 1985. G. Fischer, Stuttgart New York

Smart RG (1977) Perceived availability and the use of drugs. Bull Narc 29:59–63

Smart RG (1983) Verfügbarkeits- und Anfälligkeitstheorie für den Mißbrauch illegaler Substanzen. In: Lettieri DJ, und Welz R (Hrsg) Drogenabhängigkeit – Ursachen und Verlaufsformen. Beltz, Weinheim, S 56–60

Wanke K (1986) Zur Psychologie der Sucht. In: Meyer JE, Strömgren E (Hrsg) Psychiatrie der Gegenwart, Bd III, Abhängigkeit und Sucht. Springer, Berlin Heidelberg

Wanke K, Täschner KL (1985) Rauschmittel. Drogen – Medikamente – Alkohol. Enke, Stuttgart

Welz R (1983) Drogen, Alkohol und Suizid. Strukturelle und individuelle Aspekte abweichenden Verhaltens. Enke, Stuttgart

Welz R, Kleff F (1980) Drogenabhängigkeit – wie kann man sie messen? Suchtgefahren 26:153–164

WHO, World Health Organization (1974) WHO Expert Committee on Drug Abuse. Twentieth Report. Techn Rep Series 551, Geneva

Wikler A (1973) Dynamics of drug dependence: implications of a conditioning theory for research and treatment. Arch Gen Psychiatry 28:611–616

Wikler A (1985) Conditioning factors in opiate addiction and relapse. In: Wilner DM, Kassebaum GG (eds) Narcotics. McGraw & Hill, New York, pp 85–100

II. Alkohol

Genetik des Alkoholismus

D. P. AGARWAL und H. W. GOEDDE

INHALTSVERZEICHNIS

A. Einleitung 129
B. Vorkommen von Alkoholismus 130
C. Familiäre Einflüsse 131
D. Ethnische und kulturelle Faktoren 131
E. Genetische Faktoren 132
I. Familienuntersuchungen 132
II. Zwillingsstudien 133
III. Adoptionsstudien 134
F. Genetische Prädispositionen 136
G. Biologische Mediatoren 136
I. Genetische Marker 137
II. ZNS-Responz 137
III. Metabolische Variationen 138
H. Abschließende Bemerkungen 139
Literatur 140

A. Einleitung

Äthanol (Äthylalkohol oder Alkohol) ist bekannt als zentralwirksame Droge, die wesentliche psychomotorische Funktionen durch eine Reihe komplexer physikochemischer und physiologischer Reaktionen beeinflußt. Nach Alkoholaufnahme wird die Substanz vollständig im Gastrointestinaltrakt resorbiert und gleichmäßig in den Körperflüssigkeiten verteilt.

Es gilt als allgemein bekannt, daß Menschen aufgrund ihres individuellen Stoffwechsels unterschiedlich auf Alkohol reagieren, was möglicherweise ihr Trinkverhalten beeinflußt.

Seit der Steinzeit hatten nahezu alle Kulturen Zugang zum Alkohol. Dabei wurde exzessives Trinken oftmals als schlechte Eigenschaft oder sogar als Sünde betrachtet (Puritanismus, Islam). Erst im frühen zwanzigsten Jahrhundert setzte sich die Auffassung von Alkoholismus als Krankheit durch (WHO 1952).

In nahezu allen Gesellschaften, in denen Alkohol allgemein frei verfügbar ist, geht die Mehrheit der Bevölkerung in „sozial angemessener" Form ohne größere Probleme mit dem Alkohol um. Ein geringer Teil jedoch gerät in eine schwere Alkoholabhängigkeit und erfährt soziale, physische und psychische Schäden. Daher stellt sich die Frage:

Unterscheiden sich diese Menschen durch ihre Persönlichkeitsstruktur von der Mehrheit der Bevölkerung oder ist hier die „biologisch-genetische Ausstattung" eher verantwortlich für das abweichende Trinkverhalten?

Neben kulturellen und umweltbedingten Einflüssen deuten epidemiologische Studien klar auf eine genetische Prädisposition für die Alkoholkrankheit hin. Trotzdem muß dieses Problem intensiv weiterstudiert werden, denn verständlicherweise sind genetische Einflüsse nur sehr schwer von umweltbedingten Einflüssen klar zu trennen. Während einige Forscher besonders den biologischen Aspekt hervorheben, halten andere die sozialen und kulturellen Faktoren für überwiegend relevant.

Umwelteinflüsse wie moralische und religiöse Unterweisungen, die Verfügbarkeit von Alkohol im täglichen Leben, das Trinkverhalten innerhalb der Familie und „peer" Gruppen und der Grad von Streß und Angst im Leben eines Individuums müssen auf der einen Seite in Betracht gezogen werden, wenn man auf der anderen Seite die Bedeutung hereditärer Faktoren für die Entstehung der Alkoholkrankheit untersuchen will.

In diesem Kapitel werden vor allem die jüngeren Erkenntnisse über den Einfluß der genetischen Faktoren auf das Trinkverhalten und die Entstehung des Alkoholismus dargestellt.

B. Vorkommen von Alkoholismus

Epidemiologische Studien zeigen, daß die Inzidenzrate von Alkoholismus in einer Gesellschaft durch den pro-Kopf-Alkoholverbrauch, den Preis und die Verfügbarkeit von alkoholischen Getränken beeinflußt wird. In vielen industrialisierten Nationen ist ein rapider Anstieg von Alkoholkonsum und Alkoholproblemen zu verzeichnen (CHICK 1982).

Dieser dramatische Anstieg des Alkoholismus in vielen europäischen Ländern und die damit verbundene Häufigkeit von Alkoholfolgekrankheiten in der Nachkriegszeit ist sicherlich eher als Konsequenz eines vermehrten pro-Kopf-Alkoholkonsums denn als eine Veränderung der genetischen „Substanz" aufzufassen (BRUUN et al. 1975).

So gibt es starke Hinweise, daß zu den wichtigsten Faktoren, die die Entwicklung eines Alkoholproblems beeinflussen, der familiäre Hintergrund und das Arbeiten in bestimmten Kreisen bzw. Umgebungen zählen, da gewisse Berufe das individuelle Risiko für Alkoholmißbrauch stark erhöhen.

Während in den industrialisierten Ländern Alkoholismus unabhängig vom Einkommen in allen Schichten der Gesellschaft zu finden ist, ist Alkoholkonsum in ärmeren Ländern an einen gewissen Grad von Einkommen gebunden. So beeinflußt der sozio-ökonomische Status der Familie in industrialisierten Ländern weniger, in ärmeren Ländern jedoch in größerem Maße die Entstehung des Alkoholismus.

C. Familiäre Einflüsse

Schon zur Zeit der Römer war bekannt, daß Alkoholismus familiär gehäuft vorkommt. Wegen dieser familiären Häufung wurde der Alkoholismus lange Zeit als eine Krankheit betrachtet, die von Generation zu Generation weitergegeben wird (GOODWIN 1980). Diese familiäre Häufung könnte in kulturellen Faktoren begründet sein, die häufiges Trinken bei den einzelnen Familienmitgliedern fördern, wie z. B. regelmäßiger Alkoholkonsum bei den Mahlzeiten. So neigen Kinder bekanntlich dazu, das Verhalten ihrer Eltern und damit auch deren Trinkgewohnheiten nachzuahmen.

In einigen Familien ist aus religiösen oder kulturellen Gründen eine negative Einstellung gegenüber Alkoholkonsum ausgeprägt, während in anderen Familien kein Verbot in bezug auf übermäßigen Alkoholkonsum besteht. Deswegen ist „familiär“ nicht mit „hereditär“ gleichzusetzen.

D. Ethnische und kulturelle Faktoren

Ethnische und kulturelle Faktoren gehören mit zu den stärksten Einflüssen, die das Trinkverhalten in einer Gesellschaft bestimmen. Während bei Weißen, Farbigen und Latein-Amerikanern das Alkoholkonsumverhalten recht ähnlich ist, zeigen Asiaten einen signifikant niedrigeren Alkohol-pro-Kopf-Verbrauch (KLATSKY et al. 1983).

Auch die Alkoholabbaurate zeigt interindividuelle Variationen. Sowohl Umwelt- als auch genetische Faktoren beeinflussen die Rate des Metabolismus. Aus Zwillingsstudien geht hervor, daß die interindividuelle Variabilität des Alkoholabbaus genetischer Kontrolle unterliegt.

Ethnische Unterschiede im Alkoholmetabolismus sind seit Jahren bekannt. Über erhöhte Alkoholabbauraten bei Chinesen, Japanern und amerikanischen Indianern gegenüber Weißen wurde von REED (1976) berichtet.

Ausgeprägte individuelle und rassenbedingte Unterschiede bezüglich euphorischer oder dysphorischer Reaktionen auf Alkohol wurden ebenfalls in verschiedenen ethnischen Gruppen beobachtet.

Die Symptome einer erhöhten Alkoholsensibilität umfassen Gesichtsrötung (flushing), Steigerung der Herzfrequenz, Palpitationen, Hitzegefühl im Magen und Muskelschwäche.

Menschen mongolider Rasse (z. B. Japaner, Chinesen, Koreaner) reagieren zu einem weitaus höheren Prozentsatz als Weiße auf eine kleine Alkoholdosis mit diesen Alkoholunverträglichkeitssymptomen (WOLFF 1972, 1973). So folgt jeder Alkoholeinnahme ein Gefühl des Unwohlseins, was mitverantwortlich für die geringe Häufigkeit von Alkoholismus in der asiatischen Bevölkerung sein könnte.

Alkoholmißbrauch und Alkoholismus gehören zu den herausragenden Problemen unter den Indianerstämmen Nordamerikas. Es wurde festgestellt, daß amerikanische und mexikanische Indianer Alkohol schneller metabolisieren als Weiße. Andererseits zeigen amerikanische Indianer ebenso wie mongolide Rassen die oben genannten Symptome für Alkoholunverträglichkeit nach Genuß kleiner Mengen Alkohols. Das ausgeprägte Vorkommen von Alkoholismus unter amerikanischen Indianern trotz ihrer angeborenen Alkoholintoleranz auch gegenüber kleinen Dosen könnte auf deren veränderte Sozialstruktur (Aufgabe tradierter Lebensformen, Leben in Reservaten etc.) zurückzuführen sein.

Zwischen den drei großen jüdischen ethnischen Gemeinschaften Ashkenazi, Sephardi und Orientalen gibt es ausgeprägte Unterschiede in bezug auf Alkoholismus und Alkoholfolgekrankheiten, die zum Teil soziologisch erklärt werden können (Snyder 1982).

E. Genetische Faktoren

Genetische Faktoren, die zum Alkoholismus prädestinieren, können grob in drei Kategorien eingeteilt werden: 1. Faktoren, die in der Persönlichkeit des Individuums begründet liegen, 2. metabolische Faktoren und 3. Reaktionen des zentralen Nervensystems auf Alkohol.

Es gibt mehrere Strategien, um hereditäre Faktoren beim Alkoholismus zu identifizieren. Häufig gebräuchlich sind Familienuntersuchungen, Zwillingsstudien, Adoptionsstudien und die Identifizierung biologischer Marker bei Alkoholikern.

I. Familienuntersuchungen

Über viele Jahre hinweg haben Untersuchungen gezeigt, daß Familienmitglieder von Alkoholikern selbst zu einem hohen Grade Alkoholprobleme bekommen. Allerdings variierten die Ergebnisse dieser Studien im einzelnen stark aufgrund unterschiedlich methodischer Vorgehensweisen. Trotzdem ergaben sie übereinstimmend höhere Inzidenzraten für Alkoholismus bei Angehörigen von Alkoholikerfamilien, als diese für die allgemeine Bevölkerung zu erwarten wären (Goodwin 1976).

Um eine Krankheit eindeutig auf genetische Ursachen zurückzuführen, ist eine biochemische, physiologische oder molekulare Charakterisierung notwendig. Dabei bemüht man sich zunächst, familiäre Häufungen festzustellen, um dann Individuen mit hohem Risiko für diese Krankheit zu identifizieren und eingehender zu untersuchen (Kaufmann 1984).

Risikofaktoren oder prognostische Marker für die Entwicklung einer Alkoholkrankheit müssen die folgenden Kriterien erfüllen:

- erhöhte Wahrscheinlichkeit für die Ausprägung der Krankheit
- Vererbbarkeit und nicht Folge der Krankheit
- Vorhandensein in der Gesundheits- wie in der Krankheitsphase
- Vorhandensein dieses Faktors bei Verwandten unabhängig von der Krankheit
- Vererbbarkeit dieses Faktors in Familien.

Für die Identifizierung und Auswertung von Risikofaktoren für Alkoholismus werden Umwelteinflüsse bezüglich des Lebensstils, Geographie, Nahrung, Beruf usw. durch geeignete Probanden- und Kontrollgruppenstudien berücksichtigt.

Bei einer Literaturdurchsicht von 29 Familienuntersuchungen kommt COTTON (1979) zu dem Schluß, daß unabhängig von der Natur der Nichtalkoholiker-Kontrollgruppe ein Alkoholiker mit größerer Wahrscheinlichkeit einen Alkoholiker als Vater, als Mutter oder als näheren Verwandten hatte als Angehörige der Kontrollgruppen. Bei zwei Dritteln der einbezogenen Untersuchungen hatten wenigstens 25% der Alkoholiker-Probanden auch Alkoholiker als Väter. Väter und Brüder von Alkoholikern waren mit größerer Wahrscheinlichkeit Alkoholiker als Mütter und Schwestern. In fast allen Studien lag die mütterliche Inzidenzrate für Alkoholismus niedriger.

Mehrere Untersuchungen ergaben auch hohe Alkoholismusraten für Geschwister und Verwandte von Alkoholikern. In einer Stichprobe hatten mehr als 62% der Alkoholiker einen oder mehrere Verwandte in den vorausgegangenen zwei Generationen, die „Probleme mit Alkohol" gehabt hatten.

Die Inzidenzraten für Alkoholismus bei Verwandten ersten Grades (Eltern und Geschwister) scheinen höher zu sein als die für entferntere Verwandte von Alkoholikern. Frauen scheinen mehr als Männer von familiärer Belastung für Alkoholismus betroffen zu sein, weil weibliche Alkoholiker mit einer größeren Wahrscheinlichkeit als männliche aus Alkoholikerfamilien stammten.

Ein Vergleich von Alkoholikern mit Nichtalkoholikern zeigte für letztere übereinstimmend ein geringeres Vorkommen von elterlichem Alkoholismus, in den Familien der Nichtalkoholiker sogar dann, wenn es sich bei den Nichtalkoholikern um psychiatrische Patienten handelte.

Alkoholismus kam häufiger als alle anderen psychiatrischen Erkrankungen bei Verwandten von Alkoholikern vor. Allerdings zeigten sich in Familien von Alkoholikern bestimmte Formen psychiatrischer Erkrankungen (z. B. affektive Störungen, Depressionen) häufiger als andere.

Trotz dieser epidemiologischen Befunde bleibt der Zusammenhang zwischen Ursache des Alkoholismus und familiärer Häufung von Alkoholismus weiterhin ungeklärt.

II. Zwillingsstudien

Zwillingsstudien wurden ausführlich angewandt, um genetische Einflüsse und Umwelteinflüsse auseinanderzuhalten.

Man unterscheidet zwischen eineiigen, monozygotischen (MZ) und zweieiigen, dizygotischen (DZ) Zwillingen, wobei die genetische Ausstattung eineiiger Zwillinge identisch ist, während zweieiige Zwillinge sich nicht mehr ähneln als Geschwister, die ungefähr die Hälfte ihrer Gene teilen. Den Zwillingsstudien liegt die Überlegung zugrunde, daß Zwillinge, MZ oder DZ, zur selben Zeit geboren werden und in groben Zügen dasselbe familiäre und soziale Milieu erleben. Konkordanzraten von MZ- und DZ-Zwillingen wie auch die sog. Heritabilität werden allgemein dazu benutzt, um die Bedeutung des genetischen Einflusses zu messen.

Heritabilität ist definiert als der Anteil der genotypischen Variabilität an der phänotypischen Variabilität eines Merkmals. Berechnet wird die Heritabilität, indem man die Varianz eines Merkmals bei eineiigen Zwillingen von der Varianz eines Merkmals bei zweieiigen Zwillingen abzieht und durch die Varianz der Merkmalsausprägung bei zweieiigen Zwillingen teilt. Bei vollkommener Erbbedingtheit eines Merkmals wird die Heritabilität gleich eins.

Die Konkordanzrate für eine Gruppe von Zwillingen wird bestimmt als der Anteil von Zwillingen, der für ein bestimmtes Merkmal ähnlich ist. Ist die Konkordanzrate signifikant höher für MZ- als für DZ-Zwillinge, kann ein genetischer Einfluß für ein Merkmal angenommen werden.

Die meisten Zwillingsstudien, die im Rahmen der Alkoholismusforschung unternommen wurden, weisen auf eine hohe genetische Prädisposition dieser Erkrankung hin.

Eine beträchtliche Heritabilität für das Trinkverhalten wurde bei nichtalkoholischen „normalen" Zwillingen beobachtet. Dies wurde in einer finnischen Studie von Partanen et al. (1966) beschrieben, die die Unterschiede und Ähnlichkeiten im Trinkverhalten von ein- und zweieiigen Zwillingspaaren untersuchten. In einer anderen Untersuchung aus Finnland zeigten Kaprio et al. (1979), daß nahezu die Hälfte der Variabilität im „Alkoholkonsum" unter normalen Zwillingen zwischen 18 und 29 Jahren auf genetischem Einfluß beruht.

In einer der Pionierstudien klassifizierte Kaij (1960) 174 Zwillingspaare nach dem Trinkverhalten in unterschiedliche Kategorien. Bei den eineiigen Zwillingen fanden sich zu 54% beide Zwillingspartner in einer Kategorie, während bei den zweieiigen Zwillingen beide Partner nur zu 28% in die gleiche Kategorie eingeordnet wurden.

Noch größer waren die Unterschiede in der Konkordanzrate für das Merkmal chronischer Alkoholismus: 71% der MZ-Zwillingspaare waren Alkoholiker verglichen mit nur 32% bei den DZ-Zwillingen.

In einer anderen Zwillingsstudie ergaben sich ausgesprochene Unterschiede des genetischen Einflusses bei Männern und Frauen, wobei das Trinkverhalten von Männern stärker genetisch bedingt zu sein schien (Clifford et al. 1981).

In einer jüngeren groß angelegten Studie über 16000 männliche Zwillingspaare zwischen 51 und 61 Jahren wurden 271 MZ- und 444 DZ-Zwillingspaare mit jeweils wenigstens einem Partner als Alkoholiker identifiziert (Hrubec u. Omenn 1981). 26% der eineiigen Zwillingspaare reagierten konkordant für Alkoholismus gegenüber 12% bei den zweieiigen Zwillingspaaren. Konkordanz für alkoholische Psychosen zeigten 21% der eineiigen Zwillinge gegenüber nur 6% der zweieiigen Zwillingspaare.

III. Adoptionsstudien

Wenn man den genetischen Einfluß einer Krankheit studieren will, so ist es wichtig, biologische Faktoren von Umweltfaktoren zu unterscheiden und getrennt zu untersuchen. Dies wird zum Teil durch Adoptionsstudien erreicht. Untersucht werden dabei Individuen, die gleich oder kurz nach ihrer Geburt von ihren biologischen Alkoholikereltern getrennt und von Nichtalkoholiker-Adoptiveltern aufgezogen wurden. Dadurch werden die Umwelteinflüsse eines Alkoholikermilieus weitgehend ausgeschlossen.

Wenn Alkoholismus nun eine genetische Grundlage besäße, müßte sich unter Adoptierten mit Alkoholikern als biologischer Elternteil eine höhere Inzidenz von Alkoholismus finden als bei Adoptierten mit Nichtalkoholikern als biologischen Eltern. Hierbei sollte sich genetischer Einfluß unabhängig vom starken Umwelteinfluß auf das Trinkverhalten bemerkbar machen. Weiterhin kann das Vorkommen von Alkoholismus bei Adoptierten mit den in der Alkoholikerfamilie verbliebenen Geschwistern verglichen werden.

Derartige Untersuchungen, die in Dänemark und Schweden durchgeführt wurden (Goodwin 1976; Bohman 1978; Cadoret u. Gath 1978), zeigten folgende Ergebnisse:

- Söhne von Alkoholikern wurden viermal häufiger Alkoholiker als Adoptierte, deren biologische Eltern Nichtalkoholiker waren, unabhängig davon, ob sie nun bei nichtalkoholischen Stiefeltern oder bei ihren biologischen Eltern aufgewachsen waren.
- Adoptierte Söhne von Alkoholikern wurden mit großer Wahrscheinlichkeit zu einem früheren Zeitpunkt Alkoholiker als ihre Altersgenossen.
- Zwischen adoptierten Töchtern von Alkoholikern gab es diese Unterschiede nicht.

Die nachfolgenden umfangreichen Adoptionsstudien aus Schweden (Bohman et al. 1981; Cloninger et al. 1981) ergaben im wesentlichen Klarheit, daß Alkoholismus eine genetische Grundlage besitzt und daß es zwei unterschiedliche Muster von Alkoholabusus mit verschiedenen genetischen und umweltbedingten Ursachen gibt.

Der allgemeinere Typ war mild und betraf sowohl Männer als auch Frauen. Der genetische Beitrag kam entweder vom biologischen Vater oder der Mutter oder von beiden und war hinsichtlich seiner Ausprägung sensitiv gegenüber Umweltfaktoren. Der weniger häufige, schwerere Typ war hochgradig vererbbar, wurde im wesentlichen nur bei Männern beobachtet und war signifikant weniger durch Umweltfaktoren zu beeinflussen.

Generell wurde hoher Alkoholkonsum erheblich seltener bei Frauen als bei Männern beobachtet. Frauen wurden aber zu einem ungewöhnlich hohen Prozentsatz zu Alkoholikern, wenn sie einen hohen Alkoholkonsum hatten. Töchter von Alkoholikern, die bei ihren Alkoholikereltern aufwuchsen, waren eher geneigt an Depressionen zu erkranken. Dies traf in viel geringerem Ausmaße zu bei Töchtern von Alkoholikern, die bei nichtalkoholischen Stiefeltern aufwuchsen. Möglicherweise deutet dies bei Frauen auf eine stärkere Umweltbeteiligung für die Entwicklung einer Depression als für die Entwicklung einer Alkoholkrankheit hin (Goodwin et al. 1977).

In einer anderen Studie wurden 50% von Halbgeschwistern von Alkoholikern mit einem Alkoholiker als biologischer Elternteil, die aber bei Nichtalkoholiker-Stiefeltern aufgewachsen waren, selbst zu Alkoholikern. Wenn die biologischen Eltern nur mäßige Trinker waren, lag diese Prozentzahl bei nur vierzehn (Schukkit et al. 1972).

F. Genetische Prädispositionen

Der Alkoholiker-Phänotyp, d. h. alkoholabhängige Person, könnte eine Vielzahl von unterschiedlichen metabolischen, psychischen und Verhaltensstörungen repräsentieren, die nur künstlich zum klinischen Modell Alkoholismus zusammengefügt werden. Viele Gene könnten zusammenwirken, um einen einzigen Phänotyp hervorzubringen, der für Alkoholismus prädisponiert.

Personen mit dem Hyperaktivitätssyndrom in der Kindheit zeigen eine Neigung zum Alkoholismus im späteren Lebensalter. Hyperaktivität zum Beispiel könnte ein Aspekt sein, der eine genetisch übertragene Prädisposition zum Alkoholismus darstellt. Um festzustellen, ob es neuro-psychologische Defizite vor dem Beginn einer Alkoholkrankheit gibt, untersucht man Kinder, die ein hohes Risiko für die Entwicklung einer Alkoholkrankheit besitzen.

Ein Alkoholiker als biologischer Vater ist der wichtigste Einzelhinweis für die mögliche Entwicklung der Alkoholkrankheit bei männlichen Nachkommen. Jüngere Ergebnisse zeigen, daß Söhne von Alkoholikern als erstgradigen Verwandten und Kontrollen sich im Muster ihrer kortikal evozierten Potentiale und EEG, ebenso wie durch ihre veränderte statische Ataxie und geringere perzeptiv-motorischen Fähigkeiten unterscheiden. Neuro-psychologische Unterschiede wurden ebenso zwischen männlichen Alkoholikern mit und ohne Alkoholiker als erstgradigen Verwandten gefunden. Söhne von Alkoholikern, die selbst keine Alkoholiker sind, unterscheiden sich von Nichtalkoholiker-Söhnen durch geringeres Ansprechen auf Äthanoltestdosen. Sie schätzen sich subjektiv weniger betrunken ein und zeigen eine weniger stark ausgeprägte „statische Ataxie" (modifizierter Romberg-Test) als die Personen der Kontrollgruppen (SCHUCKIT 1985). Möglicherweise hat diese Eigenschaft, die Effekte des Äthanol weniger ausgeprägt wahrzunehmen, Einfluß auf das Trinkverhalten, so daß gewisse Hemmschwellen leichter überschritten werden.

Heranwachsende Söhne von Alkoholikern und Nichtalkoholikern wurden mit einer Reihe von neuro-psychologischen-, Intelligenz- und Persönlichkeitstests verglichen. Dabei zeigte die Gruppe der Alkoholikersöhne bestimmte neuro-psychologische Defizite im Bereich perzeptiv-motorischer Fähigkeiten, des Gedächtnisses und der Sprachbeherrschung. Ebenso waren bei ihnen die auditorische und visuelle Aufmerksamkeit und die Auffassung- und Verständnisgabe beeinträchtigt (TARTER et al. 1984).

Darüber hinaus präsentierten die Söhne von Alkoholikern ein mehr neurotisches Persönlichkeitsprofil als die Söhne von Nichtalkoholikern. Auch wurden vermehrt Entwicklungs- und Familienprobleme bei Nachkommen von Alkoholikern festgestellt.

G. Biologische Mediatoren

Obwohl die oben besprochenen Familienuntersuchungen klar zeigen, daß Alkoholismus gehäuft in Familien auftritt, ist es dennoch schwer feststellbar, ob diese Neigung ganz und gar genetisch oder umweltbedingt oder eher eine Kombination beider ist. Eine ganze Reihe von Untersuchungen haben versucht, biologische „Mediatoren" einer genetischen Neigung zu identifizieren. Eine Vorgehensweise ist die Untersuchung „biologischer Marker", um eine Kopplung zwischen Alkoholismus und einem Merkmal zu etablieren, dessen Genetik bereits bekannt ist.

I. Genetische Marker

Ungefähr ein Drittel aller menschlichen Genloci zeigt einen Polymorphismus, der in verschiedenen Genen mit unterschiedlicher Merkmalsausprägung resultiert. Über eine ganze Anzahl von Krankheiten, die mit phänotypischen Markern assoziiert sind, wurde berichtet.

Assoziation bedeutet hier, daß ein Marker zusammen mit einer bestimmten Krankheit sehr viel häufiger beobachtet wird, als es zufällig der Fall wäre, wenn kranke Probanden mit einer randomisierten Kontrollgruppe verglichen würden.

In Kopplungsstudien werden Familien untersucht, um festzustellen, ob das Vorhandensein oder Fehlen eines Markers mit dem Vorhandensein oder Fehlen einer Krankheit korreliert. Wenn eine Kopplung demonstriert wird, so wird angenommen, daß die Gene für den Marker, z. B. eine besondere Blutgruppe oder ein Protein, sich auf demselben Chromosom und in enger Nachbarschaft zu den Genen befinden, die zur Entwicklung von Alkoholismus beitragen, so daß sie nicht unabhängig voneinander vererbt werden.

Eine Reihe von Studien versucht Alkoholismus, Farbblindheit, Blutgruppen des AB0-Systems, C3-Komplement, Alpha-1-Antitrypsin, gruppenspezifische Proteine, Thrombozyten Monoaminoxidase (MAO) und Geschmacksempfindlichkeit gegenüber Phenylthiocarbamid (PTC) mit Blutacetaldehyd-Konzentrationen nach Alkoholaufnahme sowie Aktivitäten der Phänotypen der Leber- und Erythrozyten-ALDH zu koppeln (Hill et al. 1975; Winokur et al. 1976; Schukkit u. Rayses 1979; Jenkins u. Peters 1980; Thomas et al. 1982; Agarwal et al. 1983; Harada et al. 1985). Diese Beobachtungen sind jedoch widersprüchlich und teilweise nicht reproduzierbar.

Die Tatsache, daß nur ein kleiner Prozentsatz von Alkoholikern eine Leberzirrhose entwickelt, könnte auf einen möglichen prädisponierenden Faktor hindeuten. In verschiedenen Studien wurde eine signifikante Assoziation zwischen verschiedenen menschlichen Leukozytenantigenen (HLA-Phänotypen) wie HLA-BB, HLA-B40 und HLA-B13 mit alkoholischer Hepatitis sowie alkoholischer Zirrhose beobachtet. Auch hier konnten andere Untersuchungen diese Assoziationen nicht bestätigen.

II. ZNS-Responz

Auch ein unterschiedliches Ansprechen des Zentralnervensystems (ZNS) auf Alkoholgebrauch könnte eine Ursache für die Unterschiede in bezug auf die Anfälligkeit für Alkoholismus sein. Untersuchungen an ein- und zweieiigen Zwillingen über die Wirkung von Alkohol auf das ZNS mittels EEG weisen auf eine genetische Kontrolle (Propping 1977) hin.

Eineiige Zwillinge reagierten weitgehend identisch auf Alkohol, während sich der Grad der Synchronisation, der durch Alkohol beeinflußt wird, bei zweieiigen Zwillingen deutlich unterschied. Diese unterschiedliche Reaktion könnte ein Indikator für die genetische Vulnerabilität gegenüber Alkoholismus darstellen (Propping 1980).

Alkoholiker haben im allgemeinen ein schlecht synchronisiertes Ruhe-EEG im Vergleich zu Kontrollen. In einer Untersuchung mit 115 Alkoholikern und der gleichen Anzahl vergleichbarer Kontrollen fanden Propping et al. (1981), daß weibliche Alkoholiker eine schlechtere EEG-Synchronisation aufweisen. Um die Frage zu beantworten, ob dies ein Merkmal ist, das möglicherweise zum Alkoholismus prädisponiert, oder aber als Folge eines fortgeschrittenen Alkoholkonsums aufzufassen ist, wurden Verwandte ersten Grades untersucht, die keine Alkoholiker waren. Diese zeigten dasselbe EEG-Muster wie ihre alkoholabhängigen Verwandten. So könnte das EEG mit schlechter alpha-Synchronisation als ein Merkmal betrachtet werden, das zumindest bei Frauen auf eine Disposition zum Alkoholismus hinweist.

Ähnliches fanden kürzlich Gabrielli et al. (1982), als sie Jungen mit hohem Risiko mit Jungen mit niedrigem Risiko zum Alkoholismus verglichen. Bei ersteren fanden sie eine schnellere EEG-Aktivität und folgerten, daß dieses ein möglicher biologischer Marker für eine Prädisposition für Alkoholismus bei Söhnen von Alkoholikern sein könnte.

III. Metabolische Variationen

Wenn Alkoholismus genetisch beeinflußt wird, so gibt es möglicherweise metabolische Unterschiede zwischen Gruppen mit hohem und geringem Risiko, an Alkoholismus zu erkranken. Unterschiede könnten im Alkoholabbau, in der akuten Reaktion gegenüber bestimmten Alkoholkonzentrationen, in der Toleranzentwicklung und in der Vulnerabilität einzelner Organsysteme durch wiederholten Alkoholkonsum bestehen.

Die Variationsbreite individueller Reaktionen gegenüber Alkohol auf verschiedenen Ebenen scheint genetisch determiniert zu sein (Vesell 1971). Menschen unterscheiden sich im Phänotyp ihrer alkoholmetabolisierenden Enzymmuster, und auch die unterschiedlichen Alkoholabbauraten mit ihren entsprechenden physiologischen Reaktionen könnten der genetischen Kontrolle unterliegen (Agarwal u. Goedde 1986).

Acetaldehyd scheint in erster Linie verantwortlich für die schweren Symptome der Alkoholunverträglichkeitsreaktionen bei Mongoliden und amerikanischen Indianern zu sein. Höhere „steady state“ Blut-Acetaldehydspiegel nach Alkoholaufnahme wurden in solchen japanischen und chinesischen Individuen beschrieben, die eine Symptomatik für Alkoholunverträglichkeit zeigten (Harada et al. 1981).

Die atypische Alkoholdehydrogenase (ADH), die bei Japanern recht häufig vorkommt, könnte in einer schnelleren Oxidation von Alkohol zu Acetaldehyd resultieren und damit vermehrt Alkoholunverträglichkeitssymptome hervorrufen (Stamatoyannopoulos et al. 1975). Dagegen spricht der Befund, daß keine signifikanten Unterschiede in der Alkoholabbaurate zwischen Trägern normaler und atypischer ADH-Phänotypen beschrieben wurden. Ebenso konnte kein Unterschied in der Eliminationsrate zwischen Individuen mit und ohne Alkoholunverträglichkeitssymptomen festgestellt werden (MIZOI et al. 1983).

Darüber hinaus wurde kein einziges atypisches ADH-Isoenzymmuster in Autopsieleberproben amerikanischer Indianer entdeckt, von denen generell angenommen wird, daß sie Alkohol schneller metabolisieren als Weiße (AGARWAL u. GOEDDE 1986).

Kürzlich wurde ein Enzympolymorphismus der Aldehyddehydrogenase (ALDH) aus Lebern von Japanern, Chinesen und anderen Mongoliden beschrieben. Nahezu 50% der mongoliden Population fehlte das Isoenzym-I der Aldehyddehydrogenase mit einer hohen Affinität zum Acetaldehyd, das also für die schnelle Elimination dieses toxischen Agens verantwortlich ist (GOEDDE et al. 1979; AGARWAL et al. 1981; GOEDDE et al. 1983; AGARWAL u. GOEDDE 1984). Diese Enzymdefizienz wurde bislang nur in mongoliden Populationen beobachtet und könnte die hohen Acetaldehydspiegel in Personen mit Alkoholunverträglichkeitssymptomen erklären (GOEDDE et al. 1985, 1986).

Der genetisch bestimmte Mangel eines Schlüsselenzyms des Alkoholstoffwechsels, der mit Alkoholunverträglichkeitsreaktionen bei erster Alkoholaufnahme gekoppelt ist, könnte Menschen vom weiteren Trinken abhalten und somit eine genetisch bedingte Schutzfunktion darstellen. Tatsächlich wurde in einer Gruppe japanischer Alkoholiker eine signifikant niedrige ALDH-I Isoenzym-Defizienz verglichen mit psychiatrischen Patienten, Drogenabhängigen und gesunden Kontrollen (HARADA et al. 1982; GOEDDE et al. 1984) beobachtet.

Während bisher die ALDH-I Isoenzym-Defizienz auf die Abkömmlinge mongolider Rassen beschränkt zu sein schien, wurde festgestellt, daß sowohl Sioux- als auch Navajostämme und Mestizogruppen zu einem sehr geringen Prozentsatz ebenfalls diesen Isoenzymmangel aufwiesen (GOEDDE u. AGARWAL 1986). Dagegen wurde bei Indianern aus Chile und Equador eine mit Japanern und Chinesen vergleichbare Häufigkeit von Enzymdefizienz ermittelt. Obwohl ein deutlicher Unterschied im Trinkverhalten zwischen amerikanischen Indianern und Weißen über Jahrhunderte beobachtet wurde, gibt es keinen solchen deutlichen Unterschied im Trinkverhalten zwischen nord- und südamerikanischen Indianern.

Ob eine ALDH-I Isoenzym-Defizienz bei amerikanischen Indianern eine ähnliche protektive Rolle spielt, wie sie bei den japanischen Alkoholikern vorzuliegen scheint, muß erst noch geklärt werden.

Ebenso fehlt bisher jegliche Erklärung, warum südamerikanische Indianerstämme eine weitverbreitete ALDH-I Isoenzym-Defizienz vergleichbar der mongolider Rassen zeigen, während ihre nordamerikanischen Verwandten signifikant niedriger mit dieser Eigenart behaftet sind.

H. Abschließende Bemerkungen

Studien zur Untersuchung einer möglichen Vererbbarkeit der Alkoholkrankheit sind bisher nicht eindeutig überzeugend. Die Zwillings- und Adoptionsstudien beweisen jedoch unwiderlegbar, daß die genetische Konstitution von Mensch zu Mensch eine unterschiedliche Suchtgefährdung mit sich bringt. Ein genetischer Einfluß auf normales und atypisches Trinkverhalten, auf Alkoholmetabolismus und einige der physiologischen Effekte einschließlich der auf das ZNS ist fast sicher erkennbar. Trotzdem gibt es keinen einzigen Hinweis, daß die Empfänglichkeit für Alkoholismus über einen einfachen Mendel'schen dominanten, rezessiven oder geschlechtsgebundenen Erbgang vererbt wird. Bisher wurde nur die Rolle der einzelnen genetischen Faktoren untersucht. Es muß jedoch geklärt werden, wie hoch der gesamte Anteil genetischer Faktoren an der Disposition für Alkoholismus ist. Zusätzlich müssen komplexe genetisch-umweltbedingte Interaktionen ebenso in Betracht gezogen werden wie verschiedene genetische Faktoren, die auf unterschiedlichen Ebenen in bestimmtem Umfang zum Tragen kommen. Ein starker genetischer Einfluß beim Alkoholismus streicht immer stärker den Aspekt heraus, daß es sich hier mehr um ein biologisches Problem handelt als um eine moralische Schwäche.

Literatur

Agarwal DP, Goedde HW (1984) Alkohol metabolisierende Enzyme: Alkoholunverträglichkeit und Alkoholkrankheit. In: Zang KD (Hrsg) Klinische Genetik des Alkoholismus. Kohlhammer, Stuttgart Berlin Köln Mainz, S 65–89

Agarwal DP, Goedde HW (1986) Ethanol oxidation: ethnic variations in metabolism and response. In: Kalow W, Goedde HW, Agarwal DP (eds) Progress in clinical and biological research. Ethnic differences in reactions to drugs and xenobiotics. Alan R. Liss, New York, pp 99–111

Agarwal DP, Harada S, Goedde HW (1981) Racial differences in biological sensitivity to ethanol: the role of alcohol dehydrogenase and aldehyde dehydrogenase isozymes. Alcoholism Clin Exp Res 5:12–16

Agarwal DP, Harada S, Goedde HW (1983 a) Cytosolic aldehyde dehydrogenase and alcoholism. Lancet I:68

Agarwal DP, Philippu G, Milech U, Goedde HW, Schrappe O (1983 b) Platelet monoamine oxidase activity in alcoholics. In: Beckmann H, Riederer P (eds) Modern problems of pharmacopsychiatry, vol 19. Monoamine oxidase and its inhibitors. Karger, Basel, pp 260–264

Bohman M (1978) Some genetic aspects of acoholism and criminality. Arch Gen Psychiatry 35:269–276

Bohman M, Sigvardsson S, Cloninger CR (1981) Maternal inheritance of alcohol abuse. Cross-fostering analysis of adopted women. Arch Gen Psychiatry 38:965–969

Bruun K, Edwards G, Lumio M, Makela K, Osterberg E, Pan L, Popham RE, Room R, Schmidt W, Skog OJ, Sulkanen P (1975) Alcohol control policies in public health perspectives. Finnish Foundation for Alcohol Studies, Helsinki

Cadoret RJ, Gath A (1978) Inheritance of alcoholism in adoptees. Br J Pschiatry 132:252–258

Chick J (1982) Epidemiology of alcohol use and its hazards. Br Med Bull 38:3–8

Clifford CA, Fulker DW, Gurling HMD, Murray RM (1981) Preliminary findings from a twin study of alcohol use. In: Gedda L, Parisi P, Nance WA (eds) Twin research, vol 3. Alan R. Liss, New York, p 47

Cloninger CR, Bohman M, Sigvardsson S (1981) Inheritance of alcohol abuse. Cross-fostering analysis of adopted men. Arch Gen Psychiatry 38:861–868

Cotton NS (1979) The familial incidence of alcoholism. A review. Q J Stud Alcohol 40:89–116

Gabrielli WF, Mednick SA, Volavka J, Pollock VE, Schulsinger F, Itil TM (1982) Electroencephalograms in children of alcoholic fathers. Psychophysiology 19:404–407

Goedde HW, Agarwal DP (1986) Aldehyde oxidation: ethnic variations in metabolism and response. In: Kalow W, Goedde HW, Agarwal DP (eds) Progress in clinical and biological research. Ethnic differences in reactions to drugs and xenobiotics. Alan R. Liss, New York, pp 113–138

Goedde HW, Harada S, Agarwal DP (1979) Racial differences in alcohol sensitivity: a new hypothesis. Hum Genet 51:331–334

Goedde HW, Agarwal DP, Harada S (1983) The role of alcohol dehydrogenase and aldehyde dehydrogenase isozymes in alcohol metabolism. In: Isozymes: curr top biol med res, vol 8: Cellular localization, metabolism, and physiology. Alan R. Liss, New York, p 175

Goedde HW, Agarwal DP, Harada S, Meier-Tackmann D, Ruofu D, Bienzle U, Kroeger A, Hussain L (1984) Population genetic studies on aldehyde dehydrogenase isozyme deficiency and alcohol sensitivity. Am J Hum Genet 35:769–772

Goedde HW, Agarwal DP, Eckey R, Harada S (1985) Population genetic and family studies on aldehyde dehydrogenase deficiency and alcohol sensitivity. Alcohol 2:283–289

Goedde HW, Agarwal DP, Harada S, Whittaker JO, Rothhammer F, Lisker R (1986) Aldehyde dehydrogenase polymorphism in North American, South American and Mexican Indians. Am J Hum Genet 38:395–399

Goodwin DW (1976) Is alcoholism hereditary? Oxford University Press, New York

Goodwin DW (1980) The genetics of alcoholism. Subst Alcohol Actions Misuse 1:101–107

Goodwin DW (1981) Genetic component of alcoholism. Ann Rev Med 32:93–99

Goodwin DW, Schulsinger F, Knop J, Mednick S, Guze SB (1977) Psychopathology in adopted and nonadopted daughters of alcoholics. Arch Gen Psychiatry 34:1005–1009

Harada S, Agarwal DP, Goedde HW (1981) Aldehyde dehydrogenase deficiency as cause of facial flushing reaction to alcohol in Japanese. Lancet II:982

Harada S, Agarwal DP, Goedde HW, Tagaki S, Ishikawa B (1982) Possible protective role against alcoholism for aldehyde dehydrogenase isozyme deficiency in Japan. Lancet II:827

Harada S, Agarwal DP, Goedde HW, Miyake K (1985) Quantitative and qualitative biochemical parameters for alcohol abuse. Alcohol 2:411–414

Hill SY, Goodwin DW, Cadoret R, Osterland CK, Doner SM (1975) Association and linkage between alcoholism and eleven serological markers. J Stud Alcohol 36:981–992

Hrubec Z, Omenn GS (1981) Evidence of genetic predisposition to alcoholic cirrhosis and psychosis: twin concordance for alcoholism and its biological end points by zygosity among male veterans. Alcoholism Clin Exp Res 5:207–215

Jenkins WJ, Peters TJ (1980) Selectivity reduced hepatic acetaldehyde dehydrogenase in alcoholics. Lancet I:628–629

Kaij L (1960) Alcoholism in twins. Studies on the etiology and sequels of abuse of alcohol. Almqvist & Winkell, Stockholm, p 144

Kaprio J, Sarna S, Koskenvuo M, Rantasalo I (1979) Finnish twin registry baseline characteristics, Sect 2. University of Helsinki Press, Helsinki

Kaufmann E (1984) Family system variables in alcoholism. Alcoholism Clin Exp Res 8:4–8

Klatsky AL, Siegelaub AB, Landy C, Friedman GD (1983) Racial patterns of alcoholic beverage use. Alcoholism Clin Exp Res 7:372–377

Mizoi Y, Tatsuno Y, Adachi I, Kogame M, Fukunaga T, Fujiwara S, Hishida S, Ijiri I (1983) Alcohol sensitivity related to polymorphism of alcohol-metabolizing enzymes in Japanese. Pharmacol Biochem Behav [Suppl I] 18:127–133

Partanen J, Bruun K, Markkanen T (1966) Inheritance of drinking behaviour. A study on intelligence, personality and use of alcohol of adult twins. Finnish Found Alcohol Stud 14:1–159

Propping P (1977) Genetic control of ethanol actions on the central nervous system. An EEG study in twins. Hum Genet 35:309–334

Propping P (1984) Genetische Einflüsse bei der Wirkung von Alkohol auf das Gehirn, besonders das EEG, beim Menschen. In: Zang KD (Hrsg) Klinische Genetik des Alkoholismus. Kohlhammer, Stuttgart Berlin Köln Mainz, S 47–64

Propping P, Krüger J, Janah A (1980) Effect of alcohol on genetically determined variants of the normal electroencephalogram. Psychiatry Res 2:85–98

Propping P, Krüger J, Mark N (1981) Genetic predisposition to alcoholism. An EEG study in alcoholics and their relatives. Hum Genet 59:51–59

Reed TE (1976) Racial comparisons of alcohol metabolism: Background, problems and results. Alcoholism Clin Exp Res 2:83–87
Schuckit MA (1985) Genetics and the risk for alcoholism. J Am Med Assoc 254:2614–2617
Schuckit MA, Rayses V (1979) Ethanol ingestion: differences in blood acetaldehyde concentrations in relatives in alcoholics and controls. Science 203:54–55
Schuckit MA, Goodwin DW, Winokur G (1972) A study of alcoholism in half siblings. Am J Psychiatry 128:1132–1136
Snyder CR, Phyllis P, Elder P, Elian B (1982) Alcoholism among the Jews in Israel: a pilot study. I. Research rationale and a look at the ethnic factor. J Stud Alcohol 43:623–654
Stamatoyannopoulos G, Chen SH, Fukui F (1975) Liver alcohol dehydrogenase in Japanese: high population frequency of atypical form and its possible role in alcohol sensitivity. Am J Hum Genet 287:789–796
Tarter RE, Hegedus AM, Goldstein G, Shelly C, Alterman A (1984) Adolescent sons of alcoholics: neurophysiological and personality characteristics. Alcoholism Clin Exp Res 8:216–222
Thomas M, Halsall S, Peters TJ (1982) Role of hepatic aldehyde dehydrogenase in alcoholism: demonstration of persistent reduction of cytosolic activity in abstaining patients. Lancet II:1057–1059
Vesell ES, Page JG, Passananti GT (1971) Genetic and environmental factors affecting ethanol metabolism in man. Clin Pharmacol Ther 12:192–201
Winokur G, Tanna V, Elston R, Go R (1976) Lack of association of genetic traits with alcoholism. J Stud Alcohol 37:1313–1316
Wolff P (1972) Ethnic differences in alcohol sensitivity. Science 175:449–450
Wolff P (1973) Vasomotor sensitivity to alcohol in diverse Mongoloid populations. Am J Hum Genet 25:193–199
World Health Organization (1952) Technical Report Series:48

Klinik und Pathophysiologie des Alkoholismus

J. BÖNING und E. HOLZBACH

INHALTSVERZEICHNIS

A. Einleitung . . . 143
I. Systematisch-klassifikatorische Probleme . . . 144
II. Allgemeine pathophysiologische Vorbemerkungen . . . 146
III. Klinisch-genetische Interkorrelationen . . . 149
IV. Klinik und Psychopathologie der chronischen Alkoholintoxikation . . . 150
V. Alkoholentzugssyndrom . . . 151
1. Delirium tremens . . . 154
2. Epileptische Anfälle bei chronischem Alkoholismus . . . 159
3. Protrahiertes Alkoholentzugssyndrom und episodische Verstimmungen . . . 161
VI. Wernicke-Korsakow-Syndromverband . . . 163
1. Wernicke-Enzephalopathie . . . 163
2. Alkoholisches Korsakow-Syndrom . . . 165
VII. Metalkoholische Psychosen im engeren Sinne . . . 166
1. Alkoholischer Dämmerzustand („akute psychotische Alkoholintoxikation") . 166
2. Chronische Alkoholhalluzinose . . . 167
3. Chronischer alkoholischer Eifersuchtswahn . . . 168
VIII. Hirnatrophische Prozesse . . . 169
IX. Zerebrale Rückbildungsvorgänge und Korrelationsuntersuchungen . . . 171
1. Kognitive Leistungsebene . . . 171
2. Hirnmorphologische Ebene . . . 172
3. Funktionstopographische und klinische Korrelationen . . . 172
X. Spezielle neurologische Schädigungsmuster . . . 173
1. Alkoholische Polyneuropathie . . . 174
2. Alkoholische Myopathie . . . 174
3. Tabak-Alkohol-Amblyopie . . . 175
4. Zerebellare Ataxie (Kleinhirnatrophie) . . . 175
5. Seltene neurologische Alkoholfolgekrankheiten . . . 176
B. Ausblick . . . 176
Literatur . . . 177

A. Einleitung

Chronischer Alkoholismus als keineswegs naturgegebener Krankheitsprozeß entwickelt sich im Schnittpunkt psychologischer, toxikologisch-biochemischer und sozialer Bereiche. Er zwingt demzufolge zur gleichzeitigen Berücksichtigung komplexer Sachverhalte, deren Ebenen zueinander wechseln können. Das wird besonders deutlich, wenn jüngste neurobiologische und humangenetische Forschungsergebnisse in das Mosaik des klinisch relevanten Suchtgeschehens einzuführen versucht werden, welches wir uns aus empirisch gesichert geltenden Einzelbefunden zusammengesetzt haben. Nach einigen kritischen Gedanken zur klinischen Nosologie und allgemeinen pathophysiologischen Vorbemerkungen werden Klinik, Pathophysiologie und teilweise Ätiopathogenese der wichtigsten psychiatrischen und neurologischen Folgekrankheiten des chronischen Alkoholismus besprochen. Unter Rückgriff auf bisher Bewährtes wird das vorliegende Wissen mit allen biologisch-genetisch verankerten Determinanten und umweltbedingten Einflußfaktoren vergleichend zu ordnen versucht. Dabei ist die früher eindimensional somatotoxische Sichtweise alkoholbedingter Krankheitszustände zu bereichern um eine integrative Betrachtungsweise, die auch das übergeordnete Zusammenwirken ganzer Funktionssysteme im innerorganismischen Mikro- und umweltbezogenen Makrokosmos reflektiert. Nur so können die den Regelprinzipien zirkulärer Kausalität unterliegenden Gesetzmäßigkeiten vieler psychophysischer Wechselbeziehungen etwas besser verstanden werden. Allerdings lösen auch systemtheoretische Modellvorstellungen zu Genese und Verlauf des Alkoholismus nicht alle Fragen.

I. Systematisch-klassifikatorische Probleme

Die systematisch-klassifikatorische Unsicherheit bei klinischen Erscheinungsbildern des chronischen Alkoholismus ist gleichzeitig das Problem einer bislang zu wenig integrativ ausgerichteten Pathophysiologie. Eine solche Vorgehensweise hätte die Aufgabe, selbst eine phänomenologisch-deskriptive Psychopathologie möglichst widerspruchsfrei mit pathophysiologisch orientierten Ätiopathogenesekonzepten in Einklang zu bringen. Dies schließt gerade bei der permanent gesamtsystemischen Alkoholeinwirkung das neurobiologische Phänomen der Autonomisierungsfähigkeit psychischer Prozesse ein mit der Möglichkeit zum psychopathologischen und klinischen Syndromwechsel. Ein Nosologienstreit entfacht nur dann, wenn zu starr an konventionellen Begriffsbestimmungen festgehalten und nicht flexibel genug zwischen den unterschiedlichen Wirklichkeitsebenen gewechselt wird. Aber trotz der universellen Kausalnoxe Alkohol kann auch heute weder von einer einheitlichen Ätiopathogenese des Alkoholismus noch von einer immer klaren Systematik die Rede sein.

Die klinischen Schädigungsmuster lassen sich nach der Akuität ihrer Manifestationsbedingungen in Syndrome gliedern, die durch akuten Beginn gekennzeichnet sind wie z. B. Delir, Krampfanfall oder Wernicke-Enzephalopathie und in solche, die sich ohne genau bestimmbaren Manifestationszeitpunkt schleichend entwickeln wie etwa alkoholtoxische Wesensveränderungen, atrophisierende Hirnprozesse und Polyneuropathien. Eine Mittelstellung könnten subklinische Entzugssyndrome und seltenere metalkoholische Psychosen wie Halluzinose und Wahnerkrankungen beanspruchen. Indes läßt die im Einzelfall nie vorhersehbare Möglichkeit einer variablen Syndromkombination, die Neigung zum intermittierenden Gestaltwandel und die unterschiedliche Restitutionsfähigkeit der einzelnen Syndrome nach Abstinenz nicht nur diesen, sondern auch jeden anderen Klassifikationsversuch willkürlich erscheinen, je nachdem welche Ordnungspräferenz gesetzt wird. Läßt man in einer psychiatrischen Krankheitslehre die Pathophysiologie als den komplementären Aspekt einer Nosologie gelten, so erscheint zunächst die klassifikatorische Systematik der polymorphen Alkoholpsychosen und der übrigen alkoholinduzierten Folgeerkrankungen auf der *Grundlage pathophysiologischer Bedingungskonstellationen* sinnvoll. Ist dies nicht möglich, müssen die klassifikatorischen Kriterien vorerst weiter auf anderen Beschreibungsebenen – z. B. psychopathologisch oder pathologisch-anatomisch – zu erfassen versucht werden. Immerhin kann seit der letzten systematischen Bearbeitung dieses Handbuchbeitrages durch WYSS z. B. etwa dessen resignative Aussage revidiert werden, daß sich die metalkoholischen Psychosen „weder hinsichtlich der pathophysiologischen Entstehungsbedingungen noch pathologisch-anatomisch mit Sicherheit differenzieren" ließen.

Beim Alkoholentzugssyndrom, einschließlich seiner phänotypischen klinischen „Isomere" Delir, Grand mal und vegetativ-affektive Schwankungen innerhalb des protrahierten Entzuges ist beispielsweise die *einheitliche Pathophysiologie* einer gestörten Homöostase nach vorausgegangener zentralnervöser Adaptation ausschlaggebend für die systematische Ordnung. Wesentlich komplizierter liegen die Verhältnisse beim alkoholischen Korsakow-Syndrom und der Wernike-Enzephalopathie, wo hirnmorphologische, psychopathologische und Verlaufskriterien in der klassifikatorischen Zuordnungshierarchie miteinander konkurrieren. Ätiologisch schlägt sich hier die polykarentielle Genese einer „Enzephalo-Neuropathie" in verschiedenen Läsionen des zentralen und peripheren Nervensystems nieder. Aber trotz der fakultativ mannigfaltigen Aufeinanderfolge von psychopathologischen und neurologischen Störungsmustern ist die pathologisch-anatomische Befundkonstellation bestimmend für die derzeit gehandhabte Systematik geworden. Unter der Annahme, daß beide klinischen Prägnanztypen nur verschiedene Stadien des hirnlokalisatorisch gleichen zerebralen Krankheitsprozesses sind, wird heute mehrheitlich vom Wernicke-Korsakow-Syndrom gesprochen. Dieser pragmatische Kompromiß wird aber weder der psychopathologisch möglichen Differentialtypologie und klinischen Nosologie noch der keineswegs immer einheitlichen Ätiopathogenese beider Syndromanteile gerecht. Unseres Erachtens beinhaltet das Korsakow-Syndrom bei chronischem Alkoholismus auch fernerhin eine einheitliche psychopathologische Syndromstruktur, deren entscheidendes Kriterium eine besondere Art der gestörten Mnestik ist.

Bei den akuten Alkoholintoxikationen ist die klinische Symptomatik derartig vielfältig, daß sie systematisch nur durch das vollständige Spektrum der exogenen Reaktionstypen zu erfassen ist, das Ordnungskriterium ist ein rein psychopathologisches. Gleiches gilt für die reversiblen und nichtreversiblen paranoid-halluzinatorischen Psychosen beim Alkoholismus. Sie lassen keine einheitlichen Vorstellung zu über postulierte ätiologische Zwischenglieder und deren nachvollziehbare Kausalkette zwischen systemisch einwirkender Noxe und fakultativ sich entäußernder Psychopathologie. Auch strukturpsychologische und psychodynamische Sichtweisen bringen letztlich keine Klarheit. Diese Psychosen bei chronischem Alkoholismus sind nach bisherigem Erkenntnisstand am wenigsten als „alkoholspezifische" Krankheitsbilder aufzufassen. Die eindrucksvolle Phänotypologie und der kennzeichnende Verlauf dieser Psychosen rechtfertigen es in Ermangelung eines besseren Ordnungsprinzips aber weiterhin, sie in der diagnostischen Systematik der metalkoholischen Psychosen *im engeren Sinne* zu führen. Dagegen wirft die Verbindung von Alkoholismus mit den affektiven Erkrankungen neue Probleme auf, zumal das klinisch äußerst inhomogene Krankheitsbild Alkoholismus sich wohl genetisch und ätiologisch sehr heterogen darstellt.

II. Allgemeine pathophysiologische Vorbemerkungen

Jahre- bis jahrzehntelang regelmäßig mißbrauchter Alkohol hat unterschiedlich weitreichende Auswirkungen auf den *gesamten* Organismus und speziell das zentrale und periphere Nervensystem. Äthanol und seine Stoffwechselprodukte beeinflussen in besonderem Maße den empfindlichen Metabolismus der Gehirnzellen. Dies schließt die energieliefernde Proteinsynthese mit Verstärkung des katabolen Stoffwechsels auf Kosten des anabolen ebenso ein wie die membrangebundene Aktivität unterschiedlicher Enzyme und Rezeptoren. Aber auch Neurotransmitter, Peptide, endogene Opioide und deren Kondensationsprodukte sowie die in verschiedenartigen Funktionsbereichen durch sie gesteuerten verhaltensmodulierenden Systeme sind dabei involviert. Da sich Zellmembranen an Alkohol gewöhnen und offenbar eine Toleranz entwickeln können, werden *neuronale Membranmodelle* zum Verständnis der sich bildenden Alkoholtoleranz und auch des Entzugsphänomens herangezogen (LITTLETON 1983).

Aufgrund der Tatsache von funktionell homologen Strukturen und autoregulativen Basismechanismen hält es die heutige Grundlagenforschung für keinen unerlaubten Rückschluß mehr, wenn molekularbiologisch-systemische Definitionen der Begriffe Toleranz und Abhängigkeit bei Mensch und Tier gleichermaßen operationalisierungsfähig sind. Hier wie dort im Modell steht unter situationsgebundener Vorerwartung das (psychische) Verlangen nach einer rasch wechselnden Befindlichkeitsmanipulation am Anfang jeder auf Wiederholung angelegten „süchtigen" Handlungssequenz mit Generalisierungstendenz (SCHRAPPE 1968).[1] Im Zustand der alkoholinduzierten physiologischen Gewöhnungsmechanismen stellt sich auf metabolischer, zellulärer und rezeptorgebundener funktioneller Ebene ein homöostatisches Gleichgewicht ein.

Die langdauernde suchtstoff- und umweltbedingte(!) Beeinflussung dieses innerorganismischen *„Equilibriums"* ist die Ursache für die Entwicklung von physical und teilweise auch psychical dependence. Unter diesen phänotypisch larvierten Zustandsbedingungen der *klinisch kompensierten* Abhängigkeit fühlt sich der so betroffene Abhängige subjektiv nicht krank und bleibt auch klinisch lange Zeit unauffällig. Eine Störung dieser Homöostase durch Alkoholkarenz verursacht eine Reihe systemischer pathophysiologischer Veränderungen, welche ihrerseits das Bedingungsgefüge der als Reboundmechanismus aufzufassenden Entzugssymptomatik ausmachen. Obwohl Art und Ausmaß des Abstinenzsyndroms stets vom subjektiven Erleben und individuellen Resonanzvermögen moduliert werden, gilt ebenso die pharmakologische „Regel", daß die klinische Entzugssymptomatik weitgehend spiegelbildlich mit den primären substanzspezifischen Wirkeffekten in Zusammenhang gebracht werden kann (HERZ u. SCHULZ 1978). Letztlich ist es aber „die psychophysische Einheit einer Persönlichkeit, die mit darüber

---

[1] Bei Mehrfachzitierung Literaturhinweise in der zuletzt erschienenen Publikation.

entscheidet, in welchem Ausmaß physical dependence in Abstinenz transformiert wird" (SCHRAPPE 1980). Darüber hinaus sind die bisher bekannten neurotoxischen Schädigungsmuster und die unterschiedlichen Funktionsebenen auf die dauerhafte Giftwirkung sich einstellenden systemischen Anpassungsprozesse niemals isoliert voneinander zu sehen. Für die Pathogenese und den Verlauf des Alkoholismus hat KISSIN (1979) ein in acht Entwicklungsstufen ablaufendes lineares Modell von den unterschiedlichsten prädisponierenden Vulnerabilitätsfaktoren bis hin zur schweren organischen Hirnkrankheit entworfen. Dieses Modell ist ohne Schwierigkeiten mit den auf verschiedenen Funktionsebenen wirkenden „Rückkopplungsschleifen" des „Computer-Feedback-Feedforward-Modells" von GOLÜKE et al. (1983) vereinbar.

Vor diesem Hintergrund ist bei den klinischen Erscheinungsformen der Alkoholabhängigkeit stets zu unterscheiden zwischen Symptomen im Rahmen der akuten Intoxikation, denen bei chronischer Alkoholintoxikation, der Symptomatik bei intermittierendem Wechsel zwischen Phasen der Intoxikation und des Entzuges auf der Basis der bestehenden Abhängigkeit und schließlich den Symptomen des teilweise protrahiert verlaufenden Entzuges selbst mit seinen Kompensationsversuchen. Die pathophysiologischen Stoffwechselmechanismen der akuten Alkoholisierung sind grundverschieden von denen nach chronischer Einwirkung mit sich zeitlich nicht synchron entwickelnden Adaptationsmechanismen und wiederum anders liegen die Verhältnisse im akuten Entzug (Lit. bei PEIFFER 1986):

Akute Alkoholwirkung	*Chronisch: Adaptationsmechanismen*
Verminderte Zellfluidität	Erhöhte Membranrigidität
Störungen der Phospholipid-Acylketten	Verminderte Alkohol-Halothan-Bindungskapazität
Katecholamin-Neuropeptid-Stoffwechselveränderungen	Gestörte Transportmechanismen biogener Amine
Herabgesetztes zyklisches AMP	Na^+-, K^+-, ATPase-Aktivierung
Prostaglandin E_1-Aktivierung	Prostaglandin E_1-Verarmung
Störungen der mitochondrialen und ribosomalen Proteinsynthese	GABAerge Stimulation

Im Schädigungsmuster der defekten Membranfunktion und gestörten Proteinsynthese bei chronischen Adaptationsmechanismen kommt funktionell vor allem die Aktivierung des Neurotransmitter-Hemmsystems der Gamma-Aminobuttersäure (GABA) eine besondere Bedeutung zu, welches so wichtige Funktionen wie Schlafverhalten, Angstbereitschaft, Krampfaktivität, Muskeltonus und allgemeine Reizabschirmung mitkontrolliert. Diesen neuroadaptativen Vorgängen stehen in der *Entzugssituation* vor allem eine *noradrenerge Rezeptoren-Überempfindlichkeit* mit Involvierung der membrangebundenen Adenylatzyklase sowie ein überschießender Anstieg des alkoholgehemmten *antidiuretischen Hormons* Vasopressin gegenüber. Nicht von ungefähr erkennt man den Alkoholiker in dieser Phase auch an seinem enormen „Wasserhunger".

Wer die restitutio ad integrum langjähriger Alkoholabhängiger mit rezidivierenden Delirien und Grands maux immer wieder erlebt, für den kann kein Zweifel daran bestehen, daß funktionstüchtige Adaptationsmechanismen neurobiologischer Systeme nicht nur den damit verbundenen Reboundmechanismus mit Erholung der beanspruchten Funktionssysteme einschließen, sondern auch die prinzipielle Rückbildungsfähigkeit der klinischen Ausfallserscheinungen. Aufgrund solcher Beobachtungen über die zentralnervöse Anpassungs- und Erholungsfähigkeit gilt cum grano salis nach wie vor die günstige empirische Prognoseregel der „Delirfähigkeit" (SCHULTE). Damit ist die hohe Wahrscheinlichkeit der Symptomproduktivität und der Reversibilität pathophysiologisch entgleister biologischer Systeme mit guter Chance zur psychischen und klinischen Gesundung gemeint. Diesem Pathogeneseprinzip weitgehender Reversibilität steht ein Pathogeneseprinzip strukturell-funktioneller Defektbildung gegenüber. Letzteres weist sich durch mangelhafte bis schließlich fehlende Adaptations- und Reboundfähigkeit aus und unterliegt zunehmend niveaureduzierenden Läsionsmustern mit teilweise irreversibler zentralnervöser Systemschädigung. Konvergierende exogene Noxen (Nikotin, neurotoxische Medikamente), assoziierte Schädigungsmöglichkeiten durch karentielle Dysmetabolismen oder (sub-)chronische Hypoxämien (obstruktive Lungenprozesse, Herzerkrankungen, Traumafolgen) und endogene Stoffwechselgifte (z. B. harnpflichtige Substanzen oder Eiweißmetaboliten wie Ammoniak, freie Phenole und Laktat bei dekompensierter Entgiftungsfähigkeit der Leber) können richtungsgebende Pathogenesefaktoren sein, welche die eigentlichen alkoholtoxischen Effekte überlagern.

Die Relevanz dieser beiden teilweise gegenläufigen Pathogeneseprinzipien wird z. B. für die hepatische Entgiftungsfunktion gestützt durch die objektivierten Beziehungen zwischen Ausmaß und Schweregrad von alkoholischer Leberschädigung und Alkoholabhängigkeit (WODAK et al. 1983). Danach bestehen bei Kranken mit histologisch gesicherter und klinisch dekompensierter Leberzirrhose vergleichsweise sehr viel geringer ausgeprägte Zeichen einer Alkoholabhängigkeit. Je unbeeinflußter von derartigen Störeinflüssen sich regulative Adaptationsmechanismen des ZNS unter dem lernpsychologisch modifizierenden individuellen „set" und „setting" mit dem Alkohol auseinandersetzen können, um so wahrscheinlicher und ausgeprägter wird sich eine körperliche Abhängigkeit einstellen.

Beim überwiegenden Gros der chronischen Alkoholkranken darf auf zentralnervöser Ebene die Interaktion einer *multifaktoriell konvergierenden Schädigungskonstellation* angenommen werden. Alkohol und seine Metabolite sowie hepatisch relevante Störfaktoren scheinen vornehmlich die Proteinsynthese zu stören und zu einer Abnahme der Rezeptorenzahl und des Stoffwechsels biogener Amine zu führen. Dagegen sollen hypoxämische Einflüsse und Avitaminosen mehr ein Energiedefizit bewirken, was zu Schrankendefekten zwischen den einzelnen Hirnkompartimenten Anlaß gibt (PEIFFER 1986). Je nachdem, ob die alkoholbedingten ZNS-Pathomechanismen gehemmter Proteinsynthese und Zellproliferation, der Reduktion von Rezeptoren und Synapsen sowie der Membrandefekte in der *fötalen, frühinfantilen* oder *adulten* Phase zum Tragen kommen, drohen aus morphologisch-entwicklungsgeschichtlicher Sicht unterschiedlich weitreichende Konsequenzen. Eine sehr früh einsetzende Differenzierungsstörung kann zum organischen Defekt (z. B. fötale Alkoholembryopathie) führen, frühinfantile Entwicklungsverzögerungen können mit psychischer Retardierung einhergehen und die adulten Schädigungseinwirkungen neigen zur vorzeitigen Involution bis auf der Ebene hirnatrophischer Vorgänge.

III. Klinisch-genetische Interkorrelationen

Ein genetischer *Teil*einfluß auf pathologisches Trinkverhalten und somit für die Entwicklung einer bestimmten Alkoholismusform gilt heute als gesichert. Prinzipiell kommen nur solche Faktoren als dispositionelle biologische Mediatoren für den Alkoholismus in Frage, die auch eine Bedeutung für die Hirnfunktion haben. Auf welche Weise etwa das „alcohol seeking behaviour“ oder der Schweregrad eines Entzugssyndroms mit genetisch determinierten Abweichungen in bestimmten Enzymaktivitäten bzw. in der neuronalen Membrankonstellation und -funktion genau zusammenhängen, ist Gegenstand intensiver Forschungsbemühungen. So zeigen bei Persönlichkeitsuntersuchungen z. B. klinisch unauffällige männliche Probanden mit niedriger Plättchen-Monoaminooxydase (MAO)-Aktivität höhere Testwerte für „sensation seeking behaviour“, Impulsivität und monotones Vermeidungsverhalten als gesunde Kontrollprobanden mit normaler MAO-Aktivität dieses quantitativ variierenden biologischen Markers.

Möglicherweise sind einige Individuen auch aufgrund ererbter Persönlichkeitszüge mit genetischen Unterschieden ihrer alkoholverstoffwechselnden Isoenzym-Muster (einschließlich „endogener“ Produktionsfähigkeit morphinähnlicher Kondensationsprodukte des Azetaldehyds) protektiv aversiven oder aber unlustbeseitigend „euphorisierenden“ Wirkeffekten gegenüber besonders ausgesetzt. Ähnliche Hinweise für genetisch vermittelte Traitmerkmale deuten sich aus den dänischen Adoptions- und Follow-up-Studien an, wo high-risk-Probanden für Alkoholismus neuropsychologische Defizite und eine besondere neurophysiologische Reagibilität auf Alkohol zeigen (Knop 1985). Eine solchermaßen in die biologische Matrix verankerte „Alkoholaffinität“ mit überhöhter Anfälligkeit zum Suchtverhalten könnte das Trinken auch lernpsychologisch um so leichter konditionieren und die Entwicklung eines *exzessiven* Trinkens begünstigen. Bei der fast ausnahmslos bei Männern identifizierten, hochheritablen Alkoholismusform korreliert eine konstitutionell niedrige MAO-Enzymaktivität ebenfalls mit einem objektivierbaren „sensation seeking behaviour“ (Knorring et al. 1985). Allerdings entwickelt später nur ein Teil der Söhne von Alkoholikern ein problematisches Trinkverhalten, was die Bedeutung umweltabhängiger protektiver Faktoren erhärtet.

Die Tatsache, daß die hereditäre Alkoholismusform unter den Verwandten 1. Grades nicht nur eine höhere Inzidenz von Alkoholikern, sondern auch von Depressiven hat, aktualisiert die schon lange diskutierte Frage einer möglichen genetischen Beziehung zwischen Alkoholismus und affektiven Störungen. Die syndromal unterschiedlich stringenten klinischen Entitäten „Depression“ (relativ homogen) und „Alkoholismus“ (extrem heterogen) als gleichsam „häufige“ psychiatrische Krankheiten stellen einen phänotypischen Endzustand dar, zu dem mehrere und verschiedene Faktoren genetischer und umweltbedingter Art geführt haben. Übereinstimmung besteht inzwischen darüber, daß sich unter Verwandten sekundärer Alkoholiker mit primären affektiven Psychosen signifikant weniger Alkoholiker und mehr Depressive finden als bei primären Alkoholikern, wo die Verhältnisse umgekehrt liegen (Goodwin u. Erikson 1979). Auch primäre männliche Alkoholiker mit späteren depressiven Episoden neigen im weiteren Verlauf eher zur Beibehaltung des Alkoholismus und in allen Fällen findet sich eine hohe familiäre Alkoholismusrate. Die beiden nosologischen Entitäten Alkoholismus und affektive Erkrankung haben offensichtlich zwei heterogene Ätiologien und stellen trotz gewisser klinischer Syndromüberlappung *nicht* alternative Manifestationen ein und derselben Grundstörung dar (Schuckit 1986). Dies deckt sich mit der früheren Vermutung, als man in der Lehre der Monomanien einst als

„Dipsomanie“ zusammengefaßte episodische Trinkexzesse als einen klinischen Phänotypus ätiologisch verschiedenartiger Erkrankungen aufgefaßt hat (s. Abschn. V,3).

IV. Klinik und Psychopathologie der chronischen Alkoholintoxikation

Mit langdauerndem übermäßigem Alkoholkonsum im Rahmen einer Abhängigkeitsentwicklung findet sich meist vergesellschaftet eine mehr oder minder ausgeprägte *chronische Intoxikation.* Diese entsteht zunächst allein dadurch, daß der Organismus bis zur nächsten Kontamination mit dem Alkohol selbst oder mit unphysiologisch großen Mengen verstoffwechselter körpereigener Substanzen (z. B. chronischer Aldehydismus) nicht mehr zur Ausgangslage zurückfinden kann. Bei mangelhaften Entgiftungsfunktionen und im Zustand des Toleranzverlustes verstärkt eine Kumulationsmöglichkeit diese „chronische Vergiftung“ des Körpers. Führt neben anderen konvergierenden Noxen chronische Alkoholingestion noch zu speziellen Malabsorptionsbedingungen mit naheliegenden Auswirkungen auf das Nervensystem, so sind die pathogenetischen Sequenzen eines hirnorganisch gezeichneten, *toxisch deformierten Persönlichkeitsquerschnittes* (vgl. Wanke) aufgezeigt, welcher die einstige Persönlichkeitsspur oft nicht mehr erkennen läßt. Unter der eigengesetzlich typenprägenden Kraft und überindividuellen Gleichrichtewirkung des Alkohols sind solche *alkoholbedingten Persönlichkeitsabwandlungen* als hochkomplexe Resultantenanalysen zwischen organismusbezogener „innerer“ und sozialer „äußerer“ Situation aufzufassen.

Dies impliziert vielfach nicht nur die quantitative Abweichung von der hirnorganisch vergröberten Ausgangspersönlichkeit mit kognitiven und nichtpsychotischen psychischen Störungen, sondern auch qualitative Strukturverformungen im Sinne der *Persönlichkeitsdepravation* (Schrappe 1962), in deren Gefolge es zu zahlreichen Sekundärveränderungen im zwischenmenschlichen und sozialen Bereich kommt. So finden sich einerseits Affektlabilität mit dysphorisch-gereizter oder flach-euphorischer Stimmungslage, Urteilsschwäche, Störungen von Aufmerksamkeit, Konzentration, Merkfähigkeit und visuell gebundenen Gedächtnisfunktionen mit allgemein erhöhten Wahrnehmungsschwellen. Unter Berücksichtigung der Abhängigkeit der feststellbaren kognitiven Defizite vom verwendeten Testinstrument lassen sich allerdings signifikante Korrelationen zwischen Ausmaß kognitiver Schädigung und Dauer des Trinkens nur dann nachweisen, wenn das Trinken mehr als 15 Jahre anhält und der tägliche Alkoholkonsum mindestens 2,4 g/kg Körpergewicht beträgt (Eckardt et al. 1978). Andererseits werden am längst überschrittenen Wendepunkt zur apersonalen Seite des hirnorganisch entdifferenzierten Kranken im „Umgang mit sich selbst und seiner Mitwelt“ ein schablonenhaft eingeengter Intressenskreis, eigensüchtige Augenblicksbestimmtheit und Ichbedürfnisbefriedigung, eine bis zur „Erinnerungsverfälschung“ perspektivisch verzerrte Vergangenheits- und Gegenwartsbewältigung sowie ein oft zugeschüttetes Empfinden für soziale Normen beobachtet. Alles Verhalten und dessen Auswirkungen werden in krasser, von kritischen Vorhaltungen und Einwänden nicht mehr korrigierbarer Verzerrung gesehen und jedes eigene Versagen und das Trinken selbst wird grob bagatellisiert und sekundär motiviert.

In dieser Finalität einer alkoholinduzierten *„Persönlichkeitsmetamorphose“* mit hirnorganischem Kolorit, Devitalisierung und dynamischer Entleerung hat man sich darüber im klaren zu sein, daß die mittlerweise fest in die Verfügungsgewalt neurobiologischer Regelkreise verankerten Strukturen süchtigen Strebens und Verhaltens immer weniger zu einer Frage des freien Entscheidungsvermögens als vielmehr zu einer solchen des beeinträchtigten Sichverhaltenkönnens werden.

Trotzdem bedeutet dieser psychopathologische „Aggregatzustand" einschneidender somatopsychischer Gefügestörung keine zwangsläufige Progression in dementielle hirnorganische Endzustände, und die meisten Alkoholiker leben unter ihren gewöhnlichen Lebensbedingungen weiter. Darüber hinaus nimmt im Zustand der chronischen Intoxikation die Neigung zu Depressivität, Ängstlichkeit und Dysphorie zu. Plötzliche und unvorhersehbare autoaggressive Eruptionen unter ansteigendem Blutalkoholspiegel sind ebenso bekannt wie die getätigten Suizidhandlungen im „moralischen Katzenjammer" unter fallendem Alkoholspiegel bzw. in der Abstinenzsituation. Konform mit sich schleichend entwickelndem Mißtrauen und wahnnahen Verdächtigungen können ängstlich gefärbte Unruhezustände und aggressive Erregungsausbrüche einander abwechseln. Das bei diesen Alkoholkranken im chronischen Stadium in der Regel mitbestehende organische Psychosyndrom mit mimosenhafter Empfindlichkeit, paradox überzeichnetem Gerechtigkeitsgefühl und dysphorisch-euphorischem Mischaffekt birgt immer die Gefahr suizidaler Gefährdungen in sich.

Auf *phänomenologischer* Ebene wird das ubiquitäre Betroffensein des chronisch intoxizierten Nervensystems immer dann evident, wenn sich bereits intuitiv aus dem durch Mimik und Gestik mitgeteilten, ganzheitlichen Prägnanzeindruck das wesensmäßig „typische" Erscheinungsbild des Alkoholkranken offenbart. Die in Einheit mit vegetativen Zeichen und dysharmonischer Psychomotorik *allein* aus der Physiognomie des mimischen Gesamt (unkonturierter Gesichtsausdruck, „nervöses" Mienenspiel, rötlich-livide Gesichtsfärbung, teigige Hautbeschaffenheit) sich unmittelbar aufdrängende Einsicht in komplexe Zusammenhänge drückt jenes Krankheitsschicksal aus, das auch „äußerlich in Erscheinung tritt". Daneben teilt sich das chronische alkoholtoxische Geschehen sehr häufig durch den phänomenologisch untrügerischen mimischen Ausdruck einer *aspektiven Voralterung* mit. Dieses zum kalendarischen Alter vergleichsweise „Altaussehen" scheint als pathognomonisches, wenn auch unspezifisches Kriterium für akzelerierte biologische Alternsvorgänge zu stehen.

Die Bedeutung somatischer und psychischer Beeinträchtigung für systemisch vorzeitiges Altern beim Alkoholkranken dokumentiert sich zudem in der erhöhten Anfälligkeit für Krankheiten. Ein um 13–15% vermehrtes Auftreten von Neoplasmen und die im Vergleich zur Normalbevölkerung deutlich erhöhte Suizidrate machen zusammen mit anderen lebensverkürzenden typischen Alkoholfolgekrankheiten die um *durchschnittlich 10 Jahre verringerte Lebenserwartung* aus (Lit. bei PEIFFER 1987). Obwohl biologische Voralterung und voraussichtliche Lebenserwartung zwei nicht notwendigerweise aufeinander beziehbare Phänomene sind, scheint beim chronischen Alkoholismus ein gewisser kausaler Zusammenhang zwischen Voralterungsprozessen und Frühsterblichkeit zu bestehen.

V. Alkoholentzugssyndrom

Als *akutes* Alkoholentzugssyndrom wird eine klinische Palette psychovegetativer, (sub-)psychotischer und motorischer Krankheitserscheinungen bezeichnet, welche bei intermittierender Unterbrechung, leichter Verminderung oder abruptem Entzug der chronischen Alkoholzufuhr auftreten können. Obwohl mit einschlägigen Symptomen seit Hippokrates bekannt und in der frühen medizinischen Literatur als Abstinenzthese formuliert („... wenn die Menge des Schnapses über den Tag unzureichend gewesen ist"),[2] mußte Ende des vorigen Jahrhunderts diese empirische Beobachtung einer Ansicht weichen, welche die vegetative und delirante Symptomatik als alkoholische Exzessfolge bzw. aus der ununterbrochenen toxischen Wirkung verstanden wissen wollte. Erst 1953 wurde in gewisser Analogie zur Opiat- und Barbituratabhängigkeit (heute ähnlich bei Benzodiazepin-Abhängigkeit) das Alkoholentzugssyndrom mit der oft zitierten Arbeit von VICTOR u. ADAMS (1953) über die Verlaufsbeobachtung an 266 Patienten erneut beschrieben, wo fließende Übergänge von leichten vegetativen bis zu deliranten Symptomen beobachtet wurden.

Auch tierexperimentell gewonnene Befunde und daran geknüpfte Hypothesen scheinen sich mit faktorenanalytischen Differenzierungsversuchen des Alkoholentzugssyndroms zu decken (GROSS et al. 1971). Störungen der Perzeption und Wahrnehmung (Nausea, Juckreiz, Mißempfindungen, Ohrgeräusche, Muskelschmerzen und Halluzinationen optischer und akustischer Art) wurden sensorischen und kortikalen Systemen der Informationsverarbeitung zugeordnet. Bei einem affektiven Syndrom (Tremor, Hyperhidrosis, Angst und depressive Verstimmung) lag die Verknüpfung mit limbischen Strukturen des Gehirns nahe. Bewußtseinsveränderungen und damit korrelierte Beziehungsstörungen, Gangstörungen und Nystagmus wurden als Ausdruck von Hirnstammaffektionen gedeutet. FEUERLEIN (1974) konnte faktorenanalytisch ein Syndrom mit körperlichen Symptomen, ein zweites mit psychischen Symptomen und ein Gesamtsyndrom mit körperlichen und psychischen Symptomen herausstellen. Da sich nur quantitative, nicht aber qualitative Unterschiede der Symptomatologie gegenüber den Alkoholkranken ohne Delir ergaben, wurden diese Ergebnisse als hypothesenstützender Beweis für das auch das Delirium tremens umfassende, allgemeine Alkoholentzugssyndrom herangezogen. Letzteres kann auf jeder Stufe zum Abbruch kommen, wobei der Ausprägungsgrad der Entzugssymptomatik aber nicht in jedem Fall von der Schwere und Dauer der chronischen Alkoholintoxikation bestimmt sein muß.

Gleichwohl scheint eine so oder so postulierte Ausschließlichkeit einer Abstinenz- oder Kontinuitätstheorie anfechtbar, zumal inzwischen psychobiologische Modellvorstellungen zur Integration derartig alternativ anmutender Vorstellungen existieren. Die pathogenetischen Modelle des Alkholentzugssyndroms orientieren sich an klinischen, neurophysiologischen und biochemischen Befunden. In der Theorie der gestörten Adaptation und Homöostase (WIESER 1965; FEUERLEIN 1967) paßt sich der menschliche Organismus der „depressant action" des Alkohols an und zwar durch unmittelbare und direkte Regulationsvorgänge, wie auch durch solche, die auf Wiederholung zentralnervöser Alterationen eintreten und allgemein als Toleranzentwicklung bezeichnet werden. Schließlich werden Adaptationsregulationen und Toleranzmechanismen mit einer gewissen Latenz aufgebaut. Bei plötzlicher Unterbrechung der Stoffzufuhr mit Wegfall der „depressant action" erfährt das eingespielte homöostatische Gleichgewicht erneut eine tiefgreifende Störung mit Desintegration aller autonomen Einzelfunktionen, die während der Gewöhnungs- und Intoxikationsphase hierarchisch zueinander koordiniert gewesen sind (SCHRAPPE 1968). Hierzu bietet uns die Enzym-De-Repressionstheorie ein biochemisches Erklärungsmodell (MELLO u. MENDELSON 1977). Die als physiologischer Reboundmechanismus zu kennzeichnenden gegenregulatorischen Kompensationsversuche benötigen ebenfalls eine gewisse Latenzperiode zum Ausgangsniveau. In dieser „hyperexcitability"-Periode manifestieren sich psychomotorische Unruhe, Tremor und gesteigerte Vegetativfunktionen (Schwitzen, Hyperthermie) im Sinne einer zentralnervösen „Exzitation". Gleiches

[2] LETTSOM (1787), PEARSON (1801) zit. bei ROMANO J (1941) Ann Hist 3:128–139.

würde nicht nur für den reinen Alkoholentzug gelten, sondern auch für das akute Hinzutreten von zentralnervös interagierenden Krankheitsprozessen oder beim Zusammenbruch der homöostatischen Regelmechanismen am Ende einer nicht mehr auffangbaren Intoxikationsperiode.

Eine neuronale Hyperexzitabilität im Alkoholentzug konnte neurophysiologisch inzwischen bestätigt werden. Entzogene chronische Alkoholabängige wurden unter standardisierten Bedingungen über mehrere Tage wieder alkoholisiert. Evozierte Potentiale wurden in diesen Tagen jeweils am Morgen abgeleitet, als sich zunehmend Entzugserscheinungen zeigten (nachts war die Alkoholzufuhr unterbrochen). Es zeigten sich erhöhte Amplituden, ein Phänomen, das sich erst nach Beendigung der Trinkperiode wieder zurückbildete. Begleitende testpsychologische Untersuchungen zeigten eine Zunahme der Erregbarkeit parallel mit der Zunahme der Amplituden evozierter Potentiale (BEGLEITER et al. 1977). In schlafpolygraphischen Untersuchungen ist mehrfach im akuten Entzugszustand eine Zunahme der REM-Schlafphasen beobachtet worden, was als Rückschlagphänomen der Unterdrückung der REM-Phasen und deren Ersatz durch Delta-Schlafphasen unter hohem Alkoholkonsum gedeutet wird (FEINBERG 1970). Da der Traumschlaf in funktionell enger Beziehung zu halluzinatorischen Symptomen steht, werden die aus der traumhaften Bewußtseinslage auch tagsüber erlebten szenischen Halluzinationen als Rebound der durch die chronische Alkoholwirkung langdauernd unterdrückten REM-Phasen verständlich. Schließlich wirkt Alkohol ähnlich sedierend auf die Schlafrhythmik wie Barbiturate und Benzodiazepine, welche prinzipiell zur ähnlichen klinischen Entzugssymptomatik führen können.

Neuerdings werden die Entstehung des allgemeinen Alkoholentzugssyndroms und der pathogenetisch alternativen klinischen Prägnanzformen von Grand mal und Delir in einer neurophysiologischen Modellvorstellung als Effekte eines „Kindling"-Prozesses vornehmlich limbischer Strukturen gedeutet (BALLENGER u. POST 1978). Aufgrund der mittels evozierter Potentiale und tierexperimenteller EEG-Untersuchungen in subkortikalen Hirnstrukturen beobachteten „hyperexcitability" im Alkoholentzug wird auf eine Übererregbarkeit des limbischen Systems geschlossen. Dies wird in Analogie gesetzt zur Entstehung des Grand mal durch periodische elektrische Hirnstimulation limbischer Regionen mit zunächst fehlendem Effekt auf Verhalten und EEG und erst allmählichem Auftreten von EEG-Veränderungen, motorischen Automatismen bis hin zu Krampfanfällen, was den Kindling-Effekt ausmacht.

Allein durch die nächtlich reduzierte Alkoholzufuhr setzt der Kranke bereits im Zustand des „kontinuierlichen" Trinkens Wiederholungsreize zunehmender und abnehmender Alkoholwirkung, auf welche das ZNS reagiert. Mit fortschreitender Trinkdauer und folglich zunehmender Zahl von „Selbstentzügen" korreliert eine sich immer stärker aufschaukelnde Abstinenzsymptomatik. So werden auch beim Alkoholentzugssyndrom bei jahrelangem, in der Qualität gleichbleibenden Alkoholmißbrauch progressives Anwachsen und stufenweises Auftreten von Symptomen beobachtet, die sich von gesteigerten Fremdreflexen in der prädeliranten Verfassung bis zu epileptischen Krampfanfällen und zum Vollbild des Delir erstrecken können. Aus dem „Kindling"-Modell ist ebenso erklärlich, warum das Alkoholentzugssyndrom bei schwerem und kontinuierlichem Alkoholkonsum auch bei leichtem Entzug auftreten kann. Offensichtlich unterliegen die in verschiedenen Neuronensystemen sich widerspiegelnden zentralnervösen Adaptationsvorgänge aber bestimmten Begrenzungen, und bei weiterer Stimulation über eine individuelle Grenze wird ein „point of no return" überschritten, bei dem kein Gleichgewicht autonomer Regulationsmechanismen mehr aufrecht erhalten werden kann (KANZOW 1983).

1. Delirium tremens

Das seit seiner Erstbeschreibung[3] als klinische Einheit aufgefaßte Delirium tremens stellt unter den psychotischen Alkoholfolgekrankheiten die häufigste und an Symptomfülle eindrücklichste Erkrankung dar. Noch in der Mitte des 19. Jahrhunderts wurde der plötzliche Entzug des Alkohols nach chronischem Mißbrauch als *Auslösefaktor* angesehen. Bonhoeffer (1901) postulierte dann ein weiteres Stoffwechselgift als „ätiologisches Zwischenglied", obwohl er beobachtete, daß zahlreiche straffällig gewordene Alkoholiker ein bis drei Tage nach haftbedingt erzwungener Abstinenz delirant wurden. Später wurde bezüglich der nach Gelegenheitsursachen und körperlichen Erkrankungen provozierten Alkoholdelirien klargestellt, daß das pathophysiologisch entscheidend Gemeinsame dieser „Gelegenheitsursachen" meistens eine durch die Erkrankung erzwungene Alkoholabstinenz ist. Eine eigene delirfördernde Potenz kommt wohl nur solchen Störfaktoren zu, welche ihrerseits eine zentrale vegetative Dysregulation in Gang setzen (z. B. Fieber, Exsikkose, schwere Dysmineralisation). Seitdem vor 30 Jahren experimentell bei „former addicts" durch Entzug mehrwöchig hochdosiert applizierter Alkoholmengen Entzugssymptome bis zum Delir provoziert werden konnten, findet die pathogenetische Deutung des Delirs als schwerste Form möglicher Abstinenzsymptomatik weitgehendste Akzeptanz.

Aber auch ohne massiven Entzug können schon Monate bis Jahre vor einem Delirausbruch Symptome vorausgehen, die später im Delir zu beobachten sind. Diese erschöpfen sich zumeist in morgenbetonter Vegetativsymptomatik, im Vorfeld sind auch abortive Symptome hypnagoger „Traumaktivierung" zu beobachten, die gewissermaßen die rudimentären Prodrome des vorweggenommenen „Delirs in Etappen" sind. Es muß aber festgehalten werden, daß sich ein Delirium tremens auch innerhalb von Stunden entwickeln kann und ausgeprägte psychopathologische und vegetative Symptome zeigt, die vorher auch nicht in Andeutungen zu bemerken gewesen sind. Das in zeitlich feststrukturiertem Ablauf auftretende Delirium tremens entwickelt sich nur bei etwa 15% aller chronischen Alkoholiker (Feuerlein 1984) und dauert *unbehandelt* etwa drei bis sieben Tage. Unter lege artis geführter Behandlung mit Clomethiazol und bedarfsweise intensivmedizinischer Unterstützung beträgt die Letalität heute höchstens nur noch 1–2% und wird weitgehend durch Sekundärkomplikationen bestimmt (u. a. Subduralhämatom, Aspirationspneumonie, Wernicke-Korsakow-Komplikation).

Falls das Delir nicht therapiebedingt „verschlafen" wird, kann es mit der meist traumhaft eingeengten Bewußtseinslage als führendem Achsensymptom alle Symptomkombinationen der akuten exogenen Psychose mit leibhaftig erlebten elementaren Sinnestäuschungen zeigen. Darüber hinaus kommt es aber nicht nur bei „besonnenen" Delirien mit intakter personeller Orientierung und erhaltenen mnestischen Funktionen über die sonstige Unfähigkeit, die Umwelt aufgrund von Bewußtseinstrübung und Sinnestäuschungen gnostisch zu bewältigen, noch zu einer weiteren qualitativen Bewußtseinsstörung im Sinne einer *Falschorientiertheit*. Hier ist der Vollzug zur Fähigkeit der Selbstvergegenwärtigung, „sich die Rolle

---

[3] Sutton (1813).

der eigenen und zwar historisch gewordenen Person in der jeweils aktuellen Situation präsent zu machen" (Scheller 1963), eingeschränkt oder verunmöglicht.

Im Rahmen der übrigen Wahrnehmungsstörungen leiten sich aus diesem zeitlich entordneten biographischen Erleben die enorme Suggestibilität und Kritiklosigkeit des Deliranten ab, so daß er suggestibel in jede willkürliche Scheinsituation gelenkt werden kann, die er aktiv mit typischen *Konfabulationen* ausschmückt. Illusionäre Verkennungen und bevorzugt *optische* Halluzinationen von kleingegenständigen Bewegungsabfolgen können sich in Abhängigkeit von dem psychomotorischen Erregungsniveau und der überwiegend ängstlich-depressiven, gelegentlich auch ambivalent „galgenhumorigen" affektiven Stimmungslage zu szenischen Massenhalluzinationen persekutorischen Charakters ausweiten. „Meinhaftige" taktile und haptische Halluzinationen sind seltener. Eine bis zum „Beschäftigungsdelir" gestaltete oder mehr amorphe Handlungsunruhe mit typischen „Nestelbewegungen" ist im Zusammenhang mit dem Tremor manuum zu sehen. Dieser noradrenerg überstimulierte, feinschlägige physiologische Tremor geht häufig in einen grobschlägigen 8–9/Sek. Tremor atakticum über, fakultativ kombiniert mit anderen neurologischen Symptomen wie choreiformer Bewegungsunruhe im Gesicht und allgemein ataktischer Bewegungsführung. Neben vegetativen Allgemeinbeschwerden (Schlafstörungen, Übelkeit, Erbrechen, Durchfälle) stehen im Zentrum der vitalen Gefährdung profuses Schwitzen, Tachykardie, Blutdruckkrisen und subfebrile Körpertemperaturen. Phänotypische Anordnung und Zuverlässigkeit besonders psychomotorischer und vegetativer „Ausdruckssymptome" sind so „spezifisch" für das alkoholische Delirium tremens, daß man das förmlich *ins Gesicht* geschriebene *Krankheitsbild* fast zweifelsfrei als Augenblicksdiagnose stellen kann.

Zur Frage der prognose- und therapierelevanten Syndromkonstellation des Delirs hat einer von uns faktorenanalytisch bei 100 *prospektiv* verfolgten Delirpatienten drei interpretierbare Faktoren extrahieren können (Holzbach 1981). Während die ersten beiden Faktoren (I: vegetativ-exzitative Symptome, II: psychotische Symptome) mit den von Feuerlein beschriebenen Faktoren identisch sind, erfaßt der Faktor III einen Symptomenkomplex, der *lange* Delirdauer mit entsprechend längerer medikamentöser Therapie korreliert zeigt mit neurologischen Ausfällen (zerebellare Ataxie und Polyneuropathie, jedoch keine Grands maux). Diese in Faktor III extrahierte Delirtypisierung interpretieren wir dahingehend, daß bei starker alkoholtoxischer neuronaler Schädigung das Pathogeneseprinzip der strukturellen Läsion dominiert. Dies geht auf Kosten der funktionell eingeschränkten neuroadaptativen Mechanismen mit aufgehobener Reboundfähigkeit. Die Ausbildung psychotischer und vegetativer Delirsymptome kann ebenso wenig erfolgen wie die Entwicklung syndrombegleitender Grands maux. Die symptomatologische Gestaltung des Delirs erfährt somit eine immer stärkere Einengung. Einen anderen Aspekt ergibt die Faktorenanalyse im Zusammenhang mit der Beobachtung, daß Delirbilder mit vorherrschend vegetativen Symptomen weniger bis kaum auf Neuroleptika ansprechen im Gegensatz zu Bildern mit vorwiegend psychotischer Symptomatik.

Das Delirium tremens beweist immer eine manifeste Alkoholkrankheit, denn es stellt *die* charakteristische Form des Alkoholentzugssyndrom dar, welche ohne langdauernden exzessiven Mißbrauch nicht entstehen kann. Der kleinste Zeitraum chronischen Trinkens, in dem sich ein Delir entwickeln kann, wird mit einem halben Jahr angegeben; hierunter fallen vornehmlich Jugendliche und Kinder. Nicht selten sind es aber bis zu zwei bis drei Jahrzehnte chronischer Alkoholintoxikation bis zum Auftreten eines Delirs, ohne daß es regelmäßig zu wesentlichen physischen, psychischen oder sozialen Schädigungen gekommen sein muß.

Obwohl die täglich konsumierte Menge 150 g reinen Alkohols und mehr beträgt, hebt sich der Delirpatient häufig von anderen Alkoholkranken durch seine lange Zeit bessere soziale Einordnung und berufliche Bewährung ab. Er ist kein „Rauschtrinker", trinkt meist regelmäßig im Kontext gesellschaftlich oder beruflich „genormter" Trinksitten und bleibt körperlich und geistig erstaunlich lange belastbar. Primärpersönlich handelt es sich oft um syntone oder gar hyperthyme Menschen mit guter Kontaktfähigkeit und intakten ethischen Instanzen. Auch werden weniger abnorme Persönlichkeiten neurotisch-psychopathischer Struktur gefunden. Bei der Auswertung der Krankengeschichte von 444 Alkoholdelirien der Würzburger Klinik aus den Jahren 1960–1969 erschien nur jeder 8. Delirpatient psychopathologisch und sozial so schwer auffällig im Sinne einer Depravation und Wesensveränderung, daß man wenig Hoffnung auf Heilung haben konnte. Insgesamt scheint sich der Delirpatient mehrheitlich aus dem Reservoir der *Gewohnheitstrinker* (FEUERLEIN) zu rekrutieren, also dem Delta-Typ nach JELLINEK und zwar mit Unfähigkeit zur Abstinenz, aber ohne „Kontrollverlust".

Die *Art* des verwendeten Alkohols scheint für die Delirmanifestation *nicht* ausschlaggebend zu sein. So überwiegen in Weingegenden die reinen Weintrinker unter den Delirpatienten, was sich allerdings im unterfränkischen Weinanbaugebiet nicht bestätigt findet. Meist werden gemischt Bier- und Schnapstrinker in der Überzahl gesehen, in den Ostblockändern überwiegen die Schnapstrinker. Selbstverständlich werden auch bei reinen Biertrinkern Delirien beobachtet, wobei diese nicht so schwere Verläufe wie bei Schnapstrinkern zeigen sollen. Bezüglich der *Altersverteilung* ist parallel mit dem Ansteigen des Alkoholkonsums nach dem 2. Weltkrieg auch eine Vorverlagerung des Erkrankungsalters (Gipfel zwischen dem 3. und 4. Lebensjahrzehnt) festzustellen und sowohl die Morbiditätsrate als auch die Rezidivquote zeigen deutlich steigende Tendenz (GRUNER u. VOIGT 1984). Eine verläßliche Inzidenzangabe mit 35 Delirien pro 100000 Einwohnern haben wir in der Literatur lediglich für eine geographische Region in der DDR gefunden (KEYSERLINGK 1978), was in etwa auch für andere mitteleuropäische Gebiete zutreffen dürfte. Hinsichtlich des Geschlechts betrug das Delirverhältnis 3,5:1 zugunsten der Männer bei einem Altersgipfel in der Gruppe der 36- bis 40jährigen; bei den Frauen lag dieser Gipfel in der Altersgruppe der 41- bis 50jährigen.

Die von angloamerikanischer Seite neuformulierte These des plötzlichen Abbruchs einer längeren Alkoholbeeinflussung als ein entscheidender Auslösefaktor des Delirs fand in den folgenden drei Jahrzehnten zunehmende Bestätigung. So stellte RÜMMELE (1968) bei 100 Deliranten fest, daß bei 40 Patienten sicher, bei 33 wahrscheinlich und bei 14 fraglich eine absolute oder relative Alkoholabstinenz vorausging. Bei schweren Delirien berichtete SALUM (1972) in 90% der Fälle von einer zwei bis sechs Tage vorausgehenden Alkoholabstinenz. Diese meist retrospektiv gewonnenen Ergebnisse konnten in unserer bereits erwähnten prospektiven Untersuchung bestätigt werden. Durch direkte Befragung der Patienten und deren Angehörigen war in fast allen Fällen eine Alkoholabstinenz oder Reduktion vor Ausbruch des Delirs zu erfahren gewesen (HOLZBACH 1982). Unterstützt wurde diese Beobachtung durch Messung der Alkoholkonzentration am Aufnahmetag und an den folgenden Tagen. Bei ausgeprägten Delirien ließ sich kaum jemals Alkohol im Blutserum nachweisen. Schon länger ist bekannt, daß die Ausprägung der Delirsymptomatik davon abhängt, ob der chronisch konsumierte Alkohol plötzlich abgesetzt (stark ausgeprägte Symptome) oder nur reduziert (schwächer ausgeprägte Symptome) wird.

Diese Ergebnisse legen nahe, daß das Delirium tremens mit den psychotischen und vegetativ-exzitatorischen Erscheinungen *grundsätzlich* ein Abbruchsdelir ist. Möglicherweise verlaufen das bei Weitertrinken und Hinzutreten anderer Erkrankungen diskutierte „Kontinuitätsdelir" bzw. „Occasionsdelir" im Rahmen eines chronischen Alkoholismus auch mit einem anders ausgestalteten klinischen Bild und ähneln eher den deliranten Zuständen anticholinerger Pathogenese. Allerdings muß einschränkend bedacht werden, daß im Grenzgebiet zentralnervöser Adaptationsmöglichkeiten bereits die in den Morgenstunden absinkenden Blutspiegel eines „Kontinuitätstrinkers" einen Provokationsreiz darstellen können, der das sogenannte „Kontinuitätsdelir" bereits durch einen niedrigen „Kindling"-Schwellenreiz am Ende des Adaptationsprozesses entstehen ließe. Dagegen würde das echte Entzugsdelir durch einen wesentlich massiveren Reiz noch vor der Limitierung zentralnervöser Regulationsmechanismen ausgelöst werden. Der kritische Zeitpunkt, bis zu dem durch erneute Alkoholzufuhr oder ein kreuztolerantes Medikament ein zum Delir inklinierender Reboundmechanismus noch gestoppt werden könnte, dürfte bereits beim Entzugsdelir in einem Zeitraum von weniger als 24 Stunden liegen (KANZOW 1983).

Zum Begriff *prädelirant* ist zu bemerken, daß hiermit nicht das obligate Vorstadium eines Delirs gemeint ist, sondern jene von diesem Stadium klinisch nicht zu differenzierende Symptomatik, welche einzelne Delirsymptome zeigt und im weiteren Verlauf sich zurückbilden kann, ohne sich zum typischen Delir komplettiert zu haben. Die Grenze zwischen Delir und Prädelir ist unscharf und es liegt in der Natur der Sache, daß beide Bezeichnugnen auch verschiedene Schweregrade ein und desselben toxisch bedingten Zustandes angeben. Typische Störungsphänomene des Prädelirs sind „tremolous state" bzw. „acute hallucinatory state", die in 70 bis 80% der Fälle während des fortgesetzten Trinkens in Erscheinung treten. So wird das Delirium tremens im Rahmen des Alkoholentzugssyndroms sozusagen „an der Spitze des Eisbergs" gesehen. Das heißt, es kommt über die typischen psychovegetativen Prodromi und die prädeliranten Erscheinungen fließend zu den deliranten Symptomen (Abb. 1).

Frühere pathogenetische Erklärungsversuche „delirspezifisch" kausaler Leber- und Elektrolytstörungen haben in nur ungenügender Weise die qualitativ verschiedenartigen Pathogenesemechanismen und deren quantitative Variationsmöglichkeit im Verlauf der chronischen Alkoholintoxikation berücksichtigt. Das unkomplizierte Entzugsdelir aufgrund erhöht nachgewiesener toxischer Eiweißmetabolite im venösen Blutabfluß des Gehirns als „Leberkoma en miniature" deuten zu wollen, erscheint ebensowenig überzeugend wie aus meist obligaten laborchemischen Begleitbefunden (Leberfermentstörung, teilweiser relativer Vitaminmangel) die Begründung für eine kausalintendierte Therapie abzuleiten. Alkoholdelirien treten auch bei „Lebergesunden" auf, und die Mehrheit der Leberparenchymschädigungen hat *keine* entscheidende Bedeutung für die Delirentstehung. Das Delirium tremens im Rahmen des allgemeinen Alkoholentzugssyndroms einerseits und die hiervon weitgehend unabhängige hepatische Enzephalopathie nach dekompensierter alkoholtoxischer Leberzirrhose andererseits sind voneinander zu trennen und können als klinische Extrembeispiele der beiden eingangs skizzierten Pathogeneseprinzipien angeführt werden.

Auch die Magnesium-Mangeltheorie ist heute dahingehend zu relativieren, daß diese *delirkomplizierende* Folgeerscheinung zwar sekundär gelegentlich in der Autoregulation entgleisen kann (und durch Magnesiumgabe nicht ohne weiteres ausgleichbar ist), aber letztlich keine primär ursächliche Bedeutung hat. Während bezüglich der mitgestaltenden Rolle des Magnesiummangels bei der Symptomatologie des Alkoholentzugssyndroms keine Einigkeit besteht, wird dies für das pathogenetische Bedingungsgefüge des Grand mal einheitlich akzeptiert. Dagegen hat als epiphänomenologisches *Prognosekriterium* hinsichtlich *Schwere* und *Dauer* der Delirausprägung ein gestörter Elektrolytstoffwechsel im Blutserum und Liquor gewisse Bedeutung erlangt (u. a. KRAMP et al. 1979).

Neurobiochemisch führen langfristig im täglichen Wechsel zwischen Alkoholreiz und Unterdrückung sich wiederholende Interaktionen auf der Ebene der Rezeptoren und Neurotransmitter

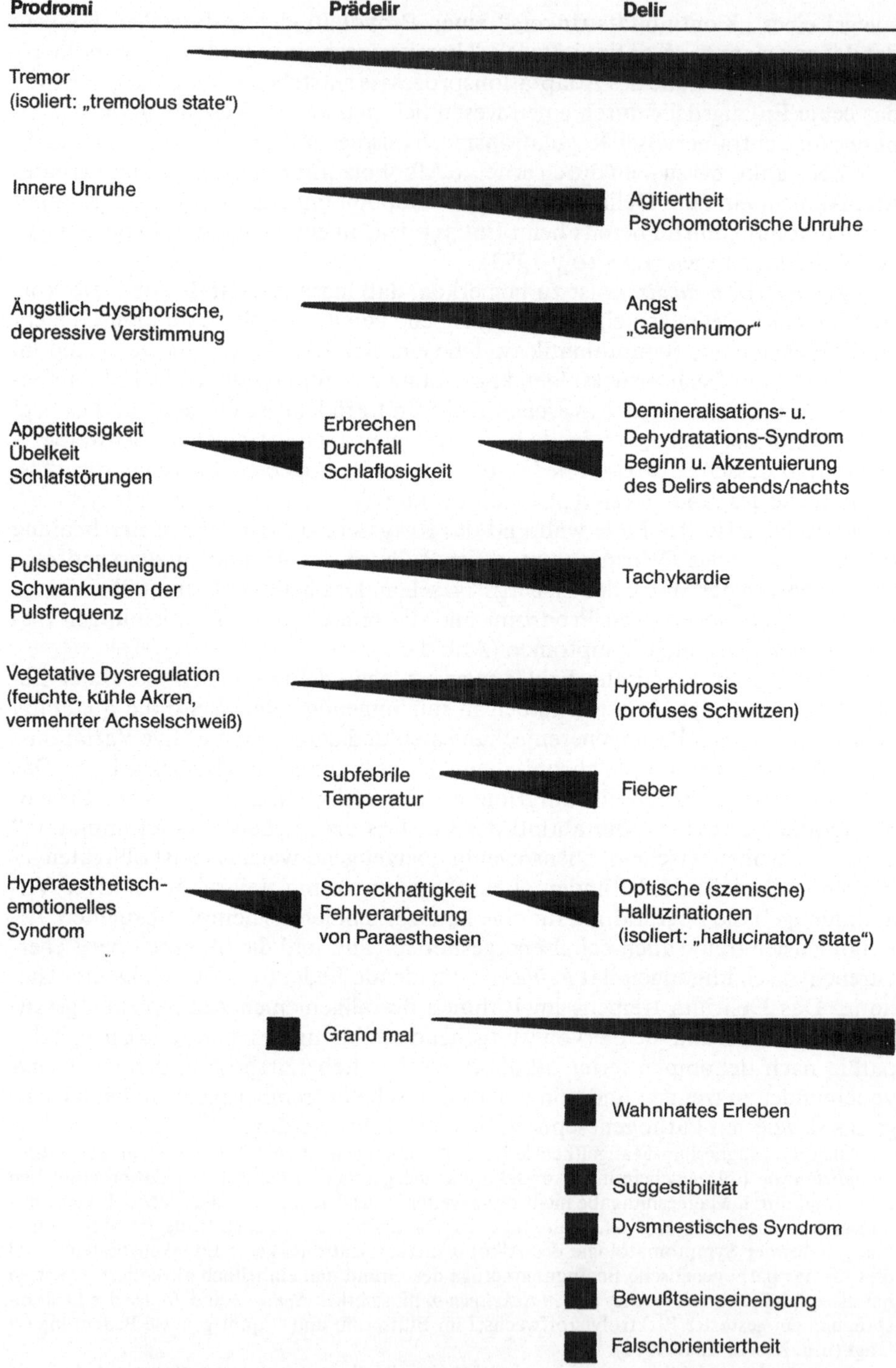

Abb. 1. Klinisches Übergangsspektrum vom Alkoholentzugssyndrom zum Delirium tremens

zu neuroadaptativen Veränderungen, wovon insbesondere das katecholaminerge, serotoninerge, GABAerge und cholinerge System betroffen sind. Das biochemische Zwischenglied der als Reboundmechanismus auftretenden deliranten Symptomatik wird wahrscheinlich durch eine Dysbalance dieser ZNS-Transmitter mit Überwiegen des noradrenerg aktivierenden Systems widergespiegelt (Ackenheil et al. 1978). Diese noradrenerg dominierende Wirkung steht vornehmlich im Einklang mit der vegetativen Symptomatik (subfebrile Temperatur, Tachykardie, Mydriasis, Bluthochdruck) und faktorenanalytisch ermittelte Risikofaktoren wie „maximale Pulsfrequenz" und „Blutdruckschwankung" korrelieren mit dem Ausprägungsgrad des Delirs.

Pathologisch-anatomischerseits sind beim Delir unspezifische osmotische bzw. permeabilitätspathologische Wirkungen mit typischen Schadensakzentuierungen im periventrikulären zentralen Höhlengrau des Rauten-, Mittel- und Zwischenhirns gesichert (Colmant 1965). Im Vollbild des Delirs deuten ein deutlicher Laktat-Pyruvatanstieg bzw. ein erhöhter Laktat-Pyruvatquotient im Liquor auf eine Störung der energieliefernden Prozesse des Gehirnparenchyms hin und eine metabolische Liquorazidose spiegelt dabei die zugrundeliegende zerebrale Gewebshypoxie wider (Schnaberth et al. 1972). Infolge des zunehmenden Energieaufbrauchs im Delir ist die Aufrechterhaltung der vielfältigen Membranfunktionen nicht mehr gewährleistet, so daß bei diffus alterierter Schrankenfunktion die Entstehung der zerebralen Gewebsödematisation gut erklärbar ist. Analog zu anderen verlaufsdynmaisch orientierten Untersuchungen biologischer Funktionen haben wir im Liquor von Deliranten Beurteilungskriterien für die dynamische Blut-Liquor-Schrankenfunktion im akuten und postdeliranten Verlauf aufstellen können (Böning u. Holzbach 1979). Neben dem Nachweis eines persistierenden infrastrukturellen Residualsyndroms aufgrund gestörter Schrankenkinetik ergaben sich auch Indikatoren für eine klinische Verlaufskomplikation etwa bei schlechter Delirrestitution oder beim Wernicke-Korsakow-Syndrom. Danach dürften auf ein chronisch-rezidivierendes Ödem hinweisende *dysorische* Störungen im Bereich der Blut-Hirn-Schranke (Huber 1954) vermutlich schon latent vor der akuten deliranten Dekompensation bestanden haben.

2. Epileptische Anfälle bei chronischem Alkoholismus

Beim Auftreten von epileptischen Anfällen in Verbindung mit Alkohol stellt sich die Frage, ob diese Noxe als alleinige Ursache zu werten ist oder ob ihr lediglich akzessorische Bedeutung bei anderen Grundprozessen zukommt. Die pathogenetische Stellung des Grand mal beim Alkoholentzugssyndrom und die gelegentliche Beobachtung, wonach sich die Delirsymptomatik nach einem Anfall abschwächen und sogar schlagartig zurückbilden kann, sind mit der theoretischen Einordnung des Delirium tremens als ein Epilepsieäquivalent sicher überinterpretiert. Ähnlich dem Alternieren von Psychose und Grand mal bei der Epilepsie ist dagegen die Deutung der beobachteten Wechselwirkung Grand mal und Delir als einer pathophysiologisch gleichen Grundstörung (Kalinowski 1958) mit erniedrigter Krampfschwelle bei jedem Entzugssyndrom stimmig. Diese Vorstellung findet sich durch die in den letzten Jahren publizierten Mitteilungen bestätigt, wonach das früher unterschätzte Entzugsgeschehen als *der wesentlichste Auslösefaktor* bei einem epileptischen Anfall aufzufassen ist. Wird nämlich auch der relative Entzug bei „Kontinuitäts- und Exzesstrinkern" miteinbezogen, so befinden sich fast alle Patienten in einem Abstinenzzustand im weitesten Sinne (Koufen u. Bekker 1980). Unter dem Konzept einer noch intakten neuroadaptativen Kapazität mit erhaltener Reboundfähigkeit wird verständlich, warum dieser Entzugsmechanismus insbesondere zum Zeitpunkt des ersten Anfalles relevant ist, auch wenn Anfälle mit einer gewissen Latenz auftreten können und ein Alternieren mit anderen Entzugsphänomenen aufweisen. Schließlich wird etwa jedes *dritte* Entzugsdelir von einem Grand mal eingeleitet, begleitet oder gefolgt.

Sieht man vom physiologischen *bioelektrischen Reboundmuster* (atypische spike-wave-Dysrhythmie *ohne* primär latente erhöhte zerebrale Krampfbereitschaft) in der aus verständlichen Gründen nur zufällig abgeleiteten präiktalen Phase ab, so werden in EEG's im Zusammenhang mit diesen Entzugsanfällen nur in 4% fokale Veränderungen und in 2% Paroxysmen (bei Schlafentzug in 8%) angetroffen (Deisenhammer et al. 1984). Dagegen ist bei Alkoholkranken mit epileptischen Anfällen außerhalb einer Entzugssituation das EEG vor und nach Schlafentzugsprovokation in 19 bzw. 24% fokal und in 17 bzw. 28% paroxysmal verändert. Diese bioelektrischen Unterschiede und die bei Patienten mit Anfällen gegenüber anderen Alkoholkranken gehäufte Beziehung zu hochprozentigem Alkoholkonsum – Koufen u. Becker errechneten bei ihren Patienten Durchschnittsmengen von 250 g proTag – könnte auf die Möglichkeit zusätzlicher Pathomechanismen hinweisen, zumal bei Kranken mit Anfällen mehr frontotemporal betonte, hirnatrophische Veränderungen auftreten als bei anfallsfreien Alkoholikern (Avdaloff 1979). Wahrscheinlich unterliegen gerade bei hirnorganisch veränderten chronischen Alkoholkranken die neuroadaptativen Kompensationsmechanismen zunehmender Rigidität, so daß neben dem zentralnervös exzitatorischen Effekt eines Magnesium-Mangels auch die lange diskutierten Einflußfaktoren wie Hypoglykämie und Hyponatriämie für die herabgesetzte Krampfschwelle verantwortlich sein können.

Alle diese schon von Wieser diskutierten Gesichtspunkte weisen auf die notwendige Berücksichtigung einer unterschiedlichen Ätiopathogenese von epileptischen Erscheinungsformen im Zusammenhang mit dem Alkohol hin (Feuerlein 1984):

1. Bereits primär bestehende epileptische Anfälle, die durch die alkoholtoxische Dauerinteraktion provoziert bzw. verschlimmert werden.
2. Eine bisher latente Krampfbereitschaft wird durch den Alkoholmißbrauch erst manifest.
3. Es besteht eine zufällige Koinzidenz von Alkoholismus und epileptischen Anfällen (Spätmanifestation ohne oder mit erkennbarer Ursache).
4. Epileptische Anfälle im *pathophysiologischen Bedingungsgefüge* des allgemeinen *Alkoholentzugssyndroms,* wobei die neurophysiologischen „Kindling"-Mechanismen von einer gestörten GABAergen, glutaminergen und dopaminergen Neurotransmission begleitet sein dürften.

Auch die als Alkoholentzugsmanifestation gedeuteten und mit einer erhöhten Photosensibilität einhergehenden „television induced seizures" sowie die durch das erhöhte Vasopressin mögliche zentrale Flüssigkeitsretention mit Ödemneigung („wet-brain"-syndrome) stünden in gutem Einklang mit dem Entzugsmechanismus (vgl. Johnson 1985). Da die normale EEG-Ruheraktivität auf Alkohol ein sicher genetisch determinierter biologischer Parameter ist und möglicherweise im Wirkzusammenhang mit dem unterschiedlichen Enzym-Polymorphismus auf die Membranfunktion zu sehen ist, überrascht die angenommene „konstitutionelle Disposition" für Entzugsanfälle nicht.

5. Epileptische Anfälle bei chronischen Alkoholikern, die früher sicher keine latente Krampfbereitschaft aufgewiesen haben und bei denen keine anderen erkennbaren Zerebralschädigungen bestehen. Nur falls diese Anfälle *tatsächlich* ohne jeden Zusammenhang mit erweiterten Entzugsmechanismen oder Trinkexzessen auftreten, könnte man für diese Art der Anfälle den alten Terminus „Alkoholepilepsie" gelten lassen.

Die vielfältigen ätiologischen Gesichtspunkte lassen also die Inzidenzraten von „Anfällen im Zusammenhang mit Alkohol" in einem kritischen Licht erscheinen. Obwohl die mitgeteilte Häufigkeit der epileptischen Krampfanfälle der Kategorien 4. und 5. nur mit 3,5–5% angegeben wird, treten bezogen auf die Gesamtheit der Grands maux Entzugsanfälle der Gruppe 4 zu etwa 60–90% auf.

3. Protrahiertes Alkoholentzugssyndrom und episodische Verstimmungen

Das protrahierte Ausfallssyndrom nach Unterbrechung der Alkoholabhängigkeit (SCHOLZ 1982) ist eine über Monate bis Jahre nach Abstinenzbeginn persistierende Störung, die nach intermittierender Rückbildung durch verschiedenartige Faktoren klinisch erneut manifest werden kann. Ist das als Epiphänomen fest strukturierter zentralnervöser Mechanismen charakterisierte Delir ein sehr gut überschaubares Krankheitsbild im Rahmen des akuten Entzugssyndroms, so gelingt bei den *protrahiert und wellenförmig verlaufenden Entzugssyndromen vegetativ-affektiver Färbung* die klinische Erfassung und zuverlässige zeitliche Einordnung weniger gut. Episoden ängstlich depressiver, dysphorischer oder auch euphorischer Verstimmung mit Schwankungen des Antriebs, eine allgemeine psychische Instabilität mit vegetativen und somatischen Mißempfindungen, Schlaf- und Appetenzstörungen sowie ein unvermitteltes Alkoholverlangen können Monate bis Jahre nach Abstinenzbeginn wieder auftreten. Die mitunter nur stundenweise anhaltenden, „unvorhersehbaren" Störungsmuster scheinen durch unspezifische äußere und innerorganismische Belastungs- bzw. Störfaktoren provozierbar zu sein und sprechen für *langfristig gestörte Restitutionsvorgänge neuroadaptativer Regelmechanismen.*

Als selbstregulierende dynamische Prozesse autonom entgleister biologischer Rhythmen sind derartige episodische Schwankungen im Stimmungs-Antriebssystem auch als „Lerngeschichte" zentralnervöser Strukturen möglich und zwar sowohl im Stadium der klinischen Gewöhnung als auch nach eingetretener Abhängigkeit im protrahierten Entzugsverlauf. Dieses Geschehen kann auch als sekundärer Ausdruck einer Überforderungsreaktion unter gleichmäßigem Streßpegel in einem geschlossenen System aufgefaßt werden. Das in den sich wiederholenden Abstinenzphasen oft mit elementarer Verzweiflung einhergehende Erleben der absoluten Niederlage und des Versagens des eigenen Erklärungssystems kann im Wechsel mit Trinkexzessen und depressiver Hoffnungslosigkeit auch als wechselseitiger Entwicklungsprozeß einer erlernten Hilflosigkeit verstanden werden. In der unmittelbaren Erlebensweise der von quälenden Vegetativerscheinungen begleiteten Entzugsreaktion und -situation werden unter unerbittlich aufbrechenden Gewissensinstanzen lange Zeit verdrängte Schuldgefühle provoziert.

Soweit schwerwiegende psychoorganische Veränderungen mit veränderter Einsichtsfähigkeit den Blick für den ständigen Selbstbetrug und das ununterbrochene Versagthaben gegenüber eigenen und fremden Instanzen nicht trüben, beinhalten die zwangsläufig auftretenden Schuld- und Insuffizienzgefühle das Aufkommen von Depressivität und suizidalen Gefährdungen. So ergab in einer faktorenanalytischen Untersuchung bei in einem Zeitraum von 5 Jahren durch Suizid verstorbenen Alkoholikern mit vorausgegangener Entwöhnungsbehandlung die gleichzeitige Interaktion der *drei* Faktoren *organisches Psychosyndrom, Depressivität und Partnerkonflikt* das höchste Suizidrisiko (HOCHENEGG u. KUBNERT 1980). Die Kombination Depressivität und organisches Psychosyndrom wies ebenfalls eine beträchtliche Suizidalität auf, jedoch war die Verbindung aller drei Risikofaktoren im Hinblick auf den Suizid nahezu vierfach überrepräsentiert, und gegenüber der vergleichbaren Durchschnittsbevölkerung erreichte die Suizidquote ungefähr den zehnfachen Wert.

Ein Teil der Patienten mit episodischer Verstimmbarkeit in der Abstinenzphase scheint tatsächlich eine zyklische Persönlichkeitsstruktur oder affektive Störung aufzuweisen, die entweder schon primär vorhanden sind oder erst sekundär durch den Alkoholismus während des verzögerten Entzuges über die klinische

Manifestationsschwelle gehoben werden (s. Abschn. III). Jedoch etablieren sich bei vielen in dieser Weise unbelasteten Alkoholikern die Schwankungen im Bereich des Antriebes, der Stimmung, Motivation, Triebstruktur und des Vegetativums auch rein *sekundär*. Konzentriert man sich auf das Achsensyndrom Depressivität, so entfaltet sich im akuten Entzug wie unter längerer Abstinenz eine Palette nichtpsychotischer wie auch psychotischer depressiver Reaktionsmöglichkeiten, die aus ganz unterschiedlichen Quellen gespeist werden. Bevorzugt in der frühen Phase der Abstinenz, aber auch noch während der nächsten Jahre zu beobachtende depressive Episoden erreichen vereinzelt phänomenologisch die Nähe einer „endomorphen" Depression. Im Rahmen des gleichen pathogenetischen Grundgeschehens impliziert dieser psychopathologische Syndromwandel deshalb nicht notwendigerweise einen nosologischen „Diagnosenwechsel". Die Beschreibung des *eigenständigen Charakters* dieser Phänomene als zeitversetzt und mit phasenhaften Restitutionsverlauf auftretendes Entzugssyndrom geht auf Kryspin-Exner (1969) zurück.

Für Kissin (1979) ist eine „persistierende leichtergradige Entzugssymptomatologie" charakterisiert durch Alkoholverlangen und Bereitschaft zur raschen Reaktivierung der körperlichen Abhängigkeit bei neuerlichem Alkholkonsum im Sinne eines Wiedereintretens in den „addictive cycle". Konform mit einer krisenhaften Verschlechterung der Motivation zur weiteren Abstinenz besteht in dieser Zeit eine hohe Rückfallsgefährdung. Ein „kontrolliertes" Trinken bewirkt lediglich eine punktuelle subjektive Entlastung unlustgetönter Affekte und Emotionen, kann aber dafür das latente Abhängigkeitsmuster um so rascher ausklinken lassen. Beim prognostisch bedeutsamen Phänomen des dranghaft verspürten „Alkoholverlangens" (craving) ist ein während des Entzuges zur Unterdrückung der Störsymptome Angst, Depressivität und Tremor zustandsabhängig gelerntes Alkoholverlangen zu unterscheiden von einem später nach längerer Abstinenzzeit auftretenden craving als Ausdruck eines *subklinisch konditionierten Entzugssyndroms* (Ludwig u. Wikler 1974), welches durch interne und externe Stimuli provozierbar ist. Dabei gilt die wechselseitige Verstärkung von körperlicher Abhängigkeit, Entzugssyndrom und craving als gesichert.

Dank der „Prägefähigkeit" zentralnervöser Strukturen unterliegen diese repetitiven Erfahrungen einem Autonomisierungsprozeß, was letztlich zum auch neurobiologisch fixierten Erwerb spezifisch verhaltensbestimmender „Gedächtnisspuren" führt, welche offenbar nichts mehr ins Vergessen entlassen können (Schrappe 1978). Unter bestimmten Schlüsselerlebnissen als Ankerwirkung kann auch noch lange Zeit nach überstanden geglaubter Abstinenz und selbst ohne erneute Zufuhr des Suchtstoffes das alte Abhängigkeitsverhalten aktualisiert werden. Im antagonistisch angelegten Lust-Unlust-Gleichgewicht menschlicher Empfindungsmöglichkeiten sind wahrscheinlich systemische Wechselwirkungen und gegenseitige Adaptationsprozesse besonders im dopaminergen und GABAergen System im Zusammenwirken mit dem noradrenergen septohippocampalen „Verstärkungs"- und „Vermeidungs"-System verantwortlich für diese emotionsgebundene Verhaltensmodulation. Die komplexe syndromgenetische Struktur des protrahierten Entzugssyndroms und seine mannigfaltigen Beziehungen zu weiteren, im Abhängigkeitsverlauf auftretenden Störungen reflektieren verschiedenste pathogenetische Aspekte.

Mit zunehmender Entzugsdauer zwar rückläufige, aber noch lange nachweisbare Veränderungen im sogenannten slow-wave-sleep (Verminderung bei gleichzeitig unterschiedlich dissoziiertem REM-Schlaf) können wie die Normalisierung der Schlafrhythmik und des Tiefschlafanteils bis zu zwei Jahre in Anspruch nehmen. Für eine gestörte Regulation im Schlaf-Wach-Rhythmus würden auch die über längere Zeit in der Abstinenz andauernden Störungen des Metabolismus biogener Amine sprechen. Nach sehr früher gegenregulatorischer Steigerung der noradrenergen Aktivität, schließt sich eine über mehrere Wochen anhaltende Verminderung an, vor dem auch der Serotonin-Stoffwechsel betroffen ist. In beiden Fällen bestehen bei zentral herabgesetzter Noradrenalin- und Serotonin-Aktivität klinisch depressive Symptome sowie Schlafstörungen mit Beeinträchtigung des Tiefschlafes. Ebenso wird diskutiert, ob ein an die hypothalamisch-thalamischen Kerngebiete und deren limbische und frontale Verbindungen geknüpftes Schadensmuster für die affektiven Störungen und die enorme Rückfallsgefährdung in der Abstinenz verantwortlich gemacht werden kann. Die mittels kombinierter leistungspsychologischer Testbatterien gefundene Beeinträchtigung von frontal-limbischen bzw. fronto-hypothalamischen Funktionsprinzipien mit Störung ihrer koordinierenden Wirkungen auf viszerale, motorische und emotionale Reaktionen lassen eine Ähnlichkeit erkennen mit dem Erscheinungsbild eines Zwischenhirnsyndroms mit u. a. affektiven, endokrinen sowie Schlafstörungen. Die aus den klinisch faßbaren Ausfällen erzielten Lokalhinweise stimmen in mancherlei Hinsicht mit den von „Kindling"-Mechanismen besonders aktivierten Hirnregionen überein (spez. Lit. bei SCHOLZ 1982).

Allerdings reichen die Gesamtheit dieser Befunde und die an sie geknüpften Hypothesen nicht aus, den Variationsreichtum des protrahierten Entzugssyndroms und seiner Verlaufseigenheiten ausschließlich als Ausdruck der noch bestehenden latenten körperlichen Abhängigkeit zu erklären. Vielfältige, während der Abstinenz wirksame Epiphänomene wie schwankende kognitive Belastbarkeit und Behandlungsmotivation, Spannungstoleranz und neurotische Einstellmechanismen überformen im Kontext mit umweltmodifizierenden Lerneffekten die biologische Matrix konstitutioneller oder erworbener episodischer Schwankungen im Stimmungs- und Antriebsbereich. Immerhin sprechen die Beobachtungen über das protrahierte Alkoholentzugssyndrom für die schon von KRYSPIN-EXNER (1969) vermutete Annahme, daß der Restitutionsprozeß der Alkoholabhängigkeit einer bestimmten Gesetzmäßigkeit unterworfen ist, welche unbedingt auch in das jeweilige Behandlungskonzept einzubeziehen ist.

VI. Wernicke-Korsakow-Syndromverband

Seit Jahrzehnten wird diskutiert, ob beide Syndrome zusammenhängen oder als getrennte nosologische Entitäten aufzufassen sind, die nur relativ häufig beim gleichen Patienten vorkommen. Da die pathologisch-anatomischen Veränderungen in den *akuten* Stadien der Wernicke-Enzephalopathie die gleichen sind wie im *chronischen* Zustand des Korsakow-Syndroms, wird heute überwiegend vom Wernicke-Korsakow-Syndrom gesprochen (VICTOR et al. 1971). Dennoch spricht dies zunächst nur für die klassifikatorischen Schwierigkeiten, *nicht aber gegen* die klinisch-psychopathologische Eigenständigkeit des Korsakow-Syndroms. Wird die Besonderheit des *amnestisch-konfabulatorischen Syndroms* sowohl innerhalb des begrifflich übergeordneten amnestischen Symptomenkomplexes als auch in der Systematik der körperlich begründbaren Psychosen weiterhin akzeptiert, so muß dies auch für die Stellung des alkoholischen Korsakow-Syndroms in der Systematik der Alkoholpsychosen gelten dürfen.

1. Wernicke-Enzephalopathie

Das klinische Bild der Wernickeschen „Polioencephalitis haemorrhagica superior", von der etwa 3 bis 5% aller chronischen Alkoholiker bevorzugt im fünften bis sechsten Lebensjahrzehnt befallen werden, tritt meist akut bis subakut mit folgender Symptomatik auf: 1. Augenmuskelstörungen (Ophthalmoplegie, konjugierte Blicklähmungen, Pupillenstörungen) und Nystagmus, 2. zerebellare Ataxie (Gang- und Standunsicherheit mit gleichzeitigen Zeichen einer Polyneuropathie in 80% der Fälle), 3. delirante Verwirrtheit mit möglichem Übergang in Apathie, Bewußtseinstrübung und Koma. Die delirante Symptomatik tritt auch ohne abstinente Latenz auf, dauert oft länger als vier Tage und auch die psychopathologische Gestaltarmut weicht vom klassischen Delirium tremens ab. Im Prodromalstadium werden häufig Magen-Darm-Störungen und Fieberepisoden beobachtet. Ein mehrheitlich allgemeinverändertes EEG mit Grundrhythmusverlangsamung, subpathologische Liquorbefunde mit Eiweißerhöhung und Anzeichen für eine Schrankenstörung sowie häufig diffuse Hirnsubstanzdefizite im CT weisen auf eine Dekompensation verschiedener pathokliner Strukturen des ZNS, so daß die Mortalität von ungefähr 10% nicht überrascht.

Pathologisch-anatomisch betrifft das *gliovasotrope* Schädigungsmuster systematische Läsionen der Corpora mamillaria, der paraventrikulären und entromedialen Kerne des Hypothalamus, der mittleren Kerngebiete und des Pulvinars des Thalamus, des Kleinhirnvorderlappens und kaudal des Dienzephalons liegen die Veränderungen um den Aquädukt nahe der Vierhügelplatte sowie der Brückenhaube und können sich bis zur Medulla oblongata erstrecken. Morphologisch wie klinisch sind aktive und inaktive Stadien zu unterscheiden (TORVIK et al. 1981) und bei klinischer Besserung ist nicht selten transitorisch ein amnestisch-konfabulatorischer Symptomenkomplex bzw. irreversibel ein amnestischer Defekt zu beobachten. In der Pathogenese kommt dem Alkohol wohl nur eine mittelbare Bedeutung zu. Im Rahmen einer Malabsorption mit reduzierter Verwertung von Mineralstoffen, Proteinen und Vitaminen spielt speziell ein *Thiamin-Mangel* (Vitamin B_1) die dominierende Rolle. Thiamin wirkt in phosphorylierter Form als Coenzym, spielt im Kohlenhydratstoffwechsel der Ganglienzellen eine außerordentlich wichtige Rolle und ist auch in neuronalen Membranen nachweisbar. Wahrscheinlich ist die Biomembran unter Thiamin-Mangel nicht mehr in der Lage, die erforderlichen osmotischen Gradienten aufrechtzuerhalten, was zu einer Entgleisung des intra-extrazellulären Elektrolyt-Gleichgewichtes führt (DREYFUS u. GEEL 1981). Die bislang ungeklärte selektive Vulnerabilität bestimmter Hirnareale erfährt durch tierexperimentelle Befunde einen weiteren Aufschluß. Unter Thiaminkarenz wie bei der Wernicke-Enzephalopathie sich entwickelnde zentralnervöse Veränderungen sprechen dafür, daß eine spongiöse Auflockerung des Neuropils durch eine gefäßunabhängige Schwellung von Glia- und Ganglienzellfortsätzen die primären Veränderungen ausmachen. Hernach kommt es zu einer gestörten Blut-Hirnschranke mit Austritt von Serumflüssigkeit und reaktiver Kapillarproliferation, was schließlich die Atrophie des nervösen Parenchyms bedingt.

Neuerdings wird auch eine genetische Komponente in der Pathogenese diskutiert. Bei z. B. in Australien möglicherweise endemisch überrepräsentierten Wernicke-Korsakow-Syndromen wurde ein bestimmtes Transketolase-Isoenzym-Muster gefunden, und es gibt erste Hinweise für die Annahme, daß aus genetischen Gründen die unterschiedliche Aktivität verschiedener Enzym-Muster über die entsprechende Krankheitsmanifestation mitentscheidet (NIXON 1984). Während frühzeitige Thiamin-Gabe insbesondere die Ophthalmoplegie mitunter in Stunden zu bessern vermag und dieses Symptom wie die initiale Verwirrtheit in der Regel nach 1–4 Wochen voll reversibel ist, bilden sich Nystagmus und Ataxie nur langsam zurück und können in 50% der Fälle bestehen bleiben. Demgegenüber erholen sich höchstens 20% der Patienten mit gleichzeitigem Korsakow-Syndrom vollständig und bei weiteren 25% kommt es zu einer Teilbesserung; der Rest weist unterschiedlich stark ausgeprägte psychopathologische Residualstörungen auf. Ob die Verabreichung von Thiamin im frühen Stadium der Erkrankung der Entwicklung eines Korsakows vorbeugen kann, ist fraglich.

2. Alkoholisches Korsakow-Syndrom

Die komplizierte psychopathologische Struktur des Korsakow-Syndroms war in der Vergangenheit Anlaß zu grundlegenden Erörterungen über die Phänomene wie Gedächtnis, Merkfähigkeit, Orientierung, strukturelle organische Wesensänderung und Zeitsinn. Heute werden auf molekularbiologischer Basis analog zu Atrophieakzentuierungen des an cholinergen Neuronen besonders reichhaltigen nucleus basalis (MEYNERT) alkoholtoxische Effekte gegenüber neuronalen Membranvulnerabilitäten der für Gedächtnisfunktionen relevanten cholinergen Neurotransmission diskutiert. Die im Rahmen der (nicht unwidersprochenen) „hippocampalen Gedächtnishypothese" vermuteten funktionstopographischen Beziehungen zu bestimmten Anteilen des limbischen Systems (u. a. Corpora mamillaria, Hippocampus) werden durch neurophysiolgoische Befunde gestützt, wo gerade Hippocampusneurone bei chronischen Alkoholgaben Funktionsstörungen erkennen lassen (BEGLEITER et al. 1980). Psychopathologisch stehen Störungen der Merkfähigkeit und des Neugedächtnisses, des Behaltens von Engrammen und der zeitlichen Einordnung getrennter Eindrücke im Vordergrund, sowie die Beeinträchtigung des formalen Denkens und die Unfähigkeit bedingte Reaktionen einzuüben. Die Kranken sind initial oft weniger örtlich und zeitlich desorientiert wie die rein mnestisch Gestörten, sondern es liegt ähnlich wie im Delir eine hinsichtlich der eigenen Rolle und aktuellen Situation bezogene *Falschorientiertheit* vor.

Die Häufigkeit des gemeinsamen Auftretens des Syndroms mit einer Polyneuropathie zu 50 bis 80% – Korsakow selbst wählte ja auch die Bezeichnung „polyneuritische Psychose" – und anderen neurologischen Symptomen, die gelegentliche Kombination mit metalkoholischen Psychoseanteilen, aber insbesondere die charakteristische Sukzession von Delir oder prädeliranter Verwirrtheit über Korsakow-Syndrom zu klinischer Vollremission oder irreversibler Defektbildung bestätigt die Beobachtung, wonach das Korsakow-Syndrom in mannigfaltiger Weise mit anderen neurologischen Symptomenkomplexen und psychopathologischen Syndromen verbunden sein kann (WIESER 1965). In aller Regel geht eine (prä)delirante Symptomatik mit und ohne akute Verwirrtheit dem Korsakow voraus. Seltener tritt er als klinische Erstmanifestation auf und nur vereinzelt ist die langsame Entwicklung anzunehmen, wobei neben den klassischen Grundsymptomen mitunter gleichzeitig Merkmale einer organischen Wesensänderung oder auch eines Hirnabbaus dementiven Ausmaßes bestehen (TSCHERSICH 1978). Nicht allein bei den Fällen mit initialen Zeichen einer organischen Wesensänderung und ohne merkliche Besserung der primär langsam entstandenen amnestisch-konfabulatorischen Symptomatik droht allmählich die Entwicklung zu einer Demenz vom Korsakow-Typ. Der gleiche Ausgang ist vereinzelt auch nach einer Wernicke-Enzephalopathie, einem initialen Delir oder einer paranoid-halluzinatorischen Alkoholpsychose zu beobachten.

Eine nicht unbeträchtliche Zahl der Kranken stirbt bereits in den ersten Krankheitsjahren, wobei Tumoren des Hypopharynx und des oberen Verdauungstraktes, schwerwiegende Leberschädigungen und Infekte bei reduzierter körperlicher Verfassung als Todesursachen überwiegen. Ungünstige Zusatzfaktoren wie höheres Alter, ein gleichzeitig bestehender Hirngefäßprozeß mit Blutungs- und Traumaanfälligkeit und eine internistische Multimorbidität können die Psychopathologie derart entdifferenzieren, daß im Endstadium einer Demenz die pathogenetische Spur nicht mehr nachvollziehbar ist. Die Patienten tauchen im Heer der präsenilen und senilen Demenzen unter (TSCHERSICH 1978). Diese Zusammenhänge legen nahe, daß sich bei Ausgängen in dementive Abbauprozesse die Pathogenese des Korsakows *nicht allein* im Alkoholismus erschöpft. Nach

Ausschluß akzidenteller und pathoplastischer Risikofaktoren wie z. B. einer polykarentiellen Konstellation und den seltenen, aus chronifizierten Alkoholhalluzinosen sich entwickelnden dementiven Zuständen erscheint daher die Annahme einer ausschließlich durch den Alkohol bedingten Demenz fragwürdig.

VII. Metalkoholische Psychosen im engeren Sinne

Hierunter fassen wir nur noch die akuten und chronischen psychotischen Störungen bei Alkoholismus zusammen, bei denen trotz aller phänotypischen Prägnanz nach wie vor kein befriedigendes Ordnungsprinzip zu finden ist. Da das pathophysiologische Bedingungsgefüge des allgemeinen Alkoholentzugssyndroms einschließlich Delir wohl hinreichend gesichert ist, die Ätiopathogenese des Wernike-Korsakow-Syndromverbandes sich abzuzeichnen beginnt und die traditionellen klinischen Syndrombeschreibungen wie „Dipsomanie" und „Alkoholmelancholie" in den hereditären Beziehungen zwischen Alkoholismus und affektiven Störungen oder in psychopathologischen Epiphänomenen des protrahierten Entzugssyndroms aufgehen dürften, bleiben für uns als *metalkoholische psychotische Prägnanztypen im engeren Sinne* nur noch die *Alkoholhalluzinose,* der *chronische alkoholische Eifersuchtswahn* und der durch Desorientiertheit und wahnhaftes Erleben gekennzeichnete *akute alkoholische Dämmerzustand* übrig. Das Problem dieser nicht immer eindeutig gegeneinander abgrenzbaren, verbleibenden Alkoholpsychosen drückt sich nicht nur in der Häufigkeit atypischer und schwer klassifizierbarer Erscheinungsformen aus. Sowohl flüchtige Episoden von kurzer Dauer als auch chronische Verläufe, wobei die Psychose trotz gewährleisteter Abstinenz systematisierend fortschreiten kann, kommen vor. Auch die Syndromkohäsion mit depressiven, maniformen oder anankastisch-phobischen Symptomen weist auf die psychopathologische Vielfalt. Schließlich ist allen drei Syndromen gemeinsam, daß es erst im Verlauf des auf die Syndromgenese modifizierend eingreifenden chronischen Alkoholismus zur akuten Exazerbation bzw. eigentlichen Wahnbildung kommt.

Abgesehen von den alkoholtoxisch unspezifischen morphologischen Hirnveränderungen ist *kein* topistisch abgrenzbares Substrat nachzuweisen (Colmant 1965). Dagegen glauben wir der bereits in der älteren Literatur nur selten erwähnten *„Alkoholparanoia"* keine besondere psychopathologisch-nosologische Entität mehr zumessen zu können. Bei diesem auf eine angeblich charakteristische psychopathische Ausgangspersönlichkeit und chronische Alkoholschädigung zurückgeführten Syndrom stellen zumal auf dem wahnbildungsträchtigen Nährboden einer psycho-organischen Wesensveränderung wechselnde Inhalte von Eifersucht, Verfolgung und Eigenbeziehung sowie akustische Verbalhalluzinationen keine ungewöhnlichen Einzelsymptome dar. Auch ist die Grenzziehung zur chronischen Alkoholhalluzinose schwierig.

1. Alkoholischer Dämmerzustand („akute psychotische Alkoholintoxikation")

Auf die klassifikatorische Revisionsbedürftigkeit der akuten Alkoholintoxikationen, deren traditionelle Einteilung in normalen und abnormen (komplizierten und pathologischen) Rausch den ursprünglichen forensisch-psychiatrischen Ansatz erkennen läßt, hat Wieser schon vor 20 Jahren hingewiesen. Die auf dem Boden eines *chronischen* Alkoholismus auftretende, *akute psychotische Alkoholintoxikation* gleicht phänomenologisch zwar der beim „pathologischen Rausch" beschriebenen Psychopathologie, jedoch müssen im Unterschied dazu vergleichsweise niedrige Mengen von Alkohol und/oder dessen konstitutionelle Unverträglichkeit *keine* notwendigen Diagnosekriterien sein. Mit seiner komplizierten Syndromstruktur stellt der alkoholische Dämmerzustand keine zuverlässige Erscheinungsform dar und verläuft ebenfalls nach dem bunten Muster der *überindividuellen* exogenen Reaktionstypen. Ein deutliches Abweichen des vitalen Erregungsniveaus und der Bewußtseinslage mit mehr oder minder abrupten Umschalten des erlebten und aktualisierten psychischen Feldes, unkontrollierte elementare Triebregungen und die unter dem Drang der Erregung oder des Affektstaus nur noch ungerichtet durchscheinenden Handlungsrudimente lassen diese Reaktionsformen ganz in den Kontext persönlichkeitsfremder, hirnorganisch bedingter Umdämmerung rücken (vgl. WYSS 1960). Die fließenden Grenzen zur *quantitativen* und/oder *qualitativen* Bewußtseinsentordnung mit verzerrter Realitätssicht und das Unerwartete und Atypische sind kennzeichnende Merkmale dieser akuten alkoholischen Dämmerzustände. Sie klingen spätestens innerhalb einiger Stunden ab, oft enden sie in einem Terminalschlaf und hinterlassen eine mnestische Lücke, allenfalls bleiben einzelne Erinnerungsinseln zurück. Je nach Akuität des von situativen Einflüssen und Persönlichkeitszügen getragenen Erregungsgrades und der durch Antrieb und affektive Anteilnahme gespeisten Wahndynamik treten diese Zustandsbilder nicht selten auch als mitigierte und besonnene Dämmerzustände auf.

Hinsichtlich psychotischer und nichtpsychotischer Symptome sowie individualpsychologisch-situativer Faktoren hat ATHEN (1986) akute Alkoholintoxikationen analysiert und bei zweigliedriger Zustandserfassung der Symptom- und Syndromebene immer wieder *10* geclusterte psychopathologische Symptomgruppierungen bestätigen können. Einzeln oder in verschiedenen Überschneidungen sind dies: Störungen von Bewußtsein und Motorik, gestörte Orientierung, sexuelle Erregung, Suizidalität sowie ein paranoid-halluzinatorisches, gereizt-aggressives, manisches, depressives, amnestisches und Angstsyndrom. Auf ätiopathogenetischer Ebene überwiegt der Faktor Alkohol bei den Störungen von Bewußtsein und Motorik, der Desorientiertheit, dem paranoid-halluzinatorischen und dem manischen Syndrom. Bei den anderen Syndromen spielen neben dem Alkohol situative Einflüsse und persönlichkeitsbedingte Faktoren eine wesentlich mitverursachende Rolle.

2. Chronische Alkoholhalluzinose

Mit diesem zwischen akuten Entzugssyndrom und zerebraler Dauerintoxikation ablaufenden Krankheitsbild wird die typische Konstellation von leibhaftigen Sinnestäuschungen der Hörsphäre mit der wahnhaften Gewißheit nicht mehr abwendbarer Gefährdung der persönlichen oder körperlichen Integrität bei luzidem Bewußtsein und erhaltener Orientierung umrissen. Abgesehen von Schlafstörungen mit schreckhaften Alpträumen treten im Gegensatz zum Delir optische Halluzinationen, szenische illusionäre Verkennungen, Tremor, psychomotorische Unruhe und Vegetativstörungen ganz in den Hintergrund. Dagegen ist der Affekt häufig depressiv ängstlich gefärbt und kann bis zur Panik eskalieren, wenn imperative Stimmen mit dem Inhalt von Verfolgung, Verurteilung und Beeinträchtigung zum regelrechten *Bedrohungswahn* (AUERSPERG u. SOLARI 1953) und verräumlichten *Belagerungserlebnis* (Bilz 1956) führen. Übergangsformen und Verbindungen zum „besonnenen Delir“ (Bonhoeffer) und zum „acute hallucinatory state“ sind möglich.

Im Kern gültig bis heute hat Benedetti (1952) eine filigrane Psychopathologie der alkoholischen Halluzinose herausgearbeitet und wesentliches über Verlauf und Prognose beigetragen. Ob die Verbundenheit mit dem häufig halluzinierten „Wiss-Partner“ (Bilz 1959) als externalisiert wahrgenommener Konflikt zwischen süchtigem Versagen und ursprünglichen Strebungen konfiguriert, also das moralisierende Anstoßnehmen den Verlust des Verdrängungsschutzes mit hypervigilem „Nichtvergessenkönnen“ ausdrückt, steht dahin. Immerhin sprechen dafür die häufigen Inhalte mit Selbstbestrafungstendenzen. Die Psychose beginnt akut oder auch allmählich, sowohl nach mehreren Abstinenztagen eines selbsttherapeutischen *Betäubungstrinkens* oder plötzlich aus den unveränderten Trinkgewohnheiten heraus. Die Interaktion mit somatischen oder psychischen Auslösefaktoren ist weder beweisbar noch immer vorhanden. Trotz verführerischer tiefenpsychologischer Interpretationsvielfalt und selbstverständlich pathoplastisch formender Lebensgeschichte bleibt die Alkoholhalluzinose im Wesen aber eine primär hirnorganische Reaktionsform.

Ungefähr $^4/_5$ der von Benedetti untersuchten 123 Alkoholhalluzinosen heilten unter Abstinenz innerhalb von wenigen Wochen oder Monaten spontan aus. Bei etwa $^1/_3$ der von der ersten Episode Genesenen und später Weitertrinkenden stellte sich erneut eine Halluzinose mit erhöhter Defektgefahr ein. Bei dem kleineren Teil der Alkoholhalluzinosen, die nach sechs Monaten nicht abgeklungen waren, mußte mit einem chronischen Verlauf gerechnet werden. Etwa jeweils die Hälfte dieser chronischen Halluzinosen ging in eine organische Demenz oder eine chronische Psychose paranoid-halluzinatorischer Art ohne wesentliches hirnorganisches Kolorit über. Auffällig war weiter die gleichzeitige Existenz eines leichten Korsakow-Syndroms während oder nach der Halluzinose in etwa der Hälfte der Fälle. Auch die Kombination oder unmittelbare Aufeinanderfolge von Halluzinose und Delir wurde bei $^1/_4$ des Kollektivs beobachtet. Unter den nahen Verwandten der Halluzinosekranken lag zwar die Belastung mit Schizophrenien erheblich geringer als unter den nahen Verwandten Schizophrener, jedoch erschien sie etwas größer als unter den Verwandten chronischer Alkoholiker mit oder ohne Alkoholdelir.

Derartig alternative psychopathologische *Syndrommetamorphosen* dürften mit der systemisch unterschiedlichen Dauerwirkung der alkoholischen Noxe bei variierender genetischer Disposition zu erklären sein und stehen im Einklang mit der Wieckschen Lehre von den Funktionspsychosen. Die früher postulierte alkoholtoxische „Auslösung“ einer latenten schizophrenen Erkrankung ist für das Delir eindeutig widerlegt und kann in dieser Verallgemeinerung auch für die hier besprochenen Krankheitsbilder *nicht* aufrechterhalten werden, auch wenn nach jüngsten Zwillingsuntersuchungen (Hrubec u. Omenn 1981) irgendwelche genetisch-dispositionellen Faktoren eine gewisse Bedeutung für die Provozierbarkeit psychotischer Symptome zu haben scheinen.

3. Chronischer alkoholischer Eifersuchtswahn

Ein ähnlich seltenes Krankheitsbild stellt der chronische Eifersuchtswahn dar. Bereits normalpsychologisch verstehbare und mit individueller Gestaltungskraft einhergehende Eifersuchtsvorstellungen sind bei Alkoholkranken recht verbreitet. Sie erscheinen ableitbar aus der gestörten Beziehung zu Lebenspartnern und Umwelt, aus der beim Alkoholiker oft gehemmten, unreifen Sexualität und aus der im Rausch gesteigerten Libido zum verständlicherweise ablehnenden Partner. Solche „einfachen Trinker“ (KOLLE 1932) sind grundlegend zu unterscheiden von keineswegs mehr so vordergründig deutbaren Wahnbildungen mit Eifersuchtsgedanken beim Delir oder anderen exogenen Psychosen, welche gewissermaßen mit der übergeordneten Grundkrankheit kommen und gehen. Dagegen entsteht der sich unkorrigierbar fixierende chronische alkoholische Eifersuchtswahn meist schleichend und bleibt selbst engsten Angehörigen lange verborgen. Äußerlich „ohne Blöße“ zentriert sich die wahnhafte Eifersucht im Verborgenen, bis eines Tages der ahnungslose Partner von den hemmungslos vorgebrachten Verdächtigungen ebenso überrascht wird wie die durch kein Taktgefühl ausgesparte Umwelt. Sexuell lasterhafte Ausschweifungen „wahllos mit jedermann“ und eine angezweifelte Vaterschaft der Kinder sind regelmäßige Inhalte und führen zu inquisitorischen Nachuntersuchungen.

Überwiegend (aber nicht ausschließlich) sind Männer im vierten Lebensjahrzehnt betroffen. Als eine infolge der neurotoxischen „Dauerimprägnation“ autonom gewordene psychogene Wahnentwicklung persistiert dieser Eifersuchtswahn auch unter Abstinenzbedingungen. Obwohl in der Genese persönlichkeitspsychologische und situative Faktoren beteiligt sind, trotzt er letztlich jeder tiefenpsychologisch wie auch neuroleptisch orientierten Therapie. Wahrscheinlich ist der chronische Alkoholismus zwar ein richtungsgebend *typenbildender*, aber wohl nur ein Faktor bei der Etablierung dieses Syndroms. Das psychodynamisch gewichtige Argument einer verminderten Potenz mit daraus ableitbarem Versagen in der intimpartnerschaftlichen Kommunikation scheint bezüglich der Wahnfixierung nicht für alle Kranken gleichermaßen relevant zu sein.

VIII. Hirnatrophische Prozesse

Während an der direkten alkoholtoxischen Wirkung auf das *Kleinhirn* kein Zweifel besteht und man von einer nahezu *alkoholspezifischen neurotoxischen Schädigungstopik* sprechen kann, bleibt die primäre Alkoholwirkung auf die Großhirnrinde umstritten. Die pathogenetische Bedeutung des Alkohols bei diesen Schrumpfungsvorgängen muß im Kontext mit konkurrierenden anderen Kausalfaktoren gesehen werden, die das Hirngewebe mittelbar schädigen können. Unterscheidungen atrophischer Erweiterungen des Ventrikelsystems von solchen der Hirnrinde bzw. der Furchen sind dann sinnvoll, wenn Korrelationen des Atrophiebefundes mit anderen biologischen Daten angestrebt werden. Aus neuropathophysiologischer und klinisch-interdisziplinärer Sicht hat PEIFFER (1985) unter Bezug auf die gegenwärtige Literatur eine subtile Analyse über die möglichen Ursachen atrophischer Vorgänge im Gehirn chronischer Alkoholkranker vorgelegt. Er diskutiert folgende Schädigungskomplexe, die sich im Rahmen der bei chronischen Alkoholismus ohnehin gesteigerten Multimorbidität häufig überschneiden:

Schädel-Hirn-Traumata (u. a. vermehrte Kontusionsherde, Folgen von Subarachnoidalblutungen unter dem Bild eines Normaldruck-Hydrozephalus),
Leberfunktionsstörungen (u. a. erhöhte Blutungsbereitschaft, astrozytäre Schädigungen – Alzheimer-II-Glia – als Folge erhöhten Ammoniums),
Kreislauf- und Gefäßkrankheiten (u. a. zerebrale Zirkulationsstörungen durch erhöhtes Infarktrisiko nach Abstinenz, Emboliegefahr, Hypertonie, portokavale Anastomosen, atemdepressorische konsekutive Hypoxämie),
Schranken- bzw. Membranstörungen (Membranstabilität, Zellfluidität),
Konkurrierende toxische Einflüsse (u. a. Medikamentenabusus, Nikotin).

Die in den letzten 10 Jahren zahlreich mitgeteilten Prozentwerte für die Häufigkeit allein kortikaler Atrophien schwanken zwischen 19,5% und 96%. Heterogenität der untersuchten Kollektive, fehlende oder inhomogene Kontrollgruppen, unterschiedliche Normwertinterpretationen und uneinheitlich standardisierte Meßverfahren lassen eine schlüssige Interpretation nicht zu. Da eine Großhirnrindenatrophie unter langfristiger Alkoholeinwirkung zu dem keine klinische Entität impliziert und die neuroradiologische Quantifizierung eines *pathogenetisch uneinheitlichen Hirnsubstanzdefizits* nur im großen Vergleich von heterogenen Ausgangskollektiven korrelationsstatistische Zusammenhänge unter meist einseitiger klinischer Fragestellung ergibt, sind der hypothesensichernden Beweiskraft der auf diese Art erhobenen Befunde selbstverständlich Grenzen gesetzt. Die zur Erklärung der Schrumpfungsvorgänge und der daraus abgeleiteten Funktionsstörungen diskutierten Hypothesen (z. B. Dauer, Intensität und Stil – episodisch/kontinuierlich – des Trinkverhaltens, fronto-limbo-dienzephal betonte Atrophie, bevorzugte Vulnerabilität der nichtdominanten Hemisphäre, alkoholinduziertes premature aging, minimal brain dysfunction-Konzept) genügen unter Einbeziehung widersprüchlicher Einzelergebnisse (vorerst) keiner Signifikanz beanspruchenden Beweisführung (PARSONS u. LEBER 1981). Am ehesten ist von einer leichten allgemeinen diffusen Hirnschädigung auszugehen.

Bei der besonderen Reagibilität des Hirngewebes junger Menschen gegenüber chronischem Alkoholmißbrauch kann als gesichert gelten, daß die Rindenatrophie *junger Alkoholiker* in einem *primär ursächlichen Zusammenhang* mit der Noxe steht (LISHMAN 1981). Sie weisen auch im Computertomogramm (CT) eine bessere Reversibilität der atrophischen Vorgänge nach längerer Abstinenz auf als ältere Alkoholiker (RON 1983). Dagegen sind *erweiterter 3. Ventrikel* und *Interhemisphärenspalt* übereinstimmend als *altersabhängige* Einflußgrößen aufzufassen; bemerkenswerterweise korreliert aber das Ausmaß der Rindenatrophie mit dem Schweregrad manifester Leberschädigungen (ACKER et al. 1982). Entgegen früherer Mitteilungen und damit verbundener Erwartungen ist bei kortikal begrenzten Atrophien die Dauer der Alkoholkarriere sowie das Manifestationsalter am selben Kollektiv nicht miteinander korreliert. Ebenso sind *keine* Beziehungen zwischen zunehmender Alkoholtoleranz, hereditärer Belastung mit Alkoholismus sowie sozialer Entwurzelung und Ausmaß aller atrophischen Veränderungen auszumachen (RON 1983). Allerdings sind bei *episodischen* Trinkern höhere Atrophiegrade als bei gleichmäßig Trinkenden gefunden worden, was mit den verschiedenen parenchymschädigenden Wirkungsmechanismen zerebraler Hydrierungsvorgänge vereinbar wäre.

Kontrollierte quantitative morphometrische post mortem-Untersuchungen sowie Hirngewichts- und Hirnvolumenmessungen bestätigen den Hirnsubstanzschwund nicht nur pauschal im Zusammenhang mit chronischem Alkoholismus, sondern am ausgeprägtesten mit dem Nachweis einer Fettleber oder Zirrhose (HARPER u. KRIL 1985). Allerdings betonen die gleichen Autoren an einem anderen Kollektiv auch die Bedeutung eines malnutritiven Defizites hinsichtlich des Ausmaßes einer äußeren und inneren Hirnatrophie. Gerade bei älteren Allkoholkranken ist das Nebeneinander *mehrerer* pathogenetischer Schädigungsfaktoren zu unterstellen, welche zu atrophisierenden Vorgängen im ZNS führen können. An welchen Strukturelementen sich die teilweise reversiblen Atrophisierungsvorgänge abspielen (Zellorganellen, Gliazellen, Dendriten, Axone?), ist trotz der gesicherten Erkenntnisse über Änderungen von Membraneigenschaften, zellulärem Energiestoffwechsel und synaptischen Verknüpfungen noch nicht befriedigend geklärt (PEIFFER 1985). Zu ergänzen ist, daß bei den oben angesprochenen Hirnvolumenmessungen verstorbener Alkoholiker unabhängig von der alterstypischen Reduktion deutlich geringere Volumina der *weißen* Hirnsubstanz gefunden wurden, außerdem eine signifikante Zunahme des Ventrikelvolumens. Da sich die mittleren Volumina der grauen Hirnsubstanz und der Basalganglien von Kontrollen nicht unterschieden, wird für die selektive Schrumpfung der substantia alba eine primäre Strukturveränderung diskutiert, entsprechend der neuroradiologisch beschriebenen Reversibilität der „Hirnatrophie" nach längerer Abstinenz.

IX. Zerebrale Rückbildungsvorgänge und Korrelationsuntersuchungen

Eine sehr bedeutsame Beobachtung der letzten Jahre liegt in der Erkenntnis, daß funktionelle wie mit objektivierbarem Substanzdefizit einhergehende organische Hirnschädigungen einschließlich der daraus resultierenden leistungs- und persönlichkeitspsychologischen Einbußen bei chronischem Alkoholismus nach längerer Abstinenz reversibel sein können. Inwieweit eine Reversibilität erfolgt, hängt auch vom Alter ab. Eine mehrschichtige altersbedingte Vulnerabilität des Gehirns interagiert aber untrennbar mit den direkten alkoholtoxischen ZNS-Wirkungen und ob unabhängig davon wirklich ein spezifischer altersabhängiger Effekt einfach zu unterstellen ist, bleibt ungewiß. Sicher geht es zu weit, wenn man beim Alkoholismus von einer „self-limiting-disease" spricht, nur weil in verschiedenen – epidemiologisch eben nicht repräsentativen – Statistiken Alkoholkranke über 40 Jahre immer weniger auftreten.

1. Kognitive Leistungsebene

Der lange zu Unrecht unterstellte intellektuelle Abbau bei Alkoholkranken ist keineswegs so gravierend, und bestimmte psychische Teilleistungen erscheinen korrespondierend zur neurobiologischen Funktionsstruktur des ZNS unterschiedlich stark geschädigt. Höhere kognitive Fähigkeiten sind offenbar besonders empfindsam und unter Alkoholkarenz benötigen sie auch eine längere Restitutionszeit als visuell-motorisch und (non-)verbalgebundene Gedächtnisleistungen (Lit. RON 1983). Der Mangel vieler Vergleichsuntersuchungen mit schlecht interpretierbaren Ergebnissen liegt darin, daß keine echten Längsschnittuntersuchungen mit abhängigen Stichproben unter Ausschluß nichtalkoholisch bedingter kontaminierender Faktoren durchgeführt werden, sondern mit unabhängigen Stichproben zu verschiedenen Abstinenzzeitpunkten gearbeitet wird. Dennoch kann es keinem Zweifel unterliegen, daß das immer eine „mehrschichtige Schädigungsstruktur" (FEUERLEIN) und motivationale Einstellungsveränderungen einschließende alkoholtoxische organische Psychosyndrom besonders in den ersten Wochen der Abstinenz die stärkste Rückbildung erfährt. Gegelentlich nimmt die Remission des hirnorganischen Schädigungsmusters auch ein bis zwei Jahre (und noch länger) in Anspruch. Nach GRÜNBERGER et al. (1976) kann selbst nach jahrelanger Abstinenz bei individuell stets unterschiedlichen Restitutionsverlauf noch ein klinisch „stummes" Residualsyndrom latent persistieren. Insgesamt sind aber bleibende Hirnleistungs- und Persönlichkeitsstörungen unter strikter Abstinenz relativ selten und wenn sie nachweisbar bleiben, stehen sie im Zusammenhang mit irreversiblen Veränderungen des ZNS.

2. Hirnmorphologische Ebene

Terminologisch ist es allein vom Begriff der Atrophie her unzulässig, aufgrund morphometrischer und vor allem querschnittsmäßiger CT-Untersuchungen sowie ohne Berücksichtigung einer eventuellen Alkoholkarenz und deren Dauer die sichere Diagnose einer alkoholbedingten Großhirnrindenatrophie zu stellen. Schließlich ist der Einfluß der Alkoholabstinenz auf die Rückbildungsfähigkeit hirnatrophischer Veränderungen inzwischen durch zahlreiche Untersuchungen gesichert. Sofern nicht breits irreversible Parenchymschädigungen eingetreten sind, können sich besonders in den ersten Wochen nach Alkoholabstinenz die kortikalen „Pseudoatrophien" im CT wesentlich bessern. Das Ausmaß dieser Restitutionsvorgänge geht nicht immer parallel mit der klinischen Besserung und jüngere Alkoholiker schneiden in Abhängigkeit von der Dauer der Abstinenz besser ab (Ron 1983). Nicht befriedigend geklärt sind die morphologisch-pathophysiologischen Bedingungen der reversiblen Parenchymschädigung. Offensichtlich ist das Hirngewebe nach der Reduktion des freien Wassers während der chronischen Alkoholzufuhr („brain shrinking") aber dazu fähig, in der Entzugsphase über eine reaktive Vasopressinstimulation mit einer Rehydrierung zu reagieren. Dies wird auch unter Berücksichtigung kernspintomographischer Untersuchungen gestützt, wobei die Wahrscheinlichkeit einer „Wiederentfaltung" besonders frontaler Marklagerpartien mit zunehmendem Alter abnimmt (Schroth et al. 1985). Im Hinblick auf malnutritive Einflußgrößen wird auch der Erholung der durch Alkohol gehemmten mitochondrialen Proteinsynthese eine möglicherweise entscheidende Bedeutung zugemessen.

3. Funktionstopographische und klinische Korrelationen

Als widersprüchlich erweisen sich die unter gelegentlich unrealistischer Fragestellung angestellten Korrelationen zwischen dem neuroradiologisch nachgewiesenen Atrophiegrad und der Beeinträchtigung psychischer Funktionen und kognitiver Leistungsprofile. Sind Alter und prämorbides Intelligenzniveau nicht kontrolliert, so finden sich global zwischen dem Grad des *cognitive impairment* und der entsprechenden CT-Befunde sowie den klinischen Daten *keine* signifikanten Beziehungen. Lediglich gewisse funktionelle Beziehungen zwischen topiselektiven Atrophiemustern und speziellen Leistungsdefiziten scheinen valider zu sein (Cala et al. 1978; Lishman 1981). So soll die Breite des Ventrikelsystems signifikant positiv korrelieren mit der Diskrepanz zwischen Immediatgedächtnis (unmittelbares Behalten) und gestörter Abrufbarkeit verbaler Gedächtnisinhalte (Ron 1983).

Die generell *stärkere Vulnerabilität gegenüber Alkohol der rechten Hemisphäre* mit den ihr zugeschriebenen Leistungen der visuellen und räumlichen Reizverarbeitung läßt sich in analogen funktionsdynamischen Untersuchungen auch unter Abstinenzbedingungen bestätigen, wie etwa die im Verlauf von Wochen reversible Minderdurchblutung der rechten Hemisphäre zeigt (Berglund et al. 1980). Wir fanden bei postdeliranten Alkoholikern nach siebenwöchiger Abstinenz, daß die durch frühe Latenzverzögerungen evozierter Potentiale als gestört zu bezeichnende bioelektrische Signalverarbeitung rechtshemispheral eine schlechtere Rückbildungstendenz zeigte als links. Ebenso deuteten die nach dreiwöchiger Entgiftungsphase reversiblen Wahrnehmungsstörungen des kausalen Bewegungssehens, welches eine ontogenetisch junge, integrative visuelle Wahrnehmungsstruktur repräsentiert, auf eine vormals alkoholtoxisch bedingte Minderfunktion der vulnerablen rechten Hemisphäre hin. Andererseits korrelieren trotz relativ geringer Störbarkeit der verbal vermittelten, in die linke Hemisphäre zu lokalisierenden Leistungen eine entsprechende Atrophiebetonung mit einer selektiven Funktionseinbuße im verbalen Lernen, Merken sowie in der verbalen Problemlösungs- und Abstraktionsfähigkeit (CALA et al. 1978). Ein Grund für die teilweise widersprüchlichen Ergebnisse bei derartigen Korrelationsuntersuchungen liegt neben dem grundsätzlichen Problem der nur begrenzten Vergleichbarkeit unterschiedlicher kategoraler Ebenen (hirnmorphologische bzw. funktionsdynamische Diagnostik versus hochkomplexe integrative psychische Leistungsstruktur) nicht zuletzt in dem einer Kritik nicht immer standhaltenden methodischen Vorgehen.

Zukünftige Forschungsstrategien müßten sich also bei der Suche nach den Zuordnungsregeln komplexer Beziehungssysteme der Notwendigkeit von Längsschnittuntersuchungen bewußt sein. Insbesondere zur Beantwortung der Frage möglicher zerebraler Restitutionsfähigkeit sollten mit PEIFFER klinische Parameter wie kontrollierte Abstinenz, Lebensalter, führendes psychopathologisches Bild sowie Dauer, Quantität, Qualität und Modalität des Alkoholkonsums ebenso berücksichtigt werden wie Ausmaß von Leberschädigung, Mangelernährung oder zusätzlicher Noxeneinfluß.

Ein erfolgversprechender Schritt in diese Richtung zeichnet sich mit den vorläufigen Ergebnissen einer multizentrischen Pilotstudie aus Tübingen[4] ab, wo sich scheinbar *zwei pathogenetisch unterschiedliche Typen* von Alkoholkranken hinsichtlich ihrer zentralen und peripheren Schädigungsmuster verifizieren lassen. Bei infratentorieller Atrophiebetonung im CT weist die eine Gruppe vorwiegend zerebellare Ausfälle und einen starken Mangel der B-Vitamine 1, 2 und 6 auf, jedoch keine oder nur leichte Polyneuropathien. Bei allenfalls diskreter hirnorganischer Beeinträchtigung finden sich keine leistungspsychologischen Ausfälle. Dagegen finden sich bei der Gruppe der stärker hirnorganisch Beeinträchtigten mit eher supratentorieller Atrophie entsprechende testpsychologische Ausfälle und axonal degenerative Polyneuropathien bei unbeeinträchtigtem Vitaminstoffwechsel. Die bereits nach 3- bis 4wöchiger Abstinenz einsetzende Rückbildung der „Großhirnatrophie" ist alterskorreliert; ansonsten bestehen *keine* Korrelationen zwischen den klinischen Daten und den Variablen Geschlecht, Alter, Alkoholmenge, Trinkdauer sowie Alkoholikertyp nach JELLINEK.

X. Spezielle neurologische Schädigungsmuster

Diese kurze Übersicht weiterer neurologischer Alkoholfolgekrankheiten erhebt weder Anspruch auf Vollständigkeit noch auf systematische Logik. Die gleichzeitige oder sukzessive Kombination von peripheren und zentralen Schädigungen bestätigt die alte Erfahrung, daß das Nervensystem als Ganzes zu sehen ist. Dabei ist die Reihenfolge der einzeln auftretenden Symptomkomplexe selbst bei Kranken, die unter gleicher Noxenexposition und ähnlichen Lebensbedingungen stehen, individuell ganz verschieden.

---

[4] SCHIED HW et al. (1984) Psychiatrische, psychologische, neurologische, neurophysiologische und neuroradiologische Befunde einer multidisziplinären korrelativen Pilotstudie bei Alkoholikern vor und nach Abstinenz – ein möglicher Beitrag zur typologischen Differenzierung von Alkoholkranken? Vortrag DGPN-Kongreß, Tübingen 5.10.

1. Alkoholische Polyneuropathie

Alkohol als kausal dominierender Faktor steht an der Spitze *aller* Polyneuropathien. In einem prospektiv standardisiert erfaßten Alkoholikerkollektiv einer psychiatrischen und neurologischen Klinik erwies sich die Polyneuropathie nach dem vegetativ-prädeliranten Entzugssyndrom (65,4%) und dem Delir (21,8%) mit *30,1%* als die *häufigste neurologische Folgeerkrankung* noch vor dem Grand mal mit 20,9% (NEUNDÖRFER u. CLAUS 1985). Das klinische Bild zeigt zunächst einen sockenförmigen, distal-sensiblen und im fortgeschrittenen Stadium einen symmetrisch-paretischen Manifestationstyp. Beschwerden nach Alkoholkarenz können schmerzhafte Mißempfindungen mit Kribbelparästhesien (nachts), Taubheitsgefühl sowie Muskelkrämpfe mit Druckempfindlichkeit der Waden sein. Objektivierbare Erstsymptome sind geminderte oder aufgehobene Achillessehnenreflexe und eine Pallästhesie in Form abgeschwächten Vibrationsempfindens an den Füßen. Frühzeitig finden sich auch Störungen des Lageempfindens, der Oberflächensensibilität sowie später der Schmerz- und Temperaturempfindung. In der weiteren Entwicklung können sich motorische Ausfälle hinzugesellen, welche vorwiegend die unteren Extremitäten befallen. Unter Abstinenz bilden sich auch die schwersten Bilder innerhalb von Monaten weitgehend zurück. Infolge der Sensibilitätsstörungen und Paresen können erhebliche Beeinträchtigungen des Geh- und Stehvermögens i. S. einer Ataxie entstehen, so daß gelegentlich pseudotabische Bilder zu beobachten sind *(pseudotabes alcoholica)*. Als Zeichen einer Mitbeteiligung vegetativer Nervenfasern findet sich häufig eine Hyperhidrosis an den Füßen, seltener kombiniert mit weiteren vasomotorisch-neurotrophen Störungen. Sind Hirnnerven (Augenmuskeln), Pupillomotorik und Rückenmarkshinterstränge mit spastischen Paresen und Blasenstörungen i. S. der *spinalen Myelopathie* affiziert, bestehen bereits Übergänge zur Wernicke-Enzephalopathie.

Elektroneuromyographische und elektronenmikroskopisch bioptische Untersuchungen lassen formalgenetisch *zwei* pathogenetische Typen der alkoholischen Polyneuropathie erkennen: 1. Überwiegend primär axonal betonte Degenerationen als unmittelbare Schädigung durch die Alkoholmetaboliten wie es für toxische Neuropathien charakteristisch ist. 2. Ein Typ mit primärer Myelinschädigung. Allerdings gelingt die elektrophysiologische Objektivierung des Schweregrades der Polyneuropathie nur unzureichend und die Befunde korrelieren nur grob mit dem klinischen und morphologischen Bild. Früher vermutete Beziehungen zu Störungen der Leberfunktionen und des Vitamin-B-Stoffwechsels sind *nicht* bestätigt worden, so daß eine *direkte alkoholtoxische Pathogenese* dominiert und ein Vitaminmangel in der übrwiegenden Mehrzahl der alkoholbedingten Polyneuropathien von höchstens untergeordneter Bedeutung ist.

2. Alkoholische Myopathie

Bei den sehr viel selteneren Myopathien werden klinisch und histopathologisch eine selten *akute* Form mit ausgedehnten Muskelnekrosen (Schwellung und Fragmentation der Muskelfasern, myoline und granuläre Degeneration) und eine meist *subakut chronische* Verlaufsform mit selektiver Atrophie der Muskelfasern vom Typ IIb unterschieden (MARTIN u. PETERS 1985). Rasch auftretende Schmerzen vorwiegend in umschriebenen, proximalen Muskelbezirken der unteren Extremitäten, verbunden mit Krämpfen und druckempfindlichen Schwellungen der

Muskulatur und des subkutanen Gewebes bei der akuten Form und die schmerzarme langsame Entwicklung von Muskelschwäche und Muskelschwund beim subchronischen Verlauf sind aber keineswegs die obligatorischen Extrembilder. Bei massiven Muskelnekrosen kann es zur Myoglobinurie mit akutem Nierenversagen und transitorischer Oligoanurie kommen.

Oft ist der Verlauf asymptomatisch und abgesehen von den floriden Fällen einer akuten *Rhabdomyolysis* läßt das klinische Bild keine Typendifferenzierung zu. Die typisch myopathischen EMG-Muster mit inselförmig gelichteten, niedergespannten polyphasischen Aktivitäten sind regelmäßig anzutreffen und beim subakut chronischen Typ finden sich häufig Hinweise für eine gleichzeitig bestehende Neuropathie. Werden die subklinischen myopathischen Verlaufsformen erkannt, so bilden sich die pathologischen Muskelbefunde bei beiden Krankheitsmanifestationen unter Abstinenzbedingungen in aller Regel im Verlaufe von Wochen bis Monaten zurück.

3. Tabak-Alkohol-Amblyopie

Die mitunter akut auftretende und langsam progrediente, beidseitige Visusminderung mit Einbuße des zentralen Sehens und finaler Optikusatrophie wird bei Alkoholkranken mit gleichzeitigem Nikotinmißbrauch beobachtet. Wegen der Häufung dieser Sehstörung sowohl bei alkoholabhängigen karentiellen Neuro-, Myelo- und Enzephalopathien als auch bei langanhaltender schwerer Unterernährung ohne Alkohol- und Nikotineinfluß wird von einigen angelsächsischen Autoren die Bezeichnung „nutritional amblyopia“ oder „nutritional retrobulbar neuropathy“ als Synonym für die Tabak-Alkohol-Amblyopie bevorzugt. Eine fehlerhafte Nahrungsaufnahme mit verschiedenen enzymatisch gestörten Entgiftungsfunktionen und ein fakultativer Mangel an verschiedenen Vitaminen der B-Gruppe auch bei körperlich nichtreduzierten Kranken wird ursächlich diskutiert. Hinsichtlich des klinischen Verlaufs wird über eine Zurückbildung der Sehstörung (Visuszunahme und Rückbildung des Gesichtsfelddefektes) unter Vitaminsubstitution bei 72% eines über zwei Jahre verfolgten Kollektivs von Tabak-Alkohol-Amblyopien berichtet (KRUMSIEK et al. 1985).

4. Zerebellare Ataxie (Kleinhirnatrophie)

Die Häufigkeit der offensichtlich *alkoholspezifischen* Kleinhirnrindenatrophie, speziell des Vorderwurms der paramedianen Anteile des Vorderlappens, ist zwar autoptisch bei 26,8% aller chronischen Alkoholiker gefunden worden (TORVIK et al. 1982), jedoch ist die langsam progrediente, klinische Manifestation der zerebellaren Ataxie vergleichsweise seltener. Im Gegensatz zur multidirektionalen Ataxiebewegung bei den Heredoataxien handelt es sich bei der alkoholbedingten zerebellaren Ataxie um eine Vorwärts-Rückwärts-Bewegung. Klinisch stehen lokomotorische Gang- und Rumpfataxie, Intentionstremor, Blickrichtungsnystagmus und später dysarthrische Sprache im Vordergrund. Meist tritt eine *akute* Dekompensation der klinisch latenten Symptomatik nach Trinkexzessen auf, und in der Anamnese findet sich häufig eine schwere Gastritis oder ein Zustand nach Magenresektion. Der unter Abstinenz mittels Posturographie sehr gut quantifizierbaren Rückbildung der ataktischen Bewegungsmuster (DIENER et al. 1984) sind Grenzen gesetzt. Mehrheitlich persistiert ein diskretes Defektmuster. Die neuroradiologisch inzwischen ebenfalls beschriebene Rückbildungstendenz der atrophischen Vorgänge scheint geringgradiger und unregelmäßiger als bei der Atrophie der Großhirnrinde zu sein, was bei der besonderen neurotoxischen Vulnerabilität des Kleinhirns mit relativ geringem Marklagerparenchym und somit verminderter Hydrierungsfähigkeit nicht verwunderlich ist.

Dieser Typ der auch tierexperimentell reproduzierbaren Kleinhirnrindendegeneration mit betonter Alteration der *Körnerzellen* sowie der *Dendriten der Purkinjezellen* ist gut abgrenzbar von anderen Rindenschädigungen des Kleinhirns, die in Zusammenhang mit globalen Hypoxien, Schockwirkungen oder auch Diphenylhydantoin-Schädigungen auftreten (Peiffer 1985). An der unmittelbar toxischen Wirkung des Alkohols ist nicht mehr zu zweifeln. Im klinischen Alltag können sich aber ein Vitaminmangel und metabolische Störungen als verschärfende pathogenetische Faktoren hinzugesellen.

5. Seltene neurologische Alkoholfolgekrankheiten

Das in unseren Breiten sehr selten und meistens bei Rotweintrinkern zu beobachtende *Marchiafava-Bignami-Syndrom* (corpus callosum Atrophie) beginnt schleichend zwischen dem 50. und 60. Lebensjahr mit uncharakteristischen pseudopsychopathischen Erscheinungen und Entwicklung eines Demenzsyndroms zusammen mit progredienter neurologischer Herdsymptomatik (Brion 1976). Dem klinisch schwer diagnostizierbaren Syndrom liegen Entmarkungsherde im Balken und in den tieferen Rindenmarkzonen des Groß- und Kleinhirns zugrunde. Pathogenetisch wird eine Schädigung speziell der Oligodendroglia durch Zyanid erwogen, was durch Alkohol freigesetzt und wodurch der Vitamin B_{12}-Stoffwechsel gestört wird. Das gleiche gliotrope Schädigungsmuster mit schmetterlingsförmigen Entmarkungen besonders in den mittleren Regionen der Brücke liegt beim gelegentlich klinischen Übergang zur *zentralen pontinen Myelinolyse* vor. Das neurologische Bild ist abhängig von der Ausbildung der myelinolytischen Herde und die alkoholische Noxe ist nicht obligat (etwa 60%). Computertomographisch werden heute auch mildere und extrapontine Manifestationen beobachtet und der klinische Verlauf ist besser als langhin angenommen. Ausgeprägten Dehydrierungsmechanismen im Wechsel mit zu forcierter Flüssigkeitsauffüllung werden eine besondere pathogenetische Bedeutung zugemessen. Eine ebenfalls nur fakultativ mittelbare Rolle spielt der Alkohol bei der *Nikotinsäuremangel-Enzephalopathie*. Sie wird bei stark unterernährten Menschen meistens kombiniert mit *Pellagra* und *Beri-Beri* beobachtet und ist aus unserer Wohlstandsgesellschaft so gut wie verschwunden.

B. Ausblick

Die langdauernde alkoholtoxische Schädigung innerer Organe ohne das gleichzeitige Betroffensein des peripheren und/oder zentralen Nervensystems einschließlich der personalen Sphäre ist die seltene Ausnahme eines geradezu gesetzmäßig mehrschichtigen Schädigungsmusters. Da chronischer Alkoholismus immer einen fortgeschrittenen polysystemischen Krankheitsprozeß darstellt, in dem verschiedene Folgeeffekte auf unterschiedlichen Stufen etabliert sind, bietet unter Berücksichtigung des derzeitigen Kenntnisstandes interdisziplinärer Grundlagenforschungen ein möglichst übergeordnetes und umfassendes zukünftiges Krankheitsmodell vielleicht die beste Gewähr, den vielfältigen klinischen Phänomenen und pathophysiologischen Bedingungskonstellationen annähernd gerecht zu werden. Unter Einbeziehung genetisch individueller Prädispositionen und der Tatsache, daß die Universalnoxe Alkohol nicht allein kumulativ, sondern oft nur konditionierend wirkt, hätte ein derartig integrationsfähiges Krankheitsmodell den Forderungen von Anwendbarkeit, Vollständigkeit und Überprüfbarkeit ebenso zu genügen wie denen von Allgemeingültigkeit, Relevanz und Transparenz (GOLÜKE et al. 1983). Mit der Erkenntnis, daß selbst im somatischen Bereich der Alkoholabhängigkeit die lebendige Beziehung von Funktion und Struktur ein hochkompliziertes System sich unter inneren und äußeren Einflüssen selbststeuernder, vielfältig verzahnter Regelkreise ist, steht man bereits mitten im Spannungsfeld des grundsätzlichen Paradigmawechsels in der heutigen Medizin.

Literatur

Ackenheil M, Athen D, Beckmann H (1978) Pathophysiology of delirious states. J Neural Transm 14:167–175

Acker W, Aps EJ, Majumdar SK, Shaw GK, Thomson AD (1982) The relationship between brain and liver damage in chronic alcoholic patients. J Neurol Neurosurg Psychiatry 45:984–987

Athen D (1986) Syndrome der akuten Alkoholintoxikation und ihre forensische Bedeutung. Springer, Berlin Heidelberg New York Tokyo

Auersperg A, Solari G (1953) Brückensyndrome der akuten Alkoholhalluzinose. Nervenarzt 24:407–415

Avdaloff W (1979) Alcoholism, seizures and cerebral atrophy. Adv Biol Psychiat 3:20–32

Ballenger JC, Post RM (1978) Kindling as a model for alcohol withdrawal syndromes. Br J Pschiatry 133:1–14

Begleiter H, Porjesz B (1977) Persistence of brain hyperexcitability following chronic alcohol exposure. Adv Exp Med Biol 85 B:209–222

Begleiter H, Porjesz B, Tenner M (1980) Neuroradiological and neurophysiological evidence of brain deficits in chronic alcoholics. Acta Psychiatr Scand [Suppl 286] 62:3–13

Benedetti G (1952) Die Alkoholhalluzinose. Thieme, Stuttgart

Berglund M, Bliding G, Bliding A, Risberg J (1980) Reversibility of cerebral dysfunction in alcoholism during the first seven weeks of abstinence – a regional cerebral blood flow study. Acta Psychiatr Scand [Suppl] 286:119–125

Bilz R (1959) Trinker. Eine Untersuchung über das Erleben und Verhalten der Alkoholhalluzinanten. Enke, Stuttgart

Böning J, Holzbach E (1979) Immunologische Blut-Liquor-Schrankendiagnostik im Verlauf des Delirium tremens. Arch Psychiatr Nervenkr 227:319–328

Bonhoeffer K (1901) Die akuten Geisteskrankheiten der Gewohnheitstrinker. Fischer, Jena

Brion S (1976) Marchiafava-Bignami-Syndrome. In: Vinken PJ, Bruyn GW (eds) Handbook of clinical neurology, vol 28/II. North-Holland, Amsterdam

Cala LA, Jones B, Mastaglia FL, Wiley B (1978) Brain atrophy and intellectual impairment in heavy drinkers – a clinical, psychometric and computerized tomography study. Aust NZJ Med 8:147–153

Colmant HJ (1965) Enzephalopathien bei chronischem Alkoholismus. Enke, Stuttgart

Deisenhammer E, Klinger D, Trägner H (1984) Epileptic seizures in alcoholism and diagnostic value of EEG after sleep deprivation. Epilepsia 25:526–530

Diener HC, Dichgans J, Bacher M, Guschelbauer B (1984) Improvement of ataxia in alcoholic cerebellar atrophy through alcohol abstinence. J Neurol 231:258–262

Dreyfus PM, Geel SE (1981) Vitamin and nutritional deficiencies. In: Siegel GJ, Albers RW, Apranoff BW, Katmann R (eds) Basic neurochemistry. Little Brown & Co, Boston, pp 661–679

Eckardt MJ, Parker ES, Noble EP, Feldman DJ, Gottschalk LA (1978) Relationship between neuropsychological performance and alcohol consumption in alcoholics. Biol Psychiatry 13:551–565

Feinberg I (1970) Hallucinations, dreaming and REM-sleep. In: Kemp W (ed) Origin and mechanisms of hallucinations. Plenum Press, New York, pp 125–132

Feuerlein W (1984) Alkoholismus – Mißbrauch und Abhängigkeit. Thieme, Stuttgart
Golüke U, Landeen R, Meadows D (1983) A comprehensive theory of the pathogenesis of alcoholism. In: Kissin B, Begleiter H (eds) The pathogenesis of alcoholism: psychosocial factors. Plenum Press, New York, pp 605–675
Goodwin DW, Erikson CK (eds) (1979) Alcoholism and affective disorders: clinical genetic and biochemical studies. Medical Scientific Books, New York
Gross MM, Rosenblatt SM, Malenowski B, Broman M, Lewis E (1972) Classification of alcohol withdrawal syndromes. Q J Stud Alcohol 33:400–407
Grünberger J, Krypsin-Exner K, Masarik J, Wessely P (1976) Das „Residualsyndrom" bei Alkoholkranken nach 5jähriger Abstinenz. Schweiz Arch Neurol Neurochir Psychiatr 118:295–339
Gruner J, Voigt W (1984) Beitrag zur Morbiditätsrate des Delirium tremens. Psychiat Neurol Med Psychol 36:331–339
Harper C, Kril J (1985) Brain atrophy in chronic alcoholic patients: a quantitative pathological study. J Neurol Neurosurg Psychiatry 48:211–217
Herz A, Schulz R (1978) Changes in neuronal sensitivity during addictive processes. In: Fishman J (ed) The basis of addiction. Abakon, Berlin, pp 375–394
Hochenegg I, Kubnert K (1980) Alkoholismus und Selbsttötung. Wien Med Wochenschr 130:468–471
Holzbach E (1981) Faktorenanalytische Untersuchung der Symptomatologie des Delirium tremens. Suchtgefahren 27:33–40
Holzbach E (1982) Auslösung des Delirium tremens. Schweiz Arch Neurol Neurochir Psychiatr 130:77–87
Hrubec Z, Omenn GS (1981) Evidence of genetic predisposition to alcoholic cirrhoses and psychosis: twin concordance for alcoholism and its biological endpoints by zygosity among male veterans. Alcoholism 5:207–215
Huber G (1954) Zur pathologischen Anatomie des Delirium tremens. Arch Psychiat Z Neurol 192:356–368
Johnson R (1985) Alcohol and fits. Br J Addict 80:227–232
Kalinowski LB (1958) Entziehungskrämpfe und Entziehungspsychosen. Nervenarzt 29:465–466
Kanzow WT (1983) Das alkoholische Delirium tremens. Pathogenese und Therapie. Dtsch Ärztebl 80:43–46
Keyserlingk H v (1978) Zur Epidemiologie des Delirium tremens im Bezirk Schwerin. Psychiat Neurol Med Psychol 30:483–490
Kissin B (1979) Biological investigations in alcohol research. J Stud Alcohol [Suppl] 8:146–181
Knop J (1985) Premorbid assessment of young men at high risk for alcoholism. In: Galanter M (ed) Recent developments in alcoholism, vol III. Plenum Press, New York London, pp 53–64
Knorring AL, Bohman M, Korring L, Oreland L (1985) Platelet MAO activity as a biological marker in subgroups of alcoholism. Acta Psychiatr Scand 72:51–58
Kolle K (1932) Über Eifersucht und Eifersuchtswahn bei Trinkern. Monatsschr Psychiat Neurol 83:224–244
Koufen H, Becker W (1980) Klinische und EEG-Untersuchungen zum Problem der sogenannten Alkohol-Epilepsie. Nervenarzt 51:100–105
Kramp P, Hemmingsen R, Rafaelsen OJ (1979) Magnesium concentrations in blood and cerebrospinal fluid during delirium tremens. Psychiatry Res 1:161–171
Krumsiek J, Krüger C, Wurster U, Patzold U (1985) Tabak-Alkohol-Amblyopie. Klinischer Verlauf bei 33 Kranken. Fortschr Neurol Psychiatr 53:88–93
Kryspin-Exner K (1969) Theorie und Praxis der Therapie der Alkoholabhängigkeit. Hollinek, Wien
Lishman WA (1981) Cerebral disorder in alcoholism syndromes of impairment. Brain 104:1–20
Littleton JM (1983) Tolerance and physical dependence on alcohol at the level of synaptic membranes: a review. J R Soc Med 76:593–601
Ludwig AM, Wikler A (1974) "Carving" and relapse to drink. Q J Stud Alcohol 35:108–130
Martin F, Peters TJ (1985) Alcoholic muscle disease. Alcohol Alcoholism 20:125–136

Mello NK, Mendelson JH (1977) Clinical aspects of alcohol dependence. In: Martin WR (ed) Drug addiction, vol I. Springer, Berlin Heidelberg New York
Neundörfer B, Claus D (1985) Alkoholbedingte Polyneuropathie. In: Lehmann HJ (Hrsg) Polyneuropathie. Enke, Stuttgart, S 72–79
Nixon PF (1984) Is there a genetic component to the pathogenesis of the Wernicke-Korsakoff-syndrome? Alcohol Alcoholism 19:219–221
Parsons OA, Leber WR (1981) The relationship between cognitive dysfunction and brain demage in alcoholics: causal, interactive, or epiphenomenal? Alcoholism Clin Exp Res 5:326–343
Peiffer J (1985) Zur Frage atrophisierender Vorgänge im Gehirn chronischer Alkoholiker. Nervenarzt 56:649–657
Peiffer J (1986) Neuropathologie des chronischen Alkoholismus. Inform Arzt/Gazette medical 15:45–53
Ron MA (1983) The alcoholic brain: CT scan and psychological findings. Psychol Medicine (monograph suppl) 3:1–33
Rümmele W (1968) Zeitliche Zusammenhänge zwischen Erkrankungen, Operationen oder Unfällen und dem Ausbruch eines Delirium tremens. Schweiz Arch Neurol Psychiatr 101:192–220
Salum A (1972) Delirium tremens and certain other acute sequels of alcohol abuse. Acta Psychiatr Scand [Suppl] 235:1–145
Scheller H (1963) Über das Wesen der Orientiertheit. Ein Beitrag zur Psychopathologie des Korsakow-Syndroms und des Delirs. Nervenarzt 34:1–4
Schnaberth G, Gell G, Jaklitsch H (1972) Entgleisung des Säure-Basen-Gleichgewichtes im Liquor cerebrospinalis beim Delirium tremens. Arch Psychiatr Nervenkr 215:417–428
Scholz H (1982) Das Ausfallssyndrom nach Unterbrechung der Alkoholabhängigkeit. Fortschr Neurol Psychiatr 50:279–296
Schrappe O (1980) Toxikomanie. In: Peters UH (Hrsg) Die Psychologie des 20. Jahrhunderts. Ergebnisse für die Medizin (II) : Psychiatrie, Bd X. Kindler, Zürich, S 849–868
Schroth G, Remmes U, Schupmann A (1985) Computertomographische Verlaufsuntersuchungen von Hirnvolumenschwankungen vor und nach Alkoholentzugsbehandlung. Fortschr Röntgenstr 142:363–369
Schuckit MA (1986) Genetic and clinical implications of alcoholism and affective disorder. Am J Psychiatry 143:140–147
Torvik A, Lindboe CF, Rodge S (1982) Brain lesions in alcoholis. A neuropathological study with clinical correlations. J Neurol Sci 56:233–248
Tschersich A (1978) Klinik, Verlauf und Prognose des alkoholischen Korsakow-Syndroms. Fortschr Neurol Psychiat 46:519–563
Victor M, Adams RD (1953) The effect of alcohol on the nervous system. Res Publ Ass Res Nerv Ment Dis 32:526–573
Victor M, Adams RD, Collins GH (1971) The Wernicke-Korsakoff-Syndrome. A Clinical and Pathological Study of 245 Patients with Postmortem Examination. Davis, Philadelphia
Wieser S (1965) Alkoholismus II. Psychiatrische und neurologische Komplikationen. Fortschr Neurol Psychiat 33:349–409
Wodak DA, Saunders JB, Ewuse-Mensah I, Davis M, Williams R (1983) Severity of alcohol dependence in patients with alcoholic liver disease. Brit med J 287:1420–1422
Wyss R (1960) Klinik des Alkoholismus. In: Gruhle HW, Jung R, Mayer-Gross W, Müller M (Hrsg) Psychiatrie der Gegenwart. Klinische Psychiatrie, Bd II. Springer, Berlin Heidelberg New York, S 265–293

Biochemie des Alkoholismus

J. P. von Wartburg

INHALTSVERZEICHNIS

A. Schicksal von Alkohol im Organismus 182
I. Pharmakokinetik von Alkohol 182
1. Resorption und Verteilung 182
2. Elimination 183
3. Pharmakokinetik und Toxizität des Alkohols 184
II. Stoffwechsel von Alkohol 185
1. Oxidativer Abbau von Alkohol 185
2. Enzyme des Alkoholstoffwechsels 186
a) Alkoholdehydrogenase 186
b) Katalase und das mikrosomale äthanoloxidierende System 188
c) Aldehyddehydrogenase 189
III. Beeinflussung des Alkohol- und Aldehyd-Stoffwechsels 189
B. Biochemische Hypothesen zur Entstehung von Abhängigkeit und Toleranz 191
I. Alkohol und Biomembranen 191
II. Alkohol und Neurotransmitter 192
III. Kondensationsprodukte 192
C. Biochemische Aspekte der Früherkennung 193
D. Wirkungen von Alkohol auf den Stoffwechsel 194
I. Veränderungen im Intermediärstoffwechsel 194
II. Toxische Wirkungen von Azetaldehyd 195
III. Veränderungen im Wasser- und Elektrolythaushalt und Säure-Basenhaushalt . . 197
IV. Endokrine Veränderungen 198
V. Veränderungen von Vitaminen und Spurenelementen 199
Literatur 201

Der Stoffwechsel von Alkohol (Äthylalkohol, Äthanol) im menschlichen Organismus sowie die biochemischen Auswirkungen einer akuten und chronischen Alkoholintoxikation sind in den letzten Jahrzehnten Gegenstand intensiver Forschung gewesen. Die Originalliteratur auf dem Gebiete der biomedizinischen Alkoholforschung hat ein riesiges Ausmaß angenommen. Die Kenntnisse sollen deshalb im folgenden zusammengefaßt werden, in der Hoffnung, damit auch eine verbesserte Grundlage für ein multidisziplinäres Angehen der vielfältigen Alkoholprobleme zu schaffen.

A. Schicksal von Alkohol im Organismus

I. Pharmakokinetik von Alkohol

Nach Einnahme von alkoholischen Getränken spielen sich die Vorgänge im Organismus in drei Phasen ab (Abb. 1).

Während der Resorptionsphase kommt es zur Aufnahme des getrunkenen Alkohols ins Blut. Diese ist von der Diffusionsphase gefolgt, während der sich der Alkohol im ganzen Organismus verteilt. In der dritten Phase, der Eliminationsphase, wird der Alkohol im wesentlichen durch Verbrennung wieder aus dem Körper geschafft.

1. Resorption und Verteilung

In der Resorptionsphase wird der Alkohol durch reine Diffusion im Gastrointestinaltrakt aufgenommen, wobei im Unterschied zu anderen Nahrungsbestandteilen keine Verdauung durch hydrolytische Enzyme vorangehen muß. Die Resorptionsgeschwindigkeit hängt im wesentlichen von der Konzentration und Zusammensetzung des Getränkes ab sowie von einer allfälligen gleichzeitigen Nahrungsaufnahme (Verdünnung, Verweildauer in den verschiedenen rasch resorbierenden Abschnitten, Förderung der Durchblutung durch Gewürze und Kohlensäure usw.). Neben diesen Faktoren scheint die Resorption auch genetisch beeinflußt zu sein (von Wartburg 1986). Die Dauer der Resorptionsphase ist von der

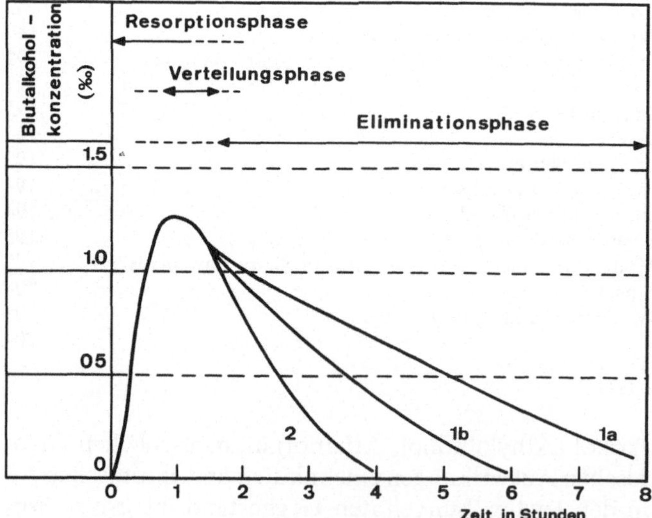

Abb. 1. Schematischer Verlauf der Blutalkoholkurve nach peroraler Einnahme von Alkohol. Kurve *1a:* normal, langsamer Phänotyp; Kurve *1b:* normal, schneller Phänotyp; Kurve *2:* Alkoholiker mit erhöhter Abbaurate

getrunkenen Alkoholmenge abhängig und ist im allgemeinen nach ein bis zwei Stunden abgeschlossen (ZINK u. REINHARDT 1980). Sie überschneidet sich mit der zweiten Phase, der Diffusionsphase. Während dieser Phase verteilt sich der Alkohol aus dem intravasalen Wasserraum ins gesamte Körperwasser (interstitieller und intrazellulärer Wasserraum plus Blut). Bei guter Durchblutung der Gewebe (inkl. Muskulatur) kann die Diffusion so rasch erfolgen, daß ein steiler Abfall der Blutalkoholkurve (Diffusionssturz) zustande kommt.

Die resultierende Blutalkoholkonzentration (BAK) läßt sich annäherungsweise mit folgender Formel (nach WIDMARK) berechnen $\frac{A}{p \cdot r} = \text{BAK}$ in Promille; dabei sind A = eingenommener Alkohol in Gramm, p = Körpergewicht in Kilogramm und r = Reduktionsfaktor. r entspricht im wesentlichen dem Gesamtkörperwasser und ist dem geschlechtsbedingten Unterschied entsprechend im Durchschnitt beim Mann (um 0,7) etwas größer als bei der Frau (um 0,6); er unterliegt großen individuellen Schwankungen (ELBEL u. SCHLEYER 1956; VON WARTBURG 1984). Der geschlechtsbedingte Unterschied im Wasseranteil am Körpergewicht führt dazu, daß bei der Frau bei gleichem Körpergewicht und gleicher Alkoholmenge eine höhere Blutalkoholkonzentration resultiert als beim Mann. Dieser Umstand mag zum Teil erklären, warum bei Frauen bereits bei einem täglichen Konsum von geringeren Alkoholmengen ein erhöhtes Risiko für Leberzirrhose und andere alkoholbedingte Schädigungen zu beobachten ist als beim Mann (PEQUIGNOT u. TUYNS 1980). Während der Gravidität erhöht sich entsprechend das gesamte Wasservolumen, wobei der Übertritt des Alkohols ins Fruchtwasser und in den fötalen Wasserraum sehr rasch erfolgt. Der fötale Organismus ist somit ungefähr gleichen Alkoholkonzentrationen ausgesetzt wie die mütterlichen Gewebe. Dieser Umstand ist für das Zustandekommen des fötalen Alkoholsyndroms von Bedeutung (s. auch Kapitel MAJEWSKI in diesem Band). Von einem Genuß von Alkohol während der Schwangerschaft muß deshalb abgeraten werden (VON WARTBURG 1983).

2. Elimination

Die dritte Phase, die Eliminationsphase, ist durch ein Absinken der Blutalkoholkonzentration gekennzeichnet. Dabei stellt die Oxidation des Äthanols zu den Endprodukten Kohlensäure und Wasser mit über 90% den Hauptweg der Elimination dar (VON WARTBURG 1971; LIEBER 1977). Nur 2–10% werden unverändert durch die Ausatmungsluft, den Urin, den Schweiß und allenfalls durch die Muttermilch ausgeschieden. Da die Alkoholkonzentration in der Milch relativ gering ist, ist der Genuß von alkoholischen Getränken während der Laktation weniger bedenklich als während der Gravidität. Das Verhältnis zwischen der BAK und der Alkoholkonzentration in der Ausatmungsluft ist so konstant, daß aus einer Bestimmung der letzteren Schlüsse auf den Intoxikationsgrad gezogen werden können.

Die meist gebräuchliche Einheit der Alkoholeliminierung ist der R-Wert und wird in mg Alkohol pro Stunde und kg Körpergewicht angegeben. Die Eliminationsrate beträgt durchschnittlich 100 mg Äthanol in einer Stunde pro Kilogramm Körpergewicht. Es entspricht dies einem stündlichen Abfall der BAK um ungefähr 0,15% oder einer Oxidationsrate von 6–9 g Äthanol pro Stunde bei einem durchschnittlichen Körpergewicht. Der interindividuelle Variationsbereich der Abbauraten ist jedoch bemerkenswert groß (Kurven 1a und 1b in Abb. 1) und wird über die beteiligten Enzymsysteme stark genetisch beeinflußt.

Diese großen interindividuellen Unterschiede in den Eliminierungswerten betragen nach Verabreichung derselben Alkoholmenge bis zum 2- bis 3fachen. Solche Unterschiede sind nur signifikant, wenn die Messungen der Alkoholeliminierung beim einzelnen reproduzierbar sind. Kopun u. Propping (1977) haben in ihrer Studie gefunden, daß der Variationskoeffizient für wiederholte Messungen bei einzelnen Individuen 10% oder weniger betrug, der Bereich für alle 80 Untersuchten jedoch von 58–148 mg/kg KG/h variierte.

Diese Unterschiede in der Eliminierungsrate zwischen den Individuen können durch genetische Faktoren und Umwelteinflüsse bedingt sein. In einer gut kontrollierten Studie, konzipiert, um Umwelteinflüsse auf ein Mindestmaß zu reduzieren, wurde die Vererblichkeit von Alkoholabsorption und Eliminierung in mono- und dizygoten Zwillingspaaren untersucht (Kopun u. Propping 1977). Dabei war der Korrelationskoeffizient für die Eliminierungsrate pro kg Körpergewicht hochsignifikant bei den monozygoten, jedoch nicht bei den dizygoten Zwillingen. Es ist heute anzunehmen, daß ungefähr die Hälfte der Unterschiede in der Alkoholeliminierungsrate, die zwischen Individuen beobachtet wurden, genetisch determiniert und die übrigen wahrscheinlich umweltbedingt sind.

Seit 1971 wurden mehrere Studien publiziert, die sich mit Rassenunterschieden bezüglich Absorption, Elimination aus dem Blut und der Oxidationsrate befassen. Dabei wurden nordamerikanische Indianer, Chinesen, Japaner, Europäer und weiße Amerikaner miteinander verglichen und in den meisten Arbeiten eine statistisch signifikant erhöhte Alkoholabbaurate bei Orientalen und amerikanischen Indianern gegenüber Kaukasiern gefunden (von Wartburg u. Bühler 1984).

3. Pharmakokinetik und Toxizität des Alkohols

Die Pharmakokinetik des Alkohols bestimmt die Form der Blutalkoholkurve und damit auch die Größe der Fläche unter der Kurve. Von dieser wiederum hängen im wesentlichen die toxischen Auswirkungen des Alkohols ab. Die Toxizität des Äthanols kommt vor allem über drei Mechanismen zustande: 1. über die direkten Wirkungen des Alkohols selbst, wie z. B. die Wirkungen auf Membranen; 2. über Veränderungen im Stoffwechsel von Kohlenhydraten, Fett oder Eiweiß, die durch den Transfer von Wasserstoff aus dem Alkohol auf das Koenzym NAD bwirkt werden; 3. durch die toxischen Wirkungen von Azetaldehyd.

Die direkten Wirkungen sind abhängig von der Alkoholkonzentration und Dauer der Einwirkung und somit auch von der Dosis und der Eliminationsrate. Die indirekten, durch massiven Anfall von reduziertem Koenzym und von Azetaldehyd bedingten Wirkungen sind von der Alkoholoxidationsrate abhängig, da diese gleichzeitig der Bildungsrate von NADH und Azetaldehyd entspricht. Zusammenfassend bedeutet dies, daß aufgrund der großen individuellen Unterschiede in der Pharmakokinetik des Alkohols ebenso große individuelle Unterschiede in dessen toxischen Auswirkungen zu erwarten sind.

Eine Reihe von Autoren vertreten die Ansicht, daß die Pharmakokinetik des Alkohols der Michaelis-Menten Kinetik folgt, wie sie für die Mehrzahl von enzymatischen Reaktionen gilt. Andererseits haben die klassischen Arbeiten von WIDMARK und vieler weiterer Autoren gezeigt, daß während der Eliminationsphase die Blutalkoholkurve annähernd linear abfällt und erst bei sehr kleinen Blutalkoholwerten umbiegt. Diese Pseudolinearität ist dahingehend interpretiert worden, daß die Eliminationsrate von der Alkoholkonzentration unabhängig ist. Neben dieser scheinbaren Diskrepanz besteht in der Literatur eine weitere Kontroverse bezüglich der Frage der Dosisabhängigkeit der Alkoholeliminationsrate. Diese scheinbar widersprüchlichen Auffassungen und Interpretationen des Verlaufs von Blutalkoholkurven können heute aufgrund neuer pharmakokinetischer Modelle auf einen Nenner gebracht werden (VON WARTBURG 1984). Dabei spielt der first-pass-Effekt eine bedeutende Rolle. Die Elimination von Alkohol während der Resorptionsphase, also während der ersten Passage durch die Leber, erfolgt nach einer anderen Kinetik als während der restlichen Eliminationsphase, da die Konzentration in der Pfortader während der Resorptionsphase um den resorbierten Anteil höher ist als im peripheren Blut. Dadurch kommt es zu einer besseren Sättigung der Isoenzyme mit hohen Michaelis-Konstanten, was zu einer effizienteren Alkoholelimination beim ersten Kontakt mit der Leber führt. Ein relativ großer Anteil des resorbierten Alkohols kommt, weil er gleich oxidiert wird, nicht über die Leber hinaus und er erscheint somit nicht im peripheren Blut. Die maximale Blutalkoholkonzentration und die Fläche unter der Blutalkoholkurve sind erniedrigt und entsprechen nicht mehr der eingenommenen Menge von Alkohol. Dieser Effekt ist besonders stark bei Individuen mit einem Isoenzymmuster, bei dem der Anteil an Isoenzymen mit hohen Km-Werten relativ groß ist. Da dieser Effekt v.a. bei Resorptionsverzögerung auftritt, haben wir es mit einer genetischen Variabilität zu tun, die erst bei bestimmten Umweltbedingungen zum Tragen kommt.

II. Stoffwechsel von Alkohol

1. Oxidativer Abbau von Alkohol

Die Leber stellt das Hauptorgan für den oxidativen Abbau von Äthanol dar. Daneben gibt es einen extrahepatischen Alkoholstoffwechsel, der auf etwa 10 bis 20% geschätzt wird und sich vor allem in der Niere und im Gastrointestinaltrakt abspielt. Für den ersten Oxidationsschritt ist vor allem die Alkoholdehydrogenase (ADH) im Zytosol der Hepatozyten verantwortlich, wobei Azetaldehyd als Produkt entsteht und der Wasserstoff auf die oxidierte Form des Koenzyms Nikotinamid-Adenin-Dinukleotid (NAD) übertragen wird (Abb. 2). Das Koenzym wird somit reduziert, wobei große Mengen von NADH anfallen. Im zweiten Schritt wird der gebildete Azetaldehyd vor allem durch eine mitochondriale Alde-

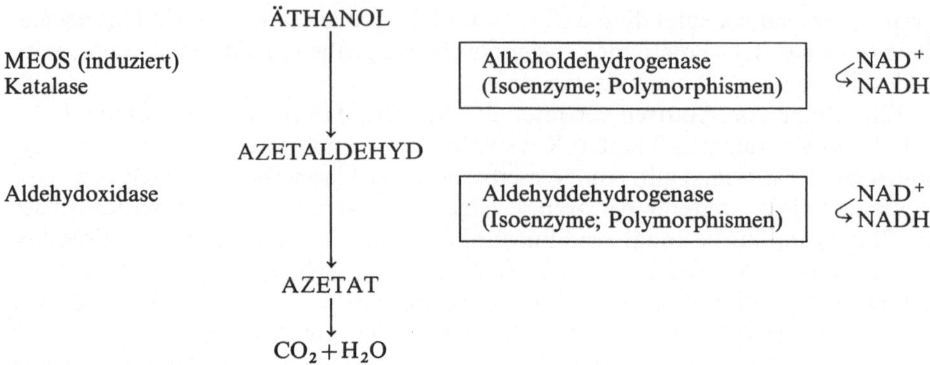

Abb. 2. Der Stoffwechsel von Alkohol und seine Enzyme

hyddehydrogenase zu Azetat oxidiert. Auch hier wird der Wasserstoff auf NAD übertragen. Die weitere Oxidation dieser Essigsäure erfolgt im Trikarbonsäurezyklus in den Mitochondrien und braucht ihrerseits nochmals NAD als Koenzym. Da dieses sowohl im Zytosol wie in den Mitochondrien von den Enzymen des Alkoholstoffwechsels in Beschlag genommen wird, kann die Leber das Azetat nicht selber verbrennen, sondern gibt es an das Blut ab, von wo es durch periphere Gewebe (Herz, Niere, Muskulatur) aufgenommen und oxidiert wird.

2. Enzyme des Alkoholstoffwechsels

a) Alkoholdehydrogenase

Die Alkoholdehydrogenase aus Menschenleber unterliegt einer bemerkenswerten Variabilität in bezug auf die Gesamtaktivität wie auch bezüglich verschiedener katalytischer Eigenschaften wie der Affinität für verschiedene Substrate (Michaelis-Konstanten) (LI 1977; VON WARTBURG 1981; VON WARTBURG u. BÜHLER 1984). Diese biochemische Individualität läßt sich durch das Vorliegen von Isoenzymen und von Enzympolymorphismen erklären. Man unterscheidet heute drei Klassen von Alkoholdehydrogenasen. Für die ADH-Klasse I kodieren drei autosomale Genloci die Struktur von drei Typen von Untereinheiten (α, β, γ). Diese kombinieren zu den aktiven, dimeren Isoenzymen mit einem homodimeren ($\alpha\alpha$, $\beta\beta$, $\gamma\gamma$) oder einem heterodimeren ($\alpha\beta$, $\alpha\gamma$, $\beta\gamma$) Aufbau. Diese unterscheiden sich in ihrer Substratspezifität und spezifischen Aktivität, so daß die Eigenschaften der Alkoholdehydrogenase eines Individuums vom individuellen Isoenzymmuster abhängen. An zwei der drei Genloci kommen zudem zwei allele Gene vor, welche durch Synthese von verschiedenen Untereinheiten (β_1 und β_2 bzw. γ_1 und γ_2) zu je einem Polymorphismus führen. Der Polymorphismus der β-Untereinheit wurde in der Schweiz entdeckt, und es konnte gezeigt werden, daß sich die Primärstruktur (Aminosäurensequenz) der „normalen“ β_1-Untereinheit von der

„atypischen" Untereinheit β_2 (auch β-Bern genannt) unterscheidet (BÜHLER et al. 1985). Zudem ist kürzlich die Proteinstruktur der γ_1-Untereinheit bestimmt worden. Ähnlich wie beim Sichelzellhämoglobin führt diese Mutation zu einer drastischen Veränderung der funktionellen Eigenschaften. Isoenzyme, welche die „atypische" Untereinheit enthalten, sind gegenüber den „normalen" Isoenzymen durch eine bedeutend höhere Aktivität sowie durch ein tieferes pH-Optimum charakterisiert.

Das heute gültige genetische Modell unterscheidet bezüglich Alkoholdehydrogenase der Klasse I beim Menschen 9 Genotypen: 3 homozygote „normale", 3 heterozygote „atypische" und 3 homozygote „atypische". Je nach Genotyp können insgesamt 6, 10 oder 15 dimere Isoenzyme durch Kombination der verschiedenen Untereinheiten gebildet werden. Die Frequenz der „atypischen" Enzymvariante variiert je nach Bevölkerung stark. So findet man 3 bis 20% bei Populationen der weißen Rasse (Kaukasier). Demgegenüber prädominiert das „atypische" Enzym mit 80 bis 90% in Japan und stellt bei mongoliden Rassen quasi das normale Enzym dar. Entsprechende Rassenunterschiede sind zudem auch für den Enzympolymorphismus der γ-Untereinheit zu beobachten. In den letzten Jahren sind noch weitere Formen der Alkoholdehydrogenasen entdeckt worden, so daß sich heute ein enorm komplexes Bild darbietet. So wurde ein β-Indianapolis mit erhöhter Frequenz bei Negern beschrieben. Zudem findet man bei allen Individuen die π-Alkoholdehydrogenase (Klasse II). Dieses labile Enzym variiert von Individuum zu Individuum besonders stark und macht wenige bis 30% der Gesamtaktivität aus. Über X-ADH oder ADH-Klasse III weiß man bezüglich Struktur und genetischer Kontrolle heute noch relativ wenig. Viele Organe, einschließlich die endokrinen Drüsen, können bekanntlich bei chronischer Alkoholintoxikation betroffen sein. In einigen Fällen wurde beobachtet, daß Azetaldehyd eine mindestens so starke toxische Wirkung ausübt wie Äthanol. In diesem Zusammenhang ist die Lokalisation der alkoholoxidierenden Enzyme in den verschiedenen Organen von Interesse. Mit histochemischen und neuerdings mit noch spezifischeren immunhistochemischen Methoden konnten Spuren von ADH in allen untersuchten Geweben nachgewiesen werden. Diese umfassen neben der Leber u. a. die Mukosa des ganzen Gastro-Intestinaltrakts, Niere, Lunge, Testes, Prostata, Ovar, Pankreas, Nebenniere und das Gehirn (BÜHLER et al. 1983).

In einigen Organen konnten gewisse Zelltypen viel stärker angefärbt werden als andere innerhalb desselben Organs, was auf eine ungleichmäßige Verteilung des Enzyms in vielen Organen hinweist. Solche ungleichmäßigen Verteilungen wurden in der Niere, dem Magen-Darm-Trakt und auch in der Leber gefunden. Diese Beobachtung ist wichtig, weil sie zeigt, daß eine hohe ADH-Konzentration in nur wenigen Zellen vorkommen kann, obwohl die Gesamtaktivität in diesem Gewebe nur spurenmäßig vorhanden zu sein scheint. Hohe Azetaldehydkonzentrationen an diesen spezifischen Stellen könnten schließlich zu vereinzelten Zellschädigungen führen. Im Gehirn zeigten z. b. nur einige Neuronen in Gewebsschnitten des Kortex, Zerebellums und Hypothalamus starke Färbung. Vor allem waren einige Purkinje-Zellen im Zerebellum sehr stark gefärbt. Zur Zeit ist es noch nicht möglich, die Neuronen mit hohem ADH-Gehalt näher zu charakterisieren, doch könnte ein Zusammenhang mit Schädigungen des Gehirns bestehen.

b) Katalase und das mikrosomale äthanoloxidierende System

Von Interesse sind auch die Enzymsysteme, welche neben der Alkoholdehydrogenase Äthanol zu Azetaldehyd zu oxidieren vermögen und nicht NAD als Koenzym brauchen. Es handelt sich dabei um die altbekannte Katalase, welche in Anwesenheit von Wasserstoffperoxid Äthanol (und auch Methanol) peroxidatisch umzusetzen vermag. Dies ist besonders dann der Fall, wenn Substrate für die Wasserstoffperoxid-bildenden Oxidasen wie Glyzin für die D-Aminosäure-Oxidase vorhanden sind. Neben der in den Peroxisomen lokalisierten Katalase gibt es noch ein mikrosomales alkoholoxidierendes System (MEOS, Microsomal Ethanol Oxidizing System), welches NADPH-abhängig ist und Sauerstoff verbraucht (Lieber 1977). Obschon diese Enzymsysteme in vitro gut charakterisiert sind, ist ihre Bedeutung für den Alkoholstoffwechsel in vivo noch nicht völlig abgeklärt. Sie scheinen für den normalen Alkoholmetabolismus quantitativ nur eine untergeordnete Rolle zu spielen. Im Gegensatz zur Alkoholdehydrogenase, welche auch nach langjähriger Einnahme von Alkohol unverändert bleibt, d. h. nicht induzierbar ist, stellt man jedoch fest, daß das mikrosomale äthanoloxidierende System durch chronische Alkoholzufuhr erhöht wird, also induzierbar ist. Auf diese Art kann beim Alkoholiker eine metabolische Toleranz zustande kommen, die erlaubt, überdurchschnittliche Mengen von Alkohol zu eliminieren (Korsten et al. 1975; Lindros et al. 1980). Von weiterem Interesse ist der Umstand, daß diese Enzymsysteme NADPH, also reduziertes Koenzym, verbrauchen, anstatt zu produzieren, wie dies bei der Alkoholdehydrogenase-Reaktion der Fall ist. Dadurch kann auch die Reoxidation von NADH beschleunigt werden, was wiederum zu einer Beschleunigung der Alkoholdehydrogenase-abhängigen Oxidation führen kann. Die Reoxidation von NADH in der Atmungskette ist zudem mit der Produktion von Adenosintriphosphat (ATP) verbunden. Dies ist gleichbedeutend mit der Freisetzung von biologisch verwertbarer Energie, im Falle von Alkohol von 30 kJ pro Gramm. Die Oxidation von Äthanol durch das mikrosomale Enzymsystem hingegen produziert nicht nur keine Energie, sondern braucht das Äquivalent von einem Molekül NADPH, d. h. 3 Moleküle ATP. Die vom Alkoholiker als Äthanol eingenommenen Kalorien sind demnach nicht nur „leere" Kalorien, weil sie mit wenig oder keiner Zufuhr von Mineralien, Vitaminen und Spurenelementen verbunden sind, sondern auch weil sie nicht mit einer entsprechenden Freisetzung von biologisch verwertbarer Energie und damit einer Gewichtszunahme einhergehen.

Bei der alkoholbedingten Induktion des MEOS nimmt die Aktivität von zwei Enzymen zu (Zytochrom P-450 und NADPH-Zytochrom P-450-Reduktase), die auch im Abbau von Medikamenten in der Leber eine wichtige Rolle spielen (Lieber 1985). Während einer akuten Alkoholintoxikation hemmt der Alkohol kompetitiv den Umsatz der Arzneimittel und verlängert damit ihre Halbwertszeit im Körper. Der Synergismus zwischen Alkohol und gewissen Medikamenten, wie z. B. Psychopharmaka, dürfte wenigstens zum Teil darauf zurückzuführen sein. Andererseits bewirkt die Induktion einen gesteigerten Medikamentenabbau, der auch bei Abstinenz noch einige Wochen anhalten kann. Andere Xenobiotika, die vermehrt umgesetzt werden können, umfassen Prokarzinogene. Durch die gesteigerte Bildung von Karzinogenen kommt dem Alkohol zumindest eine kokarzinogene Wirkung zu.

c) *Aldehyddehydrogenase*

Der durch die alkoholoxidierenden Enzyme gebildete Azetaldehyd wird vorwiegend von der Aldehyddehydrogenase (ALDH) weiter umgesetzt. ALDH kommt in vielen Organen vor und weist einen beträchtlichen Grad von Heterogenität auf. Insgesamt kommen mindestens vier multiple molekulare Formen und ein Enzympolymorphismus vor. In der Leber kommen hauptsächlich zwei Isoenzyme vor, die sich in ihrer Struktur und Funktion sowie in der Lokalisation unterscheiden. ALDH I hat eine kleine Michaeliskonstante für Azetaldehyd und ist in den Mitochondrien lokalisiert. ALDH II ist ein zytosolisches Enzym, das eine relativ hohe Michaeliskonstante aufweist. Bei der ALDH I ist eine vererbte inaktive Strukturvariante bekannt, die vor allem bei Japanern und Chinesen vorkommt und für eine erhöhte Alkoholempfindlichkeit von Trägern dieses Enzymdefekts verantwortlich ist. Diese Variante wird wahrscheinlich autosomal kodominant vererbt und dürfte bei den mongoliden Rassen zur Verringerung der Inzidenz von Alkoholismus beitragen (AGARWAL et al. 1981; GOEDDE et al. 1983).

III. Beeinflussung des Alkohol- und Aldehyd-Stoffwechsels

Von jeher bestand ein großes Interesse für Möglichkeiten, die Eliminationsrate für Alkohol zu beeinflussen. Inhibitoren der Alkoholdehydrogenase sind verschiedentlich als experimentelles Werkzeug zur Abklärung der pathophysiologischen Wirkungsmechanismen verwendet worden (LINDROS 1978). Pyrazol und seine weniger toxischen Derivate sind ausgezeichnete Hemmstoffe der Alkoholdehydrogenasen verschiedener Spezies. Sie bewirken auch beim Menschen und in vivo eine fast vollständige Blockierung des Alkoholabbaus. Auf diese Weise lassen sich die beschriebenen alkoholbedingten Veränderungen im Intermediärstoffwechsel mit ihren Folgen wie Leberverfettung oder Hyperlaktazidämie tatsächlich verhüten. Allerdings ist heute noch zu wenig über die Toxizität dieser Stoffe bekannt, um sie allgemein anzuwenden. Interessant könnte ihre Verwendung bei der akuten Vergiftung mit Methanol oder Äthylenglykol in Kombination mit der Äthanoltherapie sein (SALASPURO 1985).

Bei der akuten Äthanolvergiftung wäre es wünschenswert, über Mittel zu verfügen, die die Eliminationsrate beim Menschen beschleunigen (ERICKSON 1984). Leider sind heute noch keine praktischen Wege bekannt, um dies zu erreichen, mit Ausnahme der Dialyse, die allerdings nicht immer und überall eingesetzt werden kann. Auch die Verabreichung von größeren Mengen von Fruktose (50–100 g) ist aus mehreren Gründen untauglich. Fruktose bewirkt über komplexe Mechanismen eine Beschleunigung der Reoxidation von NADH. Dadurch kann bei den Individuen, bei denen die Reoxidation des Koenzyms stärker limitiert als die Alkoholdehydrogenase, tatsächlich eine Beschleunigung der gesamten Abbaurate bis zu zirka 70% erreicht werden. Bei vielen anderen Individuen, bei denen vorwiegend die Alkoholdehydrogenase geschwindigkeitsbeschränkend wirkt, bleibt die Fruktose jedoch praktisch ohne Wirkung (VON WARTBURG 1980). Zudem ist die Fruktosewirkung bei gewissen Individuen mit einer starken Erhöhung des Azetaldehyds und dessen toxischen Wirkungen verbunden. Schließlich treten nicht selten nach Verabreichung der Fruktose epigastrische Schmerzen auf.

Ähnlich wie der Fruktoseeffekt ist auch das Phänomen des SIAM (swift increase in alcohol metabolism) von Individuum zu Individuum stark variabel (THURMAN et al. 1980, 1982; CROWNOVER et al. 1986). Dabei führt die Verabreichung einer ersten Dosis von Alkohol nach wenigen Stunden zu einer Beschleunigung des Alkoholstoffwechsels für weitere Dosen. Das Phänomen ist in Versuchstieren und beim Menschen gefunden worden und ist höchstwahrscheinlich auf eine Beschleunigung der Reaktion der Alkoholdehydrogenase zurückzuführen. Diese wird ähnlich wie beim Fruktoseeffekt durch eine vermehrte Reoxidation von NADH in den Mitochondrien bewirkt.

Auch die Beeinflussung des Azetaldehyds ist seit langer Zeit von praktischem Interesse. Eine ganze Reihe von Stoffen führen zu einer erhöhten Empfindlichkeit gegenüber Alkohol (FRIED 1980; MARCHNER 1984; BRIEN u. LOOMIS 1985). Ihre Wirkung beruht darauf, daß sie nach Einnahme von Alkohol durch eine Hemmung der Aldehyddehydrogenase eine Akkumulation von Azetaldehyd und damit ein akutes Aldehydsyndrom hervorrufen. Die aversiven Symptome der Alkoholsensibilisierung durch solche Substanzen werden zum Teil klinisch genutzt (PEACHEY 1984), so z. B. beim Tetraethylthiuramdisulfid (Antabus) und Kalziumzyanamid (Temposil, Dipsan). Metronidazol (Flagyl) und Derivate davon haben zu Weiterentwicklungen dieses Prinzips geführt (Altimol). Bei einer Reihe anderer Medikamente, wie Tolbutamid, Cephalosporin, Griseofulvin und Chloramphenicol, tritt die Alkoholunverträglichkeit als unerwünschte Nebenwirkung auf. Aufgrund alter Beeobachtungen, daß der Genuß von Faltentiltling alkoholsensibilisierend wirkt, wurde ein Zyklopropanderivat (Coprin) aus diesem Pilz isoliert.

Auch wenn diesen Medikamenten derselbe pharmakologische Wirkungsmechanismus zugrunde liegt, bestehen gewisse Unterschiede, die darauf beruhen, daß diese Stoffe auch andere Enzyme hemmen. So ist z. B. die Wirkung von Antabus auf die Dopamin-β-Hydroxylase gut bekannt, die unter anderem zu einer Verminderung der Noradrenalinsynthese im ZNS führt. Zudem bestehen bezüglich des Schweregrades große individuelle Unterschiede, die wahrscheinlich auf die Polymorphismen der am Alkohol- und Aldehydstoffwechsel beteiligten Enzyme zurückzuführen sind. Dadurch kann der schwere Ausfall einer Antabus-Alkohol-Reaktion zu einer beträchtlichen kardiovaskulären Belastung werden. Um diese klinisch bedrohliche Situation in den Griff zu bekommen, sind Bestrebungen unternommen worden, den erhöhten Azetaldehydspiegel rasch herunterzusetzen. Penizillamin und Natriummetabisulfit wirken durch Abfangmechanismen. Wirksamer und in der Praxis nützlicher ist in dieser Situation wahrscheinlich die Verabreichung von 4-Methyl-pyrazol, eines potenten Inhibitors der Alkoholdehydrogenase (LINDROS et al. 1981). Neben Penizillamin sind andere sulfhydrylhaltige Stoffe wie Zystein wirksam, indem sie Kondensationsprodukte mit Azetaldehyd (Thiazolidine) bilden. Eine Verringerung der Azetaldehydspiegel ist auch nach Verabreichung von Pantethin und Taurin beobachtet worden, währenddem hohe Dosen von Vitaminen (z. B. Vitamin C oder B6) unwirksam sind. Auch wenn diese Manipulationen des Aldehydstoffwechsels bis heute noch keine klinische Anwendung gefunden haben, sind sie für eine Beeinflussung des erhöhten Aldehydspiegels beim chronischen Aldehydismus potentiell von großem Interesse.

B. Biochemische Hypothesen zur Entstehung von Abhängigkeit und Toleranz

Bei chronischem Alkoholkonsum tritt eine erhöhte Toleranz gegenüber den akuten Wirkungen von Alkohol auf, d. h., daß die subjektiven Wirkungen einer Alkoholdosis durch chronische Exposition des Organismus schwächer werden. Die physische Abhängigkeit von Alkohol führt zu Entzugssymptomen, die durch erneutes Trinken vermieden werden können. Beiden Phänomenen scheinen komplexe biochemische Mechanismen zugrunde zu liegen, die wahrscheinlich für Toleranz und Abhängigkeit verschieden, jedoch miteinander verknüpft sind.

Eine erhöhte Toleranz kann metabolisch und/oder neurobiologisch begründet sein. Die metabolische Toleranz ist im wesentlichen auf die Induktion des MEOS zurückzuführen, die ihrerseits zu einer Beschleunigung der Alkoholelimination führt. Für die Erhöhung der Toleranz im ZNS werden verschiedene Mechanismen verantwortlich gemacht.

Die primären biochemischen Wirkungen von Alkohol auf das Zentralnervensystem betreffen im wesentlichen die Struktur und Funktion der neuronalen Membranen, die Funktion und den Stoffwechsel der Neurotransmittoren sowie die Funktion der neuropeptid-abhängigen Systeme. Die molekularen Mechanismen, welche den physiologischen Auswirkungen einer akuten Alkoholintoxikation und den damit verbundenen Verhaltensänderungen zugrunde liegen, sind jedoch heute noch weitgehend ungeklärt (TABAKOFF u. HOFFMAN 1985). Chronische Einnahme von Alkohol führt zu adaptiven Veränderungen der betroffenen biochemischen Systeme im Sinne einer erhöhten Resistenz gegen die Wirkungen wiederholter akuter Alkoholdosen. Auch wenn die Entwicklung der biologischen Adaptationsmechanismen mit der Entwicklung von Toleranz im Bezug auf Verhaltensparameter zeitlich korrelieren, gibt es eine Reihe von Hinweisen, daß die kausale Verknüpfung dieser Phänomene komplexerer Natur sein muß. Die Erkenntnis, daß Umgebungseffekte und Lerneffekte bei der Entwicklung von Alkoholtoleranz mit eine Rolle spielen, hat zu Pavlov-ähnlichen Modellen geführt. Adaptive biochemische Veränderungen, die nach chronischer Alkoholintoxikation zu beobachten sind, wurden auch herangezogen, um das Auftreten einer physischen Abhängigkeit und des Entzugssyndroms zu erklären. Ebenso wichtig wie Toleranz, Abhängigkeit und Entzugssydnrom ist sicherlich auch die Erfassung der biologischen Mechanismen, die der euphorisierenden Wirkung von Alkohol und der damit verbundenen psychologisch positiven Verstärkung sowie der genetischen Prädisposition für Alkohol zugrunde liegen.

I. Alkohol und Biomembranen

Biophysikalische Untersuchungen zeigen, daß Alkohol wenigstens in vitro die Feinstruktur der Lipide von Biomembranen stört und zu einer Erhöhung der Fluidität führt. Die adaptiven Veränderungen nach chronischer Alkoholexposition betreffen demnach vor allem die Membrankomponenten, welche für die Fluidität wichtig sind (Cholesterin, ungesättigte Fettsäuren in den Phospholipoiden) und führen zu verfestigten Membranen. Diese Anpassung bewirkt, daß trotz Anwesenheit von Alkohol die Membranen eine normale Fluidität und damit wiederum einen normalen Funktionsgrad zurückerhalten. So könnte es zu einer Toleranz des Gehirns gegenüber der Wirkung von Alkohol kommen. Fällt in diesem Zustand der Alkohol weg, so muß das Gehirn mit zu rigiden Membranen funktionieren, was zu Entzugssymptomen führen könnte (Littleton 1980, 1984; Sun u. Sun 1985). Neuere Untersuchungen deuten darauf hin, daß nicht nur die eigentliche Fluidität, sondern vielmehr die subtilen Wechselwirkungen zwischen den Membranlipiden und darin eingelagerten Proteinen gestört werden. Dadurch kommt es zur Beeinträchtigung der Funktion von Rezeptoren oder Enzymen (z. b. Na, K-abhängige ATPase, Adenylatzyklase, Chloridkanal), die für die neuronale Funktion eine wichtige Rolle spielen.

II. Alkohol und Neurotransmitter

Akute wie auch chronische Einnahme von Alkohol verändert eine ganze Reihe von Neurotransmittern. Diese Veränderungen verlaufen meist biphasisch und sind dosis- sowie zeitabhängig. Sie betreffen Biosynthese, Freisetzung, Umsatz und Katabolismus der biogenen Amine. Am konstantesten scheinen Veränderungen im Umsatz von Noradrenalin und Dopamin aufzutreten, währenddem die Beobachtungen bezüglich Serotonin und GABA zum Teil widersprüchlich sind. Ebenfalls ungeklärt ist die Bedeutung alkoholbedingter Veränderungen im cholinergen System (Hunt u. Majchrowicz 1979; Massarelli 1979).

III. Kondensationsprodukte

Eine attraktive Hypothese bringt die individuell variablen Alkohol- und Aldehydstoffwechsel und die Beteiligung von Neurotransmittern zusammen. Dabei sollen Alkaloide, die durch Kondensation von Azetaldehyd mit biogenen Aminen entstehen, für die Entwicklung der Alkoholsucht eine entscheidende Rolle spielen (Myers 1980; Melchior 1980; Holman 1980; Urwyler 1985; Collins 1985). Bei der Reaktion von Azetaldehyd mit Katecholaminen wie Dopamin und Noradrenalin entstehen Tetrahydroisoquinoline (TIQ), während β-Carboline (BC) durch Kondensation von Azetaldehyd mit Inolaminen wie Tryptamin und Serotonin gebildet werden. Ihre Wirkung entfalten sie als „falsche Transmittoren", indem sie wie die physiologischen Transmitter gespeichert und freigesetzt werden können, bzw. eine Bindung mit Rezeptoren eingehen können. Dadurch entstehen gegenüber den biogenen Aminen agonistische oder antagonistische Wirkungen. Durch oxidative Umwandlung können zudem reaktive Metaboliten entstehen, die ähnlich wie 6-Hydroxydopamin spezifische Hirnschäden hervorrufen. Auf diese Art könnten Langzeitwirkungen auf Alkoholkonsum, Toleranz und Abhängigkeit, wie sie auch im Tierversuch zu beobachten sind, erklärt werden. Intraventrikuläre Verabreichung dieser Alkaloide führt im Tierversuch zu einer Erhöhung der Alkoholpräferenz.

Durch verbesserte Meßmethoden ist es möglich geworden, diese Alkaloide auch beim Menschen nachzuweisen. Harman (ein BC) ist bei Alkoholikern im Urin erhöht, wobei der Azetaldehydstoffwechsel, die Leberfunktionen und eine genetische Prädisposition eine Rolle zu spielen scheinen. Andere BC sind nach Belastung mit Alkohol allerdings nicht erhöht. Eine Erklärung für diese Beobachtung könnte darin liegen, daß BC auch physiologischerweise vorkommen und auch durch Kondensation mit Pyruvat entstehen können.

Salsolinol und sein O-methyliertes Derivat (TIQ) werden auch im menschlichen Organismus gebildet und können im Urin oder Liquor cerebrospinalis nachgewiesen werden (Sjöquist et al. 1985; Matsubara et al. 1986). Unter Alkoholbelastung sind sie bei Alkoholikern stärker erhöht als bei Gesunden. Hingegen sind die Alkaloidkonzentrationen beim nüchternen Alkoholiker gegenüber der Norm erniedrigt. Post mortem Studien am Gehirn von Alkoholikern zeigen eine Erhöhung der Salsolinolspiegel in verschiedenen Hirnregionen. Interessanterweise kann im Tierversuch durch chronische Alkoholintoxikation eine Verminderung der opioiden Neuropeptide erreicht werden. Zudem sind bei Alkoholikern stark erniedrigte Endorphinspiegel gefunden worden. Auf gewisse Ähnlichkeiten zwischen der Opiatsucht und dem Alkoholismus ist verschiedentlich hingewiesen worden. Eine vereinigende Hypothese, die in der Erhöhung von TIQ nach Genuß von Alkohol eine Art von Kompensation für reduzierte endogene Endorphin-Spiegel sieht, ist deshalb von besonderem Interesse, auch wenn sie zur Zeit noch stark spekulativen Charakter hat.

C. Biochemische Aspekte der Früherkennung

In der täglichen Praxis besteht zweifellos ein beträchtlicher Bedarf für Labortests, die eine Früherkennung von exzessivem Alkoholkonsum erlauben, Leber- oder andere Organschäden anzeigen oder einer verbesserten Überwachung der Patienten dienen. Für die Erfüllung dieser Zwecke müssen idealerweise biologische Marker gefordert werden, die eine hohe Spezifität und Sensibilität aufweisen. Übermäßiger Alkoholkonsum bzw. chronischer Aldehydismus bewirken eine ganze Reihe von Veränderungen in klinisch-chemischen und hämatologischen Tests (Morgan 1980; Holt et al. 1981; Stamm et al. 1984; Potamianos et al. 1985). Es steht heute jedoch fest, daß keiner dieser Tests alleine genügt, um die Diagnose exzessives Trinken mit erhöhtem Risiko für Komplikationen zu stellen. Durch Kombination mehrerer Tests, am besten unter Einschluß von einfachen Fragebogen (z. B. Münchner Alkoholismustest, s. S. 15) kann eine für die meisten Fälle befriedigende Spezifität erreicht werden. Die am häufigsten empfohlenen Kombinationen machen von der Glutamat-Pyruvat-Transaminase (GPT, ALAT), der Gamma-Glutamyltransferase (GGT) und dem mittleren korpuskulären Volumen der Erythrozyten (MCV) Gebrauch. Währenddem eine erhöhte Serum-GPT vor allem auf Schädigungen von Leber und Skelett- sowie Herzmuskulatur deuten, ist die erhöhte GGT auf eine Induktion des Enzyms und damit eine Aktivitätssteigerung in Leber und Dünnddarm zurückzuführen. Die erhöhte Serum-GGT ist Ausdruck hepatozellulärer Schädigung. Das erhöhte MCV zeigt die alkoholische Makrozytose an. Für weitere alkoholbedingte Komplikationen werden die üblichen Labortests herangezogen, so z. B. die Erythrozyten-Transketolase für Vitamin B1-Mangel und entsprechende neurologische Störungen, das Kreatin-Kinase-Isoenzym MM für Myopathien, bzw. Isoenzym MB für Kardiomyopathien, und die Amylase für Pankreatitis.

Bei chronischem Alkoholismus bzw. Aldehydismus kommt es zu einer Verminderung der Aldehyddehydrogenase in den Erythrozyten, die als frühe Schädigung durch erhöhte Azetaldehydkonzentrationen bei exzessivem Trinken zu verstehen ist. Dieser Test korreliert nicht mit anderen klinisch-chemischen und hämatologischen Tests für Organschädigungen. Er kann deshalb bei Patienten, die noch nicht mit Aldehyddehydrogenase-Hemmern wie Antabus behandelt werden, als Indiz für ein erhöhtes Risiko für Organschädigungen gewertet werden, bevor solche manifest werden (Towell et al. 1985).

Wie oben erwähnt, ist eine besonders starke Erhöhung der Azetaldehydkonzentrationen nach Einnahme von Alkohol als Zeichen für exzessives Trinken oder sogar als prädisponierender Faktor gedeutet worden. Andererseits bildet Azetaldehyd, wie beschrieben, auch eine ganze Reihe von Kondensationsprodukten, die als potentiell biologische Marker untersucht worden sind. Für die Kondensationsprodukte TIQ und BC ist heute noch unsicher, ob sie sich als Marker für eine Prädisposition oder als Labortest für Alkoholismus eignen. Mehr Erfahrung ist auch mit dem Kondensationsprodukt 2,3-Butandiol und dem mit Azetaldehyd modifizierten Hämoglobin notwendig (Rutstein et al. 1983; Peterson u. Nguyen 1985). Zusätzliche Labortests, die einer weiteren Prüfung bedürfen, umfassen das α-Lipoprotein, das beim Alkoholiker erhöht ist, Enzyme der Hämobiosynthese (δ-Aminolävulinsäure-Dehydrase, ALA-Dehydrase), eine abnormale Serum-Transferrinkomponente oder Enzyme des biogenen Amin-Stoffwechsels wie die Dopamin-β-Hydroxylase (DBH) und die Monoaminoxidase (MAO).

D. Wirkungen von Alkohol auf den Stoffwechsel

I. Veränderungen im Intermediärstoffwechsel

Die Wirkungen von Alkohol auf den Intermediärstoffwechsel sind mannigfaltig und betreffen eine Reihe von Organen (von Wartburg 1971; Lieber 1985). Die meisten Effekte sind indirekt und vom Alkoholstoffwechsel abhängig. Die massive Bildung von NADH und die damit verbundene Verschiebung des Redox-Zustandes der Zellen führt zu vielen Veränderungen im Kohenhydratstoffwechsel. Verschiedene Enzyme der Glykolyse sind betroffen, so daß es zu deren Hemmung kommt. Ebenso wird durch eine Abnahme der glukoplastischen Ausgangssubstanzen die Glukoneogenese gehemmt. Dies betrifft insbesondere die Umwandlung von Aminosäuren zu Glukose. Alkohol führt zudem durch eine alkohol- oder azetaldehyd-bedingte Katecholaminausschüttung zu einer Mobilisation von Glykogen aus der Leber. Dadurch kann es nach Alkoholeinnahme initial zu einem Blutzuckeranstieg kommen, der in einer zweiten Phase infolge Hemmung der Glukoneogenese in eine Hypoglykämie übergeht. Nach Nahrungskarenz und häufig beim Alkoholiker sind die Glykogenreserven klein; so daß es nach Genuß von Alkohol sofort zu einer Hypoglykämie kommt, die bis zum Koma führen kann.

Die Umwandlung der Galaktose in Glukose ist NAD-abhängig und wird deshalb durch Alkohol gehemmt. Sie kann somit zur Bestimmung der alkoholbedingten hepatischen Redoxveränderungen herangezogen werden.

Auf dieselben Redoxverschiebungen ist letztlich die Erhöhung des Serumlaktatspiegels zurückzuführen. Diese Laktazidose kann zu einer Verminderung der renalen Ausscheidung von Harnsäure und potenziert durch eine gesteigerte Harnsäuresynthese zu einer akuten Hyperurikämie führen, die ihrerseits einen Gichtanfall auslösen kann.

Alkohol hat auch Wirkungen auf den Energiemetabolismus. Durch die intramitochondriale Redoxverschiebung kommt es zu einem weitgehenden Erliegen des Trikarbonsäurezyklus, so daß das aus Alkohol gebildete Azetat nicht in der Leber oxidiert wird. Dieses Phänomen ist reversibel und dauert nur solange an, als Alkohol oxidiert wird.

Chronische Alkoholintoxikation führt zu weitergehender Schädigung der Mitochondrien und deren Funktionen im Energiestoffwechsel.

Bei der alkoholischen Zirrhose kommt es zu einer Fibrosierung der Leber, die mit Veränderungen im Kollagenstoffwechsel verbunden ist (ROJKIND 1985). Der erhöhte Laktatspiegel wie auch Azetaldehyd scheinen beide zu einer gesteigerten Kollagensynthese beizutragen. Der erhöhte Kollagenumsatz äußert sich auch in einem Anstieg des Hydroxyprolins im Serum.

Die Wirkungen von Alkohol auf den Lipidstoffwechsel sind mannigfaltiger Art (BARAONA u. LIEBER 1979). Für die Leberverfettung scheinen die Hemmung des Fettsäureabbaus sowie eine gesteigerte Veresterung zu Triglyzeriden wichtiger zu sein als die Steigerungen der eigentlichen Fettsynthese. Zur Akkumulation von endogenem und exogenem Fett in der Leber trägt noch die Hemmung der Lipoproteinsekretion bei. Zudem werden im Fettdepot vermehrt Fettsäuren mobilisiert, welche durch die Leber wieder aufgenommen werden. Diese Veränderungen im Fettstoffwechsel sind jedoch im allgemeinen reversibel und nicht als Vorstufe zur Leberzirrhose zu betrachten.

Ein weiterer Aspekt der alkoholbedingten Störungen im Lipidstoffwechsel betrifft die Schädigung von Membranen. Einerseits kann Azetaldehyd durch Verbindung mit Membranproteinen zu deren Modifikation und damit zu Veränderungen der Membranfunktionen führen. Andererseits kann Azetaldehyd an der Peroxidation der mehrfach ungesättigten Fettsäuren in den Membranlipiden beteiligt sein, indem es an der Beeinträchtigung der antioxidativen Schutzmechanismen durch Senkung der Glutathionspiegel mitwirkt. Es wird heute angenommen, daß Lipidperoxidation bei der hepatoxischen Wirkung von Äthanol mit eine Rolle spielt.

II. Toxische Wirkungen von Azetaldehyd

Azetaldehyd ist chemisch eine hochreaktive Substanz, was im Organismus bei dessen Erhöhung zu vielen akuten und chronischen toxischen Wirkungen führt. Den Azetaldehydspiegeln während einer Alkoholintoxikation kommt deshalb eine besondere Bedeutung zu. Diesbezüglich können wir die folgenden drei Bereiche unterscheiden: 1. den normalen Bereich; 2. die akut stark erhöhten Konzentrationen, die zum „akuten Aldehydsyndrom“ führen; 3. die chronisch leicht erhöhten Azetaldehydspiegel, die für den „chronischen Aldehydismus“ typisch sind (VON WARTBURG 1980; ERIKSSON 1982; VON WARTBURG et al. 1983; LINDROS 1983; BRIEN u. LOOMIS 1983).

Obschon die in der Leber vorhandene Kapazität der aldehydabbauenden Enzyme im wesentlichen gerade ausreicht, um den von der Alkoholdehydrogenase gebildeten Azetaldehyd zu Azetat weiter zu oxidieren, ist im Lebergewebe während der Alkoholoxidation im Fließgleichgewicht immer eine bestimmte Azetaldehydkonzentration vorhanden. Ein geringer Teil dieses Azetaldehyds geht in das Blut über. Bei Individuen mit aktiveren Alkoholdehydrogenasevarianten (z. B. „atypische“ Genotypen) oder während aktiven Isoenzymmustern der Aldehyddehydrogenase tritt ein höherer Azetaldehydspiegel in der Leber und damit im Blut auf. Mit besonders hohen Werten kann bei Individuen mit hoher Bildungsrate, kombiniert mit niedriger Abbaurate für Azetaldehyd, gerechnet werden.

Die so resultierenden Höchstwerte im Normalbereich von 2–3 μMol/l sind möglicherweise am Zustandekommen der euphorisierenden Wirkung von Alkohol beteiligt.

Es ist zu beobachten, daß Metronidazol (ein Medikament gegen Trichonomaden) als schwacher Hemmstoff der Aldehyddehydrogenase nach Alkoholkonsum zu leicht erhöhten Azetaldehydspiegeln führt, die als äußerst angenehm empfunden werden. Die Kombination Metronidazol – Alkohol kann zu suchtartigem Abusus führen. Zudem ist berichtet worden, daß Alkoholiker ihren Alkoholismus unter Behandlung mit Aldehyddehydrogenasehemmern eher steigern statt zu verringern. In diesem Zusammenhang sind die Hinweise von Interesse, die zeigen, daß Antabus und Kalziumkarbimid die euphorische Wirkung von Alkohol unter Umständen verstärken können (BROWN et al. 1983; HODGSON 1984; STOCKWELL et al. 1984). Auch wenn etliche Befunde dafür sprechen, daß Azetaldehyd bei den positiv empfundenen psychotropen Wirkungen von Alkohol eine Rolle spielt (AMIT u. SMITH 1985), sind die Mechanismen dafür noch wenig bekannt. Es ist zu vermuten, daß Azetaldehyd durch Katecholamin- und Kortisolausschüttung eine stimulierende Wirkung ausübt, die der sedierenden Wirkung von Äthanol entgegenläuft und daß demnach dem Verhältnis zwischen den Konzentrationen von Alkohol und Azetaldehyd eine besondere Bedeutung zukommt (VON WARTBURG 1986).

Beim *akuten Aldehydsyndrom* sind die Azetaldehydkonzentrationen drastisch erhöht und erreichen Werte von über 20–30 μMol/l. Dieses Phänomen tritt bei Orientalen auf, bei denen die mitochondriale Aldehyddehydrogenase inaktiv ist und somit ein Block im weiteren Stoffwechsel des gebildeten Azetaldehyds auftritt (ADACHI u. MIZOI 1983; MIZOI et al. 1983). Dasselbe kann durch eine Behandlung mit einem Hemmstoff der Aldehyddehydrogenase, wie z. B. Antabus erwirkt werden. Die Symptome der resultierenden akuten Azetaldehydintoxikation umfassen Rötung der Haut, vor allem im Gesicht, Tachykardie, Hypotension, Kopfschmerzen, Nausea, Erbrechen, Muskelschwäche und Schläfrigkeit, wobei der Schweregrad der Symptomatologie von der Azetaldehydkonzentration abhängt. Der stark aversive Charakter des akuten Aldehydsyndroms bewirkt, daß die Orientalen mit diesem pharmakogenetischen Syndrom vor Alkoholismus geschützt sind (s. Kapitel GOEDDE u. AGARWAL in diesem Band).

Der *chronische Aldehydismus* ist durch Azetaldehydkonzentrationen gekennzeichnet, die gegenüber der Norm nur etwa zwei- bis fünffach erhöht sind (VON WARTBURG et al 1983; NUUTINEN et al. 1983). Dieser Zustand entsteht durch chronische Alkoholintoxikation, die zu einer beschleunigten Bildung und einer verlangsamten Weiteroxidation von Azetaldehyd führt. Die erhöhte Bildungsrate ist vor allem auf die Induktion des MEOS zurückzuführen. Es könnten aber auch genetische Faktoren daran beteiligt sein, da man bei direkten Verwandten von Alkoholikern im Vergleich zu Nichtalkoholikern ebenfalls höhere Azetaldehydwerte nach Alkoholbelastung gefunden hat.

Azetaldehyd führt, wie erwähnt, auch zu einer Dysfunktion der Lebermitochondrien, d.h. unter anderem zu einer Störung der mitochondrialen Aldehydoxidation. Aber auch die zytosolische Aldehyddehydrogenase ist bei Patienten mit alkoholischem Leberschaden erniedrigt (PETERS u. CAIRNS 1984). Die dadurch erhöhten Azetaldehydspiegel führen zu einer weiteren Schädigung der Leberfunktionen, so daß ein eigentlicher circulus vitiosus entsteht. Bei chronischem Alkoholismus ist auch die ALDH der Erythrozyten erniedrigt. Nach einigen Wochen Abstinenz erholt sich dieses Enzym wieder. Im Gegensatz dazu ist das Leberenzym auch nach langer Abstinenz erniedrigt, so daß ein primärer Defekt vermutet wurde. Dementsprechend ist ein erhöhter Azetaldehyd als Marker für Alkoholismus vorgeschlagen worden. Eine primäre Störung im Aldehydstoffwechsel im Sinne einer vererbten Disposition für Alkoholismus kann heute nicht ausgeschlossen werden.

III. Veränderungen im Wasser- und Elektrolythaushalt und Säure-Basenhaushalt

Die Wirkungen von Alkohol auf den Haushalt von Wasser und Elektrolyten ist relativ komplex (BEARD u. SARGENT 1979; SARGENT et al. 1979; HARRIS 1979). Als Beobachtung altbekannt und schon bei Shakespeare beschrieben (Macbeth) ist die gesteigerte Diurese, welche sich vor allem während der Anflutungsphase äußert. Der genaue Mechanismus ist noch nicht bekannt, doch scheint eine verminderte Freisetzung von Adiuretin durch die Neurohypophyse eine wichtige Rolle zu spielen. Die Wirkung ist zudem dosisabhängig. Während der Resorptionsphase ist die Nierenfunktion bezüglich Wasser, Natrium und Kalzium-Ausscheidung unbeeinflußt, währenddem die Ausscheidung von Magnesium stark und diejenige von Kalzium etwas weniger gesteigert ist. Die Verhältnisse kehren in der Eliminationsphase mit sinkenden Blutalkoholspiegeln um, indem die Harnproduktion herabgesetzt ist und eine gleichzeitige Erhöhung der Rückresorption von Natrium, Kalium und Chlorid auftritt. Im Tierversuch kann auch eine vermehrte Flüssigkeitsaufnahme beobachtet werden, so daß insgesamt eine isosmotische Volumenexpansion resultiert. Beim Alkoholiker kann es zu einer chronischen Volumenexpansion kommen, die durch ständiges Trinken erhalten bleibt. Beim Ausnüchtern tritt jedoch oft ein vermehrter Wasser- und Elektrolyt-Verlust auf, der sich in einer Hypokaliämie und Dehydratation äußern kann. Sie ist von tiefen Kaliumwerten im Muskel begleitet und könnte zur Pathogenese der alkoholischen

Myopathie beitragen. Während der Entzugsphase kommt es ebenfalls zu einem starken Absinken der Magnesiumspiegel im Serum, aber auch in den Erythrozyten und im Skelettmuskel. Über positive Auswirkungen einer Magnesiumtherapie liegen noch wenig systematische Untersuchungen vor (ASCHOFF 1986). Zudem ist bekannt, daß sich die Magnesiumspiegel auch ohne Magnesiumsubstitution normalisieren, sobald das Entzugssyndrom abklingt. Während des Entzugs ist meist eine vorübergehende Hyperventilation zu beobachten, die zu einer respiratorischen Alkalose mit Verschiebungen von Magnesium aus dem intravasalen in den intrazellulären Wasserraum verbunden ist. Andererseits wird bei Alkoholikern oft das Gegenteil, nämlich eine Ketoazidose beobachtet, die bei Patienten mit Hyperemesis und Nahrungskarenz vor der Hospitalisation besonders ausgeprägt sein kann.

IV. Endokrine Veränderungen

Akute und chronische Alkoholintoxikationen bewirken sozusagen in allen neuroendokrinen Systemen Veränderungen (VÄLIMÄKI u. YLIKAHRI 1985; CRONHOLM et al. 1985). Die Beeinflussung der großen hormonalen Regelsysteme, wie die Achsen Hypothalamus – Hypophyse – Nebenniere oder Hypothalamus – Hypophyse – Gonaden ziehen durch Störung der Homöostase und der Geschlechtsfunktionen viele Sekundärwirkungen nach sich. Die meisten endokrinen Störungen scheinen jedoch nach genügend langer Abstinenz reversibel zu sein.

Bei chronischer Alkoholintoxikation ist eine signifikante Herabsetzung des Testosteronspiegels zu beobachten, an der mehrere Mechanismen beteiligt sind. Zunächst scheinen die Enzyme des Testosteronabbaus induziert zu werden, auch wenn in späteren Stadien des Alkoholismus eine Verlangsamung des Testosteronmetabolismus auftreten kann. Zudem bewirken sowohl Azetaldehyd wie die Redoxverschiebung eine Störung in der Testosteronsynthese in den Testes. Durch Senkung des Testosterons fällt auch die Rückkoppelungshemmung auf die Gonadotropinausschüttung durch die Hypophyse weg. Wenn das luteinisierende Hormon (LH) trotzdem nur leicht erhöht ist, deutet dies auf eine weitere alkoholbedingte Störung in der hypothalamischen Regulation der Hypophyse durch das LH-Releasing Hormon (LH-RH) hin. Da Testosteron auch die Synthese von Alkoholdehydrogenase in der Leber hemmt, kann der Abfall von Testosteron auch einen indirekten Einfluß auf diese Enzymsynthese haben. Die Resultate sind jedoch durch Speziesunterschiede zum Teil noch kontrovers und die Situation beim Menschen ist noch nicht restlos abgeklärt. Für die oft beim Alkoholiker beobachtete Feminisierung wird zum Teil auch eine vermehrte Östrogenproduktion verantwortlich gemacht, wobei ein zusätzlich verminderter Abbau in der geschädigten Leber nicht ausgeschlossen werden kann.

Veränderungen in der Achse Hypothalamus – Hypophyse – Nebenniere drükken sich vor allem in einer Erhöhung der Kortisol- und Kortisonspiegel aus. Im Gegensatz dazu sind die Serumspiegel der Schilddrüsenhormone Thyroxin (T4) und Trijodthyronin (T3) erniedrigt. Dabei scheint neben einer möglichen Störung der hypothalamisch-hypophysären Regulation auch eine gesteigerte Aufnahme von T3 und T4 im peripheren Gewebe eine Rolle zu spielen. In diesem Zusammenhang ist von Interesse, daß sich unter Alkohol in der Leber ein „hypermetabolischer“ Zustand einstellt, der vor allem im perizentralen Teil des Leberläppchens zu einer Hypoxie mit zellschädigenden Folgen führt (ORREGO et al. 1985).

Die Wechselwirkungen zwischen Alkohol und den neurohypophysären Peptiden Vasopressin und Oxytozin sind komplexer Natur. Durch die Hemmung der Vasopressin-Ausschüttung kommt die altbekannte diuretische Wirkung von Alkohol zustande. Andererseits zeigen neuere Untersuchungen, daß durch Verabreichung von Arginin-Vasopressin und Oxytozin wenigstens beim Tier die gegenüber Alkohol erworbene Toleranz im ZNS nach Absetzen des Alkohols länger erhalten bleibt (HOFFMAN et al. 1979).

Prostaglandine, Thomboxane und Leukotriene werden aus Arachidonsäure synthetisiert und üben eine Reihe von physiologischen Effekten aus. Es wird heute vermutet, daß Alkohol direkt oder über seine Wirkung auf Biomembranen Veränderungen im Stoffwechsel dieser Substanzen bewirken kann (MURPHY u. WESTCOTT 1985).

V. Veränderungen von Vitaminen und Spurenelementen

Beim chronischen Alkoholiker treten häufig Störungen im Stoffwechsel von Vitaminen auf (BONJOUR 1983). Dabei tragen verschiedenste Mechanismen zum Entstehen einer Hypovitaminose bei. In vielen Fällen spielt eine Mangelernährung infolge einseitiger Kostform oder sporadischer, begrenzter Nahrungsaufnahme eine wichtige Rolle. Hypovitaminotische Zustände können aber auch bei durchaus adäquater Zufuhr auftreten, wenn Alkohol und Azetaldehyd zu Resorptionsstörungen im Gastrointestinaltrakt führen. Eine weitere Störung im Haushalt von Vitaminen kann durch eine verringerte Speicherkapazität der Leber sowie durch vermehrte Verluste im Urin entstehen. In vielen Fällen kommt es zudem zu einer Störung im eigentlichen Stoffwechsel der Vitamine, was mit einer verminderten Umwandlung des Vitamins zu seiner metabolisch aktiven Koenzym-Form oder einem beschleunigten Abbau verbunden sein kann. Diese vielfältigen Mechanismen bieten eine Erklärung für die oft gemachte Beobachtung, daß bei Alkoholismus trotz kontrollierter Diät und Vitaminsupplement bei weiterem Alkoholkonsum und bestehendem Leberschaden nur eine langsame Besserung der hypovitaminotischen Symptomatik eintritt.

Alkoholbedingte Hypovitaminosen betreffen oft zwei oder mehrere Vitamine, wobei ein Mangel an Folsäure, Thiamin und Pyridoxin im Vordergrund steht. Folsäuremangel mit entsprechender megaloblastischer Anämie tritt bei Wein- und Schnapstrinkern eher auf als bei Biertrinkern, da Bier etwas Folat enthält. Der Folsäuremangel bei Alkoholismus schwankt jedoch stark und ist Ausdruck des variierenden Ernährungszustandes und der sozio-ökonomischen Situation. Alkoholismus ist auch ein weitverbreiteter Grund für Vitamin B1-Mangel. Neben einer Verminderung von Zufuhr und Resorption scheint auch eine gestörte Umwandlung in die Koenzymform Thiaminpyrophosphat zur tiefen Transketolaseaktivität in den Erythrozyten beizutragen. Zudem kann ein gleichzeitiger Magnesium-Mangel die Verwertung von therapeutisch verabreichtem Thiamin beeinträchtigen. Alkoholiker mit Thiaminmangel leiden oft an neurologischen sowie Herz- und Leber-Komplikationen. Eine Korrelation mit der verminderten Erythrozyten-Transketolase wird jedoch nur bei der Wernicke-Enzephalopathie gefunden.

In diesem Zusammenhang ist von Interesse, daß bei Patienten mit dem Wernicke-Korsakoff-Syndrom eine Abnormalität der thiaminpyrophosphat-abhängigen Transketolase gefunden wird. Das Enzym der Patienten hat eine verminderte Affinität zum Koenzym. Diese macht sich bei einer alkoholbedingten Hypovitaminose besonders bemerkbar und mag erklären, warum nur bei einem kleinen Prozentsatz der alkoholisierten Bevölkerung diese spezifische Organschädigung auftritt. Dieses Beispiel zeigt zudem, wie sich die Kombination von Enzympolymorphismen oder Enzymdefekten zusammen mit Alkoholisation und möglicherweise sozial bedingter Mangelernährung besonders schädlich auswirken kann. Da der Vitaminmangel nicht nur, wie früher angenommen, durch eine Fehlernährung, sondern auch durch toxische Wirkungen von Alkohol und Azetaldehyd bedingt ist, muß neben einer entsprechenden Supplementation mit Vitaminen auch dem Verzicht auf die Noxe besondere Aufmerksamkeit geschenkt werden.

Ein beeinträchtigter Stoffwechsel des Vitamins scheint neben Mangelernährung und Malabsorption auch beim Zustandekommen der erniedrigten Serumspiegel von Pyridoxalphosphat (PLP) wesentlich beteiligt zu sein. Azetaldehyd hemmt die Transformation von Vitamin B6 in die Koenzymform PLP und verdrängt zudem PLP von seinen Bindungsstellen an Proteinen, was zu einem beschleunigten Abbau von PLP führt. Auch wenn die Hypovitaminose B6 keine offensichtlichen Mangelsymptome hervorruft, scheint die therapeutische Verabreichung von Pyridoxin bei gewissen neurologischen und hämatologischen Komplikationen doch von Nutzen zu sein.

Verschiedene Faktoren wie Blutverluste, Hämolyse und Folsäuremangel können beim Alkoholiker die Eisenkinetik in komplexer Weise verändern. Durch gastrointestinale Blutungen kann ein Eisenmangel mit einer entsprechenden Anämie auftreten. Andererseits fördert Alkohol die Resorption von dreiwertigem Eisen, welches unter anderem reichlich in Weinen vorkommen kann. Der Eisentransport des sonst resorbierbaren zweiwertigen Eisens (-Askorbat) wird allerdings nicht beeinflußt. Eine erhöhte Eisenspeicherung mit erniedrigten Serumeisen-Spiegeln ist oft bei alkoholischer Leberzirrhose zu beobachten.

Viele Spurenelemente sind als strukturelle Bestandteile und Kofaktoren von Enzymen lebensnotwendig. Zu den wichtigsten gehören die Zink-abhängigen Enzyme, von denen heute über 70 bekannt sind. Da Enzyme der DNS- und RNS- sowie Protein-Synthese dazugehören, ist Zink für Zellteilungen und Wachstum im allgemeinen unentbehrlich. Aber auch die Alkoholdehydrogenasen enthalten Zink, welches für ihre Struktur und Funktion essentiell ist. Beim Alkoholiker beobachtet man häufig einen stark verringerten Zinkgehalt im Serum sowie eine vermehrte Zinkausscheidung im Urin. Diese Hypozinkämie und Hyperzinkurie sind bei Alkoholikern mit oder ohne Leberschaden zu beobachten, doch scheint eine Verminderung des Zinkpools mit herabgesetzten Zinkgehalten in Geweben wie Leber, Pankreas und Erythrozyten, bei Leberzirrhose besonders ausgesprochen zu sein.

Über weitere Spurenelemente wie Kupfer, Mangan oder Selen ist heute bezüglich Alkoholismus nur wenig bekannt und sie scheinen höchstens eine untergeordnete Rolle zu spielen.

Literatur

Adachi J, Mizoi Y (1983) Acetaldehyde-mediated alcohol sensitivity and elevation of plasma catecholamine in man. Jpn J Pharmacol 33:531–539

Agarwal DP, Harada S, Goedde HW (1981) Racial differences in biological sensitivity to ethanol – the role of alcohol dehydrogenase and aldehyde dehydrogenase isozymes. Alcoholism Clin Exp Res 5:12–16

Amit Z, Smith BB (1985) A multi-dimensional examination of the positive reinforcing properties of acetaldehyde. Alcohol 2:367–370

Aschoff JC (1986) Körperliche Beschwerden und Befindlichkeit in Abhängigkeit von Alkoholkonsum und Substitution mit Magnesium. Med Welt 37:449–453

Baraona E, Lieber CS (1979) Effects of ethanol on lipid metabolism. J Lipid Res 230:289–315

Beard JD, Sargent WQ (1979) Water and electrolyte metabolism following ethanol intake and during acute withdrawal from ethanol. In: Majchrowicz E, Noble EP (eds) Biochemistry and pharmacology of ethanol, vol 2. Plenum Press, New York London, pp 167–185

Bonjour JP (1981) Vitamins and alcoholism. Int J Vitam Nutr Res 51:307–318

Brien JF, Loomis CW (1983) Pharmacology of acetaldehyde. Can J Physiol Pharmacol 61:1–22

Brien JF, Loomis CW (1985) Aldehyde dehydrogenase inhibitors as alcohol-sensitizing drugs: a pharmacological perspective. Trends Pharmacol Sci 6:477–480

Brown ZW, Amit Z, Smith BR, Sutherland EA, Selvassi N (1983) Alcohol-induced euphoria enhanced by disulfiram and calcium carbimide. Alcoholism Clin Exp Res 7:276–278

Bühler R, Pestalozzi D, Hess M, von Wartburg JP (1983) Immunohistochemical localization of alcohol dehydrogenase in human kidney, endocrine organs and brain. Pharmacol Biochem Behav 18:55–59

Bühler R, Hempel J, von Wartburg JP, Jörnvall H (1985) Human liver alcohol dehydrogenase: the unique properties of the “atypical” isoenzyme $\beta 2\beta 2$-Bern can be explained by a single base mutation. Alcohol 2:47–51

Collins MA (ed) (1985) Aldehyde adducts in alcoholism. Alan R. Liss, New York, pp 1–230

Cronholm T, Curstedt T, Schmidt DN, Sjövall J (1985) Steroid profiles in urine and plasma of alcoholics during withdrawal. Alcohol 2:677–682

Crownover BP, La Dine J, Bradford B, Glassman E, Forman D, Schneider H, Thurman RG (1986) Activation of ethanol metabolism in humans by fructose: importance of experimental design. J Pharmacol Exp Ther 236:574–579

Elbel H, Schleyer F (1956) Blutalkohol. Thieme, Stuttgart, S 1–226

Erickson CK (1984) An update on amethystic agents. In: Edwards G, Littleton J (eds) Pharmacological treatments for alcoholism. Croom Helm, London Sydney, pp 111–117

Eriksson CJP (1982) The role of acetaldehyde in drinking behavior and tissue damage. Br J Alcohol Alcoholism 17:57–69

Fried R (1980) Biochemical actions of anti-alcoholic agents. Subst Alcohol Actions Misuse 1:5–27

Goedde HW, Agarwal DP, Harada S (1983) Pharmacogenetics of alcohol sensitivity. Pharmacol Biochem Behav 18:161–166

Harris RA (1979) Metabolism of calcium and magnesium during ethanol intoxication and withdrawal. In: Majchrowicz E, Noble EP (eds) Biochemistry and pharmacology of ethanol, vol 2. Plenum Press, New York London, pp 167–185

Hodgson RJ (1984) Craving and priming. In: Edwards G, Littleton J (eds) Pharmacological treatments for alcoholism. Croom Helm, London Sidney, pp 179–195

Hoffman PL, Ritzmann RF, Tabakoff B (1979) The influence of arginine vasopressin and oxytocin on ethanol dependence and tolerance. In: Galanter M (ed) Currents in alcoholism. Grune & Stratton, New York San Francisco London, pp 5–16

Holman RB (1980) Tryptolines: The role of indoleamine – aldehyde condensation products in the effects of alcohol. In: Sandler M (ed) Psychopharmacology of alcohol. Raven Press, New York, pp 155–169

Holt S, Skinner HA, Israel Y (1981) Early identification of alcohol abuse, 2: Clinical and laboratory indicator. Can Med Assoc J 124:1279–1295

Hunt WA, Majchrowicz E (1979) Alterations in neurotransmitter function after acute and chronic treatment with ethanol. In: Majchrowicz E, Noble EP (eds) Biochemistry and pharmacology of ethanol, vol 2. Plenum Press, New York London, pp 167–185

Jenkins WJ, Peters TJ (1980) Selectively reduced hepatic acetaldehyde dehydrogenase in alcoholics. Lancet I:628–629

Jones GL, Teng YS (1982) A chemical and enzymological account of the multiple forms of human liver aldehyde dehydrogenase. Implications for ethnic differences in alcohol metabolism. Biochim Biophys Acta 745:162–174

Kopun M, Propping P (1977) The kinetics of ethanol absorption and elimination in twins and supplementary repetitive experiments in singleton subjects. Eur J Clin Pharmacol 11:337–344

Korsten MA, Matsuzaki S, Feinman L, Lieber CS (1975) High blood acetaldehyde levels after ethanol administration: difference between alcoholic and nonalcoholic subjects. N Engl J Med 292:386–389

Li TK (1977) Enzymology of human alcohol metabolism. Adv Enzymol 46:427–483

Lieber CS (1977) Metabolism of ethanol. In: Lieber C (ed) Metabolic aspects of alcoholism, MTP Press Limited, Lancaster, pp 1–29

Lieber CS (1985) Alcohol and the liver: metabolism of ethanol, metabolic effects, and pathogenesis of injury. Acta Med Scand 703:11–55

Lindros KO (1978) Acetaldehyde: its metabolism and role in the actions of alcohol. Drug problems. Res Adv Alcohol Drug Prob 4:111–176

Lindros KO (1983) Human blood acetaldehyde levels: with improved methods, a clearer picture emerges. Alcoholism Clin Exp Res 7:70–75

Lindros KO, Stowell A, Pikkarainen P, Salaspuro M (1980) Elevated blood acetaldehyde in alcoholics with accelerated ethanol elimination. Pharmacol Biochem Behav 13:119–124

Lindros KO, Stowell A, Pikkarainen P, Salaspuro M (1981) The disulfiram (Antabuse)-alcohol reaction in male alcoholics: its efficient management by 4-methylpyrazole. Alcoholism Clin Exp Res 5:528–530

Littleton J (1980) Development of membrane tolerance to ethanol may limit intoxication and influence dependence liability. In: Sandler M (ed) Psychopharmacology of alcohol. Raven Press, New York, pp 121–127

Littleton J (1984) Biochemical pharmacology of ethanol tolerance and dependence. In: Edwards G, Littleton J (eds) Pharmacological treatments for alcoholism. Croom Helm, London Sidney, pp 119–144

Marchner H (1984) The pharmacology of alcohol-sensitising drugs. In: Edwards G, Littleton J (eds) Pharmacological treatments for alcoholism. Croom Helm, London Sidney, pp 491–530

Massarelli R (1979) Effects of ethanol on the cholinergic system. In: Majchrowicz E, Noble EP (eds) Biochemistry and pharmacology of ethanol, vol 2. Plenum Press, New York London, pp 223–240

Matsubara K, Akane A, Maseda C, Takahashi S, Fukui Y (1986) Salsolinol in the urine of nonalcoholic individuals after long-term moderate drinking. Alcohol Drug Res 6:281–288

Melchior CL (1980) Long-lasting effects of tetrahydroisoquinolines. In: Sandler M (ed) Psychopharmacology of alcohol. Raven Press, New York, pp 149–153

Mizoi Y, Tatsuno Y, Adachi J, Kogame M, Fukunaga T, Fujiwara S, Hishida S, Ijiri I (1983) Alcohol sensitivity related to polymorphism of alcohol-metabolizing enzymes in Japanese. Pharmacol Biochem Behav 18:127–133

Morgan MY (1980) Markers for detecting alcoholism and monitoring for continued abuse. Pharmacol Biochem Behav 13:1–8

Murphy RC, Westcott JY (1985) Synthesis of prostaglandins and leukotrienes. Effects of ethanol. In: Galanter M (ed) Recent developments in alcoholism, vol 3. Plenum Press, New York London, pp 101–122

Myers RD (1980) Pharmacological effects of amine-aldehyde condensation products. In: Rigter/Crabbe (eds) Alcohol tolerance and dependence. Elsevier/North-Holland Biomedical Press, pp 339–370

Nuutinen HU, Lindros KO, Salaspuro M (1983) Determinants of blood acetaldehyde level during ethanol oxidation in chronic alcoholics. Alcoholism Clin Exp Res 7:163–168

Obe G, Ristow H (1979) Mutagenic, cancerogenic and teratogenic effects of alcohol. Mutation Res 65:229–259

Orrego H, Blake JE, Medline A, Israel Y (1985) Interrelation of the hypermetabolic state, necrosis, anemia and cell enlargement as determinants of severity in alcoholic liver disease. Acta Med Scand 703:81–95

Peachey JE (1984) Clinical uses of the alcohol-sensitising drug. In: Edwards G, Littleton J (eds) Pharmacological treatments for alcoholism. Croom Helm, London Sydney, pp 531–543

Pequignot G, Tuyns AJ (1980) Compared toxicity of ethanol on various organs. Coll INSERM 95:17–32

Peters TJ, Cairns SR (1984) Studies on the biological basis of alcohol toxicity and pathogenesis of hepatic damage. In: Edwards G, Littleton J (eds) Pharmacological treatments for alcoholism. Croom Helm, London Sydney, pp 87–89

Peterson CM, Nguyen LB (1985) Clinical implications of acetaldehyde adducts with hemoglobin. In: Collins MA (ed) Aldehyde adducts in alcoholism. Alan R. Liss, New York, pp 19–30

Potamianos G, North WRS, Peters TJ (1985) The relationship between daily ethanol consumption, haematological and hepatic indices of toxicity and severity of alcohol dependence in problem drinkers presenting at a district general hospital. Alcohol Alcoholism 20:387–390

Rojkind M (1985) Collagen metabolism in the liver. In: Hall P (ed) Alcoholic liver disease. Edward Arnold, London, pp 90–112

Rutstein DD, Nickerson RJ, Vernon AA, Kishore P, Veech RL, Felver ME, Needham LL, Thacker SB (1983) 2,3-Butanediol: an unusual metabolite in the serum of severely alcoholic men during acute intoxication. Lancet II:534–536

Salaspuro M (1985) Inhibitors of alcohol metabolism. Acta Med Scand 703:219–224

Sargent WQ, Beard JD, Knott DH (1979) Acid-base balance following ethanol intake and during acute withdrawal from ethanol. In: Majchrowicz E, Noble EP (eds) Biochemistry and pharmacology of ethanol, vol 2. Plenum Press, New York London, pp 17–25

Schuckit M, Rayes V (1979) Ethanol ingestion: differences in blood acetaldehyde concentrations in relatives of alcoholics and controls. Science 203:54–55

Sjöquist B, Borg S, Kvande H (1981) Salsolinol and methylated salsolinol in urine and cerebrospinal fluid from healthy volunteers. Subst Alcohol Actions Misuse 2:73–77

Sjöquist B, Johnson HA, Borg S (1985) The influence of acute ethanol on the catecholamine system in man as reflected in cerebrospinal fluid and urine. A new condensation product, 1-carboxysalsolinol. Drug Alcohol Depend 16:241–249

Stamm D, Hansert E, Feuerlein W (1984) Excessive consumption of alcohol in men as biological influence factor in clinical laboratory investigations. J Clin Chem Clin Biochem 22:65–96

Stockwell T, Sutherland G, Edwards G (1984) The impact of a new alcohol consitizing agent (nitrefazole) on craving in severely dependent alcoholics. Br J Addict 79:403–409

Sun GY, Sun AY (1985) Ethanol and membrane lipids. Alcoholism Clin Exp Res 9:164–180

Tabakoff B, Hoffman PL (1985) The biological basis of alcohol tolerance and intoxication. In: Keup W (Hrsg) Biologie der Sucht. Springer, Berlin Heidelberg New York Tokyo, S 44–68

Thurman RG, Abu-Murad C, Pekkanen L, Bradford B, Yuki T, Glassman E (1980) Studies on the swift increase in alcohol metabolism. In: Sandler M (ed) Psychopharmacology of alcohol. Raven Press, New York, pp 129–136

Thurman RG, Paschal D, Abu-Murad C, Pekkanen L, Bradford BU, Bullock K, Glassman E (1982) Swift increase in alcohol metabolism (SIAM) in the mouse: comparison of the effect of short-term ethanol treatment on ethanol elimination in four inbred strains. J Pharmacol Exp Ther 223:45–49

Towell JF, Townsend WF, Kalbfleisch JH, Wang RIH (1985) Erythrocyte aldehyde dehydrogenase and clinical chemical markers of alcohol abuse and alcoholism. Alcohol Drug Res 6:15–21

Urwyler S (1985) Gibt es biochemische Verknüpfungen zwischen den Wirkungen von Alkohol und Opiaten? Tetrahydroisochinoline und alternative Möglichkeiten. In: Keup W (Hrsg) Biologie der Sucht. Springer, Berlin Heidelberg New York Tokyo, S 151–167

Välimäki M, Ylikahri RH (1985) Endocrine effects of alcohol. Progr Alcohol Res 1:265–286

von Wartburg JP (1971) Metabolism of alcohol in normals and alcoholics: enzymes. In: Kissin B, Begleiter H (eds) The biology of alcoholism. Plenum Press, New York London, pp 63–102

von Wartburg JP (1980) Acetaldehyde. In: Sandler M (ed) Psychopharmacology of alcohol. Raven Press, New York, pp 137–147
von Wartburg JP (1980) Comparison of alcohol metabolism in humans and animals. In: Eriksson K et al. (eds) Animal models in alcohol research. Academic Press, London, pp 427–433
von Wartburg JP (1981) Polymorphism of human alcohol and aldehyde dehydrogenase. In: Stimmel B (ed) Advances in alcohol and substance abuse I/2. The Haworth Press, New York, pp 7–23
von Wartburg JP (1983) Biochemische Auswirkungen der Äthylalkoholeinnahme durch die Mutter auf die Plazenta und den Stoffwechsel im Embryo, Fetus und Neugeborenen. In: Jeanneret O (ed) Alcohol and Youth. Child Health and Development, vol 2. Karger, Basel München Paris London New York Tokyo Sydney, pp 1–13
von Wartburg JP (1984) Pharmacokinetics of alcohol in the normal and alcoholic subject. In: Edwards G, Littleton J (eds) Pharmacological treatments for alcoholism. Croom Helm, London, pp 67–86
von Wartburg JP (1986) Acute aldehyde syndrome and chronic aldehydism. In: Recent advances in biomedical aspects of alcoholism. Aino Hospital Foundation. Igahn-Shoin Med Publ Inc, Tokyo (im Druck)
von Wartburg JP, Bühler R (1984) Biology of disease. Acloholism and aldehydism: New biomedical concepts. Lab Invest 50:5–15
von Wartburg JP, Bühler R, Maring JA, Pestalozzi D (1983) The polymorphism of alcohol and aldehyde dehydrogenase and their significance for acetaldehyde toxicity. Pharmacol Biochem Behav 18:123–125
Zink P, Reinhardt G (1980) Anstiegsgeschwindigkeit und Anstiegszeit der Blutalkoholkurve bei kurzen Trinkzeiten. Blutalkohol 17:400–410

Die internistischen Folgeerkrankungen des Alkoholismus

J. CH. BODE

INHALTSVERZEICHNIS

A. Alkoholbedingte Funktionsstörungen und Erkrankungen im Bereich des Gastrointestinaltraktes . . . 206
I. Mundhöhle . . . 206
II. Ösophagus . . . 207
1. Motilitätsänderungen . . . 207
2. Ösophagitis . . . 208
3. Mallory-Weiss-Syndrom . . . 208
III. Magen . . . 208
1. Magensekretion . . . 208
2. Akute Schädigung der Magenschleimhaut . . . 209
3. Chronische Gastritis . . . 209
4. Ulkusleiden . . . 209
IV. Dünndarm . . . 210
1. Änderungen der Resorption . . . 210
2. Störungen der Motilität . . . 210
3. Morphologische Änderungen der Dünndarmschleimhaut . . . 211
4. Permeabilitätsänderungen der Schleimhaut . . . 211
5. Bakterielle Fehlbesiedlung des oberen Dünndarms . . . 212
6. Kolon . . . 212
B. Lebererkrankungen durch Alkoholmißbrauch . . . 212
I. Epidemiologische und sozialmedizinische Aspekte . . . 212
II. Pathophysiologie alkoholinduzierter Lebererkrankungen . . . 213
III. Morphologische Befunde . . . 214
IV. Klinik alkoholbedingter Lebererkrankungen . . . 215
1. Alkoholfettleber . . . 215
2. Alkoholhepatitis . . . 216
3. Leberzirrhose . . . 217
4. Zieve-Syndrom . . . 217
V. Klinisch-chemische Befunde . . . 218
VI. Spontanverlauf und Prognose alkoholbedingter Lebererkrankungen . . . 218
VII. Therapie alkoholbedingter Lebererkrankungen . . . 219
C. Pankreatitis durch Alkoholmißbrauch . . . 220
I. Epidemiologische Aspekte . . . 220
II. Pathophysiologie . . . 220
III. Morphologie . . . 222
IV. Klinik der alkoholinduzierten Pankreatitis . . . 222
V. Differentialdiagnose . . . 224
VI. Therapie . . . 224
D. Stoffwechselstörungen durch Alkoholabusus . . . 225
I. Alkoholische Hyperlipämie . . . 225
II. Alkoholinduzierte Hypoglykämie . . . 225
III. Hyperurikämie und Gicht . . . 226
IV. Alkohol und Porphyrinstoffwechsel . . . 226

E. Endokrine Störungen durch Alkoholabusus 227
I. Hypothalamus – Hypophysenvorderlappen – Nebennierenrinde 227
1. Hypothalamus – Hypophysenvorderlappen 227
2. Nebennierenrinde 227
II. Hypothalamus – Hypophysenvorderlappen – Gonaden 228
1. Hypothalamus und Hypophysenvorderlappen 228
2. Gonaden 228
III. Thyreoidaler Regelkreis 229
1. Hypothalamus und Hypophysenvorderlappen 229
2. Schilddrüse 229
IV. Katecholaminstoffwechsel 230
V. Weitere Hormone 231
1. Hypophyse 231
2. Aldosteron 231
F. Kardiovaskuläre Störungen durch Alkoholabusus 232
I. Alkoholkardiomyopathie 232
1. Pathophysiologie 232
2. Klinische Befunde 232
3. Therapie 233
II. Alkohol und koronare Herzerkrankung 233
1. Einfluß einer akuten Alkoholzufuhr 233
2. Einfluß eines chronischen Alkoholkonsums 234
III. Alkoholkonsum und Hypertonus 234
G. Hämatologische und immunologische Störungen durch Alkoholmißbrauch 234
I. Myeloisches System 235
1. Erythropoese 235
2. Granulopoese 235
3. Thrombozyten 236
4. Lymphatisches System 236
H. Alkohol und Krebserkrankungen 236
I. Mundhöhle und oberer Gastrointestinaltrakt 237
II. Übriger Gastrointestinaltrakt 237
III. Leber- und Pankreaskarzinom 237
IV. Mögliche Angriffspunkte von Alkohol in der Karzinogenese 238
Literatur 239

A. Alkoholbedingte Funktionsstörungen und Erkrankungen im Bereich des Gastrointestinaltraktes

In Tabelle 1 sind die für die Praxis und Klinik bedeutsamsten Funktionsstörungen und Krankheitsbilder des oberen Gastrointestinaltraktes, die beim Menschen durch akuten oder chronischen Alkoholabusus erzeugt werden, zusammengestellt.

I. Mundhöhle

Bei Alkoholikern werden Schleimhautveränderungen in der Mundhöhle, wie *Stomatitis* und *Gingivitis* sowie *Parodontose* gehäuft beobachtet. Diese Veränderungen sind, ebenso wie die häufig auffällig ausgeprägte Karies, vermutlich in erster

Tabelle 1. Akute und chronische Alkoholschäden im Bereich des Gastrointestinaltraktes

Mundhöhle	*Magen*
Stomatitis, Gingivitis Parotisschwellung (mit Funktionsstörung) Zungen- und Pharynxkarzinom	Änderungen der Säuresekretion Motilitätsstörungen (akut: verzögerte Entleerung) Permeabilitätsstörungen der Mukosa Akute (hämorrhagisch-erosive) Gastritis Chronisch atrophische Gastritis Mallory-Weiss-Syndrom
Ösophagus	*Dünndarm*
Motilitätsstörungen Vermehrter gastroösophagealer Reflux Refluxösophagitis Barrett-Ösophagus Ösophaguskarzinom	(Hämorrhagisch-erosive) Duodenitis, z. T. Jejunitis Permeabilitätsstörungen der Mukosa Bakterielle Fehlbesiedelung Resorptionsstörungen (Glukose, Xylose, Laktose, Aminosäuren, Vitamin B1, Vitamin B12, Folsäure, H_2O und Na^+)

Linie Folge einer mangelnden Mundpflege. Unter Umständen spielt auch ein Mangel an essentiellen Nahrungsbestandteilen durch eine qualitative und/oder quantitative Fehlernährung eine Rolle (BODE 1980).

Bei Patienten mit alkoholbedingten Lebererkrankungen findet sich gehäuft eine *Parotisschwellung*. Bei einer quantitativen Messung der stimulierten Parotissekretion ließen sich bei Alkoholikern im Vergleich zu Personen ohne höheren Alkoholkonsum auch funktionelle Änderungen der Drüse nachweisen (BODE 1985).

II. Ösophagus

1. Motilitätsänderungen

Eine einmalige Zufuhr größerer Mengen alkoholischer Getränke senkt den Druck des unteren Ösophagussphinkters. Dieser Effekt scheint, zumindest teilweise, von der Blutalkoholkonzentration abzuhängen (BODE 1985). Die Inkompetenz des unteren Ösophagussphinkters ist vermutlich die Ursache für die erhöhte Refluxneigung nach reichlicherem Alkoholgenuß. Bereits relativ geringe Mengen konzentrierter alkoholischer Getränke, wie sie bei geselligen Anlässen häufiger getrunken werden, erhöhen die Zunahme der Refluxereignisse und vermindern die Geschwindigkeit der Säureelimination aus dem unteren Ösophagus (WIENBECK u. BERGES 1981). Störungen der Ösophagusfunktion durch chronischen Alkoholmißbrauch fanden sich auch bei Patienten mit peripherer Alkoholneuropathie. Bei diesen Patienten ist die Peristaltik im mittleren und unteren Ösophagusdrittel gestört oder fehlt bei erhaltener Funktion des unteren Ösophagussphinkters (WIENBECK u. BERGES 1981). Trotz dieser manometrisch nachweisbaren Funktionsstörungen klagen die Patienten nicht über Schluckbeschwerden.

2. Ösophagitis

Der Genuß etwas größerer Mengen alkoholischer Getränke führt häufig zu Sodbrennen. Die erwähnten Störungen der Funktion des unteren Ösophagussphinkters mit Zunahme eines gastro-ösophagealen Refluxes und längerem Kontakt von saurem Mageninhalt mit der Ösophagusschleimhaut sind hierfür vermutlich in erster Linie verantwortlich zu machen. Bei Alkoholikern finden sich gehäuft entzündliche Veränderungen im distalen Ösophagus (Bode 1980). Die Annahme, daß Alkoholkonsum die Entstehung einer Ösophagitis fördert, wird auch durch tierexperimentelle Befunde gestützt. Übermäßiger Alkoholkonsum scheint eine wesentliche Ursache für die Entwicklung eines Barrett-Ösophagus zu sein (Wienbeck u. Berges 1981).

3. Mallory-Weiss-Syndrom

Sowohl eine akute Alkoholintoxikation als auch chronischer Alkoholabusus führen nicht selten zu wiederholtem Erbrechen. Hierdurch kann es zu Schleimhauteinrissen im Bereich der Kardia kommen, die zu massiver Blutung führen können. In größeren Serien war ein Mallory-Weiss-Syndrom bei bis zu 13% aller Patienten, die wegen einer akuten Blutung aus dem oberen Intestinaltrakt zur Aufnahme kamen, die Ursache für die Blutung. Alkoholkonsum wurde als entscheidender ätiologischer Faktor für das Auftreten dieser Schleimhautläsion bei 20–50% der Fälle angegeben (Bode 1980).

III. Magen

1. Magensekretion

Akute Zufuhr von Alkohol führt bei mehreren Tierspezies und auch beim Menschen zu einer Stimulierung der Säuresekretion im Magen (Bode 1980; Chey 1972). Dieser Effekt ist abhängig von der Alkoholkonzentration. Beim Menschen stimuliert die Zufuhr von Getränken mit niedriger Alkoholkonzentration, wie z. B. Bier oder Wein, die Säuresekretion deutlich, während Getränke mit hoher Alkoholkonzentration (Whisky und Kognak) die Säuresekretion nicht beeinflussen (Lenz et al. 1983). Als mögliche Urachen werden neben einer gesteigerten Freisetzung von Histamin und Gastrin eine Stimulierung des Nervus vagus und unmittelbare Stoffwechselwirkungen von Alkohol auf die Belegzellen diskutiert (Bode 1980; Singer et al. 1983). Als mögliche Kandidaten für eine lokale Wirkung auf die Magenschleimhaut müssen Begleitsubstanzen in einigen alkoholischen Getränken, insbesondere Histamin, mit berücksichtigt werden (Bode 1980).

Für die Beeinflussung der Säuresekretion im Magen durch chronische Alkoholzufuhr beim Menschen liegen widersprüchliche Mitteilungen vor. Bei Alkoholikern wurde gegenüber vergleichbaren Kontrollgruppen sowohl eine verminderte als auch eine unveränderte Säureausscheidung beobachtet (Bode 1980).

2. Akute Schädigung der Magenschleimhaut

Nach akuter Aufnahme größerer Mengen alkoholischer Getränke werden beim Menschen und im Tierexperiment Schleimhautläsionen beobachtet, die von einer Schleimhautschwellung bis zu einer ausgeprägten *hämorrhagisch-erosiven Gastritis* reichen. Bei Patienten, die wegen einer akuten hämorrhagisch-erosiven Gastritis zur Aufnahme kamen, wurde ein übermäßiger Alkoholkonsum in 40–50% der Fälle als alleiniger ätiologischer Faktor gefunden (BODE 1980). Die akuten Schleimhautveränderungen heilen innerhalb weniger Tage nach Fortlassen des Alkohols ab. Die Erfassung dieser Veränderungen ist daher nur möglich, wenn, soweit sich die Frage stellt, kurze Zeit nach dem Alkoholgenuß eine endoskopische Untersuchung erfolgt.

3. Chronische Gastritis

Umstritten ist bisher die Frage, ob langgehender Alkoholmißbrauch auch die Ausbildung einer chronischen Gastritis fördert. Es gibt sowohl Mitteilungen, die einen solchen Zusammenhang negieren, als auch Mitteilungen, die auf eine Häufung einer chronisch atrophischen Gastritis im Korpusbereich des Magens bei Alkoholikern hinweisen (BODE 1980).

4. Ulkusleiden

Auch die Frage, ob chronischer Alkoholabusus ein Risikofaktor für die Entstehung eines Ulkusleidens ist, wird unterschiedlich beantwortet. In eigenen Untersuchungen fand sich sowohl bei unausgewählten Alkoholikern als auch bei Patienten mit alkoholbedingten Lebererkrankungen verschiedenen Schweregrades in einem relativ hohen Prozentsatz eine Ulkuskrankheit (Tabelle 2; BODE 1985). Da die Häufigkeit eines Ulkusleidens bei Patienten mit leichten Leberveränderungen (Alkoholfettleber) sich nicht wesentlich von der bei Patienten mit Leberzirrhose unterschied, ist es wenig wahrscheinlich, daß die Lebererkrankung an sich

Tabelle 2. Häufigkeit eines Ulkusleidens bei unausgewählten Patienten mit chronischem Alkoholabusus sowie bei Patienten mit verschiedenen Formen alkoholbedingter Lebererkrankungen. (Aus BODE 1980)

Krankengut	n	Ulkusleiden % der Fälle
Chron. Alkoholiker (unausgewählt)	371	13,8
Patienten mit		
– alkoholischer Fettleber oder Fibrose	103	23,3
– Alkoholzirrhose	118	24,6

die Ulkusentstehung im Sinne eines „hepatogenen Ulkus“ fördert. Alkoholabusus wird auch von anderen Autoren als Risikofaktor für die Entstehung eines Ulkusleidens angesehen (PIPER et al. 1984). In mehreren anderen Studien wurde ein solcher Zusammenhang allerdings nicht beobachtet (BODE 1980).

IV. Dünndarm

Im Hinblick auf funktionelle und morphologische Änderungen sind deutliche Unterschiede zwischen den Auswirkungen einer akuten Alkoholexposition und dem Einfluß eines übermäßigen Alkoholkonsums über lange Zeit zu erkennen.

1. Änderungen der Resorption

Akute Alkoholzufuhr hemmt den aktiven, d. h. energieabhängigen Transport von einigen Monosacchariden (z. B. Glukose und D-Xylose) und von L-Aminosäuren vom Darmlumen zur Serosaseite. Dies wurde sowohl beim Menschen, als auch in Tirexperimenten gezeigt (BODE 1980). Darüber hinaus wird die Resorption einiger wasserlöslicher Vitamine (Thiamin, Folsäure und von Vitamin B_{12}) sowie von Kalzium durch akute Alkoholexposition gehemmt. Bei Alkoholikern wurde, in Übereinstimmung mit den Befunden nach akuter Alkoholzufuhr, gehäuft eine Störung der Xyloseabsorption sowie eine Resorptionsstörung für einige wasserlösliche Vitamine sowie eine Hemmung der Natrium- und Wasseraufnahme im Dünndarm nachgewiesen (Tabelle 1). Eine Störung der intestinalen Lipidresorption durch Alkohol wurde bisher nur im Tierexperiment gezeigt (MANSBACH 1983). Die bei Alkoholikern gehäuft beobachtete Steatorrhoe ist wahrscheinlich in erster Linie auf eine Pankreasinsuffizienz (s. Abschn. C) oder, bei Alkoholhepatitis und Leberzirrhose (s. Abschn. B), auf eine Störung der Gallensäuresekretion zurückzuführen.

An Faktoren, die für die Resorptionsstörung eine Rolle spielen, ist, neben einer direkt toxischen Wirkung von Alkohol, in erster Linie eine qualitative und/oder quantitative Fehlernährung zu nennen. Dies gilt insbesondere für den bei Alkoholikern häufig beobachteten Folsäuremangel. Letzterer führt selbst zu erheblichen funktionellen und morphologischen Änderungen der Dünndarmschleimhaut. Die Bedeutung des Folsäuremangels für die bei Alkoholikern beobachteten Resorptionsstörungen wird dadurch unterstrichen, daß die durch kurzdauernde Gabe größerer Alkoholdosen bei Alkoholikern induzierbaren Resorptionsstörungen durch zusätzliche Folsäuregabe weitgehend zu beheben sind (BODE 1980).

2. Störungen der Motilität

Störungen der Motilität im oberen Dünndarm durch akute Alkoholzufuhr wurden bisher nur in Tierexperimenten nachgewiesen. Hierbei steigerte akute Alkoholzufuhr die Zahl der peristaltischen Wellen und erhöhte den intraluminalen Druck im Duodenum. Im Jejunum kam es zu einer Verringerung hemmender

Kontraktionswellen, während im Ileum eine Stimulierung der propulsiven Kontraktionswellen beobachtet wurde (BODE 1980). Diese Motilitätsänderungen könnten, wenn sie auch beim Menschen auftreten, eine Teilursache für die bei Alkoholikern beobachtete Neigung zu Diarrhöen sein.

3. Morphologische Änderungen der Dünndarmschleimhaut

Bei Patienten mit einer alkoholinduzierten akuten erosiven Gastritis finden sich in der Regel auch deutliche entzündliche Veränderungen mit oder ohne Erosionen im Duodenum. Bereits einmalige Zufuhr größerer Dosen alkoholischer Lösungen in Konzentrationen, die der üblicher alkoholischer Getränke entsprachen, führten bei gesunden freiwilligen Probanden und im Tierexperiment zu einer deutlichen Duodenitis mit subepithelialen Blutungen (BODE 1985).

Die Dünndarmschleimhaut chronischer Alkoholiker zeigt licht-mikroskopisch zwar nur minimale Änderungen, bei einer quantitativen morphometrischen Untersuchung der Jejunalschleimhaut von Alkoholikern, die innerhalb der ersten Woche nach Abstinenzbeginn durchgeführt wurde, fand sich jedoch eine im Vergleich zu Gesunden verminderte Mukosaoberfläche (Tabelle 1; BODE et al. 1982).

4. Permeabilitätsänderungen der Schleimhaut

Als Folge der alkoholbedingten Epithelschädigung wurde eine gesteigerte Permeabilität der Schleimhaut für Makromoleküle wie Hämoglobin und Peroxidasemoleküle sowie andere großmolekulare Substanzen beschrieben (BODE 1980).

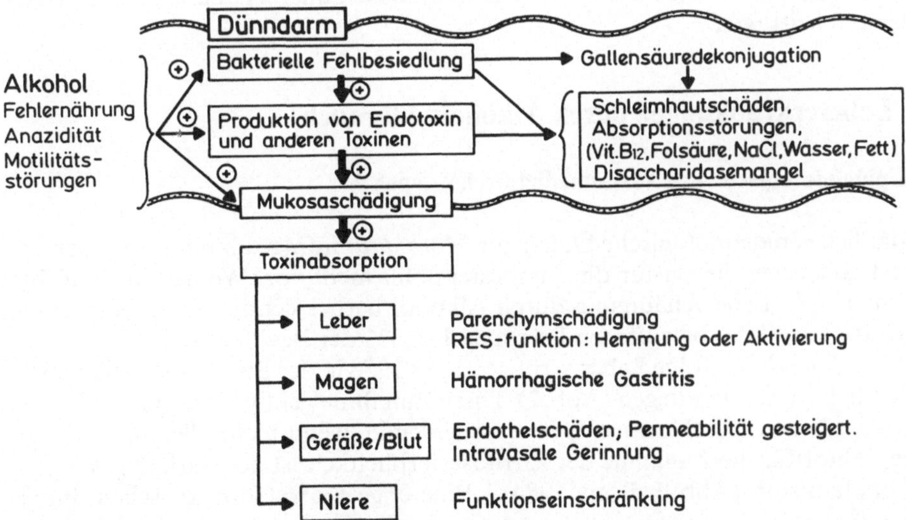

Abb. 1. Schematische Darstellung möglicher Folgen einer gesteigerten Permeabilität der Dünndarmschleimhaut für Toxine und einer bakteriellen Fehlbesiedlung im oberen Dünndarm bei chronischem Alkoholabusus. (Aus BODE 1985b)

Dieser Befund ist im Hinblick auf eine möglicherweise gesteigerte Aufnahme bakterieller und anderer Toxine nach Alkoholeinwirkung auf die Schleimhaut des oberen Dünndarms von Interesse. Eine Reihe indirekter Hinweise stützen die Annahme, daß z. B. eine gesteigerte Endotoxinaufnahme für alkoholbedingte Schäden der Leber und Alkoholschäden an anderen Organen eine Rolle spielen kann (Abb. 1; BODE et al. 1982).

5. Bakterielle Fehlbesiedlung des oberen Dünndarms

Bei chronischen Alkoholikern konnte eine bakterielle Fehlbesiedlung des Jejunums mit einer im Vergleich zu Gesunden deutlich erhöhten Gesamtkeimzahl im Dünndarmsaft nachgewiesen werden (BODE et al. 1984). Bei den Alkoholikern fand sich darüber hinaus eine deutliche qualitative Änderung der Bakterienflora mit stärkerer Besiedelung des Dünndarms mit koliformen und mit anaeroben Keimen. Diese bakterielle Fehlbesiedlung kann ihrerseits Teilursache für eine Reihe von Resorptionsstörungen und morphologischen Schäden der Dünndarmschleimhaut sein (Abb. 1; SIMON u. GORBACH 1984). Sie kann darüber hinaus zu Abdominalbeschwerden, wie Druck, Völlegefühl, Flatulenz und Schmerzen bei Patienten mit übermäßigem Alkoholkonsum beitragen.

6. Kolon

Akute Alkoholaufnahme beschleunigt den gastrokolischen Reflux nach einer Mahlzeit und bewirkt eine Steigerung der propulsiven Kontraktionswellen des distalen Kolons (BERENSON u. AVNER 1981). Diese Alkoholwirkung kann zusätzlich zu den oben erwähnten Faktoren zur Durchfallsneigung bei übermäßigem Alkoholgenuß beitragen.

B. Lebererkrankungen durch Alkoholmißbrauch

I. Epidemiologische und sozialmedizinische Aspekte

Verläßliche epidemiologische Daten zur *Morbidität* infolge alkoholbedingter Lebererkrankungen liegen für die Bundesrepublik nicht vor. Werden auch leichte Formen einer Leberschädigung durch Alkohol berücksichtigt, dann beträgt die geschätzte Zahl der betroffenen Personen 1–1,5% der Bevölkerung.

Die *Mortalität* infolge Leberzirrhose ist seit 1950 in der Bundesrepublik außerordentlich stark angestiegen (Abb. 2). Diese Zunahme geht vorwiegend zu Lasten des männlichen Geschlechtes. Der entscheidende, wenn nicht alleinige ätiologische Faktor für die Zunahme der Zirrhosesterblichkeit ist der stark angestiegene Alkoholkonsum (Abb. 2; BODE 1984).[1] Eine enge Korrelation zwischen durch-

[1] Alkoholabusus ist wahrscheinlich bei 70–80% der Patienten mit Leberzirrhose in der Bundesrepublik der entscheidende ursächliche Faktor. Verläßlich epidemiologische Studien, aufgrund derer eine genauere Angabe möglich wäre, liegen für die Bundesrepublik allerdings nicht vor.

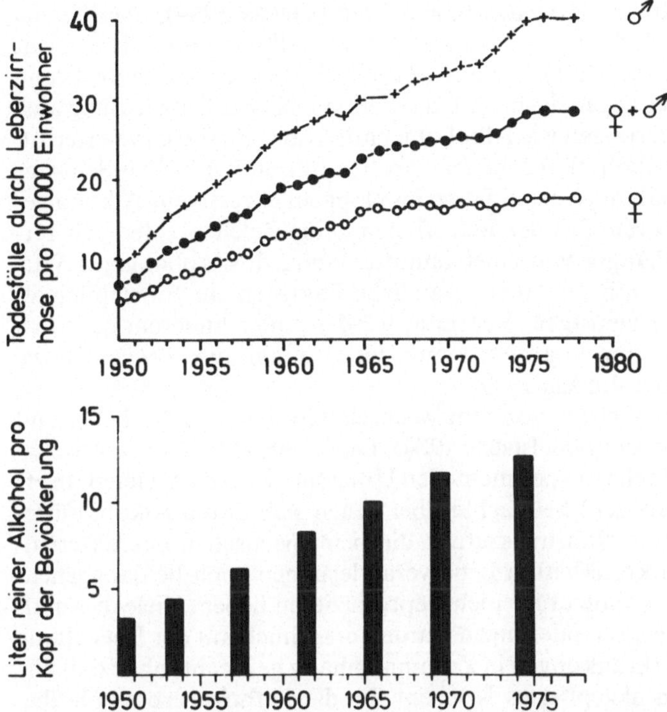

Abb. 2. Mortalität in Folge Leberzirrhose in der Bundesrepublik Deutschland (oben) für die Jahre 1950–1980 und Alkoholkonsum berechnet pro Kopf der Bevölkerung pro Jahr. ♂: Mortalität für Männer; ♀: Mortalität für Frauen, ♂+♀: Gesamtmortalität. (Aus Bode 1981)

schnittlichem täglichem Alkoholkonsum bzw. insgesamt konsumierter Alkoholmenge einerseits und dem Risiko zur Entwicklung einer Leberzirrhose wurde in mehreren sorgfältigen epidemiologischen Studien nachgewiesen (Lelbach 1985). Besonders auffällig ist die seit Beginn der 70er Jahre starke Zunahme der Zirrhosesterblichkeit für die jüngeren Altersgruppen, erkennbar an der Verschiebung der altersabhängigen Zunahme der Zirrhosesterblichkeit um 1 Jahrzehnt zu den jüngeren Jahrgängen (Bode 1984).

II. Pathophysiologie alkoholinduzierter Lebererkrankungen

Als entscheidende Ursache für die Leberschädigung bei chronischem Alkoholmißbrauch wird eine toxische Wirkung von Alkohol vermutet (Lieber 1984). Die vermutete toxische Wirkung von Alkohol auf die menschliche Leber unterscheidet sich jedoch dadurch von anderen direkt hepatotoxisch wirksamen Substanzen, daß sich die bei Menschen beobachteten Leberveränderungen tierexperimentell auch bei hochdosierter Alkoholgabe bei zahlreichen Säugetierarten bisher nicht reproduzieren ließen (Rogers et al. 1981). Leberveränderungen, die den beim Menschen beobachteten in vieler Hinsicht entsprechen, wurden nach langdauernder Alkoholzufuhr bei Pavianen beschrieben (LIEBER 1984), aber bereits bei Rhesusaffen ließen sich disee Veränderungen durch Alkoholgabe alleine nicht reproduzieren (ROGERS et al. 1981). Weitere Besonderheiten der Alkoholwirkung auf die menschliche Leber liegen darin, daß die Zeit, die bis zur Entwicklung ausgeprägterer Leberveränderungen wie Alkoholhepatitis oder Zirrhose, verstreicht, bei gleichem täglichen Alkoholkonsum sehr großen interindividuellen Schwankungen unterliegt und daß auch nach jahrzehntelangem exzessivem Alkoholgenuß sich bei einem größeren Teil der Betroffenen keine Zeichen einer Lebererkrankung finden. Unabhängig von einer unmittelbaren, dosisabhängigen Wirkung des Alkohols selbst müssen daher zusätzliche Faktoren zur Entstehung alkoholischer Lebrschäden beitragen. Vermutet werden unter anderem *genetisch bedingte Faktoren* sowie eine quantitative und/oder qualitative *Fehlernährung* (PATEK 1979; SALASPURO u. LIEBER 1979).

Alkohol führt zu einer Vielzahl von Stoffwechseländerungen in der Leber und in anderen Organen (Übersicht bei LIEBER 1984). Die Mehrzahl dieser Stoffwechseländerungen wurde jedoch in experimentellen Untersuchungen an Tieren (in erster Linie Ratten und Mäusen) beobachtet, bei denen sich durch Alkoholfütterung alleine bei adäquater Nahrungszufuhr die beim Menschen charakteristischerweise beobachteten krankhaften Leberveränderungen auch bei langgehender und hochdosierter Alkoholzufuhr nicht reproduzieren ließen. Viele dieser alkoholinduzierten Stoffwechseländerungen wurden ursächlich mit der Entstehung alkoholbedingter Lebererkrankungen in Zusammenhang gebracht, ohne daß bisher ein klares, allgemein akzeptiertes Konzept für die Pathogenese alkoholbedingter Lebererkrankungen des Menschen entwickelt wurde. Neben den erwähnten Faktoren wurde in den letzten Jahren auch auf die mögliche Bedeutung bakterieller Toxine, insbesondere von Endotoxinen, für die Entstehung alkoholinduzierter Leberschäden hingewiesen (LIEHR 1982; BODE et al. 1982; s. auch Abb. 1).

III. Morphologische Befunde

Das Spektrum alkoholbedingter Leberveränderungen reicht von der unkomplizierten Fettleber über verschiedene Stadien der Verfettung mit Entzündung, Leberzellnekrose und zunehmender Fibrose bis zur Zirrhose (Abb. 3). Histologisch ist die Alkoholhepatitis außer durch Fetteinlagerung durch Schwellung, Vakuolisierung und Nekrose von Hepatozyten, das Auftreten von alkoholischem Hyalin (Mallory-Körper), eine vorwiegend granulozytäre entzündliche Infiltration und eine perizelluläre Kollagenablagerung charakterisiert (BODE 1981). Mit fortschreitenden Nekrosen und Fibrosierung kommt es zu einer Brückenbildung zu den benachbarten Zentralnerven und zwischen Zentralnerven und Portalfeldern. Schreitet der Erkrankungsprozeß mit Parenchymzerstörung und nachfolgender Fibrosierung fort, so kommt es zum zirrhotischen Umbau mit vollständiger Zerstörung der normalen Läppchenarchitektur (BODE 1981).

Mallory-Körper lassen sich bei geeigneter Färbetechnik bei Alkoholhepatitis in einem hohen Prozentsatz nachweisen. Sie entstehen wahrscheinlich aus tubulärem Material (intermediäre Filamente?). Sie sind zwar typisch für alkoholbeding-

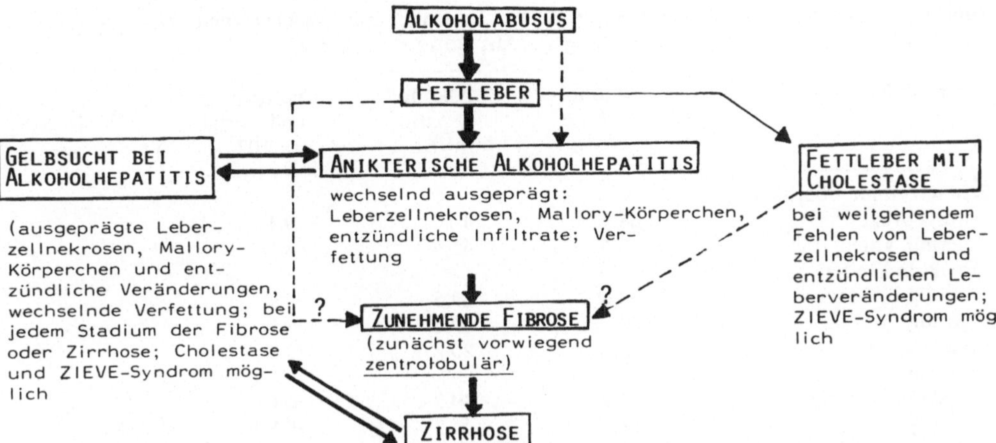

Abb. 3. Schematische Übersicht der wichtigsten Formen alkoholbedingter Lebererkrankungen. Die Dicke der Pfeile deutet die etwaige Häufigkeit an. – – – → = seltene oder bisher nicht gesicherte Wege der Krankheitsentwicklung. (Aus BODE 1981)

te Leberschäden, finden sich jedoch auch bei einigen anderen Lebererkrankungen (z. B. beim Morbus Wilson, primär-biliärer Zirrhose und α1-Antitrypsinmangel).

An weiteren histologischen Befunden finden sich bei Alkoholhepatitis und -zirrhose eine wechselnd ausgeprägte entzündliche Infiltration der Portalfelder sowie morphologische Zeichen einer Cholestase. Darüber hinaus finden sich kugelige hyaline Strukturen, die Megamitochondrien entsprechen (BODE 1981).

Eine neuere Hypothese zur Entstehung fortschreitender Leberveränderungen bei Alkoholikern geht davon aus, daß es zu einer Leberfibrose bis zum zirrhotischen Umbau kommen kann, ohne daß das Stadium der Alkoholhepatitis durchlaufen wird. Es soll hierbei zu einer zentrolobulären, perizellulären Kolagenisierung mit späterer Ausbildung fibröser Septen kommen (LIEBER 1984).

IV. Klinik alkoholbedingter Lebererkrankungen

1. Alkoholfettleber

Die Mehrzahl von Patienten mit einer unkomplizierten Alkoholfettleber haben keine oder nur leichte Beschwerden von seiten des Abdomens wie Druck- oder Völlegefühl. Eine Häufung stärkerer Oberbauchbeschwerden mit Schmerzen, Übelkeit oder Erbrechen bei Patienten mit Alkoholfettleber, die zur klinischen Behandlung eingewiesen werden (Tabelle 3), sind wahrscheinlich durch eine Selektion zu erklären. Die Beschwerden bei diesen Patienten sind am ehesten Folge einer akuten Gastritis bzw. Duodenitis nach akutem, reichlicherem Alkoholgenuß (s. Abschn. A). Die Leber ist in der Regel tastbar vergrößert mit leichter Zunahme der Leberkonsistenz. Weitere klinische Befunde sind verstärktes Schwit-

Tabelle 3. Häufigkeit subjektiver Symptome bei Patienten mit verschiedenen Stadien alkoholbedingter Lebererkrankungen. (Aus BODE et al. 1984a)

Beschwerden	Alkoholzirrhose n=118	Alkoholhepatitis n=61	Fettleber und übrige n=103
Schmerzen im Oberbauch			
ausgeprägt	66,1	41	19,1
gering, selten	30,5	45,9	43,7
Druck und (oder) Völlegefühl			
mäßig bis stark	63,6	29,5	34,9
gering	22	49,2	39,8
Meteorismus	33,1	26,2	23,3
Insgesamt			
mäßig bis heftig	82,2	49,2	50,6
gering	13,2	44,3	39,8

zen, feinschlägiger Fingertremor sowie auch schon in diesem Krankheitsstadium Hautveränderungen wie Gefäßspinnen und Palmarerythem (BODE 1981).

2. Alkoholhepatitis

Die für das Fortschreiten der alkoholbedingten Lebererkrankung bis zur Zirrhose entscheidende Veränderung ist wahrscheinlich die Alkoholhepatitis (Synonyme: Fettleberhepatitis, subakute alkoholische Leberdystrophie, alkoholtoxische Hepatose). Das Krankheitsbild der Alkoholhepatitis umfaßt ein breites Spektrum klinischer und morphologischer Befunde. Das Extrem auf der einen Seite ist ein Patient ohne Beschwerden oder Symptome, bei dem eine Lebervergrößerung zufällig im Rahmen einer Routineuntersuchung festgestellt wird. Das andere Extrem bieten Patienten mit weit fortgeschrittener Erkrankung, ausgeprägter Gelbsucht und den Zeichen eines zunehmenden Leberversagens. Die wichtigsten Beschwerden und klinischen Befunde sind in Tabelle 4 zusammengestellt. Die stark variierenden Angaben zur Häufigkeit typischer Symptome und klinischer Befunde spiegelt die Vielfalt der Krankheitsstadien bei Alkoholhepatitis wider. Im Durchschnitt besteht ein relativ enger Zusammenhang zwischen dem Ausmaß morphologischer Veränderungen der Alkoholhepatitis einerseits und der Häufigkeit wichtiger klinischer Befunde und Symptome (BODE 1981). Für den Einzelfall ist es jedoch wichtig festzuhalten, daß auch bei weitgehendem Fehlen von Beschwerden und klinischen Symptomen histologisch nicht selten eine ausgeprägte Alkoholhepatitis gefunden wird. Der Anteil anikterischer Alkoholhepatitiden betrug in einzelnen Studien über 70%, wobei fast die Hälfte asymptomatisch verliefen (BODE 1981). Die frühzeitige Erkennung dieser gefährdeten Personen ist deshalb besonders wichtig, weil bei fortgesetztem Alkoholabusus zum Teil schon innerhalb einiger Jahre mit der Entwicklung eines zirrhotischen Umbaus zu rechnen ist (MAIER et al. 1979).

Tabelle 4. Wichtige Symptome und klinische Befunde bei Patienten mit Alkoholhepatitis

Subjektive Symptome	
Anorexie	Gewichtsverlust
Übelkeit, Erbrechen	Fieber
Schmerzen im Abdomen	feinschlägiger Fingertremor
verstärktes Schwitzen	Zeichen einer Feminisierung (Gynäkomastie, spärliche oder fehlende Sekundärbehaarung)
Befunde	
Lebervergrößerung	
Milzvergrößerung	*Hautveränderungen*
Gelbsucht	Gefäßspinnen
Aszites, Ödeme	Palmarerythem
Ösophagusvarizen	Teleangiektasien
Enzephalopathie	Weißfleckung

Hautzeichen chronischer Lebererkrankungen wie Gefäßspinnen, Palmarerythem und Teleangiektasien finden sich deutlich häufiger als bei Fettleber. In 20–30% der Fälle sind bereits Zeichen einer Feminisierung (Änderung der Sekundärbehaarung, Gynäkomastie) nachzuweisen (Bode 1981). Andere frühe Zeichen eines übermäßigen Alkoholkonsums, wie psychische Veränderungen und Verhaltensstörungen (Einzelheiten s. Kapitel von Böning und Holzbach in diesem Band) sollten, da die anikterische Alkoholhepatitis über viele Jahre, zum Teil auch 1–2 Jahrzehnte asymptomatisch oder mit wechselnden Beschwerden und Symptomen verlaufen kann, ebenfalls Anlaß zu eingehenden Untersuchungen sein, um die fatalen Spätfolgen durch Entwicklung einer Alkoholzirrhose soweit möglich zu verhindern.

3. Leberzirrhose

Bei Patienten mit Alkoholzirrhose finden sich die in Tabelle 4 für die Alkoholhepatitis angegebenen Beschwerden und klinischen Befunde deutlich häufiger. Für einen Teil dieser Beschwerden und Symptome ist dies den Angaben in Tabelle 3 zu entnehmen. In besonderem Ausmaß trifft dies für die Folgen des Pfortaderhochdrucks (Milzvergrößerung, Ösophagusvarizen, Aszites) sowie der Leberinsuffizienz (Ikterus, Ödeme, Aszites, Blutungsneigung) und die Häufigkeit einer chronischen hepatischen Enzephalopathie zu.

4. Zieve-Syndrom

Dieses verhältnismäßig seltene Syndrom bei alkoholbedingter Lebererkrankung ist gekennzeichnet durch Gelbsucht, hämolytische Anämie und Hyperlipämie (Salaspuro u. Lieber 1979). Das Zieve-Syndrom wurde zwar zunächst bei Patienten mit Alkoholfettleber beschrieben, es wird jedoch auch bei Alkoholhepatitis mit oder ohne Zirrhose beobachtet (Abb. 3).

Tabelle 5. Klinisch-chemische Befunde bei Alkoholhepatitis (AH). n=normal, (+) bis +++=leicht bis stark erhöht, (−)=erniedrigt. (Aus BODE 1981)

Meßgröße im Serum oder Blut	Änderung bei AH
γ-Glutamyltranspeptidase[a]	+ bis +++
Glutamatdehydrogenase[a]	+ bis +++
GOT	(+)bis ++
GPT	n bis +
Quotient GOT:GPT[a]	> 1 (häufig >2)
Alkalische Phosphatase	n bis ++
Bilirubin, gesamt	n bis +++
Prothrombinzeit (Quick)	n bis (−)
Albumine	n bis (−)
β- und γ-Globuline	n bis +++
IgA[a]	n bis +++
Triglyzeride[a]	n bis +++
Cholesterin	n bis ++
Harnsäure[a]	n bis ++
HB_e[a] (hyperchrome Anämie)	n bis ++
Leukozyten[a] (neutroph. Granulozyten)	n bis +++
Thrombozyten	n bis (−)
Magnesium[a]	n bis (−)
Zink[a]	n bis (−)

[a] Häufig und typischerweise pathologische Befunde.

V. Klinisch-chemische Befunde

Bei der alkoholischen Fettleber findet sich häufig eine leichte bis mittelgradige Erhöhung der Gamma-GT sowie eine leichte Erhöhung der GOT im Serum. Auch eine Erhöhung der Triglyceride und Cholesterin werden nicht selten beobachtet. Die übrigen klinisch-chemischen Meßgrößen, die eine Aussage über Leberveränderungen erlauben, sind in der Regel normal. In Tabelle 5 sind klinisch-chemische Befunde zusammengestellt, die charakeristischerweise bei Alkoholhepatitis und Zirrhose verändert sind. Das Spektrum reicht auch hier von nur marginal veränderten Werten bis zu ausgeprägt pathologischen Befunden (BODE et al. 1984).

VI. Spontanverlauf und Prognose alkoholbedingter Lebererkrankungen

Unter Alkoholabstinenz kommt es bei leichter und mittelschwerer Alkoholhepatitis innerhalb einiger Wochen bis Monate zu einer Normalisierung klinisch-chemischer Befunde. Parallel hierzu kommt es zur Rückbildung der klinischen Symptomatik und zum Verschwinden von Leberzellnekrrosen, Mallory-Körpern und entzündlichen Infiltraten (BODE 1981). Auch bei ausgeprägter Alkoholhepatitis und einem akuten Krankheitsschub bei Alkoholzirrhose klingen die Zeichen entzündlicher und degenerativer Leberveränderungen unter Alkoholabstinenz zu einem größeren Prozentsatz innerhalb einiger Monate weitgehend und zum Teil vollständig ab (SCHENKER 1984). Bei schweren, mit Ikterus einhergehenden Erkrankungsformen der Alkoholhepatitis mit oder ohne Zirrhose ist die Prognose auch unter Alkoholabstinenz deutlich ungünstiger. Hier liegt die Letalität im Krankenhaus bei 30–50% und darüber. Ungünstige prognostische Kriterien sind von seiten der Klinik ein ausgeprägter Ikterus, das Auftreten einer hepatischen Enzephalopathie, eines Nierenversagens und Aszites. Bei den Laborbefunden weist eine deutliche Verminderung der Gerinnungsfaktoren (z. B. Quick-Wert unter 50%), eine deutlich erhöhte Bilirubin-Konzentration (über 10–15 mg/dl) sowie ein Ansteigen der Kreatinin-Konzentration über 3 mg/dl auf eine ungünstige Prognose hin. Bei den morphologischen Befunden gelten ausgeprägte entzündliche Veränderungen und Nekrosen sowie eine ausgeprägte Fibrose als prognostisch ungünstige Kriterien (SCHENKER 1984).

Mit Ausnahme der sehr weit fortgeschrittenen Endzustände einer Alkoholzirrhose wird die Langzeitprognose alkoholbedingter Lebererkrankungen entscheidend durch Abstinenz beeinflußt. Selbst bei Patienten mit Leberzirrhose wird durch vollständige Alkoholabstinenz die Fünfjahresüberlebensquote im Vergleich zu Patienten, die weiter trinken, fast verdoppelt (SCHENKER 1984). Fortgesetzter Alkoholkonsum führt bei Patienten mit Alkoholhepatitis ohne Hinweis für zirrhotischen Umbau in $^1/_3$ der Fälle innerhalb von gut 3 Jahren zur Entwicklung einer kompletten Zirrhose (MAIER et al. 1979).

VII. Therapie alkoholbedingter Lebererkrankungen

Bisher ist keine spezifische Behandlung bekannt, durch die der Verlauf alkoholbedingter Erkrankungen eindeutig günstig beeinflußt wird. Die entscheidende therapeutische Maßnahme bei Patienten mit allen Stadien einer alkoholbedingten Lebererkrankung ist eine vollständige *Alkoholabstinenz*.

Für eine Reihe von Medikamenten wird ihr möglicher Nutzen auf den Krankheitsverlauf alkoholbedingter Lebererkrankungen kontrovers diskutiert. Die Gabe von *Glukokortikoiden* führte in 2 von 8 unabhängig von einander durchgeführten kontrollierten klinischen Studien bei Patienten mit ausgeprägter Alkoholhepatitis zu einer Senkung der Letalität (SCHENKER 1984). Vermutlich ist eine günstige Beeinflussung des Krankheitsverlaufes nur bei sehr schweren Verlaufsformen mit Zeichen der hepatischen Enzephalopathie zu erwarten. Eine Langzeitbehandlung von Patienten mit Alkoholzirrhose mit Glukokortikoiden hat eher eine ungünstige Wirkung auf den Krankheitsverlauf (BODE 1981). Beachtenswert ist eine kürzliche Mitteilung, in der in einer größeren, sorgfältigen klinischen Studie eine Verbesserung der Überlebensquote bei Patienten mit Alkoholhepatitis durch Behandlung mit einem *anabolen Steroid* (Oxandrolon) über einen Beobachtungszeitraum von 6 Monaten nachgewiesen wurde (MENDENHALL et al. 1984). Behandlungsversuche mit anderen Substanzen, wie Propylthiouracil, Colchicin, Penicillamin, Silibin (Silymarin) und (+)-Cyanidanol führten zu uneinheitlichen Behandlungsergebnissen (BODE 1981; MEZEY 1982; SCHENKER 1984). Es gibt bisher keine überzeugenden Befunde, die ihren Einsatz außerhalb vergleichender Therapiestudien rechtfertigen.

Ob neben einer vitaminreichen Kost die zusätzliche Gabe von *Vitaminpräparaten* die Abheilung der Alkoholhepatitis und die Besserung des Befindens der Patienten beschleunigen, ist unsicher. Da bei Patienten mit langgehendem Alkoholabusus ein Mangel an Thiamin, Pyridoxin und Folsäure häufig beobachtet wird (BODE 1980), ist bei Patienten mit Zeichen einer qualitativen und/oder quantitativen Mangelernährung und bei schlechtem Appetit in den ersten Wochen die Gabe dieser Vitamine zu empfehlen.

Patienten mit ausgeprägter Alkoholhepatitis und Zeichen einer beginnenden Leberinsuffizienz und anderen Komplikationen bzw. gravierenden Begleiterkrankungen bedürfen einer Überwachung und Behandlung nach den Regeln der Intensivmedizin.

C. Pankreatitis durch Alkoholmißbrauch

I. Epidemiologische Aspekte

Chronischer Alkoholabusus ist mit 40–95% die häufigste Ursache der chronischen Pankreatitis (BODE 1978; DÜRR 1978; AMMANN 1985). Auch für die akute Pankreatitis wird Alkoholabusus nach der Cholelithiasis als zweithäufigster ätiologischer Faktor genannt. Sehr wahrscheinlich kann ein akuter Schub einer Alkoholpankreatitis (= „akute Alkoholpankreatitis“) nur in einer Drüse auftreten, die über Jahre durch Alkohol vorgeschädigt ist. Hierfür spricht, daß die Auslösung einer akuten Pankreatitis durch einmaligen Genuß größerer Alkoholmengen äußerst selten ist (BODE 1978). Die Häufigkeit von Episoden einer akuten Pankreatitis ist in Studien an größeren Gruppen unausgewählter Alkoholiker mit 0,8–2% relativ gering (DÜRR 1978). Die Häufigkeit einer *klinisch stummen Pankreasschädigung* ist jedoch bei Patienten mit chronischem Alkoholabusus sehr viel höher (30–60% der Fälle, BODE 1985). In einer sorgfältigen epidemiologischen Studie zeigten DURBEC u. SARLES (1976), daß das (log-relative) Risiko für die Entstehung einer chronischen Pankreatitis linear mit der täglichen Alkoholaufnahme (ab 20 g/Tag) ansteigt. In der gleichen Studie fand sich ein erhöhtes Risiko für die Entwicklung einer Alkoholpankreatitis bei hohem Protein- und Fettgehalt der Kost.

II. Pathophysiologie

Die Pathogenese alkoholbedingter Schäden des Pankreas ist bisher nicht geklärt. 4 Hypothesen werden in erster Linie diskutiert:

1. Nach dieser Hypothese führt längergehender Alkoholkonsum zur Ausschüttung eines proteinreichen Pankreassekretes. Hierdurch und durch gleichzeitige Änderung der Konzentration wichtiger Ionen im Pankreassekret kommt es zur Ausflockung von Eiweiß und zur Bildung von „Proteinplugs“ im Gangsystem

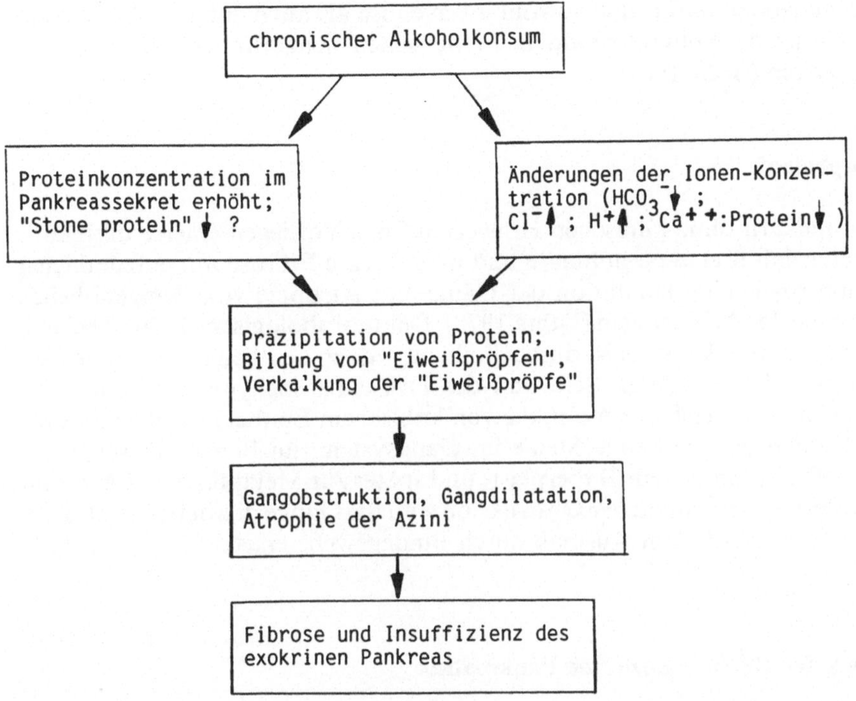

Abb. 4. Schematische Darstellung wichtiger Änderungen der Pankreassekretion durch chronischen Alkoholkonsum, die schließlich zur chronischen Pankreatitis führen. (Modifiziert aus Bode 1985a)

(Abb. 4; Sarles u. Laugier 1981). Durch Kalziumeinlagerung in diese „Proteinplugs" kommt es zur Bildung verkalkter Steine im Pankreasgang. Die „Proteinplugs" und verkalkten Steine führen zur Gangobstruktion. Die Obstruktion kann entweder direkt auftreten oder indirekt durch Schädigung des Gangepithels, fokale Entzündungsprozesse und die Ausbildung von Strikturen. Die Obstruktion im Gangsystem führt zur Dilatation vorgeschalteter Ganganteile und zur Atrophie der Drüsenepithelien in den Pankreasazini (Abb. 4).

2. Andere Autoren postulieren für die Genese der Alkoholschäden einen direkten toxischen Effekt des Alkohols auf die Pankreaszelle. Hierfür sprechen Beobachtungen, daß Alkohol im Pankreas selbst oxidiert wird und zu einer Reihe von Stoffwechselveränderungen führt. Bisher gibt es jedoch keine ausreichenden Belege dafür, daß diesen Stoffwechseländerungen eine wesentliche Rolle in der Entstehung der alkoholinduzierten Pankreatitis zukommt (Bode 1985).

3. Neuere Befunde führten zu der Hypothese, daß es durch Alkoholkonsum zu einer vorzeitigen Aktivierung proteolytischer Proenzyme in den Pankreasgängen kommt. Diese vorzeitige Aktivierung proteolytischer Enzyme soll dann zur Schädigung des Drüsen- und Gangepithels und damit zur Pankreatitis führen (Bode 1985).

4. Nach einer älteren Hypothese soll Alkohol zu einer Abflußstörung aus dem Pankreasgangsystem durch Spasmus des Sphinkter Oddi bewirken. Neue Befun-

de sprechen jedoch dafür, daß sowohl intravenöse als auch enterale Alkoholzufuhr den Druck des Sphinkter Oddi beim Menschen nicht erhöhen, sondern sogar deutlich senken (Bode 1985).

III. Morphologie

Bei Alkoholikern ohne klinischen Hinweis auf das Vorliegen einer Pankreatitis findet sich gehäuft eine perilobuläre und interazinäre Fibrose mit entzündlicher Infiltration sowie eine Dilatation der Gänge mit Atrophie von Gangepithelien und Atrophie der Azinuszellen (Dürr 1978). Der morphologische Befund bei manifester Alkoholpankreatitis ist durch ähnliche, jedoch deutlich ausgeprägte Veränderungen gekennzeichnet: Schwund des Drüsenparenchyms; Auftreten von Hohlräumen im Bereich der Azini, die von kubischem Epithel ausgekleidet sind; Eiweißpfropfen und verkalkte Steine im Gangsystem; im Bereich dieser Steine bzw. Pfropfen kommt es zur Hyperplasie und später zur Metaplasie und Atrophie des Gangepithels; proximal der Obstruktion sind die Gänge dilatiert; das Drüsenepithel ist in wechselndem Ausmaß durch Bindegewebe ersetzt (Sarles u. Laugier 1981).

IV. Klinik der alkoholinduzierten Pankreatitis

Nach der neuen Pankreatitis-Klassifikation von Marseille 1984 wird nur noch in eine akute (reversible) Pankreatitis und eine chronische (progressive) Pankreatitis unterschieden (Ammann 1985). Eine klinisch manifeste Alkoholpankreatitis tritt wahrscheinlich nur nach längergehendem (mindestens 1–2 Jahre) reichlicherem Alkoholgenuß auf. Bei der Mehrzahl der Fälle liegt der durchschnittliche Konsum an reinem Alkohol bei 80–120 g/Tag. Entgegen früheren Vermutungen scheint es eine untere „kritische" Grenze des Alkoholkonsums für das Auftreten einer Alkoholpankreatitis jedoch nicht zu geben. Die Latenzzeit zwischen Beginn des Alkoholabusus und Erstmanifestation der Erkrankung schwankt zwischen 2 und 20 Jahren (Bode 1978).

Die Klinik der Alkoholpankreatitis ist gekennzeichnet durch rezidivierende Schmerzattacken mit allen Symptomen der akuten Pankreatitis (Tabelle 6; Dürr u. Bode 1978). Der Schweregrad reicht vom leichten, kaum bemerkten Schmerz im Oberbauch bis zum schweren akuten Krankheitsbild mit partieller oder totaler Nekrose der Drüse und dann in der Regel tödlichem Krankheitsverlauf. Obwohl in vielen Fällen die Schmerzattacken einer exzessiven Trinkperiode folgen, erleiden die meisten Patienten auch Schübe, die unabhängig von dem Trinkverhalten auftreten. Falls keine Komplikationen auftreten, dauert der akute Schub gewöhnlich 3–8 Tage.

Die Stellung der *Diagnose* erfolgt bei typischer Vorgeschichte und charakteristischem klinischem Befund durch Nachweis erhöhter Lipase- und/oder Amylasewerte im Plasma. Die Bestimmung der Lipaseaktivität ist zu bevorzugen, da bei Patienten mit chronischem Alkoholabusus in einem hohen Prozentsatz erhöhte Amylasewerte im Plasma beobachtet werden, die auf eine Erhöhung der Iso-

Tabelle 6. Beschwerden und klinische Symptome bei akuter Pankreatitis, Häufigkeitsangaben aus verschiedenen Studien. (Aus DÜRR u. BODE 1978)

Symptome	Häufigkeit (%)
Schmerzen	90–100
Schmerzausstrahlung in den Rücken	ca. 50
Übelkeit/Erbrechen	75– 90
Meteorismus	70– 80
Subileus	50– 80
Fieber	29– 80
Bauchdeckenspannung	ca. 50
Schock	40– 60
Ikterus	10– 20

Tabelle 7. Komplikationen bei chronischer Alkoholpankreatitis

Lokal	Allgemein
Zysten[a], Pseudozysten[a]	Diabetes mellitus
Abszesse[a]	Gewichtsverlust bis zur Kachexie
Pankreasgangstenose[a]	Infektionen
Choledochusstenose[a]	
Duodenalkompression	
Milzvenenthrombose	
Blutungen	

[a] Ursachen für ein „Dauerschmerzsyndrom".

Amylase aus der Parotis zurückzuführen sind (DUTTA et al. 1981). Die Abgrenzung leichter, unkomplizierter Formen mit vorübergehenden Schmerzschüben von Formen mit lokalen Komplikationen gelingt in einem hohen Prozentsatz mittels bildgebender Verfahren (Sonographie, ERCP und ggf. Computertomographie). Letztere erlauben auch den Nachweis einer Cholelithiasis, die in größeren Untersuchungsreihen durchschnittlich bei 6% (0–17%) der Patienten mit alkoholischer Pankreatitis beschrieben wurde (AMMANN 1985).

Lokale Komplikationen (Tabelle 7) sind in erster Linie für das bei Alkoholpankreatitis relativ häufige „Dauerschmerzsyndrom" verantwortlich. Besonders häufig sind Pseudozysten, die sich in bis zu knapp 50% der Fälle von chronischer Alkoholpankreatitis entwickeln. Seltener sind Pankreasgangstenosen mit Sekretstauung für kurzfristig rezidivierende Schmerzschübe oder ein Dauerschmerzsyndrom verantwortlich.

Nach langjährigem Verlauf nimmt bei den meisten Patienten die Häufigkeit und Intensität der akuten Schübe ab. Nach den Erfahrungen von AMMANN (1985) ist nach 5jährigem Verlauf bei etwa 50% der Betroffenen mit Schmerzfreiheit in einem solchen Spätstadium zu rechnen. Es treten dann Zeichen der exokrinen Insuffizienz mit Diarrhöe/Steatorrhöe und Gewichtsverlust sowie Diabetes mellitus in den Vordergrund. Mit klinischen Zeichen einer exokrinen Insuffizienz ist erst dann zu rechnen, wenn mehr als 90% der Drüse zerstört sind. Im Spätstadium der Erkrankung finden sich Verkalkungen (Abdomenleeraufnahme, Sonographie) bei 60–90% der Patienten.

Die Prognose wird im Frühstadium der Alkoholpankreatitis durch den weiteren Alkoholkonsum wesentlich bestimmt. Die Letalität des akuten Pankreatitisschubs bei Alkoholpankreatitis beträgt 5–10% und unterscheidet sich nicht wesentlich von der Letalität bei biliärer Pankreatitis (Dürr 1978).

V. Differentialdiagnose

In der Differentialdiagnose des akuten Schubes bei Alkoholpankreatitis sind andere ätiologische Faktoren zu berücksichtigen. Die häufigste Ursache für eine akute Pankreatitis ist ein Gallensteinleiden. Darüber hinaus sind seltenere ätiologische Faktoren (Infektionen, Arzneimittel, Hyperlipidämie) zu berücksichtigen (Dürr u. Bode 1978).

Bei Vorliegen einer chronischen Pankreatitis, die in 60–80% der Fälle auf Alkoholkonsum zurückzuführen ist, sind differentialdiagnostisch eine Reihe seltener ätiologischer Faktoren zu berücksichtigen, wie z. B. die Abgrenzung gegenüber einem Pankreaskarzinom. Diese kann trotz moderner bildgebender Verfahren (ERCP, Sonographie, Computertomographie) erhebliche Schwierigkeiten bereiten. Eine wichtige Hilfe bietet die Feinnadelpunktion verdächtiger Bezirke unter sonographischer Kontrolle.

VI. Therapie

Eine spezifische medikamentöse Therapie, die den Verlauf des akuten Pankreatitisschubes günstig beeinflußt, ist bisher nicht bekannt. Die Behandlung besteht in erster Linie aus Nahrungskarenz, parenteraler Flüssigkeits- und Kalorienzufuhr sowie Schmerzbekämpfung. Hinsichtlich Einzelheiten sei auf eine Übersicht zu diesem Thema verwiesen (Dürr u. Bode 1978). Patienten mit akuter Pankreatitis sollten, wegen der Schwierigkeit drohende Komplikationen vorherzusehen, zumindest in den ersten Tagen auf einer Intensivstation überwacht werden.

Anhaltende *Schmerzen* oder kurzfristig rezidivierende Pankreatitisschübe mit Schmerzen sind in der Mehrzahl der Fälle Folge lokaler Komplikationen, insbesondere von Pseudozysten und Gangstenosierungen. Ein allgemein akzeptiertes Vorgehen zur optimalen Schmerztherapie bei diesen Erkrankungen gibt es bisher nicht. Zur Frage der operativen bzw. internistischen Behandlung eines Dauerschmerzsyndroms bei chronischer Alkoholpankreatitis sei auf eine kürzlich erschienene Übersichtsarbeit verwiesen (Ammann 1985).

Die Therapie der *exokrinen Pankreasinsuffizienz* ist mit den heute zur Verfügung stehenden Fermentpräparaten in der Regel kein Problem (Worning 1984). Das gleiche gilt für die Behandlung der endokrinen Insuffizienz.

D. Stoffwechselstörungen durch Alkoholabusus

Der Abbau von Alkohol zu Azetaldehyd und Azetat beeinflußt in vielfältiger Weise Stoffwechselprozesse in der Leber und in extrahepatischen Organen. Auf Einzelheiten der zahlreichen biochemischen Prozesse, die durch akute oder chronische Alkoholabgabe in Abhängigkeit von der jeweiligen Ausgangssituation, insbesondere dem jeweiligen Ernährungszustand, unterschiedlich ausgeprägt auftreten, kann im Rahmen dieses Kapitels nicht eingegangen werden. Sie wurden von LIEBER (1982) zusammenfassend dargestellt. In den folgenden Abschnitten werden nur einige Stoffwechselstörungen durch Alkoholabusus besprochen, die klinisch besonders bedeutsam sind.

I. Alkoholische Hyperlipämie

Der Einfluß von Alkohol auf die Konzentration *freier Fettsäuren* sowie von Triglyzeriden und Cholesterin im Plasma variiert stark in Abhängigkeit von dem Blutalkoholspiegel, der Dauer der Alkoholzufuhr sowie der Nahrungszufuhr und dem Ernährungszustand. Während die Zufuhr kleinerer Alkoholdosen zu einem Abfall der Konzentration freier Fettsäuren führt, ist die Konzentration der freien Fettsäuren bei Alkoholkonzentrationen, die zur Intoxikation führen, in der Regel erhöht (BARAONA 1985).

Die Konzentration der *Plasma-Triglyzeride* ist bei stärkerem Alkoholkonsum häufig erhöht. Die Häufigkeit und das Ausmaß der Hyperlipidämie variiert stark in Abhängigkeit von der jeweils untersuchten Population. Entsprechend der Änderung des Lipoproteinmusters wird die alkoholinduzierte Hyperlipidämie meist als Typ IV oder V klassifiziert (SABESIN 1981). Das phänotypische Muster der Hyperlipoproteinämie ändert sich jedoch bei Alkoholentzug in kurzer Zeit, so daß es zu Übergängen einer Hyperlipoproteinämie Typ V zu Typ IV und Typ II kommt.

Bei Patienten mit Hypertriglyzeridämie ist meist auch die *Cholesterinkonzentration* im Plasma erhöht. Chronischer Alkoholkonsum führt zu stärkerer Vermehrung der Cholesterinbindung in der Alpha-Lipoproteinfraktion (HDL), während die Konzentration von Beta-Lipoproteinen (LDL) im Durchschnitt etwas niedriger liegen. In epidemiologischen Studien fand sich dementsprechend eine positive Korrelation zwischen Alkoholkonsum und Plasma-HDL-Cholesterin (BARAONA 1985). Aus Änderungen des Quotienten HDL-Cholesterin:LDL-Cholesterin wurde auf eine protektive Wirkung von Alkohol auf die Entwicklung arteriosklerotischer Gefäßveränderungen geschlossen. Bei Alkoholikern mit fortgeschrittener Lebererkrankung wurden jedoch auch verminderte Konzentrationen von HDL-Cholesterin beschrieben (SABESIN 1984).

II. Alkoholinduzierte Hypoglykämie

Akuter und chronischer Alkoholkonsum führt auch bei Nicht-Alkoholikern zu Änderungen des Glukosestoffwechsels in der Leber (COHEN 1976). Nach längerem Fasten (über 24–36 Stunden) kommt es unter Alkoholaufnahme reproduzierbar zu einer Hypoglykämie. Das Ausmaß der Hypoglykämie nimmt mit der Dauer des Fastens und der Dauer der Alkoholeinwirkung zu. Da Alkoholiker bei exzessivem Alkoholgenuß nicht selten wenig oder nur ungenügend Nahrung zu sich nehmen, muß bei jedem unter Alkoholeinfluß stehenden Patienten, bei dem Zeichen einer Bewußtseinsstörung auftreten, mit einer Hypoglykämie als (Teil)Ursache gerechnet werden. Besonders gefährdet für die Entwicklung einer Alkoholhypoglykämie sind Kinder und Patienten mit fortgeschrittenen alkoholinduzierten Lebererkrankugnen. Bei Verdacht auf die Entwicklung einer alkoholinduzierten Hypoglykämie ist eine Einweisung zur stationären Behandlung erforderlich. Häufig bedarf es einer längergehenden und hochdosierten Glukosezufuhr zur Überbrückung der hypoglykämischen Phase. Unter Glukosezufuhr ist besonders auf die Möglichkeit der Entwicklung einer Hypophosphatämie und auch einer Hypokaliämie zu achten.

In der Pathogenese der alkoholinduzierten Hypoglykämie spielt eine Hemmung der Glukoneogenese die entscheidende Rolle (COHEN 1976). Nach längerem Fasten sind die Glykogenreserven der Leber erschöpft, so daß es dann bei fehlender Glukoseneubildung in kurzer Zeit zur Hypoglykämie kommt. Die alkoholinduzierte Hypoglykämie ist nicht Folge einer gesteigerten Insulinsekretion. Mit Auftreten der Hypoglykämie kommt es im Gegenteil zu einem raschen Abfall des Plasma-Insulinspiegels.

III. Hyperurikämie und Gicht

Der Zusammenhang zwischen reichlichem Alkoholkonsum und dem Auftreten einer Gichterkrankung ist lange bekannt. Als Ursache der Hyperurikämie durch Alkoholkonsum wurde über lange Zeit eine verminderte renale Harnsäureausscheidung angesehen. Letztere wurde auf die unter Alkohol erhöhten Laktatkonzentrationen im Blut und eine laktatbedingte Hemmung der Harnsäureausscheidung im proximalen Tubulus zurückgeführt (LIEBER 1982). Die Ergebnisse neuerer Untersuchugnen belegen, daß Äthanol zusätzlich die Harnsäurebildung durch vermehrten Abbau von Adeninukleotiden in der Leber steigert (FALLER u. FOX 1982).

IV. Alkohol und Porphyrinstoffwechsel

Alkohol ist eine der wesentlichen auslösenden Faktoren für verschiedene Formen hepatischer Prophyrien.

Bei etwa $^2/_3$ der Patienten mit Porphyria cutanea tarda spielt Alkoholkonsum für die Manifestation der Erkrankung eine wesentliche Rolle (DOSS 1985). Wichtige Faktoren, die das Auftreten dieser Erkrankung begünstigen, ist eine Hemmung der Uroporphyrinogendekarboxylase in der Leber und eine Leberschädigung. Zusätzlich scheint eine vermehrte Eisenablagerung in der Leber pathogenetisch von Bedeutung. Für diese Annahme spricht die Erfahrung, daß durch Aderlaßbehandlung die klinische Remission der Erkrankung gefördert wird.

Alkoholgenuß spielt auch eine wesentliche Rolle für die Auslösung der Symptome bei akuter intermittierender Prophyrie. Alkoholgenuß wird als zweit- bzw. dritthäufigste auslösende Ursache für diese Erkrankung angegeben (Doss 1985). Alkoholgenuß von über 60 g pro Tag erhöht die Ausscheidung von γ-Aminolävolinsäure, Porphobilinogen und Porphyrinen um das 3- bis 6fache der Kontrollwerte ohne Alkohol. Längeres Fasten und/oder Arzneimittel potenzieren die ungünstige Auswirkung von Alkohol auf den Porphyrinstoffwechsel bei dieser Erkrankung (Doss 1985). Die synergistische Wirkung von Alkohol und einer Reihe von Arzneimitteln wie Phenobarbital und Meprobamat wird auf eine Änderung des Metabolismus dieser Arzneimittel durch Alkohol zurückgeführt. Alkohol selbst fördert die Induktion der δ-Aminolävolinsäuresynthase. Patienten mit hepatischen Porphyrine sollten aus den erwähnten Gründen Alkohol strikt meiden.

E. Endokrine Störungen durch Alkoholabusus

I. Hypothalamus – Hypophysenvorderlappen – Nebennierenrinde

1. Hypothalamus – Hypophysenvorderlappen

Akute Gabe größerer Alkoholmengen führt wahrscheinlich zu einer Stimulierung der ACTH-Ausschüttung aus dem Hypophysenvorderlappen durch erhöhte Freisetzung von CRF (Corticotropin-releasing-factor; van Thiel u. Gavaler 1985). Bei Patienten mit chronischem Alkoholabusus wird dagegen ein relatives ACTH-Defizit für zusätzliche Streßsituationen angenommen.

2. Nebennierenrinde

Akute Zufuhr größerer Alkoholmengen führt zu einer unmittelbaren Erhöhung der *Plasmakortisolkonzentration.* Der Anstieg der Plasmakortisolkonzentration verläuft nahezu parallel zu dem Blutalkoholspiegel. Die Kortisolausschüttung wird auf die oben erwähnte gesteigerte Freisetzung von CRF mit nachfolgender Freisetzung von ACTH zurückgeführt (van Thiel u. Gavaler 1985). Chronischer reichlicher Alkoholgenuß führt zu einer anhaltenden Erhöhung der Plasmakortisolkonzentration und zu einer Störung der normalen Tagesrhythmik. Im Extremfall kann es zur Ausbildung eines Pseudocushingsyndroms kommen mit Vollmondgesicht, stammbetonter Fettsucht und Muskelschwund im Bereich der Extremitäten (Kley et al. 1981).

Bei jahrelang anhaltendem Alkoholabusus bleibt die streßbedingte Steigerung des Plasmaspiegels an Glukokortikoiden aus oder ist vermindert. Es findet sich dann auch eine ungenügende Stimulierbarkeit im Insulin-Hypoglykämie-Test und ein verzögerter Anstieg der Kortisolkonzentration nach Stimulierung mit Vasopressin oder Synakten. Durch Alkoholabstinenz tritt in der Mehrzahl der Fälle eine weitgehende oder vollständige Normalisierung der Kortisolausscheidung ein (Kley et al. 1981).

Beim Auftreten von Entzugserscheinungen, insbesondere beim Vollbild des Delirium tremens, finden sich erhöhte Konzentrationen von Kortisol und Kortikosteron. Bei einem Teil der Patienten mit sehr langgehendem Alkoholabusus fand sich in Phasen des Alkoholentzugs eine verminderte ACTH-Freisetzung. Bei diesen Patienten war die Nebennierenrinde durch exogene ACTH-Zufuhr weitgehend normal stimulierbar (VAN THIEL u. GAVALER 1985).

II. Hypothalamus – Hypophysenvorderlappen – Gonaden

1. Hypothalamus und Hypophysenvorderlappen

Untersuchungen an gesunden Probanden zeigten, daß akute Alkoholbelastung nicht zu einer Änderung der Sekretionsmuster der *Gonadotropine* LH (Luteinisierungshormon) und FSH (Follikel stimulierendes Hormon) führt. Bei länger anhaltender Alkoholeinnahme kommt es, gemessen an dem Abfall des verminderten Testosteronspiegels, zu einem ungenügenden Anstieg von LH und FSH. Bei chronischen Alkoholikern, insbesondere bei gleichzeitigem Vorliegen einer ausgeprägteren Leberschädigung, ist diese Veränderung besonders ausgeprägt:

Die basalen Konzentrationen beider Gonadotropine sind normal oder nur gering erhöht, unter einer Stimulierung mit GNRH (Gonadotropinreleasinghormon) ist die Reaktion inadäquat gering (VAN THIEL u. LESTER 1979).

2. Gonaden

a) Androgene

Zeichen einer *Feminisierung* sind bei Patienten mit chronischem Alkoholabusus lange bekannt. Sie wurden über Jahrzehnte in erster Linie als Folge der chronischen alkoholinduzierten Lebererkrankung und hierdurch bedingter Änderung des androgenen Stoffwechsels gedeutet. Neuere Befunde zeigen jedoch, daß die Symptome eines *Hypogonadismus* bei chronischem Alkoholabusus Folge einer Störung praktisch aller am Androgenstoffwechsel beteiligter Systeme sind.

Alkoholaufnahme führt sowohl zu einer Abnahme der Produktionsrate von *Testosteron* als auch zu einer Zunahme der metabolischen Clearencerate (VAN THIEL u. LESTER 1979). Es wird eine direkt toxische Wirkung von Alkohol und/oder Acetaldehyd auf die Leydig-Zellen vermutet. Zusätzlich soll es zu einer Störung der Gonadotropinbindung im Hodengewebe durch Alkoholabusus kommen. Die bei Alkoholikern häufig auftretende Hodenatrophie mit Infertilität und Störung der Potenz werden durch diese direkten Alkoholwirkungen und indirekte Einwirkungen im Rahmen der alkoholbedingten Lebererkrankung gedeutet (VAN THIEL u. GAVALER 1985).

Zu der *Verschiebung des Verhältnisses Androgen:Östrogen* trägt eine Umwandlung schwacher androgener Steroide, wie Androstendion und Dehydroepiandrosteron durch Aromatisierung in verschiedenen peripheren Organen bei. Die Plasmaöstradiolspiegel sind bei Alkoholikern zwar im Durchschnitt nur leicht erhöht, es kommt jedoch zu einer stärkeren Erhöhung der Konzentration von Östrion (van Thiel u. Gavaler 1985). Darüber hinaus wurde eine Erhöhung der östrogenbindenden Transportproteine im Plasma beschrieben. Die erwähnten Änderungen im Östrogen- und Androgenstoffwechsel werden für das Auftreten klinischer Symptome, die unter dem Begriff des *„Hyperöstrogenismus"* zusammengefaßt werden, wie weiblicher Behaarungstyp, Gynäkomastie und Gefäßspinnen, bei Patienten mit chronischem Alkoholabusus verantwortlich gemacht. Da Östrogene sowohl zu einer Atrophie der Hoden als auch zu einer Hemmung der Steroidsynthese führen können, kann die Testesatrophie, zumindest zum Teil, auf die durch Alkohol induzierten Änderungen im Stoffwechsel der Geschlechtshormone zurückgeführt werden, die bei gleichzeitig vorliegender Lebererkrankung besonders ausgeprägt sind. Die Ergebnisse neuerer Untersuchungen weisen darüber hinaus darauf hin, daß es unter chronischer Alkoholzufuhr auch zu einer Änderung der Hormonwirkung durch „Feminisierung" intrazellulärer hepatischer Rezeptoren kommt. Dies würde bedeuten, daß Alkoholabusus sämtliche Anteile des Systems, das für die Wirkung der Sexualhormone verantwortlich ist, im Sinne eines „Hyperöstrogenismus" und „Hypoandrogenismus" verändert, d. h. neben Synthese und Regulation, Transport und Metabolisierung auch Bindung und Wirkung in der Zelle (van Thiel u. Galaver 1985).

In neueren Untersuchungen konnte nachgewiesen werden, daß unter Alkoholabstinenz in einem größeren Prozentsatz Störungen des hypophysär-gonadalen Regelkreises reversibel sind, auch dann noch, wenn bereits eine chronische Lebererkrankung vorliegt (van Thiel et al. 1982).

Die in den vorangehenden Abschnitten beschriebenen Änderungen des gonadalen Regelkreises durch Alkohol gelten für Männer. *Alkoholikerinnen* sind hinsichtlich der Änderung der Gonadenfunktion nicht so eingehend untersucht. Bei Frauen mit Alkoholabusus fanden sich verminderte Östradiol- und Progesteronspiegel im Plasma und Zeichen der Ovarinsuffizienz mit Oligo- oder Amenorrhöe. Darüber hinaus wurde auch eine Rückbildung sekundärer Geschlechtsmerkmale (Abnahme der Brustgröße und Schwund des pelvinen Fettgewebes) beschrieben.

III. Thyreoidaler Regelkreis

1. Hypothalamus und Hypophysenvorderlappen

Akute Alkoholgabe beeinflußt bei Nicht-Alkoholikern weder den basalen *TSH-Spiegel* noch die Ausschüttung von TSH nach TRH-Gabe. Auch bei Alkoholikern wird in der Regel eine normale Stimulierbarkeit in der TSH-Ausschüttung im TRH-Test beobachtet. Lediglich bei Patienten mit Alkoholzirrhose wurde bei knapp 50% der Fälle eine verzögerte und verminderte TSH-Sekretion im TRH-Test beschrieben (van Thiel u. Gavaler 1985).

2. Schilddrüse

Bei Alkoholikern ohne Lebererkrankungen wurde nur in einzelnen Studien ein im Durchschnitt verminderter Spiegel von *Thyroxin* (T 4) und *Trijodthyronin* (T 3) beschrieben. Wahrscheinlich kommt es bei chronischem Alkoholabusus nur bei gleichzeitigem Vorliegen einer Leberschädigung zu einer Änderung der Konzentration der Schilddrüsenhormone im peripher-venösen Blut. Die Leber spielt eine wichtige Rolle in der Dejodination von T4 zu T3. Bei Patienten mit Leberzirrhose finden sich leicht erhöhte T4-Spiegel bei erniedrigter T3-Plasmakonzentration. Die Verminderung des T3-Spiegels korreliert mit dem Ausmaß der Leberfunktionsstörung unabhängig von der Ätiologie der Lebererkrankung (KLEY et al. 1981). Die Spiegel von *reverse-T3* (rT 3) sind bei Leberzirrhose erhöht. Trotz der niedrigen T3-Spiegel im Serum sind Patienten mit Leberzirrhose in der Regel klinisch euthyreot.

Umstritten ist die Existenz eines funktionellen „hyperthyreoidalen hepatischen Status" bei Alkoholikern, die Anlaß zur Behandlung von Patienten mit Alkoholhepatitis mit dem Thyreostatikum Propylthiouracil waren (VAN THIEL u. GALAVER 1985).

IV. Katecholaminstoffwechsel

Bei Patienten mit dekompensierter Leberzirrhose sind die Plasmaspiegel von *Nor-Adrenalin* und *Adrenalin* deutlich erhöht. Dies wird als Folge eines erhöhten Tonus des sympathischen Nervensystems gedeutet (HENRIKSEN et al. 1984). Es wird vermutet, daß eine Verminderung des arteriellen Blutdrucks durch bisher im einzelnen unbekannte Faktoren bei Zirrhotikern zu einer Stimulierung von Volumen- und Barorezeptoren führt, die ihrerseits dann für den erhöhten Sympathikustonus verantwortlich sind. Während die Ergebnisse früherer Studien in erster Linie von einer Stimulierung des renalen sympathischen Nervensystems ausgingen, sprechen die Ergebnisse neuerer Befunde dafür, daß bei Patienten mit Leberzirrhose eine generalisierte Stimulierung des sympatho-adrenalen Systems vorliegt (WILLETT et al. 1985). Eine verminderte hepatische Elimination von Katecholaminen bzw. Änderungen des hepatischen Katecholaminstoffwechsels scheint von geringerer Bedeutung zu sein. Ungeklärt ist bisher, inwieweit *falsche Neurotransmitter,* die bei Patienten mit Leberzirrhose in höherer Konzentration im Plasma und im Liquor gefunden werden und Änderungen postsynaptischer Rezeptoren (HENRIKSEN et al. 1984) für die Änderungen der Plasma-Katecholamin-Konzentrationen mit verantwortlich sind.

Die Änderungen im sympathiko-adrenalen System werden nach den bisher vorliegenden Mitteilungen bei Patienten mit Zirrhose unabhängig von der Ätiologie der Erkrankung beobachtet. Bei der Häufigkeit von Leberveränderungen bei Alkoholikern ergibt sich daher die Schwierigkeit einer Abgrenzung primärer Effekte des Alkohols von Folgen einer Leberschädigung auf den Katecholaminstoffwechsel. In einer neuen Untersuchung fand sich bei Alkoholikern mit Fettleber eine ähnliche, wenngleich quantitativ weniger ausgeprägte Erhöhung der Adrenalin- und Nor-Adrenalin-Konzentration im Plasma wie bei Patienten mit Alkoholzirrhose (RATGE et al. 1985). Dies galt sowohl für die basalen Katecholaminkonzentrationen, als auch für den Anstieg der Katecholaminkonzentration unter dosierter Belastung. Darüber hinaus fanden sich im Vergleich zu Nicht-Alkoholikern bei Alkoholikern mit Fettleber und Zirrhose ähnliche Änderungen im

Muster der Katecholaminausscheidung im Urin. Diese Befunde sprechen ebenso wie einige ältere Arbeiten (Ratge et al. 1985) dafür, daß chronischer Alkoholabusus unabhängig vom Vorliegen einer Lebererkrankung zu einer Stimulierung des sympathiko-adrenalen Systems führt. Letztere ist vermutlich (mit)verantwortlich für die bei Alkoholikern nachgewiesene Neigung zu hypertonen Blutdruckwerten (s. Abschn. F.II).

V. Weitere Hormone

1. Hypophyse

a) Prolaktin

Akute oder längergehende Alkoholgabe führt nicht zu einer stärkeren Änderung der basalen Prolaktinkonzentrationen im Plasma. Bei Patienten mit Alkoholzirrhose wurden dagegen deutlich erhöhte basale Prolaktinkonzentrationen beschrieben (van Thiel u. Gavaler 1985). Die durch TRH bedingte Stimulierung der Prolaktinfreisetzung scheint bei Patienten mit Alkoholzirrhose vermindert zu sein.

b) Wachstumshormon (STH)

Die bisher vorliegenden Ergebnisse zum Einfluß von Alkohol auf die Sekretion von STH sind uneinheitlich. Nach akuter oder kurzdauernder Äthanolgabe wurden bei Nicht-Alkoholikern normale und auch erhöhte STH-Spiegel beschrieben (Kley et al. 1981). Bei chronischen Alkoholikern führt Alkoholgabe zu einer Hemmung der stimulierten Sekretion von STH (van Thiel u. Gavaler 1985).

c) Hypophysenhinterlappen

Akute Alkoholgabe hemmt die Vasopressinsekretion und führt hierdurch zu einer Steigerung der Diurese. Dieser Effekt bleibt auch bei chronischem Alkoholkonsum erhalten (van Thiel u. Gavaler 1985). Wahrscheinlich erfolgt die Hemmung der Vasopressinsekretion über eine Beeinflussung des Hypothalamus.

Ähnlich dem Vasopressin wird auch die Sekretion von Oxytozin durch Alkohol bei akuter Gabe gehemmt (Kley et al. 1981).

2. Aldosteron

ACTH stimuliert nicht nur die Synthese von Kortisol, sondern auch von Aldosteron. Bei Stimulierung der ACTH-Abgabe aus der Hypophyse durch Äthanol war daher auch ein Einfluß von Äthanol auf die Aldosteronsekretion zu erwarten. Die unter Alkoholgabe beschriebenen Änderungen der Plasmakonzentration und der Urinausscheidung von Aldosteron sind uneinheitlich. Dies ist vermutlich Folge des Zusammenwirkens verschiedener Faktoren, die die Diurese und Natriumausscheidung bei Konsum alkoholischer Getränke beeinflussen (KLEY et al. 1981). Auch bei alkoholinduzierter Leberzirrhose sprechen Messungen der Plasmaspiegel und Urinausscheidung gegen das Vorliegen eines Hyperaldosterinismus (WERNZE et al. 1978).

F. Kardiovaskuläre Störungen durch Alkoholabusus

I. Alkoholkardiomyopathie

Ein Zusammenhang zwischen chronischem Alkoholmißbrauch und dem Auftreten „idiopathischer Herzerkrankungen" ist seit über 100 Jahren bekannt (TILLMANNS et al. 1981). Eine genauere Abgrenzung der „alkoholischen Kardiomyopathie" als nosologische Einheit und Versuche, diese Form der Herzerkrankung besser zu definieren, erfolgten erst Ende der 50er Jahre. Eingehende klinische und experimentelle Untersuchungen seit dieser Zeit sprechen dafür, daß chronischer Alkoholabusus selbst und nicht die häufig begleitende Mangelernährung für die kardialen Veränderungen veratnwortlich ist (SEGEL et al. 1984).

Nur etwa 1% der Patienten mit ausgeprägtem Alkoholabusus entwickeln das klinische Vollbild einer kongestiven Kardiomyopathie. Sowohl pathologisch-anatomische Befunde als auch neuere klinische Untersuchungen sprechen dafür, daß subklinische Formen einer alkoholischen Herzerkrankung deutlich häufiger sind (TILLMANNS et al. 1981; REGAN 1984). In mehreren Studien wird die Häufigkeit eines Alkoholabusus in der Gruppe der Patienten mit kongestiver Kardiomyopathie mit 30–80% angegeben. Bei der Mehrzahl der Patienten betrug der durchschnittliche tägliche Alkoholkonsum über 100 g über eine Zeitdauer von im Durchschnitt 25, mindestens jedoch 5 Jahren (TILLMANNS et al. 1981).

1. Pathophysiologie

Untersuchungen zur Erfassung früher funktioneller Veränderungen am Herzen durch Alkohol führten zu uneinheitlichen Ergebnissen. Die Mehrzahl klinischer und tierexperimenteller Untersuchungen sprechen für eine Hemmung der Kontraktilität des Myokards durch akute Alkoholgabe. Es wird ein direkt negativer inotroper Effekt des Äthanols bzw. seiner Abbauprodukte vermutet (SEGEL et al. 1984; REGAN 1984). Zu Einzelheiten möglicher biochemischer Änderungen, die hierzu beitragen, sei auf die letztgenannten Übersichtsarbeiten verwiesen.

2. Klinische Befunde

Die klinische Symptomatik der Alkoholkardiomyopathie wird in erster Linie durch die bestehende *Links- und Rechtsherzinsuffizienz* bestimmt. Die Zeichen der Linksherzinsuffizienz stehen meist im Vordergrund. Als eines der ersten Symptome wird Belastungsdyspnoe angegeben. Zusätzlich klagt ein größerer Teil der Patienten früh über pektanginöse Beschwerden. Bei stärker fortgeschrittener Erkrankung werden außer den Symptomen der Linksherzinsuffizienz mit Rasselgeräuschen über den basalen Lungenabschnitten ein hochfrequentes systolisches Geräusch über der Herzspitze sowie ein 3. Herzton beschrieben. Das systolische Geräusch ist meist Folge einer relativen Mitralinsuffizienz (TILLMANNS et al. 1981; ALDERMANN u. COLTART 1982). Relativ häufig werden Arrhythmien (absolute Arrhythmie bei Vorhofflimmern; Extrasystolien) beobachtet.

In der Mehrzahl der Fälle nimmt die alkoholische Kardiomyopathie einen progredienten Verlauf. Bei Patienten mit unverändertem Alkoholmißbrauch wurde über eine *Letalität* von 50–60% innerhalb von 3–4 Jahren berichtet (REGAN 1984).

3. Therapie

Wenn das Ausmaß der Herzschädigung nicht zu weit fortgeschritten ist, dann ist von einer strikten *Alkoholabstinenz* eine deutlich günstige Beeinflussung auf den Krankheitsverlauf zu erwarten. Die Therapie der alkoholischen Myokardiopathie unterscheidet sich nicht von der anderer Formen einer kongestiven Kardiomyopathie. Sind die Zeichen der Herzinsuffizienz noch wenig ausgeprägt, dann kann zunächst eine Behandlung mit Diuretika zu einer Korrektur der Flüssigkeitsretention ausreichen. Bei stärker ausgeprägter Herzinsuffizienz wird eine zusätzliche Gabe von Digitalis sowie Medikamenten, die die Vor- und Nachlast des Herzens reduzieren, neben Bettruhe erforderlich. Digitalis kann besonders bei ausgeprägter Sinustachykardie oder Tachyarrhythmie bei Vorhofflimmern von Nutzen sein (REGAN 1984).

II. Alkohol und koronare Herzerkrankung

1. Einfluß einer akuten Alkoholzufuhr

Die in der Literatur mitgeteilten Ergebnisse zum Einfluß einer akuten Alkoholzufuhr auf die Koronardurchblutung sind sehr diskrepant. Es wurde sowohl eine Abnahme als auch eine fehlende Beeinflussung und eine Zunahme des Gesamtkoronarflusses beschrieben (TILLMANNS 1981). Soweit eine Zunahme der Koronardurchblutung nach akuter Alkoholgabe beobachtet wurde, wird sie übereinstimmend als Folge eines gesteigerten Sauerstoffverbrauchs erklärt, der auf eine Zunahme des linksventrikulären enddiastolischen Volumens und Druckes sowie der Wandspannung zurückgeführt wird. Dieser Effekt kann, zumindest zum Teil, die Beobachtung erklären, daß Alkoholgenuß bei Patienten mit koronarer Herzerkrankung Angina pectoris Beschwerden unter leichter Belastung verstärkt. Dies wurde in einer kontrollierten Studie nachgewiesen (ORLANDO et al. 1976). Parallel zur Zunahme der Angina pectoris Beschwerden fand sich in dieser Studie eine signifikant stärkere ischämische ST-Strecken-Senkung unter Alkoholgabe.

2. Einfluß eines chronischen Alkoholkonsums

Einem leichten bis mäßigem Alkoholgenuß wurde wiederholt eine protektive Wirkung hinsichtlich der Entwicklung einer koronaren Herzerkrankung zugeschrieben (Barboriak et al. 1977; Yano et al. 1977). Die günstige Wirkung wurde durch eine höhere Konzentration an HDL (high-density-lipoprotein) erklärt (Yano et al. 1977). Höhere Konzentrationen an HDL sollen das Risiko der Entwicklung einer Arteriosklerose vermindern. In einer sorgfältigen Studie an einem zahlenmäßig großen Krankengut fand sich allerdings kein statistisch signifikanter Zusammenhang zwischen dem Ausmaß einer Arteriosklerose der Aorta und dem Alkoholkonsum (Sackett et al. 1968). Weitere Untersuchungen werden klären müssen, inwieweit die beschriebene „protektive" Wirkung eines leichten bis mäßigen Alkoholgenusses (bis ca. 60 ml/Tag) hinsichtlich der Entwicklung einer Arteriosklerose bzw. einer koronaren Herzerkrankung, Folge des Alkoholkonsums selbst ist oder ob andere Faktoren (Ernährungsgewohnheiten, sozio-ökonomische Faktoren) verantwortlich sind. Zu klären bleibt weiterhin die Frage, welchen Einfluß ein regelmäßiger reichlicher Alkoholkonsum (über etwa 100 g/Tag) auf die Entwicklung dieser Gefäßerkrankungen hat.

III. Alkoholkonsum und Hypertonus

Alkoholgenuß in kleinen und mittleren Dosen führt zu einem Blutdruckanstieg. Bei Genuß großer Alkoholmengen, die zu hohen Blutspiegeln führen, wird diese Wirkung durch eine periphere Vasodilatation aufgehoben, die teils zentral bedingt ist und teils durch direkte Tonusminderung der Gefäßmuskulatur verursacht werden soll. In den letzten Jahren wurde wiederholt über durchschnittlich höhere Blutdruckwerte bei Personen, die regelmäßig Alkohol trinken, im Vergleich zu Abstinenzlern berichtet (Arkwright et al. 1982; Malhotra et al. 1985). Zwischen mittlerem Blutdruck und durchschnittlichem täglichen Alkoholkonsum scheint eine Dosis-Wirkungsbeziehung zu bestehen. Der blutdruckerhöhende Effekt des Alkoholkonsums konnte unabhängig vom Körpergewicht und Zigarettenrauchen nachgewiesen werden (Arkwright et al. 1982). Unter Einhalten von Abstinenz ist die alkoholbedingte Blutdruckerhöhung reversibel (Malhotra et al. 1985). Unter regelmäßigem Alkoholkonsum entwickelt sich damit wahrscheinlich nicht eine dauerhafte Hypertonie. Die Frage, inwieweit die während des Alkoholgenusses erhöhten Blutdruckwerte auch zu hypertonischen Organschäden führen, kann bisher nicht eindeutig beantwortet werden.

G. Hämatologische und immunologische Störungen durch Alkoholmißbrauch

Chronischer reichlicher Alkoholkonsum führt zu vielfältigen Störungen im hämatologischen und immunologischen System (Tabelle 5). Die Änderungen im Immunsystem bei chronischem Alkoholmißbrauch werden im wesentlichen für die gesteigerte *Infektanfälligkeit* mit gehäuftem Auftreten bakterieller Pneumonien, Tuberkulose und anderen Infektionserkrankungen, die bei Alkoholikern einen wesentlichen Anteil an der erhöhten Morbidität und Mortalität haben, verantwortlich gemacht (SMITH u. PALMER 1976). Die Ergebnisse zahlreicher Untersuchungen sprechen dafür, daß die Störungen in der Hämatopoese und im Immunsystem bei Alkoholikern nicht nur Folge einer qualitativen und/oder quantitativen Fehlernährung und anderen alkoholinduzierten Organerkrankungen (z. B. chronische Lebererkrankungen) sind, sondern, daß Alkoholabusus unmittelbar für einen Teil dieser Veränderungen verantwortlich ist.

I. Myeloisches System

1. Erythropoese

Bei Alkoholikern wird gehäuft eine *Makrozytose* mit *Hyperchromie* der Erythrozyten beobachtet (Tabelle 5). Diese Veränderungen treten unabhängig vom Vorliegen einer Lebererkankung auf, sind jedoch bei Patienten mit Alkoholhepatitis oder -zirrhose im verstärktem Ausmaß zu finden (WALLER u. BENÖHR 1978). Im Knochenmark finden sich bei diesen Patienten Zeichen einer Reifungsstörung der Erythropoese mit Megaloblasten und Kernanomalien. Für die Entstehung der Megaloblasten wurde bisher in erster Linie ein Folsäuremangel verantwortlich gemacht (LINDENBAUM 1980). Die Ergebnisse neuerer Untersuchungen weisen jedoch auf eine direkt toxische Wirkung des Alkohols auf die Hämatopoese hin (HEIDEMANN et al. 1981). Bei langanhaltendem Alkoholabusus können die erwähnten Störungen zum Auftreten einer *Anämie* führen. Eine andere wesentliche Teilursache für das Auftreten von Anämien bei Alkoholikern ist ein gastrointestinaler Blutverlust (hämorrhagische Gastritis, Ösophagusvarizenblutung). Bei Patienten mit Alkoholzirrhose muß als weiterer, die Hämatopoese beeinflussender, Faktor der Hypersplenismus berücksichtigt werden.

Auch eine gesteigerte *Hämolyse* kann zum Auftreten einer Anämie bei Alkoholikern beitragen. Ausgeprägte Hämolysen sind selten. Sie werden in erster Linie zusammen mit Auftreten einer deutlichen Hyperlipidämie und Zeichen einer alkoholbedingten Lebererkankung (Zieve-Syndrom) beobachtet (GOEBEL 1978). Die Pathogenese der gesteigerten Hämolyse ist bisher nicht geklärt, es werden in erster Linie Änderungen der Lipidzusammensetzung der Membran, aber auch Änderungen des Energiestoffwechsels der Erythrozyten verantwortlich gemacht.

2. Granulopoese

Eine *Leukozytose mit Linksverschiebung* wird bei Alkoholikern auch unabhängig von gleichzeitig bestehenden Infektionen beobachtet. Es können dabei hohe Leukozytenzahlen bis 30000/mm^3 und darüber auftreten (LIU 1980). Eine Leukozytose ohne gleichzeitig bestehende bakterielle Infektion wird vorwiegend bei Patienten mit Alkoholhepatitis und -zirrhose gesehen. Hier tritt sie in 20–40% der

Fälle auf (Bode 1981; Liu 1980). Die Ursache dieser Leukozytose ist bisher nicht geklärt. Eine wesentliche Rolle kann die bei Patienten mit ausgeprägter Lebererkrankung in einem hohem Prozentsatz beobachtete Endotoxinämie sein (s. Abb. 1; Bode et al. 1982; Liehr 1982).

Leukopenien werden seltener als Leukozytosen bei Alkoholikern beobachtet. Sie werden zum Teil auf einen Folsäuremangel zurückgeführt. Funktionsstörungen der Granulozyten bei Alkoholikern betreffen sowohl eine Verminderung der Chemotaxis als auch der Granulozytenmobilisation und der -adhärenz (Myrhed et al. 1977; Liu 1980).

3. Thrombozyten

Bei reichlichem Alkoholkonsum treten unabhängig vom Vorliegen von Lebererkrankungen *Thrombozytopenien* auf. Sie werden auf eine direkt toxische Wirkung des Alkohols, einen erhöhten Thrombozytenverbrauch und auf ein „pooling" in der Milz zurückgeführt (Heidemann et al. 1981). Unter Alkoholkarenz steigt die Thrombozytenzahl innerhalb weniger Wochen in den Normbereich an. Mitunter kommt es zu einer überschießenden Thrombozytenbildung, die Ursache für gehäufte thromboembolische Komplikationen bei Alkoholikern sein kann.

4. Lymphatisches System

Bei Patienten mit alkoholbedingten Lebererkrankungen wurden eine Reihe von Änderungen der Funktion von B-Lymphozyten und T-Lymphozyten beschrieben (Zettermann u. Sorrell 1981). Serologische Veränderungen betreffen das Auftreten von Autoantikörpern gegen Leberzellmembranantigene und alkoholisches Hyalin. Zum Teil zirkuliren diese Antikörper in Form von Immunkomplexen. Bisher ist die Bedeutung dieser Autoantikörper für die Pathogenese und den Verlauf alkoholischer Lebererkrankungen umstritten (Zettermann u. Sorrell 1981).

Alkoholkonsum beeinflußt die Stimulierbarkeit von T-Lymphozyten. Darüber hinaus wurde eine Änderung der zytotoxischen Aktivität mononukleärer Zellen bei alkoholbedingten Lebererkrankungen beschrieben. Ihre Bedeutung für das Auftreten von Leberzellnekrosen und die Entwicklung der Leberfibrose ist bisher umstritten (Smith et al. 1980; Zettermann u. Sorrell 1981).

H. Alkohol und Krebserkrankungen

Eine Beziehung zwischen langgehendem starkem Alkoholabusus und dem gehäuften Auftreten von Karzinomen im Bereich der Mundhöhle und des Ösophagus wurde bereits in den 50er Jahren nachgewiesen. Auch für die Entwicklung eines Leberzellkarzinoms wurde Alkoholabusus als Risikofaktor relativ früh vermutet. Neueren Datums sind Befunde, die darauf hinweisen, daß ausgeprägter

Alkoholabusus auch als Risikofaktor für die Entwicklung eines Lungen-, Pankreas- und Rektumkarzinoms anzusehen ist (Seitz et al. 1982; Pollack et al. 1984).

I. Mundhöhle und oberer Gastrointestinaltrakt

In zahlreichen epidemiologischen Studien wurde ein Zusammenhang zwischen starkem Genuß alkoholischer Getränke und der Häufigkeit eines Zungen-, Pharynx- und Larynxkarzinom nachgewiesen. Besonders deutlich ist die durch starken Alkoholabusus bedingte Erhöhung des Risikos für die Entwicklung eines *Ösophaguskarzinoms* (Bode 1980, 1985). Menschen mit Alkoholabusus sind häufig gleichzeitig starke Raucher. Starkes Rauchen ist ebenfalls ein entscheidender Risikofaktor für die Entwicklung eines Karzinoms im oro-pharyngealen Bereich und im Ösophagus. Aber auch dann, wenn das durch Rauchen bedingte Risiko berücksichtigt wird, ist Alkoholabusus ein erheblicher Risikofaktor für die Entstehung eines Malignoms in diesem Bereich. Starker Alkoholmißbrauch steigert das Risiko für die Entwicklung eines Pharynx- und Larynxkarzinoms im Vergleich zu Nicht-Alkoholikern um das 3- bis 6fache. Das Risiko für die Entwicklung eines Ösophaguskarzinoms wird, je nach Intensität des Alkoholabusus und der Konzentration der alkoholischen Getränke um das 5- bis 20fache erhöht (Bode 1985). Besonders hoch ist die Gefährdung bei reichlichem Genuß konzentrierter Alkoholika, wie z. B. Whisky und Kognak.

II. Übriger Gastrointestinaltrakt

In den zahlreichen älteren Studien, die sich mit der Prüfung des Zusammenhangs zwischen Alkohol und Krebsentstehung beschäftigten, fand sich kein Hinweis dafür, das Alkoholkonsum das Risiko für die Entstehung eines Karzinoms im Magen oder Kolon erhöht (Tuyns 1979; Bode 1980). Die Ergebnisse neuerer Arbeiten weisen jedoch auf eine bei Alkoholikern im Vergleich zu Nicht-Alkoholikern erhöhte Inzidenz von Karzinomen im Rektum hin (Pollack et al. 1984). Die Ergebnisse dieser und einer weiteren Studie (Dean et al. 1979) weisen auf eine besondere Gefährdung durch reichlichen Biergenuß hin. Die bisher vorliegenden Befunde ergeben keinen Hinweis auf erhöhtes Krebsrisiko durch Alkoholabusus in den höhergelegenen Kolonabschnitten.

III. Leber- und Pankreaskarzinom

In westlichen Ländern entwickelt sich ein *primäres Leberkarzinom* in über 80% der Fälle in einer zirrhotischen Leber. Alkoholabusus ist hier der häufigste ätiologische Faktor für die Entwicklung einer Leberzirrhose. Es ist bisher nicht geklärt, welche Faktoren für die Entstehung eines Karzinoms in der zirrhotischen Leber bei Alkoholikern verantwortlich sind. Eine Reihe von Befunden sprechen dafür, daß Alkohol an sich als Ko-Karzinogen für die Entwicklung maligner Lebertumoren anzusehen ist (LIEBER et al. 1981). Die Ergebnisse neuerer Arbeiten belegen ein erhöhtes Risiko für die Entwicklung eines primären Leberzellkarzinoms bei Trägern des HBs-Antigens durch starken Alkoholkonsum (BRECHOT et al. 1982). In einer neueren epidemiologischen Studie aus Skandinavien wurde für Alkoholiker im Vergleich zu Nicht-Alkoholikern eine Erhöhung des Risikos zur Entwicklung eines Leberzellkarzinoms um das 4fache ermittelt (HARDELL et al. 1984). Alkohol scheint im Sinne eines Ko-Karzinogens die Entwicklung dieser Tumoren zu fördern. Die Leberzirrhose an sich wird – unabhängig von der Ätiologie der Erkrankung – als prämaligne Erkrankung angesehen.

Die Rolle von Alkohol für die Entwicklung eines Pankreaskarzinoms ist bisher weniger gut geklärt. Eine Reihe von Befunden sprechen jedoch dafür, das Alkoholabusus das Risiko für die Entwicklung eines Pankreaskarzinoms ebenfalls erhöht (OKUDA u. OHNISHI 1981). Auch für die Entwicklung dieses Tumors wird Alkohol die Rolle eines Ko-Karzinogens zugesprochen.

IV. Mögliche Angriffspunkte von Alkohol in der Karzinogenese

Mögliche Orte der Beeinflussung der Karzinogenese durch Alkoholabusus sind in Abb. 5 schematisch dargestellt. Karzinogene gelangen zum überwiegenden Teil als sog. Prokarzinogene in den Körper und müssen hier metabolisch abgewandelt werden, um ihre karzinogene Wirkung zu entfalten. Alkohol kann zum einen durch Schädigung des Epithels im oberen Gastrointestinaltrakt (s. Absch. A.I.–IV.) die Aufnahme von Prokarzinogenen in den Körper begünstigen. Zum anderen können Änderungen der Permeabilität von Zellmembranen im Körper durch Alkohol die Aufnahme dieser Substanzen in das Zellinnere fördern. Neben einer

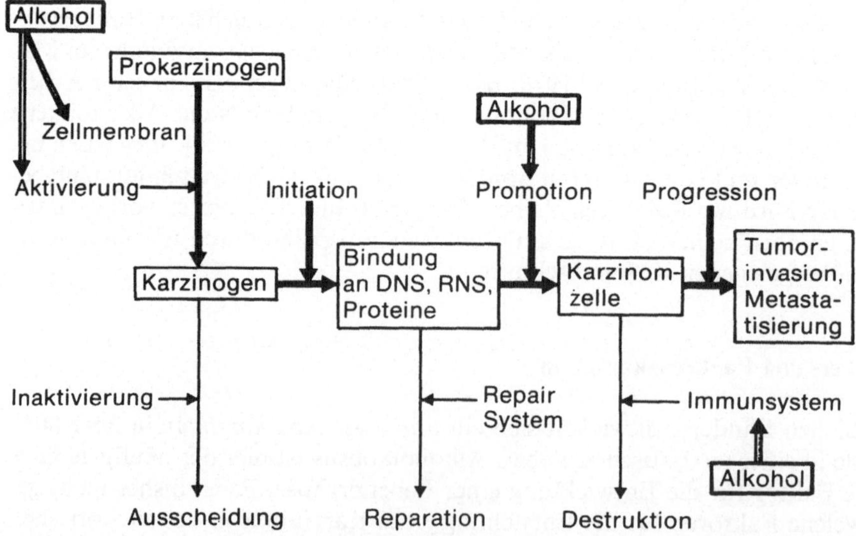

Abb. 5. Schematisch vereinfachte Darstellung der 2-Phasen-Karzinogenese und mögliche Angriffspunkte von Alkohol. (Aus SEITZ et al. 1982)

Begünstigung der als „Initiation" der Karzinogenese benannten Prozesse, die in Sekunden bis Minuten ablaufen, kann Alkohol die nachgeschaltete „Promotionsphase" durch eine Reihe von Faktoren beeinflussen. Hierzu zählen neben einer direkten Zellschädigung und nachfolgend gesteigerter Zellregeneration eine Veränderung im Hormonstoffwechsel (s. Abschn. E), Störungen des Immunsystems (s. Abschn. G) sowie Mangel- und Fehlernährung.

Literatur

Aldermann EL, Coltart DH (1982) Alcohol and the heart. Br Med Bull 38:77–80

Ammann R (1985) Diagnose und Therapie der alkoholischen chronischen Pankreatitis. Eine kritische Standortbestimmung. Schweiz Med Wochenschr 115:42–51

Arkwright PD, Beilin LJ, Rouse I, Armstrong BK, Vandongen R (1982) Effects of alcohol use and other aspects of lifestyle on blood pressure levels and prevalence of hypertension in a working population. Circulation 66:60–66

Baraona E (1985) Ethanol and lipid metabolism. In: Seitz HK, Kommerell B (eds) Alcohol related diseases in gastroenterology. Springer, Berlin Heidelberg New York Tokyo, pp 65–95

Barboriak JJ, Rimm AA, Anderson AJ, Schmidhoffer M, Tristani FE (1977) Coronary artery occlusion and alcohol intake. Br Heart J 39:289–293

Berenson MM, Avner DL (1981) Alcohol inhibition of rectosigmoid motility in humans. Digestion 22:210–215

Bode JC (1978) Zur Ätiologie und Pathogenese bei der akuten und chronischen Pankreatitis. Therapiewoche 28:6859–6875

Bode JC (1980) Alcohol and the gastrointestinal tract. In: Frick P, von Harnack G-A, Martini GA, Prader A (Hrsg) Ergebnisse der Inneren Medizin und Kinderheilkunde, Bd 45. Springer, Berlin Heidelberg New York, S 1–75

Bode JC (1981) Die alkoholische Hepatitis, ein Krankheitsspektrum. Internist 22:536–545

Bode JC (1984) Epidemiologie und sozioökonomische Bedeutung der chronischen Lebererkrankungen. In: Goebell H, Hotz J, Farthmann EH (Hrsg) Der chronisch Kranke in der Gastroenterologie. Springer, Berlin Heidelberg New York Tokyo, S 502–510

Bode JC (1985a) Alcohol and the digestive system – effects on the pancreas. In: Jewell DP, Gibson PR (eds) Topics in gastroenterology, vol 12. Blackwell, Oxford, pp 39–56

Bode JC (1985b) Alkoholschäden im Bereich des Verdauungstraktes. In: Bundesärztekammer (Hrsg) Fortschritt und Fortbildung in der Medizin. IX. Interdisziplinäres Forum der Bundesärztekammer. Deutscher Ärzte-Verlag, Köln, S 86–97

Bode JC, Bode C, Kugler V (1982) Bacterial toxins and liver fibroses. In: Gerlach U, Pott G, Rauterberg J, Voss B (eds) Conective tissue of the normal and fibrotic human liver. Thieme, Stuttgart, pp 137–142

Bode JC, Kruse G, Mexas P, Martini GA (1984a) Alkoholfettleber, Alkoholhepatitis und Alkoholzirrhose. Trinkverhalten und Häufigkeit klinischer, klinisch-chemischer und histologischer Befunde bei 282 Patienten. Dtsch Med Wochenschr 109:1516–1521

Bode JC, Bode C, Heidelbach R, Dürr H-K, Martini GA (1984b) Jejunal microflora in patients with chronic alcohol abuse. Hepatogastroenterology 31:30–34

Brechot C, Nalpas B, Courouce AM, Duhamel G, Callard P (1982) Evidence that hepatitis B virus has a role in liver cell carcinoma in alcohol disease. N Engl J Med 306:1384–1387

Chey WY (1972) Alcohol and gastric mucosa. Digestion 7:239–255

Cohen S (1976) A review of hypoglycemia and alcoholism with or without liver disease. Ann NY Acad Sci 273:338–342

Dean G, McLennan R, McLoughin H, Shelley E (1979) The cause of death of blue collar workers at a Dublin brewery 1954–1973. Br J Cancer 40:581–589

Doss MO (1985) Alcohol and porphyrin metabolism. In: Seitz HK, Kommerell B (eds) Alcohol related diseases in gastroenterology. Springer, Berlin Heidelberg New York Tokyo, pp 232–252

Dürr HK (1978) Alkoholschädigung des Pankreas. Internist 19:123–130

Dürr HK, Bode JC (1978) Klinik der akuten Pankreatitis. In: Sarles H, Singer M (Hrsg) Akute und chronische Pankreatitis. Witzstrock, Baden-Baden New York, S 97–109

Durbec JP, Sarles H (1978) Multicenter survey of the etiology of pancreatic diseases. Relationship between the relative risk of developing chronic pancreatitis and alcohol, protein and lipid consumption. Digestion 18:337–350

Dutta SK, Douglass W, Smalls UA, Nipper HC, Lewitt MD (1981) Prevalence and nature of hyperamylasemia in acute alcoholism. Dig Dis Sci 26:136–141

Faller J, Fox IH (1982) Ethanol-induced hyperuricemia. N Engl J Med 307:1598–1602

Goebel KM (1978) Alkoholbedingte hämatologische Störungen. Internist 19:110–115

Hardell L, Bengtsson NO, Jonsson U, Eriksson S, Larsson LG (1984) Aetiological aspects on primary liver cancer with special regard to alcohol, organic solvents and acute intermittent pophyria – an epidemiological investigation. Br J Cancer 50:389–397

Heidemann E, Nerke O, Waller HD (1981) Alkoholtoxische Veränderungen der Hämatopoiese. Eine prospektive Studie bei chronischen Alkoholikern. Klin Wochenschr 59:1303–1312

Henriksen JH, Ring-Larsen H, Christensen NJ (1984) Sympathetic nervous activity in cirrhosis. A survey of plasma catecholamine studies. J Hepatology 1:55–65

Kley HK, Bohr H, Moreno F (1981) Alkohol und Endokrinium. In: Teschke R, Lieber CS (Hrsg) Alkohol und Organschäden. Epidemiologische, klinische, biochemische und therapeutische Aspekte. Witzstrock, Baden-Baden, S 124–145

Lelbach WK (1985) Epidemiology of alcohol use and its gastrointestinal complications. In: Seitz HK, Kommerell B (eds) Alcohol related diseases in gastroenterology. Springer, Berlin Heidelberg New York Tokyo, pp 1–18

Lenz HJ, Ferrari-Taylor J, Isenberg JI (1983) Wine and five percent ethanol are potent stimulants of gastric acid secretion in humans. Gastroenterology 85:1082–1087

Lieber CS (1982) Medical disorders of alcoholism: pathogenesis and treatment. Saunders, Philadelphia

Lieber CS (1984) Alcohol and the liver: 1984 update. Hepatology 4:1243–1260

Lieber CS, Seitz HK, Garro AJ, Worner TM (1981) Alcohol as a cocarcinogen. In: Berk PD, Chalmers TC (eds) Frontiers of liver disease. Thieme, Stuttgart, pp 320–335

Liehr H (1982) Endotoxins and the pathogenesis of hepatic and gastrointestinal diseases. Ergeb Inn Med Kinderheilkd 48:117–193

Lindenbaum J (1980) Folate and vitamin B 12 deficiencies in alcoholism. Sem Hematol 17:119–129

Liu YK (1980) Effcts of alcohol on granulocytes and lymphocytes. Sem Hematol 17:130–136

Maier KP, Seitzer D, Haag G, Peskar BM, Gerok W (1979) Verlaufsformen alkoholischer Lebererkrankungen. Klin Wochenschr 57:311–317

Malhotra H, Martur D, Mita SR, Kandelval EB (1985) Pressur effects of alcohol in normotensive and hypertensive subjects. Lancet II:584

Mansbach CM (1983) Effect of ethanol on intestinal lipid absorption in the rat. J Lipid Res 24:1310–1320

Mendenhall CL, Anderson S, Garcia-Pont P, Goldberg S, Kiernan T, Seeff LB, Sorrell M, Tamburro C, Weesner R, Zettermann R, Chedid A, Chen T, Rabin L and the Veteran Administration Cooperatitve Study on alcoholic hepatitis (1984) Short-term and long-term survival in patients with alcoholic hepatitis treated with oxandrolone and prednisolone. N Engl J Med 311:1464–1470

Mezey E (1982) Alcoholic liver disease. In: Popper H, Schaffner F (eds) Progress in liver disease, vol VII. Grune & Stratton, New York, pp 555–572

Myrhed M, Berglund L, Böttigert LE (1977) Alcohol consumption and hematology. Acta Med Scand 202:11–15

Okuda K, Ohnishi K (1981) Pancreatic cancer and alcohol. In: Leevy CM (ed) Alcohol and the gastrointestinal tract. Clinics in gastroenterology. Saunders, Philadelphia, pp 479–484

Orlando J, Aronow WS, Cassidy J, Prakash R (1976) Effect of ethanol on angina pectoris. Ann Intern Med 84:652–655

Patek AJ (1979) Alcohol, malnutrition and alcoholic cirrhosis. Am J Clin Nutr 32:1304–1311

Piper DW, Nasiry R, McIntosh J, Shy CM, Pierce J, Byth K (1984) Smoking, alcohol, analgesics, and chronic duodenal ulcer. A controlled study of habits before first symptoms and before diagnosis. Scand J Gastroenterol 19:1015–1021

Pollack ES, Nomura AMY, Heilbronn LK, Stemmermann GN, Green SB (1984) Prospective study of alcohol consumption and cancer. N Engl J Med 310:617–621

Ratge D, Brugger G, Wehr M, Bode JC, Wisser H (1985) Catecholamines in the plasma and urine of patients with alcoholic liver damage under resting and exercise conditions. J Clin Chem Clin Biochem 23:447–452

Regan RJ (1984) Alcoholic cardiomyopathy. Progr Cardiovasc Dis XXVII:141–152

Rogers AE, Fox JG, Gottlieb LS (1981) Effects of ethanol and malnutrition on nonhuman primate liver. In: Berg PD, Chalmers TC (eds) Frontiers in liver disease. Thieme, Stuttgart

Sabesin SM (1984) Lipoprotein profiles in chronic alcoholics: use of high-density lipoprotein subspecies levels to deferentiate subpopulations. Hepatology 4:737–738

Sackett DL, Gibson RW, Bross IDJ, Pickren JW (1968) Relation between aortic atherosclerosis and the use of cigarettes and alcohol. An autopsy study. N Engl J Med 279:1413–1420

Salaspuro MS, Lieber CS (1979) Alcoholic liver disease. In: Wright R, Alberti KGMM, Karran S, Millward-Sadler GH (eds) Liver and biliary disease. Saunders, London, pp 735–773

Sarles H, Laugier R (1981) Alcoholic pancreatitis. Clin Gastroenterol 10:401–415

Schenker S (1984) Alcoholic liver disease: evalution of natural history and prognostic factors. Hepatology 4:36S–43S

Segel LD, Klausner SC, Gnadt JTH, Amsterdam EA (1984) Alcohol and the heart. Med Clin North Am 68:147–161

Seitz HK (1985) Ethanol and carcinogenesis. In: Seitz HK, Kommerell B (eds) Alcohol related diseases in gastroenterology. Springer, Berlin Heidelberg New York Tokyo, pp 196–212

Seitz HK, Czygan P, Kommerell B (1982) Alkohol und Karzinogenese. Leber Magen Darm 12:95–107

Simon GL, Gorbach SL (1984) Intestinal flora in health and disease. Gastroenterology 86:174–193

Singer MV, Eysselein V, Goebell H (1983) Beer and wine but not whisky and pure ethanol do stimulate release of gastrin in humans. Digestion 26:73–79

Smith WE, Thiel DH van, Whiteside T, Janoson B, Magovern J, Puet T, Rabin BS (1980) Altered immunity in male patients with alcoholic liver disease: evidence for defective immune regulation. Alcoholism Clin Exp Res 4:199–206

Tillmanns H, Zebe H, Mall G, Volk B, Kübler W (1981) Die alkoholische Herzschädigung. Internist Welt 4:40–48

Thiel DH van, Lester R (1979) The effect of chronic alcohol abuse on sexual function. Clin Endocrinol Metab 8:499–510

Thiel DH van, Gavaler JS (1985) Ethanol and the endocrine system. In: Seitz HK, Kommerell B (eds) Alcohol related diseases in gastroenterology. Springer, Berlin Heidelberg New York Tokyo, pp 324–341

Thiel DH van, Gavaler JS, Sanghvi A (1982) Recovery of sexual function in abstinent alcoholic men. Gastroenterology 84:677–682

Waller HD, Benöhr HChr (1978) Störungen der Hämatopoiese bei Alkoholismus. Klin Wochenschr 56:259–265

Wernze H, Spech HJ, Müller G (1978) Studies on the activity of the renin-angiotensin-aldosterone-system (RAAS) in patients with cirrhosis on the liver. Klin Wochenschr 56:389–397

Wienbeck M, Berges W (1981) Oesophageal lesions and the alcoholic. In: Leevy CM (ed) Alcohol and the GI tract. Clin Gastroenterol 10:375–388

Willett I, Esler M, Burke F, Leonard P, Dudley F (1985) Total and renal sympathetic nervous system activity in alcoholic cirrhosis. J Hepatol 1:639–648

Worning H (1984) Chronic pancreatitis: pathogenesis, natural history and conservative treatment. Clin Gastroenterol 13:895–912

Yano K, Rhoads GG, Kagan A (1977) Coffee, alcohol and risk of coronary heart disease among japanese men living in Hawaii. N Engl J Med 297:405–409

Zettermann RK, Sorrell MF (1981) Immunologic aspects of alcoholic liver disease. Gastroenterology 81:616–624

Teratogene Schäden durch Alkohol

F. MAJEWSKI

INHALTSVERZEICHNIS

A. Literaturüberblick 243
I. Tierversuche 243
II. Fallberichte und Studien beim Menschen 245
III. Häufigkeit der Alkoholembryopathie 248
IV. Terminologie 248
B. Klinische Symptomatik 249
I. Definition der Alkoholembryopathie 249
II. Einteilung in Schädigungsgrade 249
III. Häufigkeit und Bedeutung der einzelnen Symptome 254
IV. Laborbefunde 260
V. Prognose 261
VI. Förderungsmöglichkeiten 261
C. Pathogenese 262
D. Prävention 267
E. Zusammenfassung 268
Literatur 269

Die zytotoxische Wirkung des Alkohols ist lange bekannt. Die embryotoxische Wirkung wurde erst 1968 (wieder-)entdeckt. Heute die die Alkoholembryopathie (AE) eine der häufigsten erkennbaren Ursachen geistiger Behinderung. Mit Abstand ist sie die häufigste Ursache pathologischen intrauterinen und postnatalen Minderwuchses. Durch den Schweregrad des Krankheitsbildes und ihre Häufigkeit hat die AE große sozialmedizinische Bedeutung. Diese Arbeit gibt einen Überblick über tierexperimentelle Befunde und Beobachtungen beim Menschen. Bekanntes und Hypothetisches über die Pathogenese wird dargestellt.

A. Literaturüberblick

I. Tierversuche

Tierexperimente mit Alkohol wurden schon Ende des vergangenen Jahrhunderts durchgeführt (z. B. FÉRÉ 1894). In der Folgezeit wurden zahlreiche Experimente mit Hühnern, Fischen, Mäusen, Ratten, Meerschweinchen, Hunden und Affen unternommen. Die Ergebnisse waren meist widersprüchlich, obwohl in zahlreichen Experimenten Fehlbildungen und niedriges Geburtsgewicht bei den Nachkommen behandelter Muttertiere durch Alkohol induziert wurde (Literaturüberblick bei Randall u. Riley 1981 und Majewski 1979). Nur einige Studien neueren Datums seien erwähnt: Sandor u. Amels (1971) injizierten trächtigen Albinoratten an einzelnen Tagen der Schwangerschaft Äthylalkohol i. v. Es ergab sich eine erhöhte Abortrate. Die überlebenden Rattenjungen zeigten zahlreiche, jedoch uneinheitliche Fehlbildungen, viele waren bei Geburt untergewichtig.

Tze u. Lee (1975) glichen ihr Rattenexperiment den Verhältnissen beim Menschen an, indem sie 5 Wochen vor und während der gesamten Schwangerschaft nur eine 13%ige Alkohollösung zu trinken gaben, darüber hinaus erhielten die Muttertiere eine standardisierte Nahrung. Das Geburtsgewicht der Jungen war vermindert, die Wurfgröße reduziert. Die Neugeborenen wiesen kleine Hirnschädel auf, die Haut war trocken und spröde. Chernoff (1975, 1977) verbesserte die Methodik dadurch, daß er eine mit Alkohol versetzte Diät fütterte. Dadurch wurde eine kontinuierliche Alkoholaufnahme erreicht, nicht nur eine Aufnahme während der nächtlichen Trinkphasen. Chernoff verwandte 2 Mäusestämme mit verschiedener Aktivität der Alkoholdehydrogenase (ADH). Er gab einen Monat vor und während der gesamten Schwangerschaft soviel Alkohol, daß Blutalkoholspiegel zwischen 0,73 und 3,93‰ erreicht wurden. Die Gewichte der Feten nahmen mit steigenden Blutalkoholkonzentrationen der Muttertiere ab, dieser Effekt war deutlicher bei dem Stamm mit niedriger ADH-Aktivität. Die Fehlbildungsrate korrelierte enger mit dem mütterlichen Alkoholspiegel als mit den oral aufgenommenen Alkoholmengen. Im einzelnen fanden sich Herzfehler, Fehlbildungen des Gehirns, der Augen und des Skeletts. Chernoff vermutete, daß die Embryotoxizität des Alkohols von der Aktivität der ADH im mütterlichen Organismus abhängig ist. Brown et al. (1979) waren die ersten, die einen embryotoxischen Effekt des Alkohols in vitro nachweisen konnten. Sie kultivierten Rattenembryonen in einem mit Alkohol versetztem Medium. Im Vergleich zu Kontrollen beobachteten sie eine deutliche Wachstumsverzögerung, aber keine erkennbaren Fehlbildungen. Auch Borges u. Lewis (1982) gaben trächtigen Wistarratten kontinuierlich alkoholhaltige Nahrung und Flüssigkeit; es wurden mittlere Blutalkoholwerte von 1,18‰ erreicht. Die Neugeborenen waren weder untergewichtig noch mikrozephal. Jedoch waren die Kleinhirne der am 21. Lebenstag sezierten Rattenjungen signifikant leichter als bei Kontrollen. Clarren u. Bowden (1982) flößten 4 trächtigen Macaque-Affen ab dem 40. Tag der Schwangerschaft einmal wöchentlich nasogastrial Alkohol ein. Drei Affen erhielten 2,5 g/kg Körpergewicht Alkohol, einer 4,1 g/kg. Ein Affe abortierte, 3 trugen voll aus. Die Neugeborenen waren übergewichtig und *nicht* mikrozephal. Das der höchsten Alkoholkonzentration ausgesetzte Affenjunge hatte eine Retrogenie und eine Physiognomie, die angeblich ähnlich der AE war (mitgeteilte Fotos wirken jedoch nicht überzeugend). Die Sektion deckte bei dem Affen mit der höchsten Alkoholdosis einen Hydrocephalus internus e vacuo auf sowie eine Polymikrogyrie, bei einem weiteren fanden sich Heterotypien, bei dem 3. keine morphologischen Anomalien. Fehlbildungen wurden bei keinem Affen beobachtet. Die Autoren postulieren, daß auch intermittierendes Trinken während der Schwangerschaft ("binge drinking") teratogene Effekte habe. Auch Sulik (1984) nimmt eine teratogene Schädigung durch Alkoholexposition an. Sie beobachtete Störungen des Mittelgesichts, der Augen und des Gehirns bei Mäuseembryonen, die am 7. Gestationstag einer einmaligen Alkoholgabe ausgesetzt gewesen waren (entsprechend der 3. Woche p.c. beim Menschen). SULIK glaubt, dysmorphologische Ähnlichkeiten der exponierten Mäuseembryonen (Untersuchung am 11. oder 14. Gestationstag!) zu Kindern mit AE feststellen zu können.

Da verschiedene Autoren vermuten, daß Azetaldehyd als erstes Abbauprodukt des Äthylalkohols verantwortlich sei für die toxischen und suchterzeugenden Folgen des Alkoholmißbrauchs, überprüften O'SHEA u. KAUFMANN (1979) die teratogenen Potenzen von Azetaldehyd an Mäusen. Sie gaben trächtigen Mäusen Azetaldehyd intravenös am 7., 8. und 9. Tag der Schwangerschaft. Die Uteri wurden am 10. oder 19. Tag der Schwangerschaft untersucht. An beiden Tagen fanden sich gehäuft Resorptionen. Im Vergleich zu Kontrollen waren die Embryonen des 10. Tages kleiner und in ihrer Entwicklung retardiert. Am 10. Tag wurde ein verzögerter Neuralrohrschluß beobachtet, am 19. Tag jedoch keine erkennbaren Fehlbildungen. Die Feten des 19. Tages zeigten kein Aufholwachstum, sie waren signifikant kleiner und leichter als die Kontrolltiere.

BECK et al. (1984) kultivierten Rattenembryonen im Serum von freiwilligen, gesunden Männern, denen 70–85 g Alkohol gegeben wurde. Das Alkohol enthaltende Serum induzierte sowohl Hirnfehlbildungen als auch Wachstumsverzögerung. Die gleichen Effekte konnten durch direkte Vermischung von Alkohol mit Serum erreicht werden. Dies spricht für einen direkten teratogenen Effekt von Alkohol und gegen die Notwendigkeit erhöhter Azetaldehydspiegel. TANAKA et al. (1982) fanden bei mit Alkohol gefütterten Mäusen in der Spätschwangerschaft und perinatal eine Hypoglykämie. Die Gehirne der exponierten Feten wiesen einen erniedrigten Zinkgehalt auf. Die Autorin schlug vor, Glukose und Zink während der Schwangerschaft zu supplementieren. Tatsächlich führte im Versuch mit Mäusen die Zinksupplementation zu höheren Geburtsgewichten und höherem Proteingehalt der Gehirne der Feten; die Gabe von Glukose in der Spätschwangerschaft führte zu einer Zunahme des Gehirngewichtes der exponierten Feten.

II. Fallberichte und Studien beim Menschen

Die ersten bekannten Berichte über alkoholgeschädigte Kinder stammen aus der Zeit der sog. „Gin-Epidemie" in England 1720–1750. SEDGEWICK warnte schon 1725, daß die Hälfte der chronischen Erkrankungen der Kinder durch die Trunksucht der Mütter während der Schwangerschaft verursacht sei. Ein Kommittee der Middlesex Sessions berichtete 1736: „Unglückliche Mütter gewöhnen sich … an Alkohol, die Kinder werden krank und schwach geboren, sie sehen oft eingeschrumpft und alt aus, als ob sie schon viele Jahre alt wären" (zit. nach WARNER u. ROSETT 1975). Diese und die Erfahrungen einiger anderer Autoren gerieten jedoch wieder in Vergessenheit, insbesondere, weil man in der Folgezeit bemüht war, Korrelationen zwischen allen möglichen kindlichen Schädigungen und väterlichem Alkoholmißbrauch herzustellen.

LEMOINE et al. haben 1968 die Alkoholembryopathie wiederentdeckt. Ihnen waren an 127 Kindern alkoholkranker Eltern eine wiedererkennbare kraniofaziale Dysmorphie, eine intrauterine und postnatale Wachstumsverzögerung, eine geistige Retardierung und variable innere Fehlbildungen, insbesondere Herzfehler und Gaumenspalten, aufgefallen. Da LEMOINE et al. ihre Arbeit in einer international kaum beobachteten Zeitschrift publizierten, wurde eine breitere Schicht jedoch erst durch die Veröffentlichungen von JONES et al. im Lancet (1973, 1974) aufmerksam. Vorher hatten jedoch ULLELAND et al. (1970) bereits bemerkt, daß fast die Hälfte der Kinder von chronischen Alkoholikerinnen hypotroph geboren wurden; 8 von 12 Kindern blieben postnatal minderwüchsig, untergewichtig und mikrozephal; 5 von 10 getesteten Kindern waren geistig deutlich retardiert. JONES et al. (1973) und JONES u. SMITH (1973) beschrieben 11 Kinder von alkoholkranken Frauen. Alle waren untergewichtig, minderwüchsig, mikrozephal und statomotorisch und geistig retardiert. Die Fazies war übereinstimmend verändert durch Ptosis, Epikanthus, nach vorn gerichtete Narinen, schmales Lippenrot und Retrogenie. Weiterhin beobachteten sie Herzfehler und Anomalien der Gelenke und Handfurchen. In einer weiteren Studie untersuchten JONES et al. (1974) die Nachkommen von 23 chronischen Alkoholikerinnen. Es ergab sich eine perinatale Mortalität von 17%. Unter den Überlebenden fanden sie in 32% Anzeichen der AE. In der Folgezeit mehrten sich die Beobachtungen rasch. Die zahlreichen Kasuistiken sollen hier nicht referiert werden; erwähnenswert ist jedoch, daß fast ohne Ausnahme die Mütter der typisch geschädigten Kinder alkoholkrank waren.

In den USA berichteten CLARREN et al. (1978, Arbeitsgruppe SMITH, JONES, HANSON, CLARREN, STREISSGUTH et al.) über die Untersuchungsbefunde von 65 eigenen Patienten. HANSON et al. (1978) kamen zu der Vermutung, daß auch mäßiger Alkoholkonsum, ohne Abhängigkeit, zu kindlicher Schädigung führen könne (s. u.). STREISSGUTH et al. (1978 a, b und zahlreiche andere Arbeiten) beschäftigen sich vor allem mit psychologischen Befunden bei Kindern mit AE (s. u.). STREISSGUTH CLARREN u. JONES berichteten 1985 über den 10jährigen Verlauf von 8 ihrer ersten 1973/1974 publizierten Fälle. Insbesondere fanden sie kein Aufholwachstum, jedoch eine Gewichtszunahme während der normal einsetzenden Pubertät. Alle Kinder waren minderbegabt. Nur die 4 mäßig retardierten Kinder zeigten eine geringfügige Besserung des IQ. Epidemiologische Studien publizierten SOKOL et al. (1980), STREISSGUTH et al. (1982) und DAVIS et al. (1982).

In Frankreich beobachtete die Arbeitsgruppe von DEHAENE eine große Anzahl von Kindern mit AE (DEHAENE et al. 1977). DUPUIS et al. (1978) untersuchten 50 Kinder mit AE und Herzfehlern, vornehmlich beobachteten sie Scheidewanddefekte. SAMAILLE-VILETTE et al. (1976) und DEHAENE et al. (1981) untersuchten prospektiv die Häufigkeit der AE (s. u.). KAMINSKI et al. (1978, 1981) führten prospektive epidemiologische Studien durch. Sie fanden keinen Zusammenhang zwischen gröberen Fehlbildungen und Alkoholgenuß während der Schwangerschaft. Unter den Nachkommen von Frauen, die mehr als 40 ml Wein oder äquivalente andere Alkoholika täglich während der Schwangerschaft getrunken hatten, fanden die Autoren jedoch gehäuft Totgeburten, Frühgeburten und erniedrigte Geburtsgewichte.

In Schweden publizierte die Arbeitsgruppe um OLEGÅRD et al. (1979) Studien zur Symptomatik und Häufigkeit der AE. KYLLERMAN et al. (1977) untersuchten 52 Kinder von 15 Alkoholikerinnen, $^2/_3$ waren minderbegabt, bei 6 bestand eine stark ausgeprägte AE. LARSSON (1983) leitet eine Gruppe von 4 Hebammen, 8 Sozialarbeitern, 1 Pädiater, 1 Frauenarzt und 1 klinischen Pharmakologen, sie selbst ist Psychiaterin. Diese Gruppe ist im Huddinge-Hospital/Schweden institutionalisiert mit der Aufgabe, schwangere Frauen mit Alkoholproblemen zu erkennen und zu beraten und somit den Versuch einer Prävention der AE zu unternehmen.

SMITH (1980) teilte die somatischen Befunde, insbesondere Herzfehler und Fehlbildungen der Niere, einer größeren Anzahl von kanadischen Kindern mit AE mit.

In Spanien wurde 1984 eine internationale Tagung über die AE ausgerichtet. Die Referate sind in dem Band: Sindrome Alcoholico Fetal zusammengefaßt (GRISOLIA 1985). CAHUANA u. GAIRI (1985) berichten über 32 eigene Beobachtungen und referieren 31 in Spanien publizierte Fälle.

In England gibt es bisher sehr wenige Berichte. Nur BEATTIE et al. (1983) berichten über eine größere Serie von 40 Kindern mit AE. Alle Mütter waren alkoholkrank. PLANT (1984, 1985) führte in Edinburgh eine prospektive Studie durch, Fälle mit erkennbarer AE beobachtete sie nicht.

In Japan beschäftigte sich vor allem TANAKA et al. (1981, 1982) klinisch und tierexperimentell mit der AE. Sie berichtete 1981 über 26 Patienten mit typischer AE.

In Deutschland gibt es bisher keine prospektiven Studien zur Häufigkeit der AE. Die klinische Symptomatik an größeren Serien von Kindern mit AE wurde vornehmlich von drei Arbeitsgruppen in Berlin (SPOHR et al.), Münster (LÖSER et al.) und Tübingen und Düsseldorf (MAJEWSKI et al.) untersucht. Die Berliner Arbeitsgruppe befaßte sich neben den somatischen Befunden vor allem mit Anomalien der EEGs (SPOHR et al. 1979) und mit psychopathologischen Befunden bei Kindern mit AE (NESTLER et al. 1981; SPOHR u. STEINHAUSEN 1984). LÖSER et al. (1977, 1985) konzentrierten sich auf die bei Kindern mit AE auftretenden Herzfehler. MAJEWSKI et al. (1976, 1979, 1982) befaßten sich mit der klinischen Symptomatik, der Häufigkeit der AE und mit Fragen der Pathogenese.

VÉGHELYI et al. (1978) beobachteten in Ungarn einige Kinder mit den typischen Symptomen der AE. Die Autoren lieferten als erste Daten, die die Hypothese der Teratogenität des Azetaldehyds stützen könnten. Aus der DDR gibt es nur vereinzelt Fallberichte. Aus der Sowjetunion und anderen Ländern des Ostblocks sind bisher kaum Berichte über die AE beim Menschen bekannt geworden. SKOSYREVA (1977) zitiert DUL'NEV, der 1964 in seiner Dissertation berichtete, daß Kinder von alkoholkranken Vätern zwar körperlich unauffällig, jedoch geistig retardiert seien; die Autorin selbst führte Versuche mit Mäusen in vitro und in vivo durch und beobachtete in jeder Versuchsanordnung teratogene Effekte des Alkohols. SHURYGIN (1974) untersuchte die Nachkommen von 18 chronisch alkoholkranken Müttern. Von deren 98 Schwangerschaften ($\bar{x} = 5,4!$) endeten 56 in Fehlgeburten und nur 43 in Lebendgeburten, davon verstarb eines als Kleinkind. 18 Kinder wurden geboren, bevor die Mutter chronisch krank wurde. 8 dieser Kinder waren untergewichtig und hyperexzitabel. Gröbere Intelligenzminderungen fanden sich bei keinem dieser Kinder. 23 Kinder wurden in der chronischen Phase der Alkoholkrankheit geboren. 8 Kinder waren untergewichtig und muskelhypoton. 14 Kinder waren geistig minderbegabt. Bei 3 Kindern bestanden „Dysplasien", welcher Art wurde nicht angegeben.

Insgesamt wurden bisher über 500 Patienten mit Alkoholembryopathie publiziert. Durch alle diese Studien wird deutlich, daß es eine spezifische AE gibt, daß sie sehr häufig ist und daß sie wegen der Schwere des Krankheitsbildes ein ernstes pädiatrisches und sozialmedizinisches Problem darstellt.

III. Häufigkeit der Alkoholembryopathie

Dehaene et al. (1977) fanden in einer prospektiven Studie in der Stadt Roubaix/Frankreich in den Jahren 1975 und 1976 eine Häufigkeit der AE aller Schweregrade von ca. 1 : 300 Neugeborenen. Die AE III fanden sich in einer Häufigkeit von 1 : 1 000. In einer weiteren Studie (1977–1980) beobachteten sie die AE aller Schädigungsgrade in einer Häufigkeit von 1 : 212, die AE III sogar in einer Häufigkeit von 1 : 700 (Dehaene et al. 1981). Olegård et al. (1979) fanden die AE in Göteborg/Schweden in einer Häufigkeit von ca. 1 : 600 Neugeborenen. In den USA variieren die Häufigkeitsangaben von 1 : 750 (Hanson et al. 1978) bis zu 1 : 1 500 (Sokol et al. 1980). Diese Unterschiede sind wahrscheinlich methodisch bedingt. Unter kanadischen Indianern schätzte Smith (1980) die Häufigkeit sogar auf 1 : 100. Damit ist die AE heute häufiger als der Morbus Down mit einer Häufigkeit von 1 : 650 (in allen mütterlichen Altersstufen) und somit eine der häufigsten erkennbaren Ursachen geistiger Behinderung.

Zur Häufigkeit der AE unter den Nachkommen von alkoholkranken Frauen gibt es bisher nur zwei zahlenmäßig sehr kleine Studien. Jones et al. (1974) untersuchten die Nachkommen von 23 chronischen Alkoholikerinnen. Unter den 19 überlebenden Kindern hatten 6 eine AE. Einschließlich der perinatal verstorbenen Kinder errechneten sie eine Häufigkeit der AE von 43%. Seidenberg u. Majewski (1978) untersuchten 31 Kinder von 27 Patientinnen, die eine stationäre Entziehungskur durchgeführt hatten. Auch sie fanden in der chronischen Phase der Alkoholkrankheit bei 43% der Nachkommen eine AE. Für die Bundesrepublik Deutschland gibt es bisher keine Studien zur Häufigkeit der AE unter Neugeborenen. Obwohl die Zahl der Alkohokranken in Frankreich wahrscheinlich höher ist als in der Bundesrepublik Deutschland, erscheint es nicht abwegig, die französischen Häufigkeitsangaben auf die Bundesrepublik Deutschland zu übertragen. Demnach läßt sich schätzen, daß in der Bundesrepublik Deutschland jährlich etwa 1 800 Kinder mit einer AE aller Schädigungsgrade und 600 Kinder mit einer AE III geboren werden.

IV. Terminologie

Die angloamerikanischen Autoren bevorzugen die Bezeichnung "fetal alcohol syndrome". Diese Bezeichnung ist nicht ganz korrekt, da die bei der AE beobachteten Fehlbildungen vorwiegend in der Embryonalzeit induziert werden. Nur in der Embryonalperiode, der Zeit der intensiven Organdifferenzierung, ist der werdende Organismus sensibel gegenüber teratogenen Noxen. Nur das Gehirn differenziert sich auch während der Fetalperiode weiter. Hirnschädigungen können auch noch in dieser Zeit induziert werden. Aus diesem Grund schlugen wir (Bie-

RICH et al. 1976) die Bezeichnung embryofetales Alkoholsyndrom vor. Dieser Terminus wurde von uns (MAJEWSKI et al. 1976) jedoch in Alkoholembryopathie (AE) geändert, um ihn den für andere Embryopathien geläufigen Termini anzugleichen, z. B. Rötelnembryopathie, Thalidomidembryopathie. Die Bezeichnung „Syndrom" sollte ätiologisch einheitlichen, primären, genetischen Störungen der Morphogenese vorbehalten werden. Embryopathien sind sekundäre Störungen eines zunächst genetisch normal angelegten Organismus. Da die teratogene Noxe zu unterschiedlichen Zeitpunkten der Organdifferenzierung einwirken kann, ergibt sich bei Embryopathien in der Regel eine größere Variabilität, als dies bei monogenetischen Fehlbildungssyndromen der Fall ist.

B. Klinische Symptomatik

I. Definition der Alkoholembryopathie

Es gibt kein nur für die AE spezifisches Einzelsymptom, alle morphologischen und auch neurologischen Abweichungen können auch bei zahlreichen genetischen Anomalien beobachtet werden. Erst die Kombination zahlreicher in Tabelle 1 aufgeführter Symptome macht die Diagnose wahrscheinlich. Bei vorliegen folgender Hauptsymptome sollte nach Alkoholkonsum und -krankheit der Mutter gefragt werden:

1. Pränatales Wachstumsdefizit
2. Postnataler Minderwuchs und Untergewicht
3. Mikrozephalus
4. Statomotorische und geistige Retardierung, Hyperaktivität, Muskelhypotonie.
5. Typische Fazies mit gerundeter Stirn, verkürztem Nasenrücken, Epikanthus, Ptosis, verstärkten Nasolabialfalten, schmalem Lippenrot und Retrogenie (Abb. 1).

Die Diagnose kann auch ohne Kenntnis der mütterlichen Anamnese gestellt werden, wenn die Fazies typisch verändert ist und Minderwuchs, Untergewicht, Mikrozephalus und neurologische Schädigungen vorliegen.

Zumindest bei stärker ausgeprägter AE können zahlreiche Fehlbildungen vorhanden sein, insbesondere Herzfehler (s. u.). Die Diagnose der Schwachformen (s. u.) ist ohne Kenntnis der mütterlichen Anamnese nicht möglich; es gibt fließende Übergänge zum Gesunden.

II. Einteilung in Schädigungsgrade

Da die Alkoholembryopathie durch eine teratogene Noxe induziert wird, ist wie bei anderen Embryopathien mit einer Vielfalt von Störungen zu rechnen. Obwohl die Übergänge von schwerster bis zu leichtester Störung fließend sind, schlugen MAJEWSKI et al. (1976) eine Einteilung in die Schädigungsgrade I–III, schwach,

Tabelle 1. Symptomatik der Alkohol-Embryopathie

		Eigene Fälle (n=95)**	
Punkte	*Symptome*	*a/b**	%
4	Intrauteriner Minderwuchs	82/92	89
4	Mikrozephalus	76/90	84
2/4/8	Statomotorische und geistige Retardierung	77/78	88
4	Hyperaktivität	63/90	70
2	Hypotonie der Muskulatur	54/92	59
2	Epicanthus	66/95	69
2	Ptosis	38/94	40
2	Blepharophimose	9/80	11
–	Antimongoloide Lidachsen	30/92	33
3	Verkürzter Nasenrücken	49/93	53
1	Nasolabialfalten	65/91	71
1	Schmales Lippenrot	56/91	62
2	Hypoplasie der Mandibel	70/94	74
2	Hoher Gaumen	36/94	38
4	Gaumenspalte	7/95	7
3	Anomale Handfurchen	66/92	72
2	Klinodaktylie V	51/94	54
2	Kamptodaktylie	16/93	17
1	Endphalangen-Nagelhypoplasie	12/94	13
2	Supinationshemmung	15/93	16
2	Hüftluxation	9/90	10
–	Trichterbrust	28/94	30
4	Herzfehler	26/91	29
2/4	Anomalien des Genitales	42/94	47
1	Steißbeingrübchen	42/91	46
–	Hämangiome	10/95	11
2	Hernien	12/93	13
4	Urogenitalfehlbildungen	6/62	~10
AE I	(n=39): 10–29 Punkte		
AE II	(n=27): 30–39 Punkte		
AE III	(n=29): ≧40 Punkte		

* a=Symptom vorhanden; b=auf Symptom hin untersucht.
** Inzwischen kennen wir über 150 Patienten, die Häufigkeit der einzelnen Symptome änderte sich kaum.

mittel und stark betroffen, vor. Am linken Rand von Tabelle 1 ist eine Wertung der Einzelsymptome mit Punkten angegeben. Durch Summation der Symptomenpunkte läßt sich diese Einteilung in verschiedene Schädigungsgrade objektivieren. Die Punktbewertung erlaubt jedoch nicht die Diagnose AE, da z. B. beim C.-de-Lange-Syndrom leicht Punktzahlen der AE III erreicht werden können.

Schädigungsgrad III: Schwerst betroffene Patienten mit allen, oder fast allen in Tabelle 1 angeführten Symptomen. Die Fazies ist immer charakteristisch verändert, das Ausmaß von Minderwuchs, Untergewicht und Mikrozephalie ist beträchtlich (Abb. 1). Ausnahmslos sind diese Kinder neurologisch stark geschä-

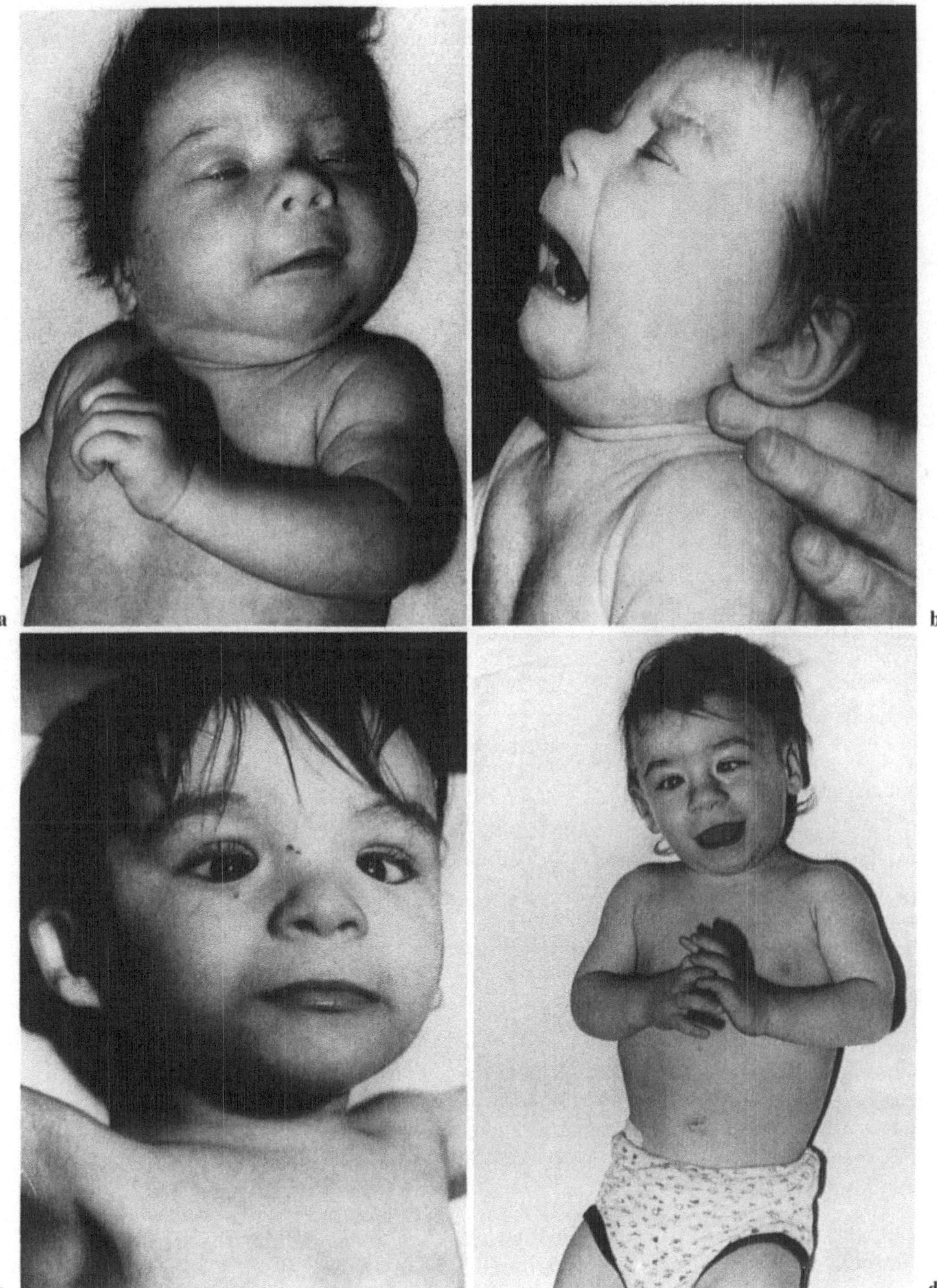

Abb. 1. a Fazies eines Säuglings mit AE III: asymmetrische Blepharophimose, kurze Nase, schmales Lippenrot, flaches Philtrum. **b** Profil eines Säuglings mit AE III: gerundete, niedrige Stirn, „Stupsnase", schmales Lippenrot, Retrogenie. **c** Fazies eines Kleinkindes mit AE III: Blepharophimose, Epicanthus, Epicanthus inversus, kurze Nase, schmales Oberlippenrot. **d** Aspekt eines Kleinkindes mit AE III: Mikrozephalus, enge Lidspalten, kurze Nase, schmales Lippenrot; mangelndes subkutanes Fettpolster

Tabelle 2. Häufigkeit der Symptome bei den Schädigungsgraden I–III der AE

Symptom	AE III (n=29)		AE II (n=27)		AE I (n=39)		Gesamt (n=95)	
	a/b	%	a/b	%	a/b	%	a/b	%
Intrauteriner Minderwuchs	28/29	96	24/25	96	30/38	79	82/92	89
Postnataler Minderwuchs	28/29	96	25/26	96	33/38	87	86/93	92
Mikrozephalus	24/25	96	23/27	85	29/38	76	76/90	84
Geistige Retardierung	25/25	100	24/25	96	28/37	77	77/78	88
Hyperaktivität	25/27	93	22/27	81	16/36	44	63/90	70
Muskelhypotonie	19/28	68	18/27	67	17/37	46	54/92	59
Epicanthus	24/29	83	22/27	81	20/39	51	66/95	69
Ptosis	20/28	71	12/27	44	6/39	15	38/94	40
Blepharophimose	5/24	21	3/23	13	1/33	3	9/80	11
Antimongoloide Lidachsen	13/27	48	7/26	27	10/39	26	30/92	33
Strabismus	6/28	21	7/27	41	6/39	15	19/94	20
Ohrdysplasie	15/28	54	14/27	52	8/39	20	37/94	39
Verkürzter Nasenrücken	21/27	78	13/27	48	15/39	38	49/93	53
Nasolabialfalten	23/27	85	18/27	67	24/37	65	65/91	71
Schmales Lippenrot	19/26	73	18/27	67	19/38	50	56/91	62
Gaumenspalte	6/29	21	1/27	3	0/39	0	7/95	7
Hoher/enger Gaumen	20/28	71	10/27	37	6/39	15	36/94	38
Zahnhypoplasie	7/26	27	3/26	12	11/24	46	21/76	28
Hypoplasie der Maxilla	0/28	0	2/27	7	1/39	2	3/94	3
Hypoplasie der Mandibel	29/29	100	24/27	89	17/38	45	70/94	74
Anomale Handfurchen	26/27	96	19/27	70	21/38	55	66/92	72
Brachy-/Klinodaktylie V	19/28	68	17/27	63	15/39	38	21/94	54
Kamptodaktylie	12/27	44	3/27	11	1/39	3	16/93	17
Endphalangen/Nagelhypoplasie	5/27	19	4/27	15	3/39	8	12/93	13
Supinationshemmung	8/27	30	3/27	11	4/39	10	15/93	16
Hüftluxation	1/25	4	4/26	15	4/39	10	9/90	10
Senkfüße	10/18	55	19/16	56	12/32	37	31/66	47
Trichterbrust	6/28	21	8/27	30	14/39	36	28/94	30
Pectus gallinaceum	3/27	11	4/27	15	1/39	3	8/93	9
Herzfehler	15/26	58	7/27	26	4/38	10	26/91	29
Hämangiome	6/29	21	3/27	11	1/39	3	10/95	11
Anomales Genitale	18/28	64	13/27	48	11/39	28	42/94	47
Steißbeingrübchen	19/26	73	13/27	48	11/38	29	42/91	46
Nabel-Leistenhernien	7/28	25	1/27	3	4/38	10	12/93	13
Harnwegsfehlbildungen	2/24	8	4/20	20	0/18	0	6/62	10
Beckenendlage	4/27	15	3/21	14	1/26	4	8/59	14

digt, die statomotorische und geistige Entwicklungsverzögerung ist immer sehr deutlich. Über die Hälfte dieser Kinder hat Herzfehler, auch Urogenitalfehlbildungen und andere Fehlbildungen sind häufig (Tabelle 2). Mindestens 40 Punkte.

Schädigungsgrad II: Mittelschwer betroffene Patienten mit weniger auffälliger und meist nicht beweisender kraniofazialer Dysmorphie (Abb. 2). Minderwuchs, Untergewicht und Mikrozephalie sind ähnlich wie bei der AE III ausgeprägt.

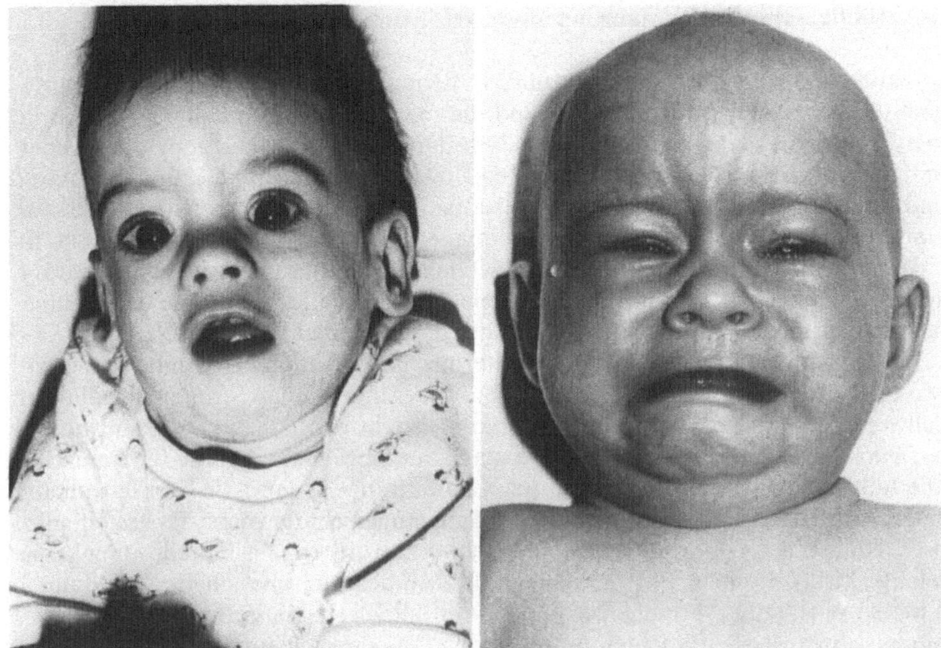

Abb. 2. a Fazies eines Neugeborenen mit AE II: Mikrozephalus, Hypertelorismus, Epicanthus inversus, „Stupsnase“, Retrogenie. **b** Fazies eines Kleinkindes mit AE II: Mikrozephalus, Stirnfalten, herabgezogene laterale Partien der Unterlippe, schmales Oberlippenrot

Innere Fehlbildungen sind relativ selten. Außer Muskelhypotonie und Hyperaktivität keine weiteren neurologischen Auffälligkeiten. Die statomotorische und geistige Entwicklungsverzögerung ist oft nur mäßig stark ausgeprägt. 30–39 Punkte.

Schädigungsgrad I: In der Regel nur leicht geschädigte Patienten. Außer Minderwuchs, Untergewicht und Mikrozephalie meist nur geringfügige weitere morphologische Anomalien. Die Fazies ist meist unauffällig. Innere Fehlbildungen werden kaum beobachtet. Die geistige Entwicklung ist mäßig oder gar nicht retardiert. Die Diagnose AE I kann nur vermutet werden bei bekannter positiver mütterlicher Alkoholanamnese. Weniger als 30 Punkte.

Da die Fazies betroffener Kinder mit zunehmendem Alter uncharakteristisch wird, ist die angegebene Punkteeinteilung nur im Kleinkindalter zuverlässig. Eine Zuordnung von Kindern über 10 Jahre zu einem Schädigungsgrad aufgrund morphologischer Auffälligkeiten ist problematisch, ebenso die Diagnosestellung (Abb. 6). In Zweifelsfällen können Fotos aus dem Kleinkindesalter hilfreich sein. Die Einteilung in die Schädigungsgrade I–III erlaubt eine grob orientierende Prognosestellung hinsichtlich der geistigen Entwicklung. STREISSGUTH et al. (1978) verwandten eine Einteilung in 5 Schädigungsgrade. Auch diese Autoren beobachteten einen Zusammenhang zwischen morphologischen Anomalien und Ausmaß der zerebralen Schädigung.

III. Häufigkeit und Bedeutung der einzelnen Symptome

In Tabelle 2 ist die Symptomatik von 95 Patienten getrennt nach Schädigungsgraden angegeben. Definitionsgemäß sind die meisten Symptome am seltensten in der Gruppe der Kinder mit AE I und am häufigsten in der Gruppe der Kinder mit AE III. Abweichend von dieser Regel traten Trichterbrust, Zahnhypoplasie und Hüftluxationen häufiger in der Gruppe I als in der Gruppe III auf. Bis auf Gaumenspalten und Harnwegsfehlbildungen traten alle Symptome auch in Gruppe I auf, wenn auch fast immer erheblich seltener und schwächer ausgeprägt als in Gruppe III. In der mittleren Gruppe II wurden alle Symptome beobachtet, fast immer lag die Häufigkeit zwischen der der Gruppen III und I.

Hauptsymptome der AE sind intrauteriner und postnataler Minderwuchs sowie Mikrozephalie. 49 zum Termin geborene Kinder mit AE unterschiedlichen Schweregrades hatten ein mittleres Geburtsgewicht von 2263 g. Diese intrauterine Wachstumsretardierung ist fast so stark ausgeprägt wie bei der Trisomie 18. Die mittlere Länge betrug 46 cm, der Kopfumfang 32 cm. Alle drei Parameter entsprechen der 50. Perzentile für die 34. Schwangerschaftswoche. Es besteht also bei Geburt eine proportionierte somatische Retardierung, es besteht noch keine relative Mikrozephalie. Postnatal bleibt der Minderwuchs bestehen. Abbildung 3 gibt den Wachstumsverlauf eines Kindes mit AE II schematisch wieder, wie er typisch ist für fast alle Patienten mit AE. Das Längenwachstum ist weniger beeinträchtigt als die Gewichtszunahme, d.h. die Patienten bleiben auch in Relation zum reduzierten Größenalter relativ untergewichtig. In der Regel ist diesem Untergewicht jedoch kein Krankheitswert zuzumessen. Die bei Geburt noch nicht manifeste Mikrozephalie wird mit zunehmendem Lebensalter immer deutlicher. Bei den meisten Kindern war die Knochenreifung nicht retardiert (Abb. 4). Wir

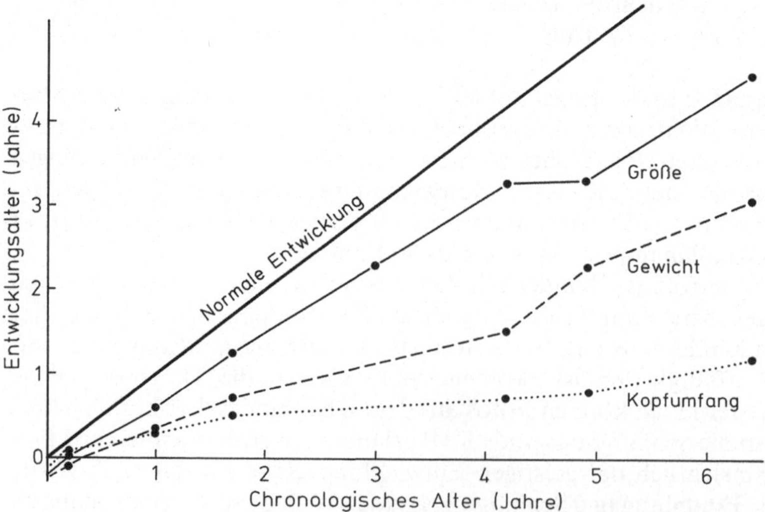

Abb. 3. Entwicklung von Größe, Gewicht und Kopfumfang bei einem Kind mit AE II bis zum 6. Lebensjahr

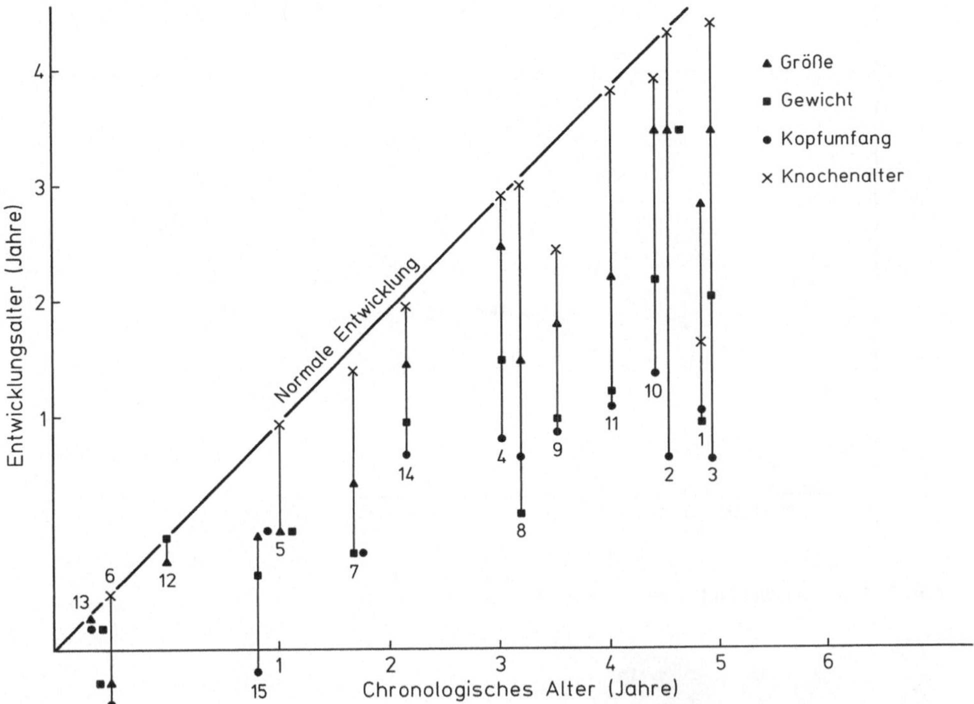

Abb. 4. Entwicklung der Parameter Größe, Gewicht, Kopfumfang und Knochenalter bei 14 Kindern mit AE

hatten den Eindruck eines geringfügigen Aufholwachstums ab dem 6.–7. Lebensjahr (Abb. 5). Lemoine et al. (1968) untersuchten 58 Patienten im Alter von 8 bis zu 16 Jahren longitudinal. In Fällen mit leichterer Schädigung beobachteten sie ein Aufholwachstum bis hin zu durchschnittlichen Körpergrößen. Bei stärker geschädigten Kindern vermuteten sie bleibenden Minderwuchs. Streissguth et al. (1978) publizierten die Daten zweier erwachsener Männer mit AE, beide hatten Körpergrößen unterhalb der 3. Perzentile. Meine älteste Patientin mit AE III war im Alter von 14½ Jahren mit 140 cm deutlich minderwüchsig, sie hat eine zu erwartende Endgröße von 144 cm. Die Pubertätsentwicklung war normal (Abb. 6). Bei zwei Geschwistern konnte im Alter von 11 bzw. 13½ Jahren das Knochenalter und die Größe bestimmt werden, die Endgröße des Mädchens wird 146, die des Jungen 164 cm sein. Streissguth et al. (1985) berichteten über die 10jährige Entwicklung der 1973 von Jones et al. publizierten 11 Patienten mit AE. Zwei der Kinder mit AE waren verstorben, eines unbekannt verzogen. Die verbleibenden 8 Patienten blieben bis zum Alter von 13–15 Jahren minderwüchsig, ein Aufholwachstum erfolgte nicht. Die Mädchen durchliefen eine zeitgerechte Pubertät und holten mit dem Körpergewicht etwas auf. Bei allen Patienten blieb die Mikrozephalie unverändert bestehen. Da in den meisten Fällen das Knochenalter dem chronologischen entspricht, ist zumindest für Patienten mit AE III mit bleibendem Minderwuchs zu rechnen.

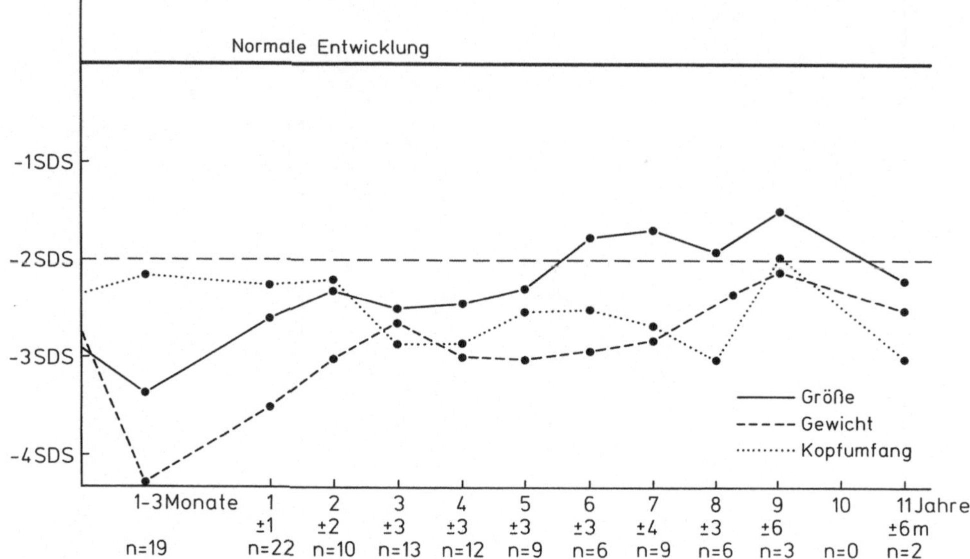

Abb. 5. Auxologische Daten von 85 Kindern mit AE

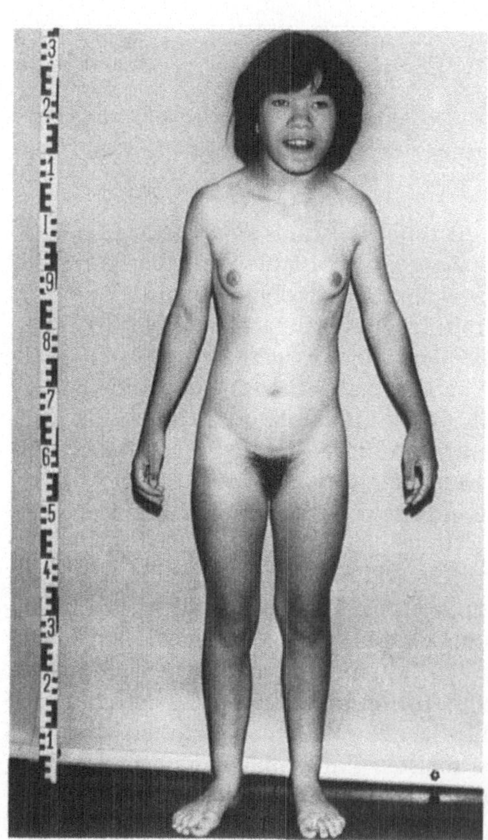

Abb. 6. Aspekt einer Patientin mit AE III im Alter von 14½ Jahren: normale Pubertätsentwicklung, Minderwuchs (140 cm), Mikrozephalus; kein Untergewicht mehr, Fazies nicht mehr diagnostisch

Tabelle 3. IQ nach KRAMER bei 18 Patienten mit AE

Gruppe III			Gruppe II			Gruppe I		
Alter	Nr.	Punkte	Alter	Nr.	Punkte	Alter	Nr.	Punkte
5,2	14	50	5	5	84	7,7	2	93
4,5	15	70	4,6	6	85	4,8	7	70
3,7	55	63	6,3	38	102	7	16	86
5,2	59	50	6,3	53	47	5	23	105
8	60	95				4,7	24	130
						7	28	92
						6	37	61
						8,8	63	127
						4,8	52	65
	n=5	$\bar{x}$=66,6		n=4	$\bar{x}$=79,5		n=9	$\bar{x}$=91,6

$\bar{x}$ (n=18)=82

Bei etwa 10% unserer Patienten bestand ein manifestes Krampfleiden. Bei 70% der Kinder war eine motorische Hyperaktivität und Ataxie auffällig. Bei den meisten Kindern schwächte sich diese Symptomatik ab dem 2.–3. Lebensjahr spontan ab. Der Muskeltonus war bei fast allen Säuglingen und Kleinkindern deutlich herabgesetzt. Die statomotorische Entwicklung verlief bei über der Hälfte der Fälle verzögert. Ab etwa dem 3. Lebensjahr wurde dieses jedoch weitgehend wieder aufgeholt.

Aus Altersgründen konnten nur bei 18 Patienten testpsychologische Untersuchungen nach KRAMER durchgeführt werden (Tabelle 3). Der Mittelwert aller Patienten betrug 82 Punkte. In Gruppe III betrug er 66 Punkte, in Gruppe I 92. Zu betonen ist, daß in Gruppe III 4 Kinder mit zerebralem Defektzustand nicht getestet werden konnten und daß in Gruppe I einige Kinder eine völlig normale Intelligenz hatten. Diese Angaben unterstreichen die Bedeutung einer Klassifikation in Schädigungsgrade, da somit in etwa eine Prognose für die spätere geistige Entwicklung gestellt werden kann. Dies ist wichtig z. B. für Eltern, die ein Kind mit AE adoptieren möchten. STREISSGUTH et al. (1978) untersuchten 20 Patienten mit AE nach verschiedenen Testmethoden. Der mittlere IQ dieser Patienten betrug 65 Punkte (Streuung 16–105). Auch STREISSGUTH et al. fanden eine Korrelation zwischen Schädigungsgrad und IQ, wenn auch die Mittelwerte der IQs in den einzelnen Schädigungsgraden etwa 10 Punkte niedriger als bei unseren Patienten waren. Bisher sind STREISSGUTH et al. (1978) die einzigen, die 17 Patienten mehrfach testeten. In der Mehrzahl dieser Patienten blieb der IQ konstant, gleich, ob die Kinder bei den Müttern blieben, im Heim aufwuchsen oder in einer Pflegefamilie. Wir hatten dagegen den Eindruck, daß die geistige Entwicklungsverzögerung bei jüngeren Kindern deutlicher ist als bei älteren. Da wir nur wenige Kinder mehrfach testen konnten, können wir diesen Eindruck jedoch nicht untermauern.

LÖSER et al. (1985) fanden, daß nur 7 von 27 Kindern mit AE II oder III, die bei einer Pflegefamilie aufgewachsen waren, eine Besserungstendenz hatten, die

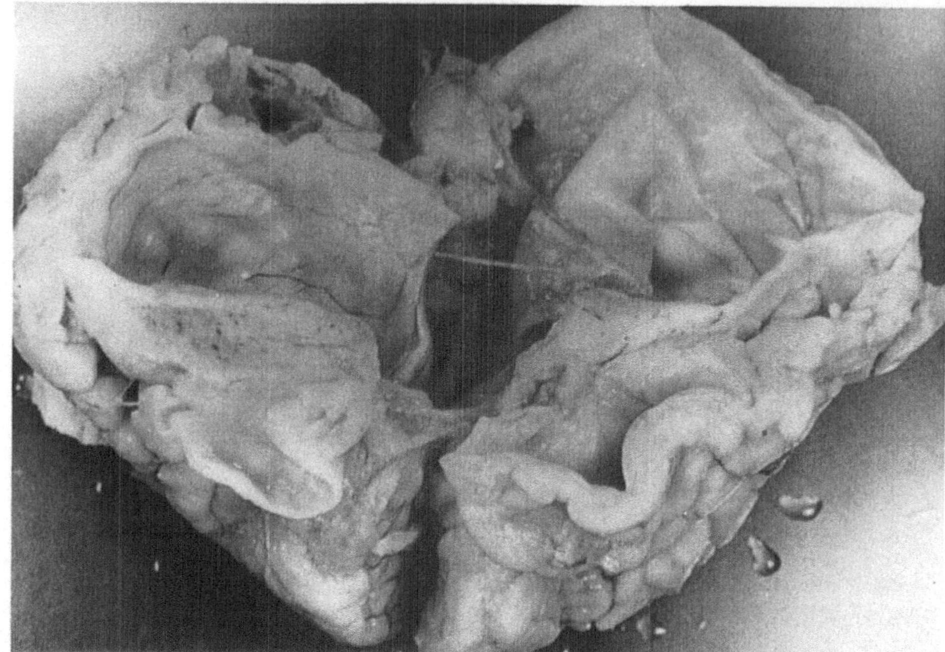

Abb. 7. Gehirn eines Kindes mit AE III: Erheblicher Hydrocephalus internus et externus e vacuo, Agenesie des Corpus callosum

übrigen 20 Kinder besserten sich nicht. SPOHR u. STEINHAUSEN (1984) verfolgten die Entwicklung von 71 Kindern mit AE aller Schweregrade über 3–4 Jahre. Sie fanden, daß die morphologischen Auffälligkeiten eine Tendenz zur Normalisierung zeigten. Auch die geistigen Fähigkeiten besserten sich bei einigen wenigen Kindern, die bei der initialen Testung einen IQ von 70–85 Punkten hatten. Bei den stärker retardierten (IQ $\leqq$ 70) und den geistig normalen (IQ $\geqq$ 115) fanden sich keine Veränderungen. 36 der Kinder waren im Schulalter ($\geqq$ 7 Jahre). Nur 6 der Kinder konnten eine Normalschule besuchen, die übrigen mußten Sonderschulen für Lern- oder geistig Behinderte besuchen. 5 Kinder waren so stark geschädigt, daß sie praktisch bildungsunfähig waren.

Bisher sind erst 15 Hirnsektionen publiziert worden. JONES et al. (1973) berichteten über die Hirnsektion eines kurz nach der Geburt verstorbenen Frühgeborenen. Es bestand eine relative Agyrie, eine Erweiterung der Seitenventrikel und eine Aplasie des Corpus callosum und neuronale Migrationsstörungen (Heterotypien). CLARREN et al. (1978) berichteten über drei weitere Fälle, in einem Fall fand sich ein Hydrocephalus internus, bei allen bestanden Heterotypien. PEIFFER et al. (1978) berichteten über die Hirnsektionen von 3 Feten und 3 Kindern. Bei 2 Kindern waren die Gehirne makroskopisch unauffällig, mikroskopisch fanden sich Heterotypien. Bei einem 9 Monate alt gewordenen Kind bestand ein exzessiver Hydrocephalus internus et externus, eine porenzephale Zyste, eine Aplasie des Corpus callosum (Abb. 7), eine Polymikrogyrie, eine Kleinhirnhypoplasie (Abb. 8), eine Syringomyelie und multiple Heterotypien. Bei den 3 Feten (Inter-

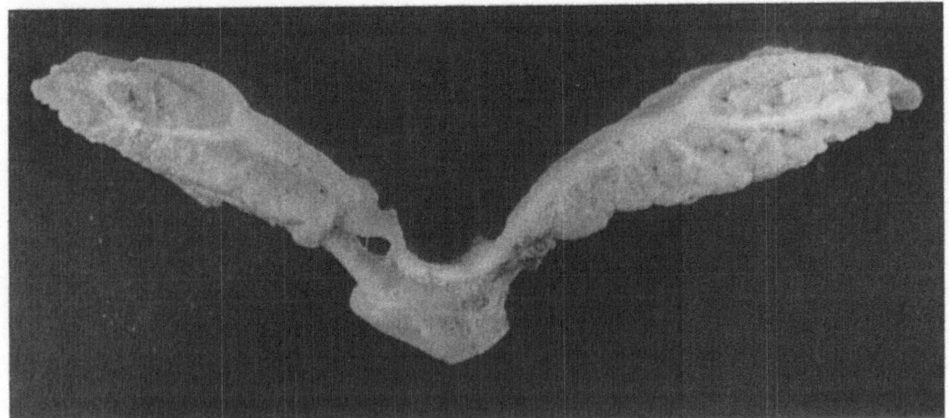

Abb. 8. Hypoplastisches Zerebellum des Kindes von Abb. 7

ruptio in der 17.–20. SSW wegen chronischer Alkoholkrankheit der Mutter) fand sich in einem Fall Hydranenzephalie, in zwei Fällen Mikrodysplasien und Heterotypien. Die bisher vorliegenden Befunde sind unspezifisch, das Spektrum der Hirnfehlbildungen ist sehr weit von Mikrodysplasien bis hin zu makroskopisch exzessiven Hirnfehlbildungen. Wisniewski et al. (1983) beobachteten bei 4 im Alter von 2 Tagen bis zu 4 Monaten verstorbenen Kindern Mikrenzephalie und Heterotypien; bei einem mit 8 Monaten verstorbenen Kind Agenesie des Corpus callosum und Hypoplasie des Kleinhirnwurmes.

Spina bifida scheint gehäuft bei Patienten mit AE aufzutreten, wir beobachteten 3 Fälle unter 160 Patienten (1,9%). Auch Friedman (1982) wies auf dieses Symptom hin.

Von den zahlreichen inneren Fehlbildungen sind Herzfehler die häufigsten. Wir beobachteten sie bei 30% aller unserer Patienten, jedoch bei fast 60% der Patienten mit AE III. Am häufigsten fanden wir Scheidewanddefekte, vornehmlich Vorhofseptumdefekte (Löser u. Majewski 1977). Darüber hinaus beobachteten wir jedoch auch komplizierte Vitien, wie AV-Kanal und Fallotsche Tetra- und Pentalogie, sowie Hypoplasie oder Aplasie einer Lungenarterie. Dupuis et al. (1978) untersuchten 50 Kinder mit AE und Herzfehler. Sie beobachteten nur Scheidewanddefekte. In ihrer Serie waren Ventrikelseptumdefekte häufiger als Vorhofseptumdefekte. Smith (1980) fand in 41% von 46 Kindern mit AE einen Herzfehler, ebenfalls vornehmlich einen VSD. Bei ca. 10% unserer Patienten bestanden Fehlbildungen der Nieren und ableitenden Harnwege. Die Fehlbildungen variierten von Blasendivertikel zu hypoplastischer Niere, Doppelniere, Megaureter, Hydronephrose und vesikoureteralem Reflux. Etwa die Hälfte der Kinder hatten mehr oder minder stark ausgeprägte Anomalien der äußeren Genitalien. Bei Mädchen fanden sich Klitorishyperplasie, Hypoplasie der labia minora, aber auch Pseudohermaphroditismus und Sinus urogenitalis mit vesikovaginaler Fistel. Bei Jungen beobachteten wir meist Kryptorchismus oder Hypospadien. Nabel- oder Leistenhernien bestanden bei 12% unserer Patienten. Hämangiome, Hüftgelenksluxationen, Trichterbrust, Gaumenspalten und radioulnare Synost-

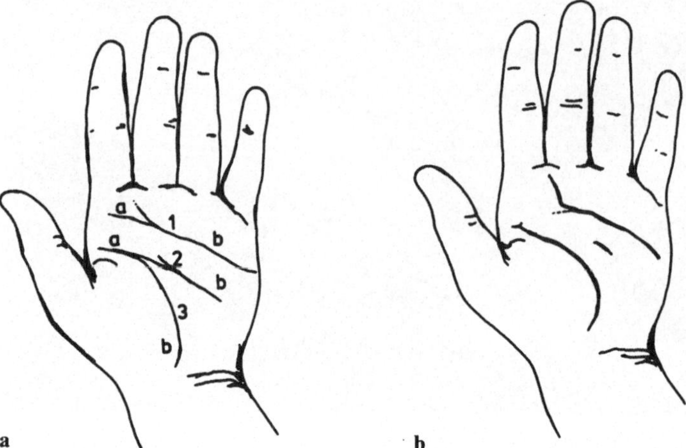

Abb. 9a, b. Normale Handfurchen (**a**) im Vergleich zu Handfurchen eines Kindes mit AE (**b**). *1* Dreifingerfurche, *2* Fünffingerfurche, *3* Daumenfurche

osen sind weitere, jedoch unspezifische Fehlbildungen, die bei der AE gehäuft vorkommen.

Im Bereich der Hände beobachteten wir und andere Autoren Brachy- und Klinodaktylie der Kleinfinger, Hypoplasie der Nägel und Endphalangen und Kamptodaktylie. HERRMANN et al. (1980) vermuteten, daß Oligodaktylie und Spalthand im Rahmen der AE gehäuft sei. Wir beobachteten bisher einen Fall mit einer Oligodaktylie. Fast 70% der Kinder hatten anomale Handfurchen. In typischen Fällen war der Zwischenfingerabschnitt der Dreifingerfurche scharf abgeknickt, die Fünffingerfurche hypoplastisch und die Daumenfurche vermehrt geschwungen und tief eingegraben (Abb. 9).

IV. Laborbefunde

Es gibt keine spezifischen laborchemischen Abweichungen, die die Diagnose AE stützen könnten. Wir fanden weder strukturelle Chromosomenanomalien noch gehäufte Chromosomenbrüche (OBE u. MAJEWSKI 1978). Die Schilddrüsenfunktion war in allen 10 daraufhin untersuchten Fällen normal. Abweichungen des roten und weißen Blutbildes, des MCV (mean corpuscular volume), von Leberenzymen, Elektrolyten einschließlich Zink und Immunglobulinen beobachteten wir nicht.

Auch in der Literatur sind keine spezifischen laborchemischen Abweichungen bekannt geworden. Wachstumshormonstörungen oder Mangel an Somatomedin sind nicht verantwortlich für den intrauterinen und postnatalen Minderwuchs. In 5 Fällen führten wir Wachstumshormonbestimmungen nach Arginin- oder Insulinbelastung durch, es ergaben sich keine Abweichungen vom Normalen. Auch ROOT et al. (1974) und TZE et al. (1976) konnten bei insgesamt 9 Patienten keinen STH-Mangel feststellen.

V. Prognose

Die Prognose der Kinder mit AE wird beeinflußt von Art und Schwere der Fehlbildungen. Wir beobachteten keine sicher erhöhte perinatale Mortilität. Fünf unserer Patienten verstarben infolge eines Herzfehlers im Alter von 5 Monaten bis zu 4 Jahren. 67% unserer Patienten mußten z. T. mehrfach stationär behandelt werden wegen verschiedener Störungen. 58% litten unter Trinkschwäche, in einigen Fällen so ausgeprägt, daß mehrmonatige Sondenernährung notwendig war. 17% hatten rezidivierende Bronchitiden oder Pneumonien, 13% litten unter Gastroenteritis und Erbrechen. Operationen mußten bei 21% durchgeführt werden wegen Hernien, Pylorospasmus, Meningoenzephalozele, Gaumenspalte, Pneumothorax oder Herzfehler. Nur 21% unserer Patienten bedurften keiner stationären Behandlung. Diese Zahlen sind jedoch sicher ausgelesen, da ich fast alle Patienten in Kinderkliniken diagnostizierte.

VI. Förderungsmöglichkeiten

Die geistigen Fähigkeiten der Kinder mit AE werden durch Hirnfehlbildungen, Mikrozephalie und auch durch das ungünstige häusliche Milieu begrenzt. Vier Kinder waren nicht bildungsfähig. 88% waren geistig mehr oder weniger retardiert, die meisten in einem solchen Ausmaß, daß nur Sonderschulen für geistig Behinderte oder Lernbehinderte in Betracht kamen. Auch bei Kindern mit AE I können nur wenige die Normalschule besuchen, nur einer unser Patienten besuchte eine weiterführende Schule.

Die Beobachtungen von Streissguth et al. (1978), daß der IQ relativ konstant bleibt, gleich in welchem Milieu die Kinder aufwachsen, ist deprimierend. Wir hatten dagegen den Eindruck, daß sich durch intensive und geduldige Zuwendung die geistigen Fähigkeiten einiger Patienten besserten. Wie bereits erwähnt, fanden Löser et al. (1985), daß die statomotorische und geistige Entwicklung sich nur bei 7 von 27 Kindern besserte, die in einer Pflegefamilie aufwuchsen. Spohr u. Steinhausen (1984) konnten zwar eine Besserung der statomotorischen und geistigen Fähigkeiten bei einem Teil ihrer 16 über 3–4 Jahre beobachteten und psychologisch getesteten Kinder nachweisen, eine Normalisierung trat jedoch in keinem Fall auf. Nur 6 von 36 Kindern im Schulalter besuchten eine Normalschule, alle anderen mußten Sonderschulen besuchen. 5 Kinder waren bildungsunfähig. Sofern sich die Möglichkeit und Notwendigkeit einer Unterbringung der Kinder bei Pflegeeltern ergibt, sollte zugeraten werden. Eine weitere Ursache für die Lernbehinderung ist die motorische Hyperaktivität und die Konzentrationsschwäche der Kinder mit AE. Zwar bessern sich beide Störungen spontan ab etwa dem 3. Lebensjahr, dennoch sollten sie so früh wie möglich durch intensive Zuwendung und heilpädagogische Maßnahmen beeinflußt werden.

C. Pathogenese

Durch zahlreiche Tierexperimente wurde die direkte oder indirekte Teratogenität von Alkohol erwiesen (Übersicht bei Randall 1977, 1978). Beim Menschen ist die Pathogenese jedoch noch unklar. Pikkarainen u. Räihä (1967) wiesen nach, daß die Alkoholdehydrogenase (ADH), durch die in der menschlichen Leber der Abbau des Alkohols vorwiegend erfolgt, in der Embryonalzeit praktisch noch nicht vorhanden ist. Auch in der Fetalzeit beträgt die Aktivität der ADH nur etwa 10% der des Erwachsenen. Äthanol kann demnach vom Embryo überhaupt nicht metabolisiert werden. Da die Plazenta Äthanol ungehindert passieren läßt, ist der Embryo und Fetus praktisch den gleichen Alkoholkonzentrationen ausgesetzt wie die Mutter. Rawat (1976) konnte im Tierversuch nachweisen, daß bei maternalem Alkoholkonsum die RNA-Synthese und die ribosomale Proteinsynthese in Leber und Gehirn der Rattenembryonen vermindert ist; möglicherweise erklären sich hierdurch Wachstumsretardierung und Mikrozephalie bei Patienten mit AE.

Wir fanden keine Korrelation zwischen täglich während der Schwangerschaft eingenommenen Alkoholmengen und Geburtsgewicht oder Dauer der Schwangerschaft. Die der Geburt vorausgegangene Dauer der Alkoholabhängigkeit und die täglich während der Schwangerschaft genossenen Alkoholmengen waren bei Müttern von Kindern mit der Schwachform der AE nicht anders als bei Müttern, die Kinder mit AE II geboren hatten (Majewski 1979). Alle 49 Mütter, von denen uns verläßliche und detaillierte Anamnesen bekannt waren, tranken exzessiv, im Mittel 172 g reinen Alkohols täglich während der Schwangerschaft. Fast alle Mütter von Kindern mit AE waren alkoholkrank, d. h. abhängig. Nur eine Mutter eines Kindes mit AE I war in der prodromalen Phase (nach Jallinek), alle anderen befanden sich in der kritischen oder chronischen Phase der Alkoholkrankheit. 37% der von uns explorierten Mütter von Kindern mit AE hatten eine oder mehrere Entziehungskuren hinter sich. 25% erlitten bereits vor der Schwangerschaft Halluzinationen, Delirium tremens, Krampfanfälle, oder ein Korsakoff-Syndrom. Bei mehr als 80% wurden körperliche Folgen der Alkoholkrankheit deutlich, wie gedunsenes Gesicht, Teleangiektasien und Fingertremor. 8% der Mütter verstarben im Zeitraum von 1–7 Jahren nach der Schwangerschaft an Alkoholfolgekrankheiten. Exemplarisch sollen 3 Anamnesen von Müttern wiedergegeben werden, die Kinder mit unterschiedlichen Schweregraden der AE geboren hatten:

Schädigungsgrad III
Fall Nr. 55, S. P., geb. 17. 1. 1973. Erstes Kind der bei der Geburt 25jährigen Mutter. 1974 erlitt sie eine Fehlgeburt in der 34. SSW, der totgeborene Junge war mit einem Gewicht von 800 g und einer Länge von 30 cm erheblich hypotroph. Eine Sektion wurde nicht durchgeführt. Beide Eltern sind Potatoren, auch der Vater der Mutter ist alkoholkrank. Die Mutter war alkoholabhängig seit etwa 1972, schon damals trank sie 8 Flaschen Bier täglich, zusätzlich hochprozentige Spirituosen. In den ersten 3 Monaten der Schwangerschaft trank sie täglich etwa 190 g reinen Alkohol (8 Flaschen Bier, 100 ccm Weinbrand, zusätzlich nicht genau erinnerliche Mengen von Wein). Sie rauchte 20 Zigaretten pro Tag. Glaubhaft nahm sie keine Medikamente ein. Nach Bekanntwerden der Schwangerschaft im 3. SSM wurde der Alkoholkonsum reduziert: angeblich trank sie nur 3–4 Flaschen Bier täglich und etwas weniger Weinbrand als vorher. Während der Schwangerschaft habe sie sich stets wohlgefühlt. Ein Fingertremor besteht seit 2 Jahren. Seit 1976 bestehen schon deutliche Zeichen einer Alkoholkrankheit: die Frau wirkt erheblich vorge-

altert, ungepflegt, das Gesicht ist gedunsen mit deutlichen Teleangiektasien. Es besteht ein grobschlägiger Fingertremor. 1976 wurde eine Hyperlipidämie und eine Fettleber im Stadium III bei der Mutter festgestellt. Die Transaminasen waren nur mäßig erhöht (SGOT 26, SGPT 38 IE/l), die Gamma-GT war jedoch deutlich auf 391 IE/l angestiegen, ebenso die alkalische Phosphatase auf 253 IE/l. Es bestand eine ausgeprägte Anämie. Die Leberblindpunktion ergab eine ausgeprägte diffuse, teils klein-, teils grobtropfige Leberzellverfettung mit Parenchymschädigung.

Die Geburt des Kindes erfolgte spontan in der 37. SSW, Geburtsgewicht 1 810 g (entsprechend der 32. SSW), Länge 43 cm (32. SSW), Kopfumfang 31 cm (31. SSW). Das hypotrophe Neugeborene war lebensfrisch; vom Aspekt und der neurologischen Auffälligkeit her bestand eine AE III.

Schädigungsgrad II

Fall Nr. 44, H. D., geb. 14. 10. 1975. Erstes uneheliches Kind einer 31jährigen Erstgravida. Fehlgeburten wurden verneint. Beide Eltern sind alkoholkrank und rauchen erheblich. Die Mutter trinkt vermehrt Alkohol seit mindestens 1969, seit der Zeit trank sie täglich 1–2 l Wein, zusätzlich unklare Mengen von Obstschnaps. Nach dem Tod ihres Ehemannes 1974 verstärkte sich der Alkoholkonsum, seit der Zeit trank sie 1 ½ l Rotwein und 4–5 Glas Obstler täglich. Diese Mengen blieben unverändert bis zum Beginn der Schwangerschaft; obwohl die Schwangerschaft gewünscht war, bestand unverminderter Alkohol- und Nikotinkonsum. Im 1. Schwangerschaftsmonat trank sie zusätzlich sehr viel hochprozentige Alkoholika. Keine Einnahme von Medikamenten. Die Schwangerschaft wurde bekannt im 5. Schwangerschaftsmonat, bis dahin hatte die Frau nur wenig an Gewicht zugenommen. Nach Bekanntwerden der Schwangerschaft geringe Reduzierung des Alkoholkonsums auf ½ Flasche Rotwein und etwas weniger Obstschnaps, dennoch begann sie schon morgens mit einigen Gläsern Obstler. Sie sei etwa einmal pro Woche volltrunken gewesen. Gewicht der Mutter zu Beginn der Schwangerschaft 66 kg, im 5. Monat 68,8 kg, gegen Ende der Schwangerschaft 75 kg. Die Schwangerschaft wurde regelmäßig überwacht. Blutdruck und Urin waren die ganze Zeit über unauffällig. Die Geburt des Kindes erfolgte in der 39. SSW durch Vakuumextraktion. Das hypotrophe Neugeborene hatte einen Apgar von 5, mußte maskenbeatmet werden. Geburtsgewicht 2 280 g (entsprechend der 34. SSW), Länge 46 cm (34. SSW). Kopfumfang 31 cm (32. SSW). Klinisch bestand eine AE II.

Schädigungsgrad I

Fall Nr. 23, J. Sch., geb. 16. 4. 1970. Der Junge hat 3 erwachsene, gesunde Geschwister. Der Vater lebt abstinent. Bei Geburt war die Mutter 37 Jahre alt. Keine Fehlgeburten. Beginn des vermehrten Alkoholkonsums 1967, 1969 bereits Abhängigkeit, schon morgendliches Schnapstrinken. In den ersten 2 Schwangerschaftswochen der 4. Schwangerschaft trank sie täglich etwa ½ l Kognak, sie aß fast nichts mehr. Im 3. Schwangerschaftsmonat wurde sie wegen alkoholischem Prädelir stationär aufgenommen. Die Transaminasen waren deutlich erhöht, ebenso das Bilirubin (SGOT 42 mU, SGPT 20 mU, Bilirubin 1,3 mg-%). Es wurden zahlreiche Röntgenuntersuchungen durchgeführt wie Rö-Thorax, Magen-Durchleuchtung, Kolonkontrasteinlauf und IVP. Die Schwangerschaft wurde erst im Verlaufe dieses stationären Aufenthaltes festgestellt. Die Leberbiopsie ergab eine Fettleber mit ausgeprägter Faservermehrung. Nach der Entlassung aus dem Krankenhaus trank die Mutter unvermindert weiter, sie begann schon morgens mit Schnaps. Während der gesamten Schwangerschaft erhebliche Hyperemesis gravidarum. In den letzten Schwangerschaftsmonaten Hypertonie von 170/110 mm Hg. Noch 1 Stunde vor der Geburt trank sie eine ganze Flasche Sekt aus. Nach der Geburt trank sie unvermindert weiter. 1973 Leberkoma. Es hatte sich eine Leberzirrhose entwickelt. Sie starb 4 Jahre nach der Geburt im Leberkoma.

In der 40. Schwangerschaftswoche Spontangeburt eines lebensfrischen Jungen. Geburtsgewicht 2 650 g (entsprechend der 36. SSW), Länge 49 cm (entsprechend der 37. SSW), Kopfumfang 34 cm (entsprechend der 36. SSW). Der Junge war von Anfang an hyperexzitabel und hypermobil, er aß nur wenig, ansonsten entwickelte er sich unauffällig. Keine ernsthaften Erkrankungen. Die statomotorische Entwicklung war altersgerecht. In Zusammenhang mit der mütterlichen Anamnese besteht eine AE I.

Wir brachten die Krankheitsphasen der Mütter in Beziehung zum Schädigungsgrad der Kinder (Abb. 10). In der chronischen Phase wurden signifikant mehr Kinder mit AE III geboren als in der kritischen Phase. In der kritischen

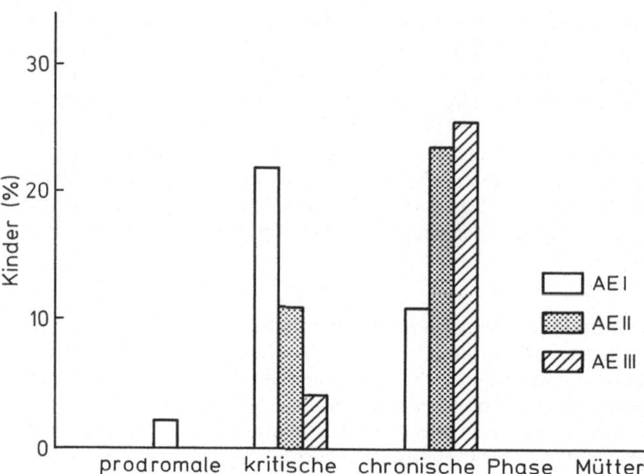

Abb. 10. Einfluß der mütterlichen Krankheitsphase auf den Schädigungsgrad der Kinder

Phase wurden umgekehrt signifikant mehr Kinder mit AE I geboren als in der chronischen Phase. Unter unseren 24 Geschwisterbeobachtungen war meist das zuletzt geborene Kind stärker geschädigt als die zuvor geborenen (Tabelle 4). Daraus kann gefolgert werden, daß weder die Dauer der Alkoholkrankheit, noch die (in der Regel exzessive) Menge des konsumierten Alkohols das Ausmaß der kindlichen Schädigung beeinflußt, sondern das Stadium der mütterlichen Alkoholkrankheit. MALLACH et al. (1972) konnten zeigen, daß die Abbaugeschwindigkeit des Alkohols bei chronischen Alkoholikern, selbst bei solchen mit Leberzirrhose, nicht beeinträchtigt ist. Demnach ist zu vermuten, daß neben dem Äthanol andere sekundäre Faktoren wirksam werden. Wir konnten keinen signifikanten Einfluß verschiedener bevorzugter Alkoholsorten (Bier, Wein, Schnaps) auf den Schädigungsgrad der Kinder beobachten.

VÉGHELYI et al. (1978) fanden im Rattenversuch, daß die fetale Resorptionsrate sich exzessiv erhöht, wenn trächtigen Ratten neben Alkohol auch Disulfiram

Tabelle 4. Schweregrad der AE bei Geschwistern

Familie	Schädigungsgrad der Geschwister nach Geburtenrang aufgetragen		
Li.	I	II	
Ha.	I	II	III
Sp.	I	II	III
Ci.	I	II	
Ko.	I	I	
Fe.	I	II	
Ba.	I	II	
Be.	III	III	
Rö.	I	I	
Cr.	I	I	
Da.	I	II	

(ein Inhibitor der Azetaldehydrogenase) gegeben wurde. Disulfiram und Alkohol alleine bewirken nur eine sehr geringe Resorptionsrate. Möglicherweise ist nicht der Alkohol, sondern sein Abbauprodukt Azetaldehyd teratogen. VÉGHELYI bestimmte die Spiegel von Azetaldehyd und Äthanol nach einem Probetrunk von 0,4 ml/kg Körpergewicht absoluten Alkohols bei einer Mutter eines Kindes mit AE und bei 3 Kontrollen. Die Blutalkoholspiegel waren bei der Mutter und den Kontrollen nahezu gleich. Die Azetaldehydspiegel waren jedoch bei der alkoholkranken Mutter signifikant höher als bei den Kontrollen. KORSTEN et al. (1975) konnten bei chronisch alkoholkranken Männern im Vergleich zu Kontrollen signifikant erhöhte Azetaldehydspiegel nach einem Probetrunk feststellen. Die Teratogenität von Azetaldehyd konnte im Tierexperiment nachgewiesen werden (O'SHEA u. KAUFMANN 1979; SCHENKER 1980). Die Azetaldehydhypothese könnte unsere Befunde erklären: Mit fortschreitender mütterlicher Alkoholkrankheit kommt es möglicherweise zu einer zunehmenden Störung des lebermitochondrialen Abbaus des Azetaldehyds. Bei gleichen Alkoholmengen wie in der Prodromalphase würde es in der chronischen Phase zu einem Azetaldehydstau kommen. Diese erhöhten Azetaldehydspiegel wären verantwortlich für die stärkeren Schäden der Kinder von chronischen Alkoholikerinnen. Wir konnten zeigen, daß auch die Häufigkeit der AE unter den Nachkommen mit fortschreitender Alkoholkrankheit zunimmt (SEIDENBERG u. MAJEWSKI 1978); auch dies wäre durch die Azetaldehydhypothese erklärbar. Nach unseren Untersuchungen sind erheblicher Alkoholkonsum und ein fortgeschrittenes Stadium der mütterlichen Alkoholkrankheit Voraussetzung für das Entstehen einer AE. Bisher konnte kein Kind mit typischer AE beobachtet werden, dessen Mutter nicht alkoholkrank war (STREISSGUTH et al. 1981).

Unter dieser Prämisse erscheint die Frage nach einer „Schwellendosis" der konsumierten Alkoholmenge für die kindlichen Schädigungen nicht von großer Bedeutung. Gegen die Azetaldehydhypothese sprechen jedoch einige tierexperimentelle Befunde.

KESÄNIEMI u. SIPPEL (1975) konnten im Rattenversuch zwar gleich hohe Alkoholkonzentrationen im mütterlichen und fetalen Gewebe nachweisen, dagegen war im fetalen Gewebe jedoch kein Azetaldehyd nachweisbar. Die Azetaldehydkonzentration der Plazenta betrug ca. 25% der maternalen Werte. Diese Befunde werden durch Beobachtungen von RANDALL et al. (1978) relativiert. Sie wiesen Azetaldehyd in Mäusefeten am 11. und 19. Gestationstag nach, wenn auch in geringeren Konzentrationen als in den Muttertieren. Demnach scheint die Plazenta keine absolute Barriere gegen Azetaldehyd zu sein. Da angenommen werden kann, daß der Embryo ähnlich der ADH auch keine aktive Azetaldehyddehydrogenase hat, ist er auch geringen Azetaldehydkonzentrationen schutzlos ausgesetzt.

Wie bereits erwähnt, konnten BROWN et al. (1979) einen direkten teratogenen Effekt von Äthanol in vitro demonstrieren. Sie kultivierten 9 Tage alte Rattenembryonen in vitro über 48 Stunden. Die in einem Alkoholmedium kultivierten Embryonen zeigten im Vergleich zu Kontrollen eine deutliche Wachstumsretardierung infolge Zellhypoplasie, jedoch keine Fehlbildungen. Daraus kann hypothetisiert werden, daß Alkohol eine Wachstumsverzögerung bewirkt und Azetaldehyd verantwortlich ist für Fehlbildungen. Dies ist jedoch noch spekulativ.

Die Versuche von Beck et al. (1984) mit im menschlichen Serum kultivierten Embryonen (s. Abschn. A. I.) weisen daraufhin, daß zumindest bei Rattenembryonen in vitro Alkohol allein teratogen sein kann. Bei chronisch alkoholkranken Frauen treten zahlreiche Mangelzustände auf, wie Mangel an Folsäure, an Zink (Flynn et al. 1981), an Vitaminen etc. Auch Hypoglykämien dürften häufig sein in der Schwangerschaft. Möglicherweise führen erst mehrere Mangelzustände in Kombination mit hohen Alkohol- und Azetaldehydspiegeln zur Entstehung der AE bei den Nachkommen.

Hanson et al. (1978) nahmen an, daß mäßiger Alkoholkonsum und sogar gelegentliches Trinken ("social drinking") Schädigungen im Sinne einer AE induzieren könne. Die beiden einzigen Mütter dieser Studie, die Kinder mit eindeutigen Symptomen der AE geboren hatten, waren jedoch chronisch alkoholkrank. Mau (1980) konnte im Rahmen einer großen prospektiven Studie keine Schädigung unter 212 Kindern von Müttern beobachten, die mäßigen Alkoholkonsum während der Schwangerschaft angegeben hatten. Øisund et al. (1978) konnten keine erhöhte Fehlbildungsrate unter den Nachkommen von Ratten beobachten, die mit mäßigen Mengen von Alkohol behandelt worden waren. Clarren u. Bowden (1982) gaben trächtigen Primaten einmal pro Woche Alkohol. Drei Affen erhielten 2,5 g/kg Körpergewicht absoluten Alkohol, 1 Affe höhere Dosen von 4,1 g/kg. Ein Affe abortierte nach der ersten Alkoholapplikation, die anderen 3 trugen voll aus. Alle 3 Neugeborenen waren bei Geburt übergewichtig; die beiden Affenjungen, die mäßigen Alkoholkonzentrationen ausgesetzt gewesen waren, hatten große Hirnschädel. Das Affenjunge, das einer hohen Konzentration ausgesetzt gewesen war, hatte einen Skaphozephalus bedingt durch eine Sagittalnahtsynostose. Die Autoren meinten die Fazies des Affenjungen mit hoher Konzentration sei ähnlich der AE. Die Sektion deckte bei keinem der Affenjungen Fehlbildungen auf, das Gehirn des Affenjungen mit der hohen Alkoholkonzentration war 30% leichter als normal, es wies eine Polymkrogyrie auf. Hauptsymptome der AE sind Minderwuchs und Mikrozephalie. Beides lag bei den geschilderten Affenjungen nicht vor. Ein überzeugender Beweis, daß mäßiger oder gelegentlicher übermäßiger Alkoholkonsum teratogen sei, wurde bisher nicht erbracht.

Wir führten eine retrospektive Studie an 20 Kindern von Müttern durch, die während der Schwangerschaft zu uns wegen Alkoholproblemen zur genetischen Beratung gekommen waren. Meist hatten diese Mütter im 1. Trimenon nur kurzzeitig mäßig bis reichlich getrunken und nach der Beratung mehr oder minder schnell aufgehört. Drei Mütter waren in der kritischen Phase der Alkoholkrankheit. Mehrere Mütter fragten nach einer Interruptio, die wir jedoch in keinem Falle befürworteten. Alle 17 Kinder der nicht abhängigen Frauen waren somatisch und neurologisch unauffällig, ebenso eines der drei Mütter in der kritischen Phase. Eines dieser 3 Kinder hatte eine AE I, ein weiteres eine AE II, allerdings ohne Minderwuchs und Mikrozephalie. Diese Beobachtungen weisen ebenfalls daraufhin, daß eine AE nur dann entsteht, wenn die Mutter alkoholkrank ist und während der gesamten Schwangerschaft übermäßig trinkt.

D. Prävention

Da die Pathogenese der AE noch unklar ist, gibt es bisher keine wirksame medikamentöse Prävention der AE. Wenn die Azetaldehydhypothese zutrifft, dann wäre eine Gabe von Disulfiram (Antabus) an schwangere Alkoholikerinnen sogar schädlich für das werdende Kind. Die AE wäre vermeidbar, gelänge es, alkoholkranke Frauen vor Eintritt der Schwangerschaft zu heilen. Selbst bei halbjährlichen Entziehungskuren liegt die Heilungsquote jedoch nur bei 40–60%. Demzufolge scheint z. Z. Aufklärung der Bevölkerung, insbesondere von weiblichen Jugendlichen, der einzig erfolgversprechende Weg zu sein. Dies wurde durch Publikationen in Presse, Rundfunk und Fernsehen sowie in zahlreichen Vorträgen von uns mehrfach unternommen. Ob dadurch eine Abnahme der Häufigkeit der AE bewirkt wurde, kann nicht überprüft werden. In Seattle/USA begann die Arbeitsgruppe um STREISSGUTH und LITTLE (LITTLE et al. 1984) 1979 eine Campagne mit Aufklärung der Bevölkerung in allen Medien über die Gefahren des Alkohols für die Ungeborenen und Errichtung einer Beratungsstelle für Schwangere mit Alkoholproblemen. Dieses Programm wurde vom Staat für 2 Jahre finanziert mit rund 1,5 Millionen Dollar. Über ein „Krisentelefon" wurden 2400 Personen informiert, 304 Schwangere mit Alkoholproblemen wurden betreut und eine deutliche Abnahme des Alkoholkonsums in der Schwangerschaft und somit der Gefährdung der Ungeborenen erreicht. Diese Pilotstudie zeigte, daß Intervention bei Schwangeren mit Alkoholproblemen notwendig, möglich und sinnvoll ist. Leider wurde dieses Programm nicht institutionalisiert. Dies geschah – bisher einzigartig – in Schweden. Unter Leitung von Frau Larsson (Psychiaterin, LARSSON 1983) wurde eine Arbeitsgruppe von je 1 Hebamme und 2 Sozialarbeitern pro Geburtsklinik in Huddinge/Stockholm eingerichtet. 4 Geburtskliniken wurden betreut von einem Kinderarzt, 1 Psychiater, 1 Frauenarzt und einem klinischen Pharmakologen. Aufgabe dieser Arbeitsgruppe ist es, Schwangeren mit Alkoholproblemen (11% der befragten Schwangeren in Huddinge) zu beraten und insbesondere über die Risiken für das Ungeborene aufzuklären. Der Erfolg ließ nicht auf sich warten, bereits 1984 wurde in den 4 Geburtskliniken kein Kind mehr mit AE beobachtet! Als erster und wahrscheinlich auch einziger bisher in Deutschland hat sich PORR (1985) in Gütersloh mit Erfolg darum bemüht, alkoholkranken Schwangeren und kranken Müttern mit Kleinkindern eine stationäre Entziehungsbehandlung zu ermöglichen. Von 12 behandelten Frauen konnten 5 mit einer „hoffnungsvollen" Prognose entlassen werden, zusammen mit ihren gesunden Neugeborenen.

Die Menses sind bei alkoholkranken Frauen oft sehr unregelmäßig. Oft wird ihnen deshalb und weil der Embryo und Fetus hypotroph ist, eine Schwangerschaft erst im 4.–5. Schwangerschaftsmonat bewußt. In dieser Zeit sind Fehlbildungen jedoch schon manifest, jede Aufklärung kommt hier zu spät. Hinzu kommt, daß chronische Alkoholikerinnen durch Aufklärung kaum mehr zu beeinflussen sind. Wegen dieser ungünstigen Voraussetzungen und wegen der Häufigkeit und Schwere der zu erwartenden Fehlbildungen und zentralnervösen Störungen sollte bei chronisch alkoholkranken Schwangeren eine Interruptio durchgeführt werden. Wir haben diese in wenigen Fällen bisher befürwortet (MAJEWSKI et al. 1978), alle Feten waren hypotroph, einer wies massive Fehlbildungen auf. Da Fehlbildungen in der kritischen Phase seltener und meist leichter sind, sollte in solchen Fällen die Indikation sehr sorgfältig erwogen werden, psychosoziale Faktoren sollten mit in die Überlegungen einbezogen werden. In der Prodromalphase oder bei nur gelegentlichem Trinken halten wir eine Indikation zur Interruptio für nicht indiziert.

E. Zusammenfassung

Es werden Tierexperimente und Kasuistiken und Studien beim Menschen zur Teratogenität des Alkohols referiert. Mit einer Häufigkeit von ca. 1:200 Neugeborenen ist heute die Alkoholembryopathie in zahlreichen Ländern eine der häufigsten erkennbaren Ursachen geistiger Behinderung und intrauterinen Minderwuchses. Die eigenen Untersuchungen an mehr als 150 Kindern mit AE werden wiedergegeben. Hauptsymptome der AE sind ausgeprägter Minderwuchs, Mikrozephalie, geistige Behinderung, Hyperaktivität, eine typische kraniofaziale Dysmorphie und variable innere Fehlbildungen. Die Manifestation dieser Embryopathie ist variabel von leichtester bis zu schwerster Störung. Es wird eine Einteilung in die Schädigungsgrade leicht (AE I), mittel (AE II) und schwer (AE III) vorgenommen. Bei Kindern mit AE III ist die kraniofaziale Dysmorphie so charakteristisch, daß die Diagnose vor Kenntnis der mütterlichen Anamnese gestellt werden kann. Häufige Fehlbildungen sind Herzfehler, Anomalien des Urogenitalsystems und der Extremitäten. Die Diagnose beruht allein auf dem Erkennen morphologischer Anomalien, es gibt keine laborchemischen Abweichungen, die diagnostisch hilfreich sein könnten. Die Prognose der Kinder ist abhängig vom Schweregrad. 60% der Kinder mit AE III haben einen Herzfehler. Fast 90% der Patienten sind geistig retardiert, variabel in Abhängigkeit vom Schweregrad, von Bildungsunfähigkeit bis zur Sonderschulfähigkeit. Eine kausale Therapie ist nicht bekannt, die Förderungsmöglichkeiten sind begrenzt.

Fast ausnahmslos waren die Mütter von geschädigten Kindern alkoholkrank. Es wird gezeigt, daß dem Stadium der mütterlichen Alkoholkrankheit ein entscheidender Einfluß sowohl im Hinblick auf den Schweregrad als auch auf die Häufigkeit der AE unter den Nachkommen zukommt. Es wird die Vermutung dargelegt, daß nicht Alkohol selbst, sondern Azetaldehyd teratogen sei. Wegen der Schwere des Krankheitsbildes, der schlechten Prognose und seiner Häufigkeit wird bei chronisch alkoholkranken Schwangeren die Interruptio empfohlen. Eine wirksame Prophylaxe gibt es bisher noch nicht in Deutschland, Versuche der Prävention wurden in Seattle und werden erfolgreich in Schweden durchgeführt.

Literatur

Beattie JO, Day RE, Cockburn F, Gary RA (1983) Alcohol and the fetus in the West of Scotland. Br Med J 287:17–20

Beck F, Huxham IM, Gulamhusein AP (1984) Growth of rat embryos in the serum of alcohol drinkers. In: Mechanism of alcohol damage in utero. Ciba Foundation Symposium 105. Pitman, London, pp 218–229

Bierich JR, Majewski F, Michaelis R, Tillner I (1976) Das embryofetale Alkoholsyndrom. Eur J Pediatr 121:155–177

Borges S, Levis PD (1982) A study of alcohol effects on the brain during gestation and lactation. Teratology 25:283–289

Brown NA, Goulding EH, Fabro S (1979) Ethanol embryotoxicity: direct effects on mammalian embryos in vitro. Science 206:573–575

Cahuana A, Gairi JM (1985) Sindrome alcoholico fetal en Espana. In: Sindrome alcoholico fetal. Jornadas Internationales, Fundacion Valgrande, Madrid, pp 163–176

Chernoff GF (1975) A mouse model of the fetal alcohol syndrome. Teratology 11:14A

Chernoff GF (1977) The fetal alcohol syndrome in mice: an animal model. Teratology 13:223–230

Clarren SK, Smith DW (1978) The fetal alcohol syndrome. N Engl J Med 1063–1067

Clarren SK, Alvord EC, Sumi SM, Streissguth AP, Smith DW (1978) Brain malformations related to prenatal exposure to ethanol. J Pediatr 92:64–67

Clarren St, Bowden D (1982) Fetal alcohol syndrome: a new primate model for binge drinking and its relevance for human ethanol teratogenesis. J Pediatr 101:819–824

Davis PMJ, Partridge JW, Storrs CN (1982) Alcohol consumption in pregnancy. How much is safe? Arch Dis Child 57:940–943

Dehaene Ph, Samaille-Villette Ch, Samaille PP, Crépin G, Walbaum R, Deroubaix P, Blanc-Garin A-P (1977) Le syndrome d'alcoolisme foetal dans le Nord de la France. Rev Alcoolisme 23:145–158

Dehaene P, Crépin G, Delahousse G, Querleu D, Walbaum R, Titran M, Samaille-Vilette C (1981) Aspects epidémiologiques du syndrome d'alcoolisme foetal. 45 observations en 3 ans. Nouv Presse Méd 10:2639–2643

Dupuis C, Dehaene P, Deroubaiy-Tella P, Blanc-Garin AP, Rey C, Carpentier-Courault C (1978) Les cardiopathies des enfants nées des mères alcooliques. Arch Mal Coeur 71:565–572

Féré Ch (1894) Présentation des poulets vivants provenant d'oeufs ayant subi des injections d'alcool éthylique dans l'albumen. CR Soc Biol 46:646

Flynn A, Martier SS, Sokol RJ, Miller SI, Goldem NL, del Villaud BC (1981) Zinc status of pregnant alcoholic women; a determinant of fetal outcome. Lancet I:572–574

Friedman JM (1982) Can maternal alcohol ingestion cause neural tube defects? J Pediatr 101:232–234

Grisolia DS (ed) (1985) Sindroma alkoholico fetal. Jornadas Internationales. Serie Cientifica, Fundacion Valgrande, Madrid

Hanson JW, Jones KL, Smith DW (1975) Fetal alcohol syndrome. Experience with 41 patients. J Am Med Assoc 235:1458–1460

Hanson JW, Streissguth AP, Smith DW (1978) The effects of moderate alcohol consumption during pregnancy on fetal growth and morphogenesis. J Pediatr 92:457–460

Herrmann J, Pallister PD, Opitz JM (1980) Tetraoligodactyly and other skeletal manifestations in the fetal alcohol syndrome. Eur J Pediatr 133:221–226

Jellinek EM (1946) Phases in the drinking history of alcoholics: Analysis of a survey conducted by the official organ of A.A.Q.J. Stud Alcohol 7:1–88

Jones KL, Smith DW (1973) Recognition of the fetal alcohol syndrome in early infancy. Lancet II:999–1001

Jones KL, Smith DW (1975) The fetal alcohol syndrome. Teratology 12:1–10

Jones KL, Smith DW, Ulleland Ch, Streissguth AP (1973) Pattern of malformation in offspring of chronic alcoholic mothers. Lancet I:1267–1271

Jones KL, Smith DW, Streissguth AP, Myrianthopoulos NC (1974) Outcome in offspring of chronic alcoholic women. Lancet I:1076–1078

Kaminski M, Rumeau-Rouquette C, Schwartz D (1976) Consommation d'alcool chez les femmes enceintes et issue de la grossesse. Rev Epidemiol Santé Publique 24:27–40

Kaminski M, Rumeauj-Rouquette MC, Schwartz D (1978) Alcohol consumption in pregnant women and the outcome of pregnancy. Alcoholism Clin Exp Res 2:155–163

Kaminski M, Franc M, Lebouvier M, du Mazaubrun C, Rumeau-Rouquette C (1981) Moderate alcohol use and pregnancy outcome. Neurobehav Toxicol Teratol 3:173–181

Kesäniemi YA, Sippel HW (1975) Placental and foetal metabolism of acetaldehyde in rat. I. Contents of ethanol and acetaldehyde in placenta and foetus of the pregnant rat during ethanol oxidation. Acta Pharmacol Toxicol (Copenh) 37:43–48

Korsten MA, Matzuzaki S, Feinmann L, Lieber CS (1975) High blood acetaldehyde levels after ethanol administration. N Engl J Med 292:386–389

Kyllerman M, Olegård R, Sabel KG (1977) Fetal alcohol syndrome. Dev Med Child Neurol 19:695

Larsson G (1983) Prevention of Fetal Alcohol Effects. Acta Obstet Gynecol Scand 62:171–178

Lemoine P, Harousseau H, Boteyru JP, Menuet JC (1968) Les enfants de parents alcooliques. Anomalies observées. A propos de 127 cas. Quest Med 25:477–482

Little RE, Young A, Streissguth AP, Uhl CN (1984) Preventing fetal alcohol effects: effectiveness of a demonstration project. In: Mechanisms of alcohol damage in utero. Ciba Foundation Symposium 105. Pittman, London, pp 271–277

Löser H, Majewski F (1977) Type and frequency of cardiac defects in embryo-fetal alcohol syndrome (report on 16 cases). Br Heart J 39:1374–1379

Löser H, Schöller M, Kurlemann G, Pfefferkorn J (1985) Kinder mit Alkoholembryopathie. Entwicklung und soziales Umfeld. Sozialpädiat 7:340–345

Majewski F (1978) Über schädigende Einflüsse des Alkohols auf die Nachkommen. Nervenarzt 49:410–416

Majewski F (1979) Die Alkoholembryopathie: Fakten und Hypothesen. Ergeb Inn Med Kinderheilkd 43:1–55

Majewski F (1981) Alcohol embryopathy: Some facts and speculations about pathogenesis. Neurobehav Toxicol 3:129–144

Majewski F, Goecke T (1982) Alcohol embryopathy. In: Abel E (ed) Fetal alcohol syndrome, vol II. CRC Press, Boca Raton, pp 66–68

Majewski F, Fischbach H, Peiffer J, Bierich JR (1978) Zur Frage der Interruptio bei alkoholkranken Frauen. Dtsch Med Wochenschr 103:895–898

Majewski F, Bierich JR, Löser H, Michaelis R, Leiber B, Bettecken F (1976) Zur Klinik und Pathogenese der Alkoholembryopathie (Bericht über 68 Patienten). Münch Med Wochenschr 118:1635–1642

Mallach HJ, Oldershausen H-F v., Springer E (1972) Der Einfluß oraler Alkoholzufuhr auf den Blutalkoholspiegel von Gewohnheitstrinkern und Leberkranken unter verschiedenen alimentären Bedingungen. Klin Wochenschr 50:732–738

Mau G (1980) Moderate alcohol consumption during pregnancy and child development. Eur J Pediatr 133:233–237

Nestler VM, Spohr HL, Steinhausen HC (1981) Die Alkoholembryopathie. Enke, Stuttgart

Nylander J (1960) Children of alcoholic fathers. Acta Paediat Scand 49 [Suppl 121]:12–127

Obe G, Majewski F (1978) On elevation of exchange type aberration in lymphocytes of children with alcohol embryopathy. Hum Genet 43:31–36

Øisund JF, Fjorden AE, Mørland J (1978) Is moderate ethanol consumption teratogenic in the rat? Acta Pharmacol Toxicol (Copenh) 43:145–155

Olegård R, Sabel KG, Aronsson M, Sandin B, Johannsson PR, Carlsson C, Kyllerman M, Iversen K, Hrbek A (1979) Effect on the child of alcohol abuse during pregnancy. Retrospective and prospective studies. Acta Paediatr Scand [Suppl] 275:112–121

O'Shea KS, Kaufmann MH (1979) The teratogenic effect of acetaldehyde: Implications for the study of the fetal alcohol syndrome. J Anat 128:65–76

Peiffer J, Majewski H, Fischbach H, Bierich JR, Volk B (1979) Alcohol embryopathy. Neuropathology of 3 children and 3 fetuses. J Neurol Sci 41:125–137

Pikkarainen P, Räihä NCR (1967) Development of alcohol dehydrogenase activity in the human liver. Pediat Res 1:165–168

Plant M (1984) Alcohol consumption during pregnancy: Baseline data from a Scottish prospective study. Br J Addict 79:207–214

Plant M (1985) Women, drinking, and pregnancy. Tavestock, London New York

Porr ThW (1985) Therapie von suchtkranken Müttern mit Kleinkindern sowie Schwangeren. Suchtgefahren 31:278–284

Randall CL (1977) Teratogenic effects of in utero ethanol exposure. In: Alcohol and opiates. Neurochemical and behavioral mechanisms. Academic Press, New York, pp 91–107

Randall CL, Riley EP (1981) Prenatal alcohol exposure: current issues and the status of animal research. Neurobehav Toxicol Teratol 3:111–115

Randall CL, Taylor WJ, Tabakoff B, Walker DW (1978) Ethanol as a teratogen. In: Thurmann RG et al. (eds) Alcohol and aldehyde metabolizing systems, vol 3. Academic Press, New York, pp 659–670

Rawat AK (1976) Effect of maternal alcohol consumption on foetal and neonatal rat hepatic protein synthesis. Biochem J 160:653–661

Root AW, Reiter EO, Andriola M, Duckett G (1975) Hypothalamic pituitary function in the fetal alcohol syndrome. J Pediatr 87:585–588

Samaille-Villette C, Samaille PP (1976) Le syndrome d'alcoolisme foetal. A propos de 47 obeservations. Thèse Médicine, Lille

Sandor St, Amels D (1971) The action of aethanol on the prenatal development of albino rats. Rev Roum Embryol Cytol Sér Embryol 8:105–118

Schenker S (1980) Pathogenic mechanisms of FAS. Fetal alcohol syndrome workshop, Seattle, May 2–4

Sedgewick J (1725) A new treatise on liquors, wherein the use and abuse of wine, malt-drinks, water etc. are particularly consider'd in many diseases, constitutions and ages; with the proper manner of using them, hot, or cold, either as physick, diet or bath ... Charles Rivington, London

Seidenberg J, Majewski F (1978) Zur Häufigkeit der Alkoholembryopathie in den verschiedenen Phasen der mütterlichen Alkoholkrankheit. Suchtgefahren 24:63–75

Shurygin GI (1974) Characteristics of the mental development of children of chronic alcoholic mothers. Pediatri ia 11:71–73

Skosyreva AM (1977) Effekt des Alkohols auf die Nachkommen. Akush Gynekol (Mosk) 1:8–11

Smith DF (1980) Intrinsic defects in FAS: Renal, skeletal and cardiac. Fetal alcohol syndrome workshop. Seattle, May 2–4

Sokol RJ, Miller SI, Reed G (1980) Alcohol abuse during pregnancy. An epidemiologic study. Alcoholism Clin Exp Res 4:135–145

Spohr HL, Steinhausen HC (1984) Clinical, psychopathological and developmental aspects in children with the fetal alcohol syndrome. A four-year follow-up study. In: Mechanisms of alcohol damage in utero. Ciba Foundation Symposium 105. Pitman, London, pp 197–217

Spohr HL, Majewski F, Nolte R (1979) EEG-Untersuchungen bei Kindern mit einer Alkohol-Embryopathie, Tgg. internat. Liga Epilepsie Kiel, 18.–20. 5. 1979

Streissguth AP, Herman CS, Smith DW (1978a) Stability of intelligence in the fetal alcohol syndrome: a preliminary report. Alcoholism Clin Exp Res 2:165–170

Streissguth AP, Herman CS, Smith DW (1978b) Intelligence, behaviour and dysmorphogenesis in the fetal alcohol syndrome: a report on 20 patients. J Paediatr 92:363–367

Streissguth AP, Barr H, Martin DC (1982) Offspring effects and pregnancy complications related to self-reported maternal alcohol use. Dev Pharmacol Ther 5:21–32

Streissguth AP, Clarren SK, Jones KL (1985) Natural history of the fetal alcohol syndrome: A 10-year follow up of 11 patients. Lancet II:85–91

Streissguth AP, Martin DC, Martin JC, Barr HM (1981) The Seattle longitudinal prospective study on alcohol and pregnancy. Neurobehav Toxicol Teratol 3:223–233

Sulik K (1984) Critical periods for alcohol teratogenesis in mice, with special reference to the gastrulation stage of embryogenesis. In: Mechanisms of alcohol damage in utero. Ciba Foundation Symposium 105. Pitman, London, pp 124–136

Tanaka H, Arima M, Suzuki N (1981) The fetal alcohol syndrome in Japan. Brain Dev 3:305–311

Tanaka H, Nakazawa K, Suzuki N, Arima M (1982) Prevention possibility for brain dysfunction in rat with the fetal alcohol syndrome – low-zinc-status and hypoglycemia. Brain Dev 4:429–438

Tze WJ, Lee M (1975) Adverse effects of maternal alcohol consumption on pregnancy and foetal growth in rats. Nature 257:479–480

Tze WJ, Friesen HG, MacLeod PM (1976) Growth hormone response in fetal alcohol syndrome. Arch Dis Child 51:703–706

Ulleland C, Wennberg RP, Igo RP, Smith NJ (1970) The offspring of alcoholic mothers. Pediat Res 4:474

Véghelyi PV, Osztovics M, Kardos G, Leisztner L, Szaszovensky E, Igali S, Imrei J (1978) The fetal alcohol syndrome: symptoms and pathogenesis. Acta Paediatr Hung 19:171–189

Warner HR, Rosett HL (1975) The effects of drinking on offspring. J Stud Alcohol 36:1395–1420

Wisniewski K, Dambska M, Shev JH, Quazi Q (1983) A clinical neuropathological study of the fetal alcohol syndrome. Neuropediatrics 14:197–201

Therapie des Alkoholismus

W. FEUERLEIN

INHALTSVERZEICHNIS

A. Vorbemerkungen . . . 274
B. Allgemeines . . . 274
I. Therapieziele . . . 274
II. Verlauf der Therapie . . . 276
1. Ablauf des therapeutischen Prozesses . . . 276
2. Therapiephasen . . . 277
a) Kontaktphase . . . 277
b) Entgiftungsphase (Behandlung des Alkohol-Entzugssyndroms) . . . 277
c) Entwöhnungsphase . . . 278
d) Nachsorge- und Rehabilitationsphase . . . 278
III. Therapeuten . . . 279
IV. Einstellung zur Therapie . . . 279
1. Einstellung der Therapeuten zur Therapie . . . 279
2. Einstellung der Patienten zur Therapie . . . 280
V. Anmerkungen über die Evaluation von Behandlungsergebnissen . . . 281
C. Behandlungsmethoden . . . 282
I. Medikamentöse Behandlung . . . 282
1. Entzugserscheinungen und Alkoholdelir . . . 282
2. (Chronische) Alkoholhalluzinose . . . 284
3. Prophylaktische Behandlung in der Entwöhnungs- und Nachsorgephase . . . 284
a) Alkoholsensibilisierende Medikamente . . . 284
b) Lithium-Präparate . . . 285
c) Sonstige Medikamente . . . 285
II. Psychotherapie . . . 286
1. Allgemeines . . . 286
2. Gruppenpsychotherapie . . . 287
3. Familientherapie (und Partnertherapie) . . . 288
4. Psychotherapie in Verbindung mit Halluzinogenen . . . 289
5. Verhaltenstherapie . . . 289
6. Exkurs: Umgang mit Rückfällen . . . 292
7. Sonstige therapeutische Methoden . . . 293
D. Institutionen der Behandlung . . . 293
I. Allgemeines . . . 293
II. Ambulante Behandlung . . . 294
1. Vorteile, Organisation und Inanspruchnahme . . . 294
2. Behandlungsergebnisse . . . 295
III. Stationäre Behandlung . . . 295
1. Vorteile, Organisation und Inanspruchnahme . . . 295
2. Behandlungsergebnisse . . . 296
IV. Nachsorge . . . 299
1. Organisation und Inanspruchnahme . . . 299
2. Ergebnisse . . . 300
Literatur . . . 300

A. Vorbemerkungen

Den unterschiedlichen Theorien über die Entstehungsbedingungen des Alkoholismus (biologische vs. psychodynamische vs. behavioristische vs. soziologische) entsprechen verschiedene und vielfältige Grundkonzepte über die Therapie („Pluralitätsprinzip" nach Wieser 1972). Auch die verschiedenen Erscheinungsformen des Alkoholismus legen einen solchen mehrdimensionalen multidisziplinären therapeutischen Ansatz nahe, der diese Aspekte in ihrer Gesamtheit mit berücksichtigt („Totalitätsprinzip" nach Wieser 1972). Angesichts des Fehlens einer einheitlichen Theorie ist eine umfassende kausale Therapie derzeit nicht möglich, wenngleich sich einzelne Teile des „Ursachenbündels" durchaus therapeutisch beeinflussen lassen. Diese Umstände haben zur Entwicklung einer Vielfalt pragmatisch orientierter Therapiemethoden und -einrichtungen geführt. Verschiedentlich, vor allem im Bereich der Verhaltenstherapie und der somatischen Therapie, wurden strenge experimentelle Versuchsanordnungen erprobt. Sie bergen aber die Gefahr in sich, in ihren am Labor orientierten Designs praxisfern zu sein, so daß sich Schwierigkeiten bei der Übertragung ihrer Ergebnisse ergeben können. Außerdem sind bei solch experimentellem Vorgehen Probleme in ethischer Hinsicht zu bedenken.

Zumindest für die Praxis ist bei der Therapieplanung ein individualisierendes Vorgehen zu empfehlen, auch unter dem Gesichtspunkt der Verhältnismäßigkeit der Mittel. Dabei sollten folgende Aspekte berücksichtigt werden (die sich oft gegenseitig beeinflussen):

1. Typ und Phase des Alkoholismus des jeweiligen Patienten
2. Persönlichkeitseigenschaften des jeweiligen Patienten, insbesondere seine Bewältigungsstrategien (s. Abschn. C.II.6.)
3. Umstände des Sozialfeldes
4. Natürlicher Ablauf ("natural history") des Alkoholismus im allgemeinen (Vaillant 1983)
5. Individuelle Prognose und Indikation für Therapiemethode und therapeutische Einrichtung
6. Wünsche und Bedürfnisse des Patienten, wobei ausdrücklich auch Alternativen zur Wahl gestellt werden sollen (vgl. Miller u. Hester 1980).

B. Allgemeines

I. Therapieziele

Therapieziele sollten nicht dogmatisch mit dem Anspruch absoluter Allgemeinverbindlichkeit aufgestellt werden. Bei ihrer Formulierung sind auch die Schwere der Störung, die psychosozialen Gegebenheiten und nicht zuletzt die Wünsche und Bedürfnisse des Patienten zu berücksichtigen. Dennoch lassen sich *allgemeine Therapieziele* benennen:

1. *Reduktion der alkoholbezogenen Probleme.* Diese Symptomminimalisierung ist aus humanitären Gründen unabdingbar. Vielfach ermöglicht erst sie weitere therapeutische Maßnahmen. Andererseits kann die damit verbundene Minderung des Leidensdrucks die Behandlung gefährden, sofern diese den Anspruch hat, mehr als palliativ zu sein (was für die Stabilisierung der Symptomminimalisierung zu fordern ist).

2. *Entwicklung psychosozialer Kompetenz* im Berufs- und Freizeitverhalten sowie im interpersonellen Kontakt (soziale Selbständigkeit, berufliche Integration und personale Bindungen).

3. *Gestaltung des eigenen Lebens in freier persönlicher Entscheidung (Autonomie).*

Die Forderung nach lebenslanger Abstinenz wird seit Jahrzehnten von den „Abstinenzverbänden", nicht zuletzt von den Anonymen Alkoholikern (AA), vertreten. In Mitteleuropa gilt sich nach wie vor als das „klassische" Ziel in allen Therapieeinrichtungen. Sie wird als notwendige, aber nicht hinreichende Voraussetzung für die Erreichung der drei oben genannten Therapieziele angesehen.

Kritik an dieser Abstinenzforderung kam von verschiedener Seite, besonders von der Verhaltenstherapie. Danach ist das „soziale" Trinken und auch der Alkoholmißbrauch ein erlerntes Verhalten, das entsprechend modifiziert werden soll und auch modifiziert werden kann („Verlernen"). Diese Theorie findet ihre Unterstützung durch Verhaltensbeobachtungen (Übersicht s. HEATHER u. ROBERTSON 1983) bei Alkoholikern, denen auf Krankenstationen versuchsweise Alkohol in unbegrenzten Mengen angeboten wurde und die dann trotzdem (teilweise) ihren Alkoholkonsum in Grenzen hielten, wobei sie es zunächst lernten, die Höhe ihres Blutalkoholspiegels abzuschätzen. Solche Experimente bilden zusammen mit klinischen Erfahrungen an Alkoholikern, die es fertigbrachten, ihren Alkoholkonsum im sozial tolerierten und gesundheitlich unbedenklichen Rahmen zu halten, die Grundlage für die Formulierung des Therapieziels des *„kontrollierten Trinkens"*. Aufgrund zahlreicher Untersuchungen kann nicht mehr bestritten werden, daß es einen kleinen Prozentsatz (wohl weniger als 10%) von Alkoholikern gibt, die später durchaus in der Lage sind, über längere Zeit hindurch kontrolliert zu trinken. Faßt man die umfangreiche inzwischen publizierte Literatur zusammen (vgl. HEATHER u. ROBERTSON 1983), so ergibt sich vor allem, daß zwar Patienten mit Alkohol*mißbrauch,* (die sowieso in der Lage sind, Therapieziel 2 und 3 zu verwirklichen), eher von dem Therapieprogramm mit dem Ziel: kontrolliertes Trinken profitieren, daß aber für Alkohol*abhängige* das *Abstinenz*ziel leichter zu verwirklichen ist. Für sie ist es auch sicherer hinsichtlich der Langzeitprognose. Als zusätzlich mögliche Indikationskriterien werden genannt: „hinreichende soziale Kompetenz und hinreichendes soziales Verstärkerrepertoire, hinreichende Umstrukturierungsfähigkeiten zur Unterbrechung von Alkoholexzessen" (REVENSTORF u. METSCH 1986). Wenn dies aber alles vorliegt, ist wohl fraglich, ob überhaupt eine Abhängigkeit besteht! In diesem Zusammenhang ist auch auf das interessante Konzept von MULFORD (1972; zit. nach ANTONS 1976) zu verweisen (s. unten): Rückkehr zum normalen Trinken sei nur möglich, wenn der Genesungsprozeß früh, d. h. vor der Desozialisation und dem Kontrollverlust einsetze. Darauf weisen auch neueste Untersuchungen von HELZER et al. (1985) hin.

II. Verlauf der Therapie

1. Ablauf des therapeutischen Prozesses

Der Ablauf des therapeutischen Prozesses wurde erstmals von GLATT (1958) (anhand der Alkoholismusphasen von JELLINEK 1946) in einer Art U-förmigen Kurve dargestellt. Im aufsteigenden Ast werden insgesamt 34 einzelne Schritte in idealtypischer Weise einander folgend dargestellt (z. B. Wunsch nach Hilfe, neue Hoffnung, Zunahme der emotionalen Kontrolle und der wirtschaftlichen Stabilität).

MULFORD (1972 zit. nach ANTONS 1976) faßt in seiner Studie den Prozeß des „Problemtrinker-Werdens" und des „Ex-Problemtrinker-Werdens" als sozialen Lernvorgang auf. 4 Prozesse werden beschrieben, die zwar gedanklich und operational voneinander getrennt, aber interagierend und abhängig sind (Abb. 1).
„Problemtrinker"-Prozeß
somatischer Gesundungsprozeß
Resozialisierungsprozeß
Behandlungsprozeß.

Diese Prozesse überlappen sich teilweise mit dem Prozeß des Problemtrinkerprozesses. Der Fortschritt des einen bedinge den Fortschritt in dem anderen.

Dieses Interaktionsmodell stellt frühere „Einbahn-Modelle" und auch das "hit the bottom"-Konzept der AA infrage.

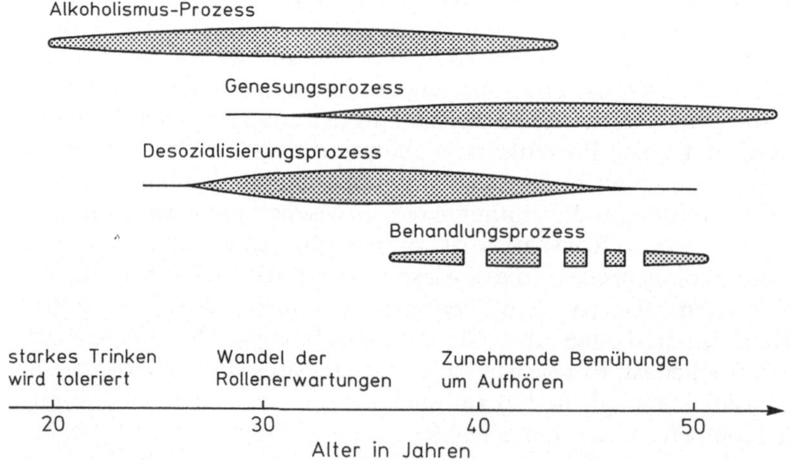

Abb. 1. Mulfords Schema des Alkoholismus-Verlaufs. (Nach ANTONS 1976)

2. Therapiephasen

Kanfer u. Grimm (1980) beschreiben (am Modell einer ambulanten Verhaltenstherapie) 7 (sich überlappende) Therapiephasen:
1. Rollendefinition und Verabredung eines Behandlungsbündnisses
2. Vereinbarung über geplante Verhaltensänderungen
3. Durchführung einer Verhaltensanalyse
4. Verhandlungen über Einzelheiten der Behandlung
5. Durchführung der Behandlung und Aufrechterhaltung der Motivation
6. Beurteilung des Ablaufs der Behandlung
7. Planung der Generalisierung der Behandlungserfahrungen; Beendigung der Behandlung.

Nach *klinischen Gesichtspunkten* läßt sich die Behandlung in 4 Phasen einteilen, die manchmal nicht streng voneinander getrennt werden können:
a) Kontaktphase
b) Entgiftungsphase
c) Entwöhnungsphase
d) Nachsorge- und Rehabilitationsphase.

a) Kontaktphase

Die Kontaktphase dauert in seltenen Fällen nur wenige Tage, meist einige Wochen, manchmal Jahre. Sie dient vor allem
1. der Klärung der Diagnose und der psychosozialen Situation,
2. der Klärung der Behandlungsfähigkeit,
3. der Motivierung des Patienten für die nachfolgenden Behandlungsphasen (s. Abschn. B.IV.3). Dies schließt in der Regel die Motivierung der Bezugspersonen ein. Die Motivierung soll auf verschiedenen Ebenen geschehen (cognitive und emotionale Ebene) und v. a. auf die Selbstverantwortlichkeit und Selbstbestimmung des Patienten abheben,
4. der Indikationsstellung für die nachfolgende Behandlung.

Dabei sind folgende Faktoren zu berücksichtigen:
1. die somatischen Folgeschäden
2. die psychische Situation
3. die Prognosefaktoren
4. die erreichbaren therapeutischen Möglichkeiten (einschl. Rechtslage und die Kosten-Nutzen-Relation)
5. Zeitpunkt des Therapiebeginns.

b) Entgiftungsphase (Behandlung des Alkohol-Entzugssyndroms)

Nur etwa die Hälfte aller Alkoholiker, die zu einer Behandlung erscheinen, brauchen eine Entgiftungsbehandlung, nur bei etwa 10% muß sie stationär durchgeführt werden (Feldman et al. 1975; Salaschek 1982). In der Regel ist eine bloße Entgiftungsbehandlung nicht ausreichend. Nach einer kanadischen Katamnese an 522 Männern wurden innerhalb von 6 Monaten 52% wieder in einer Entgiftungsstation aufgenommen, ein Viertel kam in ambulante Behandlung, ein Drittel in stationäre Behandlung. (Über das Ergebnis dieser Behandlung wurde nicht berichtet) (ANNIS u. SMART 1978). Bei einer 1-Jahres-Katamnese an einem deutschen psychiatrischen Krankenhaus (BONSELS-GÖTZ u. BESS 1984) waren nur 11% der Patienten abstinent geblieben, bei 70,5% war die bloße Entgiftungsbehandlung „völlig erfolglos“.

c) Entwöhnungsphase

Das Ziel der Entwöhnungsphase ist es, den Mißbrauchs- und den Abhängigkeitsprozeß abzubrechen. Das kann auf mehreren Wegen geschehen:
1. Bewußtmachen (soweit nötig und möglich) der somatischen, psychischen und sozialen Entstehungsbedingungen;
2. Erlernen neuer Bewältigungsstrategien und Sozialisationsformen des Lebens ohne Alkohol (Abstinenz) (bzw. evtl. beim Therapieziel des kontrollierten Trinkens des kontrollierten Umgangs mit Alkohol);
3. evtl. Anwendung von Medikamenten zur Minderung des Verlangens nach Alkohol oder zur vermehrten Sensibilisierung gegenüber der Alkoholwirkung.

Um dies zu erreichen, bedarf es umfassender Maßnahmen. Sie sind vorwiegend psychologisch-psychotherapeutisch, aber auch soziotherapeutisch und pädagogisch orientiert. Dies schließt auch normative Aspekte mit ein, die in bestimmten Verfahren bzw. Institutionen eine besondere Akzentuierung erfahren haben (z. B. AA). Wegen der Bedeutung, die die Familie für die Entstehung und Aufrechterhaltung des Alkoholismus besitzt, aber auch wegen der Konsequenzen, unter denen sie zu leiden hat, ist die Einbeziehung entsprechender Bezugspersonen gerade in die Entwöhnungsbehandlung dringend geboten.

Die Entwöhnungsbehandlung kann ambulant wie stationär durchgeführt werden. Die Dauer der stationären Behandlung schwankt zwischen 6 Wochen und 6 Monaten. In den letzten Jahren wird immer mehr Kritik an der Allgemeingültigkeit des langfristigen Behandlungskonzeptes laut (z. B. BÜHRINGER 1983). Im nicht-deutschsprachigen Ausland ist eine kurzfristige Behandlungsdauer die Regel, schon aus Kostengründen.

Die ausschließlich ambulante Entwöhnungsbehandlung nimmt an Bedeutung zu; sie wird berufsbegleitend durchgeführt und erstreckt sich meist über mehrere Monate.

d) Nachsorge- und Rehabilitationsphase

Für die meisten Alkoholiker ist die Teilnahme an Behandlungsaktivitäten in der Nachsorge/Rehabilitationsphase von entscheidender Bedeutung für den Langzeitverlauf ihrer Krankheit. Allerdings scheint es eine (kleine) Gruppe von Alkoholikern zu geben, die auch ohne Nachsorge einen günstigen Verlauf aufweisen (vgl. KÜFNER et al. 1986).

Die Nachsorge/Rehabilitationsphase hat das Ziel, die Entwöhnung zu stabilisieren, insbesondere die neuen Sozialisationsformen bei Wiedereingliederung in die sozialen Bezüge der Arbeitsstelle und der Familie einzuüben. Eine weitere wichtige Aufgabe ist es, evtl. Rückfälle (die auch bei sonst stabilem Verlauf relativ häufig sind) aufzufangen. Die Nachsorgephase dauert mehrere Jahre und wird grundsätzlich ambulant durchgeführt. Nur bei Patienten mit ungünstiger Sozialstruktur und starker psychischer Labilität ist eine vorübergehende Unterbringung in Übergangsheimen angezeigt. Bei schweren körperlichen und psychischen Schäden entfällt die Nachsorgephase (im engeren Sinn), da dann eine Asylierung nicht zu umgehen ist.

III. Therapeuten

Die Vielfalt der therapeutischen Zugänge zum Alkoholiker läßt erkennen, daß die Behandlung in aller Regel nicht von einer einzigen Person geleistet werden kann. Vielmehr ist die Zusammenarbeit von professionellen Therapeuten verschiedener Fachrichtungen erforderlich, (vor allem Ärzte, Sozialarbeiter, Psychologen, Arbeits- und Gestaltungstherapeuten, Physiotherapeuten), die eine entsprechende Weiterbildung und längere praktische Erfahrung auf dem Gebiet der Suchtkrankheiten aufweisen sollen.

Ein besonderes Problem ist die Einbeziehung von nichtprofessionellen Personen, meist von „Ex-Alkoholikern", deren Qualifikation sich in erster Linie (aber nicht ausschließlich) aus dem „Expertentum des Betroffenseins" ableitet (MÖLLER 1978), aber auch von Familienangehörigen und sonstigen Bezugspersonen. Ihre Interaktionen interferieren oft mit denen der professionellen Therapeuten, was zum Gegenstand einer speziell darauf gerichteten Reflexion und Intervention gemacht werden muß. Ihr (unreflektiertes) Verhalten (Über-Identifikation oder Über-Engagement) ermöglicht weiteren Alkohol-Mißbrauch oder hält ihn zumindest aufrecht („Enabler"-Funktion!). Schließlich ist die therapeutische Bedeutung der Mitpatienten zu erwähnen, deren Rolle als „Co-Therapeuten" viel zu wenig gewürdigt und auch erforscht ist.

Über die *Charakteristika der Therapeuten* im Behandlungsprozeß gibt es relativ wenig empirisch gesichertes Wissen (vgl. MILLER 1985). Es ist schwierig, die sog. Therapeutenvariable zu objektivieren. „Harte Daten" (Alter, Geschlecht, Aus- und Weiterbildung, Berufserfahrung) beschreiben nur den äußeren Rahmen. Von größerer Bedeutung sind psychologische Faktoren wie Einstellung, Erwartungen, Empathie. Gerade für letztgenannte zeigten sich Zusammenhänge mit dem Therapieergebnis (zit. nach MILLER 1985). Die Therapeuten-Variablen im weiteren Sinn lassen sich unter dem Begriff des *„therapeutischen Klimas"* zusammenfassen, das die Interaktion zwischen allen am therapeutischen Prozeß Beteiligten umfaßt. Dafür sind inzwischen auch einige Meßinstrumente neu entwikkelt worden (HENRICH et al. 1979).

IV. Einstellung zur Therapie

1. Einstellung der Therapeuten zur Therapie

Die Einstellung der Therapeuten (der Ärzte ebenso wie der Psychologen) gegenüber den Alkoholikern ist meist ebenso ambivalent wie die von Fachleuten, die nicht mit dieser speziellen Aufgabe befaßt sind (siehe Übersicht über die angloamerikanische Literatur zit. bei ANTONS 1976). Auch deutsche Untersuchungen weisen in ähnliche Richtung (FEUERLEIN 1972; BOCHNIK et al. 1968). Nach einer Studie aus Schleswig-Holstein (REIMER u. FREISFELD 1984) würden 55% der befragten Ärzte (Allgemeinärzte und Internisten) Alkoholiker „weniger gern" behandeln als andere Patienten. Fast die Hälfte gab „Vorurteile" bzw. „Frustration" an, andererseits 62% „eigene Aggressionen". Ihr eigenes Verhalten gegenüber den Alkoholikern schätzten die Ärzte im großen und ganzen positiv ein: als zugewandt, engagiert, geduldig, ermutigend, offen. Aus diesen Ergebnissen läßt sich ableiten, daß sich die Ärzte vielfach in ihrem Rollenverständnis gegenüber dem Alkoholiker getäuscht sehen: Konflikt zwischen der erwarteten Rolle des Sachverständigen und Helfers auf der einen Seite und der von dem Patienten widergespiegelten Rolle als „Kontrolleur", als Richter (oder zumindest Beichtvater), vielleicht sogar als uninteressierter Ignorant. Auch spezialisierte Alkoholismustherapeuten haben eine problematische Einstellung: MOODY (1971; zit. nach ANTONS 1976) zieht aus einer Analyse der einschlägigen Literatur den Schluß, daß das Krankheitskonzept und das Willensschwächekonzept nebeneinander bestehen. Er fand die Hypothese bestätigt, daß die bevormundende, vorsorgende Einstellung mit hohen Werten auf einer Autoritarismus-Skala (California F-Skala) korreliert, die „humanistische", den Patienten aktivierende und autonomisierende Einstellung mit niedrigen Werten.

2. Einstellung der Patienten zur Therapie

Die Einstellung der Alkoholiker gegenüber der Behandlung und den Therapeuten ist mindestens ebenso ambivalent wie die der Therapeuten gegenüber ihren Patienten.

Die Widerstände der Patienten zeigen sich v. a. in der hohen Abbruchquote der Therapie [nach einer Literaturanalyse von KÜFNER (1984) durchschnittlich 49%]. Danach lassen sich auch kaum konsistente Aussagen über einen Zusammenhang zwischen Patienten- oder Behandlungsmerkmalen und Therapieabbrüchen machen.

Es wurde auch versucht, mit Hilfe des U-Fragebogens nach ULLRICH u. ULLRICH (1977) drei Typen von Alkoholikern zu beschreiben, die sich durch unterschiedliche Therapie-Abbruchquoten unterscheiden (KERN 1983): „Forsche" (27% Abbrüche), „Scheue" (18% Abbrüche), „Unauffällige" (13% Abbrüche).

Solche Widerstände sind oft Ausdruck von *Abwehrmechanismen* (Verdrängung, Verleugnung, Rationalisierung, Projektion). Auch die *„Honeymoon-Phase"*, die häufig in den ersten Wochen der Behandlung zu beobachten ist, ist in vielen Fällen als Abwehrmechanismus aufzufassen. Ein nicht geringer Teil der Alkoholiker leugnet schon von vorneherein, ein Alkoholproblem zu haben. Nach KÜFNER (1982) hat das Patientenmerkmal „Verleugnungstendenzen" eine gewisse prognostische Bedeutung in dieser Hinsicht. Im übrigen ergeben genauere Analysen, daß die Verleugnungstendenzen offenbar von der Behandlungsphase abhängen: sie sind in der Kontaktphase am stärksten, in der Entwöhnungsphase geringer, in der Nachsorgephase wieder stärker. Die Abwehrmechanismen sind als relativ zu verstehen. Sie hängen zusammen mit

1. dem Eingeständnis vor sich und vor anderen, alkoholbedingte Probleme hervorgerufen zu haben;
2. der Auseinandersetzung mit dem Erlebnis der eigenen Hilflosigkeit gegenüber der Droge Alkohol und der daraus resultierenden Hilfsbedürftigkeit. Daraus ergeben sich Scham- und Schuldgefühle sowie entsprechende Kränkungen des Selbstwertgefühls.

Bei dem Allerweltbegriff *Behandlungsmotivation* handelt es sich letztlich darum, daß der Betroffene „bewegt" werden soll von einer als unbefriedigend erlebten Ausgangssituation zu einem von ihm selbst erstrebten Zielzustand zu gelangen, also eine Zustandsänderung herbeizuführen oder zumindest dabei mitzuwirken. Wesentlich ist, daß Motivation nicht als ein statischer Zustand angesehen wird (der womöglich noch dichotomisch beschrieben und bewertet wird). Vielmehr handelt es sich um einen dynamischen Prozeß, bei dem Motivation und Gegenmotivation (z. B. motivationsblockierende Erklärungssysteme) unterschiedlich lange Zeit in Widerspruch stehen können. Eine Motivationsintervention ist, so gesehen, eine Handlung, die die Wahrscheinlichkeit vergrößert, daß eine Veränderungsstrategie begonnen, aufrecht erhalten und/oder abgeschlossen wird (nach Miller 1985).

Die Motivation verläuft stufenweise (Feuerlein 1975 a; Hänsel 1983) und erstreckt sich genaugenommen über alle vier Behandlungsphasen. Wichtig ist, daß die Motivationsziele für den Betroffenen klar erkennbar, attraktiv und (prinzipiell) erreichbar scheinen.

V. Anmerkungen über die Evaluation von Behandlungsergebnissen

Es soll hier nicht auf Probleme eingegangen werden, die generell bei der Gewinnung und Beurteilung von Behandlungsergebnissen psychischer Störungen zu beachten sind: z. B. Begriffsdefinition, Entwicklung von Katamnesestandards, vgl. Deutsche Gesellschaft für Suchtforschung und Suchttherapie 1985), Validität und Reliabilität der Daten, prospektives Vorgehen, häufige „Zeitfenster", möglichst Beiziehung von Kontrollgruppen bzw. randomisierte Zuweisung der Probanden zu verschiedenen Behandlungsgruppen. Anwendung differenzierter statistischer Methoden. Bei Suchtkrankheiten, speziell beim Alkoholismus, ist darüber hinaus folgendes zu bedenken (vgl. auch Uhl u. Springer 1979; Baekeland et al. 1975; Gottheil 1979; Schuckit u. Cahalan 1976):

1. Der Alkoholismus ist eine chronisch verlaufende Krankheit, die bei vielen Patienten häufige Remissionen und Rückfälle aufweist. Wahrscheinlich sind es viele Bedingungen (mit denen sich ganz unterschiedliche Fachdisziplinen wissenschaftlich beschäftigen), die bei ihrer Entstehung und Aufrechterhaltung eine Rolle spielen.
2. Da die Alkoholiker-Population nicht einheitlich ist, insbesondere deutliche Unterschiede zwischen den Geschlechtern und in der Sozialisation der Betroffenen bestehen, gibt es kaum eine Behandlungseinrichtung, die einen repräsentativen Querschnitt der gesamten Alkoholiker-Population betreut. Vielmehr sind immer mehr oder minder gezielte Selektionsvorgänge bei Rekrutierung

der Patienten für die einzelnen Behandlungseinrichtungen und Behandlungsverfahren anzunehmen.

3. Neben den mehr oder minder gut faßbaren Behandlungsvariablen spielen für den weiteren Verlauf eine Vielzahl von intervenierenden Variablen herein, die oft nur vermutet, aber kaum klar definiert werden können und die erst recht methodisch sehr schwer faßbar sind (z. B. "life events" in ihrer individuell unterschiedlichen Wertigkeit).
4. Aus diesen genannten Gründen ist es sehr schwierig, den „natürlichen Ablauf" des Alkoholismus zu rekonstruieren (vgl. VAILLANT 1983). Damit sind auch verläßliche Angaben über als Außenkriterium wichtige Angaben über *Spontanremissionen* schwer zu erreichen.

Nach der Untersuchung von LEMERE (1953), der posthum die Lebensläufe von unbehandelten Alkoholikern auswertete, wurden nur 11% spontan abstinent. BAEKELAND et al. (1975) kommen in einer Übersichtsarbeit zu dem Ergebnis, daß bei einer katamnestischen Untersuchung von den angegebenen Besserungsraten bezüglich des Trinkverhaltens 2% jährlich auf Spontanremission zurückgeführt werden müssen, bei anderen Besserungskriterien (z. B. sozialer Anpassung) jährlich etwa 5%. MILLER u. HESTER (1980) schätzen die Spontanremissionsrate (Jahresprävalenz) auf 19%.

In diesem Zusammenhang ist letztlich sogar die Effektivität einer spezifischen Alkoholismus-Therapie als solcher infrage gestellt worden. ORFORD u. EDWARDS (1977) fanden, daß eine kurze Beratung im Vergleich zu einer intensiven (ambulanten) Therapie keine schlechteren Ergebnisse hat (wobei offen bleibt, ob diese Ergebnisse nur für eine bestimmte Selektion von Patienten gelten). Im Gegensatz dazu konnte EMRICK (1974) in einer Sammelstatistik von 384 Arbeiten nachweisen, daß sich durch eine Behandlung die Chance eines Alkoholikers zu bessern scheint, sein Trinkproblem zu reduzieren (wenn nicht zu lösen). Ähnliche Ergebnisse wurden im sog. Rand-Report (ARMOR et al. 1976) berichtet.

C. Behandlungsmethoden

I. Medikamentöse Behandlung

Medikamentöse Behandlungen werden hauptsächlich in der Entgiftungsphase und zur Therapie von psychiatrischen Alkoholfolgekrankheiten (Alkoholpsychosen) angewandt. Aber auch in der Entwöhnungsphase spielen Medikamente eine Rolle, v. a. alkoholsensibilisierende Präparate.

Die Behandlung der *akuten Alkoholintoxikation* (des einfachen wie abnormen Rausches) erfolgt nach Grundsätzen der klinischen Toxikologie bzw. Psychiatrie. Es soll hier nicht darauf eingegangen werden.

1. Entzugserscheinungen und Alkoholdelir

Bei leichteren Entzugserscheinungen ist in der Regel überhaupt keine spezifische Therapie notwendig. Bei mittelschweren Entzugserscheinungen genügt eine einfache sedierende Behandlung. Bei *schweren Entzugserscheinungen* und bei *Alkoholdelir* werden folgende Stoffgruppen hauptsächlich angewandt:

Tabelle 1. Ziele der Behandlung. (Aus: Arnold u. Feuerlein 1983)

	Dämpfung der psychomotor. Unruhe	Antipsychotische Wirkung	Antikonvulsive Wirkung	Dämpfung der vegetativen Symptome
Butyrophenone	+	+++	∅	(+)
Benzodiazepine				
Diazepam	++	∅	++	++
Chlordiazepoxid	++	∅	+	++
Na-Valproinat	+	∅	++	++
Carbamazepin	(+)	∅–+	+++	+
Piracetam	∅	∅	∅	++
Clomethiazol	+++	+	+	+++
Äthanol	++	∅	(+)	++
Barbitursäure	++	∅	++	++

Clomethiazol
Tranquilizer (v.a. Benzodiazepine)
Antikonvulsiva (GABAerge Substanzen) (Carbamazepin, Valproinat)
Barbiturate (z.B. Diaethylbarbitursäure) (vorwiegend in skandinavischen Ländern angewandt)

Allen diesen Stoffgruppen ist eine sedierende und krampfschwellenerhöhende Wirkung eigen; alle haben mehr oder minder ausgeprägte Nebenwirkungen (z.B. bei Clomethiazol die Förderung der Bronchialsekretion), die u.U. die klinische Bewertung beeinflussen. Die sedierende Wirkung ist allerdings bei manchen Antikonvulsiva gering.

Butyrophenone (v.a. Haloperidol) haben zwar eine hohe sedierende Wirkung und relativ wenig Nebenwirkungen; Nachteile sind v.a. aber die Senkung der Krampfschwelle, daneben ist das Auftreten von extrapyramidal-motorischen Erscheinungen zu bedenken. Ihre Wirkung ist außerdem schwächer als die der obengenannten Medikamente, so daß sie bei ausgeprägtem Delir kaum ausreichen.

Durch entsprechende Kombinationen mit anderen der obengenannten Präparate können diese unterschiedlichen Effekte kompensiert oder addiert werden.

Nicht bewährt haben sich v.a. *Phenothiazine* wegen der riskanten Nebenwirkungen (Senkung der Krampfschwelle, Atem- und Kreislaufstörungen) sowie *Opiate,* deren hypnotische Wirkung rasch in narkoseähnliche Zustände übergeht.

Äthanol kann grundsätzlich ebenfalls zur Behandlung des Alkoholentzugssyndroms verwendet werden. Mitteilungen darüber sind in der wissenschaftlichen Literatur rar. Vorteile werden in der relativ guten Steuerbarkeit gesehen, was aber die Nachteile der relativ hohen Toxizität und ungünstiger psychologischer Effekte nicht aufwiegt.

Eine Übersicht über die Wirkungen und Risiken der Behandlung mit den verschiedenen Pharmaka-Gruppen siehe in Tabelle 1 und 2 (Arnold u. Feuerlein 1983).

Bei einigen dieser Präparate, insbesondere Clomethiazol, Benzodiazepinen und Äthanol, ist das mehr oder minder hohe *Mißbrauchspotential* zusätzlich zu

Tabelle 2. Risiken der Behandlung. (Aus: ARNOLD u. FEUERLEIN 1983)

	Hämatol. Störungen	Leberfunktionsstörungen	Hypotonie	Atemdepression	Krampfschwellenerniedrigung	Extrapyram. Störungen	Suchtpotential
Butyrophenone	+	+	+	∅	++	++	∅
Benzodiazepine							
Diazepam	∅	∅	+	(+)	∅	∅	++
Chlordiazepoxid	∅	∅	(+)	(+)	∅	∅	+
Na-Valproinat	+	++	∅	∅	∅	∅	∅
Carbamazepin	+	∅	∅	∅	∅	∅	∅
Piracetam	∅	(+)	∅	∅	+	∅	∅
Clomethiazol	∅	∅	++	++	∅	∅	+++
Äthanol	+	++	in therap. Dosen nicht		∅ nach Absetzen ++	∅	+++
Barbitursäure	∅	∅–+	+	++	∅	∅	++

bedenken, besonders bei der Verordnung in der ambulanten Praxis. Zusätzlich sollten immer zur Verhütung eines Wernicke-Syndroms für 1–2 Wochen *Vitamine der B-Gruppe* (v. a. Thiamin) gegeben werden.

Bei *schweren Entzugssyndromen,* insbesondere beim vollausgeprägten *Alkoholdelir,* kann zusätzlich eine Behandlung nach den Grundsätzen der *Intensivmedizin* notwendig werden. Hierauf soll hier nicht eingegangen werden. Indikationen für die Behandlung auf Intensivstationen sind v. a. die Notwendigkeit der parenteralen Behandlung (Infusionen!), ferner der Bronchialtoilette und der Überwachung kardiovaskulärer Funktionen sowie von Entzugsanfällen (die evtl. neben den obengenannten Präparaten noch Antikonvulsiva notwendig machen).

2. (Chronische) Alkoholhalluzinose

Die Behandlung richtet sich nach den Grundsätzen der Behandlung von anderen (symptomatischen) Psychosen (z. B. Neuroleptika).

3. Prophylaktische Behandlung in der Entwöhnungs- und Nachsorgephase

a) Alkoholsensibilisierende Medikamente (Übersicht KWENTUS u. MAJOR 1979)

Disulfiram ist seit seiner Einführung 1948 zum verbreitetsten Medikament dieser Stoffgruppe geworden, obwohl inzwischen zahlreiche, z. T. erhebliche Nebenwirkungen bekannt geworden sind, die auch ohne gleichzeitige Zufuhr von Alkohol auftreten können. Von den Nebenwirkungen sind besonders die psychiatrischen Komplikationen (symptomatische Psychosen) zu erwähnen. Dennoch hat es sich gegenüber anderen Präparaten ähnlicher Wirkung durchsetzen können, weil deren Wirkung schwächer ist oder weil deren Nebenwirkungen ungünstiger sind. In verschiedenen Ländern ist die Disulfiram-Behandlung zur Standard-Therapie geworden, verbunden mit einer mehr oder minder intensiven ambulanten Betreuung (z. B. in Dänemark). Die jahrzehntelang praktizierte Implantation von Disulfiram ist in den letzten Jahren zunehmend verlassen worden, v.a. wegen der Unsicherheit der Wirkung. Es gibt einige ausführliche katamnestische Studien (z. B. BAEKELAND et al. 1972), in denen relativ hohe Besserungsraten unter Disulfiram-Behandlung beschrieben werden. In einer Übersicht über die einschlägige Literatur (WALLERSTEIN et al. 1957) zeigt sich, daß die Disulfiram-Therapie ihre besten Ergebnisse bei Patienten über 40 Jahre hat, die gute Motivation aufweisen und in stabilen sozialen Verhältnissen leben, keine depressive Verstimmung haben und die einen tragenden Kontakt zum Therapeuten herstellen können. In einer anderen Übersichtsarbeit (COSTELLO 1975 a, b) wird betont, daß erfolgreiche Behandlungsprogramme u. a. durch die Einbeziehung von Disulfiram gekennzeichnet waren.

d) Lithium-Präparate

Da viele Alkoholiker an depressiven Störungen leiden, lag nahe, bei ihnen Lithium-Salze zu versuchen. Verschiedene Untersuchungen scheinen ergeben zu haben, daß sich positive Ergebnisse (bis zu 75%) nur bei Patienten mit sekundärem Alkoholismus erzielen lassen, wenn also primär eine affektive Psychose vorliegt (IVANETS et al. 1977; MERRY et al. 1976). Neuere Untersuchungen (MCMILLAN 1981; JUDD u. HUEY 1984) haben gezeigt, daß der Langzeiteffekt von Lithium bei Alkoholikern nicht einfach auf eine Beeinflussung der affektiven Störungen zurückzuführen ist. Der Effekt der Behandlung und sein Pathomechanismus sind schwer nachzuweisen. Überdies sind viele Studien methodisch anfechtbar, so daß Doppelblindstudien dringend erforderlich erscheinen. Bemerkenswert ist übrigens, daß sich im Tierversuch (Ratten) durch Lithium eine Reduktion des Alkoholkonsums erzielen ließ (ZAKUSOV et al. 1978; SINCLAIR 1980).

c) Sonstige Medikamente

Ausgehend von den Befunden über die Wirkung des Alkohols auf dopaminerge Übertragungsmechanismen wurde in den letzten Jahren die Behandlung mit Dopamin-Agonisten versucht. Zuerst wurde Apomorphin angewandt (BEIL u. TROJAN 1977), das schon um die Jahrhundertwende zur Alkoholismusbehandlung eingesetzt worden war. Es ist aber fraglich, ob sich die Effektivität der Apomorphinbehandlung überhaupt von der einer Plazebo-Anwendung unterscheidet (LAL 1981). Neuerdings liegen erste Erfahrungen mit einem anderen Dopamin-Agonisten (Bromocriptin) vor (BORG 1983). Es kam bei einer sechsmonatigen Anwendung zu einem Nachlassen des Verlangens nach Alkohol (craving). Diese Ergebnisse sind aber bisher nicht von anderer Seite bestätigt worden.

II. Psychotherapie

1. Allgemeines

Im Laufe der Jahrzehnte sind nahezu alle psychotherapeutischen Verfahren zur Behandlung von Alkoholikern versucht worden. Es sollen nur die wichtigsten erwähnt werden. Sie können unter praktischen Gesichtspunkten wie folgt erstellt werden:

suggestiv-pragmatische Verfahren
aufdeckende Verfahren
verhaltenstherapeutische Verfahren
kognitive Verfahren
systemische Verfahren
sonstige Verfahren: Arbeitstherapie, Gestaltungstherapie, Musiktherapie.

Die meisten dieser Verfahren können als Einzeltherapie wie als Gruppentherapie durchgeführt werden. Bestimmte Verfahren (z. B. therapeutische Gemeinschaft, „themenzentrierte Interaktion", Psychodrama, Selbsthilfegruppen) sind vom Konzept her auf die Gruppe angelegt, manche ursprünglich als Einzeltherapie entwickelte Verfahren haben Abwandlungen ihrer Methodik für die Anwendung in der Gruppe geschaffen (z. B. Psychoanalyse, Transaktionsanalyse, kognitive Therapie, aber auch Entspannungstechniken wie autogenes Training). Andere Verfahren benutzen die Gruppe mehr aus praktisch-ökonomischen Gründen (z. B. Verhaltenstherapie).

Einzeltherapie (im weiteren Sinn) ist einerseits ein elementarer Bestandteil jeder therapeutischen Phase, wird jedoch in der Entwöhnungsphase relativ selten als einzige Methode angewandt. Insbesondere gibt es darüber wenig systematische Arbeiten. Zimberg (1982) stellt für die (Einzel-)Psychotherapie bei Alkoholikern einige Besonderheiten heraus:

1. sie soll relativ direkt vorgehen;
2. sie soll, zumindest am Anfang, die Abwehrmechanismen des Patienten um des Abstinenzzieles willen relativ stark unterstützen;
3. der Therapeut müsse sich dabei bewußt sein, daß der Patient eine starke Übertragung entwickle, daß umgekehrt der Therapeut besonders Gefahr laufe, wegen des provozierenden Verhaltens des Patienten eine beträchtliche Gegenübertragung aufzubauen.

Diese Grundsätze gelten aber auch für andere aufdeckende psychotherapeutische Aktivitäten bei Alkoholikern.

Die systemische Therapie eignet sich nur für durchstrukturierte Systeme (v. a. Familien). Manche Programme sind schwer einzuordnen, weil die meisten Elemente verschiedener Verfahren enthalten (z. B. verhaltenstherapeutische Verfahren solche der Gruppendynamik oder kognitiven Therapie, aufdeckende Verfahren solche der Verhaltenstherapie), auch wenn dies nicht immer reflektiert wird. Darüber hinaus ist zu betonen, daß sehr viele Therapeuten bzw. Behandlungseinrichtungen bewußt ein ekletisches Vorgehen bevorzugen, wobei dann noch Kombinationen mit anderen nicht-psychotherapeutischen Methoden vorgenommen werden, z. B. mit Physiotherapie oder medikamentöser Therapie.

2. Gruppenpsychotherapie

Gruppentherapeutische Aktivitäten haben sich in den letzten Jahrzehnten in der stationären Behandlung von Alkoholikern weithin durchgesetzt, nicht zuletzt auch aus praktisch-ökonomischen Gründen. Auch in ambulanten Einrichtungen ist Gruppentherapie sehr weit verbreitet. Die psychologischen Vorzüge dieser Therapie sind evident. Sie werden von YALOM (1974) in 10 Hauptkategorien zusammengefaßt. FEENEY u. DRANGER (1976) haben die YALOMschen Faktoren bei einer mit Gruppentherapie behandelten Alkoholiker-Stichprobe in eine Rangreihe gebracht, die mit der für sonstige psychiatrische Patienten gefundenen Rangreihe fast identisch ist:

1. Katharsis
2. Einsicht
3. Lernen von anderen
4. Gruppenkohäsion
5. Einflößen von Hoffnung
6. existentielle Faktoren
7. Unentrinnbarkeit von Schmerz und Tod, mitmenschlicher Umgang
8. Universalität des Leidens
9. Altruismus
10. Rekapitulation der primären Familiengruppe
11. Annehmenkönnen von Vorschlägen aus der Gruppe
12. Identifikation

KANAS 1982 fügt noch als weiteren Vorzug die Verminderung der Übertragung auf den Therapeuten hinzu.

Es wurden auch im deutschsprachigen Raum in den letzten Jahren eine Reihe von speziellen Techniken beschrieben, die auf verschiedenen therapeutischen Basisprinzipien basieren (Zusammenfassung siehe HEIGL-EVERS 1977; RIETH 1971; KÜFNER 1978 von psychoanalytischer Seite; SCHNEIDER 1982; VOLLMER u. KRAEMER 1982; DITTMAR et al. 1978 von verhaltenstherapeutischer Seite). Auch das Psychodrama wurde als alleinige Methode oder in Kombination mit anderen angewandt (LEUTZ 1973). Eine besondere Form der Gruppentherapie ist die *„Therapeutische Gemeinschaft"*. Unter diesem Begriff, der auf MORENO und JONES zurückgeht, wird sehr Unterschiedliches verstanden. Im Bereich der Abhängigkeitskrankheiten wurde dieses Prinzip am häufigsten und auch am radikalsten angewandt, v. a. in Einrichtungen für jugendliche Drogenabhängige (z. B. DAYTOP). Aber auch einige Einrichtungen für Alkoholabhängige innerhalb von DAYTOP und auch außerhalb dieser Organisation arbeiten fast ausschließlich nach diesen Prinzipien, die v. a. eine Umgestaltung der bisher gewohnten asymmetrischen Therapeuten-Patienten-Beziehung und eine Betonung des "living-learning"-Grundsatzes beinhalten (VORMANN 1982). Es ist aber darauf hinzuweisen, daß es nur für einige der genannten Verfahren methodisch annehmbare empirische Untersuchungen gibt.

BRENK-SCHULTE (1982) hat aus den Grundprinzipien der meisten genannten Verfahren eine „integrative Therapie" für Alkoholiker entwickelt. Gesprächspsychotherapie (nach ROGERS-TAUSCH) und Gestalttherapie (PEARLS) sind deren dominierende Elemente. Des weiteren werden Anregungen aus der Gruppendynamik, der therapeutischen Gemeinschaft, der Themenzentrierten Interaktion und der Verhaltenstherapie einbezogen.

In allen diesen gruppentherapeutischen Aktivitäten spielen gruppendynamische Interaktionen eine mehr oder minder große Rolle, teils bewußt intendiert, teils unreflektiert. Dies gilt auch für die Selbsthilfegruppen, die hier nicht zur Gruppenpsychotherapie im eigentlichen Sinne gerechnet werden sollten (s. Abschn. D.IV.1.,2.). Über die Effektivität der gruppentherapeutischen Interventionen im engeren Sinne (unter Ausblendung der anderen Basisprinzipien) gibt es verhältnismäßig wenig methodisch ausreichende Berichte. Dies mag z. T. auch damit zusammenhängen, daß gruppentherapeutische Aktivitäten verhältnismäßig rasch nahezu ubiquitär wurden, so daß sie eine sehr geringe Varianz aufweisen, daher auch statistisch schwer faßbar werden.

3. Familientherapie (und Partnertherapie)

Ausgehend von der Annahme, daß das Fehlverhalten der Familienmitglieder eine wesentliche Bedingung für die Entstehung und Aufrechterhaltung des Alkoholismus sei (im Sinne der Konzepte der „enabler" bzw. „coalcoholic"), werden seit langem Familienangehörige in die Behandlung mit einbezogen. Als „Familientherapy" im engeren Sinne wird die "conjoint family therapy" (simultane Mehrgenerationstherapie) bezeichnet (SATIR 1970; LUTHMAN u. KIRSCHENBAUM 1977). Mehrere, aus unterschiedlichen theoretischen Richtungen kommende Therapieformen werden angewandt, z. T. kombiniert. Gemeinsam ist allen Formen, daß sie nicht das „symptomtragende Individuum", den „identifizierten Patienten" als behandlungsbedürftig ansehen, sondern das ganze Familiensystem als dysfunktional und veränderungswürdig betrachten und ihr therapeutisches Handeln an dieser Sehweise orientieren. Die wichtigsten Richtungen, auch für die Therapie von Alkoholikern, sind:

1. der *systemtheoretisch orientierte Ansatz* (s. STEINGLASS 1983)
2. der *kommunikationspsychologische Ansatz* (SATIR 1970)
3. der *verhaltensmodifizierende Ansatz* (PATTERSON 1971; THOMAS et al. 1969; WEISS 1980)
4. der *psychodynamische Ansatz* (STIERLIN 1975; WILLI 1978)
5. der *transaktionale Ansatz* (STEINER 1971).

Es können 5 Methoden familientherapeutischer Techniken unterschieden werden (STEINGLASS 1983):

1. „reine Familientherapie", die auf einer „systemischen" Interpretation der Alkoholabhängigkeit beruht;
2. Gruppen- und Individualtherapie;
3. ergänzende therapeutische Arbeit mit weiteren Familienmitgliedern;
4. meist eklektische Verwendung von Techniken, die für die Arbeit mit Ehepaaren speziell entwickelt wurden;
5. stützende Verfahren für Ehepaare und Kinder des Alkoholabhängigen.

Allerdings stehen den familientherapeutischen Ansätzen eine Reihe von „Barrieren" gegenüber: in der Organisation der Behandlungseinrichtung, in den Einstellungen der Therapeuten, der Familienangehörigen und der Alkoholiker selbst. Zudem stellt die Abwesenheit einer Familie eine natürliche Grenze dar (RITSON 1982).

Über die Ergebnisse der Familientherapie liegen eine Reihe von Untersuchungen vor. HEDBERG u. CAMPBELL (1974) berichteten, daß sich in ambulanter Therapie der Ansatz der verhaltensmodifizierenden Familien-Beratung gegenüber anderen verhaltenstherapeutischen Verfahren (systematische Desensibilisierung, covert sensitization und elektrische Aversionstherapie) am besten bewährt hat (6-Monats-Katamnese). Über eine Halbjahres-Katamnese von Patienten, die entweder mit zusätzlicher Paartherapie oder nur mit den üblichen Maßnahmen einer stationären Alkoholiker-Therapie behandelt worden waren, berichteten MCCRADY et al. (1979). Bei den Patienten mit Paartherapie kam es im Vergleich zur Kontrollgruppe zu einer signifikanten Verminderung des Alkoholkonsums. Diese und andere Studien haben allerdings einige methodische Probleme, so sehr kleine Fallzahlen und die gleichzeitige Anwendung anderer therapeutischer Verfahren.

4. Psychotherapie in Verbindung mit Halluzinogenen

Zu den psychotherapeutischen Verfahren ist auch die Behandlung mit Halluzinogenen (vor allem LSD) zu rechnen. Damit ist hier die „psychodelische Therapie" (im Sinne von LEUNER 1981) gemeint, die keinem der heute bekannten psychotherapeutischen Konzepte folgt. Sie hat ihre Wurzeln einerseits in Kulthandlungen amerikanischer Indianer, die dabei bestimmte Drogen (meist Meskalin) verwenden, andererseits in davon inspirierten religionspsychologischen Untersuchungen mit Psylocybin, wobei sich experimentell toxische Ekstase ("peak experiance")-Zustände erreichen ließen. Wesentlich ist dabei, daß die Patienten auf diese experimentellen Psychosen entsprechend vorbereitet werden und daß die psychotischen Erlebnisse während des Rausches und hinterher aufgearbeitet werden. Die Ergebnisse wurden unterschiedlich beurteilt. Die meisten Autoren raten aufgrund sorgfältiger Katamnesen von einer LSD-Behandlung ab (s. GRINSPOON u. BAKALAER 1979; BRYCE 1970), weil die Ergebnisse nicht besser seien als die konventioneller Behandlung, z. T. sogar schlechter. Außerdem wurde die Verfügbarkeit der therapeutisch verwendeten Drogen überall als Rauschmittel gesetzlich beschränkt, so daß diese Therapieform heute praktisch nicht mehr existiert.

5. Verhaltenstherapie

Nach den Grundprinzipien der Verhaltenstherapie, auf die hier nicht näher eingegangen werden soll, ergeben sich für die Therapie des Alkoholismus folgende Konsequenzen:

1. Alkoholismus wird als ein erlerntes, deviantes Verhalten aufgefaßt (damit wird auch der Krankheitsbegriff des Alkoholismus infrage gestellt);
2. die Heilung wird in der Modifikation des unerwünschten Verhaltens gesehen. Diese folgt den Lernprinzipien, legt klar definierte spezifische Behandlungsziele fest, die sich auf das „Hier" und „Jetzt" konzentrieren. Sie beziehen sich entweder direkt auf das unerwünschte Verhalten oder auf eine Veränderung der Bedingungen, die diese Störungen unterhalten.
   Im wesentlichen werden folgende Methoden angewandt:

1. Aversionstherapie
2. „verdeckte Sensibilisierung"

3. Desensibilisierung
4. Selbst-Konfrontation durch Video-Band-Aufnahmen
5. Münz- bzw. Punkte-Belohner-Verfahren ("token-economy") und andere "operant approaches"
6. Selbstkontrolltechniken
7. „Breitbandtherapien"
8. Kognitive Therapie.

ad 1. Die *Aversionstherapien* umfassen im wesentlichen 3 therapeutische Ansätze: die chemischen Therapien und die physikalischen Therapien (elektrische Aversion). Dabei wurde vom Modell des „klassischen Konditionierens" ausgegangen.

Die chemische Aversionsbehandlungen benutzen vor allem Medikamente, die Nausea erzeugen (Prototyp Emetin). Dieses Verfahren, das historisch älteste, ist wegen seiner Unzuverlässigkeit und relativ engen Indikation weitgehend verlassen (wenn man von der Anwendung alkoholsensibilisierender Medikamente absieht, die auch eine aversive Wirkung haben). Die elektrische Aversionstherapie hat sich beim Behandlungsziel Abstinenz als relativ wenig wirkungsvoll erwiesen (MILLER 1980). Alternative Methoden haben bei gleicher Wirksamkeit keine der unangenehmen Begleiterscheinungen und Nebenwirkungen der Aversionstherapie gezeigt.

ad 2. Die *„verdeckte Sensibilisierung"* ist eine Art Aversionstherapie in der Vorstellung: auf die Imagination des Alkoholgenusses folgt unmittelbar die Imagination eines negativen Stimulus. Die relativ wenig Studien sind in ihren Ergebnissen unklar und erlauben keine klaren Schlußfolgerungen über die Wirksamkeit der Methode (s. MILLER 1980; LITMAN u. TOPHAM 1983).

ad 3. Die *systematische Desensibilisierung* geht davon aus, daß Angst und Spannung einerseits und Entspannung andererseits inkompatibel sind. Es wird versucht, zugrundeliegende Angst und Streßstimuli durch Wirkungstrinken und Entspannung zu beseitigen. Sie hat bessere Erfolge als reine Entspannungstechniken allein, sie eignet sich auch als Komponente der „Breitband-Techniken".

ad 4. Bei der Technik der *Selbstkonfrontation* durch Video-Band-Aufnahmen werden Gruppengespräche oder Intoxikationssituationen der Probanden aufgezeichnet und diesen später wieder vorgeführt. Diese Methode ist, isoliert angewandt, wenig effektiv, löst insbesondere ähnlich anderen konfrontativen Verfahren häufig Ängste aus und führt zu hohen Abbruchraten der Behandlung (ANTONS 1976; MILLER 1980).

ad 5. Die Münz- bzw. Punkte-Belohner-Verfahren arbeiten nach dem Prinzip des operanten Konditionierens durch positive und negative Verstärker, die sich in dem Milieu des Patienten befinden (Ausstattung der Unterkunft, Genußmittel, Sozialkontakte). Für dieses Sozialtraining wird ein *Punkte- bzw. Münz-Belohner-System* angewandt, das verschiedene Vergünstigungen vermittelt. Zu dieser Gruppe gehört auch ein Programm, nach dem sich der Alkoholiker für den Alkoholkonsum in vorgegebenen Intervallen entscheiden darf *(Fixed Interval*

Drinking Decisions = FIDD) (GOTTHEIL et al. 1972). Ein weiteres Verfahren besteht darin, (minderbemittelten) Alkoholikern im Falle des Durchhaltens der Abstinenz bestimmte erwünschte soziale Hilfen zu gewähren (HUNT u. AZRIN 1973).

Die Münz- bzw. Punkt-Belohner-Therapie hat auch im deutschen Sprachraum verschiedentlich Anwendung gefunden, meist in Form eines umfassenden Programms für die stationäre Behandlung von wenig motivierten Alkoholikern (ROTHENBACHER u. TRUÖL 1981).

ad 6. Unter *Selbstkontroll-Techniken* werden eine Reihe von Verfahren zusammengefaßt, die mehr pädagogisch-edukative Ausrichtung haben und vorwiegend bei ambulanten Patienten angewandt werden, vielfach auch in Verbund mit anderen Techniken (z. B. Bibliotherapie oder Entspannungsübungen). Die wichtigsten Selbstkontrolltechniken sind folgende:
1. Definition des Therapieziels
2. Eigenkontrolle des Alkoholkonsums („Alkohol-Tagebuch")
3. Selbstkontrolle der näheren Umstände des Alkoholkonsum (hinsichtlich Ort und Zeit)
4. Selbst-Belohnung
5. Selbstanalyse des Trinkverhaltens
6. Konzeption und Einübung von Verhaltensweisen, die eine Alternative zum Trinkverhalten darstellen (MILLER 1977).

Bei Effektivitätsstudien (LITMAN u. TOPHAM 1983) ergaben sich keine Differenzen zwischen den verschiedenen Selbstkontrolltechniken.

ad 7. Wenn mehrere der obengenannten Techniken miteinander kombiniert werden, spricht man von *„Breitband-Programmen"*. (Übersicht bei MILLER 1980). Genaue Indikationen für diese aufwendigen und kostspieligen Verfahren sind noch nicht ermittelt. Ein wesentlicher Vorteil dieser Therapie wird in der geringeren Abbruchrate gesehen; außerdem sollen sie erfolgreicher (70% Besserungen) als Mono-Techniken (z. B. Selbstkontroll-Techniken) sein (LITMAN u. TOPHAM 1983).

ad 8. Die *kognitiven Therapien* werden häufig zu den Verhaltenstherapien gezählt, obwohl sie strenggenommen weniger auf das Verhalten als vielmehr auf die Einsicht und das Erleben des Patienten zielen. Man kann folgende Ansätze der kognitiven Therapie unterscheiden:
1. die *rational-emotive Therapie,* die in integrativer Weise rationale, emotional-expressive und verhaltenszentrierte Techniken anwendet;
2. *Selbstinstruktionstraining,* wobei handlungsadäquate „innere Dialoge" aufgebaut werden;
3. systematische *kognitive Restrukturierung,* wobei durch schrittweises Vorgehen nach einer Konfrontation mit realitätsadäquaten Annahmen eine rationale Problemanalyse und damit eine Modifikation der aufgedeckten irrationalen Annahmen herbeigeführt werden soll.

Über die Ergebnisse einer solchen Therapie liegen kaum systematische Untersuchungen vor, abgesehen von einer Studie von PETRY (1985).

6. Exkurs: Umgang mit Rückfällen

In den letzten Jahren hat die Entstehung von Rückfällen sowie deren Verhütung und Behandlung zunehmendes Interesse erfahren.

a) Kognitiv verhaltens-orientierter Ansatz (MARLATT u. GORDON 1978)

Die wichtigsten Determinaten des Rückfalls sind Umwelt bzw. Situationsfaktoren sowie die emotionalen und kognitiven Reaktionen des Betroffenen. Zu einem Rückfall kommt es, wenn der Betroffene mit einer risikoreichen Situation nicht anders fertig wird als durch Alkoholtrinken. Solche Risikosituationen sind Frustrationen und Wut, sozialer Druck, Verführung durch andere und „negative emotionale Zustände". In 60% der Fälle sollen diese „Verstimmungen" in der eigenen Person liegen, in 40% seien es interpersonelle Probleme gewesen. Wenn einmal Alkohol getrunken worden ist, kommen kognitive Faktoren ins Spiel, wodurch dann in dem Bemühen um die Rettung des lädierten Selbstbildes ein Teufelskreis in Gang kommt, der zur Minderung der subjektiven Kompetenz führt.

Zur Therapie wird vorgeschlagen, in die Behandlung die Programmierung eines Rückfalls aufzunehmen ("one drink does not necessarily make one drunk").

b) Interaktioneller Ansatz (LITMAN et al. 1977, 1979)

Rückfälle werden als Interaktionen interpretiert, die zwischen
1. rückfallsträchtigen Situationen;
2. Verhaltensmustern, die dem Betreffenden zur Bewältigung seines Rückfalles zur Verfügung stehen und deren Wirksamkeit wahrgenommen werden;
3. dem selbsteingeschätzten Schweregrad der Alkoholabhängigkeit

ablaufen.

Folgende Bewältigungsstrategien werden empfohlen (wobei der Flexibilität in ihrer Anwendung besondere Bedeutung beigemessen wird):
1. "positives Denken"
2. Ablenkung bzw. Ersatzhandlungen
3. Vermeidungsverhalten
4. Denken an die negativen Konsequenzen des Rückfalls.

Daraus werden folgende *Vorschläge für die Modifikation der Alkoholikertherapie* abgeleitet:
1. der Schwerpunkt der therapeutischen Bemühungen sollte sich von der Behandlung des Alkoholismus auf die Verhütung von Rückfällen verlagern. Eine stationäre Behandlung sollte, wenn überhaupt, nur am Anfang vorgenommen werden, die nachfolgende ambulante Behandlung sollte auf die Rückfallverhütung ausgerichtet sein;
2. die verschiedenen Bewältigungsstrategien sollen in Abhängigkeit von der jeweiligen Lebenssituation des Betreffenden dargelegt und eingeübt werden, so daß der Betreffende auf Rückfälle gefaßt ist und diese Strategien zur Hand hat.

7. Sonstige therapeutische Methoden

Arbeits- und Beschäftigungs- (besser *"Gestaltungs"*-)Therapie, Sport und *Physiotherapie* spielen seit Jahrzehnten besonders in der stationären Behandlung eine große Rolle, zumindest quantitativ. Diese vorwiegend "nonverbalen" Methoden werden allerdings immer in Verbindung mit anderen, meist verbalen Therapieverfahren angewandt. Über ihre spezifische Wirksamkeit ist wenig Systematisches bekannt. Auch *Musiktherapie* wurde bei der stationären Alkoholikerbehandlung eingesetzt (FORMANN-RADL u. KRYSPIN-EXNER 1973).

D. Institutionen der Behandlung

I. Allgemeines

Da sich die Alkoholismustherapie meist über Jahre erstreckt und in unterschiedlichen Phasen vollzieht, sind in die Behandlung der Alkoholiker in der Regel verschiedene Institutionen einbezogen. Das ursprüngliche sequentielle Modell einer

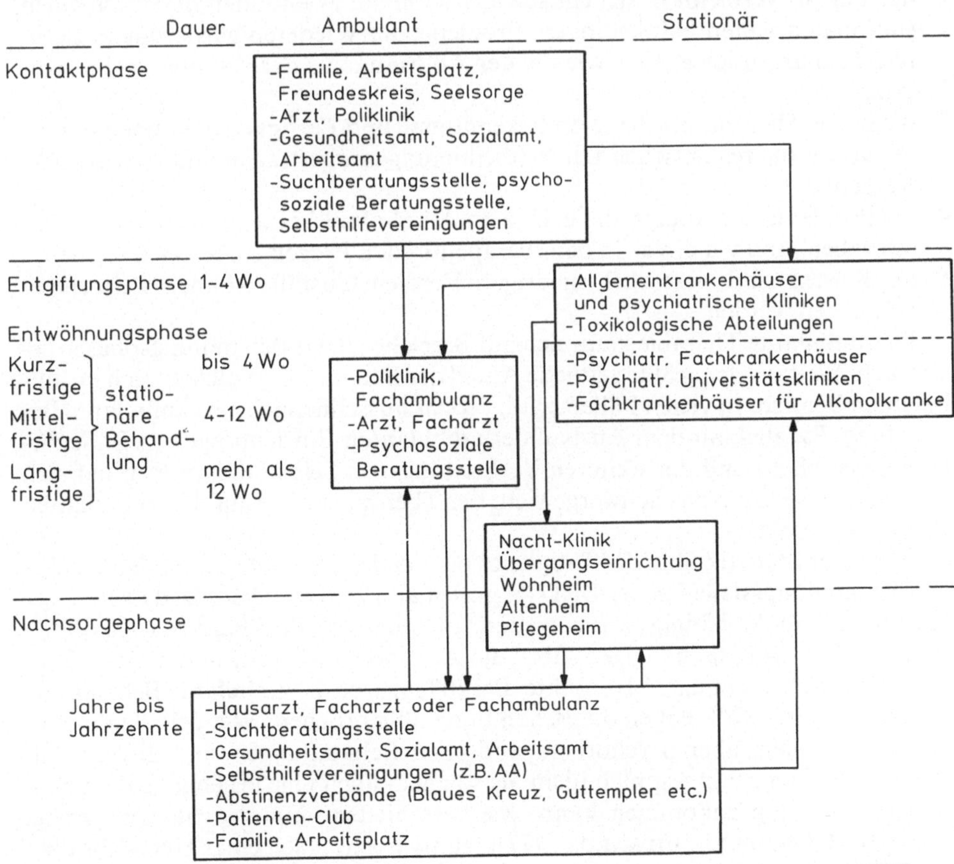

Abb. 2. Mehrstufige Behandlungskette für Alkoholkranke. (Nach ATHEN u. SCHUSTER 1978)

mehrstufigen Behandlungskette (Abb. 2), wurde durch ein interaktionelles Modell (Behandlungsnetz) erweitert. Es sieht auch Quer- und Rückverweisungen zwischen den einzelnen Institutionen vor. Zwischen den beiden klassischen Grundmustern von Therapieinstitutionen: ambulanten und stationären Einrichtungen stehen fakultativ sog. teilstationäre Einrichtungen (Übergangsheime u. ä.). Vielfach bestehen institutionalisierte Programme für eine kombinierte stationäre und anschließend ambulante Behandlung (z. B. Gordis et al. 1981).

II. Ambulante Behandlung

1. Vorteile, Organisation und Inanspruchnahme

Die ambulante Therapie hat gegenüber der stationären Behandlung eine Reihe von *Vorteilen:*

1. es werden Personen einbezogen, die wahrscheinlich zu einer stationären Therapie unter keinen Umständen bereit wären, jedenfalls nicht zu dem gegebenen Zeitpunkt;
2. der Patient verbleibt in seinem sozialen Umfeld; es entfallen die durch einen stationären Aufenthalt bedingten Probleme der Wiedereingliederung in Beruf und Primärgruppe ebenso wie die der Ablösung aus der stationären Einrichtung;
3. die in der Therapie erarbeiteten Erkenntnisse und Fertigkeiten können unmittelbar auf die realistischen Umweltbedingungen übertragen und dort erprobt werden;
4. die Probleme des Alltags, die u. U. zum Alkoholmißbrauch immer wieder Anlaß geben, können direkt in den therapeutischen Prozeß einbezogen werden;
5. die Kosten sind wesentlich niedriger; Verdienstausfälle können weitgehend vermieden werden.

Die ambulante Therapie kann sich auf Bereiche aller 4 Behandlungsphasen erstrecken. Weitaus der größte zeitliche Anteil der Behandlung vollzieht sich im ambulanten Bereich. In vielen Fällen erfolgt sogar ausschließlich eine ambulante Behandlung. Parallel mit dem Ausbau der ambulanten Einrichtungen (z. B. Suchtberatungsstellen) und der weiteren Verbreitung von Selbsthilfegruppen hat sich in den letzten Jahren das Schwergewicht der Therapie weiter auf den ambulanten Bereich verlagert.

Aus einer Statistik über die Tätigkeit von 265 der 550 ambulanten Beratungs- und Behandlungsstellen in der BRD (Simon et al. 1985) geht hervor, daß 56% der Klienten alkoholabhängig waren, weitere 20% hatten "Probleme mit Alkohol". Von 12872 Alkoholabhängigen, über die Angaben vorliegen, hatten 55% 2–10 Kontakte, 14% mehr als 31 Kontakte. Bei 40% wurde die ambulante Behandlung regulär beendet, 37% haben die Behandlung abgebrochen. Wie bei allen ambulanten, vor allem aber psychotherapeutischen Behandlungen sind die Ausfallraten nach einem Erstgespräch [dem als solchem auch eine erhebliche therapeutische Bedeutung zukommen kann, wie verschiedene Untersuchungen gezeigt haben (z. B. Orford u. Edwards 1977)] relativ hoch. Nach einer Übersicht über 1869 Patienten aus 6 angloamerikanischen Arbeiten (Küfner 1981) liegt die Ausfallrate nach dem Erstgespräch zwischen 12 und 37% (Durchschnittswert 22%). Die Ausfallrate ist abhängig von verschiedenen Faktoren. Sie steigt mit der Anzahl der Anfangskontakte. Weitere signifikante Einflußfaktoren sind (nach SMART u. GRAY 1978) die Motivation zur Behandlung, die Probleme wegen des Trinkens, die Lebenszufriedenheit, die Dauer des bisherigen Alkoholmißbrauchs und die soziale Stabilität. Es wurde versucht, Maßnahmen zur Verminderung dieser Abbruchraten zu bestimmen (BAEKELAND u. LUNDWALL 1977).

2. Behandlungsergebnisse

Globale Ergebnisse: In der Übersicht von KÜFNER 1981 werden 27 Untersuchungen (n = 3650) (fast ausschließlich angloamerikanischer Autoren) ausgewertet. Faßt man die Kategorien Abstinenz, kontrolliertes Trinken und Reduzierung des Alkoholkonsums zusammen, so errechnet sich eine *Besserungsrate von durchschnittlich 37%*, wobei die Spannweite von 8–88% beträchtlich ist. Die katamnestische Auswertung einer deutschsprachigen Studie (n = 186) über 3 ambulante Therapieverfahren (PFEIFFER et al. 1986) ergab eine Besserungsrate (abstinent oder gebessert) von 38%. In einer weiteren verhaltenstherapeutisch ausgerichteten Therapiestudie an jungen Erwachsenen mit Alkoholproblemen (VOLLMER et al. 1982), wobei zwischen den Therapiezielen Abstinenz und kontrolliertes Trinken gewählt werden konnte, ergab sich nach 24 Monaten bei der Gruppe mit Therapieziel der Abstinenz (n = 16) eine Besserungsrate von 25%, bei der Gruppe mit Ziel des kontrollierten Trinkens (n = 42) eine Besserungsrate von 44%. Diese Ergebnisse entsprechen etwa denen einer Übersichtsarbeit von BAEKELAND (1977) von 42%.

Über den Zusammenhang verschiedener Variabler mit den Behandlungsergebnissen liegen vor allem Aussagen über die Patientenmerkmale vor. Folgende Merkmale weisen nach der Mehrzahl der Untersuchungen einen positiven Zusammenhang mit dem Therapieerfolg auf:

Leben in Ehe oder fester Partnerschaft, gute Motivation, soziale Stabilität und zwanghafte Persönlichkeitsstruktur. Über die Bedeutung der Behandlungsmerkmale für den Therapieerfolg sind die Angaben in der Literatur weniger eindeutig. So ist nicht klar, ob der Therapieerfolg mit steigender Zahl von Therapiesitzungen zunimmt. Darüber hinaus scheinen die als allgemein günstig beurteilten therapeutischen Kriteria (Einbeziehung des Partners, tragfähige Beziehung zwischen Therapeut und Patient) auch in der ambulanten Therapie von Bedeutung.

III. Stationäre Behandlung

1. Vorteile, Organisation und Inanspruchnahme

Trotz der zunehmenden Bedeutung der ambulanten Behandlung ist die stationäre psychiatrisch-psychotherapeutische Behandlung nicht nur für akute und subakute psychiatrische Folgekrankkeiten des Alkoholismus notwendig. Auch beim Fehlen derartiger Folgekrankheiten ist sie für viele Alkoholiker in der Entwöhnungsphase unverzichtbar. Die stationäre Entwöhnungsbehandlung hat, im Rahmen des Behandlungsnetzes, ihre spezifischen *Vorteile:*

1. die zeitlich begrenzte Herausnahme aus einer Lebenssituation, die durch ihre Frustrationen und/oder Versuchungen den Rückfall begünstigt;
2. die nur in stationärer Behandlung mögliche „totale therapeutische Atmosphäre";
3. die Möglichkeit des Einübens neuer Muster zwischenmenschlicher Beziehungen durch ständigen Kontakt mit Therapeuten und Mitpatienten.

Die stationäre Behandlung wird hauptsächlich in spezialisierten Suchtfachkliniken und in psychiatrischen Kliniken, von denen mehr als die Hälfte eigene Suchtabteilungen aufweisen (Feuerlein u. Haf 1985), vorgenommen. In der BRD gab es Ende 1985 rund 220 Suchtfachkliniken (mit 7500 Betten), die Alkoholiker, z. T. auch gleichzeitig Medikamentenabhängige, behandeln. Während in den psychiatrischen Kliniken die Entwöhnungsprogramme nur 6–12 Wochen dauern, überwiegen in den Suchtfachkliniken längerfristige Programme (4–6 Monate Dauer). Es gibt aber auch einige Einrichtungen, in denen die Behandlungsdauer je nach Therapiefortschritt flexibel ist.

Bei allen Unterschieden in der therapeutischen Grundausrichtung (z. B. tiefenpsychologisch vs. verhaltenstherapeutisch vs. eklektisch) gibt es viele Gemeinsamkeiten in personeller und methodischer Sicht in der Struktur und Funktion der Einrichtungen (z. B. Einbeziehung der Angehörigen in die Therapie, Gruppentherapie, Gestaltungstherapie). Der Therapeuten/Patienten-Schlüssel schwankt (nach einer Übersicht über 21 Behandlungseinrichtungen in der BRD, Küfner et al. 1986) sehr stark (zwischen 1:2 und 1:21 mit einem Durchschnitt von 1:7–10). 18% der Patienten, die in den genannten Einrichtungen eine Therapie begonnen haben, brachen diese vorzeitig ab.

2. Behandlungsergebnisse

Bei der Beurteilung der Ergebnisse stationärer Behandlung sollen zwei Fragen diskutiert werden:

a) Welches sind die Ergebnisse der Behandlung im allgemeinen?

Die umfassendste Sammelstatistik über 265 Auswertungsstudien der Jahre 1952–1971 stammt von Emrick (1974). Man kann zusammenfassen: ein Drittel war abstinent, ein weiteres Drittel gebessert und ein Drittel völlig ungebessert. Allerdings sind dabei weder die Behandlungsmethoden noch die Patientenselektion noch die unterschiedlichen Katamnesezeiträume berücksichtigt. Außerdem müssen die Standardabweichungen im Gesamtbereich der Ergebnisse (Spannweite) in Rechnung gestellt werden. Von Emrick wurden folgende Richtlinien formuliert: Ungewöhnlich sind Abstinenzraten, wenn sie unter 10,5% und über 53,3% liegen, Raten für „deutliche Besserung", wenn sie außerhalb des Bereichs von 4,7% und 26,3% liegen, Raten für „Gesamtbesserung", wenn außerhalb 47,8% und 84,2%, Raten für „absolut ungebessert", wenn außerhalb 15,8% und 52%. Von Einzelstudien ist trotz zahlreicher methodischer Bedenken der schon erwähnte Rand-Report (ARMOR et al. 1976) zu benennen. Auszugsweise folgende Ergebnisse: Nach 18 Monaten waren 33% nicht remittiert, 22% „normale" Trinker, 24% für 6 Monate abstinent. Dem entsprechen auch z. B. die Ergebnisse einer großen Studie aus den USA (GORDIS et al. 1981): 27% abstinent nach 2 Jahren. In einer großen Katamnesestudie über Patienten von deutschen Suchtfachkliniken (KEUP 1985), ergaben sich höhere Zahlen: 51% waren 1 Jahr (n=5139), 40% 4 Jahre (n=800) total abstinent. 67% (n=1273) waren nach einem Jahr „sozial integriert". Allerdings wurden hier die Katamnesen meist durch die behandelnden Einrichtungen selbst vorgenommen. Bei einer 1-Jahres-Katamnese, durchgeführt von neutralen Untersuchern, ergab sich nach einer 10wöchigen Entwöhnungsbehandlung in einem großstädtischen Psychiatrischen Krankenhaus eine Abstinenzrate von 42% (BONSELS-GÖTZ u. BESS 1984). Eine multizentrische prospektive Studie an 21 deutschen Fachkliniken und Fachabteilungen unterschiedlicher Größe und Struktur ergibt bessere Resultate (KÜFNER et al. 1986) (n=1410): nach 18 Monaten (Ausschöpfungsrate 84%) waren 53% noch völlig abstinent, 8,5% gebessert und 38% ungebessert. Im letzten Halbjahr waren 63% abstinent. Die Zahl der Arbeitsunfähigkeitstage reduzierte sich gegenüber dem vergleichbaren Zeitraum vor der Behandlung um 64%, die der Tage stationärer Behandlung um 58%.

Bei Studien über *Langzeitverläufe* (FEUERLEIN 1984) zeigen sich je nach Methodik der Behandlung, Patientenselektion und Katamnesenmethodik sehr unterschiedliche Ergebnisse. So reicht die Rate der Totalabstinenz während des Zeitraumes von 4 Jahren von 7% bis 37%. Bei einer katamnestischen Studie, die nach mehr als 4 Jahren nach stationärer Behandlung in Österreich (Burgenland) (n=444, fast nur Männer) durchgeführt wurde (LESCH 1985), ergab sich ein „optimales" Ergebnis (=abstinent) bei 18,5%, ein „gutes" Ergebnis (etwa: Rückfälle bei erhaltener sozialer Anpassung) bei 26%, bei 56% ein ungünstiger Verlauf. Im Rand-Report ergab sich nach 4 Jahren (POLICH et al. 1980) für die letzten 6 Monate eine Abstinenzrate von 28% und eine Besserungsrate von 18%, ein „Problemtrinken" von 54%. Überblickt man den gesamten katamnestischen Zeitraum, so liegen die Raten wesentlich niedriger: 7% vs. 12% vs. 81%. Zusammenfassend lassen sich unter erheblichen, z. T. schon erwähnten Vorbehalten, folgende Aussagen machen:

1. Totalabstinenz, die konstant über 4 und mehr Jahre anhält, ist relativ selten. Die Zahlen nähern sich teilweise denen der Spontanremnission.
2. Häufiger sind bei grundsätzlicher, über längere Zeit durchgehaltener Abstinenz und voll erhaltener sozialer Anpassung gelegentliche kleine Rückfälle, die wieder aufgefangen werden können. Sie treten relativ oft erst nach 18 Monaten auf.
3. Das „non-problem-drinking" beschränkt sich auf einen relativ kleinen Teil von Alkoholabhängigen, ist aber häufiger bei Personen mit *Alkoholmißbrauch*.
4. Etwa die Hälfte bis zwei Drittel der Alkoholiker werden nach längerer Zeit wieder rückfällig, so daß Probleme in gesundheitlicher und/oder sozialer Hinsicht entstehen.

b) Welche Art von Variablen beeinflußt den therapeutischen Prozeß?

Der therapeutische Prozeß wird durch verschiedene Umstände beeinflußt. Die beiden wichtigsten Variablen sind die des Patienten und die des Programms (übermittelt durch die Therapeuten, deren persönlichkeitsspezifische Eigenschaften eine zusätzliche Variable darstellen, die mit dem Konstrukt Behandlungsprogramm interferiert und sich in dem „therapeutischen Klima" ausdrückt).

Variablen der Patienten. In sehr vielen Studien wird den Patientenvariablen der Hauptteil der Varianz des Therapieerfolgs zugemessen, vor allem Variablen, die sich als „hohe soziale Kompetenz" und „soziale Stabilität" zusammenfassen lassen (vgl. Abschn. D.II.2). Dazu kommen noch positive "life events" und der Status eines „neuen Patienten" (also keine stationäre Vorbehandlung), ferner häufig höheres Lebensalter (z. B. GORDIS et al. 1981). In der Studie von KÜFNER et al. (1986) ergaben sich je nach Geschlecht unterschiedliche Variable für die Behandlungsprognose: für Männer 9 Variable, davon 7 soziodemografische Variable (Wohnung, Arbeitsplatz, Partnerschaft), dazu 2 Variable der persönlichen Vorgeschichte: kein Suizidversuch, keine stationäre Vorbehandlung wegen Sucht; für Frauen 5 Variable: außer der mit den Männern gemeinsamen Variable der fehlenden Sucht-Vorbehandlung betreffen sie die Trinkvorgeschichte, die Zahl der früheren Suizidversuche und sozialer Kompetenz (abgeschätzt in entsprechenden Fragebogen).

Behandlungsvariable. ARMOR et al. (1976) kamen zu dem Schluß, daß

1. zwischen den einzelnen Behandlungsinstitutionen und der verschiedenen Behandlungsdauer keine Unterschiede in den Ergebnissen bestehen;
2. daß bei einer Behandlung, die über eine Minimalbehandlung hinausging, die Intensität der Behandlung eine positive Auswirkung auf den Behandlungserfolg hatte;
3. daß Gruppenbehandlung ebenso wirksam wie Einzeltherapie war;
4. daß eine AA-Behandlung eine höhere Abstinenzzahl brachte als Behandlung in einem Behandlungszentrum;
5. daß Disulfiram keine klare Auswirkung auf das Behandlungsergebnis hatte;
6. daß es keine wirklichen Zusammenhänge („best fits") zwischen den Variablen der Behandlung und denen der Patienten gab.

Nach FINNEY et al. (1981) sowie ergänzenden Arbeiten zeigen jedoch 16 Untersuchungen einen positiven Zusammenhang von Behandlungsdauer und Therapieerfolg, 2 Arbeiten führten zu einem gegenteiligen Befund, bei 9 Untersuchungen ergab sich kein Zusammenhang. Wenn auch die Zahl positiver Befunde überwiegt, so weisen die insgesamt heterogenen Ergebnisse auf komplexere Zusammenhänge hin. So fanden WELTE et al. (1981) nur für Patienten mit niedriger sozialer Stabilität einen Zusammenhang zwischen Behandlungsdauer und Abstinenzrate. Möglicherweise besteht überhaupt nur ein Einfluß auf die Abstinenzrate, nicht auf andere Besserungskriterien (BAEKELAND et al. 1975). Allerdings weisen neueste Ergebnisse (KÜFNER et al. 1986) auf die höhere Korrelation zwischen Abstinenzrate und Besserungskriterien hin. Es zeigte sich, daß zahlreiche Behandlungsvariable für den Behandlungserfolg relevant waren, teilweise unterschiedlich in Relation zu günstigen bzw. ungünstigen Patientenmerkmalen. Besonders hervorzuheben sind neben den günstigen Einflüssen einer intensiven Einzeltherapie und einer getrennten Behandlung von Männern und Frauen die Behandlungsdauer, wobei dieser letztgenannten Variable in verschiedener Hinsicht große Bedeutung zukommt. Hier waren die Ergebnisse für Männer und Frauen unterschiedlich. Zwar ergab sich kein linearer Zusammenhang zwischen Abstinenz und Behandlungsdauer, doch zeigen sich bei beiden Geschlechtern für die Untergruppen mit günstiger, mittlerer und ungünstiger Prognose bedeutsame Unterschiede: bei Männern erscheint für die prognostisch ungünstige Gruppe eine kurzfristige Therapie (maximal 2 Monate) nicht indiziert, für die prognostisch günstige Gruppe eignet sich nicht eine mittelfristige Therapie (4–5 Monate). Langfristige Behandlung (6 Monate) hat bei allen Prognosekategorien die besten Ergebnisse. Bei Frauen mit ungünstiger Prognose ist ebenfalls eine kurzfristige Therapie ungeeignet. Je günstiger die Prognose, desto kürzer kann hier die Behandlung sein.

IV. Nachsorge

1. Organisation und Inanspruchnahme

Die Nachsorge hat in den verschiedenen deutschsprachigen Ländern unterschiedliche Schwerpunkte. In der BRD liegt bei einer Vielfalt von Angeboten, die von Gesundheitsämtern und klinikeigenen Nachsorgegruppen über niedergelassene Ärzte und Psychotherapeuten, psychosoziale Beratungsstellen bis zu den nichtprofessionellen organisierten Selbsthilfegruppen reichen, der zahlenmäßige Akzent bei den Selbsthilfegruppen.

So gab es 1983 in der BRD etwa 1 500 AA-Gruppen [zu denen noch die Sondergruppen für Ehepartner (Al-Anon), für heranwachsende Kinder (Al-Ateen) und Familien (Fam-Anon) hinzukommen], 350 Blaukreuzgruppen, in denen etwa 6 300 Alkoholiker betreut werden, 600 Kreuzbundgruppen mit etwa 16 000 Mitgliedern und 250 Guttempler-Gruppen mit etwa 8 000 Mitgliedern. Neben diesen bundesweit verbreiteten Selbsthilfegruppen sind noch weitere mit mehr regionalen Schwerpunkten wie die 450 „Freundeskreise" mit ca. 10 000 Mitgliedern zu erwähnen. Alles in allem kann man von einem fast flächendeckenden Nachsorge-Netz sprechen. Dennoch wird dadurch nur ein Teil der nachsorgebedürftigen Alkoholiker erfaßt. Nach der Katamnesestudie von Keup (1985) besuchten 39% der Alkoholiker im ersten Jahr nach Entlassung regelmäßig Abstinenzgruppen, nach einer Studie von Bonsels-Götz u. Bess (1984) 50% der Entwöhnungstherapiegruppe. In der Katamnesestudie von Küfner et al. (1986) zeigte sich, daß nur 25% der Patienten innerhalb von 1 ½ Jahren nach der Entlassung aus stationärer Behandlung regelmäßig Selbsthilfegruppen besucht haben. Demgegenüber sind die Prozentzahlen der Patienten, die regelmäßig Ärzte, Psychotherapeuten oder psychosoziale Beratungsstellen aufgesucht haben, noch wesentlich geringer (zwischen 0,7 und 2,6%). Sporadische Kontakte sind hier allerdings wesentlich häufiger (etwa 25%), bei den Selbsthilfegruppen noch häufiger: 75%.

2. Ergebnisse

Über die Ergebnisse von Nachsorge-Aktivitäten liegen aus dem angloamerikanischen Sprachraum verschiedene Untersuchungen vor (CHVAPIL et al. 1978; COSTELLO 1980; VANICELLI 1978; HOFFMANN et al. 1983). Aus der Katamnese von POLICH et al. (1980) lassen sich allerdings die Zusammenhänge nicht so klar erkennen. Aus dem deutschen Sprachraum gibt die Katamnesestudie von KÜFNER et al. (1986) Angaben über den Zusammenhang zwischen Besuch von Selbsthilfegruppen und späteren katamnestischen Resultaten. Bei regelmäßigem Besuch von Selbsthilfegruppen betrug die Abstinenzrate innerhalb von 18 Monaten 72% im Vergleich zu 51% bei keinem Besuch und 48% bei unregelmäßigem Besuch. Der gute Effekt zeigt sich besonders bei denen, die bereits im ersten Halbjahr abstinent waren und dann die Selbsthilfegruppen besuchen: 84% Abstinenz im 3. Halbjahr. Nach einer Studie von BONSELS-GÖTZ u. BESS (1984) waren 66% der Patienten mit regelmäßigem Selbsthilfegruppen-Besuch abstinent, aber nur 30% von denen ohne Besuch. Besonders wichtig aber scheint der Besuch von Selbsthilfegruppen für Rückfälle zu sein: von ihnen wurden 49% abstinent, wenn sie regelmäßig Selbsthilfegruppen besuchten, aber nur 21%, wenn sie dies nur unregelmäßig taten. Andererseits ist zu beachten, daß etwa die Hälfte aller Abstinenten keine Selbsthilfegruppe besucht hat (KÜFNER et al. 1986).

Literatur

Annis HM, Smart RG (1978) Arrests, readmissions and treatment following release from detoxification centers. J Stud Alcohol 39:1276–1283

Antons K (1976) Therapie des Alkoholismus. Methoden und Probleme. Nicol, Kassel

Armor DJ, Polich JM, Stambul HB (1976) Alcoholism and treatment. Santa Monica, CA, Rand Corp.

Arnold U, Feuerlein W (1983) Der Alkoholiker im Krankenhaus – Alkohol oder Psychopharmaka beim Entzugsdelir? Klinikarzt 12:203–212

Athen D, Schuster E (1978) Alkoholismus-Report. Bayer. Staatsministerium für Arbeit und Sozialordnung, München

Baekeland F (1977) Evaluation of treatment methods in chronic alcoholism. In: Kissin B, Begleiter H (eds) The biology of alcoholism, vol V. Plenum Press, New York London

Baekeland F, Lundwall LK (1977) Engaging the alcoholic in treatment and keeping him there. In: Kissin B, Begleiter H (eds) The biology of alcoholism, vol V. Plenum Press, New York London

Baekeland F, Lundwall L, Kissin B (1975) Methods for the treatment of chronic alcoholism: a critical appraisal. In: Gibbins RJ, Israel Y, Kalant H, Popham RE, Schmidt W, Smart RG (eds) Research advances in alcohol and drug problems, vol 2. Wiley, New York London Sydney Toronto

Baekeland F, Lundwall L, Kissin B, Shanahan T (1972) Correlates of outcome in disulfiram treatment of alcoholics. J Nerv Ment Dis 153:1–9

Beil H, Trojan A (1977) The use of apomorphine in the treatment of alcoholism and other addictions: results of a general practioner. Br J Addict 72:129–134

Bochnik HJ, Hofinga A, Pittrich W (1968) Statistische Strukturuntersuchungen bei Suchtkranken. I. Chronischer Alkoholismus. Zentralbl Ges Neurol Psychiatr 191:19–20

Bonsels-Götz C, Bess R (1984) Alkoholismus. Behandlung in der Klinik. Eine empirische Untersuchung. Spitz, Berlin

Borg V (1983) Bromocriptine in the prevention of alcohol abuse. Acta Psychiatr Scand 68:100–110

Brenk-Schulte E (1982) Ambulante Gruppenpsychotherapie mit Alkoholkranken: ein integratives Programm. In: Kuypers U (Hrsg) Sucht und Therapie. Lambertus, Freiburg

Bromet EJ, Bliss F, Wuthmann C (1977) Posttreatment functioning of alcoholic patients: its relation to program participation. J Consult Clin Psychol 45:829–842

Bryce JC (1970) An evaluation of LSD in the treatment of chronic alcoholism. Can Psychiatr Ass J 15:77–78

Bühringer G (1983) Argumente zur Neuorientierung der Therapiedauer bei Abhängigen. Suchtgefahren 29:202–210

Chvapil M, Hymes H, Delmastro D (1978) Outpatient aftercare as a factor in treatment outcome; a pilot study. J Stud Alcohol 39:540–544

Costello RM (1975a) Alcoholism treatment and evaluation: in search of methods. Int J Addict 10:251–275

Costello RM (1975b) Alcoholism treatment and evaluation: in search of methods. II. Collation of two follow-up-studies. Int J Addict 10:857–867

Costello RM (1980) Alcoholism aftercare and outcome: cross-lagged panel and path analyses. Br J Addict 75:49–53

Deutsche Gesellschaft für Suchtforschung und Suchttherapie e.V. (1985) Standards für die Durchführung von Katamnesen bei Abhängigen. Lambertus, Freiburg

Dittmar F, Feuerlein W, Voit D (1978) Entwicklung von Selbstkontrolle als ambulante verhaltenstherapeutische Behandlung bei Alkoholkranken. Programm und erste Ergebnisse. Z Klin Psychol 7:90–109

Edwards G, Grant M (1980) Alcoholism in transition. Croom Helm, London

Emrick CD (1974) A review of psychologically oriented treatment of alcoholism. I. The use and interrelationship of outcome criteria and drinking behavior following treatment. Q J Stud Alcohol 35:523–549

Emrick CD (1975) A review of psychologically oriented treatment of alcoholism. II. The relative effectiveness of different treatment. J Stud Alcohol 36:88–108

Feeney DJ, Dranger P (1976) Alcoholics view group therapy: process and goals. J Stud Alcohol 38:611–618

Feldman D, Pattison EM, Sobell L, Graham T, Sobell M (1975) Outpatient alcohol detoxification: initial findings on 564 patients. Am J Psychiatry 132:4

Feuerlein W (1972) Die Behandlung der Alkoholiker in der ärztlichen Praxis. Sozialpsychiatrie 7:36–46

Feuerlein W (1975a) Alkoholismus, Mißbrauch und Abhängigkeit. Thieme, Stuttgart

Feuerlein W (1975b) Katamnestische Untersuchungen an ambulant und stationär behandelten Alkoholikern. Deutscher Bundestag, 7. Wahlperiode, Drucksache 7/4201, Anhang z. Bericht über die Lage der Psychiatrie in der BRD, 506–520

Feuerlein W (1980) Auswertung und Ergebnisse von Behandlungsprogrammen bei Alkoholismus. In: Ladewig D (Hrsg) Drogen und Alkohol. Karger, Basel München

Feuerlein W (1984) Langzeitverläufe des Alkoholismus. In: Kryspin-Exner K, Hinterhuber H, Schubert H (Hrsg) Langzeittherapie psychiatrischer Erkrankungen. Schattauer, Stuttgart New York

Feuerlein W, Haf CM (1985) Aus- und Weiterbildung von Medizinern auf dem Gebiet der Suchtkrankheiten in der BRD. Spektrum 12:80–86

Finney JW, Moos RH, Chan DA (1981) Length of stay and program component effects in the treatment of alcoholism: a comparison of two techniques for process analyses. J Consult Clin Psychol 49:120–131

Formann-Radl I, Kryspin-Exner K (1973) The effect of musical experience in male and female alcoholics. A comparative study. Z Psychother Med Psychol 23:150

Glatt MM (1958) Group therapy in alcoholism. Br J Addict 54:133–148

Gordis E, Dorph D, Sepe V, Smith H (1981) Outcome of alcoholism treatment among 5578 patients in an urban comprehensive hospital-based program: application of a computerized data system. Alcoholism (NY) 5:509–522

Gottheil E (1979) An introduction to the evaluation of alcoholism outcome studies. Curr Alcohol 7:275–285

Gottheil E, Murphy BF, Skoloda TE, Corbett LO (1972) Fixed interval drinking decisions. Drinking and discomfort in 25 alcoholics. Q J Stud Alcohol 33:325–340

Gottheil E, Corbett LD, Grassberger JC, Cronelison FS Jr (1972) Fixed intervall drinking decisions. A research and treatment model. Q J Stud Alcohol 33:311–324
Grinspoon L, Bakalaer JB (1979) Psychodelic drugs reconsidered. Basic Books, New York
Hänsel D (1983) Zur Entwicklung der Motivation bei Alkoholikern. In: Schrappe O (Hrsg) Methoden der Behandlung von Alkohol-, Drogen- und Medikamentenabhängigkeit. Schattauer, Stuttgart New York
Heather N, Robertson J (1983) Controlled drinking. Methuen, London New York
Hedberg AG, Campbell L (1974) A comparison of four behavioral treatments of alcoholism. J Behav Ther Exp Psychiatry 5:251–256
Heigl-Evers A (1977) Möglichkeiten und Grenzen einer analytisch orientierten Kurztherapie bei Suchtkranken. Vortrag, geh. a. d. Jahreskonf. d. Verb. d. Fachkrankenhäuser für Suchtkranke. Nicol, Kassel
Helzer JE, Robins LN Jr, Carey K, Miller RH, Combs-Orme T, Farmer A (1985) The extent of long-term moderate drinking among alcoholics discharged from medical and psychiatric treatment facilities. N Engl J Med 1678–1682
Henrich D, De Jong R, Mai N, Revenstorf D (1979) Aspekte des therapeutischen Klimas – Entwicklung eines Fragebogens. Z Klin Psychol 8:41–55
Hoffmann NG, Harrison PA, Belille CA (1983) Alcoholics anonymous after treatment: attendance and abstinence. Int J Addict 18:311–318
Hunt GM, Azrin NA (1973) A community-reinforcement approach to alcoholism. Behav Res Ther 11:91–104
Ivanets NN, Rudenko GM, Igonin AL, Nebarakova TP (1977) Lithium-Therapie bei chronischem Alkoholismus. Nevropat Psychiatr 77:1237–1241
Jellinek EM (1946) Phases in the drinking history of alcoholics. Analysis of a survey conducted by the offical organ of the AA. Q J Stud Alcohol 7:1–88
Judd LL, Huey LY (1984) Lithium antagonizes ethanol intoxication in alcoholics. Am J Psychiatry 141:1517–1521
Kanas N (1982) Alcoholism and group psychotherapy. In: Pattison E, Kaufman E (eds) Encyclopedic handbook of alcoholism. Gardner, New York
Kanfer FH, Grimm LG (1980) Managing clinical change: a process model of therapy. Behav Modif 4:419–444
Kern P (1983) Untersuchung von Therapieabbrüchen. Suchtgefahren 29:187–191
Keup W (1985) Jahresstatistik 1983 der Fachkrankenhäuser für Suchtkranke (DOSY 83): Katamnesen. In: Ziegler H (Hrsg) Jahrbuch zur Frage der Suchtgefahren. Neuland, Hamburg
Küfner H (1978) Konzept einer ambulanten analytischen Gruppenpsychotherapie für Alkoholabhängige. Nicol, Kassel
Küfner H (1981) Ambulante Therapie von Alkoholabhängigen: Empirische Ergebnisse und Indikation. In: Keup W (Hrsg) Behandlung der Sucht und des Mißbrauchs chemischer Stoffe. Thieme, Stuttgart, S 73–84
Küfner H (1982) Zur Frage der Verleugnungstendenzen von Alkoholabhängigen. Drogalkohol 3:21–36
Küfner H (1984) Zur Prognose des Alkoholismus. Therapiewoche 34:3636–3643
Küfner H, Feuerlein W, Flohrschütz T (1986) Die stationäre Behandlung von Alkoholabhängigen: Merkmale von Patienten und Behandlungseinrichtungen, katamnestische Ergebnisse. Suchtgefahren 32:1–86
Kryspin-Exner K (1969) Theorie und Praxis der Therapie der Alkoholabhängigkeit. Hollinek, Wien
Kwentus J, Major LF (1979) Disulfiram in the treatment of alcoholism. J Stud Alcohol 40:428–446
Lal S (1981) Clinical studies with apomorphine. In: Corsini GU, Gessa GL (eds) Apomorphine and other dopaminomimetics, vol II. Raven, New York
Lemere F (1953) What happens to alcoholics? Am J Psychiatry 109:674–675
Lesch MO (1985) Chronischer Alkoholismus. Thieme Copythek. Thieme, Stuttgart New York
Leuner H (1981) Halluzinogene. Huber, Bern Stuttgart Wien
Leutz GA (1973) Die Bedeutung des Psychodramas in der Arbeit mit Süchtigen. In: Hoffmann J (Hrsg) Zur Therapie der Süchtigen. Lambertus, Freiburg

Litman GK, Topham A (1983) Outcome studies on techniques in alcoholism treatment. In: Galanter M (ed) Recent developments in alcoholism, vol 1. Plenum Press, New York London, pp 167–194

Litman GK, Eiser JR, Rawson NSB, Oppenheim AN (1977) Towards a typology of relapse; a preliminary report. Drug Alcohol Depend 2:157–162

Litman GK, Eiser JR, Rawson NSB, Oppenheim AN (1979) Differences in relapse precipitants and coping behaviors between relapsers and survivers. Behav Res Ther 17:157–162

Luthman SG, Kirschenbaum M (1977) Familiensysteme. Pfeiffer, München

Marlatt GA, Gordon JR (1978) Determinants of relapse. In: Davidson P (ed) Behavioral medicine, changing health lifestyle. Bruner-Mazel, New York

McCrady BS, Paolino TJ Jr, Longabough R, Rossis J (1979) Effects of joint hospital admission and couples treatment for hospitalized alcoholics: a pilot study. Addict Behav 4:155–165

McMillan TM (1981) Lithium and the treatment of alcoholism: a critical review. Br J Addict 76:245–256

Merry J, Reynolds CM, Bailey J, Coppen A (1976) Prophylactic treatment of alcoholism by lithium carbonate. A controlled study. Lancet I:481–482

Miller WR (1977) Behavioral self-control training in the treatment of problem drinkers. In: Brunner-Mazel (ed) Self-management: strategies and outcomes, New York

Miller WR (ed) (1980) The addictive behaviors. Treatment of alcoholism, drug abuse, smoking and obesity. Pergamon Press, Oxford New York Toronto Sydney Paris Frankfurt

Miller WR (1985) Motivation for treatment: an review with special emphasis on alcoholism. Psychol Bull 98:84–107

Miller WR, Hester RK (1980) Treating the problem drinkers: modern approaches. In: Miller WR (ed) The addictive behaviours. Treatment of alcoholism, drug abuse, smoking and obesity. Pergamon Press, Oxford New York Toronto Sydney Paris Frankfurt

Möller ML (1978) Selbsthilfegruppen. Rowohlt, Reinbek

Moody PM (1971) Attitudes of nurses and nursing students towards alcoholism treatment. Q J Stud Alcohol 32:172–175

Mulford HA (1972) Becoming an ex-problem drinker. Ref. geh. 30. Internat. Kongr. über Alkoholismus und Drogenabhängigkeit, Amsterdam

Orford J, Edwards G (1977) Alcoholism. Oxford University Press, Oxford

Patterson GR (1971) Families: applications of social learning to family life. Research Press Champaigns, IL

Petry J (1985) Alkoholismustherapie: Vom Einstellungswandel zur kognitiven Therapie. Urban & Schwarzenberg, München Wien Baltimore

Pfeiffer W, Fahrner EM, Feuerlein W (1986) Katamnestische Untersuchungen von ambulant behandelten Alkoholikern. Suchtgefahren (i. Druck)

Polich JM, Armor DJ, Braiker HB (1980) The course of alcoholism: four years after treatment. Rand, Santa Monica

Reimer C, Freisfeld A (1984) Einstellungen und emotionale Reaktionen von Ärzten gegenüber Alkoholikern. Therapiewoche 34:3514–3520

Revenstorf D, Metsch H (1986) Lerntheoretische Grundlage der Sucht. In: Feuerlein W (Hrsg) Theorie der Sucht. Springer, Berlin Heidelberg New York Tokyo

Rieth E (1971) Gruppentherapie von Alkoholikern in der stationären Behandlung. Suchtgefahren 17:12–13

Ritson EB (1982) Organisations of services to families of alcoholics. In: Orford J, Harwin J (eds) Alcohol and the family. Croom Helm, London, pp 180–200

Rothenbacher H, Truöl L (1981) Ein differentielles Behandlungsprogramm für Suchtkranke im stationären Bereich. In: Knischewski E (Hrsg) Alkoholismus-Therapie. Nicol, Kassel

Rubes J (1969) Die Bedeutung des Psychodramas in der nachgehenden Betreuung des ehemaligen Suchtkranken. Vortrag, geh. b. Internat. Sympos. über d. Gruppentherapie u. Gruppenarbeit mit Suchtkranken, Lindau

Salaschek M (1982) Alkoholiker an einer psychiatrischen Poliklinik – krankheitsbezogene Daten, Motivationseinschätzung und Verlauf. Suchtgefahren 28:311–319

Satir VM (1970) Conjoint family therapy. Science and Behavior Books, Palo Alto

Schneider R (Hrsg) (1982) Stationäre Behandlung von Alkoholabhängigen. IFT-Texte. Röttger, München

Schukit MA, Cahalan C (1976) Evaluation of alcoholism treatment programs. In: Filstead WJ, Rossi JJ, Keller M (eds) Alcohol and alcohol problems. New thinking and new directions. Ballinger, Cambridge, MA
Simon R, Bühringer G, Helas I, Schmidtobreick B, Ziegler H (1985) Jahresstatistik 1984 der ambulanten Beratungs- und Behandlungsstellen für Suchtkranke in der Bundesrepublik Deutschland. EBIS-Berichte, Bd 6, Freiburg Hamm Kassel München
Sinclair JD (1980) Comparison of the factors which influence voluntary drinking in humans and animals. In: Eriksson K, Sinclair JD, Kiianmaa K (eds) Animal models in alcohol research. Academic Press, London New York Toronto Sydney San Francisco
Smart RG (1978) Do some alcoholics do better in some types of treatment than others? Drug Alcohol Depend 3:65–75
Smart RG, Gray G (1978) Minimal, moderate and long-term treatment for alcoholism. Br J Addict 73:35–38
Smart RG, Gray G (1978) Multiple predictors of dropout from alcoholism treatment. Arch Gen Psychiatry 35:363–367
Steiner CM (1971) Games alcoholics play. Ballantine Books, New York
Steinglass P (1983) Familientherapie mit Alkoholabhängigen: ein Überblick. In: Kaufman E, Kaufman PN (Hrsg) Familientherapie bei Alkohol- und Drogenabhängigkeit. Lambertus, Freiburg
Stierlin H (1975) Von der Psychoanalyse zur Familientherapie. Klett, Stuttgart
Thomas EJ, Carter RD, Gambriell ED (1969) Some possibilities of behavioral modification with marital problems using "SAM" (Signal system for the assessment and modification of behavior). Advances in behavior therapy. Academic Press, New York
Uhl A, Springer A (1979) Probleme bei der Untersuchung von Spontanremission und therapeutischer Effizienz bei suchtkranken Patienten. Wien Suchtforsch 2:3–14
Ullrich de Muynck R, Ullrich R (1977) Der Unsicherheitsfragebogen. Testmappe. Pfeiffer, München
Vaillant EG (1983) The natural history of alcoholism. Harvard Univ Press, Cambridge, MA London
Vanicelli M (1978) Impact of aftercare in the treatment of alcoholics. J Stud Alcohol 39:1875–1886
Vollmer H, Kraemer S (Hrsg) (1982) Ambulante Behandlung junger Alkoholabhängiger. IFT-Texte 5. Röttger, München
Vollmer H, Kraemer S, Schneider R, Feldhege FJ, Schulze B, Krauthan G (1982) Beschreibung und Ergebnisse der ambulanten Behandlung. In: Vollmer H, Kraemer S (Hrsg) Ambulante Behandlung junger Alkoholabhängiger. Röttger, München
Vormann G (1982) Therapeutische Gemeinschaft und Milieutherapie. In: Bastine R, Fiedler PA, Grawe K, Schmidtchen S, Sommer G (Hrsg) Grundbegriffe der Psychotherapie. Edition psychologie, Weinheim Deerfield Beach Basel
Wallerstein RS, Chotlos JW, Friend MB, Hemmersley DW, Perlsvig EA, Winship GM (1957) Hospital treatment of alcoholism. A comparative experimental study. Basic Books, New York
Weiss RL (1980) Strategic behavioral Marital therapy: toward a model for assessment and intervention. In: Vincent JP (ed) Advances in family intervention, assessment and theory, vol 1. JAI Press, Greenwich, pp 229–271
Welte JW, Hynes N, Sokolow L, Lyons JP (1981) Effects length of stay ininpatient alcoholism treatment on outcome. J Stud Alcohol 42:483–491
Wieser S (1966) Alkoholismus. III. Katamnesen und Prognosen. Fortschr Neurol 34:565–588
Wieser S (1972) Psychotherapie und Soziotherapie des Alkoholismus. In: Kisker KP, Meyer JE, Müller C, Strömgren E (Hrsg) Klinische Psychiatrie 2. (Psychiatrie der Gegenwart, Bd II/2, 2. Aufl, S 433–468). Springer, Berlin Heidelberg New York
Willi J (1978) Therapie der Zweierbeziehung. Rowohlt, Reinbek
Yalom I (1974) Gruppenpsychotherapie. Kindler, München
Yalom I, Bloch S, Bond G, Zimmerman E, Qualls B (1978) Alcoholics in interactional group therapy: an outcome study. Arch Gen Psychiatry 35:419–425
Zakusov V, Liubimov BI, Javorski I, Fokin VI (1978) Prevention effect of lithium chloride on the development in rats of a preference for ethanol. Bull Eksp Biol Med 85:33–36
Zimberg S (1982) Psychotherapy in the treatment of alcoholism. In: Pattison EM, Kaufman E (eds) Encyclopedic handbook of alcoholism. Gardner, New York

III. Drogen

Klinik der Rauschdrogen

K.-L. Täschner

INHALTSVERZEICHNIS

A. Cannabis . . . 308
I. Allgemeines . . . 308
1. Zusammensetzung und Benennung . . . 308
2. Chemie, Stoffwechsel . . . 308
3. Allgemeines Wirkprofil . . . 309
II. Psychische Wirkungen bei einmaligem Konsum . . . 309
1. Typische Wirkungen . . . 309
2. Atypische Wirkungen . . . 310
III. Körperliche Wirkungen bei einmaligem Konsum . . . 311
IV. Psychische Wirkungen bei chronischem Konsum . . . 311
1. Abhängigkeit vom Cannabistyp . . . 311
2. „Bewußtseinserweiterung" . . . 312
3. Amotivationales Syndrom (AMS) . . . 312
4. Wesensänderungen . . . 313
5. Leistungsnachlaß, Gedächtnisstörungen . . . 313
6. Wirkungsnachlaß, Umsteigeeffekt . . . 313
7. Psychosen bei Cannabiskonsumenten . . . 314
V. Körperliche Wirkungen bei chronischem Konsum . . . 315
VI. Toxische Wirkungen . . . 316
B. Halluzinogene . . . 316
I. Allgemeines . . . 316
II. LSD (Lysergsäure-diäthylamid) . . . 317
1. Allgemeines . . . 317
2. Psychische Wirkungen bei einmaligem Konsum . . . 318
3. Psychische Wirkungen bei chronischem Konsum . . . 320
III. Meskalin . . . 321
IV. Psilocybin . . . 321
V. Andere Halluzinogene . . . 322
1. Allgemeines . . . 322
2. Atropin . . . 322
3. Harmin . . . 323
4. Fliegenpilz (Amanita muscaria) . . . 323
5. Synthetisch hergestellte Halluzinogene . . . 323
VI. Phencyclidin (PCP) . . . 324
C. Opiate (Opioide) . . . 325
I. Opium . . . 325
II. Morphin . . . 325
1. Allgemeines . . . 325
2. Wirkungen bei einmaligem Konsum . . . 326
3. Wirkungen beim chronischen Konsum . . . 327
4. Morphinvergiftung . . . 328
III. Synthetische Opiate/Opioide . . . 328

IV. Heroin . . . 328
1. Wirkungsmechanismus . . . 328
2. Psychische Wirkungen bei einmaligem Konsum . . . 329
3. Psychische Wirkungen bei chronischem Konsum . . . 329
4. Körperliche Wirkungen bei chronischem Konsum, Begleiterkrankungen . . . 331
5. Toxische Wirkungen . . . 333
D. Koka/Kokain . . . 334
I. Koka . . . 334
II. Kokain . . . 335
E. Khat . . . 337
F. Organische Lösungsmittel (Schnüffelstoffe) . . . 338
I. Allgemeines . . . 338
II. Chloroform . . . 339
III. Äther . . . 339
IV. Benzin . . . 340
V. Pattexverdünner . . . 340
Literatur . . . 341

A. Cannabis

I. Allgemeines

1. Zusammensetzung und Benennung

Cannabis gehört neben dem Alkohol zu den am längsten bekannten und am weitesten verbreiteten Rauschmitteln. In der Bundesrepublik sind im wesentlichen zwei wirksame Zubereitungsarten im illegalen Handel erhältlich, und zwar das Haschisch, das überwiegend das Harz der Blütenstände der weiblichen und der männlichen Pflanze, daneben aber auch Blüten- und Blattspitzenanteile der Pflanze Cannabis sativa enthält. Daneben taucht auch gelegentlich Marihuana auf, das v. a. jedoch in den USA konsumiert wird. Es besteht v. a. aus luftgetrockneten Blatt- und Blütenanteilen. Es ist von krümliger Konsistenz. Die Pflanze Cannabis sativa wächst in den warmen, trockenen, aber auch in gemäßigten Klimazonen und gehört mit dem Hopfen zur Familie der Morazeen. Sie dient in Europa v. a. der Fasergewinnung.

Zur Herbeiführung eines Cannabisrausches müssen drei bis zehn Milligramm des wirksamen Hauptinhaltsstoffes Delta-9-THC (Tetrahydrocannabinol) aufgenommen werden, bei einem Wirkstoffgehalt von 1–10% entspricht dies der Notwendigkeit, zur Erzielung eines Rausches zwischen 60–5000 mg Haschisch/Marihuana, je nach Wirkstoffgehalt, zu konsumieren. Gängige Haschischsorten enthalten bis zu etwa 5% Wirkstoff.

2. Chemie, Stoffwechsel

Der wirksame Haschischinhaltsstoff Delta-9-THC wird im Organismus in teilweise stark wirksame Spaltprodukte überführt. Sie reichern sich v. a. in lipoidhaltigen Organsystemen an, während sie aus der Blutbahn nach dem Konsum relativ schnell wieder verschwinden. Die Metaboliten des THC werden mit dem

Stuhl und dem Urin ausgeschieden. Die Halbwertszeit des THC beträgt beim haschischungewohnten Menschen 50–60 Stunden, beim haschischgewohnten jedoch nur ungefähr die Hälfte dieser Zeit. Diese Beobachtung spricht für eine erhebliche Toleranzbildung bei Dauerkonsum des Stoffs. Bei Substanzen mit so hoher Halbwertszeit ist mit Kumulationseffekten zu rechnen. Durch diesen Effekt kommt es zu verschleierter Dosiserhöhung.

3. Allgemeines Wirkprofil

Die Wirkung des Haschischs ist von der Art seiner Zusammensetzung und seiner Zufuhr abhängig. Sie hängt aber auch von der Situation ab, die den Konsumenten vor dem Konsum und während des Konsums umgibt, ferner von seinem augenblicklichen Zustand, seiner Stimmung, seiner Erwartungshaltung und seiner Haschischvorerfahrung ("set und setting"). Vielleicht sind auch Alter, Entwicklungsstand oder Erfahrungsschatz des Konsumenten für die Wirkung von Bedeutung. Sie besteht i. allg. in einer weitgehenden Ausschaltung negativer Umwelteinflüsse bis hin zu einem Zustand, den die Konsumenten als eine Art Höhepunkt des Rausches („High") bezeichnen. Es kommt im typischen Falle zu starkem Wohlbefinden, aber auch zur Teilnahmslosigkeit und allgemeinen Dämpfung des Aktivitätsniveaus, ferner zu Stimmungsveränderungen, da die Substanz offenbar in den Stoffwechsel der biogenen Amine des zentralen Nervensystems eingreift. Der serotonerge Tonus des zentralen Nervensystems wird erhöht (Harris et al. 1977). Man hat auch von einer anticholinergischen Wirkung des THC gesprochen, zumal bestimmte Abschnitte des limbischen Systems mit Cannabiswirkungen in Beziehung zu setzen sind. Die typische Haschischwirkung kann zweiphasig ablaufen: Nach einer anfänglichen Stimulation kann es zur Sedierung kommen (Balis 1974). Die Fülle der teilweise widersprüchlichen Haschischwirkungen kann bis heute noch nicht schlüssig erklärt werden. Hier spielen auch Lernprozesse eine Rolle.

II. Psychische Wirkungen bei einmaligem Konsum

1. Typische Wirkungen

Beim typischen Haschischrausch kommt es zu gehobener Stimmung, Euphorie und Heiterkeit. Gegensätzliche Empfindungen können sich durchmischen, leise Angst und depressive Verstimmung können unterschwellig vorhanden sein. Abrupte Umschläge der Stimmung sind nicht selten. In einem zweiten Stadium des Haschischrausches beobachten wir verminderten Antrieb, Passivität, Apathie und Lethargie. Das Interesse an einer aktiven Auseinandersetzung mit der Umgebung läßt nach. Die innere Triebfeder des Menschen scheint eigentümlich entspannt. Der Aktivitätsnachlaß wird vom Konsumenten nicht etwa als belastend, sondern als glückhafte Bereicherung des Erlebens empfunden. Auch eine aggressionshemmende Komponente mag zum Tragen kommen. Unter den Denkstörungen des akuten Haschischrausches sind bruchstückhaftes Denken, Herabsetzung der gedanklichen Speicherungsfähigkeit, Verlust der Erlebniskontinuität und Anordnung von Denkinhalten nach assoziativen Gesichtspunkten sowie ideenflüchtiges Denken zu nennen. Es kommt zur Abnahme abstrakt-schlußfolgernder Denkprozesse zugunsten einer Zunahme bildhaft-konkreter Vorstellungsakte (Stringaris 1972). Störungen der Konzentration und der Aufmerksamkeit mit erhöhter Ablenkbarkeit, abnormer Reizoffenheit als Ausdruck einer Störung des Kurzzeitgedächtnisses, eine abnorme Fokussierung der Wahrnehmung mit Ausrichtung auf irrelevante Nebenreize treten hinzu. In diesem Zusammenhang fällt dann meist auch das Wort von der „Bewußtseinserweiterung“ die – objektiv gesehen – nicht eintritt und als begriffliches Surrogat für eine ungeordnete und unausgewählte, mithin irrationalen Gesichtspunkten folgende Wahrnehmung anzusehen ist. Leistungs- und Konzentrationstests zeigen eine deutliche Tendenz zu eingeschränkter Wahrnehmungs- und Konzentrationsfähigkeit und zur Entordnung der motorischen Koordination und vieler Denkabläufe. Negative Wirkungen auf das Kurzzeitgedächtnis hatte schon Beringer (1932) beschrieben. Neben der zeitlichen verändert sich auch die räumliche Wahrnehmung, und es kommt zu Verzerrungen in der Abschätzung von Entfernungen und Proportionen. Auch der Sinngehalt wahrgenommener Objekte verändert sich. Im akustischen Bereich ändert sich v.a. die Bedeutung des Wahrgenommenen; Töne und Klangfolgen können beispielsweise aus einer Musik mit besonderer Bedeutung herausgehört werden. Zu den typischen Haschischwirkungen bei einmaligem Konsum rechnen wir auch Wahrnehmungsstörungen von der Art der Illusionen, Pseudohalluzinationen, echten Sinnestäuschungen und Synästhesien. Häufig werden Gegenstände der Umgebung zwar richtig wahrgenommen, aber mit einem fremden Bedeutungsgehalt versehen. Sie erscheinen dann fremd, ungewohnt, ja unheimlich, aber auch beglückend. Echte Halluzinationen sind selten, während Synästhesien häufig als „Bewußtseinserweiterung“ mißdeutet werden. Erleuchtungs- und Evidenzerlebnisse sind nicht selten. Vielfach sind Gedächtnis- und Erinnerungsstörungen zu registrieren, ferner Störungen des Körperschemas, die geradezu in Veränderungen des Identitätserlebens einmünden können. Auch Depersonalisations- und Entfremdungserlebnisse scheinen teilweise auf Körperschemastörungen zu beruhen. Sie schlagen häufig in angstbetonte Erlebnisformen um, wenn es z.B. zu einer Verzerrung der eigenen Körperformen kommt. Die Kritikfähigkeit ist im Haschischrausch häufig vermindert, hingegen die Risikobereitschaft erhöht, was v.a. für die forensische Beurteilung von Bedeutung ist. Hingegen gibt es keinen Beweis dafür, daß es unter der akuten Einwirkung von Cannabis zu gesteigerter Kreativität und künstlerischer Produktivität kommt (Angst 1970). Gleichwohl sind viele Cannabiskonsumenten vom Gegenteil überzeugt. Auch das psychomotorische Ausdrucksverhalten in Mimik und Gestik erleidet unter der Einwirkung von Cannabis Umformungen, die schon früh erforscht wurden (von Baeyer 1932).

2. Atypische Wirkungen

Im atypischen Rauschverlauf, wie er v.a. bei unzureichender Haschischvorerfahrung eintreten kann, kommt es zu Horror- und Panikerlebnissen angstgetönten Gepräges mit einer daraus resultierenden Neigung zu Unruhezuständen und

Fehlverhaltensweisen bis hin zu Suizidversuchen. Die Stimmung ist dann häufig niedergedrückt, Angst und Depression beherrschen die Szene, Probleme und Sorgen, Konflikte und Belastungen werden aktualisiert, die Welt erscheint grau und mißfarben, verhangen und monoton. Panik und innere Unruhe komplettieren das Bild depressiver Verstimmung. Paranoide Erlebnisproduktionen und Wahnerlebnisse, v. a. Verfolgungserlebnisse treten hinzu und lassen den atypisch Berauschten allmählich den Kontakt zur Realität verlieren. Hier wird die Nähe zur schizophrenen Psychose deutlich. Die exogene Komponente kann durch Desorientiertheit und Verwirrtheit zum Tragen kommen. In manchen Fällen tritt eine gesteigerte Antriebslage in den Vordergrund, Agitation und motorische Unruhe bedrängen den Konsumenten und aggressive Impulse gegen die eigene Person, aber auch gegen die Umgebung, sind dann in manchen Fällen die Folge. Gerade die antriebssteigernde Wirkungskomponente des Haschischs birgt vielfältige Gefahrenmomente.

III. Körperliche Wirkungen bei einmaligem Konsum

Die körperlichen Wirkungen treten gegenüber denen auf psychopathologischem Gebiet beim Cannabis-Konsum in den Hintergrund. Wir registrieren gesteigerte Herzfrequenz, die als Herzklopfen auftritt, hier liegt sowohl eine Stimulierung des Sympathikotonus als auch eine parasympathische Inhibition der kardiovaskulären Funktionen zugrunde (Coper 1982). Hier besteht übrigens eine klare Dosis-Wirkungsbeziehung (Harris et al. 1977). Unter der Einwirkung von Cannabis kommt es auch zur Blutdrucksteigerung, wobei Tierversuche und Erfahrungen am Menschen teilweise unterschiedliche Ergebnisse brachten (Dewey et al. 1970; Cavero u. Jandhyala 1971; Graham u. Li 1973; Williams et al. 1973; Birmingham 1973; Nahas 1976).

Die widersprüchlichen Ergebnisse erklären sich möglicherweise dadurch, daß es zunächst zu einer Stimulierung des Sympathikus, später aber zu einer Sympathikolyse kommt. Die Körpertemperatur steigt an, Hunger und Appetit werden gesteigert, eine auch von Cannabiskonsumenten immer wieder berichtete typische Cannabiswirkung. Bei niederen und mittleren Dosierungen führt Cannabis zur Sedierung, bei höheren Dosen eher zur allgemeinen Stimulation. Unter der Wirkung von Cannabis kann es zu Kopfschmerzen, Übelkeit, Brechreiz und Erbrechen kommen, es finden sich auch Hinweise auf das Auftreten von Parästhesien, erweiterten Pupillen, Reflexsteigerung, Gangunsicherheit, Störungen der Feinmotorik, Schwindel und Mundtrockenheit.

IV. Psychische Wirkungen bei chronischem Konsum

1. Abhängigkeit vom Cannabistyp

Bei wiederholter Einnahme von Cannabis kommt es zur Ausbildung einer mäßigen bis deutlichen psychischen Abhängigkeit von der angestrebten subjektiven Wirkung des Stoffes, ohne daß auch zugleich eine körperliche Abhängigkeit eintritt, und ohne daß sich beim plötzlichen Absetzen der Substanz körperliche Entzugserscheinungen ausbildeten (COPER 1985; FEHR u. KALANT 1983; HARRIS et al. 1977; HOLLISTER 1979; NOWLAN u. COHEN 1977 u. v. a.). Die Tendenz zur Dosissteigerung ist gering ausgeprägt. Allerdings kennen wir Berichte über gewisse, meist nur in mäßigem Umfang zu beobachtende Entzugserscheinungen. Das psychische Verlangen nach Beschaffung und Konsum der Droge ist nach einiger Zeit oftmals stark ausgeprägt. Wir betonen, daß aus dem möglichen Fehlen körperlicher Abhängigkeit kein Schluß auf die Gefährlichkeit einer Rauschdroge i. allg. gezogen werden darf, zumal auch eine ganze Reihe anderer, als gefährlich bekannter Rauschmittel und Medikamente (Kokain, Weckamine) keine oder nur geringfügige körperliche Entzugserscheinungen beim Absetzen der jeweiligen Substanz hervorrufen.

Gegen eine Vielzahl von Wirkungen des Cannabis entwickelten Versuchstiere und der Mensch Toleranz (HARRIS et al. 1977; TÄSCHNER 1986). Mittlerweile kennen wir Berichte, denenzufolge auch körperliche Entzugserscheinungen beim Haschischkonsum auftreten können, wenn auch freilich nicht in einem Umfang, der mit dem beim Absetzen von Opiaten vergleichbar wäre.

2. „Bewußtseinserweiterung"

Die Unschärfe, die der begrifflichen Bestimmung von Bewußtsein innewohnt, hat sich auf den Modebegriff der Bewußtseinserweiterung übertragen. Es gibt keine verläßliche Definition dieses Begriffs. Offenbar ist weder eine Verfeinerung der Sinneswahrnehmung noch eine gesteigerte Bewußtseinshelligkeit gemeint. Zwar sind Klarheit, Fülle, Beweglichkeit und Ablauftempo sowie die Rangordnung des inneren Erlebens und vieler psychischer Funktionen verändert, auch sind Bewußtseinsstörungen im klassischen Sinne unter der Wirkung von Cannabis zu beobachten, zu einer wirklichen Erweiterung eines im psychopathologischen Sinne begrifflich scharfgefaßten Bewußtseins kommt es indessen nicht. Das meiste, was die Cannabis-Freunde hier subsummieren, geht in den typischen Rauschwirkungen der Droge auf. Es müßte richtiger von Bewußtseinsveränderung, Bewußtseinsstörung oder auch von Bewußtseinstrübung gesprochen werden. Es geht hier wie mit des Kaisers neuen Kleidern: Der Begriff „Bewußtseinserweiterung" ist da, und nun wagt keiner, ihn als unsinnig zu erklären.

3. Amotivationales Syndrom (AMS)

Hierunter verstehen wir ein durch Teilnahmslosigkeit, Passivität und Euphorie gekennzeichnetes Zustandsbild, das im Gefolge chronischen Cannabis-Konsums eintreten kann. Gleichgültigkeit gegenüber Alltagsanforderungen, allgemeine Antriebsverminderung, Reduktion der Fähigkeit, sich aktiv mit der Umwelt auseinanderzusetzen und Erfahrungen zu bilden, komplettieren dieses Syndrom. Man hat in diesem Zusammenhang von psychischer Anästhesie (KRYSPIN-EXNER 1971) bzw. von asozialer Passivität (MURPHY 1963) gesprochen. Das Gefühl passiver Geborgenheit enthebt die Konsumenten subjektiv der Notwendigkeit,

Pflichten und Verantwortung innerhalb des sozialen Gefüges in der Gemeinschaft zu übernehmen. Demobilisierende Lethargie greift Platz, wo die Leistungsgesellschaft Entscheidungen und Entschlüsse verlangt. Verlust von Initiative und Spontaneität lähmen den Sozialisierungsprozeß Jugendlicher, der zur Reifung erforderlich ist (COHEN 1982).

Berichte über die angeblich keineswegs demotivierende Wirkung von Cannabis aus südlichen bzw. tropischen Ländern sind wegen der unterschiedlichen Leistungsanforderungen im Vergleich zu westlichen Industrieländern mit Vorsicht zu betrachten (RUBIN 1975; CARTER u. DOUGHTY 1976; STEFANIS et al. 1977).

4. Wesensänderungen

Bei Dauerkonsum von Cannabis kann es zu chronischen Wesensänderungen kommen, die mit Deformationen im Bereich der Charakter- und Persönlichkeitsstruktur zu vergleichen sind, wie wir sie auch bei Süchtigen klassischer Prägung beobachten, etwa beim Morphinisten. Vernachlässigung der eigenen Belange, Rückzug auf sich selbst, egozentrisches Sich-Versenken in das eigene Innere unter Einbeziehung mystischer Vorstellungen, Einengungen der Erlebnissphäre, allgemeine Verkargung der Persönlichkeit und Verknappung der Kontakte nach außen hin mit dem Ergebnis sozialen Ausscherens kennzeichnen dieses Bild. Das Verweilen in der „puren Zuständlichkeit" (SCHRAPPE 1971), führt zum Verzicht auf soziales Arrangement und Engagement, so daß sich hier bald Defekte ausbilden, die als „larvierte soziale Desintegration" (TÄSCHNER u. WANKE 1972) eine Weile verborgen bleiben können, bis sie schließlich als „Drop-out" sichtbar werden.

5. Leistungsnachlaß, Gedächtnisstörungen

Psychologische Leistungstests zeigen bei chronischen Cannabiskonsumenten Konzentrationsstörungen und den Abbau komplexer Sorgfaltsleistungen. Veränderungen im Bereich des Kurzzeitgedächtnisses sind ebenso deutlich wie Störungen des Zeitgitters als desjenigen Rasters, auf dem Erinnerungen aufgezeichnet und angeordnet werden (ABEL 1978; MILLER et al. 1978). Aber auch Motivationsänderungen sind in diesem Zusammenhang deutlich: Der Weg führt hin zum Lust-Unlust-Prinzip. Ausweichverhalten statt Konfliktbewältigung und Ausscheren statt Anpassung und Kontaktsuche heißt die Devise.

6. Wirkungsnachlaß, Umsteigeeffekt

Über die Art des Mechanismus, der den Wechsel vom Cannabiskonsum auf andere Drogen bewirkt, besteht noch keine Einigkeit. Der größere Teil der Cannabiskonsumenten stellt nach einem Probierstadium den Konsum der Droge wieder ein. Bei Polytoxikomanen bzw. Heroinsüchtigen geht in aller Regel indessen ein Cannabiskonsum voraus. Längerdauernder Konsum von Cannabis wirkt offenbar gewohnheitsbildend und bahnt, verstärkt bzw. konditioniert eine süchtig-abhängige Fehlverhaltensweise. Der Boden für den Wunsch nach Verstärkung eines Drogeneffekts wird bereitet, die Schiene in die Heroinsucht gelegt. Entscheidend ist, daß sich die Wirkung von Cannabis nach einiger Zeit durch Dosiserhöhung nicht mehr steigern läßt und die Konsumenten deshalb gezwungen sind, zu diesem Zwecke auf ein stärkerwirkendes Mittel überzugehen. Zugrunde liegt hier die dem Rausch immanente Eigenschaft, nach Verstärkung und Wiederholung zu drängen. Der Übergang in die Heroinsucht bzw. Polytoxikomanie verläuft vielfach schrittweise (GOODE 1974). Eine der Ursachen für den Übergang auf stärkerwirkende Rauschdrogen scheint in der subjektiv als nachlassend empfundenen Wirkung des Haschischs bei Dauerkonsum zu liegen (HEINEMANN 1973). Die Wahrscheinlichkeit für den späteren Gebrauch harter Drogen wird durch den Cannabiskonsum um ein Vielfaches erhöht. In diesem Sinne sprechen wir vom Haschisch als von einer „Einstiegsdroge".

7. Psychosen bei Cannabiskonsumenten

Es gibt eine umfangreiche Literatur über Cannabispsychosen, die sich bis auf MOREAU (1845) zurückverfolgen läßt. Die wissenschaftliche Erforschung der Cannabispsychosen beginnt indessen mit den Untersuchungen von BERINGER, VON BAEYER und MARX (1932). Weitere Arbeiten stammen von STRINGARIS (1933, 1939), der bereits eine teilweise heute noch gültige Einteilung der Cannabispsychosen vorschlug. Weitere wichtige Arbeiten aus jener Zeit stammen von SKLIAR (1934), BROMBERG (1934), GÖKAY (1937), ALLENTUCK u. BOWMAN (1942), unter den neueren Arbeiten sind die von BENABUD (1957) und von MURPHY (1963) zu erwähnen, ferner die von BOROFFKA (1966, 1978), NEGRETE (1973), und eine wichtige Quelle in diesem Zusammenhang sind die Berichte über „Marihuana und Gesundheit" an den Amerikanischen Kongreß (1.–8. Report, 1971–1980), die umfassendes Material über Cannabispsychosen enthalten. Die neueste Literatur findet sich bei TÄSCHNER (1986; s. auch das Kapitel von BRON in diesem Band).

Eigene Untersuchungen von Patienten mit sog. drogeninduzierten Psychosen haben gezeigt, daß wir diese Krankheitsbilder als schizophrenieähnlich (schizophreniform) bezeichnen müssen. Ein „organischer" Einschlag ist unverkennbar. Dabei gehen wir von der Vorstellung aus, daß „typisch" organische Symptome überhaupt existieren. Dies ist nicht selbstverständlich, wenn es auch allgemein – klinischer Sprachgebrauch ist, von „organischen" Symptomen zu sprechen. Ein Patient wirkt nach allgemein gebräuchlicher Auffassung dann „typisch organisch", wenn er Bewußtseins- und Orientierungsstörungen hat, reizbar-aggressive Züge trägt, denkverlangsamt und schwerfällig ist und womöglich delirant anmutende Krankheitszeichen aufweist. Als chrakteristisch für „Cannabispsychosen" im Vergleich mit der Schizophrenie erwiesen sich Symptome wie Ratlosigkeit, Insuffizienzgefühl, Gedankenabreißen, aber auch Suizidtendenzen, diese vier Symptome ergeben allerdings kein eigenes Syndrom, das eine klare Diagnose zuließe. Für die drogeninduzierten Psychosen und mithin also auch die Cannabispsychosen bestätigen sich die Vermutungen BONHOEFFERS u. FLECKS (1938, 1939, 1942, 1960), daß es sich bei symptomatischen Psychosen nämlich um eine unspezifische

Antwort des Organismus auf eine Einwirkung von außen handele und daß grundverschiedene Einflußfaktoren zu weitgehend übereinstimmenden psychopathologischen Ergebnissen führen können. Die weitreichende Übereinstimmung des psychopathologischen Bildes bei Cannabispsychosen und bei den übrigen drogeninduzierten Psychosen spricht in diese Richtung. Eine eigene Krankheitseinheit „Cannabispsychose“ dürfte ebensowenig existieren wie eine eigene Krankheitseinheit „drogeninduzierte Psychose“. Zu gleichartigen Ergebnissen kam auch Bron (1982) bei seinen Untersuchungen zur Struktur der Psychosen bei Drogenkonsumenten. Das psychopathologische Querschnittsbild läßt eine derartige Differenzierung einzelner Psychosegruppen nach Stoffgruppen jedenfalls nicht zu wie sie in der Literatur allerdings verschiedentlich versucht worden ist. Dies mag auch daran liegen, daß wir offensichtlich nur Endstrecken ein und desselben zugrundeliegenden Krankheitsprozesses beobachten, wenn wir einerseits von Cannabispsychosen, andererseits von (endogenen) Schizophrenien sprechen. Cannabispsychosen können aber auch ausgeklinkte Schizophrenien sein, womit wir in beiden Fällen ein und dieselbe Krankheit vor uns hätten und uns dann nicht zu wundern brauchten, daß die Symptomatik so weitgehend übereinstimmt.

V. Körperliche Wirkungen bei chronischem Konsum

Daß chronischer Cannabiskonsum zu Entzündungen bzw. Reizungen der oberen Luftwege führen kann, ist lange bekannt, insbesondere Marihuana enthält aber auch eine Vielzahl ringförmiger alkylsubstituierter Inhaltsstoffe mit teilweise toxischer bzw. karzinogener Wirkung (Novotny et al. 1976), so daß wir uns die Frage vorlegen müssen, ob nicht auch Lungenkrebs durch Cannabisrauchen verursacht werden kann (Cohen 1982). In einer 94-Tage-Studie fand Cohen (1976) eine Verengung der Luftwege bei starken Haschischkonsumenten und Veränderungen der Vitalkapazität. Die destruktive Wirkung des Haschischrauchens im Bereich des Bronchialsystems haben auch neuere Untersuchungen bestätigt (Kalant 1982, siehe hier weitere Verweise auf entsprechende Untersuchungen).

Auch Herz-Kreislauf-Störungen und Veränderungen am Immunsystem, v. a. immunsuppressive Wirkungen sind als Folgen chronischen Cannabis-Konsums zu nennen. Weiterhin gibt es Hinweise auf eine mögliche Heptotoxizität (Kew et al. 1969). Hinzu treten vorübergehend Gehirnfunktionsstörungen, die sich in EEG-Veränderungen zeigen, ferner endokrine Störungen (Testosteron- bzw. Blutzuckerspiegel) und Sexualstörungen. Es gibt ferner Hinweise auf Auswirkungen des chronischen Cannabiskonsums auf Schwangerschaft, Geburt und Neugeborene (Harris et al. 1977; Fried 1982; Conner 1984).

Die Frage, ob bei Cannabiskonsumenten Hirnschäden auftreten, ist derzeit mit letzter Sicherheit nicht zu beantworten. Versuche an Affen zeigten irreversible Schäden bei längerer chronischer Einwirkung von Cannabis (Heath et al. 1980). Nach zwei bis drei Monate dauernder Gabe von Cannabis an Rhesusaffen zeigten sich Veränderungen in der Ultrastruktur tieferliegender Hirnareale, z. B. im Septum, Hippokampus und in der Amygdala. Computertomographische Untersuchungen haben bislang hingegen noch keine Hirnveränderungen bei chronischen Cannabiskonsumenten zeigen können.

Schließlich scheinen *Chromosomenveränderungen* bei Dauereinwirkung von Cannabis möglich (Dalterio et al. 1982). Die Ergebnisse sind noch widersprüchlich, es verdichten sich aber die Hinweise auf das vermehrte Auftreten von Chromosomenanomalien bei Haschischrauchern (Chiesara et al. 1983).

VI. Toxische Wirkungen

Insgesamt scheint die akute Toxizität des Cannabis gering zu sein, hierbei scheint die geringe Wasserlöslichkeit der Cannabisinhaltsstoffe eine entscheidende Rolle zu spielen. Bei chronischer Verabreichung der i. allg. in 4% der Fälle akut tödlichen Dosis kam es bei 70% der männlichen Tiere zum Tode. Die überlebenden Versuchstiere wiesen Veränderungen an der Milz und den Nebennieren auf, das weiße Blutbild war verändert, die Gerinnungszeit beschleunigt und eine der relevanten Transaminasen erhöht. Mit kumulativen toxischen Wirkungen ist zu rechnen. Beim Menschen gibt es lediglich aus der älteren Literatur Hinweise auf Todesfälle nach Konsum von Cannabis, während die neuere Literatur keine derartigen Schilderungen enthält, so daß wir von einer insgesamt nur mäßigen Toxizität auszugehen haben.

Notfallsituationen können am ehesten beim Konsum von Cannabis durch Essen der Substanz auftreten, z. B. in Gebäck oder Joghurt. Die Vergiftung zeigt sich dann als ein sympathikoton bestimmtes Bild mit Herzjagen, erhöhten Reflexen, Fieber, Unruhe, Angstzuständen und Schweißneigung. Durch Rauchen ist eine derartige Überdosierung praktisch kaum möglich. Wir behandeln solche Haschischvergiftungen durch Gabe von Diazepam, das v. a. intramuskulär, aber grundsätzlich auch intravenös zu spritzen ist (3 × 15–20 mg/Tag, Barth 1972) und beobachten meist schon nach 1–2maliger Gabe ein Abklingen der Vergiftungserscheinungen. Zusätzlich ist bei Überdosierungen von Haschisch – wie auch bei Halluzinogenen – das beruhigende Einreden auf den Patienten ("talk down") von besonderer Bedeutung. Wir können auf diese Weise insbesondere psychotisch anmutende Angst- und Unruhezustände im Einzelfall leicht angehen.

B. Halluzinogene

I. Allgemeines

Die Zuordnung der einzelnen Substanzen, die Halluzinationen erzeugen, zur Gruppe der Halluzinogene ist im Schrifttum nicht ganz einheitlich. Wir zählen zur Gruppe der Halluzinogene v. a. das Lysergsäure-diäthylamid (LSD), das Meskalin als Inhaltsstoff des Peyote-Kaktus und das Psilocybin als Inhaltsstoff des Pilzes Psilocybe mexicana. Ferner rechnen wir die Inhaltsstoffe der Nachtschattengewächse zu dieser Gruppe, im folgenden besprechen wir stellvertretend hierfür das Atropin. Gleichfalls zur Gruppe der Halluzinogene zählen die Harminbasen als Inhaltsstoffe der Steppenraute und die Inhaltsstoffe des Fliegenpilzes sowie einige synthetisch gewonnene Amphetaminabkömmlinge. Auf andere selten vorkommende Substanzen soll in unserem Zusammenhang hier nicht eingegangen werden.

Halluzinogene führen bei chronischem Konsum zur Abhängigkeit vom Halluzinogentyp, den die Weltgesundheitsorganisation (WHO) folgendermaßen charakterisiert hat: Unterschiedlich stark ausgebildete psychische Abhängigkeit, Fehlen körperlicher Abhängigkeit und Vorhandensein von Toleranzphänomenen. Chemisch ähneln sich die Halluzinogene, ihnen liegt meist eine Indolstruktur zugrunde, und damit besitzen sie wesentliche Strukturübereinstimmungen mit dem Tryptophan bzw. dem körpereigenen 5-Hydroxy-Tryptamin (Serotonin), das als zentraler Neurotransmitter bei praktisch allen zerebralen Vorgängen eine entscheidende Rolle spielt. Es ist klar, daß sich aufgrund des geradezu ubiquitären Vorkommens des Serotonins im zentralen Nervensystem und seiner wichtigen Rolle als Überträgerstoff die Schlußfolgerung aufdrängt, daß es anhand der Strukturähnlichkeit zwischen verschiedenen Halluzinogenen, v. a. aber dem LSD einerseits und dem Serotonin andererseits zu einer Vielzahl von Wechselwirkungen und schwer überschaubaren transformativen Funktionsstörungen kommen könnte, so daß daraus Fehlsteuerungen in wichtigen Gehirnstrukturen resultieren müßten. Über diesen gedanklichen Ansatz sind die heute überschaubaren Forschungen auf diesem Gebiet allerdings nicht hinausgekommen. Die Situation ist auch dadurch besonders kompliziert, daß LSD offensichtlich nicht nur serotoninagonistische, sondern auch serotoninantagonistische Effekte hervorruft und darüberhinaus auch in das katecholaminerge Neurotransmittersystem eingreift. Dadurch kommt es zur Veränderung des Umsatzes von Noradrenalin und zu entsprechenden Konzentrationsänderungen der Substanz im Gehirn (KONZETT 1985). Die vielfältigen daraus resultierenden Wechselwirkungen sind bis heute nicht sicher zu überschauen, faszinierend ist aber der Gedanke geblieben, daß wir in bestimmten psychopathologischen Syndromen, die ohne Einwirkung von Fremdsubstanzen auftreten (z. B. in der schizophrenen Symptomatik) einerseits und in der LSD-Wirkung andererseits möglicherweise nur eine gemeinsame Endstrecke von Prozessen vor uns haben, welche einen Schluß auf gemeinsame Ursachen zulassen könnte.

II. LSD (Lysergsäure-diäthylamid)

1. Allgemeines

Beim LSD handelt es sich um das synthetisch hergestellte Diäthylamid der im Mutterkornpilz (Claviceps purpurea) vorkommenden Lysergsäure. LSD wurde erstmals 1938 durch STOLL und HOFMANN in Basel synthetisiert, seine halluzinogene Wirkung entdeckte HOFMANN 1943 durch einen Zufall. Die Umstände dieser Entdeckung sind vielfach beschrieben worden (HOFMANN 1979).

Seit Ende der 60er Jahre hat sich LSD nun tatsächlich zu einem Sorgenkind entwickelt, wie HOFMANN dies beschrieben hat. Seine hochgradige halluzinogene Potenz führte zu einer weiten Verbreitung auf der Drogenszene, wobei seine spektakulären Wirkungen auf das zentrale Nervensystem immer wieder zum Ausprobieren verführt haben.

Auf den vermuteten Wirkungsmechanismus als Ergebnis einer Interaktion mit dem Serotoninstoffwechsel im zentralen Nervensystem sind wir vorstehend bereits eingegangen. Letztlich ist der Wirkmechanismus indessen noch als ungeklärt anzusehen. Auch den Metabolismus des LSD kennen wir bislang nicht sicher. Wir wissen zwar, daß ein intensiver enterohepatischer Kreislauf für diese Substanz besteht, daß nur geringe Anteile des im Organismus aufgenommenen LSD tatsächlich ins zentrale Nervensystem gelangen, daß LSD teilweise oxidiert und glukuroniert wird, damit es ausscheidungsfähig wird, wir wissen auch, daß die Hauptmenge der aufgenommenen Substanz innerhalb von drei Tagen zur Ausscheidung gelangt, wir kennen auch die Halbwertszeit des LSD, die zwischen 30 und 180 Minuten zu liegen scheint. Trotz der umfangreichen vorhandenen Literatur (s. hierzu Sankar 1975; zur Diskussion der LSD-Wirkungen auch Tarshis 1972) ist der exakte Kenntnisstand bezüglich des LSD recht gering geblieben. Alle Vorstellungen über ein Eingreifen des LSD in den Serotonin- bzw. auch Noradrenalinstoffwechsel sind zwar faszinierend und verführerisch, harren aber nach wie vor einer exakt-empirischen Absicherung.

2. Psychische Wirkungen bei einmaligem Konsum

Typische Wirkungen. Im allgemeinen tritt nach dem Konsum einer Dosis von etwa 50–200 μg LSD unter günstigen Ausgangsbedingungen (set und setting) allmählich ein Rauschzustand ein, den wir in mehrere Phasen unterteilen können, die nur unscharf voneinander abzugrenzen sind.

Zunächst kommt es Minuten nach der oralen Aufnahme des LSD zu einem Auftreten von Schwindel, ggf. Angst, Tachykardie, innerer Unruhe. Wir sprechen von einem *Initialstadium.*

Danach geht dieser Zustand nach unterschiedlicher Dauer in eine *Rauschphase* über, die eine Stunde bis etwa acht Stunden dauern kann. Sie ist von den sog. „psychedelischen" Effekten gekennzeichnet, darunter spielen Pseudohalluzinationen, Verkennungen, Veränderungen der zeitlichen und der räumlichen Orientierung, der Orientierung zur Person, Verzerrungen der Wahrnehmung, der Körperfühlsphäre, der allgemeinen Vorstellungswelt, der motorischen Koordination sowie auch des affektiven Erlebens eine Hauptrolle.

In einem dritten Stadium kommt es zur *Erholungsphase,* in der der Rausch allmählich ausklingt. Das abnorme Erleben geht in eine geordnete Wahrnehmung über. Dieser Schwebezustand kann Stunden dauern, im Einzelfall auch einmal einen Tag lang. In einer *Nachwirkungsphase* kann es zu Ermüdung und Erschöpfung, aber auch zu depressiver Verstimmung sowie zu innerer Anspannung, Unruhe und Angst kommen.

Entscheidend für die LSD-Wirkung, wie sie sich v. a. im Rauschstadium zeigt, ist der Abbau der individuellen Fähigkeit der selektiven Wahrnehmung von Außen- und Innenreizen. Der Konsument gerät mehr und mehr außerstande, die für eine geordnete Reizverarbeitung erforderlichen Ausblendungsvorgänge für irrelevante Nebenreize sinnvoll zu steuern. Damit wird er mehr und mehr einem unselegierten Einströmen von völlig willkürlich, subjektiv als chaotisch empfundenen Außenreizen ausgesetzt. Es kommt zur Reizoffenheit und zur Unfähigkeit der geordneten Vornahme sinnvoller Reizdiskrimination. LSD scheint unkoordinierte und teilweise auch konfuse Interaktionsmuster im Gehirn bezüglich eingespeicherter Gedächtnisinhalte und aktueller Wahrnehmungen zu bewirken und auf diese Weise zu einer ungewohnten Veränderung und Färbung wahrgenommener Inhalte zu führen (Mc Glothlin et al. 1964). Die meisten Wahrnehmungsdeformationen liegen dabei auf optischem Gebiet, während etwa beim Haschisch sich mehr die akustischen Wahrnehmungen verändern.

Charakteristisch für den LSD-Rausch ist das Dominieren von Pseudohalluzinationen. Die enge Durchmischung von bruchstückhafter Realitätswahrnehmung und halluzinativer Trugwahrnehmung führt häufig zu wahnhaften Verarbeitungsweisen und zu einer eigentümlichen Loslösung der Erlebniswelt des Berauschten von der Wirklichkeit. Die Fähigkeit, kritische Distanz zum Wahrgenommenen zu gewinnen oder zu behalten, bleibt nur bruchstückhaft erhalten, und da sich auch der Sinngehalt der erlebten Umgebung in vielen Einzelheiten grotesk verändern kann, zumal auch der affektive Kontext zur Wahrnehmung in Mitleidenschaft gerät, kann die Wirklichkeit teilweise in euphorischer Weise, teilweise aber durchaus auch in bedrohlicher Weise deformiert wahrgenommen werden. Hinzu treten Verschmelzungserlebnisse, schwerwiegende Identitätsstörungen und Fehleinschätzungen. Entscheidend für die Art der LSD-Wirkung scheint die Ausgangssituation zu sein, wie sie beim Konsum der Droge besteht. Entrücktsein, Beflügelung der Phantasie und vermeintliche Steigerung der Kreativität liegen damit dicht neben Angst und Depression, Panik und Verzweiflung. Auch von anderen Halluzinogenen wissen wir, daß schwer wägbare Gegebenheiten über den Inhalt eines Rauschs entscheiden können. Dieser Umstand ist auch vom Haschisch her bekannt, wenn auch vielleicht nicht in so scharfer Ausprägung.

Atypische Wirkungen. Die Aufmerksamkeit der Öffentlichkeit hat das LSD v. a. durch seine atypischen Rauschverläufe hervorgerufen. Sie treten nicht selten auf, führen aber nur ausnahmsweise zu dramatischen Komplikationen. Wir unterscheiden nach einmaligem LSD-Konsum unter den atypischen Wirkungen v. a. psychotische Störungen mit schizophreniformen, meist paranoid-halluzinatorischen Zustandsbildern oder auch depressiv gefärbten, ängstlich-agitierten, durch Unruhe ergänzten Bildern, aber auch nichtpsychotische Störungen (Schwarz 1968), wie sie in Gestalt von Angstreaktionen, akuter Panikzustände mit Selbstgefährdungstendenzen und teilweise dissozialen Verhaltensweisen auftreten.

Am bekanntesten unter den atypischen Rauschverläufen ist der sog. „Horrortrip" oder auch „bad trip". Solche atypischen Rauschverläufe führen zu angstbesetzten Erlebnisveränderungen, Unruhe und innerer Erregung, Niedergeschlagenheit, Trauer; aber auch Inhalte wie Qual und Grauen werden unmittelbar leibnah erlebt, zumal sie vielfach durch entsprechende optische Pseudohalluzinationen unmittelbar suggeriert werden. Die entstehende Todesangst der Konsumenten führt nicht selten zu Selbstvernichtungswünschen und damit zu Suizidideen. Auf der Flucht vor derartigen qualvollen Erlebnisumformungen kann es zu Fehlverhaltensweisen kommen. Desorientiertheit und Verwirrtheit können das Bild komplizieren.

Die *Therapie* eines derartigen Horrortrips sollte v. a. sedierend ausgerichtet sein. Hierzu bieten sich Benzodiazepine an. Wesentlich ist aber auch die angemessene Form der Kommunikation mit einem derart unter der unmittelbaren Wirkung von angstbetonten Erlebnisinhalten stehenden Konsumenten. Die Technik des „talk down" bietet sich hier an. Wir wirken dann beruhigend auf den Intoxizierten ein, vermitteln ihm v.a. das Gefühl von emotionaler Wärme und Geborgenheit und gehen in verstehender, ruhiger Form auf den Konsumenten ein. Unter diesen Umständen kommt es häufig zu einer Beruhigung des Zustandsbildes, v.a. dann, wenn wir diese Vorgehensweise medikamentös entsprechend unterstützen.

3. Psychische Wirkungen bei chronischem Konsum

Abhängigkeit. LSD-Konsum führt – wie einleitend erwähnt – zur Abhängigkeit vom Halluzinogentyp. Er ist durch psychische Abhängigkeit und Toleranzbildung bei mäßig ausgeprägter Tendenz zur Dosissteigerung charakterisiert. Körperliche Entzugserscheinungen treten beim Absetzen der Substanz nach chronischem Konsum nicht auf. Allerdings bildet sich ein Drang heraus, die Droge weiterhin einzunehmen (Tarshis 1972). Unruhe, ängstliche Erregung und Nervosität sowie der Drang, den Stoff erneut zu konsumieren, zeigen im Sinne von psychischen Entzugserscheinungen an, daß sich psychische Abhängigkeit ausgebildet hat.

Psychosen. Wir haben einleitend erwähnt, daß viele psychopathologische Veränderungen, wie wir sie im LSD-Rausch beobachten, uns auch als Inhalte von (endogenen) Psychosen in der Psychiatrie geläufig sind. Von einem atypischen Rauschverlauf sprechen wir dann, wenn wir noch von einer Drogenwirkung im Organismus auszugehen haben, also allenfalls innerhalb von Tagen nach der letzten Drogeneinnahme. Persistieren danach die psychopathologischen Symptome weiter, dann müssen wir das Zustandsbild als Psychose einstufen. Wir haben solche Psychosen als schizoforme, endoforme oder auch drogeninduzierte Psychosen bezeichnet, und unsere eigenen Untersuchungen (Täschner 1980) haben gezeigt, daß die verschiedenartigsten Substanzen geeignet sind, äußerlich ähnlich erscheinende psychopathologische Zustandsbilder in Gestalt von häufig auch chronisch verlaufenden Psychosen hervorzurufen. Möglicherweise haben wir es hier mit ausgeklinkten, ausgelösten oder auf andere Weise in Gang gesetzten Schizophrenien zu tun. Die bisherigen Verlaufsuntersuchungen sprechen in der Mehrzahl der Fälle für ein prozeßhaftes Geschehen. Eine endgültige Zuordnung zu einer der bekannten Psychosegruppen ist bis jetzt aber noch nicht sicher möglich.

Beim LSD-Konsum treten häufig spontan psychotische Episoden von kürzerer oder auch längerer Dauer auf. Wir sprechen dann von sog. flash-backs oder Nachräuschen (Echo-Psychosen). Sie sind auch von Cannabis-Konsumenten bekannt, insbesondere dann, wenn sie zugleich LSD einnehmen. Über den Auslösungsmechanismus dieser Zustandsbilder ist bislang noch nichts Sicheres bekannt.

In manchen Fällen stehen bei den zu chronischem Verlauf tendierenden Psychosen Symptome im Vordergrund, wie sie früher häufig als „typisch organisch" klassifiziert wurden: Verwirrtheit, Verworrenheit der Denkabläufe mit delirant anmutenden Unruheerscheinungen und optischen Halluzinationen. Ob wir berechtigt sind, derartige Zustandsbilder von den eher typischen paranoid-halluzinatorischen Bildern abzugrenzen, oder ob es sich nur um individuelle Färbungen eines und desselben psychotischen Geschehens handelt, ist noch zu klären (TÄSCHNER 1980; BRON 1982).

Da *körperliche Wirkungen* sowohl bei einmaligem als auch bei chronischem Konsum der Droge nicht im Vordergrund stehen, wollen wir auf die Schilderung der in der Literatur teilweise kontrovers wiedergegebenen körperlichen Symptome nach LSD-Konsum hier verzichten. Es scheint aber festzustehen, daß der chronische Konsum von LSD zu Langzeitschäden im Sinne teratogener Wirkungen führen kann (s. hierzu WANKE u. TÄSCHNER 1985).

III. Meskalin

Hierbei handelt es sich um den Inhaltsstoff des sog. Peyote-Kaktus, den die in Mittelamerika lebenden Indios in Scheiben schneiden, trocknen und danach insbesondere im Rahmen ritueller Abläufe essen. Meskalin spielt heute auf der europäischen Drogenszene keine wesentliche Rolle. Es taucht auf dem Schwarzmarkt allerdings immer wieder in kleineren Mengen meist als Reinsubstanz auf und wird von Probierern und Neugierigen konsumiert.

Genaue Beschreibungen des Wirkungsspektrums finden sich bei LEWIN (1927/1980), anhand von Selbstversuchen und Versuchen an Freiwilligen vor allem aber bei BERINGER (1927/1969).

Meskalin ist ein weißer kristalliner Stoff, der innerhalb von 24 Stunden zu 83%, innerhalb von 48 Stunden zu 92% ausgeschieden wird, im Serum kommt es zu einem Gipfel der Abbauprodukte nach etwa zwei Stunden, die Halbwertszeit ist nicht genau anzugeben, dürfte aber im Bereich von Stunden liegen, die rauscherzeugende Dosis liegt beim Menschen zwischen 0,2 und 1,5 g Meskalin oral.

Meskalin führt dann zu einem typischen Rauschzustand, der v. a. durch eine euphorische Stimmung gekennzeichnet ist. Wie beim LSD stehen auch hier die emotionalen Veränderungen, dann aber die Wahrnehmungsveränderungen aufgrund der beeinträchtigten Sinnesfunktionen im Vordergrund des Zustandbildes. Auch die akustische Wahrnehmung, die Wahrnehmung in der Körperfühlsphäre und v. a. die Gefühlstönung einer beliebigen Wahrnehmung können sich nachhaltig verändern, so daß der Berauschte den Eindruck bekommt, in einer veränderten Umgebung zu leben. Zeitgitterstörungen, Konzentrations- und andere Denkstörungen mit Flüchtigkeit der Denkabläufe und abnorme Ablenkbarkeit runden das Bild des Meskalinrauschs ab.

Chronischer Meskalinkonsum scheint zu psychischer Abhängigkeit zu führen. Wir kennen keine körperliche Abhängigkeit von der Substanz. Beim chronischen Konsum scheinen auch körperliche Veränderungen nicht aufzutreten.

IV. Psilocybin

Hierbei handelt es sich um den Hauptinhaltsstoff des Pilzes Psilocybe mexicana, dessen Konsum v. a. zu rituellen Zwecken in Mittelamerika eine jahrtausendealte

Tradition zu besitzen scheint. Psilocybin ist durch die sog. psycholytischen Therapieversuche in den 60er und 70er Jahren bekannt geworden. Man glaubte zeitweise, im Rahmen einer psychoanalytischen Behandlung besser an die tieferliegenden Erlebnisinhalte heranzukommen, wenn man diesen Prozeß durch die rauscherzeugende Wirkung des Psilocybins unterstütze. Dieses Verfahren hat sich allerdings in keiner Weise bewährt und wird heute auch kaum noch angewendet.

Psilocybin führt zu einem Wirkungsspektrum, das dem des LSD und des Meskalins weitgehend ähnelt. Seine Wirkungsdauer ist kürzer als die des LSD und des Meskalins. Dauerkonsum führt auch hier zu psychischer Abhängigkeit. Körperliche Veränderungen sind – wie beim Meskalin – nicht bekannt.

V. Andere Halluzinogene

1. Allgemeines

Im folgenden Abschnitt besprechen wir stellvertretend für die Inhaltsstoffe der Solanazeen (Nachtschattengewächse) das Atropin, die Wirkung der Harminbasen, die v. a. in der Steppenraute enthalten sind, die Wirkung des Fliegenpilzextraktes, die v. a. auf der Wirkung des Muskarins, aber wohl auch des Azetylcholins und des Bufotenins beruhen dürfte, sowie die synthetisch hergestellten Halluzinogene DMT (Dimethyltryptamin), DET (Diäthyltryptamin), DOM (Dimethoxymethylamphetamin) und TMA (Trimethoxyamphetamin).

Zu erwähnen sind noch das Bufotenin, die Windenextrakte (v. a. Ololiuqui), ferner die synthetischen Piperidylester und die Adrenalinderivate. Auf die vorstehend genannten Substanzen ist in unserem Zusammenhang nicht näher einzugehen, da sie nicht von klinischer Relevanz sind.

2. Atropin

Das anticholinergisch ausgerichtete Wirkungsbild des Atropins, das v. a. in der Tollkirsche vorkommt, besteht aus einer Pupillenerweiterung, aus Akkomodationsstörungen, Doppelbildern, gelegentlich auch vorübergehender Amaurose. Tachykardie, Mundtrockenheit, Schluckbeschwerden und Durstgefühl treten hinzu. Im weiteren Stadium beobachten wir Gleichgewichtsstörungen, Muskelfibrillationen, Hautrötung und schließlich Verwirrtheit und Erregungszustände. Offensichtlich treten in diesem Zustand häufiger auch Halluzinationen auf, v. a. optischer Natur.

Behandlung: Hier gilt es vor allem, das Hauptrisiko der Atropinvergiftung abzuwenden, die zentrale Atemlähmung. Dies kann ggf. durch künstliche Beatmung erfolgen. Temperatursenkende Maßnahmen und bei Erregungszuständen die Gabe von Hexobarbital bzw. auch Diazepam i. v. in kleinen Dosen ergänzen die Behandlung wirkungsvoll. Im Zentrum der medikamentösen Therapie steht allerdings die Gabe des Cholinesterasehemmers Physostigmin, das hier als Antidot wirkt.

3. Harmin

Beim Harmin handelt es sich um den Hauptinhaltsstoff von Peganum harmala, in Lateinamerika aber auch der Liane Banisteria caapi und anderer exotischer Gewächse. Das Mittel wird auch synthetisch hergestellt und kommt in dieser Form gelegentlich in die Hände von Drogenkonsumenten. Wir haben zwei derartige Fälle beschrieben (TÄSCHNER 1983). Beim Harmin handelt es sich um eine halluzinogen wirkende Substanz, zu deren Wirkungsspektrum nicht nur optische, seltener auch akustische Halluzinationen oder Pseudohalluzinationen gehören, sondern auch Affektstörungen und Veränderungen der allgemeinen Erlebnisintensität. Formale und inhaltliche Denkstörungen sowie Angst- und Unruhezustände mit Neigung zu ängstlich-impulsiven Verhaltensweisen kennzeichnen das Bild der Harminvergiftung, die offensichtlich schnell abklingt, zumal unter sedierender Behandlung.

4. Fliegenpilz (Amanita muscaria)

Der Fliegenpilz ist wegen seiner halluzinogen wirkenden Inhaltsstoffe als Rauschmittel lange bekannt. Er wird noch heute bei Naturvölkern mit dieser Bestimmungsrichtung konsumiert. Der Hauptinhaltsstoff dürfte das Muskarin sein, aber auch das Azetylcholin und das Bufotenin wirken in halluzinogener Richtung. Im Rauschzustand kommt es zu Veränderungen der optischen Wahrnehmung, zur Erregung, aber auch Sedierung, Euphorie und Entrückung.

Vergiftungen mit Muskarin führen zu Bradykardie, Pupillenverengung, Spasmen im Gastrointestinaltrakt, Schweißausbruch, Gleichgewichtsstörungen und Sinnestäuschungen. Die Kreislaufwirkungen können zur vitalen Bedrohung führen.

5. Synthetisch hergestellte Halluzinogene

Ihr Wirkungsspektrum ähnelt dem des LSD, aber auch des Meskalins. Dimethyltryptamin (DMT) führt zu einem schnell einsetzenden Rauschzustand wie er auch bei Gabe von LSD einzutreten pflegt. Dabei scheinen die Leuchtkraft und die Eindringlichkeit der optischen Pseudohalluzinationen besonders stark erlebt zu werden, aber auch Stimmung, Affekt und Antrieb werden stärker beeinträchtigt als beim LSD. DMT wirkt nur relativ kurz, bereits nach einer halben bis einer Stunde klingt der Rausch ab. Set und Setting entscheiden wesentlich über den Rauschinhalt.

Vom Diäthyltryptamin (DET) wissen wir, daß es offenbar von starker psychotogener Potenz ist, so daß von diesem Stoff eine besondere Gefährdung ausgeht. Dimethoximethylamphetamin (DOM) ist auch als STP ("serenity, tranquility, peace") bekannt. Es scheint die Wirkungen des LSD quantitativ zu übertreffen, ohne qualitativ von ihnen abzuweichen. Es kommt relativ häufig zu Angst- und Unruhezuständen, extrapyramidalen Symptomen, Krampfanfällen und zu Ataxie. Die Kalkulierbarkeit der Wirkung ist gering. Auch hier ist die psychotogene Potenz der Substanz beachtlich.

Trimethoxiamphetamin (TMA) weicht ebenfalls in seinem Wirkungsspektrum nicht wesentlich von dem des LSD ab und ähnelt in seiner chemischen Struktur dem Meskalin.

Die Behandlung von entsprechenden Vergiftungen ist überwiegend sedativ ausgerichtet, sie folgt ansonsten den allgemeinen Richtlinien der Vergiftungsbehandlung.

VI. Phencyclidin (PCP)

Phencyclidin ist ein ursprünglich für die Anwendung in der Humanmedizin gedachtes sedativ wirkendes Psychopharmakon, das allerdings lediglich vorübergehend Eingang in die Tiermedizin fand und in den USA seit 1979 nicht mehr hergestellt wird. Dort verwendete man es als Anästhetikum zur Durchführung von chirurgischen Eingriffen. Nachdem man allerdings extreme exzitatorische Durchgangsstadien beim Ausklingen der Narkose beobachtete, und nachdem auch psychotische Veränderungen beim Menschen beschrieben wurden, zog man das Mittel zurück.

Gleichwohl hat PCP vor allem in den USA eine weite Verbreitung in der Drogenszene gefunden. Es ist dort unter der Bezeichnung "angel dust" bekannt. In der Bundesrepublik spielt Phencyclidin bisher keine entscheidende Rolle. Die Substanz wird in verschiedener Form (wäßrige Lösungen, Pulver, Tabletten) angeboten, sie wird mit Tabak geraucht, oral konsumiert, geschnupft, in seltenen Fällen auch intravenös injiziert, vielfach mit anderen Substanzen gemischt, etwa mit Marihuana, mit Halluzinogenen, Weckmitteln oder auch Kokain. Phencyclidin wird vielfach den Halluzinogenen zugeordnet, es wirkt anregend und stimulierend, stimmungsanhebend, euphorisierend, entspannend, und von vielen Konsumenten wird es als „Superpot" bezeichnet, weil es angeblich wie das Cannabis, nur stärker wirkt. Sein Wirkungsspektrum dürfte zwischen dem LSD und dem Cannabis anzusiedeln sein. Die Wirkungsdauer beträgt etwa 4–6 Stunden, es kommt unter dem stark euphorisierenden Effekt zu „high"-Zuständen, und die "coming down"-Phase der ausklingenden Drogenwirkung dauert etwa ebenso lange. Der periodische Konsum über mehrere Tage hinweg bei gleichzeitig bestehender Schlaflosigkeit im Wechsel mit Erschöpfungsphasen von ebenfalls tagelanger Dauer scheint vorzuherrschen.

Die Einordnung der Droge unter die Halluzinogene beruht darauf, daß Phencyclidin offensichtlich auch Halluzinationen hervorrufen kann. Die Substanz hat auch analgetische Wirkungskomponenten, und bei chronischer Wirkung werden Psychosen beobachtet, die sowohl katatoniformes Gepräge tragen können als auch vielfach zu depressiven Verstimmungen mit paranoid-halluzinatorischen Komponenten führen können. Insgesamt entstehen schizophreniforme Bilder (PETERSEN u. STILLMAN 1978).

Die Intoxikation durch Phencyclidin ist durch Ataxie, Nystagmus, kataleptische Starre, ggf. auch Krampfanfälle gekennzeichnet. Bei schweren Intoxikationen kann es zur Atemdepression, zur Bewußtlosigkeit und letztlich zum Tode unter dem Bild des Kreislaufversagens kommen. Deshalb steht bei der Behandlung derartiger Notfälle die typische Vergiftungsbehandlung im Vordergrund, wobei Kreislauf- und Atemfunktionen besonderer Beachtung bedürfen.

C. Opiate (Opioide)

I. Opium

Als Opium bezeichnen wir den eingetrockneten Saft der Mohnpflanze Papaver somniferum, der unter bestimmten Prozeduren gewonnen, geknetet und geformt wird und der die Alkaloide Narkotin, Kodein, Morphin, Papaverin, Narcein, Thebain und andere enthält. Die Opiumsorten einzelner Länder sind nach Qualität und Morphingehalt verschieden. Wir rechnen bei türkischem Opium mit einem Morphingehalt von 10–12%, wir verwenden es noch heute in der Medizin v.a. in Gestalt unterschiedlich konzentrierter alkoholischer Lösungen [z.B. Tinctura opii (1%ige alkoholische Lösung)].

In den Ursprungsländern (Türkei, Persien, Fernost) wird Opium auch heutzutage als Rauschdroge konsumiert.

Beim Opiumrauchen wird das Material in Form kleiner Kügelchen meist über eine Wasserpfeife ohne Zusatz von Tabak geraucht (Anwari 1981). Es kommt zu starker Sedierung, traumähnlichen Zuständen, Betäubung und wohl auch Halluzinationen. Beim Absetzen der Substanz treten quälende Abstinenzerscheinungen mit Erbrechen, Durchfall und Opiumhunger auf, da sich eine Abhängigkeit vom Morphintyp ausbildet (s. S. 327).

In den Ursprungsländern gibt es auch einen Opiumkonsum durch Essen des Stoffs, der zu Sedierung, Euphorie und allgemeiner Reizabschirmung, bei chronischem Konsum auch zu Gleichgültigkeit und einem voll ausgeprägten amotivationalen Syndrom (AMS) führt. Die Konsumenten magern ab, es bildet sich eine Abhängigkeit vom Morphintyp heraus, die aus psychischer und körperlicher Abhängigkeit besteht (s. S. 327), die starke Obstipation kann quälend werden, und beim Unterbrechen des Opiumessens treten die gleichen Abstinenzerscheinungen auf, wie wir sie auch beim Opiumrauchen beschrieben haben.

Sowohl Opiumrauchen als auch -essen sind Konsumformen, wie wir sie v.a. in den Ursprungsländern finden. Sie spielen in Mitteleuropa keine Rolle. Opiumlösungen hingegen haben auf der Drogenszene zeitweise weite Verbreitung gefunden, sie wurden teilweise unverändert, aber auch nach Zumischung verschiedener anderer Substanzen (z.B. von Essigsäure unter der Vorstellung der Azetylierung von Morphin zu Heroin) auf der Drogenszene konsumiert.

II. Morphin

1. Allgemeines

Morphin ist der Hauptbestandteil des Opiums, das bis zu 26% der Substanz enthalten kann. Es kommt im zentralen Nervensystem unverändert zur Wirkung, die es dadurch entfaltet, daß es in den Metabolismus von Überträgersubstanzen im ZNS eingreift. Dabei scheint eine Hemmung der Freisetzung von Azetylcholin aus den Nervenendigungen der zentrale Vorgang zu sein.

Die Forschungen der letzten Jahrzehnte auf dem Gebiet der Opiatwirkung haben uns eine weitgehende Bereicherung unserer Vorstellungswelt auf diesem Gebiet gebracht. Allerdings sind die Ergebnisse noch nicht sicher einzuschätzen. Ein neuer Impuls in der Opiatforschung wurde durch die Erkenntnis gesetzt, daß es im zentralen Nervensystem offensichtlich weitgehend spezifische Opiatrezeptoren und dazugehörige endogene Liganden gibt, die wir als Endorphine bezeichnen. Ausgehend von der Homöostasetheorie von HIMMELSBACH (1943) legen wir dabei zugrunde, daß der Organismus stets bestrebt ist, ein Gleichgewicht seiner Körperfunktionen zu erhalten. Zugeführte Pharmaka entfalten nur insoweit eine Wirkung, als sie einen ursprünglich aus dem Gleichgewicht geratenen Funktionszustand des Organismus wieder austarieren. Wirken sie über längere Zeit, so sind sie ihrerseits geeignet, das Gleichgewicht des Organismus zu stören. Der Organismus reagiert dann aus sich selbst heraus mit Gegensteuerungen. Dieses Phänomen kann dann zu einer Toleranzbildung führen, die ihrerseits den Kern der Abhängigkeit bildet. Damit ist die Steuerung der körpereigenen Homöostase der zentrale Vorgang, der auch der Morphinwirkung und der Morphinabhängigkeit zugrundeliegt.

Auf die Einzelheiten der Forschungsergebnisse bezüglich Opiatrezeptoren, ihrer Verteilung, Struktur, ihrer endogenen Liganden und der zugehörigen Funktionsmechanismen wollen wir hier im einzelnen nicht eingehen (s. HERZ 1985). Inwieweit das Adenylat-Zyklase-System und mithin die Konzentration von zyklischem Adenosin-Monophosphat (cAMP), die von der Aktivität des vorgenannten Enzyms abhängt, entscheidend für das Auftreten von Entzugserscheinungen beim Absetzen von Morphin bzw. bei der Gabe von Morphinantagonisten sind, ist z.Z. noch umstritten.

2. Wirkungen bei einmaligem Konsum

Morphin wirkt in erster Linie schmerzstillend. Es gehört zu den besten Analgetika, die uns in der Medizin zur Verfügung stehen. In therapeutischer Dosierung (10–30 mg) beeinflußt es nicht die Wahrnehmung auf anderen Sinnesgebieten. Auch die Schmerzempfindung hebt es nicht völlig auf, es nimmt dem Schmerz aber seinen quälenden Charakter. Die geistige Aktivität des Menschen wird im Sinne einer Dämpfung beeinflußt. Morphin erzeugt Euphorie und beseitigt Angst, Spannungszustände und unlustbetontes Erleben. Dabei scheint das Ausmaß der Euphorie an die Intensität des analgetischen Effektes gebunden.

Indikationen zur Verordnung von Morphin sind starke Schmerzzustände, die auf andere Weise nicht zu beherrschen sind und bei denen die Gefahr der Ausbildung einer Abhängigkeit bei wiederholter Gabe gegenüber dem Ausmaß des zu behandelnden Schmerzzustandes von zweitrangiger Bedeutung ist. Die Wirkungsdauer beträgt beim Ungewohnten etwa 5–6 Stunden, die therapeutische Breite der Substanz ist gering. Es kann leicht zu Überdosierungen kommen. Auf diesen Umstand ist bei der Heroinsucht noch abzuheben.

Neben der Analgesie und der sedativ-narkotischen Wirkung beobachten wir bei der Gabe von Morphin auch eine Hemmung der Harnausscheidung und eine atemdepressive Wirkung, die dosisabhängig ist. Daneben existiert auch eine spezifische Wirkungskomponente, die zu zentraler Erregung führt.

3. Wirkungen beim chronischen Konsum

Bei wiederholter Morphinzufuhr kann es zur Ausbildung einer Abhängigkeit vom Morphintyp kommen. Sie besteht aus einer starken psychischen Abhängigkeit, dem unwiderstehlichen Zwang, mit allen Mitteln erneut Morphin zu beschaffen, um in den erwünschten Genuß zu gelangen oder um aufgetretene unangenehme Zustände zu beseitigen, und aus einer körperlichen Abhängigkeit, die entweder zur Steigerung der Morphindosis zwingt oder den Konsumenten bzw. Abhängigen auf eine Substanz mit gleichartigen Eigenschaften ausweichen läßt. Psychische und körperliche Abhängigkeit mit ausgeprägter Toleranzbildung gegen eine Reihe von Wirkungen (Analgesie, sedativ-narkotische Wirkung) kennzeichnen das Bild der Morphinabhängigkeit, zu dem auch eine ausgeprägte Tendenz zur Dosissteigerung gehört. Dabei steigern die Abhängigen nicht nur die Einzeldosis, sondern auch die Injektionsfrequenz, so daß leicht Dosiserhöhungen bis auf das Hundertfache der Ausgangsmenge zu beobachten sind. Zusammengefaßt gehört Morphin zu den am stärksten und am schnellsten suchterzeugenden Stoffen, die wir kennen und wird darin unter den relevanten Substanzen praktisch nur vom Heroin übertroffen.

Tritt eine Abhängigkeit vom Morphintyp ein, so beobachten wir dann ein schweres Entzugsbild aus psychischen und körperlichen Anteilen, wenn die Substanz abgesetzt wird. Die Abstinenzerscheinungen reichen von leichten vegetativen Symptomen wie Schwitzen, Frieren, Zittern, Übelkeit und Brechreiz bis hin zu schweren Schmerzzuständen, die im Bereich der Gliedmaßen oder des Bauchraums auftreten können. Kreislaufstörungen, depressive und Angstzustände, Schlafstörungen, Durchfall/Verstopfung, tagelanges Erbrechen, Spasmen im Verdauungstrakt und im Urogenitalsystem ergänzen das Bild des Morphinabstinenzsyndroms.

Die euphorisierende Wirkung des Morphins tritt v. a. bei wiederholtem Konsum der Substanz auf. Es kann als Regel gelten, daß stark euphorisierend wirkende Substanzen auch stark abhängigkeitserzeugend wirken. Ist einmal das Gefühl der Euphorie eingetreten, so drängt es nach Wiederholung und Verstärkung, wie dies im übrigen auch anderen Rauschzuständen eigen ist. Von hier aus kommt es dann zur Ausbildung von Abhängigkeitsentwicklungen.

Morphinisten klassischer Prägung injizieren die Substanz subkutan und führen damit milde Rauschzustände herbei, stabilisieren nach einiger Zeit im Grunde durch erneutes Nachinjizieren aber immer nur ihren psychischen und körperlichen Grundzustand. Morphinisten sind bekannt, seit das Morphin in die Medizin eingeführt wurde. Der Typus des meist aus Medizinalpersonen bestehenden Morphinisten hat in den letzten beiden Jahrzehnten mehr und mehr an klinischer Relevanz verloren. Während noch vor 20 Jahren praktisch jedes Gesundheitsamt eine Morphinistenkartei führte, sehen wir heute in der Klinik kaum noch Morphinisten klassischer Prägung. Sie konnten sich oft lange im Zustand leidlicher sozialer Anpassung halten, ohne aus äußeren Bezügen herauszufallen. Erst nach langer Dauer der Abhängigkeit kam es zur Depravation und zu sozialen Auffälligkeiten. Heute ist die Abhängigkeit vom Morphin in verstärktem Maße bei jüngeren Menschen zu beobachten. Dieser Konsumentenkreis hat mit den früheren Morphinisten klassischer Prägung kaum noch etwas gemein. Auf der Drogenszene wird

Morphin in der Regel intravenös injiziert, es dient Heroinsüchtigen als Ersatzmittel, um augenblickliche Versorgungsengpässe zu überbrücken, seine euphorisierende Wirkung tritt bei intravenöser Injektion schlagartig und mit überwältigender Quantität ein („Flash"), die Rigorosität von Wirkung und Konsum unterscheidet dieses Gebrauchsmuster wesentlich von dem der Morphinisten klassischer Prägung.

4. Morphinvergiftung

Zur Morphinvergiftung kommt es bei relativer Überdosierung der Substanz, insbesondere bei intravenöser Injektion. Beim Menschen kommt es dann zu lähmenden Effekten im Bereich des zentralen Nervensystems, wobei insbesondere das Atemzentrum geschädigt wird. Entsprechend ist das Hauptkennzeichen der Morphinvergiftung die Atemdepression bei gleichzeitiger komatöser Bewußtseinsstörung und Areflexie. Die Pupillen sind in der Regel enggestellt. Aufgrund der abfallenden Kreislauffunktion und der Atemstörung mit gelegentlichem Übergang zu Cheyne-Stokesscher Atmung kommt es zur Zyanose. Todesursache ist meist die nicht mehr beherrschbare Atemlähmung.

Die Therapie der Morphinvergiftung besteht in der Verabreichung von Lorfan (N-Allyl-3-hydroxy-morphinan). Von dieser Substanz verabfolgen wir 0,5–2 mg langsam intravenös unter ggf. mehrfacher Wiederholung. Daneben sind klassische Maßnahmen der Detoxifikation geboten, wie Sauerstoffbeatmung, Kreislaufstabilisierung, Pneumonieprophylaxe und vorübergehende künstliche Beatmung.

III. Synthetische Opiate/Opioide

Hier verweisen wir auf das Kapitel von Poser in diesem Band. Auf der Drogenszene spielen die sog. „Apothekenopiate" keine entscheidende Rolle. Zeitweise waren allerdings neuentwickelte Opiatersatzstoffe wie Tilidin, Pentazocin, Tramadol, Nefopam und Buprenorphin auf der Drogenszene verbreitet, zumal sie von jeweils nicht aktuell informierten Ärzten vielfach verordnet wurden. Mittlerweile haben wir nur noch gelegentlich mit derartigen Substanzen zu tun, eine gewisse Sonderrolle spielt das Kodein, von dem immer wieder Abhängigkeiten bekannt werden. Es scheint nach Aufnahme im Organismus zumindest teilweise zu Morphin bzw. anderen psychotrop wirkenden Opioiden verstoffwechselt zu werden. Darauf können wir hier aber im Zusammenhang nicht eingehen.

IV. Heroin

1. Wirkungsmechanismus

Beim Heroin, dem Diazetylmorphin, handelt es sich um eine v. a. analgetisch wirkende Substanz, die Ende des vergangenen Jahrhunderts in die Medizin eingeführt, bald daraus aber wieder entfernt wurde, weil sich eine unerwünschte Eigenschaft als dominierend erwies: Die Erzeugung einer Abhängigkeit vom Morphintyp. Obgleich Heroin seit langer Zeit nicht mehr als Pharmakon gebraucht wird, ist es doch seit den 60er Jahren zunächst in den Vereinigten Staaten, bald aber in praktisch allen westlichen Industrieländern auf illegale Weise weit verbreitet. Drastische gesetzliche Gegensteuerungen haben es nicht vermocht, den Konsum dieser Droge v. a. unter jüngeren Menschen vollständig zu verhindern, und in der Bundesrepublik Deutschland haben wir seit Anfang der 70er Jahre ein ernstes Heroinproblem. In den Kliniken ist seither eine praktisch als konstant anzusehende Gruppe von Heroinsüchtigen zu behandeln, wobei sich die klinischen Aktivitäten v. a. auf die Behandlung des akuten Entzugssyndroms, aber auch auf die Entwöhnung von der Droge richten müssen. Während der erstgenannte Teil der Behandlung relativ leicht zu bewerkstelligen ist, ist ihr zweiter Teil von gravierenden Schwierigkeiten überschattet, die auch mit Hilfe neugeschaffener Einrichtungen nur schwer zu überwinden zu sein scheinen (s. hierzu Kapitel von LADEWIG in diesem Band).

Der Wirkungsmechanismus des Heroins beruht auf dem gleichen Vorgang wie der des Morphins (s. hierzu S. 325–326). Heroin greift wie das Morphin in den Ablauf der Übertragungsvorgänge spezieller Rezeptoren und ihrer endogenen Liganden an bevorzugten Stellen des zentralen Nervensystems ein und führt auf diese Weise zu rascher Gewöhnungs- und Toleranzbildung sowie zur Abhängigkeit.

2. Psychische Wirkungen bei einmaligem Konsum

Bei einmaligem Konsum wirkt auch das Heroin wie das Morphin in erster Linie analgetisch. Seine schmerzstillende Potenz liegt etwa fünffach über der von Morphin. Damit wäre es (abgesehen vom Fentanyl) die stärkste analgetische Substanz, die wir kennen. Der „therapeutische" Dosisbereich des Heroins liegt im Bereich von 1–10 mg.

Aber bereits bei einmaligem Konsum kann Heroin auch euphorisierend wirken. Es dämpft gleichfalls die geistigen Abläufe, nimmt dem Schmerz seine negativ besetzte Qualität, löst Spannungszustände und Angst. Schon bei einmaliger Gabe kann es zu Hochgefühl, gehobener Stimmung, sexueller Stimulation, Problemverdrängung und Kontaktverbesserung kommen. Dies alles sind Ausgangspunkte für einen erneuten Konsum des Stoffes, und dieser Umstand bahnt den Weg in den chronischen Konsum mit allen seinen Folgen.

Dem gegenüber stehen die *körperlichen Wirkungen bei einmaligem Konsum* ganz im Hintergrund, so daß wir auf ihre Erörterung hier verzichten können.

3. Psychische Wirkungen bei chronischem Konsum

Bei wiederholter Zufuhr von Heroin tritt die analgetische Hauptwirkung der Substanz ganz in den Hintergrund, hingegen dominiert mehr und mehr die euphorisierende Wirkungskomponente. Dieser Effekt kann schon nach 3- bis 5fach wiederholter Zufuhr innerhalb eines nach Tagen zu bemessenden Zeitraums eintreten. Gehobene Stimmung, Dämpfung der Reizwirkungen, die die Außenwelt ausübt, positive Anfärbung der eigenen Befindlichkeit, subjektiv empfundene Abschirmung gegenüber Belastungen aus der Umwelt und gegen damit verknüpfte negative Empfindungen machen das Wirkungsspektrum bei chronischem Konsum aus. Erst in extremer Dosierung führt das Heroin – zumal beim Süchtigen – zu so starker Sedierung, daß die Bewußtseinslage davon in Richtung einer Trübung verschoben wird mit der Folge, daß dann auch gewisse Wahrnehmungsstörungen, aber auch neurologische Auffälligkeiten auftreten können. Die Sensibilität für Außenreize bleibt aber grundsätzlich erhalten, sie erleidet allenfalls quantitativ erfaßbare Einschränkungen. Die Wahrnehmung richtet sich dann möglicherweise weniger auf Einzelheiten als vielmehr auf gravierende, deutliche und klare Sinnesreize. Angst und Unlust werden beseitigt, es entsteht Gleichgültigkeit gegenüber den Problemen und Belastungen des Alltags, es kommt zur Ausblendung negativ empfundener Sinnesreize, die Konflikte, die aus dem eigenen Selbst bzw. aus seinem Verhältnis zur Realität stammen, werden zwar weiterhin registriert, aber sie verlieren ihre belastende Funktion. Problemverdrängung tritt an die Stelle von Problemlösung, Konfliktsituationen werden beiseite geschoben, Verpflichtungen verlieren ihre handlungsmotivierende Funktion; Gleichgültigkeit, Apathie, Teilnahmslosigkeit, mangelnde Aktivität, Verlust von Spontaneität und Initiative i. S. eines amotivationalen Syndroms (AMS) sind wesentlicher Ausdruck einer Heroinsucht.

Dieser Zustand hat zur Voraussetzung, daß kontinuierlich diejenige Heroinmenge zugeführt wird, die für die Aufrechterhaltung des jeweiligen individuellen organischen Gleichgewichts erforderlich ist. Da eine solche kontinuierliche Zufuhr aber in der Praxis nicht immer möglich ist, schwankt der jeweilige Zustand Heroinsüchtiger im Tagesverlauf. Zur Beschreibung des Zustands Heroinsüchtiger bietet sich eine *Fünferskalierung* mit folgender Einteilung an:

1. *Akute Intoxikation,* die unmittelbar nach der Stoffzufuhr eintritt und Minuten anhalten kann.
2. *„Normalzustand“*, der durch subjektiv erhaltene Leistungsfähigkeit, leichte Euphorie, ausgeglichene Antriebslage, subjektives Wohlbefinden und weitgehenden Mangel neurologischer Auffälligkeiten gekennzeichnet ist. Seine Dauer ist nach Stunden zu bemessen, je nach individueller Situation.
3. *„Ahnung des beginnenden Entzugs“*, hierbei handelt es sich um den ausklingenden „Normalzustand“, der durch extreme Wachheit und geschärfte Wahrnehmung gekennzeichnet ist. Beginnendes unlustbetontes Erleben, leichte Unruhe und das Wissen, daß nunmehr bald Entzugserscheinungen auftreten werden, kennzeichnen dieses Stadium.
4. *Beginnender Entzug,* die Süchtigen sind extrem wach, sensibilisiert, teilweise unruhig. Es beginnt die Suche nach Stoff, Entzugserscheinungen beginnen in diskreter Form.
5. *Entzugsstadium,* „da geht nichts mehr“, Schmerzen und Schwindel, Schwitzen, Zittern, Nasenlaufen, Magen-Darm-Beschwerden treten ein, am Schluß können die Süchtigen kaum noch laufen, dieser Zustand wird meist vermieden, auch durch die Einnahme von entsprechenden Ersatzstoffen.

Zusammengefaßt ist die psychische Wirkung des Heroins bei chronischem Konsum v. a. durch den Verlust an Interesse, Antrieb und Aktivität gekennzeichnet. Heroinsüchtige vegetieren auf diese Weise in der baren Zuständlichkeit, von Injektion zu Injektion, ohne daß im Laufe der Sucht noch positiv gefärbte Rauschzustände eintreten könnten. Stattdessen geht es im Verlauf im wesentlichen um die Vermeidung von Entzugserscheinungen, während euphorische Zustände immer seltener werden. Parallel dazu läuft meist eine erhebliche Dosissteigerung, die ihrerseits zu entsprechenden sozialen Verwicklungen v. a. im Hinblick auf Beschaffungskriminalität führt.

4. Körperliche Wirkungen bei chronischem Konsum, Begleiterkrankungen

Im Gefolge süchtigen Heroinkonsums kommt es in der Regel zu einer Reihe körperlicher Veränderungen. Wir finden als typische Begleiterkrankung der Heroinsucht die meist chronische Leberentzündung („Hippie-Hepatitis"; „Gilb"), die praktisch jeder opiatspritzende Süchtige einmal durchmacht, auch wenn die Symptome manchmal unbemerkt bleiben mögen. Wir fassen sie als Folge meist unsauberer Injektionstechnik und damit zusammenhängender Virusinfektion auf, nicht etwa als Eigenwirkung des Heroins. Auf gleiche Weise dürfte es auch zur Ausbreitung der viral übertragenen Abwehrschwäche AIDS bei Heroinsüchtigen gekommen sein (Koch u. L'Age-Stehr 1985).

Eine weitere Infektionskrankheit, die auf dem Injektionswege durch den Gebrauch unsauberer Injektionsmaterialien übertragen werden kann, stellt die Syphilis dar, wobei das Erstaunen der Betroffenen meist groß ist, wenn die Diagnose gestellt werden muß. Es entzieht sich der Vorstellung vieler Laien, daß trotz mangelnder Sexualkontakte eine derartige Geschlechtskrankheit auch auf untypischem Wege übertragbar ist. Als eine Virusinfektion haben wir – offensichtlich ebenfalls auf diesem Wege übertragene – Röteln festgestellt.

Bei fast allen „Fixern" beobachten wir einen fortschreitenden hochgradigen Zahnverfall (Karies), diese Befunde sind sowohl bei Heroinsüchtigen als auch bei Alkoholkranken intensiv untersucht worden (Gerlach u. Wolters 1977). Hier spielt v. a. Zahnhalskaries eine bedeutsame Rolle. Als Ursache kommen rauschmittelbedingte Stoffwechselveränderungen sowie mangelnder Speichelfluß und Mundtrockenheit, v. a. aber vernachlässigte Mundhygiene und mangelnde zahnärztliche Betreuung in Betracht. Mit dem Grad der sozialen Desintegration, der abhängig von der jeweiligen Drogenkarriere ist, nehmen Mundhygiene und Zahnpflege ab. Außerdem finden sich bei Heroinsüchtigen häufig Abbrüche, Sprengungen und Einrisse an den Zähnen infolge von Spasmen der Kaumuskulatur in der Rauschphase. Dabei ist die Bißkraft offenbar so stark, daß Backen- und Frontzähne brechen. Zahnfleischentzündungen und Konkrementauflagerungen an den Zähnen sind häufige Erscheinungen bei Süchtigen. Sechs und mehr zerstörte Zähne bei Heroinsüchtigen sind keine Ausnahme. In vielen Fällen kommt nur noch prothetische Versorgung in Betracht. Die veränderten Ernährungsgewohnheiten Heroinsüchtiger dürften in diesem Zusammenhang eine weitere Ursache für den Zahnverfall darstellen: Die Abhängigen leben praktisch ohne jede Vitaminzufuhr, ohne Ballaststoffe, ohne frisches Obst und Gemüse und fast nur von Süßigkeiten. Die starke analgetische Wirkung des Heroins schaltet die Signalwirkung des Zahnschmerzes aus, so daß es zu einem ruinösen Fortschreiten des Zahnverfalls kommen kann. Bis auf Stummel reduzierte Gebisse bei Heroinsüchtigen im Alter zwischen 20 und 30 Jahren sind im klinischen Alltag keine Seltenheit.

Im *Verlauf einer Heroinsucht* beobachten wir noch typische internistische Begleiterkrankungen, die auch zu Notfallsituationen führen können. Hier sind v. a. *Blutbildveränderungen (Thrombozytopenie)* zu erwähnen, die ohne erkennbaren Anlaß auftreten können. Wir finden dann typische Hautblutungen aufgrund der allgemeinen Blutungsneigung, eine Rolle hierbei mag das Chinidin als Streckmittel des Heroins spielen, in anderen Fällen ist eine Ursache konkret nicht nachzuweisen. Auch Phenacetin, Chinin, Salicylamid, Antipyrin und Phencyclidin spielen als Beimengungen des Heroins sicher eine Rolle beim Zustandekommen von Thrombozytopenien.

Unter den zahlreichen Todesursachen bei Heroinsüchtigen spielt der *Wundstarrkrampf (Tetanus)* in den USA eine Rolle, in der Bundesrepublik sind solche Fälle bislang nicht bekannt geworden. Gerade die vielen superinfizierten, teilweise abszedierenden Hautveränderungen im Umkreis alter Einstichstellen sind geradezu ideale Nährböden für Tetanusinfektionen. Hingegen haben wir eigene Erfahrungen mit *Gasbrandinfektionen,* von denen eine antibiotisch nicht mehr zu beherrschen war, so daß der Arm schließlich amputiert werden mußte.

Eine weitere Komplikation von klinischer Relevanz stellt der spontan auftretende Zerfall quergestreifter Muskelbezirke dar, die den Nekrosen zugrundeliegenden Mechanismen sind bis jetzt noch nicht schlüssig geklärt (Crush-Syndrom). Es kann leicht zum schweren Schockzustand mit Nierenversagen kommen.

Daneben sind in der Literatur einzelne Fälle von septischer Pneumonie mit Abszeßbildungen im Bereich der Entzündungsherde beschrieben. Hier ist antibiotische Behandlung erforderlich. In unserem klinischen Erfahrungsgut finden sich auch Fälle von Sepsis allgemeiner Art, deren Ursache letztlich nicht zu klären war, offensichtlich aber in massiver injektionsbedingter Keiminvasion bestand.

Im *Entzug* beobachteten wir auch bei Heroinsüchtigen gelegentlich *Krampfanfälle,* die ihre Ursache meist nicht im Opiat-, sondern meist im zusätzlichen Barbiturat- bzw. Weckamin- oder Kokainkonsum haben. *Delirante* Zustandsbilder, schwere Elektrolytstörungen und Exzitationsstadien bei ausklingenden Vergiftungsbildern können durchaus zu dramatischen klinischen Folgen führen und bedürfen einer intensiven Behandlung, auf deren Prinzipien wir hier nicht eingehen wollen. Besondere Vorsicht ist bei Opiatsüchtigen bezüglich der Gabe von Opiatantagonisten geboten, weil hierdurch auf akute Weise schwerwiegende und teilweise kaum beherrschbare körperliche Entzugserscheinungen provoziert werden können.

Heroinsüchtige sind aber auch zusätzlich durch *Injektionszwischenfälle* gefährdet. Hier sollen nur Stichworte genannt werden: Das Lungenödem nach der Injektion einer Überdosis Heroins kann in vielen Fällen wohl als Todesursache angesehen werden. Das Auftreten von *Embolien* bei Heroinsüchtigen ist gesichert. Aus der amerikanischen Literatur kennen wir auch das häufige Vorkommen von *Endokarditiden,* die ihrerseits infektiös streuen und zu septischen Bildern führen können. Der anaphylaktische *Schock* dürfte im Zusammenhang mit dem Hirnödem ebenfalls in manchen Fällen zum Tode führen. Besonders beim Kokain spielt dieses Geschehen eine wesentliche Rolle, aber auch beim Heroin müssen wir mit seinem Auftreten rechnen. Unter bestimmten Injektionsbedingungen kann es zur *Luftembolie* oder auch zur *Eröffnung von Arterien* mit entsprechenden Blutungsfolgen kommen. Alle diese Zustandsbilder bedürfen intensiver internistischer Behandlung.

Ein besonderes Problem stellt der Umstand dar, daß viele heroinsüchtige Frauen und Mädchen sekundär amenorrhoisch sind. Auf diese Weise entstehen gelegentlich Schwangerschaften, die die Frauen erst im fortgeschrittenen Stadium entdecken. Auch hier liegt es an der Ausschaltung des „Frühwarnsystems" des Organismus, daß Schwangerschaften erst so spät bemerkt werden. Für die dann einzuleitenden Maßnahmen ist es in vielen Fällen schon zu spät; eine Unterbrechung der Schwangerschaft ist dann häufig nicht mehr möglich, so daß auch bei bestehender sozialer Indikation die Geburt des Kindes nicht mehr zu verhindern ist. Auf die spezifischen Gefährdungsmomente für das Neugeborene einer opiatsüchtigen Mutter und die Diskussion um mögliche teratogene Wirkungen der Substanz können wir an dieser Stelle nicht eingehen.

5. Toxische Wirkungen

Heroinsüchtige befinden sich praktisch stets im Zustand chronischer Intoxikation. Zwar schwankt die Menge der im Organismus anwesenden Substanz, zumal die Dosierung des Heroins vielen Imponderabilien unterliegt. Das klinische Bild der Opiatvergiftung ist im Idealfall durch die Trias „Bewußtlosigkeit, Atemdepression, stecknadelkopfgroße Pupillen" gekennzeichnet. Durch die häufig kombinierten Konsummuster ist allerdings in der Praxis kaum ein solch reines Zustandsbild zu beobachten, stattdessen finden wir häufig „unspezifische" Bewußtseinstrübungen.

Die Behandlung hat zunächst als Hauptzielsymptom die Atemdepression. Der Einsatz von Opiatantagonisten ist nur in begrenztem Umfang möglich, weil – wie erwähnt – beim Abhängigen leicht ein Entzugssyndrom ausgelöst werden kann, das den Zustand dann erheblich kompliziert. Wir folgen den Prinzipien der intensiven Vergiftungstherapie, auf die wir im einzelnen nicht einzugehen haben. Besonders zu achten ist nicht nur auf die Behandlung der drohenden zentralen Atemlähmung, sondern auch auf die Gefahr des Lungenödems durch Überwachung der Spontanatmung, der Kreislaufverhältnisse, der Herzfunktion, der Körpertemperatur, der Urinausscheidung, des Muskeltonus, des Reflexstatus, der Pupillenweite und der Motorik. Die Prognose ist entscheidend vom Zeitpunkt des Einsetzens der Intensivbehandlung bestimmt. Die meisten Todesfälle durch Opiatvergiftung treten dadurch ein, daß den Vergifteten – aus unterschiedlichen Gründen – keine fachmännische Hilfe rechtzeitig geleistet werden konnte.

Ein Sonderfall der Opiatvergiftung tritt durch die teilweise abenteuerlichen Transportmethoden des Heroins in letzter Zeit häufiger auf: Heroin wird transportiert, indem die Kuriere substanzgefüllte Kondome verschlucken oder rektal einführen. Gelegentlich rupturieren derartige Transportbehältnisse, so daß es dann zu einer Resorption des Heroins im Darm kommt. Die Ursache der Vergiftung wird dann häufig nicht rechtzeitig erkannt oder sie ist so massiv, daß keine Hilfe mehr möglich ist. Auch beim vaginalen Transport entstehen gleichartige Risiken.

Heroinintoxikationen führen bei Süchtigen auch deswegen häufig zu deletären Folgen, weil sie auf einen i. allg. Widerstand geschwächten, in der Abwehrlage geminderten und allgemein verelendeten und reduzierten Organismus treffen. Insofern wäre auch die soziale Problematik beim Heroin (als Ursache und Folge seines Konsums) an dieser Stelle abzuhandeln.

D. Koka/Kokain

Kokain ist der Hauptinhaltsstoff der Kokablätter, deren anregende und leistungssteigernde Wirkung seit langem bekannt ist. Kokain fand Ende des letzten Jahrhunderts Eingang in die Medizin als hochwirksames Lokalanästhetikum, seine abhängigkeitserzeugende Wirkung ist praktisch ebenso lange bekannt. In den 20er Jahren dieses Jahrhunderts wurde der Mißbrauch des Alkaloids in Deutschland zum Problem, seit Anfang der 80er Jahre findet es erneut weite Verbreitung als Rauschdroge.

I. Koka

In den Andenländern ist der Konsum von Kokablättern weit verbreitet. Sie werden zusammen mit alkalischen Zusätzen gekaut. 1965 kauten 13% der Einwohner Perus Koka. Vor allem die Landbevölkerung ist daran beteiligt.

Die Untersuchung der *Wirkungen chronischen Kokakonsums* ergab das rasche Auftreten körperlicher, seelischer und sozialer Verfallserscheinungen bei einer täglichen Dosis von mehr als 100 g Kokablättern (das entspricht etwa 0,5–1 g Kokain als Reinsubstanz). Es bildet sich dann ein Zustandsbild aus, das mit dem amotivationalen Syndrom der chronischen Cannabiskonsumenten vergleichbar ist. Seine Kennzeichen sind Passivität, mangelnde Spontaneität, Euphorie und Stumpfsinn, v.a. mangelnde geistige Anregbarkeit. Veränderungen des Blutbildes, Augenerkrankungen, Leberveränderungen, Muskelschwund und Zahnverfall werden bei chronischem Kokakonsum häufiger beobachtet als bei einer Vergleichsgruppe von Nichtkonsumenten. Auch die Ergebnisse psychologischer Leistungsuntersuchungen zeigen eine herabgesetzte Leistungsfähigkeit der chronischen Kokakonsumenten. Merk- und Lernfähigkeit, Konzentration und Antrieb sowie die praktische Intelligenz sind herabgesetzt (NEGRETE et al. 1967). Daneben treten Mangelernährung und erhöhte Krankheitsanfälligkeit häufiger auf. Reduzierte Körperhygiene und herabgesetzter allgemeiner Gesundheitszustand bei geringen Arbeitsleistungen komplettieren das Bild (BUCK et al. 1968).

II. Kokain

Der *Wirkungsmechanismus* des Kokains ist noch nicht restlos aufgeklärt. Es scheint aber über eine direkte Wirkung auf die Katecholaminspeicher des Gehirns einen dopaminergen, zentral stimulierenden Effekt zu entfalten, in dem es zum einen die Noradrenalinspeicherung blockiert, zum anderen die Noradrenalinabgabe durch die sympathischen Nervenendigungen fördert. Kokain führt weiter zu einem verminderten Anfall von Serotonin an den Nervenendigungen durch Blokkierungsvorgänge. Es hat in seiner Wirkung Ähnlichkeit mit manchen antidepressiv wirkenden Substanzen, etwa Desipramin. Umgekehrt hebt Kokain die Wirkung antipsychotischer Medikamente mit antidopaminergem Effekt (z. B. Haloperidol) auf. Damit dürfte dem Kokain auch ein psychotogener Effekt innewohnen.

Kokain führt bei intravenöser Injektion zu schnell ansteigenden Plasmakonzentrationen, die weit über denjenigen liegen, die durch intramuskuläre oder subkutane Injektion oder orale Aufnahme zu erzielen sind, weil hierbei der gefäßverengende Effekt die Aufnahme der Substanz in den Organismus begrenzt. Die intakte Schleimhaut resorbiert Kokain, was die wesentliche Voraussetzung für die Anwendung des Kokains als Lokalanästhetikum darstellt. Kokain wird zu einem großen Teil unverändert vom Organismus ausgeschieden (Harn, Stuhl), zum anderen Teil in der Leber zu verschiedenen Ekgoninabkömmlingen verstoffwechselt. Inzwischen ist das Kokain aufgrund seiner abhängigkeitserzeugenden Wirkung in der Klinik durch synthetische Lokalanästhetika vom Typ des Prokain, Lidokain und anderer verdrängt worden.

Die *psychischen Wirkungen bei Zufuhr einzelner Kokaindosen* fassen wir als *Kokainrausch* zusammen, der in drei Abschnitte zu unterteilen ist (JOEL u. FRÄNKEL 1924): Zunächst kommt es zu einem *euphorischen Stadium* mit positiv gefärbten Erlebnisumgestaltungen. Darauf folgt ein *Rauschstadium* mit allmählichem Umschlag in ängstlich-paranoide Erlebnisproduktionen. Der ausklingende Kokainrausch ist durch eine *depressive* Tönung des Erlebens gekennzeichnet. Angst und Erschöpfung, Niedergeschlagenheit und dysphorische Verstimmung sind seine Symptome.

Die Euphorie im Kokainrausch besteht aus mehreren Teilaspekten: Einmal der gehobenen Stimmung, dann aber auch aus der Reduktion von Angst und Befürchtungen, Sorgen und Konflikten des Alltags, die ihren bedrückenden Stellenwert verlieren. Hinzu treten Antriebssteigerung, vermehrte Aktivität, Abbau von Hemmungen, vermehrte Kontaktfähigkeit bis hin zur Distanzlosigkeit. Die Denkabläufe werden beschleunigt, das Selbstgefühl wird erhöht. Halluzinationen und Pseudohalluzinationen ergänzen die Symptomatik. Auf die Sexualität wirkt Kokain anregend, die Libido wird erhöht, der Orgasmus verzögert. Aggressives Verhalten wird bei Gabe geringer Dosen gesteigert, bei höheren Dosen hingegen gehemmt. Zu echter Steigerung der Leistungsfähigkeit oder Kreativität kommt es nicht in nachweisbarer Form, wohl aber subjektiv.

Im *Rauschstadium* klingen die positiven Wirkungen ab. Halluzinationen treten stärker in den Vordergrund. Im *depressiven Stadium* schließlich kommt es zum Umschlagen der Euphorie in Angst und Depression. Suizidgedanken sind in diesem Zustand nicht selten. Die Getriebenheit der Konsumenten nimmt zu, der

Drang zur Beschaffung und zum erneuten Konsum der Droge steigt an, Vorwürfe und paranoide (Verfolgungs-)Ideen führen bald zu einer quälenden Situation, die von den Konsumenten häufig als Auswegslosigkeit erlebt wird.

Unter den *körperlichen Wirkungen bei einmaliger Zufuhr* von Kokain dominieren sympathikomimetische Herz-Kreislauf-Wirkungen (Beschleunigung der Herzfrequenz, Vasokonstriktion, Blutdruckanstieg, Beschleunigung der Atemfrequenz, Anstieg der Körpertemperatur). Am Auge kommt es zu Pupillenerweiterung durch Sympathikusreizung. Die körperliche Leistungsfähigkeit wird gering erhöht, wobei psychische Wirkungen den Ausschlag geben dürften (Euphorie). Die Krampfschwelle wird erniedrigt, da das Kokain offenbar direkt auf das limbische System wirkt.

Unter den *psychischen Wirkungen bei Dauerkonsum* der Rauschdroge ist an erster Stelle die *Abhängigkeit vom Kokaintyp* zu nennen: Sie ist durch starke psychische Abhängigkeit mit ausgeprägter Tendenz zur Dosissteigerung bei fraglich fehlender Toleranzbildung gekennzeichnet. Allerdings haben Tierversuche inzwischen ergeben, daß sich gegenüber der die Krampfschwelle erniedrigenden, die Herzfrequenz und die Atemfrequenz steigernden Wirkung des Kokains deutliche Toleranzbildung zeigt (MATSUZAKI 1976). Im Rahmen einer Abhängigkeit vom Kokaintyp beobachten wir des weiteren Antriebs- und Konzentrationsstörungen, aber auch paranoid-halluzinatorische Psychosen. Weiterhin können isolierte Halluzinationen und paranoide Umformungen des Erlebens auftreten. Die sexuelle Aktivität ist in solchen Fällen meist in hohem Maße eingeschränkt, nur selten kommt es noch zu Steigerungen des erotischen Empfindens wie beim einmaligen Konsum der Droge. Depravationen runden das Bild chronischen Kokainkonsums ab. Soziale Störungen im Sinne des "drop-out" treten schließlich hinzu. Beschaffungskriminalität wird erforderlich, um den Stoffnachschub zu sichern (zusammenfassend: TÄSCHNER u. RICHTBERG 1982).

Unter den *körperlichen Wirkungen chronischen Kokainkonsums* stehen Veränderungen der Nasenschleimhaut, Krampfanfälle, Leberschäden und allgemeiner körperlicher Abbau im Vordergrund.

Toxische Wirkungen des Kokains sind seit seiner Einführung in die Medizin bekannt. Sie äußern sich als anfänglich steigernde, danach aber als lähmende Wirkung auf die Herz-Kreislauffunktion, ferner in Gestalt von Fieber und zerebralen Krampfanfällen. Die tödliche Dosis liegt im Bereich von über 1 g Kokain, wenn es oral aufgenommen wird; bereits bei 20 mg treten allerdings bei Ungewohnten toxische Erscheinungen auf. Kokain besitzt eine geringe therapeutische Breite. Tödliche Kokainvergiftungen sind in der Literatur häufig beschrieben. Der Tod tritt unter Krampfanfällen, Herz-Kreislauf-Versagen und zentraler Atemlähmung ein. Das größte Risiko besteht naturgemäß beim intravenösen Konsum der Substanz (FINKLE u. MCCLOSKEY 1977; WETLI u. WRIGHT 1979).

Kennzeichen einer *akuten Kokainvergiftung* sind v. a. der stark erhöhte Sympathikotonus mit Pupillenerweiterung, Glanzauge, Tachykardie, Temperatur- und Blutdrucksteigerung und Hyperventilation. Es kann leicht zu einer Verwechslung eines derartigen Zustandsbildes mit einer akuten hyperthyreoten Krise oder auch einer Atropinvergiftung kommen. Die gesteigerte zentrale Erregung kann auch zum Auftreten von Krampfanfällen und Bewegungsautomatismen primitiver Art führen. Das Zustandsbild geht dann meist nach kurzer Zeit in Bewußtlosigkeit über, es setzt eine zunehmende Atemlähmung ein, und der Tod tritt unter dem Bild des schweren Herz-Kreislauf-Versagens ein.

Bei der *chronischen Vergiftung* Kokainabhängiger stehen psychopathologische Symptome gegenüber allgemeinen Intoxikationszeichen im Vordergrund. Wir finden einen fließenden Übergang zu psychotischen Zustandsbildern. Da meist eine Polytoxikomanie vorliegt und nebenher auch Psychopharmaka sowie Schlaf-, Beruhigungs- und Schmerzmittel konsumiert werden, sehen wir wie bei der Heroinsucht meist keine reinen Vergiftungsbilder mit *einer* Substanz, sondern unspezifische, kaum zuzuordnende Intoxikationen, deren Behandlung sich dann auch nicht auf eine einzige Substanz richten kann.

Psychosen bei Kokainkonsumenten zeigen meist paranoid-wahnhafte Bilder und wurden schon früh beschrieben (THOMSEN 1887). Sie ähneln paranoid-halluzinatorischen Syndromen, wie wir sie auch nach Konsum anderer Rauschmittel beobachten können. Ein Charakteristikum bilden allerdings die taktilen Mikrohalluzinationen, die schon BONHOEFFER beschrieben hat. Die Patienten halluzinieren Kleinlebewesen, aber auch kleine unbelebte Objekte (Kristalle, Staub) als auf ihrer Hautoberfläche befindlich. Sie fühlen diese Objekte nicht nur, sondern sehen sie auch und versuchen, sie durch Kratzen zu entfernen. Es scheint sich dabei um ein fast typisches delirantes Zustandsbild zu handeln, das wir v. a. beim Kokainkonsum, aber auch beim Amphetaminkonsum beobachten können. Ob wir berechtigt sind, anhand dieses Einzelsymptoms eine eigene Kokainpsychose als Krankheitseinheit sui generis anzunehmen, steht dahin. Es scheint sich eher um ein speziell gefärbtes organisches Psychosyndrom zu handeln.

E. Khat

Die Weltgesundheitsorganisation (WHO) hat eine eigene Abhängigkeit vom Khat-Typ definiert. Sie besteht aus einer mäßigen psychischen bei Fehlen körperlicher Abhängigkeit und bei gleichzeitigem Ausbleiben von Toleranzbildung gegen wesentliche Wirkungen der Inhaltsstoffe der Pflanze. Bei ihr handelt es sich um einen Strauch, der entfernte Ähnlichkeit mit dem Koka-Strauch hat. Er wächst in den Hochtälern Abessiniens und des Jemens. Die Blätter und die grünen Zweigspitzen müssen frisch gekaut oder in Form eines Aufgusses getrunken werden, man benötigt etwa 200–400 g täglich zum Kauen, das v. a. mittags oder abends stattfindet.

Die Wirkungen der Substanz sind in den Herkunftsländern lange bekannt. Die anregende, aber auch sedierend-euphorisierende Wirkung steht ganz im Mittelpunkt des Interesses der Konsumenten. Khat-Esser empfinden nach der Aufnahme genügender Mengen zunächst v. a. die anregende Wirkung, schwindendes Schlafbedürfnis, allgemeine Befriedigung und untergründige Erregung. Die muskuläre Leistungsfähigkeit steigt v. a. subjektiv an. Hierin ähnelt die Khat-Wirkung der der Koka. Das Hungergefühl tritt zurück, allerdings kommt es bei Abklingen der zentralen Erregung stärker zur Sedierung und zum Nachlassen der Leistungsfähigkeit. Apathie und Euphorie bestimmen das äußere Zustandsbild von Khat-Konsumenten. Die Inhaltsstoffe (Cathin, Cathidin, Cathinin und Cathinon; hierzu Schorno 1985) leiten sich im wesentlichen von dem bekannten Alkaloid Ephedrin ab, das als Sympathikomimetikum auch in der Medizin Verwendung findet und dessen euphorisierende Wirkungen zugleich bekannt sind.

Das Khat-Problem ist regional begrenzt geblieben v. a. wegen der Notwendigkeit, die genannten Pflanzenteile frisch konsumieren zu müssen, da unter Sauerstoffzutritt eine chemische Veränderung der Wirkstoffe in Richtung einer Wirksamkeitsminderung eintritt (Mebs 1981).

F. Organische Lösungsmittel (Schnüffelstoffe)

I. Allgemeines

Unter „Schnüffeln" (glue sniffing, inhalant abuse) verstehen wir die vorsätzliche Inhalation von Lösungsmitteldämpfen zum Zwecke der Rauscherzeugung.

Daß Rauschzustände auch durch das Einatmen flüchtiger Stoffe hervorzurufen sind, ist lange bekannt. Die Kenntnis dieser Konsumform geht zurück bis in prähistorische Zeiten. Über die Lungenoberfläche kommt es beim Einatmen zu einer relativ schnellen Resorption flüchtiger Stoffe, wodurch ja auch der Effekt des Tabakrauchens zustandekommt. Auch beim Opium- und beim Haschischkonsum steht das Rauchen als Konsumform an erster Stelle.

Daß organische Lösungsmittel beim Einatmen zu Rauschzuständen führen können, ist ebenfalls lange bekannt. So hat es epidemische Verbreitungen des Einatmens von Ätherdämpfen, aber auch von Chloroform gegeben, und seit den 60er Jahren dieses Jahrhunderts haben wir mit der allgemein weiten Verbreitung von Rauschdrogen gerade unter Jugendlichen in den westlichen Industrieländern das Einatmen der Dämpfe organischer Lösungsmittel zur Rauscherzeugung erneut kennengelernt. In der Bundesrepublik Deutschland spielt das sog. „Schnüffeln" organischer Lösungsmittel zwar epidemiologisch gesehen keine allzu große Rolle, jedoch scheint es regionale Häufungen zu geben (Berlin). Die Liste der auf diese Weise mißbrauchten organischen Lösungsmittel ist lang, Cohen (1977) nennt nicht weniger als 35 entsprechende Substanzen, die hier nicht vollständig aufgelistet werden sollen. Bei uns spielen v. a. Chloroform, Äther, Benzin und ein Lösungsmittelgemisch eine Rolle, das als „Pattexverdünner" bekannt ist.

Attraktiv ist das Schnüffeln von organischen Lösungsmiteln bei Jugendlichen v. a. deshalb, weil sie ubiquitär verfügbar, billig, leicht konsumierbar und legal erhältlich sind. Nirgends spielen Gruppenphänomene eine solche Rolle wie gerade beim Zustandekommen von Schnüffelsucht. Man gewinnt den Eindruck, daß hiervon v. a. die Jüngsten und die Ärmsten am stärksten betroffen sind. Nachahmungsverhalten spielt beim Zustandekommen dieser Konsumform eine wesentliche Rolle, die Jugendlichen halten den Konstum von Lösungsmitteln für ungefährlich, zumal die Wirkung bei manchen Lösungsmitteln auch relativ schnell abklingt, das Wirkungsspektrum halten sie für attraktiv, weil Halluzinationen, Euphorie und Sedierung ganz im Mittelpunkt stehen (Sharp u. Brehm 1977).

Es scheint sich dabei um ein im sozialen Milieu der Konsumenten verwurzeltes Phänomen zu handeln. Interessanterweise besteht offensichtlich kein sicherer Zusammenhang der Konsumenten mit der sonstigen Rauschdrogenszene, vielmehr handelt es sich um eine davon isolierte Erscheinung. Auch Übergänge vom Schnüffeln etwa zum Opiatkonsum oder zum Haschischkonsum sind eher selten. Schnüffeln eröffnet in der Regel nicht übliche Drogenkarrieren, wie wir das vom Haschisch her kennen. Insofern kann man von den Schnüffelstoffen auch nicht als von Einstiegsdrogen sprechen.

II. Chloroform

Schon kurz nach der Einführung des Chloroforms als Inhalationsnarkotikum 1847 durch SIMPSON wurden die ersten Fälle gewohnheitsmäßigen Mißbrauchs der Substanz bekannt. In der Folge waren dann insbesondere sog. Medizinalpersonen unter den Konsumenten anzutreffen. So wie heute wurde auch damals die Substanz auf ein Tuch gegossen und der entstehende Dampf eingeatmet. Der Rauschzustand durch Chloroformeinatmen ist durch Euphorie, illusionäre Verkennungen, akustische und optische Halluzinationen, allgemein gehobene Stimmung, gesteigerten Antrieb und häufig sexuelle Phantasien bestimmt. Im Verlauf eines Rausches kommt es mehr und mehr zur Sedierung und Erschöpfung, die Antriebssteigerung macht einer Ermüdung, manchmal auch einem terminalen Schlaf Platz. Chronischer Konsum führt zu ausgeprägter psychischer Abhängigkeit. Zugleich ist mit einer Vielzahl körperlicher Begleiterscheinungen bei chronischer Inhalation von Chloroform zu rechnen: Polyneuropathie, Leberschädigung und Magen-Darm-Erkrankungen, aber auch allgemeiner Verfall bestimmen das Bild. Die kardiotoxische Wirkung kann zu Kammerflimmern und systolischem Herzstillstand durch Myokardschädigung führen. Im Entzug treten delirante bzw. paranoid-halluzinatorische Bilder auf.

III. Äther

Das Einatmen von Ätherdämpfen spielt heute unter den Jugendlichen keine ausgeprägte Rolle, wiewohl einzelne Berichte darüber vorliegen. Die Inhalation von Ätherdämpfen führt zu ähnlichen Rauschzuständen wie beim Chloroform, wir beobachten bewußtseinsgetrübte Zustandsbilder mit gehobener Stimmung, ideenflüchtigem Denken und Antriebssteigerung. Die Konsumenten streben v. a. die euphorische Befindlichkeitsänderung an. Beim Dauerkonsum von Äther kommt es zur Ausbildung von Polyneuropathien, Leberschäden und zu marantischen Veränderungen, wie wir dies bereits beim Chloroform geschildert haben. Möglicherweise kann auch eine Hirnatrophie auftreten, epileptische Anfälle können das Bild abrunden. Im Entzug treten wieder delirante bzw. auch paranoid-halluzinatorische Bilder auf.

IV. Benzin

Hier liegen ähnliche Verhältnisse wie beim Chloroform und beim Äther vor. Angestrebt wird wieder die euphorische Befindlichkeitsveränderung, der Rauschzustand mit Sedierung, gleichzeitig aber auch illusionären Verkennungen, Halluzinationen und gehobener Stimmung. Es kommt zu starker psychischer Abhängigkeit.

V. Pattexverdünner

Das Einatmen von Dämpfen von sog. Pattexverdünner scheint insbesondere in Berlin weit verbreitet zu sein. Hier wird es seit 1967 in zunehmendem Umfang beobachtet, 1974 ging man von etwa 1000 gewohnheitsmäßigen jugendlichen Schnüfflern aus, von denen 300 registriert waren. Darüber gibt es umfangreiche Berichte (STEINKE 1972; GÄDEKE u. GEHRMANN 1973, die zugleich einen Überblick über die Literatur bis etwa 1972 geben; ALTENKIRCH 1982, s. dort Literatur bis etwa 1980).

Pattexverdünner besteht v. a. aus Toluol, Benzin, Äthylazetat, n-Hexan und Metyläthylketon. Die Konsumenten schütten das Lösungsmittel in Plastiktüten, in denen sich teilweise zur besseren Verdampfung Lappen befinden. Es wird stundenlang inhaliert, der tägliche Verbrauch kann bei etwa ¼ l Lösungsmittel liegen.

Wir unterscheiden im Verlauf eines Rausches drei Stadien: Zunächst tritt ein Exzitationsstadium ein, in welchem Unruhe, Tachykardie und innere Erregung dominieren. Darauf folgt ein Rauschstadium, das durch typische Rauschsymptome illusionärer, aber auch halluzinativer Art gekennzeichnet ist. Hier treten v. a. optische Halluzinationen auf, wie wir sie v. a. bei Delirien beobachten. Dieser Zustand geht dann in ein Stadium der Entspannung über, das in ein Schlafstadium ausmündet, mit welchem dann der Rauschzustand ausklingt. Die Konsumenten streben v. a. den Zustand euphorischer Erregtheit, gehobener Stimmung und halluzinativer Umdeutung der Wirklichkeit an.

Bei chronischem Konsum organischer Lösungsmittel, insbesondere von Pattexverdünner, kommt es zu sog. Schnüfflerneuropathien (ALTENKIRCH 1982), bei denen es sich um vorwiegend motorische Polyneuropathien handelt, die durch schwere axonale Veränderungen auch spinaler Strangsysteme und Schädigung von Vorderhornzellen bedingt sind. Entsprechend besteht die Symptomatik in einer Parese von Arm- und Beinmuskulatur, in Muskelatrophien, in Sensibilitätsstörungen mit Mißempfindungen, aber nicht Schmerzen und in neurovegetativen Begleitsymptomen (Schweißneigung, Hautrötung). Es besteht eine gewisse Tendenz zu längerfristiger Rückbildung der Symptomatik im Verlauf von Jahren.

Literatur

Abel EL (ed) (1978) The scientific study of Marihuana. Nelson-Hall, Chicago

Abel EL (1978) Effects of Marihuana on the solution of anagrams, memory, and appetite. In: Abel EL (ed) The scientific study of Marihuana. Nelson-Hall, Chicago

Allentuck S, Bowman MK (1942) Psychiatric aspects of Marihuana intoxication. Am J Psychiatry 99:248–251

Altenkirch H (1982) Schnüffelsucht und Schnüfflerneuropathie. Springer, Berlin Heidelberg New York

Angst J (1970) Halluzinogen-Abusus. Schweiz Med Wochenschr 100:710–715

Anwari-Alhosseyni S (1982) Über Haschisch und Opium im Iran. In: Völger G, von Welck K (Hrsg) Rausch und Realität – Drogen im Kulturvergleich, Bd 3. Rowohlt, Reinbek

Baeyer W von (1932) Zur Klinik des Haschischrausches – Psychomotorische Erscheinungen. Nervenarzt 5:342–346

Balis GU (1974) The use of psychotomimetic and related consciousness-altering drugs. In: Arieti S, Brody EB (eds) American Handbook of Psychiatry, 2nd edn., vol 3, chap 20. Basic Books, New York, pp 404–446

Barth L (1972) Behandlung von akuten Zwischenfällen bei Rauschmittelgebrauch. Nervenarzt 43:266–267

Benabud A (1957) Psychopathological aspects of the Cannabis situation in Marocco. Bull Narc 9:1–16

Beringer K (1927) Der Meskalinrausch. Springer, Berlin Heidelberg New York, Nachdruck 1969

Beringer K (1932) Zur Klinik des Haschischrausches – Denkstörungen. Nervenarzt 5:337–342

Birmingham MK (1973) Reduction by delta-9-THC in the blood pressure of hypertensive rats bearing regenerated adrenal glands. Br J Pharmacol 48:169–171

Boroffka A (1966) Mental illness and Indian hemp in Lagos. East Afr Med J 43:377–384

Boroffka A (1978) Cannabis und Psychiatrie. Suchtgefahren 24:28–37

Bromberg W (1934) Marihuana intoxication. Am J Psychiatry 91:303–330

Bron B (1982) Drogenabhängigkeit und Psychose. Springer, Berlin Heidelberg New York

Buck A, Sasaki T, Anderson R (1968) Health and disease in four peruvian villages. John Hopkins, Baltimore

Carter WE, Doughty PL (1976) Social and cultural aspects of Cannabis use in Costa Rica. Ann NY Acad Sci 282:2–16

Cavero I, Jandhyala BS (1971) Hemodynamic effects of delta-9-THC. Fed Proc 31:505

Chiesara E, Cutrufello R, Rizzi R (1983) Chromosome damage in Heroin-Marijuana and Marijuana addicts. Arch Toxicol [Suppl] 6:128–130

Cohen S (1976) The 94-day Cannabis study. Ann NY Acad Sci 282:211–220

Cohen S (1977) Inhalant abuse: an overview of the problem. In: Sharp CW, Brehm ML (eds) Review of inhalants: euphoria to dysfunction. NIDA Research, Monograph 15, Rockville

Cohen S (1982) Medizinischer Stand der Marihuana-Forschung. In: Völger G, von Welck K (Hrsg) Rausch und Realität – Drogen im Kulturvergleich, Bd 3. Rowohlt, Reinbek

Conner CS (1984) Marijuana and alcohol use in pregnancy. Drug Intell Clin Pharm 18:233–234

Coper H (1982) Pharmacology and toxicology of Cannabis. In: Hoffmeister F, Stille G (eds) Psychotropic agents. Springer, Berlin Heidelberg New York (Handbook of experimental Pharmacology, vol 55/III)

Coper H (1985) Zum Abhängigkeitspotential von Cannabis. In: Keup W (Hrsg) Biologie der Sucht. Springer, Berlin Heidelberg New York, S 355–362

Dalterio S, Badr F, Bartke A, Mayfield D (1982) Cannabinoids in male mice: effects on fertility and spermatogenesis. Science 216:315–316

Dewey WL et al. (1970) Some cardiovascular effects of trans-delta-9-THC. Pharmacologist 12:259

Dornbush RL, Freedman AM, Fink M (eds) (1976) Chronic Cannabis use. Ann NY Acad Sci, vol 282. NY Acad Sci, New York

Fehr KO, Kalant H (eds) (1983) Cannabis and health hazards. Addiction Research Foundation, Toronto

Finkle BS, Mc Closkey KL (1977) The forensic toxicology of cocaine. In: Petersen RC, Stillman RC (eds) Cocaine 1977. US Government Printing office, Washington DC
Fleck U (1938) Symptomatische Psychosen. Fortschr Neurol Psychiat 10:127–138
Fleck U (1939) Symptomatische Psychosen. Fortschr Neurol Psychiat 11:263–275
Fleck U (1942) Symptomatische Psychosen. Fortschr Neurol Psychiat 14:327–362
Fleck U (1960) Symptomatische Psychosen (1941–1957). Fortschr Neurol Psychiat 28:1–72
Fried PA (1982) Marihuana use by pregnant women and effects on offspring: an update. Neurobehav Toxicol Teratol 4:451–454
Gädeke R, Gehrmann J (1973) Drogenabhängigkeit bei Kindern und Jugendlichen unter besonderer Berücksichtigung der Schnüffelsucht. Enke, Stuttgart
Gerlach D, Wolters HD (1977) Zahn- und Mundschleimhautbefunde bei Rauschmittelkonsumenten. Dtsch Zahnärztl Z 32:400–404
Gökay FK (1937) Durch Mißbrauch von Heroin und Haschisch entstehende Geisteskrankheiten in der Türkei. Z Neurol 158:428–436
Goode E (1974) Marijuana use and the progression to dangerous drugs. In: Miller LL (ed) Marijuana – effects on human behavior. Academic Press, New York San Francisco London
Graham DP, LI DMR (1973) Cardiovascular and respiratory effects of cannabis in cat and rat. Br J Pharmacol 49:1–10
Harris LS, Dewey WL, Razdan RK (1977) Cannabis – its chemistry, pharmacology, and toxicology. In: Martin WR (ed) Drug addiction, part II. Springer, Berlin Heidelberg New York (Handbook of experimental Pharmacology, vol 45/II)
Heath RG, Fitzjarell AT, Fontana C, Garey RE (1980) Cannabis sativa: effects on brain function and ultrastructure in rhesus monkeys. Biol Psychiatry 15:657–690
Heinemann C (1973) Nachlassende Wirkung initialer Rauscherlebnisse und Dosissteigerung beim Haschischkonsumenten. Med Klin 68:826–830
Herz A (1985) Biologische Mechanismen der Opiatsucht. In: Keup W (Hrsg) Biologie der Sucht, Springer, Berlin Heidelberg New York Tokyo, S 168–177
Himmelsbach CK (1943) Symposion: Can the euphoric, analgetic and physical dependence effects of drugs be separated? With reference to physical dependence. Fed Proc 2:201–203
Hoffmeister F, Stille G (eds) Psychotropic agents. In: Handbook of experimental pharmacology, vol 55/III. Springer, Berlin Heidelberg New York
Hofmann A (1979) LSD – mein Sorgenkind. Klett-Cotta, Stuttgart
Hollister L (1979) Cannabis and the development of tolerance. In: Nahas GG, Paton WDM (eds) Marihuana: biological effects. Pergamon Press, Oxford New York Toronto Sydney Paris Frankfurt
Joel E, Fränkel F (1924) Der Cocainismus. Springer, Berlin
Kalant H (1982) Commentary on the home office report on the effects of cannabis use 1982. Brit J Addict 77:341–345
Keup W (Hrsg) (1985) Biologie der Sucht. Springer, Berlin Heidelberg New York Tokyo
Kew MC, Bersohn J, Siew S (1969) Possible hepatotoxicity of cannabis. Lancet I:578–579
Koch MA, L'age-Stehr J (1985) AIDS: Der heutige Stand unseres Wissens. Dtsch Ärztebl 82:2560–2567
Konzett H (1985) Halluzinogene (insbesondere vom LSD-Typ): Mögliche Wirkungsmechanismen. In: Keup W (Hrsg) Biologie der Sucht. Springer, Berlin Heidelberg New York Tokyo, S 315–321
Kryspin-Exner K (1971) Drogen. Psychotrope Stoffe als Sucht- und Heilmittel. Jugend und Volk, Wien München
Lewin L (1980) Phantastica, 3. Aufl (Reprint der Ausgabe von 1927). Volksverlag, Linden
Marx H (1932) Zur Klinik des Haschischrausches – Stoffwechselstörungen. Nervenarzt 5:346–350
Matsuzaki M (1976) Behavioral, psychic, neuropharmacologic, and physiologic aspects. In: Mule SJ (ed) Cocaine: chemical, biological, clinical, social and treatment aspects. CRC Press, Cleveland
Mc Glothlin W, Cohen S, Mc Glothlin M (1964) Short-term effects of LSD on anxiety, attitudes and performance. J Nerv Ment Dis 139:266–273
Mebs D (1981) Kath. Naturwiss Rundschau 34(1):19–21

Miller LL (ed) (1974) Marijuana – Effects on human behavior. Academic Press, New York San Francisco London
Miller L, Cornett T, Mc Farland D (1978) Marijuana: an analysis of storage and retrieval deficits in memory with the technique of restricted reminding. Pharmacol Biochem Behav 8:327–332
Miller L, Drew WG, Kiplinger GF (1978) Effects of Marijuana on recall of Narrative material and stroop colour-word performance. In: Abel EL (ed) The scientific study of Marihuana. Nelson-Hall, Chicago
Moreau JJ (1971) Hashish and mental illness (Du Hashish et de l'Alienation Mentale; Etudes Psychologiques). Raven Press, New York
Murphy HBM (1963) The Cannabis habit. A review of recent psychiatric literature. Bull Narc 15:15–23
Nahas GG (ed) (1976) Marihuana – Chemistry, biochemistry and cellular effects. Springer, Berlin Heidelberg New York
Nahas GG, Paton WDM (eds) (1979) Marihuana: Biological effects – Analysis, metabolism, cellular responses, reproduction and brain. Pergamon Press, Oxford New York Toronto Sydney Paris Frankfurt
Negrete JC (1973) Psychological adverse effects of cannabis smoking: A tentative classification. Can Med Assoc J 108:195–196
Negrete JC, Murphy HBM (1967) Psychological deficit in chewers of coca leafs. Bull Narc 19:11–18
Novotny M, Lee LM, Bartle KD (1976) Gas chromatography/mass spectrometric and nuclear magnetic resonance spectrometric studies of carcinogenic polynuclear aromatic hydrocarbons in tobacco and marijuana smoke condensates. Anal Chem 48:405–416
Nowlan R, Cohen S (1977) Tolerance to Marihuana: heart rate and subjective "high". Clin Pharmacol Ther 22:550–556
Petersen RC, Stillman RC (eds) (1977) Cocaine: 1977. NIDA research, Monograph No 13. Rockville/Maryland
Petersen RC, Stillman RC (1978) Phencyclidine (PCP) abuse: an appraisal. NIDA Research, Monograph No 21. Rockville/Maryland
Rubin V (ed) (1975) Cannabis and culture. Mouton, Den Haag Paris
Sankar DVS (1975) LSD – a total study. PJD Publications, Westbury/NY
Schorno X (1985) Wirkstoffe der Catha edulis (Khat). In: Keup W (Hrsg) Biologie der Sucht. Springer, Berlin Heidelberg New York Tokyo, S 346–354
Schrappe O (1971) Aktuelle psychiatrische Gesichtspunkte zum Rauschmittelgebrauch. Ärztl Prax 23:2079–2082
Schwarz CJ (1968) The complications of LSD: a review of the literature. J Nerv Ment Dis 146:174–186
Secretary of Health, Education, and Welfare (ed) Marihuana and health, 1.–8. Report to the US Congress, Washington 1971–1980
Sharp CW, Brehm ML (eds) (1977) Review of inhalants: euphoria to dysfunction. NIDA Research, Monograph No 15, Rockville/Maryland
Skliar N (1934) Über Anascha-Psychosen. Allg Z Psychiatr psych-gerichtl Med 102:304–312
Stefanis C, Dornbush R, Fink M (1977) Hashish – Studies of long-term use. Raven Press, New York
Steinke M (1972) Über das Schnüffeln, eine Sonderform jugendlichen Rauschmittelmißbrauchs. Öff Gesundheitswes 34:703–707
Stringaris MG (1933) Zur Klinik der Haschischpsychosen (Nach Studien in Griechenland). Arch Psychiatr Nervenkr 100:523–532
Stringaris MG (1939) Die Haschischsucht, 2. Aufl. Springer, Berlin 1939, 1972
Täschner KL (1980) Rausch und Psychose. Kohlhammer, Stuttgart
Täschner KL (1983) Zur Psychopathologie der Harminvergiftung. In: Waldmann H (Hrsg) Medikamentenabhängigkeit. Akademische Verlagsgesellschaft, Wiesbaden
Täschner KL (1983) Therapie der Drogenabhängigkeit. Ein Handbuch. Kohlhammer, Stuttgart
Täschner KL (1986) Das Cannabisproblem – Haschisch und seine Wirkungen, 3. Aufl. Ärzteverlag, Köln

Täschner KL, Wanke K (1972) Drogenabhängigkeit bei Jugendlichen. Med Klin 67:515–520

Täschner KL, Richtberg W (1982) Kokain-Report. Akademische Verlagsgesellschaft, Wiesbaden

Tarshis MS (1972) The LSD controversy – an overview. Ch Thomas, Springfield/Ill.

Thomsen R (1887) Zur Casuistik der combinierten Morphin-Cocain-Psychosen. Charité Ann 12:405

Völger G, von Welck K (Hrsg) (1982) Rausch und Realität – Drogen im Kulturvergleich, Bd 3. Rowohlt, Reinbek

Wanke K, Täschner KL (1985) Rauschmittel. Drogen – Medikamente – Alkohol, 5. Aufl. des von Hesse begründeten Werks. Enke, Stuttgart

Wetli CV, Wright RK (1979) Death caused by recreational cocaine use. J Am Med Assoc 241:2519–2522

Williams RB, Ng LKY, Lamprecht F, Roth K, Kopin IJ (1973) Delta-9-THC: a hypotensive effect in rats. Psychopharmacology (Berlin) 28:269–274

Drogenpsychosen

B. BRON

INHALTSVERZEICHNIS

A. Einleitung 345
B. Drogeninduzierte akute Psychosen 347
I. Cannabis (Haschisch, Marihuana), Halluzinogene (LSD, Meskalin, DOM), Phencyclidin (PCP) 347
II. Weckamine (Amphetamine) 347
III. Kokain 348
IV. Schnüffelstoffe (Dämpfe organischer Lösungs- und Verdünnungsmittel) 348
V. Anticholinergika (atropinhaltige Substanzen) 348
C. Spezielle Rauschverläufe 348
I. Verlängerte Rauschzustände 348
II. Horror- oder Bad-Trips 349
III. Flash-back-Phänomene und Echo-Psychosen 350
IV. Neurotischer Rauschverlauf und posthalluzinogene neurotische Syndrome 351
V. Akute verworrene Psychosen 351
D. Eigengesetzlich ablaufende Psychosen 352
E. Drogeneffekte bei schizophrenen und affektiven Psychosen 353
F. Persönlichkeitsveränderungen und Residualsyndrome 354
G. Syndromgenetische Aspekte drogeninduzierter Psychosen 355
H. Zur Therapie 356
Literatur 357

A. Einleitung

„Drogenpsychosen" bzw. „drogeninduzierte Psychosen" zeigen sehr unterschiedliche psychopathologische Erscheinungsbilder und Verläufe. Ihre Beurteilung und Behandlung setzen die Kenntnis der Wirkungsspektren der einzelnen Rauschdrogen sowie der persönlichkeitsbedingten und erlebnisreaktiven Faktoren voraus, die auf die psychotischen Zustandsbilder Einfluß nehmen.

Der Begriff „Drogenpsychose" wird nicht einheitlich definiert. Während der „Rausch" und die „Intoxikation" auf eine unmittelbare Drogenwirkung zurückzuführen sind, lassen sich „Psychosen" auch ohne erneute Drogeneinnahme beobachten (TÄSCHNER 1980, 1983). Im „Rausch" kommt es in der Regel zu produktiven Erlebnis- und Wahrnehmungsveränderungen, ohne daß sich eine deutliche Bewußtseinsstörung nachweisen läßt, während bei der „Intoxikation" die Beeinträchtigung zentralnervöser Störungen stärker ausgeprägt ist. Besonders häufig sind akute, in der Regel kurzdauernde halluzinogen- oder weckamininduziert zierte Intoxikationspsychosen. Atypische oder protrahiert verlaufende Rauschverläufe werden nicht immer den „Drogenpsychosen" zugerechnet. Andererseits werden Flashback-Phänomene auch Echo- oder Nachhall-Psychosen genannt (WALDMANN u. HASSE 1974). Eine große klinische Bedeutung haben Entzugspsychosen, z. B. bei Abhängigkeit von Barbituraten oder Sedativa.

Wir zählen zu den „Drogenpsychosen" alle drogenbedingten Zustandsbilder mit psychotischen Erlebnisinhalten, vor allem bei jugendlichen Drogenkonsumenten, die im Zusammenhang der Einnahme von Rauschdrogen (Haschisch, Halluzinogene, Weckamine, Kokain, selten Schnüffelstoffe und Anticholinergika) zu sehen sind und in der Regel einer Behandlung bedürfen. Entzugspsychosen, z. B. bei Abhängigkeit von anderen Drogen bzw. Medikamenten, sollen ausgeschlossen bleiben (s. Kap. von LADEWIG u. ALLGULANDER).

Unter „Drogenpsychosen" subsumieren wir auch verlängerte oder atypische Rauschverläufe im Sinne von Horror- oder Bad-Trips sowie Flash-back-Phänomene oder Nachhall-Psychosen und posthalluzinogene neurotische Syndrome mit begleitenden psychotischen Symptomen. Hinzu kommen psychotische Rauschverläufe im Sinne akuter verworrener Psychosen. Sind rezidivierende oder chronische psychotische Zustandsbilder durch regelmäßigen oder exzessiven Drogenabusus bedingt, bieten sie in der Regel das Bild eines organischen Psychosyndroms mit häufig paranoid-halluzinatorischer Symptomatik. Eine besondere Bedeutung haben eigengesetzlich ablaufende Psychosen, die ohne weitere Drogeneinnahme persistieren und dem Bild einer schizophrenen Psychose entsprechen. Davon zu unterscheiden sind Intoxikationssyndrome bei bekannten endogenen, vorwiegend schizophrenen Psychosen. Besonderer Beachtung bedürfen chronische Persönlichkeitsveränderungen und Residualsyndrome nach Drogenabusus und eigengesetzlich ablaufenden Psychosen.

Symptomatische Psychosen, vor allem nach Einnahme von Halluzinogenen und Weckaminen, und schizophrene Psychosen können phänomenologisch eine auffallende Ähnlichkeit erkennen lassen. Symptomatische Psychosen können das ganze Spektrum der schizophrenen Symptomatologie zeigen, ohne daß Störungen des Bewußtseins nachzuweisen sind. Da die Zusammenhänge zwischen Noxe und endogener Psychose noch weitgehend unbekannt sind (HUBER 1972) und sowohl drogenbedingte, also exogene wie endogene und psychogene Faktoren in unterschiedlicher Ausprägung auf das aktuelle Erscheinungsbild und den weiteren Verlauf des psychotischen Syndroms Einfluß nehmen, ist eine mehrdimensionale Betrachtungsweise notwendig, die in der Regel zunächst nur eine Syndromdiagnose zuläßt und erst nach längerer Verlaufsbeobachtung eine präzisere diagnostische Zuordnung ermöglicht. Die zeitliche Koinzidenz zwischen Drogenabusus und Auftreten der psychotischen Symptomatik, die Frequenz und Intensität der Einnahme der Rauschdrogen, aber auch die prämorbide Persönlichkeitsentwicklung, intrapsychische Konflikte und situative Belastungen geben Hinweise auf syndromgenetische Zusammenhänge.

Die aktuellen drogeninduzierten psychotischen Syndrome und der weitere Verlauf können sehr wechselhaft und vielgestaltig sein. Horror-Trip- und Flashback-Phänomene, neurotische Symptombildungen mit kurzzeitig begleitenden psychotischen Phänomenen oder akute verworrene Psychosen können folgenlos abklingen, in vorwiegend neurotische Syndrome oder eigengesetzlich ablaufende

Psychosen einmünden, die dann kaum noch Beziehungen zu den anfänglichen drogeninduzierten psychotischen Erlebnissen zeigen.

B. Drogeninduzierte akute Psychosen

I. Cannabis (Haschisch, Marihuana), Halluzinogene (LSD, Meskalin, DOM), Phencyclidin (PCP)

Im Haschisch- und Halluzinogenrausch kann es zu tiefgreifenden Veränderungen der Stimmung, der Psychomotorik und des Antriebs, der Wahrnehmung und des Körperempfindens, zu pseudohalluzinatorischen und halluzinatorischen Erlebnissen, Störungen des Denkens, des Zeit- und Raumerlebens, des Bewußtseins und der Ich-Funktionen sowie zu einer Beeinträchtigung der intellektuellen Leistungen kommen. Bei akuten Intoxikationssyndromen und Psychosen stehen Störungen des Bewußtseins und der Ich-Funktionen mit einer Einschränkung der Orientierung und einem Verlust des „reflektierenden Ichrestes" (LEUNER 1962) im Vordergrund. Eine Selbstkontrolle und distanzierte Beurteilung der Situation sind nicht mehr möglich, so daß es zum Gefühl der „Ich-Auflösung" mit psychotischer Angst des Ausgeliefertseins und der Verlorenheit kommt. Paranoid-halluzinatorische Erlebnisse, quälende Angstsymptome und depressive Verstimmungen mit Suizidimpulsen sind häufig zu beobachten.

In den letzten Jahren hat die Substanz Phencyclidin (PCP), die illegal synthetisiert wird, eine zunehmende Bedeutung gewonnen. Sie löst komplexe halluzinatorische Phänomene, Störungen des Ich-Erlebens und des Denkens, Angstgefühle, Depressionen und Suizidimpulse aus. Es kann ein starkes Glücksgefühl mit Verlust der Realitätskontrolle und Omnipotenzphantasien auftreten. Im Gefühl der Schmerzunempfindlichkeit und der Unverletzlichkeit kann es zu schweren Selbstverstümmelungen und hoher Aggressivität kommen (FAUST et al. 1983).

Die Therapie besteht wie bei akuten Intoxikationspsychosen nach Haschisch- und LSD-Einnahme in der Verabreichung von Benzodiazepinen (evtl. i. v.) und, wenn erforderlich, Neuroleptika. Häufig kann schon eine beruhigende und empathische Kontaktaufnahme einen positiven Einfluß auf die Angstsymptomatik ausüben.

II. Weckamine (Amphetamine)

Psychopathologisch stehen Beziehungs- und Verfolgungswahn, optische und akustische Halluzinationen, Veränderungen des Körpererlebens, Überaktivität mit häufig stereotypen Bewegungen im Vordergrund. Bei der i. v.-Injektion kommt es zu einem „run" mit einem „flash", einer orgiastischen Euphorie mit dem Gefühl der Omnipotenz (HASSE 1975). Danach treten ein extremes Schlafbedürfnis, Apathie, depressive Verstimmung und Suizidalität auf. Akute Amphetaminpsychosen können ein maniformes, agitiert-depressives, apathisch-depressives, halluzinoseähnliches oder delirantes Bild bieten (BONHOFF u. LEWRENZ 1954; CONNELL 1958; PANSE u. KLAGES 1964; HAMPTON 1971; STEINBRECHER 1975).

Schon vor der vollen Ausprägung der psychotischen Symptomatik sind oft längere Zeit mißtrauisch-paranoide Züge, Beziehungsideen und Vergiftungsängste, Sinnestäuschungen, Schlaflosigkeit und Suizidgedanken zu beobachten. Therapeutisch sollten Benzodiazepine und bei Chronifizierung der psychotischen Symptomatik Neuroleptika verabreicht werden.

III. Kokain

Bei der Intoxikationspsychose nach Kokain folgt auf das anfängliche euphorische Stadium ein Zustand ängstlicher Stimmung mit Gereiztheit, Wahnideen, illusionären Verkennungen und Halluzinationen akustischer und optischer Art (MAIER 1926). Besonders charakteristisch kann eine taktile Halluzinose im Sinne eines Dermatozoenwahns sein. Es schließt sich ein depressives Stadium mit Erschöpfung und Antriebslosigkeit an. Nicht selten sind maniforme und delirante Syndrome, Dämmer- und Erregungszustände mit Angstgefühlen und aggressiven Verhaltensweisen.

Wie bei Halluzinogenen und Weckaminen kann die Verabreichung von Benzodiazepinen und bei ausgeprägter Symptomatik von Neuroleptika angezeigt sein.

IV. Schnüffelstoffe (Dämpfe organischer Lösungs- und Verdünnungsmittel)

Die Inhalation von Schnüffelstoffen führt zu einer Bewußtseinstrübung, deliranten Verwirrtheit, Schläfrigkeit oder psychomotorischen Agitiertheit, zu illusionären Verkennungen und Wahnerlebnissen (TEGELER et al. 1984). Therapeutisch sind i. allg. Frischluft- bzw. Sauerstoffzufuhr ausreichend (PIETZCKER 1981). In seltenen Fällen wird eine nach der akuten Intoxikation persistierende, behandlungsbedürftige psychotische Symptomatik beobachtet.

V. Anticholinergika (atropinhaltige Substanzen)

Anticholinergika führen zu maniformen oder deliranten Unruhezuständen mit optisch-szenischen Halluzinationen und wahnhaften Erlebnissen. Eine medikamentöse Behandlung ist oft nicht erforderlich, wohl jedoch eine stationäre Beobachtung.

C. Spezielle Rauschverläufe

I. Verlängerte Rauschzustände

Sich über längere Zeit erstreckendes Haschischrauchen und v. a. die Einnahme von hohen Halluzinogendosen können zu protrahierten Rauschzuständen ("psychedelic afterglow") führen, die über mehrere Tage anhalten und einen wellenförmigen Verlauf zeigen. In der Regel kommt es zu einer Intensivierung der im akuten Rausch aufgetretenen Symptomatik, insbesondere zu einem Hervortreten dysphorisch-depressiver Verstimmung, apathisch-autistischen Verhaltens und paranoider Erlebnisse (WOGGON 1974; HASSE 1975). Nur in seltenen Fällen ist eine stationäre Krisenintervention erforderlich.

II. Horror- oder Bad-Trips

Horror- oder Bad-Trips treten in der Regel während eines Haschisch- oder Halluzinogenrausches auf und beinhalten unangenehme, angstbesetzte Erlebnisse. Es wird über quälende, oft panikartig sich zuspitzende Angstgefühle, Wahnphänomene und optische Halluzinationen aus dem Gruselkabinett berichtet. Man fühlt sich von Monstern bedroht und verfolgt. Todesängste und die Befürchtung, verrückt zu werden, „auszuflippen" oder „auszuklinken", paranoide Gedanken, depressive Verstimmungen mit Suizidimpulsen können zu akuten Krisensituationen führen (SCHWARZ 1968; BRON 1983).

Horror-Trips werden durch sehr unterschiedliche Faktoren ausgelöst. Intrapsychische Auffälligkeiten (set), v. a. unbewältigte Konflikte, Ängste und depressive Verstimmungen sind besonders häufig nachzuweisen. Aber auch äußere Störfaktoren (setting), also atmosphärische Störungen und Veränderungen der Situation können für den Umschlag eines noch als angenehm erlebten Rausches in Horror-Phänomene verantwortlich sein. In der Regel klingen die Symptome nach einigen Minuten oder Stunden ab. Häufig wird jedoch noch nach Wochen oder Monaten die Befürchtung geäußert, wieder „auf den Horror" kommen zu können. Es sind quälende Phobien und diffuse Angstgefühle, depressive Verstimmungen und eine allgemeine Reizbarkeit aufgetreten. In diesen Klagen spricht sich der tiefgreifende Einfluß von Horror-Erlebnissen auf die weitere psychische Entwicklung der Drogenkonsumenten aus.

Wichtig ist, eine beruhigende Umgebung zu schaffen, störende Einflüsse zu vermeiden und sich im Sinne eines "talk down" auf die angstbesetzten Erlebnisse des Drogenkonsumenten einzustellen. Es wird dann eine zunehmende Distanzierung von den psychotischen Phänomenen und eine langsame Rückkehr in die Realität möglich. Manchmal ist eine medikamentöse Sedierung mit Benzodiazepinen (evtl. i. v.) angezeigt. Geht die Symptomatik in eine mehrere Tage anhaltende Psychose über, sind Neuroleptika zu verabreichen.

Eine 25jährige Patientin kam mit der Einweisungsdiagnose „Verdacht auf Psychose nach langem Haschischabusus" freiwillig zur stationären Behandlung. Sie gab an, den Grund dafür erfahren zu wollen, weshalb sie einen Suizidversuch unternommen habe. In ihrer Wohnung habe sich sich mit einem Brotmesser ins Herz stechen wollen. Das Messer sei jedoch an einer Rippe abgerutscht. Schon 1 Woche vorher habe sie einen Suizidversuch durch Aufschneiden der Pulsader mit einem Messer unternommen.

Zur Vorgeschichte war zu erfahren, daß sie seit über 3 Jahren eine Freundschaft mit einem erheblich älteren Mann gehabt habe, der drogenabhängig sei und sie zum regelmäßigen Rauchen von Haschisch verleitet und immer wieder angehalten habe. Zuletzt habe sie täglich mehrere Joints geraucht. In der letzten Zeit sei es in der Partnerschaft zu immer häufigeren und heftigeren Auseinandersetzungen gekommen. Schließlich habe sie unter der zunehmenden Angst gelitten, von ihrem Freund geschlagen zu werden, so daß sie sich mit einem Messer und einer Schreckschußpistole bewaffnet habe. Vor dem Suizidversuch habe sie Haschisch geraucht. Sie sei allein in ihrer Wohnung gewesen, habe dort Stimmen fremder Männer gehört, die ihr erst Schönes, dann nur noch Schlimmes gesagt hätten. Außerdem habe sie beängstigende Wahrnehmungen gehabt. Sie habe gemeint, daß sich alle Leute, die sie kenne, versammelt hätten, um sie zu jagen und zu lynchen. Vor dem Martertod habe sie eine solche Angst gehabt, daß sie sich selbst den Tod bereiten wollte, um den Folterungen zu entgehen.

Auch bei der Aufnahme bestanden noch akustische Halluzinationen. Die Patientin hörte Stimmen, die ihr Tun mit teilweise angenehmen, aber auch sehr bösartigen Worten kommentierten. Abends sehe sie oft Masken vor sich, die sie anlächelten oder anstarrten. Sie meinte, daß ihr kürzlich auch Dampf aus den Nasenlöchern gekommen sei. Insgesamt wirkte sie ängstlich und ratlos, sie schien um ein adäquates Realitätsurteil zu ringen. Zeitweilig litt sie unter heftigen Selbstvorwürfen, vor allem gegenüber ihrer Mutter, die vor einigen Monaten verstorben war. Unter neuroleptischer Therapie traten die paranoid-halluzinatorischen Symptome und die anfänglichen Ängste nach einigen Tagen zurück. Sie wirkte völlig unauffällig und zeigte auch testpsychologisch keine Besonderheiten. Ihren mehrjährigen Haschischkonsum beurteilte sie als Dummheit, jetzt sei sie reif genug, um auf eine weitere „Bewußtseinserweiterung" durch Drogen zu verzichten.

Bei dieser Patientin hatten sich im Kontext schwerer reaktiver Belastungen nach mehrjährigem intensivem Haschischabusus mehrfach depressive Verstimmungen und eine Horror-Trip-Symptomatik entwickelt , die schließlich in eine ausgeprägte „Haschisch-Psychose" mit vor allem paranoid-halluzinatorischer Symptomatik überging, einige Tage anhielt und unter neuroleptischer Behandlung folgenlos abklang.

III. Flash-back-Phänomene und Echo-Psychosen

Bei Flash-back-Phänomenen kommt es nach drogenfreiem Intervall zu einem Wiederaufflackern früherer drogeninduzierter Erlebnisse. Sie dauern in der Regel einige Minuten oder Stunden und klingen spontan wieder ab, können jedoch eine Ausweitung und Weiterentwicklung der Symptomatik zeigen (WALDMANN u. HASSE 1974). Die auslösenden Faktoren sind unspezifisch und vielgestaltig. Die Einnahme von Alkohol und anderen Drogen, emotionale Veränderungen, besondere Erinnerungen oder Wahrnehmungen, Einflüsse durch andere Personen oder das Hören von Musik werden häufig erwähnt. Frühere relevante Erlebnisse und abgewehrte Konflikte können wiederaufleben und sich in komplexen neurotischen und psychotischen Symptomen manifestieren.

Therapeutisch ist es wie bei Horror-Trips wichtig, eine Verständigungsebene zu schaffen, die es dem Patienten ermöglicht, die mit starken Ängsten erlebte Diskrepanz zwischen den psychotischen Erlebnissen und der Realität zu überwinden. Dabei hat die Rückführung in die vertraute Wirklichkeit behutsam zu erfolgen, da sich sonst die Angstsymptomatik verstärken kann. Die kurzzeitige Verabreichung von Benzodiazepinen kann bei ausgeprägter Symptomatik notwendig sein.

Horror- und Flash-back-Phänomene können eine eigene Suchtdynamik entfalten und eine entscheidende Bedeutung für die weitere Suchtentwicklung gewinnen. Wenn die quälenden Erlebnisse nicht mehr ertragen werden können und keine angemessene therapeutische Hilfe erfolgt, besteht die Gefahr, daß sich der Drogenkonsument selbst mit anderen Drogen zu „therapieren" versucht. Häufig kommt es dann zu polytoxikomanen Entwicklungen, insbesondere auch zur Einnahme von Opioiden. Deshalb sind diese angstbesetzten drogeninduzierten Erlebnisse bei Horror-Trips und Flash-back-Phänomenen rechtzeitig und gezielt zu behandeln, um einer schweren Suchtentwicklung vorzubeugen.

IV. Neurotischer Rauschverlauf und posthalluzinogene neurotische Syndrome

Besonders eindrucksvoll können die Schilderungen jugendlicher Drogenkonsumenten über das Wiederaufflackern frühkindlicher Erlebnisse und belastender Erfahrungen in ihrer bisherigen Entwicklung sein. Oft nehmen sie Halluzinogene in der Absicht ein, durch deren regressionsfördernde Wirkung eine vermehrte Einsicht in ihre Persönlichkeitsentwicklung zu erlangen und „das Bewußtsein zu erweitern". In der Regel treten sehr bald Ängste auf, da die im Rausch rekapitulierten Erlebnisse und emotional relevanten Erinnerungen, die gleichsam im Zeitraffertempo noch einmal ablaufen, nicht verarbeitet werden können, der „Durchblick" verlorengeht und es zum Kontrollverlust kommt. Es können dann außer eigengesetzlich ablaufenden Psychosen paranoide Erlebnisreaktionen oder posthalluzinogene neurotische Syndrome (HEINEMANN 1980) auftreten, bei denen neben paranoiden Gedanken vor allem Entfremdungserlebnisse, Angstgefühle und depressive Verstimmungen, psychosomatische Beschwerden und Grübelzwänge im Vordergrund stehen. Nicht selten werden durch Halluzinogene neurotische Entwicklungen mit v.a. hypochondrischen, phobischen und zwanghaften Symptomen ausgelöst oder verstärkt (BRON 1982). Bei diesen Drogenkonsumenten fällt auch die Neigung zu psychotischen Reaktionen nach Drogeneinnahme auf. Halluzinogene können gleichsam eine katalysatorische Funktion für die Auslösung psychotischer Episoden haben und auf zugrundeliegende neurotische Konflikte hinweisen. Bisher abgewehrte und verdrängte Erlebnisinhalte erfahren durch Halluzinogene eine Aktualisierung und spiegeln sich in sehr komplexen neurotischen, psychosomatischen und psychotischen Syndromen wieder. Bei diesen Patienten können längere psychotherapeutische Behandlungen erforderlich sein.

V. Akute verworrene Psychosen

Es lassen sich „psychotische Rauschverläufe", „Verwirrtheitspsychosen" oder „akute verworrene Psychosen" beobachten, die zunächst als akute toxische Psychosen in Erscheinung treten und dann einen über Tage oder Wochen andauernden, wechselhaften Verlauf mit verschiedenen Stadien zeigen (STRINGARIS 1972; WALDMANN u. HASSE 1974). Zunächst tritt eine ängstliche Unruhe mit inadäquaten affektiven Verhaltensweisen und dem Abbruch aller Kontakte in Erscheinung. Dann kommt es zu einer leichten Bewußtseinstrübung mit ausgeprägten Ängsten und Impulsivhandlungen. Im Zustand einer traumhaften Verworrenheit treten schließlich halluzinatorische und paranoide Symptome stärker in den Vordergrund.Die neuartigen Erlebnisse haben zu einer völligen Desintegration des Denkens und der Wahrnehmungen geführt. Alle Impulse werden unkontrolliert dranghaft ausagiert. Regelmäßig läßt sich nach Abklingen der vor allem durch

Halluzinogene ausgelösten akuten verworrenen Psychosen eine weitgehende Amnesie nachweisen. Erschöpfungs- und Streßsituationen, die Einnahme von Alkohol und anderen Drogen sind im Vorfeld dieser Syndrome häufig zu beobachten und haben eine auslösende oder bahnende Funktion.

Hohe Halluzinogendosen können zu „extrem psychotischen Verlaufsarten" führen, die im Unterschied zu den delirant anmutenden, mit Verwirrtheit, Desorientiertheit und retrograder Amnesie einhergehenden akuten verworrenen Psychosen das Bild eines katatonen Erregungszustandes oder eines katatonen Stupors bieten (LEUNER 1981).

Akute verworrene Psychosen sind therapeutisch oft schwer zu beeinflussen. Die Psychopharmakotherapie mit Neuroleptika hat sich von dem aktuellen psychopathologischen Befund leiten zu lassen.

D. Eigengesetzlich ablaufende Psychosen

Eine besondere Bedeutung haben eigengesetzlich ablaufende Psychosen, die durch Drogenabusus ausgelöst worden sind, keine hirnorganischen Symptome zeigen und in ihrem Erscheinungsbild und Verlauf endogenen, vorwiegend schizophrenen Psychosen entsprechen.

Innerhalb einer Gruppe von 233 Patienten fanden wir 20% reine Halluzinogen-Konsumenten und 44% mit einem polyvalenten Drogenabusus, die akute und rezidivierende psychotische Syndrome zeigten, ohne daß sich später noch Hinweise auf einen eigengesetzlichen Verlauf nachweisen ließen (BRON 1982). Dabei handelte es sich v. a. um akute und chronische paranoid-halluzinatorische Syndrome, Horror-Trip- und häufige Flash-back-Phänomene, paranoide Entwicklungen und posthalluzinogene neurotische Syndrome mit kurzzeitig begleitenden psychotischen Symptomen und organische Psychosyndrome mit floriden psychotischen Erlebnissen. Bei 36% war es zu einem vom Drogenabusus unabhängigen Verlauf mit einer vorwiegend schizophrenen Symptomatik gekommen. 51% zeigte eine im Vordergrund stehende paranoid-halluzinatorische, 19% eine hebephrene und 11% eine kataton-stuporöse Symptomatik. Ebenfalls 11% ließ einen bisher atypischen Verlauf erkennen, während schizophrene Psychosen vom Simplex- und könästhetischen Typ nur je einmal nachzuweisen waren. Bei 4% bestand eine unipolar (manische) und bei 2% eine bipolar verlaufende Zyklothymie. Vor allem die eigengesetzlich ablaufenden Psychosen konnten mehrere Jahre beobachtet werden.

Das Alter der untersuchten Patienten lag zwischen 14 und 30 Jahren mit einem Durchschnitt zwischen 19 und 20 Jahren. Die Drogenanamnese betrug in den einzelnen Gruppen zwischen 2 und fast 4 Jahren, so daß der Beginn der Drogeneinnahme bei der Mehrzahl ins 17. Lebensjahr fiel.

Persistierende Wahnerlebnisse mit Systematisierungstendenz, längere Zeit bestehende Halluzinationen v. a. akustischer Art, tiefgreifende Ich- und Persönlichkeitsstörungen weisen in der Regel auf die eigengesetzlich ablaufende schizophrene Psychose hin. In gleicher Weise treten formale Denkstörungen, affektiv inadäquate Verhaltensweisen, Zeichen einer Affektstarrheit und affektiven Verarmung sowie Veränderungen der Psychomotorik bei eigengesetzlich ablaufenden schizophrenen Psychosen relativ häufig auf (BRON 1982). Sie sind gegenüber drogenbedingten Einflüssen in diesen Bereichen abzugrenzen.

Manchmal läßt sich der Übergang vom noch als angenehm erlebten Rausch- und Intoxikationszustand mit vielfältigen psychotischen Erlebnisinhalten zu eigengesetzlich ablaufenden schizophrenen Psychosen genau beobachten. Nach

Abklingen der akuten drogeninduzierten Phänomene ist eine distanzierte Beurteilung nicht mehr möglich, sondern man fühlt sich den Einflüssen der Umwelt hilf- und rettungslos ausgeliefert, ist davon überzeugt, manipuliert, gelenkt und in seiner Persönlichkeit grundlegend verändert zu werden.

Eine 24jährige Patientin war mehrere Tage in der Stadt herumgeirrt, hatte nicht mehr geschlafen, Stimmen gehört und befürchtet, daß man sie umbringe. In ihrem Hause seien Wanzen angebracht, die sie abhörten, sie habe Angst vor versteckten Kameras. Seit mehreren Monaten habe sie den Eindruck, daß ihre Gedanken nicht in Ordnung seien, im Radio vieles verändert werde und auf sie gemünzt sei. Bei einem Fernsehfilm habe sie gemeint, von den Personen angesprochen zu werden; Gegenstände ihrer Wohnung und Gespräche seien in den Film hineingeschnitten und synchronisiert worden, wodurch sie in panische Angst geraten sei. Schließlich habe sie geglaubt, vergiftet zu werden, woraufhin sie die Polizei und die Feuerwehr herbeigerufen habe. Sie sei davon überzeugt gewesen, daß Gas in ihrer Wohnung ausströme.

Bei der Aufnahme zeigte sie ein akutes psychotisches Zustandsbild. Sie starrte lange vor sich hin, kicherte manchmal in sich hinein und äußerte, ihre Gedanken würden entzogen. Es bestanden weiterhin Vergiftungsängste und Beeinflussungserlebnisse, manchmal meinte sie, daß ein Sender in ihrem Kopf sei. Sie hörte Stimmen, die ihr Befehle erteilten. Zwar versuchte sie, diese Stimmen zu unterdrücken, dabei wurde sie sehr aggressiv, innerlich gespannt, sie befürchtete, daß irgendwann etwas ausbrechen würde und sie anderen etwas antun könne.

Zur Drogenanamnese war zu erfahren, daß sie bis vor 5 Jahren insgesamt 7 LSD-Trips eingenommen hatte, seitdem regelmäßig Haschisch rauchte, zuletzt mehrere Joints wöchentlich. Die Veränderungen seien erst jetzt nach dem Haschischrauchen aufgetreten, während sie früher nur selten und kurzzeitig angstbesetzte Erlebnisse nach Drogeneinnahme gehabt habe.

Unter neuroleptischer Behandlung gingen die psychotischen Symptome schon nach einer Woche weitgehend zurück, so daß eine ambulante Behandlung vorgesehen wurde. Schon kurze Zeit später mußte die Patientin jedoch wieder mit einer floriden Symptomatik zu einer mehrmonatigen stationären Behandlung aufgenommen werden. Es hatte sich eine schwere schizophrene Psychose mit eigengesetzlichem Verlauf entwickelt.

Eigengesetzlich ablaufende Psychosen können unmittelbar aus drogeninduzierten psychotischen Erlebnissen herauswachsen oder nach einem Intervall auftreten. Die psychotischen Symptome haben sich verselbständigt und lassen eine unterschiedliche Beziehung zu früheren Drogenerlebnissen erkennen. Bei einer schon bestehenden Psychose können frühere psychotische Phänomene nach Drogeneinnahme wieder aufflackern. Manchmal kommt es schon nach einmaligem oder seltenem Drogenabusus zu einer manifesten schizophrenen Psychose mit eigengesetzlichem Verlauf, ohne daß vorher Hinweise auf eine Psychose bestanden. Häufiger läßt sich die Initiierung der rezidivierenden oder chronischen Psychosen nach längerem Drogenabusus beobachten. Manche Drogenkonsumenten differenzieren in ihren oft eindrucksvollen Schilderungen zwischen psychotischen Phänomenen, die schon eigengesetzlich in Gang gekommen sind, und floriden Symptomen, die durch erneuten Drogenabusus ausgelöst werden. Auch wenn schon mehrere Jahre eine Drogenabstinenz bestanden hat, können frühere Drogenerlebnisse in späteren psychotischen Zustandsbildern wieder auftreten.

E. Drogeneffekte bei schizophrenen und affektiven Psychosen

Nachuntersuchungen ergeben bei einigen Patienten, daß schon vor dem Drogenabusus eine beginnende oder manifeste schizophrene, seltener zyklothyme Psychose bestanden hat. Unter Drogeneinfluß können aus früheren psychotischen

Episoden bekannte Erlebnisse aktualisiert werden, aber auch völlig neuartige Symptome auftreten. Bei chronischen Psychosen ist die Differenzierung zwischen drogenbedingten und schizophrenen Erlebnissen leichter als bei beginnenden Schizophrenien, die eine auffallende Ähnlichkeit mit drogeninduzierten psychotischen Syndromen erkennen lassen (MAIER 1926; BERINGER 1927). Halluzinogene können die akute Symptomatik und den Verlauf schizophrener und affektiver Psychosen wesentlich beeinflussen und verändern.

F. Persönlichkeitsveränderungen und Residualsyndrome

Eine wichtige therapeutische Aufgabe ist die Betreuung von Drogenkonsumenten mit Persönlichkeitsveränderungen und Residualsyndromen, die schon durch den neuen Lebensstil, vor allem jedoch durch den Drogenabusus und nach drogeninduzierten psychotischen Zustandsbildern aufgetreten sind. Sie zeigen unterschiedliche Entstehungsbedingungen und psychopathologische Erscheinungsformen.

I. Schon die Distanzierung von der bisher vertrauten Umwelt durch längeres Zusammenleben in subkulturellen Gruppen kann zu Veränderungen der Persönlichkeit führen, die mit Energie- und Antriebsverlust und einem Versanden der psychischen Kräfte einhergehen. Die neuartigen, primär auf sinnliche Erfahrungen ausgerichteten Denk- und Verhaltensweisen in der Gruppe führen zu einer gelockerten Beziehung zur Umwelt, die realitätsfremde Züge erkennen läßt.

II. Manchmal lassen sich Verhaltensauffälligkeiten beobachten, die als „Flippen“ umschrieben worden sind (HASSE 1980). Gemeint ist die Unfähigkeit zu einem realitätsgerechten, logischen Denken und zu einem funktionsgerechten Erfassen der Umwelt. Sprunghaftes Denken und schnell wechselnde Emotionen mit der Tendenz zum abrupten Abreagieren momentaner Impulse können besonders charakteristisch sein, ohne daß floride psychotische Erlebnisse in Erscheinung treten.

III. Vor allem bei Haschisch-Konsumenten wurden Persönlichkeitsveränderungen im Sinne eines "amotivational syndrome" beobachtet. Es zeichnet sich durch eine Antriebsverarmung mit Verlust von Interesse und Initiative, eine nachlassende Auseinandersetzung mit der Umgebung, mangelnde Bereitschaft und Fähigkeit zu leistungsorientiertem Handeln bei geringer Frustrationstoleranz, soziale Isolation, Veränderungen des Affektes im Sinne eines Wechsels zwischen Reizbarkeit und Abstumpfung, Verlust der Kritikfähigkeit und eine Beeinträchtigung der intellektuellen Funktionen aus. Nicht nur Drogeneffekte sind für dieses Syndrom verantwortlich zu machen, sondern eine entscheidende Bedeutung haben oft persönlichkeitsspezifische, psychodynamische und situativ-reaktive Faktoren.

Bei chronischen Haschisch-Konsumenten werden Langzeitschäden mit unterschiedlichen psychopathologischen Phänomenen beschrieben. Es handelt sich v.a. um affektive Störungen mit panikartig auftretenden Angstzuständen und psychotischen Erlebnissen, perzeptuelle und sensorische Veränderungen, halluzinatorische Phänomene, die auf die Umgebung und das Körperschema bezogen sind, Störungen des Denkens, der Aufmerksamkeit und des Realitätsgefühls, Depersonalisationserlebnisse sowie Veränderungen im Bereich der Psychomotorik (vgl. WOGGON 1974).

Es kann sich ein irreversibles organisches Psychosyndrom mit Hinweisen auf eine Hirnatrophie entwickeln.

IV. Regelmäßiger und exzessiver Drogenabusus führt zu akuten und chronischen Psychosyndromen, deren teilweise oder völlige Ausheilung oft erst nach längerer Verlaufsbeobachtung bei sicherer Drogenabstinenz beurteilt werden kann.

V. Auffallend häufig lassen sich nach drogeninduzierten, eigengesetzlich ablaufenden Psychosen Residualsyndrome nachweisen (BRON 1982). Ihr Ausprägungsgrad und ihre weitere Entwicklung sind bei allen therapeutischen und rehabilitativen Maßnahmen zu beobachten.

G. Syndromgenetische Aspekte drogeninduzierter Psychosen

Die Beurteilung der Entstehung und des Verlaufs drogeninduzierter Psychosen hat in einer multifaktoriellen Betrachtungsweise unterschiedliche Faktoren zu berücksichtigen. Nicht die Intensität und Dauer der Einnahme der Drogen entscheiden darüber, ob es lediglich zu einem folgenlos abklingenden Rauschzustand oder Intoxikationssyndrom, tiefgreifenden Horror-Trip-Erlebnissen und Flash-back-Phänomenen, zu neurotischen und psychotischen Rauschverläufen oder aber zu rezidivierenden und chronischen psychotischen Zustandsbildern mit eigengesetzlichem Verlauf kommt. Dispositionelle, persönlichkeits- und lebensphasentypische, psychodynamische und reaktive Faktoren sowie epochaltypische Einflüsse werden in ihrem jeweiligen Stellenwert für das komplexe Zusammenspiel der einzelnen Faktoren unterschiedlich zu beurteilen sein.

Bei häufigen Horror-Trips und Flash-back-Phänomenen, paranoiden Entwicklungen, neurotischen und psychosomatischen Symptombildungen mit begleitenden psychotischen Erlebnisinhalten lassen sich fast regelmäßig typische Krisensituationen und gravierende Konflikte in der jugendlichen Entwicklungszeit beobachten. Bemerkenswert ist, daß eigengesetzlich ablaufende Psychosen schon nach Einnahme geringer Halluzinogendosen auftreten können. Bei einer relativ großen Zahl besteht eine hereditäre Belastung mit endogenen Psychosen. Die meisten Patienten zeigen jedoch keine eindeutigen dispositionellen Faktoren (BRON 1982). Die jugendliche Entwicklungszeit mit ihren komplexen biologischen Veränderungen, der Auflockerung und Strukturumwandlung der Persönlichkeit, häufigen reaktiven Belastungen und lebensphasenspezifischen Konflikten wird bei diesen Patienten als präpsychotische Situation zu beurteilen sein, deren Koinzidenz mit Drogeneffekten die besondere Gefahr des Ausbruchs einer psychotischen Erkrankung mit eigengesetzlichem Verlauf impliziert.

H. Zur Therapie

Häufig müssen Kriseninterventionen bei akuten Intoxikationspsychosen, komplizierten Rauschverläufen und chronischen psychotischen Zustandsbildern durch ein längerfristiges therapeutisches Konzept ergänzt werden. Immer weist der Drogenabusus junger Menschen auf eine Krise ihrer Entwicklung hin. Die psychotische Symptomatik wächst bei vielen Drogenkonsumenten gleichsam aus jugendlichen Entwicklungskrisen und zunehmenden Konfliktsituationen heraus, ohne daß sich vorher eindeutige Zeichen einer psychotischen Entgleisung erkennen lassen.

Die Relevanz der speziellen Drogeneffekte tritt in den therapeutischen Gesprächen sehr bald zurück hinter den Auffälligkeiten der Lebenssituation und den speziellen Motivationen, die zu dem Drogenabusus geführt haben. Das ganze Spektrum jugendlicher Reifungskrisen, Konflikte in Elternhaus, Schule und Beruf, Labilität des Selbstwertgefühls und Statusunsicherheit, Gefühle des Alleinseins und des Verlangens nach tragfähigen Kontakten, hilfreichen Orientierungen und nach Sinnerfüllung des Lebens findet sich in dem vielfältigen Motivationsgefüge jugendlicher Drogenkonsumenten wieder.

Nach Abklingen der akuten Symptomatik ist immer der Frage der Notwendigkeit spezieller weiterer Behandlungsmaßnahmen nachzugehen. Horror-Trip-Erlebnisse und Flash-back-Phänomene können eine so starke Intensität erlangen, daß psychotherapeutische Gespräche und eine sedierende anxiolytische Pharmakotherapie für einen längeren Zeitraum notwendig sind. Treten suizidale Impulse auf, ist oft eine stationäre Behandlung nicht zu umgehen. Die Verabreichung von Benzodiazepinen muß immer auf die akute Krisenintervention beschränkt bleiben.

Nach chronischem Drogenabusus sind häufig depressiv-apathische Syndrome zu beobachten, die von grüblerischen Reflexionen, Selbstmitleid, schweren Selbstwertkrisen und suizidalen Impulsen begleitet sein können. Es treten Gefühle der existentiellen Leere und totalen Hoffnungslosigkeit mit Todesgedanken, Schuldgefühlen, quälenden Skrupeln und paranoiden Befürchtungen auf. Bei diesen ausgeprägten depressiven Zustandsbildern ist oft eine medikamentöse Behandlung mit Thymoleptika angezeigt.

Schwierig ist die Behandlung von Drogenkonsumenten, die die psychotischen Phänomene als positive und weiterhin erstrebenswerte Bereicherung ihres Lebens und „Bewußtseinserweiterung" beurteilen. Schizophrene Patienten mit einem Residualsyndrom beklagen manchmal das Versanden ihrer psychischen Kräfte, das Fehlen der früheren Drogenerlebnisse, so daß ihnen die Realität nicht erträglich erscheint und sie durch erneute Drogeneinnahme an die früheren Drogenerfahrungen anknüpfen möchten.

Sehr viel häufiger haben die psychotischen Erlebnisse jedoch eine tiefe Verunsicherung hinterlassen, zu Selbstwertkrisen und Ängsten geführt, die die weitere Entwicklung gefährden. Mit dem Drogenabusus hat ein verhängnisvoller circulus vitiosus eingesetzt. Die aus der jugendlichen Entwicklungszeit resultierenden Konflikte haben sich chronifiziert und mit psychotischen Drogenerlebnissen verbunden. Die Suche nach Stabilisierung des Selbstwertgefühls und personaler

Identität hat zu der tragischen Entwicklung psychotischer Zustandsbilder mit eigengesetzlichem Verlauf geführt.

Bei der Behandlung dieser Patientengruppen sind spezielle Aspekte zu beachten:

Drogeninduzierte und eigengesetzlich ablaufende Psychosen stellen keine eigenständige Gruppe von Psychosen dar, deren psychopathologisches Erscheinungsbild und Verlauf sich gegenüber endogenen Psychosen eindeutig abgrenzen ließe. Die Pharmakotherapie ist nicht von der Behandlung endogener Psychosen grundlegend zu unterscheiden. Für die Therapie drogeninduzierter Psychosen gelten deshalb die Leitlinien der neuroleptischen und thymoleptischen Behandlung endogener Psychosen überhaupt (BENKERT u. HIPPIUS 1986).

Eine besondere Bedeutung hat die therapeutische Einflußnahme auf die speziellen motivationalen Zusammenhänge und die individuellen Krisen- und Belastungssituationen, die zum Drogenabusus beigetragen haben.

Immer wird die Gefahr eines erneuten Drogenabusus, der alle therapeutischen Bemühungen zum Scheitern verurteilen kann, zu beachten sein. Nicht nur psychotische Erlebnisse und sich abzeichnende Residualsyndrome, sondern v.a. auch reaktive Belastungen und unerträglich erscheinende Konflikte können zum erneuten Drogenabusus motivieren.

Die Therapie drogeninduzierter psychotischer Zustandsbilder hat deshalb v.a. drei Schwerpunkte, die in unterschiedlichem Grade miteinander verbunden sind: Liegt eine ausgeprägte Psychose vor, steht eine Pharmakotherapie mit Neuroleptika (und/oder Thymoleptika), oft in stationärem Rahmen, im Vordergrund. Immer ist eine psychotherapeutische Begleitung erforderlich. Ist die weitere Suchtgefahr besonders hoch einzuschätzen, kann vor der Einleitung von Maßnahmen der Resozialisierung und Rehabilitation eine längere stationäre Behandlung in einer entsprechenden therapeutischen Einrichtung erforderlich sein.

Literatur

Benkert O, Hippius H (1986) Psychiatrische Pharmakotherapie, 4. Aufl. Springer, Berlin Heidelberg New York Tokyo

Beringer K (1927) Der Mescalinrausch. Springer, Berlin

Bonhoff G, Lewrenz H (1954) Über Weckamine (Pervitin und Benzedrin). Springer, Berlin Göttingen Heidelberg

Bron B (1982) Drogenabhängigkeit und Psychose. Psychotische Zustandsbilder bei jugendlichen Drogenkonsumenten. Springer, Berlin Heidelberg New York

Bron B (1983) Horror-Trip und Echo-Psychose. In: Faust V (Hrsg) Suchtgefahren in unserer Zeit. Hippokrates, Stuttgart

Connell PH (1958) Amphetamine psychosis. Chapman and Hall, London

Faust V, Rothenbacher H, Leutner V (1983) Rauschdrogen-Notfall. In: Faust V (Hrsg) Suchtgefahren in unserer Zeit. Hippokrates, Stuttgart

Hampton WH (1971) Observed psychiatric reactions following use of amphetamine and amphetaminelike substances. Bull NY Acad Med 37:167

Hasse HE (1975) Der Drogennotfall. In: Waldmann H, Zander W (Hrsg) Zur Therapie der Drogenabhängigkeit. Vandenhoeck u. Ruprecht, Göttingen

Hasse HE (1980) Drogenabhängige in der psychiatrischen Praxis. Therapiewoche 30:1219–1227

Heinemann C (1980) Posthalluzinogenes neurotisches Syndrom – differentialdiagnostische Abgrenzung. In: Keup W (Hrsg) Folgen der Sucht. Thieme, Stuttgart

Huber G (1972) Klinik und Psychopathologie der organischen Psychosen. In: Kisker KP, Meyer JE (Hrsg) Psychiatrie der Gegenwart, 2. Aufl, Bd 2. Springer, Berlin Heidelberg New York
Leuner H (1962) Die experimentelle Psychose. Springer, Berlin Göttingen Heidelberg
Leuner H (1981) Halluzinogene. Psychische Grenzzustände in Forschung und Psychotherapie. Huber, Bern Stuttgart Wien
Maier HW (1926) Der Kokainismus. Thieme, Leipzig
Panse F, Klages W (1964) Klinisch-psychopathologische Beobachtungen bei chronischem Mißbrauch von Ephedrin und verwandten Substanzen. Arch Psychiatr Nervenkr 206:69–95
Pietzcker A (1981) Akute und chronische Intoxikationen durch Drogen. In: Hopf H Ch et al. (Hrsg) Neurologie in Praxis und Klinik, Bd II. Thieme, Stuttgart New York
Schwarz CJ (1968) The complications of LSD: A review of the literature. J Nerv Ment Dis 146:174–186
Steinbrecher W (1975) Die klinischen Gesamtsyndrome bei Mißbrauch und Sucht unter besonderer Berücksichtigung intern-neurologischer Befunde. In: Steinbrecher W, Solms W (Hrsg) Sucht und Mißbrauch, 2. Aufl. Thieme, Stuttgart
Stringaris MG (1939) Die Haschischsucht (2. Aufl. 1972). Springer, Berlin
Täschner K-L (1980) Rausch und Psychose. Psychopathologische Untersuchungen an Drogenkonsumenten. Kohlhammer, Stuttgart
Täschner K-L (1983) Therapie der Drogenabhängigkeit. Ein Handbuch. Kohlhammer, Stuttgart Berlin Köln Mainz
Tegeler J, Schloemer P, Proell R (1984) Schnüffelsucht bei Jugendlichen. Münch Med Wochenschr 126:676–678
Waldmann H, Hasse HE (1974) Verlaufsform der Nachhall-Psychose (Flash back) und ihre Bedeutung für die Therapie. In: Scheidt J von (Hrsg) Die Behandlung Drogenabhängiger. Nymphenburger, München
Woggon B (1974) Haschisch, Konsum und Wirkung. Springer, Berlin Heidelberg New York

Die Behandlung Drogenabhängiger

D. LADEWIG

INHALTSVERZEICHNIS

A. Allgemeiner Teil . . . 360
I. Allgemeine Rahmenbedingungen von Behandlungen . . . 360
II. Krankheitscharakter und Behandlungsbedürftigkeit . . . 361
1. Differenzierung von Behandlungszielen . . . 361
2. Das Problem der juristischen Implikation . . . 362
3. Motivation zum Drogengebrauch und Hilfe-suchen-Verhalten . . . 364
4. Organisation von Hilfsangeboten . . . 365
B. Spezieller Teil . . . 366
I. Interventionsbereich . . . 366
1. Früherfassung . . . 366
2. Notfallbehandlung . . . 366
a) Suizidalität . . . 367
b) Intoxikation mit Opiaten . . . 367
c) Panikreaktionen . . . 368
d) Intoxikation mit Psychostimulanzien . . . 369
e) Intoxikation mit Phenzyclidin . . . 369
3. Krisenintervention . . . 370
4. Behandlungsphasen . . . 370
a) Kontaktaufnahme . . . 370
b) Entzugsbehandlung . . . 371
c) Entwöhnungsbehandlung . . . 373
d) Rehabilitation . . . 373
II. Besondere Therapieformen . . . 374
1. Pharmakotherapie . . . 374
a) Psychopharmakotherapie . . . 374
b) Suchtmittelersatzbehandlung . . . 375
c) Opiatantagonisten . . . 377
2. Psychotherapie . . . 378
a) Tiefenpsychologie . . . 379
b) Verhaltenstherapie . . . 380
c) Familientherapie . . . 383
d) Gruppentherapie . . . 384
e) Milieutherapie . . . 385
III. Entwicklungschancen Opiatabhängiger. Methodische Aspekte . . . 386
1. Ergebnisse von Verlaufsstudien . . . 388
Literatur . . . 390

A. Allgemeiner Teil

I. Allgemeine Rahmenbedingungen von Behandlungen

Behandlung geschieht zwischen Patienten, Mitpatienten und Therapeuten. Dabei werden eine bestimmte Therapierichtung (z. B. Verzicht auf Medikamente) und spezifische Modalitäten (z. B. Kombinationen von verhaltens- und gesprächspsychotherapeutischen Verfahren) gewählt. Therapie findet in einer bestimmten Umwelt statt, in der z. B. die Gemeindenähe einer Einrichtung, allgemeine Einstellungen gegenüber Drogenabhängigen oder sozioökonomische Faktoren, wie die allgemeine Beschäftigungslage, wichtige intervenierende Variablen darstellen. Standortprobleme einer Drogenklinik, die Abwicklung von Kostengutsprachen für Behandlungen in außerpsychiatrischen Behandlungseinrichtungen oder die erwähnte Grundeinstellung gegenüber Abhängigen, etwa die Mischung von naivem Helfertum, Ignoranz oder entschiedener Ablehnung, signalisieren einige Klippen, die den „Weg" *Therapie* (WANKE 1983) beschwerlich machen.

Es ist auffällig, wie Therapiepessimismus nicht nur in und Öffentlichkeit verbreitet, sondern Therapie von Drogenabhängigen auch bei Fachleuten mißverstanden wird oder – leider auch im Rahmen der allgemeinen Entwicklung in der Psychiatrie – erst spät die notwendige Beachtung erhielt. Die gegenüber den Therapiechancen von Neurotikern nicht ungünstigeren Chancen von Suchtpatienten erklären kaum allein die manchenorts anzutreffende resignative Grundhaltung gegenüber der Therapie suchtmittelabhängiger Patienten. Es sind gewisse, den Drogenkonsum tolerierende oder sogar fördernde Einstellungen, die die Chancen Drogenabhängiger, ohne Drogen zu leben, erschweren. So begegnen wir defätistischen Thesen, wie jener, die Welt sei bedroht, unser Überleben unsicher, „warum sollte der Mensch nicht Substanzen benützen, um sich das Leben leichter zu machen", oder einer anderen, die propagiert, daß der Umgang mit Suchtmitteln ein altes Kulturgut des Menschen sei, Drogen zu verbieten, eine Entmündigung des Menschen beinhalte. Derartige und andere Thesen legitimieren nicht nur den Konsum, sondern sie legitimieren paradoxerweise auch die Resignation gegenüber den „kaputten Fixern".

Auf der anderen Seite begegnen wir heute einer Ausbreitung des Suchtbegriffs. Wenn in letzter Zeit vermehrt auch den nicht-substanzbezogenen Abhängigkeiten Beachtung geschenkt wird (BUEHRINGER et al. 1985), bedeutet dies vermehrte Sensibilisierung für Veränderungsbereitschaften im Bereich der allgemeinen Lebensführung und damit auch eine verbesserte Chance für Früherfassung und Resozialisation von Drogenabhängigen.

Genau so wenig wie es *das* „Drogenproblem" gibt, gibt es *die* Lösung desselben. Lösungsansätze sind von Rahmenbedingungen wie Gesundheitspolitik, Finanzen, Mitarbeiterausbildung, Klienten und Einzugsgebieten abhägig, die sich laufend verändern, was bei der Planung und Durchführung von Therapien zu berücksichtigen ist. BUEHRINGER (1981) weist zu Recht darauf hin, daß ein derartiger systemtheoretischer Ansatz „eine systematische und zielgerichtete Planung, eine empirische und hypothesenorientierte Überprüfung der eigenen Überzeugungen sowie eine kontinuierliche Erfassung möglicher Veränderungen von Bedingungen, die Auswirkungen auf das eigene System haben können (z. B. Therapieprogramm, Einrichtung oder Versorgungsgebiet)“, notwendig macht.

Nur am Rande sei hier angemerkt, daß die übliche Aufteilung in Alkoholismus, Medikamentenabhängigkeit und Drogenabhängigkeit nicht unbedingt zu einer Tradition werden muß und die Gründe für spezialisierte Behandlungseinrichtungen häufiger aus den Eigenschaften des Behandlungssettings als aus den Bedürfnissen der Abhängigen abzuleiten sind. In den Basler Therapiesymposien haben wir versucht, sowohl den Drogen-, Alkohol- und Medikamentenbereich einzubeziehen (LADEWIG 1980, 1982, 1984).

II. Krankheitscharakter und Behandlungsbedürftigkeit

1. Differenzierung von Behandlungszielen

Es gibt definierte Techniken, um das Bedürfnis nach Drogen zu reduzieren. Wenn wir erfahren, daß 70% der stationär behandelten Drogenabhängigen arbeitslos sind, wird die Komplexität des zu behandelnden Gegenstandes deutlich. Der Therapeut steht in einem Dilemma. Soll er angesichts der Arbeitslosigkeit Rückfallprophylaxe betreiben, bis sein Patient Arbeit gefunden hat? Sicherlich nicht. Hier wird deutlich, daß eine klare Zielsetzung des therapeutischen Auftrages nötig ist, um therapeutisches Handeln zu definieren und bezüglich seiner Wirksamkeit zu untersuchen.

Es gibt kein umfassendes theoretisches Suchtmodell. Auch wenn die moderne biologische Opiatforschung in den nächsten Jahren Fortschritte erzielen und uns das Verständnis der Opiatwirkung näherbringen wird, ist leider nicht zu erwarten, daß sich hieraus therapeutische Konsequenzen ableiten lassen. Im Vordergrund wird weiterhin die Balancierung von Sozialisationsdefiziten und Sozialisationschancen stehen. Wir verstehen Drogenabhängigkeit als eine Form psychosozialen Leidens, womit hervorgehoben werden soll, daß eine Substanzabhängigkeit nicht nur als klinisches Syndrom, sondern auch als Bestandteil einer Lebensgeschichte aufzufassen ist (UCHTENHAGEN 1984).

Therapie wird damit Hilfe zur Selbsthilfe. Hiermit wird eine Grundhaltung angesprochen, die impliziert, daß der Therapeut offen ist für die gesunde Seite des anderen und daß Sucht im Leben des Betroffenen einen Sinn hat. Das bedeutet letztlich auch Anerkennung der Funktionalität repetitiver Suchthandlungen, etwa im Dienst der Befindlichkeitssteuerung, der Affektabwehr, z. b. der Abwehr von Scham- und Versagergefühlen oder der Abwehr aggressiver Phantasien oder der subjektiv erfahrenen Stabilisierung narzißtischer Defizite. Damit wird deutlich, daß Therapie nicht nur Drogenverzichtsdeklaration meint, sondern eine Veränderungsbereitschaft voraussetzt, die erst über kognitiv-emotionale Prozesse, wie z. B. Selbstakzeptanz des Betroffenen und gewonnene Selbstsicherheit, möglich wird. Selbstakzeptanz ermöglicht Akzeptanz der Therapie. Zwischen der Akzeptanz der Therapie und der vom Patienten eingeschätzten Wirksamkeit besteht ein Zusammenhang. Je größer beim Patienten die Akzeptanz ist, desto eher mißt er der Behandlung auch eine langfristige Wirkung bei (RASCHKE et al. 1984).

Sowohl die Entwicklung zur Drogenabhängigkeit wie die Befreiung von der Sucht, mit dem Ziel Drogenabstinenz und soziale Selbständigkeit zu erreichen, sind Langzeitprozesse. Eine Klärung und fortlaufende Überprüfung von Therapiezielen in der Hier- und Jetzt-Situation ist ein wichtiges Element in der Arbeit von Patient und Therapeut, aber auch in der Stellung von Drogentherapieprogrammen in der Öffentlichkeit. Liegt zwischen dem Therapieziel des Therapeuten und dem des Patienten Kongruenz vor, hat Therapie reale Chancen; kann diese nicht oder nur teilweise erreicht werden, erhält Therapie für den einen oder anderen Teil eine Alibifunktion.

Es gibt verschiedene Motive, Drogen zu konsumieren. Die überwiegende Zahl von Drogenkonsumenten bedarf im allgemeinen keiner Behandlung. Drogenkonsum läßt sich unter dem Aspekt eines Selbstbehandlungsversuches verstehen. Ist der Drogenkonsum dysfunktional mit der Bewältigung einer Krise, z. B. weil Intoxikationen auftreten oder kommt es zu atypischen Reaktionen auf die Drogeneinnahme, z. B. atypischen Räuschen, ist Hilfe angezeigt. Erfolgt diese nicht oder ungenügend, kann sich ein chronifizierender Drogengebrauch mit dem Folgesyndrom einer Abhängigkeit oder anderer somatischer oder psychosozialer Problembereiche entwickeln. Dies bedeutet bezüglich der Therapieziele, daß

1. Drogenabhängigkeit als klinisches Syndrom (304.0–304.6 nach ICD 9) mit
2. individueller „Hintergrundstörung" wie
   - Persönlichkeitsstörungen mit dauerhaften Fehlhaltungen (301–301.7 nach ICD 9 und 301.81–301.83 nach DSM III),
   - Neurosen (300.0–300.8) oder
   - affektiven Psychosen (296.1–296.5 nach ICD 9) und
3. Folgesyndromen des Substanzgebrauchs wie
   - Intoxikations- und Entzugspsychosen (292.0–292.2),
   - Anpassungsstörungen (309.1–309.4) u. a.

zu behandeln sind. Daraus ergibt sich, daß wir Substanzabhängige aus der Sicht eines Krankheitsmodelles behandeln. Auf andere Modelle wurde an anderer Stelle eingegangen (LADEWIG u. BATTEGAY 1976). So wichtig diese Auffassung von Sucht als Krankheit ist, so sehr ist gerade der praktische Umgang mit einem solchen Konzept nicht immer leicht. Ist Symptomminimalisierung das selbstverständliche Therapieziel bei allen Krankheiten und sonstigen Störungen des körperlichen, psychischen und sozialen Wohlbefindens, kann die Minderung des Leidensdruckes beim Süchtigen gerade verhindern, daß zugrunde liegende Störungen angegangen werden können. Seitens des Patienten sind Schweregrad der Substanzabhängigkeit, resp. allfälliger Folgen einerseits sowie die Motivation und die Erwartung des Patienten an die Therapie andererseits, entscheidend für die Wahl einer entsprechenden Behandlungsstrategie.

2. Das Problem der juristischen Implikation

Historisch gesehen (LADEWIG 1985), gibt es zwei Entstehungsbereiche der Opiatabhängigkeit, die bezüglich der Behandlung auch heute noch im Auge zu behalten sind: Die Verfügbarkeit der Droge und psychosoziale Ursachen des Drogengebrauchs im engeren Sinne. Die Morphinabhängigkeit wurde erstmals anläßlich der amerikanischen Sezessionskriege (1861–1865) und im deutsch-französischen Krieg (1871/72) beobachtet, als man den Verwundeten die Selbstinjektion von Morphin überließ und in der Folge feststellte, daß eine Anzahl von Soldaten später weiterhin Morphin verlangte. Die Einschränkung der „Giftnähe", der Versuch der Prohibition gefährlicher Drogen, hat zur Entwicklung internationaler Übereinkommen geführt. Die unglückliche Gleichstellung verschiedenartiger – weil bezüglich Wirkung und Gefährlichkeit unterschiedlicher – Substanzen, und die in den verschiedenen Weltregionen unterschiedlichen Bedürfnisse an eine internationale Kontrolle, haben immer wieder Kritik an den internationalen Übereinkommen wachgerufen. Wir begegnen heute einerseits einer Auffassung, die eine Liberalisierung insbesondere von Cannabis, gelegentlich sogar von Heroin, fordert, während andererseits auf dem Medikamentensektor vom Staat verstärkte Kontrollfunktionen erwartet werden.

Neben Verboten bezüglich des Umganges mit bestimmten Drogen implizieren sowohl das deutsche wie das schweizerische und das österreichische Betäubungsmittelgesetz therapeutische Intentionen. Die Kombination von Therapie/Sanktion bewirkt nicht selten eine schwer durchdringbare Verschleierung jeden Tuns und impliziert damit vielfältige Lücken. So wünschbar und selbstverständlich der Gesichtspunkt von „Therapie statt Strafe" an sich ist, so schwierig oder unmöglich ist die Abgrenzung von Konsument und Dealer. Der Versuch, aus der Konfrontation mit den Konsequenzen einer gerichtlichen Verurteilung eine Motivation für eine Behandlung zu erreichen (Kleiner 1976), mag gelegentlich den gewünschten Erfolg zeitigen. Der Befund, daß der überwiegende Anteil von Klienten heute mit gerichtlichen Auflagen in stationäre Langzeiteinrichtungen eintritt (Dvorak 1984; Klett 1984), bestätigt diese Praxis. Gleichzeitig muß man sich aber vor Augen halten, daß der größere Teil von Fixern nach wie vor nicht den Weg in therapeutische Einrichtungen findet, sondern sich in punitiven Institutionen befindet und dort – außer in den an einer Hand abzuzählenden spezialisierten Einrichtungen des Strafvollzuges – ein Problem darstellt, mit dem zwar ansatzweise umzugehen gelernt wurde, wie Tagungen in Berlin (Bundesarbeitsgemeinschaft der Ärzte und Psychologen in der Straffälligenhilfe 1984) oder Rüschlikon/ZH (Bachmann 1985) zeigen. Neben dem Faktum der Strafanstalten, die mit Konsumentendealern überfüllt sind, müssen ganz allgemein die Folgen der Sekundärkriminalisierung, so Diebstähle, Einbrüche, Überfälle, aber auch das Abgleiten, die sekundäre Verelendung der Drogenabhängigen, ihre Distanz gegenüber Hilfsangeboten bis hin zu Loyalitätskonflikten vieler Mitarbeiter in Drogenberatungsstellen, gesehen werden. Die laufende Diskussion über die Entkriminalisierung des Drogenkonsumenten oder die Reduktion des Strafmaßes für Konsumentendealer ist wichtig; wahrscheinlich wichtiger als neue Gesetzesnovellen. Die Gerichtspraxis weist bereits heute auf eine gegenüber dem Zeitpunkt 1975 veränderte Haltung hin. Die Frage, ob wir auch ohne Betäubungsmittelgesetz überleben, ist spekulativ. Einen allfälligen generalpräventiven Nutzen gegen das individuelle Risiko abzuschätzen, ist heute kaum möglich. Was aber bereits heute und morgen nötig scheint, ist das Bemühen, Drogen so unattraktiv wie möglich zu machen. Wenn sich vielerorts die Erkenntnis verbreitet, daß das Ausmaß alkoholischer Langzeitschäden dasjenige der meisten Drogen überschreitet, ist damit ein wichtiger Schritt in Richtung einer „Entdämonisierung" der Droge getan. Das bedeutet weiter, sich aktiv gegen offen oder verkappt befürwortende Drogen-Ideologien einzusetzen. Ob und in welcher Form Drogen durch den Staat lizenziert und abgegeben werden dürfen, ist ein politischer Entscheid, bei dessen Zustandekommen die Sorge des Arztes und nicht eine allfällige puritanische Grundhaltung beteiligt sein sollte.

3. Motivation zum Drogengebrauch und Hilfe-suchen-Verhalten

Neben der „Griffnähe" als Resultante von Wechselwirkungen von Droge und Umwelt gibt es ein Ursachenbündel aus den Wechselwirkungen zwischen Umwelt und Persönlichkeit. Opium war schon immer ein Schmerz- und Schlafmittel, und *Paracelsus* sah die Funktion des Laudanums insbesondere da, „wo es zum Tode reichen will" (zit. nach SCHMITZ 1982). Andererseits warnte der Arzt und Naturforscher KAEMPFER vor dem Mißbrauch des Opiums, weil: „Leute, die einen unüberwindlichen Ekel vor ihrem Leben oder vor Kränkungen, die sie erdulden müssen, haben, sich dem Tod weihen ..." (zit. nach SCHMITZ 1982). Der opiumabhängige Romantiker DE QUINCEY (zit. nach DIECKHOFF 1982) beobachtete in Manchester Arbeiter aus Baumwollfabriken, die sich „mit erstaunlicher Schnelligkeit das Opiumessen angewöhnten, so daß jeden Samstagnachmittag die Apotheker ihre Ladentische mit Pillen zu 1, 2 oder 3 Gran spickten, um für die am Abend einsetzende Nachfrage gerüstet zu sein". Die unmittelbare Ursache dieser Angewohnheit seien die niedrigen Arbeitslöhne, die es dem Arbeiter nicht erlaubten, sich mit Bier oder Spirituosen zu betäuben, und es sei zu erwarten, daß das Laster mit steigenden Löhnen wieder verschwinde.

Drogenabhängigkeit als Ausdruck von *Wechselwirkungen* (KIELHOLZ et al. 1972) impliziert weiter die Wirksamkeit von *Risikofaktoren* (LADEWIG u. GRAW 1982; UCHTENHAGEN u. ZIMMER-HOEFLER 1985), die erklären, warum bestimmte Individuen oder Gruppen von Menschen eher abhängig werden. Der elterliche Drogen-, Alkohol-, Medikamenten- oder Tabakkonsum ist als Risikofaktor ebenso bekannt wie die Orientierungs- und Zukunftsunsicherheit, der sich der Heranwachsende in unserer Industriegesellschaft ausgesetzt fühlt.

Wenn wir heute von Drogenabhängigen sprechen, haben wir im wesentlichen Jugendliche und junge Erwachsene vor unserem Auge, die Drogen vom Opiattyp oder Stimulantien (Kokain, Amphetamin), selten Halluzinogene, häufig zusätzlich Alkohol und Medikamente vom Benzodiazepintyp oder Cannabis benützen. Wir haben dabei gleichzeitig das Bild eines Menschen vor uns, der, aus der unteren oder oberen Mittelschicht kommend, Drogen benützt, um ein Gefühl der Benachteiligung, der inneren *Leere* und *Langeweile* zu korrigieren. Die angesprochenen Motive erklären, warum die meisten Drogenbenützer weiter mit der Droge leben wollen und zumeist erst durch äußeren Druck, durch gravierende Ereignisse, eventuell auch nach wiederholten Selbstentziehungsversuchen oder auch nie bereit sind, Hilfe zu suchen, gelegentlich bewußt, um sich über „caritative" Hilfsangebote nicht zu Hilfeabhängigen zu machen.

4. Organisation von Hilfsangeboten

Es ist offenkundig, daß das gegenwärtige Hilfssystem zwar in den vergangenen 15 Jahren eine beachtliche Ausweitung gefunden hat, aber auch heute und wahrscheinlich auch in Zukunft nur einem Teil der Abhängigen angemessene Interventionen und Langzeithilfen anbieten kann. Die rechnerische Effizienz ist gering. 2000 Therapieplätze für 50000 Heroinabhängige in der Bundesrepublik Deutschland – um zwei Zahlen zu nennen (TAESCHNER 1983) – führen uns in ein unnötiges Dilemma, wenn wir daraus schließen wollen, für die restlichen 48000 Heroinabhängigen ambulante Therapie en bloc anbieten zu wollen. Nötig ist eine andere Definition von Hilfe: Nicht totale Versorgung aller Abhängigen, die irgendwie zu berechnen oder zu erfassen sind, sondern angemessene und differenzierte Hilfsangebote für diejenigen, die Hilfe suchen.

Das Hilfsangebot muß sich an den Bedürfnissen von Zielgruppen orientieren, die selber in einem stetigen Wandlungsprozeß begriffen sind. Es gibt den jugendlichen Drogenabhängigen, der im Familienverband lebt; es gibt den vereinsamten Junkie, der in einer Grauzone zwischen Drogenszene und staatlicher Drogenhilfe lebt; es gibt den sozial stabilisierten Drogenabhängigen, der in einem labilen Gleichgewicht zwischen Rückfallgefährdung und Rückfindung in die Gesellschaft lebt. Lebt der Abhängige im Familienverband, müssen wir versuchen, die ganze Familie einzubeziehen; lebt der Betreffende auf der Straße, ist Street-work einerseits und Koordination von Hilfsangeboten die Modalität des Zuganges; für diejenigen schließlich, die den Weg zur Behandlung gefunden haben oder in Nachbehandlung stehen, geht es z. B. um das Unterhalten von Nachsorgegruppen, von Übergangsheimen, beruflichen Ausbildungs- und Arbeitsmöglichkeiten. Wenn die Bedürfnisse Drogenabhängiger angesprochen werden, ist davon auszugehen, daß bei einer überwiegenden Anzahl Drogenabhängiger überhaupt erst eine therapeutische Ausgangssituation, z. B. im Sinne einer Pause oder einer Standortbestimmung, zu schaffen ist.

Der Schwerpunkt der Drogenhilfe liegt wohl eindeutig im ambulanten Bereich. Wegen des immer wieder aktuellen Aspektes der Effizienz der ambulanten Drogenarbeit stoßen wir immer wieder auf die Bedeutung des „nicht-motivierten", behandlungsuneinsichtigen und depravierten Fixers. Ob und wann ein Abhängiger aufgrund z. B. des Ausmaßes einer Verwahrlosung oder Selbstgefährdung fremde Hilfe benötigt, macht kompetente Entscheide im Einzelfall nötig. Es muß nicht betont werden, daß Behandlung – auch wenn sie unter starkem innerem oder äußerem Druck beginnt – Einverständnis und Bereitschaft mitzumachen, voraussetzt. Gerade weil süchtiges Verhalten über weite Strecken zwanghaftes Verhalten ist, muß aber ein Restbereich von Freiheit und Freiwilligkeit wahrgenommen und unterstützt werden. Jede Behandlung in einem geschlossenen – in praxi, halbgeschlossenen oder halboffenen – Rahmen stellt hohe Anforderungen an Mitarbeiter und Leitung einer derartigen Einrichtung. Sie stellt aber auch Anforderungen an vorgeschaltete und nachgeschaltete Einrichtungen. Eines der großen Probleme in der Drogenhilfe ist die mangelhafte Koordination zwischen den ambulanten, stationären und Nachsorgeeinrichtungen, zwischen Einrichtungen verschiedener Träger, zwischen Einrichtungen verschiedener Mentalitäten. Wenn sich das Problem des „nicht-motivierten" Fixers auch nicht gänzlich auf dasjenige der „nicht-motivierten“ Institutionen reduzieren läßt, ist nur allzu offensichtlich, daß auch bei diesen ein gewisser „Krankheitsgewinn“ mitspielt. Es ist eindrücklich sich vor Augen zu halten, wie im Japan der Ende Vierziger-, anfangs der Fünfziger-Jahre das Problem der Behandlung von ca. 500000 Amphetaminabhängigen innert weniger Jahre durch ein Zusammenwirken staatlicher und privater Initiativen aufgefangen werden konnte, weil das Problem viel bewußter erlebt und nicht, wie bei uns in weiten Kreisen, bagatellisiert oder verdrängt wurde.

B. Spezieller Teil

I. Interventionsbereich

Zu den *Interventionsbereichen* gehören die Früherfassung, die Notfallbehandlung, die Krisenintervention, dann die Therapie mit den Phasen der Kontaktnahme, Entzugs- und Entwöhnungsbehandlung, der Rehabilitation und Nachsorge.

1. Früherfassung

Die Früherfassung der Drogenabhängigkeit kann u. U. das Abgleiten in schwerere Suchtformen mit entsprechenden sozialen Folgeerscheinungen verhindern. Sie wird am ehesten gewährleistet, wenn sich die Betroffenen ohne Angst vor strafrechtlichen oder administrativen Konsequenzen freiwillig zur Behandlung melden können. Öffentlichkeitsarbeit verfolgt den gleichen Zweck, indem sie praktisch wichtige und für die Betreuung und Behandlung wegweisende Informationen vermitteln soll. In den vergangenen Jahren sind hierzu eine Fülle von Schriften (z. B. LADEWIG et al 1983), Filmen und anderen Materialien veröffentlicht worden (s. a. FESER 1981).

2. Notfallbehandlung

Nicht selten realisiert der Betroffene oder seine Umgebung erst in der Notfallsituation, daß Hilfe benötigt wird. Neben der lebensrettenden Sofortmaßnahme stellt sich in der Notfallsituation die Gelegenheit zur Anbahnung einer weiterführenden Therapie. Jede Drogeneinnahme, aus welchem Motiv sie erfolgt, kann aufgrund der pharmakologischen Eigenschaften unvorhergesehene Reaktionen nach sich ziehen. Dies ist besonders möglich bei Überdosen, reduzierter Toleranz, bei besonders reinen Heroin- oder Kokaingemengen oder bei toxischen Beimengungen. Periodische Analysen von Straßendrogen können dieses Risiko reduzieren (SCHNOLL u. VOGEL 1971). Im allgemeinen klingen Intoxikationen innert weniger Stunden ab. Sorgfältige medizinische Überwachung sowie Schutz vor Selbst- und Fremdgefährdung sind die wichtigsten Maßnahmen. Zu beachten ist ein adäquater Umgang mit dem Intoxikierten; zu vermeiden sind grelles Licht, lautes Reden, frontale Begegnung, weil sie mißinterpretiert werden können oder Angst auslösen. Die Kunst der Ablenkung, sei es auf Gegenstände im Raum, Musik oder einfache Aufgabenstellungen, vermittelt Entspannung.

Die Substanzen, die zu einer notfallmäßigen Intervention Anlaß geben, sind vor allem Alkohol und Sedativa, dann Heroin, Kokain, Lösungsmittel, seltener Halluzinogene und Antiparkinsonmedikamente und selten Antidepressiva und Neuroleptika, deren Einnahme meist in suizidaler Absicht erfolgt. Im Rahmen dieses Kapitels sei nicht auf die intermedizinische Seite (anaphylaktischer Schock, Sepsis, Endo-Myokarditis, Meningitis, Pneumonie, Hirn- oder Lungenabszesse, subdurales Hämatom, Nephritis, Myoglobinurie u. a.) eingegangen (CHERUBIN 1971; QUADRI u. RUSSI 1985). Bei jeder Intoxikation muß nach Abklingen derselben die Suizidalität abgeklärt werden.

a) Suizidalität

Sucht läßt sich als protrahierter Suizid interpretieren. Ein hoher Prozentsatz von Drogenabhängigen verübt Suizidversuche oder endet durch Suizid (BSCHOR u. WESSEL 1983; HAENEL u. MALL 1983). Drogenintoxikation hat häufig den Charakter einer parasuizidalen Handlung. Folgende Leitgedanken zum Umgang mit dem suizidalen Drogenabhängigen seien zusammengefaßt. Die beste Selbstmordprophylaxe setzt eine gute affektive Bindung des Suizidgefährdeten an eine Bezugsperson voraus. Er muß sich aussprechen, namentlich Gefühle seiner Enttäuschungen und Kränkungen äußern können. Dabei geht es einmal um die Abfuhr von aggressiver Triebspannung, zum andern um das Wiedererreichen eines kohärenten Selbstwertgefühls. Namentlich beim jugendlichen Drogenpatienten kann sich in einer suizidalen Situation zum Therapeuten eine enge Beziehung entwikkeln; u. U. erlebt der Betreffende den Therapeuten in seinem regressiven Zustand als primäre Bezugsperson.

Es ist in einem zweiten Schritt in der Beziehung zum suizidalen Drogenpatienten im Hinblick auf die Realität eines Arbeitsbündnisses wichtig, ihn anzuhalten, daß er ein Versprechen abgeben kann und sich bei einer Bezugsperson meldet, wenn seine destruktiven Regungen wieder stärker werden. Zur Erleichterung des Umgehens mit den suizidalen Impulsen sowie zur Dämpfung der Angst sind anxiolytisch und sedierend wirkende Antidepressiva oder Tranquilizer indiziert (PÖLDINER 1968).

b) Intoxikation mit Opiaten

Notfallsituationen ergeben sich durch Intoxikationen mit Heroin oder anderen Opiaten, wobei nicht selten zusätzlich auch Sedativa und Alkohol mitspielen. Es kommt vor allem dann zu Opiatvergiftungen, wenn die üblicherweise wenig Heroin enthaltenden Heroingemenge einen höheren Reinheitsgrad aufweist, oder wenn sich die Opiattoleranz zurückgebildet hat. Leitsymptome der Opiatvergiftung sind Miosis, Koma und Atemdepression. Letztere äußert sich durch oberflächliche Atmung und globale respiratorische Insuffizienz. Das Lungenödem als komplexe Folge von anaphylaktischer Reaktion, Mikroembolie und Atemdepression ist die gefährlichste Folgeerscheinung. Beim Opiat-Intoxikierten ist die

Haut blaß, der Kreislauf hypoton; Hustenreflex sowie Sehnen-, Periost- und Kornealreflexe können fehlen, weshalb sich nicht selten ein Kornealulkus entwickelt. Differentialdiagnostisch ist bei einer Hypnotikumintoxikation zumeist die Lichtreaktion der Pupillen erhalten. Kernpunkt der spezifischen Therapie bei der Opiatvergiftung ist die Gabe eines Antidots. Naloxon (Narcane) hebt im Gegensatz zu Levallorphan und Nalorphin sämtliche Opiatwirkungen auf und hat keine eigene atemdepressorische Wirkung. Die Dosierung beträgt 1–2 Ampullen à 0,4 mg i. v. alle 10 Minuten (EVANS et al. 1973). Da die Wirkungszeit kurz ist und im Organismus u. U. größere Opiatmengen noch vorhanden sind, ist der Patient auch nach Einsetzen der Spontanatmung über Stunden weiter zu beobachten. Bei wiederholten Gaben von Naloxon muß mit dem Auftreten eines akuten Opiatentzugssyndroms gerechnet werden. Spricht der Patient nicht an, liegt eine andere Ursache für die Intoxikation vor. Naloxon ist bei sedativen Vergiftungen nicht kontraindiziert. Physostigmin in einer Dosis von 1–2 mg i. m. ist das Mittel der Wahl bei unklaren Intoxikationszustandsbildern.

Sobald ein Gespräch mit dem Patienten möglich ist, muß insbesondere die Frage der akuten Selbstgefährdung beurteilt werden. Weiter sollte versucht werden, an bisherige therapeutische Bezugspersonen zu gelangen oder, wenn eine Motivation für eine stationäre Behandlung besteht, eine solche einzuleiten.

Neben der Opiatintoxikation geben vor allem Intoxikationen mit Halluzinogenen, Lösungsmitteln, Psychostimulantien (Amphetamin, Kokain u. a.) sowie Phencyclidin Anlaß zu medizinischen und psychiatrischen Interventionen.

c) Panikreaktionen

Schwere *Angstzustände* können durch alle Halluzinogene wie LSD, Meskalin, Psilocybin, aber auch durch Haschisch und Amphetamine oder Kokain in hoher Dosierung ausgelöst werden. Diese Angstattacken beruhen auf einer gestörten Verarbeitung von optischen oder akustischen Wahrnehmungsreizen, die zu illusionären Verkennungen, Halluzinationen, Depersonalisations- und Derealisationserlebnissen führen. Die entsprechenden Zustandsbilder sind von neurohumuralen Veränderungen und entsprechenden vegetativen Störungen begleitet. Oft treten diese Angstzustände auf, wenn Drogen im Sinne einer Disposition bei Übermüdung oder während depressiver oder ängstlicher Verstimmungen eingenommen werden. Sind Abwehrmechanismen nicht mehr intakt, können sich Angstzustände zur Panik steigern und zu blinder Flucht, Selbstaggression oder, bei einem Verlust der narzißtischen Besetzung, zu einem Gefühl der inneren Leere und völligen Vereinsamung führen. Die Behandlung dieser Angst- resp. Panikzustände ist mit einem sedierenden Anxiolytikum, z. B. vom Typ des Diazepam, möglich; außerdem sollte ein solcher Patient bis zum Abklingen der Reaktion nicht allein gelassen werden.

Der "bad trip" oder "horror trip" nach einer Halluzinogenintoxikation äußert sich zumeist in starken vegetativen Symptomen: Schwitzen, Tachykardie mit Blutdruckanstieg und Blutdruckabfall, Mydriasis sowie psychopathologisch durch Angst, Selbst- und Fremdaggressionen, Depersonalisations- und Derealisationserlebnissen sowie Denkstörungen, so daß differentialdiagnostisch an eine akute Schizophrenie gedacht werden muß. Zielsymptome einer medikamentösen Behandlung sind Angst, Erregung, Halluzinationen und Wahnideen. Mittel der Wahl sind Benzodiazepine vom Typ des Diazepam, ein antidepressiv wirkendes Neuroleptikum vom Typ Thioridazin (Melleril 3 × 25 mg) oder ein Neuroleptikum, wenn das psychotische Zustandsbild ausgepräger ist und keine anticholinerge Krise, etwa im Anschluß an eine Intoxikation mit einem Nachtschattengewächs, erfolgt, z. B. mit Haloperidol 1–10 mg i. m.

d) Intoxikation mit Psychostimulantien

Der Amphetamin- oder Kokainintoxikierte weist eine Mydriasis, psychomotorisch eine Erregung oder nach Abklingen der Intoxikation eine Verlangsamung bis zur Apathie auf. Die Stimmung ist ängstlich-euphorisch, das Denken durch Ideenflucht und Größenideen gekennzeichnet. Bei einem paranoid-halluzinatorischen Syndrom einer Intoxikationspsychose stehen Erregung, Mikrohalluzinationen und Verfolgungsideen im Vordergrund und machen eine Therapie mit einem Neuroleptikum vom Typ Haloperidol (Haldol 10 mg i. m.) oder Levomepromazin (Neurocil, Nozinan 3 × 50 mg per os) nötig (Ladewig et al. 1969). Eine Ansäuerung des Urins mit Ammoniumchlorid in einer Dosis von 4 g per os 4 × tägl. beschleunigt das Abklingen der Intoxikation (Beckett u. Rowland 1965).

e) Intoxikation mit Phenzyclidin

Das ursprünglich als Narkosemittel entwickelte Phenzyclidin wurde bezüglich dieser Indikation nicht weiterverfolgt, weil Patienten beim Erwachen aus der Narkose Erregungszustände, Sehstörungen oder sogar Delirien entwickelten. Bei der akuten Intoxikation können nach Gerlach u. Schueling (1984) Verhaltensmerkmale und Symptome auftreten, die als die vier „K“ zusammengefaßt wurden: Kampfeslust, Katatonie (Erstarrung oder Erregung), Konvulsionen und Koma. Derartige Zustandsbilder können 5 Stunden bis zu 72 Stunden anhalten. Hypertensive Krisen, Ataxien und Muskelrigidität werden beobachtet. Psychopathologisch sind Angst, Mißtrauen, Derealisations- und Depersonalisationserlebnisse, illusionäre Verkennungen, gelegentlich akustische Halluzinationen, Verfolgungsideen, selten auch Desorientierung möglich. Bei der notfallmäßigen Behandlung sind Fremd- und Selbstverletzungen zu verhüten. Plazierung in einem ruhigen, abgedunkelten Zimmer und medizinische Überwachung sind allgemeine Maßnahmen. Pharmakologisch werden Chlorpromazin, Haloperidol oder Benzodiazepine (s. Gerlach u. Schueling 1984) empfohlen. Ein spezifischer Antidot ist bisher nicht bekannt. Länger dauernde psychotische Reaktionen, das Auslösen einer latenten schizophrenen Psychose sowie depressive Nachreaktionen sind, ähnlich wie bei den Halluzinogenintoxikationen, bekannt und machen eine entsprechende symptomatische Behandlung nötig.

3. Krisenintervention

Kriseninterventionen ergeben sich bei Drogenabhängigen in allen Situationen psychosozialer Dekompensation. Verlustsituationen, Partnerkonflikte, Drogenversorgungslücken u. a. können, besonders auf dem Boden persönlichkeitsspezifischer oder familienspezifischer Konstellationen, zu Krisen führen. Äußert sich die Krise nicht als Drogennotfall oder Suizidversuch, wird der drogenbezogene Anteil der Krisenentstehung leicht übersehen. Deshalb ist bei Kriseninterventionen bei Jugendlichen und Heranwachsenden auch an Intoxikations- oder Entzugserscheinungen zu denken, resp. nach Drogenutensilien und Medikamenten zu suchen oder auch eine Urinuntersuchung auf das Vorliegen von Substanzmetaboliten vorzusehen. Die therapeutische Haltung in einer Kriseninterventionssituation ist ähnlich wie bei einem Suizidversuch. Kompetente Hilfe gelingt leichter in einem teilstationären Rahmen. Wichtig ist der Einbezug von nahestehenden Bezugspersonen. Sie sind wichtige Ressourcen für ein gemeinsames Bedenken und Besorgen. Das Aufzeigen von Hilfe, das Setzen von Prioritäten und der gemeinsame Entscheid, welche ersten Schritte aus der Krise herausführen können, gegebenenfalls die Einleitung resp. Weiterführung ambulanter oder stationärer Behandlung, sind Inhalte einer Krisenintervention.

4. Behandlungsphasen

Es lassen sich bei der Behandlung *4 Behandlungsphasen* unterscheiden: die der *Kontaktaufnahme,* der *Entzugsbehandlung,* der *Entwöhnungsbehandlung* und der *Rehabilitation.*

a) Kontaktaufnahme

Kontaktaufnahme zum Drogengefährdeten oder bereits Abhängigen kann anläßlich einer Notfallsituation, einer Krisenintervention, einer Vorsorgeuntersuchung oder anläßlich eines Gespräches auf der Gasse, in einer Beratungsstelle, bei einem Arzt o. a. erfolgen. Häufig besteht ein äußerer oder innerer Druck, seltener wird der Kontakt direkt unter dem Titel der Inanspruchnahme von Hilfe zum Aufhören, resp. Hilfe gegen das Weiterführen des Drogenkonsums gesucht. Nicht selten sind es Versorgungslücken oder Abstinenzsymptome, die motivierend wirken. Neben dem Mangel an Stoff sind es aber vor allem begleitende Gefühle einer inneren Leere oder des Überdrusses („ich habe es satt“), einer äußeren Notlage oder körperliche Krankheiten, die den Anlaß geben, eine Beratungsstelle aufzusuchen. Klärung der psychischen, körperlichen und sozialen Situation ist notwendig. Das Kennenlernen des anderen im Sinne von Raum geben und sich „aufwärmen“ können stellen für den Klienten eine Orientierungshilfe dar. In einem zweiten und dritten Gespräch werden systematisch wesentliche Daten aus dem persönlichen, sozialen und krankheitsbezogenen Bereich gesammelt. Gleichzeitig erfolgt Information über Behandlungsmöglichkeiten und gegebenenfalls eine Kontaktnahme mit Personen, die die ambulante oder stationäre Behandlung übernehmen. Ebenso wichtig sind Herstellung von Kontakten zu Ämtern, Behörden, Kliniken u. a.

Erfolgt die Kontaktaufnahme in der Praxis eines Arztes, muß nicht betont werden, daß eine solche Konsultation nicht als Kontakt mit einem alten oder neuen Medikament als Überbrückungshelfer mißverstanden werden sollte (NUSSELT u. SALZHUBER 1976).

b) Entzugsbehandlung

Die Behandlung des Entzugssyndroms (BENOS 1981) stellt bei Opiatabhängigen heute im allgemeinen kein größeres Problem dar, da die meisten Patienten derzeit aufgrund des stark gestreckten Stoffes körperlich nicht in erheblichem Maße abhängig sind. Der Vergleich des Entzugssyndroms mit einer mittelschweren Grippe ist pädagogisch hilfreich. Das Opiat-Entzugssyndrom wurde von KOLB u. HIMMELSBACH (1938) systematisch untersucht und nach Schweregraden differenziert. Die bei uns derzeit beobachteten Entzugssymptome lassen sich im allgemeinen dem Grad 0 bis 2 zuordnen. Dabei ist eine erhebliche individuelle Variabilität zu beobachten, so daß einige Symptome deutlich vorhanden, andere vollkommen fehlen, bzw. auch Symptome verschiedener Ausprägungsgrade gemischt vorhanden sein können. Die Dauer des Syndroms variiert je nach Grad der körperlichen Abhängigkeit und der Halbwerteliminationszeit der verwendeten Substanz. Im allgemeinen dauert der körperliche Entzug 10 Tage, diskrete Entzugssymptome lassen sich über 6 Monate nachweisen.

Die Behandlung des Opiatentzugssyndroms mit absteigenden Dosen eines Opiates wie z. B. Methadon über 10–14 Tage, ist heute im allgemeinen nicht mehr üblich. Bei Vorliegen von psychovegetativen Symptomen, Schlafstörungen und depressiven Verstimmungen, hat sich der Einsatz sedierender *Antidepressiva,* wie z. B. derjenige des Doxepin (Aponal) (TAESCHNER 1983), bewährt. Aus der Vielzahl der auf dem Markt befindlichen sedierenden Antidepressiva oder Neuroleptika mit einer schwach antidepressiven Wirkung wird jeder Kliniker aufgrund seiner eigenen Erfahrung dem einen oder anderen Präparat den Vorzug geben. Zwei Einschränkungen sind generell anzubringen. Die eine betrifft den Umstand, daß dem Einsatz eines Antidepressivums nicht die Vorstellung zugrunde liegt, ein „depressives Syndrom" zu behandeln, auch wenn z. b. dysphorisch-depressive Verstimmungen im Entzug häufiger vorkommen. Die angestrebte Wirkung ist vielmehr die einer unspezifischen Anxiolyse und Sedation. Die andere Einschränkung betrifft das Auftreten allfälliger Begleit- und Nebenwirkungen, insbesonde-

Tabelle 1. Schweregrade der Entzugssymptome. (Nach CHRISTIANI u. STÜBING 1977)

Grad 0:	Verlangen nach Drogen, Ängstlichkeit, Nervosität, Ratlosigkeit.
Grad 1:	Gähnen, Schwitzen, Tränenfluß, Rhinorrhoe, Persönlichkeitsveränderung.
Grad 2:	Verstärkung der bisher genannten Symptome, Mydriasis, Gänsehaut, Muskelkrämpfe, Schüttelfrost und Hitzewallungen, Knochen- und Muskelschmerzen, Appetitlosigkeit.
Grad 3:	Verstärkung wie oben angegeben, Schlaflosigkeit, Blutdruck- und Temperaturanstieg, beschleunigte und tiefe Atmung, Pulsfrequenzanstieg, Übelkeit.
Grad 4:	Verstärkung wie oben angegeben, gerötetes Gesicht, Erbrechen, Durchfall, Gewichtsverlust.

re bei Medikamenten mit neuroleptischer Wirkung, die in der Entzugsphase besonders unangenehm sind, weshalb auf eine entsprechende Verwendung besser verzichtet wird.

Auf der Suche nach rationaleren und ätiologisch besser begründbaren Therapieformen ist man auf Substanzen gestoßen, die einzelne Neurotransmittersysteme selektiv beeinflussen. Hierzu gehört in erster Linie das über das noradrenerge System wirkende *Clonidin* (GOLD et al. 1980; KEUP 1982 a, l) sowie das über das gabaerge System wirkende *Baclofen* (GOLD et al. 1982; LADEWIG 1982).

Die Wirkung des Clonidins beruht auf einer Blockierung des während des Entzuges vermehrt, insbesondere im Locus coeruleus, freigesetzten Noradrenalins. Clonidin ist eine die Alpha-2-Rezeptoren stimulierende Substanz, womit indirekt die Freisetzung von Noradrenalin gehemmt wird, was sich klinisch im Ausbleiben derjenigen leichten bis mittelschweren Abstinenzsymptome äußert, die über das noradrenerge System zustande kommen. Beachtet werden muß bei einer allfälligen Therapie mit Clonidin ein Blutdruckabfall, der auch beim normotonen Patienten auftritt. Die für die Behandlung des Entzugssyndroms ausreichende Dosierung ist niedrig. Bei hohen Dosen wurden deliriös-halluzinatorische Zustandsbilder beobachtet (BROWN et al. 1980). Die Dosierung von Clonidin erfolgt am besten einschleichend und ausschleichend und ist im übrigen individuell anzupassen, indem kleine Dosen möglichst über den Tag verteilt gegeben werden. Zu beginnen ist mit einer Einzeldosis von unter 0,5 mg; eine Dosis von 2 mg pro die ist nicht zu überschreiten. Clonidin hat ein – wenn auch klinisch außerordentlich schwach ausgeprägtes – eigenes Abhängigkeitspotential, was Anlaß zu vereinzelten kasuistischen Beobachtungen gegeben hat (SCHANT u. SCHOLL 1983). Eine eigene nicht publizierte Beobachtung geht in die gleiche Richtung. Lofexidin (GOLD et al. 1981) sowie Guanfacin (SCHUBERT et al. 1984) sind möglicherweise sicherer und sollen weniger Reboundeffekte aufweisen.

Der anfänglich Erfolg versprechende Einsatz von *Beta-Blockern* zur Behandlung des Entzugssyndroms hat sich nicht bestätigen lassen (LADEWIG et al. 1976), obwohl festzuhalten ist, daß Symptome wie Angst und Herzklopfen auch bei drogenabhängigen Patienten unabhängig von der Entzugssituation behandelt werden können. Obwohl auch *Benzodiazepine* einen Teil der Entzugssymptomatik lindern und Hypnobenzodiazepine insbesondere bei hartnäckigen Schlafstörungen gelegentlich das einzige Mittel der Wahl sein können, ist generell Zurückhaltung geboten. Dies insbesondere aus der Überlegung, daß sich u. U. aus der wiederholten Verordnung eines Benzodiazepinpräparates in einer Versorgungslücke eine Polytoxikomanie entwickelt (LADEWIG 1982).

Bezüglich der Entzugsmedikation ist festzuhalten, daß man häufig auf Medikamente weitgehend verzichten kann, wenn man die Entzugssymptomatik richtig beurteilt und dies insbesondere dann auch therapeutisch vertreten kann, wenn der Patient in der Entzugssituation Zuwendung vom therapeutischen Personal erhält, allgemein-medizinisch gut betreut wird und aktivierende Maßnahmen (Massage, Sauna, leichte Gymnastik u. a.) erfährt. In letzterem Zusammenhang ist wohl auch der Stellenwert der Akupunktur zu sehen (WHITEHEAD 1978).

Spezielle Entzugsprobleme ergeben sich bei *opiatabhängigen Schwangeren*. Weder der abrupte Entzug noch die hochdosierte Weiterverabreichung von Opiaten sind sinnvoll. Als Kompromiß wird die Einstellung der Mutter auf eine niedere Methadondosis, z. B. auf 20 mg pro Tag, gesehen, von der das neugeborene Kind leicht zu entziehen ist (FINNEGAN 1979; KIRCHNER 1983).

Obwohl *Psychostimulantien* keine körperliche Abhängigkeit verursachen, tritt nach dem abrupten Absetzen ein apathisch-gehemmtes, depressiv-dysphorisch gefärbtes Zustandsbild auf, das im allgemeinen nach wenigen Tagen abklingt und selten über Wochen anhält. Trizyklische Antidepressiva sind bei ausgeprägter Symptomatik sinnvoll (Kleber et al. 1983; Gawin u. Kleber 1984).

c) *Entwöhnungsbehandlung*

Die Entwöhnungsbehandlung dauert mehrere Wochen bis Monate und sollte sich direkt an die Entzugsbehandlung anschließen, d. h. die ausschließlich auf den körperlichen Entzug orientierte Minimaltherapie kann sogar gefährlich sein, wenn der Betreffende ohne weiterführende Behandlung zu seinem bisherigen Konsumverhalten zurückkehrt. Zielsetzungen der Entwöhnungsbehandlung sind eine Rückbildung allfälliger die Substanzwirkung überdauernde kognitiv-emotionale Veränderungen und eine psychovegetative Stabilisierung. Eine derartige Behandlung erfolgt am ehesten im therapeutischen Milieu einer stationären Einrichtung. Struktur und Modalitäten einer solchen können durchaus variieren und verhaltens-, gesprächs- und sozialtherapeutische Anteile vereinen. Suchtabteilungen einer Reihe von psychiatrischen Kliniken bieten heute stationäre Entwöhnungsbehandlungen an.

d) *Rehabilitation*

Für die Rehabilitation und Nachsorge von Drogenabhängigen, die Monate, gelegentlich Jahre in Anspruch nimmt, ist im Bereich der Psychiatrie bisher wenig geleistet worden. Dies liegt einmal daran, daß die Aufgabe psychiatrischer Einrichtungen eher im Bereiche der Entzugs- und Entwöhnungsbehandlung gesehen wurde und damit weder für eine interne noch eine externe Rehabilitation von Drogenabhängigen konzeptuelle Überlegungen entwickelt wurden. Die erwähnten Einrichtungen der Drogenhilfe haben die Bedeutung der Arbeit im Tagesablauf und innerhalb des Stufenplanes ihrer Einrichtungen gesehen und in ihren Einrichtungen Vorbildliches geleistet, um den Drogenabhängigen nicht nur einen Nachreifungsprozeß zu ermöglichen, sondern auch die Ausbildung von Fähigkeiten und Fertigkeiten zu fördern, die ihnen eine größere Chance zu sozialer Selbständigkeit ermöglicht. Trotz einer Reihe von Modellvorstellungen wird die Aufgabe der Resozialisierung ehemaliger Drogenabhängiger bis heute generell zu wenig wahrgenommen. Die Frage, ob Resozialisierungswege eher über „geschützte" Tätigkeiten oder aber nach wirtschaftlichen Bedarfsabklärungen, wie derzeit z. B. im Hinblick auf den Dienstleistungssektor erfolgen sollen und können, ist Gegenstand von Diskussionen. Zweifellos spielen kulturelle Strömungen in Struktur und Vorgehensweise der Arbeit in den Einrichtungen der Drogenhilfe hinein. Die Alternativkultur therapeutischer Gemeinschaften der 70er Jahre oder die buddhistischen Klostergemeinschaften, die in asiatischen Ländern Schwerpunkte der Therapie darstellen (s. Edwards u. Arif 1982), sind Beispiele dafür. Eine funktionierende Nachsorge steht und fällt mit einer gewissen sozialen Stabilität, die der Drogenabhängige über eine Ausbildung oder eine berufliche Tätigkeit gefunden haben muß, die ihn soweit als möglich unabhängig von einem staatlichen Subventionssystem macht. Das bedeutet, daß der beruflichen Seite mehr und frühzeitiger Aufmerksamkeit geschenkt wird, bzw. auch eine größere Flexibilität bezüglich der Therapie gegenüber der Rehabilitation nötig ist.

II. Besondere Therapieformen

Therapie entsteht aus dem Zusammenwirken verschiedener therapeutischer Modalitäten, die gegebenenfalls eine Therapiestrategie oder ein Therapiekonzept erkennen lassen. Neben den oben geschilderten allgemeinen Rahmenbedingungen bestimmt ein spezielles Setting, gegeben z. B. durch Wartelisten, Aufnahmebedingungen, Behandlungsdauer, Struktur des Tages- und Wochenablaufes und „Stufenprogramme" bei stationären Einrichtungen, Anzahl, Funktion und Ausbildung der Mitarbeiter, Verwendung spezieller Techniken, wie sich ein Konzept verwirklichen läßt.

Aus dem Spektrum therapeutischer Möglichkeiten sollen im folgenden einige herausgenommen und gesondert beschrieben werden (s. auch für den ambulanten Bereich: BRON 1980; KALINER 1980; BERAUER 1983; KINDERMANN 1983; für den stationären Bereich: WOLF 1973; BENOS 1983; FRANGOS 1983; VOLLMER u. DVORAK 1983).

1. Pharmakotherapie

An dieser Stelle sollen Aspekte der Psychopharmakotherapie, die Substitutionstherapie mit Opiatagonisten sowie Einsatzmöglichkeiten von Opiatantagonisten beschrieben werden.

a) Psychopharmakotherapie

Pharmakologische Interventionsmöglichkeiten ergeben sich dann, wenn psychopathologische Symptome vorhanden sind, die mit einer psychopharmakologischen Behandlung eine Besserung erfahren. Dies gilt in erster Linie bei psychotischen und depressiven Zustandsbildern sowie bei akuten Angstzuständen. Psychotische Symptome werden als akute exogene Reaktionstypen bei Drogenintoxikationen oder bei schizophrenen Patienten, die auch Drogen benützen, beobachtet und entsprechend behandelt. Über die Häufigkeit depressiver Syndrome bei Opiatabhängigen gibt es unterschiedliche Befunde (ROUNSAVILLE et al. 1982). MCLALLEN et al. (1982) fanden bei Opiatabhängigen im Querschnitt bei 17,5% depressive Syndrome, während der Prozentsatz einer vergleichbaren Gruppe der Normalbevölkerung bei 4,3% depressive Syndrome aufwies, d. h. der Anteil depressiver Syndrome war – ohne Berücksichtigung ihrer Ätiologie – deutlich erhöht. Bei der Beurteilung einer Depression bei Suchtkranken spielen eine Reihe *methodischer Fragen* eine entscheidende Rolle für die Beurteilung der Häufigkeit und die Pharmakotherapie eines *depressiven Syndroms*. Erstens spielt der *Zeitpunkt* der Untersuchung eine Rolle; das Auftreten in der Entzugsphase ist nicht mit dem Auftreten depressiver Symptome nach einer mehrmonatigen Behandlung zu vergleichen. Zweitens bestimmt die Wahl des *Untersuchungsinstrumentes* (z. B. klinisches Interview, Hamiltonskala, MMPI, Zungskala) das Untersuchungsergebnis. Drittens muß klar sein, ob eine depressive Erkrankung der Sucht vorausging oder infolge einer Substanzabhängigkeit auftrat. Wenn man depressive Syndrome bei substanzabhängigen Patienten genau untersucht, wird man feststellen, daß eindeutige Symptome des depressiven Trias eher selten sind. Die Stimmung ist weniger traurig-gedrückt als vielmehr lustlos-dysphorisch. Eine dem depressiven Patienten vergleichbare Antriebshemmung sowie charakteristische Denkstörungen sind ebenfalls selten. Häufiger sind körperliche Symptome. Die Erkenntnis, daß häufiger ein atypisches depressives Syndrom vorliegt, erklärt, daß Antidepressiva nur bei einer klaren Indikation angezeigt und wirksam sind. Ansonsten muß registriert werden, daß auch Antidepressiva – obwohl ihnen selbst kein Abhängigkeitspotential eigen ist – heute gelegentlich unter den mißbrauchten Substanzen aufgeführt werden.

Ein spezieller Indikationsbereich betrifft leichtere depressive Syndrome bei Patienten in einem Methadonsubstitutionsprogramm. Einige Autoren bestätigten den Wert einer kurzfristigen antidepressiven Medikation gegenüber einem Placebopräparat (Woody et al. 1975, 1982; Titievsky et al. 1982). Das Bedürfnis vieler Kliniker, Symptomen wie Angst und Verstimmbarkeit sowie anderen Affekten, die dem intrapsychischen Erlebnis- und Verhaltensbereich einer inneren Leere oder des sogenannten Reißens oder Cravings entsprechen, oder Verhaltensauffälligkeiten wie Kontaktarmut, Aggressionshemmung und Antriebsschwankungen mit einer psychopharmakotherapeutischen Medikation zu begegnen, ist sehr verständlich. Leider ist das diesbezügliche Repertoire bescheiden. Carbamazepin mag gelegentlich effizient sein, wenn eine Compliance über längere Zeit zustande kommt. Einige Hoffnung knüpft der Autor an die Nachfolgegeneration der klassischen Benzodiazepine.

Obwohl die Suchtmittelersatzbehandlung im Grunde genommen eine Form der Pharmakotherapie darstellt und hierbei u. a. auch die bekannte, den Opiaten eigene „antidepressive" Wirkung mitspielt, soll diese Behandlungsform, die heute vorwiegend aus sozialer Indikation durchgeführt wird, gesondert dargestellt werden.

b) Suchtmittelersatzbehandlung

Suchtmittelersatzbehandlungen sind prinzipiell mit jedem *Opiatagonisten* möglich. Heroin eignet sich wegen seiner relativ kurzen Wirkungsdauer, seiner erheblichen Euphorisierung und seiner Toxizität nicht. Die vor allem in England seit 1924 gemachten Erfahrungen blieben immer auf eine kleine Zahl behandelter Patienten und einige speziell autorisierte Behandlungszentren beschränkt. Erfahrungen mit der *Heroin-Maintenance* wurden wiederholt publiziert (Mahon 1971; Blumenberg 1974). In einer kontrollierten Studie, in der Patienten, die Heroin erhielten, mit solchen, die Methadon bekamen, verglichen wurden, zeigte sich, daß das Methadon-Programm zwar eine höhere Abbrecherquote aufwies, aber eine deutlichere Distanzierung von der Drogenszene und eine bessere soziale Stabilisierung möglich machte (Hartnoll et al. 1980). Wille (1981) stellte in einer 10-Jahres-Katamnese an Patienten, denen anfänglich Heroin verschrieben worden war, fest, daß sich 19% immer noch auf Heroinverschreibung und weitere 19% auf Methadonverschreibung befanden, 15% verstorben waren, 30% abstinent von Opiaten lebten, 5% rückfällig in illegales Opiat, 5% inhaftiert waren und über weitere 5% keine genauen Angaben zu machen waren. Wegen der deutlich besseren Praktikabilität, der besseren Behandlungsresultate und insbesondere der Ernüchterung, daß die legalisierte Heroinabgabe keinen Einfluß auf den Heroinpreis des Schwarzmarktes hatte, steht heute auch in England bezüglich der Suchtersatzbehandlungen das Methadon im Vordergrund.

Das *Grundprinzip* der Methadonerhaltungstherapie geht davon aus, daß bei täglicher Zufuhr von Methadon über dessen eigener und kumulierender Wirkung von Metaboliten eine über 24 Stunden anhaltende Sättigung der Opiatrezeptoren stattfindet, so daß die Zufuhr eines anderen Opiats, z. B. Heroin, im Prinzip keine Effekte auslöst (SCHOENHOEFER 1980).

Bei einer entsprechenden Behandlung Opiatabhängiger kann man eine *Induktionsphase* von einer *Erhaltungsphase* unterscheiden. In der ersteren kommt es durch schrittweise Erhöhung der Methadondosis zum Aufbau einer Toleranz. Die Erhaltung des Toleranzstadiums macht die konstante, tägliche Einnahme einer entsprechenden Dosis nötig. Bei Langzeitanwendungen mit ausreichender Toleranzbildung wirkt Methadon verhältnismäßig wenig euphorisierend. Wird die Methadonzufuhr unterbrochen, kommt es je nach Höhe der Dosis und der entsprechenden Toleranz innerhalb von 12–36 Stunden zum Auftreten eines klinsch beobachtbaren Abstinenzsyndroms, dessen Intensität und Dauer – bei individueller Variabilität – über 2–3 Wochen anhält. Über Entzugsbehandlungen informieren SENAY et al. (1977).

Über *Wirkungen und Nebenwirkungen des Methadons* liegt eine umfängliche Literatur vor (PLATT u. LABATE 1976; KREEK 1979, 1981). Als häufigste *Nebenwirkungen* werden Schwitzen, Obstipation, Potenzstörungen, Schlafstörungen und Konzentrationsstörungen angegeben. Das Schwitzen – bei 50% häufigste Begleitwirkung – ist vom Schwitzen als Entzugssymptom abzugrenzen. Bei längerer Methadonanwendung kommt es zu zahlreichen physiologischen, neuroendokrinologischen und biochemischen Veränderungen, die reversibel sind.

Die Suchtersatzbehandlung mit Methadon basiert vor allem auf Erfahrungen von DOLE u. NYSWANDER (1965), die sich einerseits aufgrund biochemischer und andererseits sozialtherapeutischer Überlegungen zu einer *Methadonsubstitutionsbehandlung* entschlossen. Ein derartiges Vorgehen stieß und stößt auf Bedenken. Mit Abgabe des Suchtersatzmittels Methadon wird Drogenfreiheit als bisheriges oberstes Ziel der Behandlung aufgegeben, indem der Drogenabhängige ein anderes Opiat zwar legal erhält und damit von illegalen Bezugsquellen des Schwarzmarktes Distanz gewinnt, aber selbst psychisch und körperlich von dem ärztlich verordneten Opiat abhängig wird. Eine nach anfänglichen Erfolgen einsetzende Überschätzung der Möglichkeiten von Suchtersatzbehandlungen hat mit einer Emotionalisierung und Politisierung der Diskussion Methadonbehandlungen wiederholt in ein Zwielicht gestellt (GUNNE 1983). Die Methadonlangzeitabgabe stellt kein Behandlungsverfahren erster Priorität dar. Orientiert sie sich an klaren Bewilligungs-, Indikations- und Durchführungskriterien, kann sie eine sinnvolle Ergänzung zu bestehenden und weiterauszubauenden drogenfreien Behandlungen darstellen (LADEWIG 1985). Wie bei jedem Behandlungsverfahren Opitabhängiger, benötigt ein Opiatabhängiger auch in einem Methadonprogramm Zeit, um Therapieziele zu erreichen. Unübersehbar ist die Erfahrung der Entkriminalisierung, resp. jene, daß selbstverdientes Geld nicht für den Kauf von Heroin verwendet werden muß, sondern der eigenen Lebensgestaltung dient. Damit werden bereits nach wenigen Monaten Veränderungen im Leben eines Opiatabhängigen möglich. Unübersehbar ist ebenso, daß tiefergreifende Veränderungen Ausdruck der therapeutischen Arbeit im Rahmen der psychosozialen Begleitbetreuung sind. Damit wird angesprochen, daß Suchtersatzbehandlungen mit Methadon nicht billiger sind als andere Behandlungsverfahren Opiatabhängiger, sondern ambulante Dienste voraussetzen, die die Langzeitbetreuung Opiatabhängiger wahrnehmen.

In der Literatur liegen umfangreiche *Ergebnisse von Auswertungsstudien* vor (GEARING 1970; WILMARTH u. GOLDSTEIN 1974; NEWMAN 1977; COOPER 1983; KLEBER et al. 1983). NEWMAN (1977), der die New York City Methadonmaintenanceprogramme von 1970 bis 1974 an 50000 Patienten auswertete, stellte fest, daß während des ersten Behandlungsjahres 65% und während der ersten 3 Behandlungsjahre 35% der Patienten im Programm blieben. Während der ersten 12 Behandlungsmonate stieg die Arbeitsfähigkeit von 31% auf 51%; von denen, die über 3 Jahre im Methadonprogramm blieben, hatten 61% ein festes Arbeitsverhältnis.

Sells u. Simpson (1976a–d, 1980) haben die Ergebnisse des Drug Abuse Reporting Program (Darp) veröffentlicht, in dem von 23 529 behandelten Opiatabhängigen 11 465 in einer Methadonsubstitutionstherapie standen. Auszählungen aus einer Stichprobe von 859 Methadonpatienten, die mindestens 4 Jahre behandelt worden waren, ergaben bei 62% eine mindestens halbtägliche Erwerbstätigkeit. 41% hatten sporadisch illegal Opiate und 62% sporadisch Cannabis benützt. Die Ergebnisse der verschiedenen Auswertungsstudien lassen sich dahingehend zusammenfassen, daß ein beachtlicher Anteil behandelter Personen bezüglich Gesundheit, Arbeitsfähigkeit und Legalitätsbewährung Verbesserungen erreichte. Die Langzeiterfahrungen bezüglich Drogenabstinenz sind mit Erfahrungen von drogenfreien Langzeitbehandlungen vergleichbar. Die Retentionsrate im Programm wird durch die Dosishöhe bestimmt. Eine Tendenz zur Polytoxikomanie findet sich häufiger bei Patienten mit fixiert niedriger Dosis. Eine flexible und laufend den Bedürfnissen des Patienten angepaßte Dosierung ist seltener durch Nebenwirkungen oder Therapieabbrüche gekennzeichnet.

In Europa begannen die ersten Methadonbehandlungen im Jahre 1966 in Schweden (*Gunne* 1983). Heute existieren in einer Reihe von europäischen Ländern, so England, Schweden, Italien, den Niederlanden und der Schweiz, Methadonbehandlungen (Schweiz. Methadonbericht 1984). In der Bundesrepublik Deutschland wird das Für und Wider diskutiert (Wiesbadener Drogentagung 1984).

Ein Problem bei Methadonbehandlungen stellt sich mit der Ausweitung und Dauer derartiger Behandlungen. Wie bei jeder Langzeittherapie ergeben sich spezielle Anforderungen an die Funktion, Erfahrung und Integrität der Betreuer, indem die Langzeitabgabe nicht zur Routine erstarren und Lockerungen im Behandlungsrahmen nicht zu einem Laisser-faire-Stil entarten dürfen. Methadonbehandlungen sind keine Verfahren für therapeutische Einzelgänger. Sie stellen mit einem Bewilligungsverfahren, vielfältigen Aufgaben bezüglich Dosierung, Abgabe, Urinkontrolle und psychosozialer Betreuung, Anforderungen, die von einer Einzelperson im allgemeinen nicht geleistet werden können. Diese Leistung setzt die Existenz eines ärztlichen Dienstes voraus. Erfahrungen bei Hausärzten haben unterschiedliche Resultate erbracht (Weber 1983; Gnirss 1985), wobei – wie einzelne Beispiele eindrücklich belegen – auch eine psychiatrische Stadt-Praxis so strukturiert sein kann, daß sie einen entsprechenden Behandlungsservice zu bieten imstande ist (Deglon 1982). Langzeiterfahrungen liegen bisher nur begrenzt vor (Textor 1984).

c) Opiatantagonisten

Die Entwicklung von Opiatantagonisten wie Nalorphin (Lasagna u. Beecher 1954), Cyclazocin (Martin et al. 1965) u. a. entstand aus der Suche nach stark wirksamen Schmerzmitteln ohne Begleitwirkung einer Atemdepression. Diese Opiatantagonisten hatten neben einer antagonistischen auch eine agonistische Wirkung mit einem eigenen Abhängigkeitspotential. Sie kamen wegen vielfältiger Nebenwirkungen für eine breitere klinische Verwendung nicht in Betracht. Naloxon erwies sich als reiner Morphinantagonist, der sich insbesondere für die Handhabung der Opiatvergiftung als effizient erwies. Ein breiterer Einsatz dieses Opiatantagonisten im Sinne der Blockade des chronischen Opiatkonsums scheiterte aber an der kurzen Wirkungsdauer dieses Kurzzeitantagonisten. Der Einsatz eines Opiatantagonisten in klinischer Analogie zu jenem eines Alkoholaversivums setzt eine wesentlich längere Wirkungsdauer voraus. Mit der Entwicklung weiterer Analgetika und Opiatantagonisten wurden auch reine Opiatlangzeitantagonisten entdeckt. Der klinisch derzeit am besten untersuchte Antagonist ist das Naltrexon, das eine Wirkungsdauer von 72 Stunden hat. Mit einer zwei- bis dreimal wöchentlichen Einnahme von 100 resp. 150 mg wird ein Plasmaspiegel erreicht, der die klinische Wirkung eines Opiatagonisten, d. h. in der Praxis vor allem die von Heroin, aufhebt (Gold et al. 1983; Meyer et al. 1984).

Dem Einsatz eines solchen Medikamentes liegt das lerntheoretische Konzept der Konditionierung der Sucht, resp. der Dekonditionierung zur Suchtfreiheit, zugrunde, indem der Betreffende mit der Zeit unter einem Opiatlangzeitantagonisten „verlernt", sich süchtig zu verhalten (WIKLER 1980). Er ist frei, Heroin oder ein anderes Opiat zu konsumieren; da die erwartete Wirkung aufgrund einer kompetitiven Besetzung der Opiatrezeptoren nicht eintritt, verlieren auch weitere sekundäre, die Sucht unterhaltende Stimuli ihre Bedeutung. Die Einnahme eines entsprechenden Opiatantagonisten hat auch unter dem Gesichtspunkt der Selbstkontrolle Bedeutung. Mit der Einnahme eines Antagonisten in einer Konfliktsituation verhindert der Betreffende durch Einleiten einer alternativen, selbstkontrollierenden Verhaltensweise das Auftreten der konflikthaften Verhaltenskette. Gelingt es, diese Erfahrung der Sicherheit in der Konfrontation mit Rückfallsituationen oder bei Auftreten des „Craving" – als Ausdruck konditionierter Entzugssymptome – aufrecht zu erhalten, ist der Einsatz von Naltrexon erfolgversprechend. Es liegen in den USA umfangreiche Erfahrungen bei Klinikpatienten (TENNANT et al. 1984), Patienten aus privatärztlicher Praxis (LING u. WESSON 1984), bei abhängigen Ärzten (WASHTON et al. 1984) oder bei Maßnahmepatienten (BRAHEN et al. 1984) vor.

Unter Naltrexon hatten nur 9% Opiat-positive Urinbefunde im Vergleich zu 34% einer Methadon-Vergleichsbehandlungsgruppe (GREENSTEIN et al. 1981). Um das Risiko von Nebenwirkungen klein zu halten, resp. um sicher zu sein, daß es sich hierbei nicht um Entzugssymptome handelt, die durch den Opiatantagonisten provoziert sind, ist eine sorgfältige Einstellung auf Naltrexon sinnvoll (KOSTEN *u.* KLEBER 1984). Die Abstinenz von Opiaten sollte z. B. über eine Woche gesichert sein und ist gegebenenfalls durch Gaben eines Kurzzeitantagonisten zu verifizieren. Es wird empfohlen, nach einem Entzug mit Clonidin, vorsichtig Naltrexon über 10–14 Tage täglich zu steigern, bis eine Erhaltungsdosis von 3 × wöchentlich 100–150 mg erreicht ist (KLEBER u. KOSTEN 1984). Das Problem bei der Weiterführung der Behandlung liegt bei der Compliance. Einige Patienten meinen die Therapie abbrechen zu können, weil sie geheilt seien, andere erwarten eine psychotrope Eigenwirkung des Antagonisten, wieder andere scheuen den Aufwand, das Medikament zu holen. Um die Retentionsrate, die erwartungsgemäß gegenüber Methadonprogrammen kleiner ist, zu erhöhen, sind unterstützende verhaltenstherapeutische Techniken (O'BRIEN et al. 1984) oder familientherapeutische Verfahren (ANTON et al. 1981) notwendig, um eine längerfristige Behandlung von z. B. 6 Monaten zu gewährleisten. JUDSON u. GOLDSTEIN (1984) konnten zeigen, daß vor allem jüngere Opiatabhängige ohne wesentliche sekundäre Devianzkarriere in einem Naltrexon-Programm profitierten.

2. Psychotherapie

Obwohl wahrscheinlich die meisten der heute existierenden psychotherapeutischen Verfahren auch bei Menschen, die Drogen benützen, einmal zur Anwendung kamen, liegt nur wenig publiziertes Material vor. Es finden sich insbesondere keine bezüglich Indikation und Wirksamkeit von Psychotherapien systematisch erhobenen Befunde. Die methodische Schwierigkeit liegt nicht nur in der Evaluation der Effizienz psychotherapeutischer Verfahren begründet, sondern vielmehr auch in jener des Phänomens „Sucht". Wenn z. B. von der Beobachtung ausgegangen wird, daß Süchtige häufig – prämorbid oder als Suchtfolge – in ihrem Selbstwertgefühl eingeschränkt sind, oder wenn wir den psychodiagnostischen Befund einer neurotischen Depression (HOBI u. LADEWIG 1975; HOBI 1980) zugrunde legen, eröffnen sich uns damit bestimmte psychotherapeutische Strategien. Gelingt nun in einem hohen Prozentsatz ein Therapieerfolg bezüglich der Erfahrung von Selbstsicherheit und Zufriedenheit, korreliert dieses Therapieergebnis nicht mit dem Therapieziel Drogenabstinenz. Obwohl sich Verhaltenstherapeuten in den vergangenen Jahren besonders intensiv mit der Sucht und insbesondere auch mit der Drogenabhängigkeit befaßt haben, sind die Ergebnisse der Verhaltenstherapie bezüglich Drogenabstinenz anderen Therapieformen nicht deutlich überlegen. Gleichzeitig ist aber zu betonen, daß mit verhaltenstherapeutischen Methoden heute ein wesentlich größerer Anteil Suchtkranker erfaßt werden kann und die Compliance gegenüber anderer Therapieformen besser sein dürfte.

Aus der Vielzahl von Therapieformen, die zur Anwendung kommen, sind Entspannungsübungen (autogenes Training, aktive Entspannungstechnik nach JACOBSON, Biofeedback, Meditationstechniken, Selbsthypnose u. a.) und Psychotherapieformen im engeren Sinne zu nennen wie die Gesprächstherapie, die Gestalttherapie, die Körpertherapie, das psychoanalytisch orientierte Psychodrama, die Psychoanalyse und die Verhaltenstherapie. Es sei hier nur auf die beiden letzteren näher eingegangen. Dies, weil die psychoanalytische Behandlungstechnik zwar nur in Einzelfällen bei Drogenabhängigen praktiziert wird, weil aber andererseits psychoanalytisch orientiertes Denken wichtige Impulse zum Verständnis der Sucht, aber auch zum Verständnis therapeutischer Grundhaltungen beigetragen hat, wenn wir z. B. an Übertragungs- und Gegenübertragungsphänomene denken. Die Verhaltenstherapie hat sich am stärksten um eine Operationalisierung des Phänomenes „Sucht" bemüht und hat nicht nur eine Reihe von therapeutischen Techniken ermittelt, sondern auch therapeutische Gesamtkonzepte geliefert, die sich in der Zwischenzeit an mehreren Orten praktisch bewährt haben.

a) Tiefenpsychologie

SPRINGER (1986) formulierte: „Galt das Interesse der frühen Analytiker vor allem dem Zusammenhang zwischen Triebgeschehen und Abhängigkeit, steht heute die Problematik der Selbstwerdung und Ich-Reifung und der Störung dieser Entwicklungsprozesse im Zentrum der Aufmerksamkeit." Während damit früher der libidinöse Wert der Drogenwirkung im Sinne einer auf regressivem Weg erlangten Triebbefriedigung und Euphorie erkannt wurde, wird heute mehr die adaptativ-funktionelle Seite der Drogenwirkung im Sinne einer Krückenfunktion für die Aufrechterhaltung der psychischen Ökonomie und Stabilität betont (WURMSER 1978).

Die Psychoanalyse nimmt beim Drogenabhängigen, der zwanghaft Drogen benützt, eine frühe, allerdings unspezifische Grundstörung an, der ein Krankheitscharakter zukommt. Bezüglich der Abwehrmechanismen werden vorwiegend primitive und archaische Abwehrmechanismen wie Verleugnung, Abspaltung, projektive Identifikation und Abwehr von Affekten wie Scham, Schmerz oder Aggression beobachtet. Der Kern der angenommenen Grundstörung soll in einem Defekt im Selbst liegen, was zu entsprechenden kompensatorischen Wahrnehmungs- und Erlebensgestaltung führt. Indem Anteile des Selbst als Objekt- und nicht als Selbstrepräsentanz erlebt werden, gelingt die Realitätsprüfung nicht; bestimmte Details werden überwertet, andere Bereiche der Realität werden ausgeblendet. Im zwischenmenschlichen Bereich besteht, neben symbiotischen Bedürfnissen im Anschluß an traumatisierende „böse" Erfahrungen, eine tiefe Angst vor dem anderen, was zu einer ausgeprägten Ambivalenz zwischen verzweifelter Suche und ebenso verzweifelter Furcht vor Nähe führt, also Anklammerungstendenzen oder Rückzugsverhalten mobilisiert. Neben den Konzepten der Triebstörung und den konzeptuellen Überlegungen der Narzißmustheorie weist SPRINGER (1986) auf die Bedeutung des Borderline-Syndroms hin, das durch Entwicklungshemmungen der Ich-Struktur und der Ich-Funktionen charakterisiert ist und sich durch einen andauernden und raschen Wechsel zwischen normalen, neurotischen, psychopathischen und psychotischen Abwehrformen erkennen läßt. Einige hervorstechende und bei Drogenabhängigen nicht selten beobachtbare Merkmale lassen sich zusammenfassen: basales Mißtrauen, verkümmerte kognitive Fähigkeiten, insbesondere eine Einschränkung der Abstraktions- und der Konzeptualisierungsleistung und damit z. B. eine verringerte Fähigkeit, aus der Vergangenheit zu lernen und für die Zukunft zu planen; Selbstbezogenheit mit beeinträchtigten persönlichen Beziehungen, die zumeist kurz und manipulativ verlaufen oder äußerst ambivalent und abhängig sind; instabiles Selbstwertgefühl, das von äußeren Einflüssen abhängt, und eine entsprechende schwach ausgeprägte Selbstkontrolle, die ebenfalls außengesteuert ist; das Vorliegen starker und primitiver Emotionen, die nach dem „alles oder nichts Prinzip" verlaufen und mit Aggressivität und Feindseligkeit gefärbt sind, sowie Bereitschaft zu impulsiven Handlungen. Heute werden Drogenabhängige nicht selten unter dem Etikett einer narzißtischen Neurose oder einer Borderlinestörung gesehen. Das mag für schwere Fälle sicher zutreffen. Eine Generalisierung dieser Betrachtungsweise ist problematisch, weil hierbei der Anteil an Normalität des Drogenkonsumenten übersehen wird.

Aus theoretischer Sicht und praktischer Erfahrung läßt sich schließen, daß das klassische psychoanalytische Behandlungssetting sich für die Behandlung Drogenabhängiger nicht eignet. Da im allgemeinen wenig reife und gesunde Ich-Anteile vorhanden sind, mit denen kein therapeutisches Bündnis eingegangen werden kann, und entsprechend nurmehr ein kleines Maß an Frustrations- und Affekttoleranz besteht, wurde die „Holding"-Funktion des Therapeuten betont. Stützung und Entwicklung des Selbst des Patienten sollen es ermöglichen, daß der Patient sicherer wird im Balancieren von Nähe und Distanz. Psychoanalytisch orientierte Stütztherapie läßt sich mit anderen Therapieformen wie Gestalt-, Körpertherapien, Psychodrama, aber auch übenden Verfahren, sowie mit verschiedenen Behandlungssettings, so der Einzel- und Gruppentherapie, der Familientherapie oder der Milieutherapie, kombinieren. Die Betonung des sozialpädagogischen Elementes in der Arbeit mit Drogenabhängigen, wie sie vor allem in der Arbeit therapeutischer Gemeinschaften deutlich wird, impliziert neben einer allfälligen tiefenpsychologisch orientierten Grundhaltung auch verhaltenstherapeutische Aspekte.

b) Verhaltenstherapie

In seiner Übersichtsarbeit über die Entwicklung der Verhaltenstherapie seit Anfang der 70er Jahre kommt WATZL (1986) zur Schlußfolgerung, daß „ein Wandel in Form zunehmend komplexer Modelle und Therapien zu verzeichnen" ist. Neben dem Suchtverhalten sind Ängste, soziale Defizite und depressive Verstimmungen Zielbereiche verhaltenstherapeutischer Interventionen, die mit zumeist „multimodalen Programmen", zu denen systematische Desensibilisierung, Selbstsicherheits-Übungen, kognitive Umstrukturierung u. a. gehören, durchgeführt werden. Verhaltenstherapie beschränkt sich damit nicht auf eine Korrektur des Drogenverhaltens, sondern strebt Veränderungen im Bereich der Persönlichkeit und des sozialen Umfeldes an, wie sie z. B. von WATZL u. RIST (1982) auch psychometrisch nachgewiesen werden konnten. Ein wichtiger Bestandteil verhaltenstherapeutischer Strategie ist die Entwicklung von *Selbstkontrolle*. Diese bezieht sich einmal auf allgemeine Bereiche wie Wohnen, Ernährung, Arbeit und Freizeit und beinhaltet damit eine Strukturierung des Tagesablaufes; zum anderen werden Selbstkontrollmaßnahmen zum Abbau drogenbezogener Gedanken entwickelt.

Gedanken an Drogen und Drogenerlebnisse sowie entsprechende Wünsche finden sich in jedem Vorfeld von Drogenkonsum. Äußere oder innere Auslöser fördern das Verlangen, die Droge zu benützen. Maßnahmen, die zum Abbau von Drogengedanken eingesetzt wurden, sind als *Koverantenkontrolle*, als *Gedankenstoptraining* und als *verdeckte Sensibilisierung* beschrieben worden (s. De Jong u. Bühringer 1978).

Die Methode der *Koverantenkontrolle* (Homme 1965), d.h. Kontrolle intern ablaufender Verhaltensweisen, hat zum Ziel, bestimmte erwünschte Gedanken häufiger auftreten zu lassen und diese dadurch kognitiv präsenter zu machen. Erwünschte Gedanken beinhalten Argumene gegen den Drogenkonsum und für Drogenabstinenz. Sie werden mit dem Klienten erarbeitet und schriftlich festgehalten. Vor alltäglichen Verhaltensweisen wie Essen, Lesen, Fernsehen soll sich der Betreffende jeweils ein Argument gegen Drogenkonsum und eines für Drogenabstinenz gegenwärtig machen. Später sollen diese Argumente auch in Versuchssituationen benützt werden.

Das *Gedankenstoptraining* (Taylor 1963) geht davon aus, daß individuell spezifische Gedankenverknüpfungen, die dem eigentlichen Konsumverhalten vorausgehen, in einer Entspannungssituation möglichst deutlich vorgestellt werden und durch ein selbstgegebenes deutliches Signal (lautes Stop, Schlag auf den Tisch u.a.) unterbrochen werden. Wichtig ist dabei eine exakte Verhaltensanalyse bezüglich des kognitiv-emotionalen Vorfeldes der Drogenbeschaffung resp. -einnahme. Gelingt es, durch das Training der in vitro Situation typische Empfindungen, Gedanken- und Verhaltensabläufe wahrzunehmen und zu unterbrechen, bedeutet dies gleichzeitig einen Sicherheitszuwachs, der die Chance einer Generalisierung des gewünschten Verhaltens für die in vivo Situation deutlich erhöht. Eine *Aversionstherapie* wird heute kaum mehr angewendet (O'Brien et al. 1972).

Bei der *verdeckten Sensibilisierung* (Cautela 1966) wird die dem Konsumverhalten vorangehende Auslösesituation an die Vorstellung negativer Konsequenzen gekoppelt resp. das Unterbrechen der Verhaltenskette zum Drogenkonsum mit der Vorstellung angenehmer Konsequenzen verbunden.

Ein weiterer wichtiger Bestandteil der drogenbezogenen verhaltenstherapeutischen Arbeit ist das *Ablehnungstraining*, das einzeln oder in Gruppen geübt wird. In Rollenspielen, in denen möglichst präzise Situationen vorgegeben werden, wird in vitro und in vivo ein individuelles Ablehnungstraining geübt. Für den Verhaltensbereich „Selbstsicherheit" liegt ein eigenes Trainingsprogramm vor (Ullrich u. Ullrich 1973). Weitere wichtige Bestandteile verhaltenstherapeutischer Arbeit bestehen in *Selbstkontrollübungen* (Watson u. Thorp 1972). Mit Hilfe von Diagrammen werden bestimmte operationalisierte Bereiche wie Eßverhalten, Rauchen oder Arbeit und Freizeitbeschäftigung definiert und im Sinne eines gewünschten Verhaltens zu modifizieren versucht.

Eine andere verhaltenstherapeutische Modalität besteht im Abfassen von *Vereinbarungen*. Solche quasi vertraglichen Abkommen umfassen die genaue Defini-

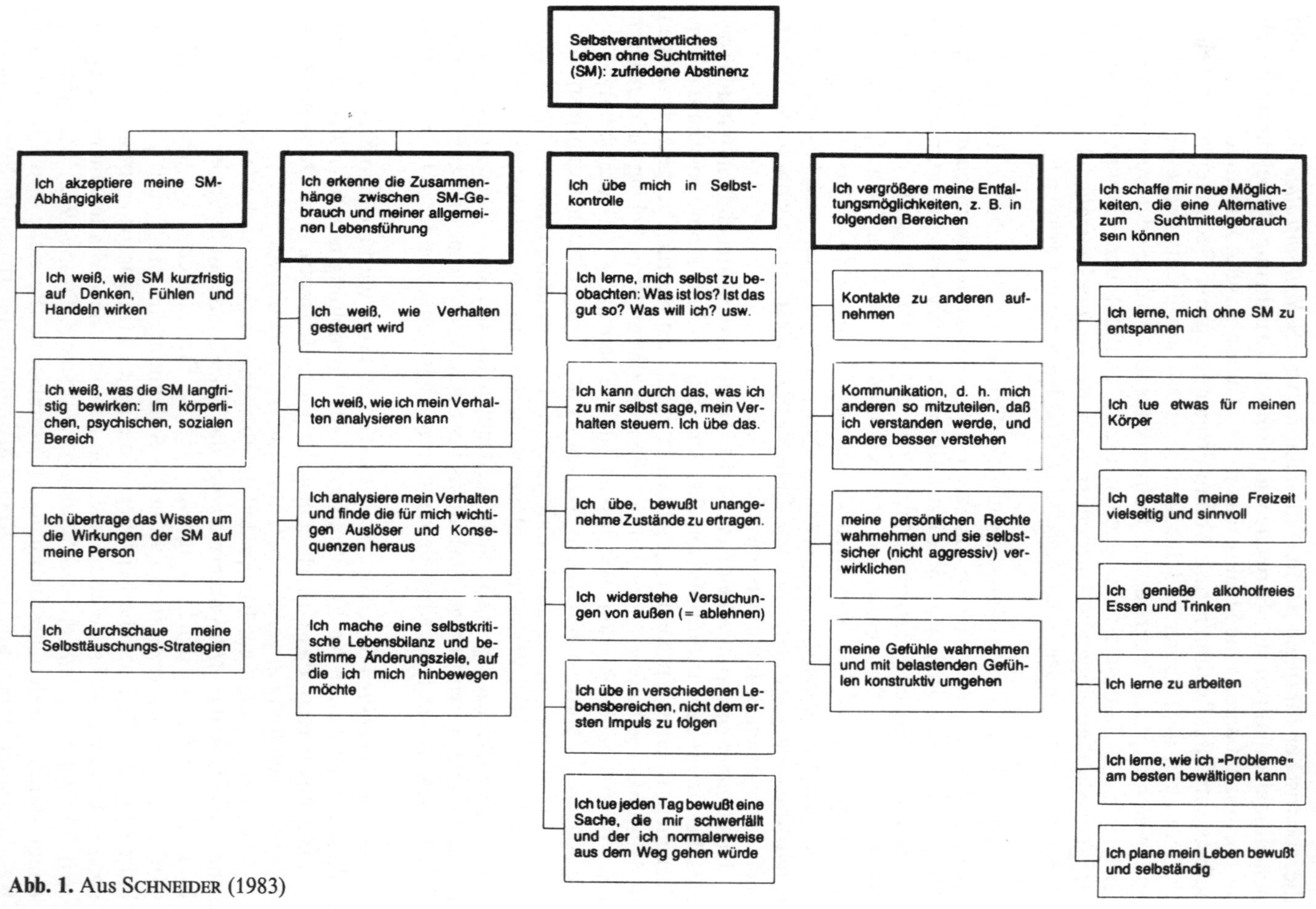

Abb. 1. Aus SCHNEIDER (1983)

tion des Problems und der Konsequenzen, die rückfälliges oder abstinentes Verhalten nach sich zieht. Derartige Kontingenzkontrakte haben sich besonders bei ambulanten Patienten gegenüber dem Arbeitgeber, dem Ehepartner, aber auch gegenüber anderen Sozialpartnern bewährt. Derartige Vereinbarungen setzen eine tragfähige emotionale Beziehung voraus. Bestandteile des Kontraktes können auch finanzielle Inhalte sein, indem z. B. ein Patient eine Summe Geld hinterlegt, die bei Konsumereignissen oder ausgelassenen Therapiesitzungen oder Therapieabbruch einbehalten, resp. bei abstinentem Verhalten über gestaffelte Zeiträume zurückgegeben wird. Es sei festgehalten, daß Verhaltenstraining mit positiver Verstärkung *auch* eine Funktion *unserer* Zuverlässigkeit ist. Wenn der Patient bei uns keine Chance mehr hat oder Arbeit, Erfolg u. a. immer ausbleiben, wird der Betreffende negativ verstärkt.

SCHNEIDER (1983) hat unter Berücksichtigung intrapsychischer und interaktioneller Prozesse allgemeine Therapieprinzipien der Verhaltenstherapie entwickelt, die weit über den technisch-therapeutischen Bereich hinausgehen, indem davon ausgegangen wird, daß Therapie einen Selbstregulationsprozeß fördert, indem nach Herstellung einer hilfreichen Therapeut-Patient-Beziehung Schritte gegangen werden, die sich unterteilen lassen in: Erlernen systematischer Beobachtung und Untersuchung problematischer Situationen, eigener Gedanken, Gefühle und Handlungen; Erlernen von kreativen Strategien zum Finden von Lösungen; Erlernen vernünftiger, realitätsbezogener Entscheidungen und Handlungsplanungen; Erlernen situationsadäquater Umsetzung der gewählten Lösungsstrategien; Erlernen angemessener Selbsteinschätzung und Selbstverstärkung.

Bezüglich der bekannten psychotherapeutischen Verfahren läßt sich zusammenfassend sagen, daß sowohl stützende wie, seltener, konfrontative, einsichtsorientierte und verhaltens-orientierte, einzel-, familien- oder gruppenorientierte psychotherapeutische Modalitäten ihren Platz haben. Erfolgschancen werden einerseits generell durch Art und Schweregrad der Symptomatik bestimmt (McLELLAN et al. 1979, 1982; WOODY et al. 1984).

c) *Familientherapie*

Eine Drogenabhängigkeit entwickelt sich häufig innerhalb einer Familie. Sie kann als Symptom einer Familienkrankheit aufgefaßt werden. Während früher von therapeutischer Seite Trennung des Drogenpatienten vom pathogenen Milieu der Familie angestrebt wurde, bemühen sich heute systemisch denkende Psychotherapeuten, das Blickfeld und Interventionsspektrum bedeutend zu erweitern (KAUFMANN 1985). Häufig lassen sich in Familien bestimmte Allianzen des Abhängigen mit einem Elternteil gegen den Rest der Familie oder Allianzen der Familie gegen den Abhängigen beobachten, deren Übersehen Therapien blokkiert. Akzeptanz des Patienten innerhalb der Familie, Klärung seiner Position und der Funktion seines Drogengebrauchs sind notwendige Therapieziele. Umgekehrt ist eine Entwicklung des Drogenpatienten ohne entsprechende Veränderungen bei anderen Familienmitgliedern oder des Partners nicht denkbar (CADOGAN 1973). Eine Übersicht findet sich bei KUYPERS (1981).

d) Gruppentherapie

Ein Hauptgrund, Suchtkranke in Gruppen zu therapieren, liegt in der gemeinsamen Vorerfahrung ihrer Abhängigkeit. Die Gruppe stellt hierbei zunächst einmal ein Refugium der Entlastung dar. Durch das Wir-Erlebnis, die Binnen-Kohäsion, die Spiegel- und Verstärkerfunktion der Gruppe werden wesentliche emotionale Inhalte, d.h. vor allem Schuldgefühle und Ängste, Kränkungen und Enttäuschungen, Gefühle von Scham oder Wut, erfahrbar. Wenn der Einzelne lernt, diese Gefühle wahrzunehmen und zu verbalisieren, gibt ihm das eine Chance, sich in der Hier- und Jetzt-Situation zu akzeptieren. Weiter können bestimmte Abwehrhaltungen wie das Verleugnen oder die Projektion, eventuell auch bestimmte Spaltungsmechanismen, in der Konfrontation durch andere Betroffene leichter angegangen und gegebenenfalls von Therapeuten interpretiert oder gedeutet werden.

Eine gewisse Schwierigkeit bei der Behandlung Suchtkranker stellt für den Therapeuten seine Doppelfunktion dar: Einerseits versucht er, den Süchtigen zu verstehen, andererseits wirkt er pädagogisch im Hinblick auf Verhaltensveränderungen. In der Gruppe werden diese beiden Funktionen gegebenenfalls durch verschiedene Gruppenmitglieder wahrgenommen. Es wird meist einzelne Mitglieder geben, die Orientierung, Geborgenheit und Wärme anbieten, und andere, die die Anforderungen der Realität vertreten und eine für den Abhängigen, zumindest zu Beginn einer Behandlung, wichtige Außenkontrolle übernehmen. Der Interaktionsstil in einer Gruppe wird streckenweise variieren, je nachdem, ob das Erfahren von Zuwendung, Akzeptanz und Wertschätzung gesucht wird oder ein mehr konfrontierender Stil weiterführt.

Unter dem Begriff *Gruppentherapie* subsummiert sich heute eine Vielfalt formal und inhaltlich sehr unterschiedlicher Verfahren. Abteilungsversammlungen, Gruppenvisiten, Tages- oder Arbeitsbesprechungen, Teamsitzungen, Plenarversammlungen u.a. beinhalten strukturierte Zusammenkünfte von Patienten und/ oder therapeutischen Mitarbeitern, die Therapie als Mittel zum Zweck, als Prozeß oder als Selbsterfahrung zum Gegenstand haben. Ein größerer Teil ambulanter und stationärer Einrichtungen führt eigentliche Gruppenpsychotherapien durch, die in der überwiegenden Zahl gesprächs- und verhaltenstherapeutische Elemente mit einem sozialtherapeutischen oder psychoanalytischen Ansatz verbinden. In der eigenen Arbeit haben sich immer wieder bestimmte Themengruppierungen nachweisen lassen (LADEWIG et al. 1981).

Die in Tabelle 2 aufgezeigte Thematik bezieht sich einmal auf die Normen der Gruppe und hierbei im wesentlichen auf das Problem von Autonomie und Kontrolle. „Wie grenze ich mich ab, ohne im Schneckenhaus zu landen?“ „Wie lerne ich, mich für meine gefühlsmäßigen Bedürfnisse zu wehren?“ „Wie gewinne ich Vertrauen?“ Ein anderer häufiger thematischer Bereich betrifft die Depressivität, die nach Wegfall der Drogen- und Alkoholzufuhr für den Betroffenen deutlich wird. Als Entzugssymptom sowie als Ausdruck der allgemeinen psychovegetativen Labilität tritt das Thema Schlaflosigkeit in vielfacher Facettierung auf. Bedeutung und Funktion des Suchtmittels werden immer wieder besprochen und mit der Zeit relativiert; es bleibt die Erwartungsangst: „Man wird immer dann verlassen, wenn man jemanden am nötigsten braucht.“ Hieraus resultiert thema-

Tabelle 2. Aus LADEWIG et al. (1981)

Gruppennormen – Die Neuen in der Gruppe – Vertrauen – Mißtrauen – Vermeiden direkter Auseinandersetzung – Über Abwesende reden – sich um Schwierigkeiten anderer kümmern – Riesenerwartungen – Exhibitionsangst („Sieb“, „Schneckenhaus“) – Geben und nehmen – Nähe und Distanz – Gruppe und Gruppenleiter – Äußerungen von Gefühlen in der Gruppe sind gefährlich – Wie erreiche ich Geborgenheit, ohne passiv zu sein *Funktion des Suchtmittels* – Ausweichen und Flüchten, so tun, als wenn nichts wäre – Im schlimmsten Fall kann ich mich betäuben – Was tun ohne Suchtmittel – Wie Kontakt finden ohne Suchtmittel – Spiel mit der Gefahr – Den inneren Zwiespalt wegzaubern – Man kann Vorwürfe nur im intoxikierten Zustand ertragen – Magische Erwartungen an Medikamente und Drogen – Ohne Drogen: Zukunftsangst	*Depressivität* – Einsamkeit – Minderwertigkeitsgefühle – Angst vor der inneren Leere – Auswandern – Verreisen – Flucht – Ich kann keine Wut zeigen, wenn ich mich schlecht fühle – Angst vor Wochenenden – Mißstimmung auf der Abteilung – Wie werde ich mit meinen enttäuschten Erwartungen fertig – Man wird immer dann verlassen, wenn man jemanden am nötigsten braucht *Schlaflosigkeit* – Ich halte Schlaflosigkeit nicht aus – Ich muß sofort einschlafen können – Ich möchte immer schlafen *Zukunft* – Soll man bei der Arbeitssuche über den Klinikaufenthalt reden – Reaktion der „Kollegen“ – Wie kann ich in Zukunft neue Kontakte ausfindig machen – Was tun, wenn Rückfälle passieren – Sich allein fühlen – abgelehnt werden – einsam sein – Arbeit – Arbeitssuche – Vorurteile der Umwelt

tisch die Auseinandersetzung mit der Zukunft: „Die Etikettierung“ als Suchtkranker, die Reaktion der „Kollegen“, das Problem des Alleinseins und die Suche nach neuen Kontakten. Wir haben die Erfahrung gemacht, daß sich bei Suchtkranken im Verlaufe des gruppenpsychotherapeutischen Prozesses namentlich bei Langzeittherapien bestimmte Phasen wie die der explorierenden Kontaktnahme, der Regression, Katharsis, Einsicht und Wandlung beobachten lassen (BATTEGAY u. LADEWIG 1970).

Gruppenpsychotherapien können psychoanalytisch, gestalt-therapeutisch, kognitiv-verhaltenstherapeutisch oder familientherapeutisch orientiert sein. Funktionieren und Resultate von Gruppenpsychotherapien werden stark durch Rahmenbedingungen beeinflußt (HUTSCHENREUTER 1981). Im stationären Rahmen gelingt die Realisation leichter, weil sie an den Rahmen der Einrichtung gebunden ist. In der ambulanten Situation gelingt es schwerlich, über längere Zeit Gruppen mit Drogenabhängigen durchzuführen.

e) Milieutherapie

Die Therapie im Milieu einer therapeutischen Gemeinschaft geht auf Maxwell JONES (1976) zurück. Der Idee der Selbsthilfe in der Gemeinschaft verpflichtet, wie sie zum ersten Mal in Synannon (YABLONSKY 1975) aufkam und praktiziert wurde. Es bestehen über die Dauer des Zusammenlebens in der Gemeinschaft und die Integrationschancen in die Gesellschaft unterschiedliche Auffassungen. Nach 15 Jahren Drogentherapie existieren heute weit über 100 stationäre Einrichtungen, die sich nach Prinzipien einer therapeutischen Gemeinschaft entwickelt haben. Einige Erfahrungsberichte und erste wissenschaftliche Untersuchungen belegen den therapeutischen Wert dieser Einrichtungen (BERNATH 1978; VON ALBERTINI u. SCHULTHESS 1981; HECKMANN 1982). Sie schließen an amerikanische Erfahrungen an (COLLIER u. HIJAZI 1974; CUTTER et al. 1977; ROMOND et al. 1975; SMART 1976; WESTERMEYER u. BOURNE 1978; DE LEON u. SCHWARTZ 1984; QUINONES et al. 1979). Je nach Größe und Konzept lassen sich ganz verschiedene Typen von Gemeinschaften unterscheiden. Gemeinsam ist den meisten Gemeinschaften, daß sie nach einem Stufenprogramm konzeptualisiert sind (PETZOLD 1974; PETZOLD u. VORMANN 1980). Dieses sieht einen gestuften Zuwachs an Selbstverantwortung und Außenorientierung mit abschließender externer Ausbildung oder Arbeit vor. Weitere therapeutische Elemente orientieren sich am Prinzip des „Lebenlernens", was Förderung von Fähigkeiten und Fertigkeiten im Bereiche wie Kommunikation, Umgang mit dem eigenen Körper, Ernährung, Arbeit, Freizeit, meint. Gemeinsam ist ihnen auch eine räumliche Trennung und funktionelle Abgrenzung von Mitarbeitern gegenüber Klienten. Mit der unterschiedlichen Größe einer Einrichtung ergeben sich unterschiedliche Bedürfnisse an eine unterschiedlich nicht- oder deutlich-hierarchisch strukturierte Leitung, wobei bereichsspezifische externe Berater Flexibilität und Entwicklungschancen garantieren sollen. Mit dem in Kürze Gesagten wird deutlich, daß hier Entwicklungen stattgefunden haben, die fraglich erscheinen lassen, ob hier noch von therapeutischen Gemeinschaften im ursprünglichen Sinne zu sprechen ist. Die nötige Professionalisierung vieler Einrichtungen der Drogenhilfe erklärt, warum das Selbstverständnis dieser Einrichtungen bis hin zu ihrer Bezeichnung über die therapeutischen Gemeinschaften der 70er Jahre hinausgewachsen ist. Der Bedeutung des Klimas wird speziell Beachtung geschenkt (VOLLMER u. HENRICH 1985). Dagmar ZIMMER (1986) hat aus der Gegenüberstellung verschiedener Typen therapeutischer Einrichtungen – eruiert sowohl aus der Sicht von Mitarbeitern wie Klienten – wichtige Charakteristika einiger Typen von Gemeinschaften herausgearbeitet. Die Idee der therapeutischen Gemeischaft hat auch innerhalb der stationären Arbeit psychiatrischer Kliniken Eingang gefunden, indem eine Reihe von Suchtabteilungen sich an Prinzipien der therapeutischen Gemeischaft orientiert, was bei klarer Rollendefinition von Mitarbeitern und Leitung und einer transparenten therapeutischen Struktur auch möglich ist.

III. Entwicklungschancen Opiatabhängiger. Methodische Aspekte

Studien über unbehandelte Drogenabhängige gibt es insofern nicht, als auch nicht-therapeutische Interventionen wie Begutachtungen oder Interviews innerhalb einer wissenschaftlichen Untersuchung Veränderungen induzieren können (BSCHOR 1976; MIDDENDORF 1977; ALGEIER 1980). Vergleichsgruppen nicht-behandelter Drogenabhängiger werden in einigen Untersuchungen berücksichtigt (QUINONES et al. 1979; BURT 1981).

In der Therapieforschung werden Therapieerfolge einerseits aus dem Vergleich mit Kontrollgruppen, andererseits durch Vergleiche innerhalb verschiedener Therapien untersucht. Da es sich bei Drogenabhängigen durchwegs um Langzeitstudien handelt, läßt sich – auch bei Einbeziehen von Kontrollgruppen – ungenügend berücksichtigen, welche spezifischen und welche unspezifischen Variablen Veränderungen induzieren. Bale et al. (1980) versuchten, entsprechend einem Randomisierungsverfahren, Patienten im Anschluß an eine Entgiftungsbehandlung entweder in je eine von drei therapeutischen Gemeinschaften oder in ein Methadonprogramm zu plazieren. Sie mußten feststellen, daß nurmehr ein kleiner Prozentsatz der so zugewiesenen Patienten in dem entsprechenden Behandlungsverfahren blieb.

Die bisherigen Folgestudien weisen auf eine Reihe methodischer Schwächen hin, die im folgenden kurz ausgeführt werden sollen (Maddux u. Desmond 1981). Zunächst geht es um *Definitionen von Erfolgskriterien* wie Drogenabstinenz oder Rückfall, von Legalbewährung, Arbeit, Wohnen, Partnerbeziehung u. a. Insbesondere bei der Definition von Drogenabstinenz wird unterschiedlich vorgegangen, so daß häufig nicht klar wird, auf welches Suchtmittel sich die Abstinenz bezieht, welchem Stellenwert der Gebrauch von Alkohol, Cannabis oder Medikamenten beigemessen wird, ob man also absolute Abstinenz für ein oder alle Suchtmittel meint oder einen gewissen Toleranzspielraum einräumt. Eine weitere wichtige Frage ist die nach dem relevanten *Zeitraum,* innerhalb welchem Abstinenz erreicht und aufrecht erhalten werden soll. Unglücklicherweise werden nicht nur *unterschiedliche Katamnesezeiträume* zugrunde gelegt, sondern auch Aussagen gemacht, indem verschiedene Katamnesezeiträume zusammengefaßt werden. Die Abstinenz nur punktuell zu bestimmen, d. h. z. B. zum Zeitpunkt eines Untersuchungstermins, ist zufallsbedingt. Ein solcher Zeitpunkt zeigt nurmehr einen Querschnittsaspekt in der Karriere des Betreffenden. Dieser Aspekt muß ergänzt werden durch eine Aussage über einen definierten Längsschnitt. Als relevanter Zeitraum für Abstinenz werden unterschiedliche Zeiträume von 1 Monat bis zu 20 Jahren verwendet. Die Abstinenzrate scheint von der Zeitdauer, über die sich die Nachuntersuchung erstreckt, abzuhängen. Duvall et al. (1963) untersuchten 453 der von Hunt u. Odoroff (1962) voruntersuchten Patienten 5 Jahre nach Behandlungsende. Die Autoren fanden ein halbes, 2 und 5 Jahre nach der Entlassung Abstinenzraten von 6%, 17% und 24%. Auch Gunne u. Frykholm (1980) stellten fest, daß die Abstinenzrate zwar zunächst abnimmt (Zeitpunkt: 2, 4 6 Wochen, 3 und 6 Monate), dann nach dem ersten Jahr ständig zunimmt und nach 3 Jahren 23% und nach 4 Jahren 25% beträgt. Simpson (1981) fand bei 4627 Abhängigen 1, 2, 3 und 5 Jahre nach Behandlungsende Abstinenzraten von 21%, 23% und 27%. Schließlich ist für den Umfang der angegebenen Abstinenzrate entscheidend, auf welche *Grundgesamtheit* die Aussage bezogen wird. Bale et al. (1980) haben bezüglich der Schwundrate eine Analyse einiger Behandlungsstudien diskutiert und weisen anhand einiger Beispiele nach, daß eine mit der Zeitdauer zunehmende Verbesserung der Abstinenz oder beruflichen Tätigkeit nicht daraus resultieren darf, daß die nicht mehr erreichten Probanden unberücksichtigt bleiben. Eine konservative Schätzung geht von der ursprünglichen Behandlungsstichprobe aus. Eine derartige Schätzung impliziert, daß alle Therapieabbrecher rückfällig werden. Sie drückt das Gesamtresultat nach unten, da bekannt ist, daß auch Therapieabbrecher abstinent werden können. Eine mittlere Schätzung versucht diesem Umstand gerecht zu werden.

In ihrer Übersicht über den *Therapieabbruch* kommen BAKELAND u. LUNDVALL (1975) u. a. zur Schlußfolgerung, daß die Nichterscheinensrate bei Suchtpatienten jene von allgemein-psychiatrischen Patienten nicht unbedingt überschreitet. Die Autoren kommen zur Schlußfolgerung, daß drogenfreie Behandlungsformen im allgemeinen größere Drop-out-Quoten aufweisen als Substitutionsbehandlungen. Bei den letzteren weisen solche mit einer festen Niedrigdosis größere Raten auf als solche mit höheren Dosen. Therapieabbrecher ist mit größerer Wahrscheinlichkeit ein Patient, der jünger ist, alleinstehend ist, allein lebt, schulisch ungenügend gebildet ist, früher unbeschäftigt war und eine Vorgeschichte mit jugendlicher Delinquenz aufweist, keinen festen Wohnsitz hat, nicht behandlungsmotiviert ist und allfällige Probleme leugnet; er tendiert zur Polytoxikomanie, weist psychopathische Züge mit geringer Ich-Stärke und Neigung zur Depressivität auf. WHITMAN et al. (1982) konnten in ihrer 5-Jahres-Folgestudie keine Unterschiede zwischen Rückfälligen und Nicht-Rückfälligen aufgrund einzelner soziodemographischer Variablen feststellen. Sie beurteilen den Therapieausstieg vielmehr als Resultat einer ungünstigen Interaktion zwischen Patient und Therapeut resp. Patient und Einrichtung. Entsprechend fanden CRAIG et al. (1982), daß das Fehlen des Therapeuten resp. anderer Mitglieder des therapeutischen Teams, z. B. an den Wochenenden, ein wichtiger Prädiktor für den Therapieabbruch darstellte. In einer deutschsprachigen Studie fanden KUNZ u. KAMPE (1983) keine wesentlichen Unterschiede zwischen Früh-, Spätabbrechern und Therapieabsolventen. Wahrscheinlich ist das Ergebnis eines Therapieabbruchs sowohl auf Eigenschaften des *Patienten* als auf jene der *Therapeuten* und der *Behandlungseinrichtung* zurückzuführen.

Derartige wichtige Fragestellungen finden bisher viel zu wenig Berücksichtigung. Die Forschungsrealität bewegt sich allerdings noch im Vorfeld derartiger Fragestellungen. In ihrer Sekundäranalyse von 11 deutschsprachigen katamnestischen Untersuchungen bei Drogenabhängigen aus 4 psychiatrischen Kliniken, einem Vollzugskrankenhaus im Rahmen des Strafvollzuges sowie 6 selbständigen Entwöhnungseinrichtungen, in der Regel therapeutische Gemeinschaften, zogen KLETT et al. (1984) eine ernüchternde Bilanz. Sie stellten fest, daß die Behandlung von Drogenabhängigen gegenüber 1970 zwar eine deutliche Verbesserung erreicht hat, daß formal aber „die ausgewerteten Katamneseuntersuchungen sich in der Methodik und in der Auswahl der unabhängigen Variablen stark unterscheiden, so daß eine gemeinsame Auswertung der Ergebnisse nur sehr beschränkt möglich ist." Planung, Durchführung und Auswertung von Katamnesen sollten sich deshalb an einem Mindestmaß an formaler Standardisierung orientieren wie es in den Katamnesestandards der Deutschen Gesellschaft für Suchtforschung und Suchttherapie 1985 vorgelegt wurde.

1. Ergebnisse von Verlaufsstudien

BSCHOR u. WESSEL (1983) gingen in einer größeren Untersuchung der *Überlebensquote* Drogenabhängiger nach. Die Autoren untersuchten 530 Drogenabhängige der Jahre 1969 bis 1977 und stellten fest, daß zum Stichtag im Jahre 1982 449 (85%) überlebt hatten, während 81 (15%) gestorben waren. Dies entsprach einer Mortalitätsrate, die in der Gruppe der männlichen Heroinabhängigen das Zwölffache und in derjenigen der weiblichen Heroinabhängigen das Neunundzwanzigfache des statistischen Durchschnitts der Altersgruppe der 20- bis 30jährigen ausmachte. PAUCHARD (1982) hat die Mortalitätsrate von 18 amerikanischen Katamnesestudien zwischen 1941 und 1981 zusammengestellt und kam auf Werte zwischen 0,49% und 3,75% der Stichprobe pro Katamnesenjahr, mit einem mittleren Wert von 1,7%. Auch in Untersuchungen im mitteleuropäischen Raum mit einer konstanten Katamnesedauer liegen die Werte im gleichen Bereich, so bei KIELHOLZ et al. (1976): 1,6%, DE JONG u. HENRICH (1978): 2%, KUNZ u. KAMPE (1985): 2%. Bei Berücksichtigung weiterer Nachuntersuchungen berechneten wir eine mittlere Anzahl Todesfälle pro Katamnesejahr von 1,8% in neueren Untersuchungen im mitteleuropäischen Raum. Diese Übereinstimmung erstaunt bei der Vielfalt methodischer Schwierigkeiten, auf die BSCHOR u. WESSEL (1983) zu Recht hinweisen.

Eine zunehmende Zahl von Untersuchungen befaßte sich in den vergangenen 30 Jahren – unter dem Gesichtspunkt der Wirksamkeit von Therapien – mit der Entwicklung Opiatabhängiger (REED 1978). Diese zumeist als Out-come-Studien angelegten Nachuntersuchungen sind in jüngerer Zeit durch Studien ergänzt worden, die optimal als Prospektivuntersuchungen angelegt sind und den Verlauf von Suchtkrankheiten mit der Vielzahl der diesen Verlauf modifizierenden Einflußgrößen zum Gegenstand haben.

Eine Übersicht über angloamerikanische und mitteleuropäische katamnestische Untersuchungen bei Opiatabhängigkeit ist wegen kultureller, therapeutischer und methodischer Unterschiedlichkeiten ein Abenteuer. Wenn man die Ergebnisse dieser Studien bezüglich der wichtigsten Out-come-Kriterien Drogenabstinenz, Legalverhalten und Arbeitsbewährung zusammenfaßt, so ergeben sich bei allen möglichen Unterschieden in der Definition der Kriterien, der Bezugsräume, der Bezugsstichproben doch gewisse Konvergenzen (LADEWIG u. GRAW 1985) (s. dazu WINICK 1962; VAILLANT 1966a–e, 1970, 1973; THORSON u. HAASTRUP 1975; DITTRICH et al. 1976; MCFARLAINE et al. 1977; KURTZ 1981; PAUCHARD 1982; REITH et al. 1984; STOECKERT et al. 1977; RASCHKE et al. 1985). In den Studien der angloamerikanischen Länder liegen die Werte bezüglich *Drogenabstinenz* zwischen 19% und 40%, in den Studien der mitteleuropäischen Länder zwischen 23% und 43%. Dabei konnte keiner Therapieform Priorität beigemessen werden. Bezüglich des Kriteriums der *Legalitätsbewährung* findet man in den amerikanischen Studien eine etwas höhere vorbestehende Delinquenzbelastung. Die Reduktionsrate beträgt bei behandelten Patienten im amerikanischen und europäischen Raum zwischen 26% und 37%. Wenn man davon ausgeht, daß die Quote tatsächlicher Entdeckungen bei der Drogendelinquenz – wie übrigens auch bei der Verkehrsdelinquenz – bei 1% liegt, dürfen diese Zahlen nicht überbewertet werden.

Bezüglich des Kriteriums *Arbeit/Beschäftigung* finden sich sowohl in den amerikanischen wie den mitteleuropäischen Arbeiten sehr unterschiedliche Angaben, was bei den verschiedenen Marktverhältnissen nicht erstaunt. Bei einem Vergleich vor und nach der Behandlung, findet man bei vergleichbarer Referenzzeit eine Zunahme der Beschäftigungsrate von 20% bis 35%. Die Kombination der Kriterien Abstinenz, Delinquenz und Beschäftigung/Arbeit ergab einen Erfolgsindex (LADEWIG u. GRAW 1985).

Im Verhältnis von *Drogenkonsum und Integration* ist erkennbar, daß die beginnende soziale Stabilisierung der Drogenabstinenz vorausgeht (RASCHKE et al. 1985), wobei spätere längerdauernde drogenfreie Zeiten ihrerseits wieder Integration stabilisieren. Integration wird – abgesehen von der Motivation hierzu – bestimmt

1. durch Ressourcen, resp. Belastungen insbesondere familiärer, partnerschaftlicher, ausbildungsmäßiger Art,
2. durch die Zeitdauer von Therapien und
3. durch das Faktum des Älterwerdens.

Bei der zukünftigen Verlaufsforschung sollte der Gesichtspunkt einer *Typologie* vermehrt Beachtung finden. Die Vielfalt psychoneurotischer oder soziopathischer Züge, die auch nach Sistieren des Drogengebrauchs erkennbar bleiben, stellen erhebliche methodische Forderungen an den Untersucher oder liegen im allgemeinen auch nicht im Neigungsbereich der Forscher. Gerade im Hinblick auf die Erarbeitung prognostisher Kriterien sollte versucht werden, psychopathologische Kriterien in ihrer Wechselwirkung mit soziokulturellen Entwicklungen zu definieren. Die bisherigen prognostischen Kriterien sind ungenügend (s. LADEWIG u. GRAW 1982).

Die Frage der Suchtverlagerung bei Opiatabhängigen ist bisher nur punktuell, unter dem Aspekt der Verschiebung auf andere Substanzgruppen, untersucht worden. Angaben etwa über den Alkoholkonsum von Opiatabhängigen und ehemaligen Opiatabhängigen schwanken. Im allgemeinen ist festzustellen, daß auch der Alkoholkonsum bei Drogenabstinenz zurückgeht und bei Rückfälligkeit zunimmt. Der Anteil der Alkoholumsteiger dürfte bei 20% liegen. Entsprechendes gilt – wenn auch in entsprechend kleinerer Relation – für die Benützung psychotroper Medikamente. Andere Suchtverlagerungen, etwa in den Verhaltensbereichen Sexualstörungen oder Eßstörungen, sind bekannt, so der Wechsel von Zustandsbildern mit Anorexie und Opiatsucht.

Ein weiterer Bereich, der hinkünftig Aufmerksamkeit verdient, liegt in den Partnerbeziehungen von Opiatabhängigen, nachdem opiatabhängige Paare bis heute ein schwieriges therapeutisches Problem darstellen. Auch nach Sistieren des Opiatgebrauches finden sich teilweise auffällige Beziehungsmuster, deren Charakteristika teilweise durch die jahrelange Isolation in der Drogenszene und teilweise aus psychodynamischen Gesichtspunkten erklärbar sind. Partnerschaften ehemaliger Drogenabhängiger werden zwar recht häufig als befriedigend erlebt, sind aber von der Struktur her wenig autonomiefördernd.

Literatur

Albertini U von, Schulthess P (1981) Die therapeutische Gemeinschaft Gatternweg, Selbsthilfe Jugendlicher in Wohngemeinschaften. SJWG, Riehen

Algeier R (1980) Psychosoziale Prozesse bei der Überwindung der Drogenbindung. Therapiewoche 30:1199–1205

Anton RF, Hogan J, Jalali B, Riordan CE, Kleber HD (1981) Multiple family therapy and naltrexone in treatment of opiate dependence. Drug Alcohol Depend 8:157–168

Bachmann U (1985) Drogenabhängige im Stravollzug. Schweiz. Fachstelle für Alkoholprobleme, Lausanne

Bakeland F, Lundwall L (1975) Dropping out of treatment. Psychol Bull 82:738–783

Bale R, Stone W van, Kuldau J, Engelsing T, Elashoff R, Zarcone V (1980) Therapeutic communities vs methadone maintenance. Arch Gen Psychiatry 37:179–193

Battegay R, Ladewig D (1970) Gruppentherapie und Gruppenarbeit mit süchtigen Frauen. Br J Addict 65:89–98

Beckett AH, Rowland M (1965) Urinary excretion kinetics of amphetamine in man. Pharm Pharmacol 17:628–639

Benos J (1981) Entzugssyndrome bei Heroinabhängigkeit. Neurol Psychiatr (Bucur) 7:111–117

Benos J (1983) Methodische Ansätze bei stationärer Therapie der Drogenabhängigkeit im Fachkrankenhaus. In: Schrappe O (Hrsg) Methoden der Behandlung von Alkohol-, Drogen- und Medikamentenabhängigkeit. Schattauer, Stuttgart, S 109–113

Berauer A (1983) Erfahrungen in der ambulanten Therapie von Heroinabhängigen. In: Schrappe O (Hrsg) Methoden der Behandlung von Alkohol-, Drogen- und Medikamentenabhängigkeit. Schattauer, Stuttgart. S 147–153

Bernath Ch (1978) Katamnese Drogenabhängiger Jugendlicher aus dem Rehabilitationszentrum Ulmenhof in Ottenbach. Med. Diss., Zürich

Blumenberg H, Cohen S, Dornfield B, Mordecai E, Roberts J, Hawks S (1974) British opiate users. Int J Addict 9:1–23

Brahen W, Henderson R, Capone Th, Kordal V, Naltrexon treatment in a jail work-release program J Clin Psychiatr 45, 49–52 1984

Bron B (1980) Ambulante Behandlung und Notfalltherapie bei jugendlichen Drogenabhängigen. Med Welt 31:678–683

Brown MJ, Salmon D, Rendell M (1980) Clonidine hallucination. Ann Intern Med 93:456–457

Bschor F (1976) Zur Frage der Wirksamkeit strafrechtlicher Maßnahmen bei Drogenabhängigen vom Opiattyp. Z Rechtsmed 78:25–30

Bschor F, Wessel I (1983) Zur Überlebensquote Drogenabhängiger. Deutsche Med Wochenschrift 108:1245–1354

Buehringer G (1981) Planung, Steuerung und Bewertung von Therapieeinrichtungen für junge Drogen- und Alkoholabhängige. Röttger, München

Buehringer G (1984) Standards für die Durchführung von Katamnesen: Ergebnisse einer Arbeitsgruppe der Deutschen Gesellschaft für Suchtforschung und Suchttherapie. Deutsche Gesellschaft für Suchtforschung e. V. (Hrsg)

Buehringer G, Kunkel K, Reye I (1985) Erste Ergebnisse zur Frequentierung von Unterhaltungsautomaten mit Gewinnmöglichkeiten. Suchtgefahren 31:221–235

Buehringer G, de Jong R, Kaliner B, Kraemer S, Ferstl R, Feldhege FJ (1978) Beschreibung eines stationären verhaltenstherapeutischen Programms zur Behandlung jugendlicher Drogenabhängiger. In: de Jong R, Buehringer G (Hrsg): Ein verhaltenstherapeutisches Stufenprogramm zur stationären Behandlung von Drogenabhängigen. Röttger, München, S 9–104

Bundesarbeitsgemeinschaft der Ärzte und Psychologen in der Straffälligenhilfe und Informationsstelle Drogenprobleme (1983) Drogen und Haft, Tagung in Berlin 12.–14. Mai 1982. Suchtgefahren 29:69–151

Burt Associates, Inc (1981) Effectiveness of Drug Abuse Treatment Programs in New York City and Washington DC – Follow-up Studies, National Institute on Drug Abuse, Washington DC, Supt. of Docs., US Govt Print Off

Cadogan DA (1973) Marital group therapy in the treatment of alcoholism. Q J Stud Alcohol 34:1187–1194

Cautela JR (1966) Treatment of compulsive behavior by covert sensitization. Psychol Rev 16:33–41

Cherubin CE (1971) Infectious disease problems of narcotic addicts. Arch Intern Med 128:309

Christiani E, Stuebing G (1977) Drogenmißbrauch und Drogenabhängigkeit, 3. Aufl. Deutscher Ärzteverlag, Köln

Collier WV, Hijazi YA (1974) A follow-up study of former residents of a therapeutic community. Int J Addict 9:805–826

Cooper JR (ed) (1983) Research on the treatment of narcotic addiction. State of the art. DHHS Publication No (ADM) 83, 1281, Rockville

Craig RJ, Rogalski C, Veltri D (1982) Predicting treatment drop-outs from a drug abuse rehabilitation program. Int J Addict 17:641–653
Cutter HSG, Samanaweera A, Price B, Haskell D, Schaeffer C (1977) Prediction of treatment effectiveness in a drug-free therapeutic community. Int J Addict 12:301–321
Deglon JJ (1982) Le traitement à long terme des héroinomanes par la méthadon. Ed Médecine et Hygiene, Genève
De Jong R, Buehringer G (Hrsg) (1978) Ein verhaltenstherapeutisches Stufenprogramm zur stationären Behandlung von Drogenabhängigen. Röttger, München
De Jong R, Heinrich G (1978) Ergebnisse eines stationären Programms zur Behandlung jugendlicher Drogenabhängiger; Katamnesen nach einem bzw. zwei Jahren. In: De Jong R, Buehringer R (Hrsg): Ein verhaltenstherapeutisches Stufenprogramm zur stationären Behandlung von Drogenabhängigen. Röttger, München, S 281–310
De Leon G, Schwartz S (1984) Therapeutic communities: what are the retention rates? Am J Drug Alcohol Abuse 10:267–284
Deutsche Gesellschaft für Suchtforschung und Suchttherapie (Hrsg) (1985) Standards für die Durchführung von Katamnesen bei Abhängigen. Lambertus, Frankfurt i/Br
Dieckhoff R (1982) Literarische Avantgarde und Drogenkonsum von der Romantik bis zu Surrealismus. In: Voelger G, von Welck K (Hrsg): Rausch und Realität Bd II. Rowohlt, Reinbek
Dittrich J, Gnerisch R, Huennekens H, Rometsch W, Thomas B (1976) Erfolg und Mißerfolg bei der stationären Behandlung von Drogenabhängigen. Suchtgefahren 22:121–140
Dole VP, Nysander MEA (1976)Methadone maintenance treatment: a ten-year perspective. J Am Med Assoc 235, 2117–2119
Duvall HJ, Locke BZ, Brill L (1963) Follow-up study of narcotic drug addicts five years hospitalization. Publ Health Rep 78:185–193
Dvorak A (1984) Erfahrungen aus zehnjähriger Arbeit mit einem verhaltenstherapeutischen Stufenprogramm bei jungen Drogenabhängigen. In: Ladewig D (Hrsg): Drogen und Alkohol 3, Folgestudien und Therapieabbruch. Karger, Basel, S 54–59
Edwards G, Arif A (Hrsg) (1982) Les problèmes de la drogue dans leur contexte socioculturel. Cahiers de Santé Publique NO 73, WHO
Evans LEJ, Roscoe P, Swainson CP, Prescott LF (1973) Treatment of drug overdosage with nalaxone, specific narcotic antagonist. Lancet I:452–455
Feser H (Hrsg) (1981) Drogenerziehung, 2. Aufl. Arnim Vaas, Langenau-Albeck
Finnegan LP (ed) (1979) Drug dependence in pregnancy: clinical management of mother and child. Services Research Monograph Series, DHEW Publication 69–678
Frangos L (1983) Methodische Ansätze bei stationärer Therapie der Drogenabhängigkeit im Psychiatrischen Krankenhaus. In: Schrappe O (Hrsg) Methoden der Behandlung von Alkohol-, Drogen- und Medikamentenabhängigkeit. Schattauer, Stuttgart, S 105–108
Gawin FM, Kleber HD (1984) Cocaine abuse treatment: Open pilot trial with desipramine and lithium carbonate. Arch Gen Psychiatry 41: 903–909
Gearing FR (1970) Evaluation of methadone maintenance treatment program. Int J Addict 5:517–543
Gerlach D, Schueling ST (1984) Phencyclidin-Hinweise zur Erkennung und Behandlung von PCP-Intoxikation. Suchtgefahren 30:273–279
Gnirss M (1985) Methadonprogramme im Kanton Aargau. Med Diss, Basel
Gold MS, Pottash AC, Sweeney DR, Kleber HD (1980) Opiate withdrawal using clonidine. I Am Med Assoc 243:343–346
Gold MS, Pottasch AC, Annito WJ (1981) Lofexidine: a clonidine analogue effective in opiate withdrawal. Lancet I:991–993
Gold MS, Dackis ChA, Pottash ALC, Sternbach HH, Annitto WJ (1982) Naltrexone, opiate addiction and endorphins. med Res Rev 3:211–246
Greenstein A, O'Brien P, McLellan et al. (1981) Naltraxone: A short-term treatment for opiate dependence. Am J Drug Alcohol Abuse 8:291–300
Gunne LM (1983) The case of the swedish methadone maintenance treatment programme. Drug Alcohol Depend 11:99–103
Gunne LM, Frykholm B (1980) Studien zur Drogenkarriere. In: Ladewig D (Hrsg) Drogen und Alkoholabhängiger. Karger, Basel München

Haenel T, Mall TH (1983) Erkennung und Behandlung der Heroinintoxikation. Ther Umschau 40:530–534
Hartnoll RL, Mitcheson MC, Battersby A, Brown G, Ellis M, Fleming P, Hedley N (1980) Evaluation of heroin maintenance in controlled trial. Arch Gen Psychiatry 37:877–883
Heckmann W (Hrsg) (1982) Praxis der Drogentherapie. Beltz, Basel Weinheim
Hobi V (1980) Psychotherapieforschung bei Drogenabhängigkeiten. In: Ladewig D (Hrsg) Drogen und Alkohol. Karger, Basel, S 11–29
Hobi V, Ladewig D (1975) Spezifische Persönlichkeitsmerkmale Drogenabhängiger. In: Keup W (Hrsg) Mißbrauch chemischer Substanzen. DHS Hamm, S 28–45
Hollister E, Johnson K, Gillespie K (1981) Aversive effects of naltrexone in subjects not dependent on opiates. Drug Alcohol Depend 8:37–41
Homme LE (1965) Perspectives in psychology: XXIV. Control of converants, the operants of mind. Psychol Rec 15:501–511
Hunt GH, Odoroff ME (1962) Follow-up study of narcotic drug addicts after hospitalization. Public Health Rep 77:41–54
Hutschenreuter U (1981) Stationäre Gruppentherapie in der Entwöhnung Suchtkranker. In: Keup W (Hrsg) Behandlung der Sucht. Thieme, Stuttgart, S 144–152
Jones M (1976) Prinzipien der Therapeutischen Gemeinschaft. Soziales Lernen in der Sozialpsychiatrie. Huber, Bern
Judson B, Goldstein A (1984) Naltrexone treatment of heroin addiction: One-year follow-up. Drug Alcohol Depend 13:357–365
Kaliner B (1980) Ein verhaltenstherapeutisches Stufenprogramm zur stationären Behandlung von Drogenabhängigen, Erfahrungen und Ergebnisse aus 5jähriger Arbeit. In: Ladewig D (Hrsg) Drogen und Alkohol. Karger, Basel, S 65–177
Kampe H, Kunz D (1983) Was leistet Drogentherapie? Beltz, Weinheim Basel
Kaufmann W (1985) Systematische Familientherapie. Schweiz Arch Neurol Neurochir Psychiatr 136:127–137
Keup W (1982a) Clonidin im Opiatentzug, Potentielle Nebenwirkungen. Münch Med Wochenschr 124:153
Keup W (1982b) Clonidin im Opiatenentzug, das Für und Wider der Anwendung. Münch Med Wochenschr 124:156
Kielholz P, Battegay R, Ladewig D (1972) Drogenabhängigkeiten. In: Kisker KP, Meyer JE, Müller M (Hrsg) Klinische Psychiatrie 2, 2. Aufl. Springer, Berlin Heidelberg New York (Psychiatrie der Gegenwart, Bd II/2, S 498–564)
Kielholz P, Hauser D, Ladewig D et al. (1976) Therapie, Katamnese und Prognose der Drogenabhängigkeit. Dtsch Med Wochenschr 14:521–526
Kindermann W (1983) Ambulante Therapie bei Drogenabhängigen. In: Schrappe O (Hrsg) Methoden der Behandlung von Alkohol-, Drogen- und Medikamentenabhängigkeit. Schattauer, Stuttgart, S 155–162
Kirchner PV (1983) Die Arbeit mit schwangeren Drogenabhängigen. In: Schrappe O (Hrsg) Methoden der Behandlung von Alkohol-, Drogen- und Medikamentenabhängigkeit. Schattauer, Stuttgart, S 163–168
Kleber HD, Kosten Th (1984) Naltrexone induction: psychologic and pharmacologic strategies. J Clin Psychiatry 45:29–38
Kleber HD, Slobetz F, Mezritz M (ed) (1981) Medical evaluation of long-term methadone-maintained clients. DHHS Publication (ADM) 81–1029, Rockville
Kleber HD, Eissmann MM, Rounsaville BJ, Wilber ChH, Prusoff BA, Riordan ChE (1983) Imipramine as treatment for depression in addicts. Arch Gen Psychiatry 40:649
Kleiner D (1976) Jugendpsychiatrische Aspekte zur Resozialisierung junger Drogenabhängiger durch Jugendgericht und Strafvollzug. Soziale Arbeit 1:3–7
Klett F (1984) Einschätzung von stationärer Entwöhnungsbehandlung durch behandelte Drogenabhängige. In: Ladewig D (Hrsg) Drogen und Alkohol 3, Folgestudien und Therapieabbruch. Karger, Basel, S 60–66
Klett S, Handel E, Buehringer G (1984) Sekundäranalyse deutschsprachiger Katamnesen bei Drogenabhängigen. Suchtgefahren 30:245–265
Kolb W, Himmelsbach CK (1938) Clinical studies of drug addiction III. A critical review of the withdrawal treatments with method of evaluation abstinence syndromes. Am J Psychiatry 94:759–797

Kosten ThR, Kleber H (1984) Strategies to improve compliance with narcotic antagonists. Am J Drug Alcohol Abuse 10:249–266
Kraemer S, De Jong R (1980) Therapiemanual für ein verhaltenstherapeutisches Stufenprogramm zur stationären Behandlung von Drogenabhängigen. Röttger, Müchen
Kreek MJ (1979) Methadone in treatment: physiological and pharmacological issues. In: Dupont RL, Goldstein A, O'Donnel J (ed) Handbook on drug abuse. US Govt Print Off, Washington DC
Kreek MJ (1981) medical management of methadone-maintained patients. In: Lowison JH, Rutz P (ed) Substance abuse: clinical problems and perspectives. Williams and Wilkins, Baltimore MA/London England
Kunz D, Kampe H (1985) Zum Problem des Therapieabbruchs von Heroinabhängigen. Suchtgefahren 31:146–154
Kurtz ChD (1981) Katamnesen bei jugendlichen Opiatabhängigen nach richterlich angeordneter Lngzeittherapie. Nervenarzt 52:669–674
Kuypers U (1981) Familientherapie bei Suchtkranken. In: Keup W (Hrsg) Behandlung der Sucht und des Mißbrauchs chemischer Stoffe. Thieme, Stuttgart, S 101–107
Ladewig D (Hrsg) (1980, 1982, 1984) Drogen und Alkohol: Der aktuelle Stand in der Behandlung Drogen- und Alkoholabhängiger, Bd I–III. Karger, Basel
Ladewig D (1982) Psychopharmaca and related medications in the treatment of drug dependence. Psychopharmacology 2:286–294
Ladewig D (1982) Abusus von Benzodiazepin-Tranquilizern. Med Welt 38:1306–1309
Ladewig D (1985) Ethnologie der Sucht – die Droge als Kulturbestandteil. Inform Arzt 10:30–40
Ladewig D (1985) Chancen und Grenzen der Methadon-Substitution. Suchtgefahren 31:104[1]08
Ladewig D, Battegay R (1976) Zur Problematik der Begriffe Krankheit und soziale Devianz. Schweiz Z Soziologie 1:15–35
Ladewig D, Graw P (1981) Sozialisationsbedingungen und Therapiechancen bei Drogenabhängigen. In: Feuerlein W (Hrsg) Sozialisationsstörungen und Sucht. Akad. Verl. Ges., Wiesbaden
Ladewig D, Graw P (1982) Therapeutische Erfahrungen und Prognose bei Heroinabhängigkeit. Ther Umschau 39:586–597
Ladewig D, Graw P (1985) Entwicklungschancen bei Opiatabhängigkeit. Beltz, Weinheim Basel
Ladewig D, Battegay R., Labhardt F (1969) Stimulantien, Abhängigkeit und Psychosen. Dtsch Med Wochenschr 3:101–107
Ladewig D, Bucher W, Glauser Ch (1981) Gruppentherapie bei Suchtkranken. In: Heigl-Evers A (Hrsg) Die Psychologie des 20. Jahrhunderts Bd VIII: Lewin und die Folgen. Kindler, Zürich, S 945–955
Ladewig D, Levin P, Gastpar M, Gerking P, Roth E (1976) Der Einsatz von Betablockern in der Behandlung des Abstinenzsyndroms. In: Kielholz P (Hrsg) Betablocker und Zentralnervensystem. Huber, Bern, S 154–162
Ladewig D, Hobi V, Kleiner D, Dubach H, Faust V (1983) Drogen unter uns, 7. Aufl. Karger, Basel
Lasagna L, Beecher HK (1954) J Pharmacol Exp Ther 112:356–363
Ling M, Wesson DR (1984) Maltrexone treatment for addicted healthcare professionals: a collaborative private practice experience. J Clin Psychiatry 45:46–48
Maddux JF, Desmond DP (1981) Careers of opioid users. Praeger, New York
Mahon ThA (1971) An exploratory study of hospitalized narcotic addicts in Great Britain. Acta Scand [Suppl] 227:1–67
Martin WR, Fraser HF, Corodetzky CW, Rosenberg DE (1965) J Pharmacol Exp Ther 150:426–429
McFarlain RA, Cohen GH, Gudry L (1977) Psychological test and demografic variables associated with retention of narcotic addicts in treatment. Int J Addict 12:199–410
McLellan AT, Woody GE, O'Brien ChP (1979) Development of psychiatric illness in drug abusers. N Engl J Med 301:1310–1314
McLellan AT, Luborsky L, O'Brien ChP, Woody GE, Druley KA (1982) Is treatment for substance abuse effective? A Med Assoc 247:1423

Meyer MC, Strauthn AB, Man-Wai LO, Schary WL, Whithey ChC (1984) Bioequivalence, dose-proportionality and pharmacokinetcis of naltrexone after oral administration. J Clin Psychiatry 45:15–19
Middendorf W (1977) Drogenkarriere und Entzugsversuche von Opiatabhängigen – eine katamnestische Studie. Nervenarzt 48:170–176
Newman RG (1977) Methadon treatment in narcotic addiction. Program management, findings and prospects for the future. Academic Press, New York
Nusselt W, Salzhuber J (1976) Hinweise für den Umgang mit drogenabhängigen Jugendlichen in der Praxis. Münch Med Wochenschr 118:1423–1426
O'Brien ChP, Childress AR, McLellan TH, Ternes J, Ehrman RN (1984) Use of naltrexone to extinguish opioid-conditioned repsonses. J Clin Psychiatry 45:53–56
O'Brien JS, Raynes AE, Patch VD (1972) Treatment of heroin addiction with aversion therapy. Behav Res Ther 10:77–79
Pauchard D (1982) Etude catamnestique. Med. Diss., Lausanne
Perkins ME, Bloch HI (1971) Study of some failure in methadone treatment. Am J Psychiatry 128:47–51
Petzold H (Hrsg) (1974) Drogentherapie, Modelle, Methoden, Erfahrungen. Junfermann, Paderborn
Petzold H, Vormann G (Hrsg) (1980) Therapeutische Wohngemeinschaften. Erfahrungen – Modelle – Supervision. Pfeiffer, Müchen
Platt JJ, Labate Ch (1976) Heroin addiction. Theory, research and treatment. Wiley, New York
Poeldinger W (1968) Abschätzung der Suizidalität. Bern, Stuttgart Huber
Quadri F, Russi E (1985) Somatische Komplikationen des Opiatabusus. Schweiz Med Wochenschr 115:226–234
Quinones MA, Doyle KM, Sheffet A, Louria DB (1979) Evaluation of drug abuse rehabilitation efforts: a review. Am J Publ Health 11: 1164–1169
Raschke P, Schliehe F, Fischer D, Groenemeyer A (1985) Therapie und Rehabilitation von Drogenkonsumenten: Langzeitstudie am Beispiel des „Hammer Modells", Ministerium für Arbeit, Gesundheit und Soziales, NRW (ohne Verlagsangabe)
Reed T (1978) Outcome research on the drug abuser: an exploration. Int J Addict 13:149–171
Reith B, Duvanel B, Cherpillod C (1984) Vorläufige Ergebnisse einer katamnestischen Studie Opiatabhängiger aus einem Industriegebiet in den Neuenburger Bergen 1970–1980. In: Ladewig D (Hrsg) Drogen und Alkohol II. Karger, Basel, S 67–81
Romond AM, Forrest CK, Kleber HD (1975) Follow-up of participants in a drug dependence therapeutic community. Arch Gen Psychiatry 32:369–374
Rounsaville B, Weissmann NM, Crits-Christoph K, Wilber C, Kleber H (1982) Diagnosis and symptoms of depression in opiate addicts. Arch Gen Psychiatry 39:151–156
Schant J, Scholl SH (1983) Four cases of clonidine abuse. Am J Psychiatry 140:1625–1627
Schmitz R (1982) Opium als Heilmittel. In: Voelger G, von Welck K (Hrsg) Rausch und Realität, Bd II. Rowohlt, Reinbek, S 650–661
Schneider R (1983) Verhaltenstherapie in der Fachklinik. In: Schrappe O (Hrsg) Methoden der Behandlung von Alkohol-, Drogen- und Medikamentenabhängigkeit. Schattauer, Stuttgart
Schnoll SH, Vogel WH (1971) Analysis of "street drugs". N Engl. J Med 284:781–788
Schoenhoefer PS (1980) Risiko-Nutzen-Analyse der Methadon-Maintenance. In: Ladewig D (Hrsg) Drogen und Alkohol. Karger, Basel, S 189–195
Schubert MD, Fleischhacker WW, Meise V, Theohar C (1984) Preliminary results of guanfacine treatment of acute opiate withdrawal. Am J Psychiatry 141:1271–1274
Schweizerischer Methadonbericht (Beilage zum Bulletin des Bundesamtes für Gesundheitswesen). Bern 1984
Sells SP, Simpson DD (eds) (1976a) Effectiveness of drug abuse treatment, vol III: further studies of drug users, treatment of typologies and assessment of outcome during treatment in the DARP. Ballinger, Cambridge Mass.
Sells SB, Simpson DD (eds) (1976b) Effectiveness of drug abuse treatment, vol IV: evaluation of treatment outcomes for the 1971–1972 admission cohort. Ballinger, Cambridge, MA
Sells SB, Simpson DD (eds) (1976c) Effectiveness of drug abuse treatment, vol V: evaluation of treatment outcomes for the 1972–1973 admission cohort. Ballinger, Cambridge Mass

Sells SB, Simpson DD (1980) The case for drug abuse treatment effectiveness. Br J Addict 75:117–131

Sells SB, Simpson DD, Joe CW et al. (1976d) A national follow-up study to evaluate the effectiveness of drug abuse treatment: a report on cohort 1 of the DARP five years later. Am J Drug Alcohol Abuse 3/4:545–556

Senay EC, Dorus W, Goldberg F, Thornton W (1977) Withdrawal from methadone maintenance: rate of withdrawal and expectation. Arch Gen Psychiatry 34:361–367

Simpson DD (1981) Drug treatment in New York City and Washington DC Follow-up studies. Nat Inst on Drug Abuse, Rockville, Maryland

Smart RC (1976) Outcome studies of therapeutic community and half-way house treatment for addicts. Int J Addict 11:143–159

Springer A (1986) Die Bedeutung der Tiefenpsychologie für den Umgang mit den modernen Suchtphänomenen. In: Ladewig D (Hrsg): Drogen und Alkohol IV. Fachstelle für Alkoholfragen, Lausanne

Stoeckert A, Middendorf W, Algeier R, Rochmann R, Spring R (1977) Psychosoziale Entwicklung von Opiatabhängigen – eine katamnestische Studie. Psychiatr Prax 4:160–170

Taeschner K-L (1983) Therapie der Drogenabhängigkeit: Ein Handbuch. Kohlhammer, Stuttgart

Taylor JG (1963) A behavioral interpretation of obsessive compulsive neurosis. Beh Res Ther 1:237–244

Tennant FS, Rawson RA, Cohen AJ, Mann A (1974) Clinical experience with naltrexone in suburban opioid addicts. J Clin Psychiatry 45:42–45

Textor C (1984) 6-Jahres-Katamnese von 14 ehemaligen Mathadonpatienten. Med Diss, Zürich

Thorson K, Haastrup S (1975) Foolow-up of 97 young non-psychotic male opiate abusers: relationship between achieving abstinence, age and duration of abuse. Acta Psychiatr Scand 5:289–296

Titievsky J, Sew G, Barranco M, Kyle EM (1982) Doxepine as ajunctive therapy for depressed mathadone maintenance patients: a double-blind study. J Clin Psychiatry 43:454–456

Uchtenhagen A (1984) Karriereforschung bei Opiatabhängigkeit. In: Ladewig D (Hrsg) Drogen und Alkohol 3. Karger, Basel, S 3–9

Uchtenhagen A, Zimmer-Hoefler D (1985) Heroinabhängige und ihre „normalen Altersgenossen". Haupt, Bern

Ullrich de Muinck R, Ullrich R (1973) Standardisierung des Selbstsicherheitstrainings in Gruppen. In: Brengelmann JC, Tunner W (Hrsg) Behaviour Therapy – Verhaltenstherapie. Urban & Schwarzenberg, München

Vaillant GE (1966a) A twelve-year follow-up of New York narcotic addicts: I. The relation of treatment to outcome. Am J Psychiatry 122:727–737

Vaillant GE (1966b) A twelve-year follow-up of New York narcotic addicts: II. The natural history of a chronic disease. N Engl Med J 275:1282–1288

Vaillant GE (1966c) A twelve-year follow-up of New York narcotic addicts: III. Some social and psychiatric characteristics. Arch Gen Psychiatry 15:599–609

Vaillant GE (1966d) A twelve-year follow-up of New York narcotic addicts: IV. Some characteristics and determinants of abstinence. Am J Psychiatry 123:573–584

Vaillant GE (1966e) Parent-child cultural disparity and drug addiction. J Nerv Ment Dis 6:534–539

Vaillant GE (1970) The natural history of narcotic drug addiction. Sem Psychiatry 2:486–498

Vaillant GE (1973) A twenty-year follow-up of New York narcotic addicts. Arch Gen Psychiatry 29:237–241

Vollmer H, Dvorak A (1983) Stationäre Entwöhnungsbehandlung. In: Schrappe O (Hrsg) Methoden der Behandlung von Alkohol-, Drogen- und Medikamentenabhängigkeit. Schattauer, Stuttgart, S 115–128

Vollmer H, Henrich G (1985) Das therapeutische Klima in einer Wohngemeinschaft zur Entwöhnungsbehandlung Opiatabhängiger. Suchtgefahren 31:133–145 (1983)

Wanke K (1983) Therapieziele bei Drogenabhängigkeit. In: Schrappe O (Hrsg) Methoden der Behandlung von Alkohol-, Drogen- und Medikamentenabhängigkeit. Schattauer, Stuttgart, S 11–18

Washton AM, Pottash AC, Gold MS (1984) Maltrexone in addicted business executives and physicians. J Clin Psychiatry 45:4–6

Watson DL, Thorp RG (1972) Self-directed behavior: self-modification for personal adjustment. Brooks/Cole, Belmont

Watzl H (1986) Verhaltenstherapie des Alkoholismus – Empirische Befunde und klinische Eindrücke. In: Ladewig D (Hrsg) Drogen und Alkohol IV. Fachstelle für Alkoholfragen, Lausanne

Watzl H, Rist F (1982) Katamnestische Erfahrungen mit einem Therapieprogramm für Alkoholabhängige Frauen. In: Ladewig D (Hrsg) Drogen und Alkohol II. Erfahrungen und Ergebnisse in der Behandlung Drogen- und Alkoholabhängiger. Karger, Basel

Weber R (1983) Empirische Katamnese der Methadonbehandlung Opiatabhängiger bei Hausärzten im Kanton Zürich. Med Diss, Zürich

Westermeyer J, Bourne O (1978) Treatment outcome and the role of the community in narcotic addiction. J Nerv Ment Dis 166:51–58

Whitehead PC (1978) Acupuncture in the treatment of addiction: a review and analysis. Int J Addict 13:1–16

Whitman B, Croughen JL, Miller JPh, McKai J (1982) Non-psychiatric predictors of narcotic dependence: a prospective study with a five year follow-up. Int J Addict 17:473–491

Wiesbadener Drogentagung 1984: Zur Standortbestimmung des Suchtmittelersatzes (Methadon) in der Behandlung Heroinabhängiger. Suchtgefahren 1 a:93–132 (1985)

Wikler A (1980) Opioid dependence mechanisms and treatment, vol 7. Plenum, New York, pp 167–218

Wille R (1981) Ten-year follow-up of a representative sample of London heroin addicts: clinic attendance, abstinence and mortality. Br J Addict 76 (3):259–266

Wilmarth StS, Goldstein A (1974) Therapeutic effectiveness of methadone maintenance programs in the USA. World Health Organization, Geneva

Winick C (1962) Maturing out of narcotic addiction. Bull Narc 14:1–7

Wolf N (1973) Realisierung der Behandlung junger Drogenabhängiger im Psychiatrischen Großkrankenhaus. Nervenarzt 44:207–209

Woody GE, O'Brien CP, Rickels K (1975) Depression and anxiety in heroin addicts: a placebo controlled study of the doxepin in combination with methadone. Am J Psychiatry 132:447–450

Woody GE, O'Brien CP, McLellan AT, Marcovici M, Evans BD (1982) The use of antidepressants with methadone in depressed maintenance patients. Am NY Acad Sci 398:120–127

Woody GE, McLellan AT, Luborsky L, O'Brien CP, Blaine J, Fox S, Herman I, Beck AT (1984) Severity of psychiatric symptoms as a predictor of benefits from psychotherapy the veterans administration-penn study. Am J Psychiatry 141:1172–1177

Wurmser L (1978) The hidden dimension: psychodynamics in compulsive drug use. Aronson, New York

Yablonsky L (1975) Synanon. Klett, Stuttgart

Zimmer-Hoefler D (1986) Institutionen für Heroinabhängige aus der Sicht der Klienten. In: Ladewig D (Hrsg) Drogen und Alkohol 4. Schweizerische Fachstelle für Alkoholprobleme, Lausanne

IV. Medikamente

Klinik der Medikamentenabhängigkeit

W. POSER

INHALTSVERZEICHNIS

I. Definitionen . . . 401
II. Elemente der süchtigen Entwicklung . . . 403
1. Psychische Abhängigkeit . . . 403
2. Physische (körperliche) Abhängigkeit . . . 403
3. Toleranz . . . 404
4. Progression der süchtigen Entwicklung . . . 404
5. Einengung des Verhaltensrepertoires . . . 405
III. Risikofaktoren für Medikamenten-Mißbrauch . . . 405
IV. Wahl des Suchtstoffs . . . 408
V. Die Diagnose des Medikamenten-Mißbrauchs . . . 409
VI. Die Prognose des Medikamenten-Mißbrauchs . . . 412
VII. Die Stoffgruppen . . . 413
1. Opioide . . . 413
2. Barbiturate und barbituratähnliche Stoffe . . . 415
3. Benzodiazepine . . . 417
4. Psychostimulanzien und Appetitzügler . . . 419
5. Anticholinergika . . . 421
6. Mischanalgetika . . . 422
Literatur . . . 423

I. Definitionen

Ebenso wie bei anderen Suchtkrankheiten herrscht auch im Fall der Arzneimittel kein allgemeiner Konsens, wann von mißbräuchlicher Verwendung gesprochen werden muß (s. Kapitel FEUERLEIN). Zwar ist heute durch die verschiedenen Versuche, wissenschaftlich fundierte Kriterien für eine reproduzierbare Diagnostik zu erstellen, die Unsicherheit im Forschungsbereich geringer geworden. In der praktischen Medizin allerdings herrschen gerade bei den verschiedenen Formen des Medikamentenmißbrauchs große Meinungsverschiedenheiten, welche Formen der Arzneimitteleinnahme als mißbräuchlich oder abhängig anzusehen sind (KUBICKI u. EICHNER 1984). Im Folgenden wird überwiegend nach dem im mitteleuropäischen Raum vorherrschenden Diagnosenschema ICD-9 vorgegangen; wegen der größeren begrifflichen Schärfe muß allerdings häufig auf DSM-III (American Psychiatric Association 1982) zurückgegriffen werden, das im Bereich der Suchtkrankeiten weitgehend kompatibel mit ICD-9 ist.

Sowohl ICD-9 wie DSM-III unterscheiden bei der Mehrzahl der mißbräuchlich verwendeten Arzneimitteln Abusus und Abhängigkeit. Bei beiden Mißbrauchsformen erfolgt die Einnahme wegen einer oder mehrerer Effekte der verwendeten Substanz auf das ZNS, d. h. wegen der psychischen Wirkung. Es gibt jedoch noch eine weitere Form des Medikamenten-Mißbrauchs: die Einnahme wegen einer extrazerebralen, körperlichen Wirkung. Diese Form liegt z. B. beim Mißbrauch von Laxanzien und Diuretika vor. Ziel der Einnahme ist hier die Manipulation einer Körperfunktion, nicht aber ein psychischer Effekt der Substanzen (den sie im o. g. Beispiel nicht haben). Von erheblicher praktischer Bedeutung ist diese Mißbrauchsform im Rahmen des Dopings. Allerdings werden beim Doping auch Substanzen verwendet, die nicht nur die Leistungsfähigkeit in irgendeiner Sportart vergrößern, sondern auch psychische Eigenwirkungen haben (die sogar vorherrschen können, wie z. B. bei den Amphetaminen). Wenn die diagnostischen Kriterien für Abhängigkeit und Abusus nicht erfüllt sind, trotzdem aber eine eindeutig indikationswidrige Verwendung eines Arzneimittels vorliegt, möchten wir die Bezeichnung „einfacher Mißbrauch" vorschlagen. Die mißbräuchliche Anwendung kann sich dabei entweder auf die fehlende Indikation oder auf eine Überdosierung beziehen. Die Risiken dieses einfachen Mißbrauchs liegen meist im somatischen Bereich, z. B. bei den Darmschäden durch Laxanzien oder bei den Elektrolytmangelzuständen nach Diuretika. Als eigenständige Erkrankung spielt der einfache Mißbrauch in der Psychiatrie keine große Rolle; er kann jedoch bei Anorexia nervosa (Laxanzienmißbrauch) und Bulimie (Mißbrauch von Diuretika, Laxanzien und Emetika) ein vorherrschendes und krankheitsbestimmendes Symptom werden. Weiterhin neigen auch Patienten mit Suchtkrankheiten im engeren Sinn (Abhängigkeit und Abusus) zu gelegentlichem oder regelmäßigem Mißbrauch dieser Arzneimittel. Treibende Kraft für die Perpetuierung der Arzneimitteleinnahme ist beim einfachen Mißbrauch meist die physiologische Gegenregulation nach Wirkungsende: So kommt es z. B. nach Abklingen der Diuretikawirkung häufig zur Ödementwicklung, nach Laxanzien zur Obstipation. Auf beides wird dann mit erneuter Einnahme reagiert.

Somit können prinzipiell 3 verschiedene Formen des Arzneimittelmißbrauchs unterschieden werden:

1. *Abusus:* Wiederholte Einnahme mit schweren Intoxikationen. Typisch ist die Unfähigkeit zu mäßiger Einnahme („Kontrollverlust"). Die Intoxikationen haben schwerwiegende soziale Folgen, die je nach pharmakologischer Wirkung unterschiedlich aussehen.
2. *Abhängigkeit:* Im Vordergrund stehen Toleranzentwicklung und/oder physische Abhängigkeit, obwohl das Krankheitsbild durch die psychische Abhängigkeit unterhalten wird (Coper 1985). Die erhöhte Toleranz zeigt sich entweder in einem deutlich nachlassenden Effekt oder in deutlicher Dosiserhöhung zwecks Aufrechterhaltung der Wirkung. Die physische Abhängigkeit wird nur beim Absetzen oder bei Dosisreduktion deutlich; die sich dann entwickelnden Entzugserscheinungen können durch erneute Substanzzufuhr aufgehoben werden. Regelmäßig besteht eine psychische Abhängigkeit vom Suchtstoff, die das Krankheitsbild bestimmt; sie wird vom Patienten in späteren Krankheitsstadien subjektiv gut wahrgenommen, oft aber verheimlicht. Die psychische Abhängigkeit kann zumindestens in Anfangsstadien nur schwer erfragt oder beobachtet werden.

3. *Einfacher Mißbrauch:* Einnahme nicht wegen psychischer Wirkungen, sondern zur Manipulation von Körperfunktionen. Der Dauergebrauch ergibt sich aus überdauernden Gegenregulationen („rebound-Effekt").

II. Elemente der süchtigen Entwicklung

Bei Suchtkrankheiten werden verschiedene Syndrome und Phänomene beobachtet, die den Verlauf bestimmen und die Diagnose ermöglichen. Außerdem geben sie Hinweise für die Prognose und für das Therapieziel.

1. Psychische Abhängigkeit

Die psychische Abhängigkeit ist die treibende Kraft der Abhängigkeit. Sie kann als massives Verlangen nach ständiger oder episodischer Zufuhr eines Suchtstoffes umschrieben werden, wobei Einnahme (oder Injektion) wegen der psychotropen Wirkung des Stoffes erfolgt. Diese „Gier nach dem Stoff" wird von der Mehrzahl der Patienten subjektiv wahrgenommen. Im Verlauf einer langjährigen süchtigen Entwicklung kann sie so massiv werden, daß ihr praktisch alle anderen Aktivitäten und Interessen untergeordnet werden. Die psychische Abhängigkeit entwickelt sich bei der Mehrzahl der Betroffenen langsam, zumal die Mehrzahl der Suchtstoffe keine primäre Euphorie hervorruft. So ist bei den Benzodiazepinen in der Regel eine längere Exposition erforderlich, bis sich eine psychische Abhängigkeit entwickelt (Ausnahme: vorbestehende Alkoholabhängigkeit). Nur bei den Amphetaminen berichten die Abhängigen, daß bereits die Ersteinnahme zur Euphorie geführt habe, so daß sich eine psychische Abhängigkeit binnen kurzer Zeit nach Erstexposition entwickeln konnte. Auch bei manchen gemischt agonistisch-antagonistischen Opioiden wie Pentazocin (Fortral) kommt eine primäre Euphorie vor, die schnell zur psychischen Abhängigkeit führen kann.

Die psychische Abhängigkeit kann auch Folge der physischen Abhängigkeit sein: Wenn immer wieder auftretende, quälende Entzugserscheinungen zuverlässig durch erneute Stoffzufuhr beseitigt werden kann, wird sich bei der Mehrzahl der Betroffenen eine psychische Bindung an den Stoff entwickeln (WIKLER 1973).

Im Rahmen der Ausheilung von Suchtkrankheiten überdauert die psychische Abhängigkeit in aller Regel die anderen Elemente der süchtigen Entwicklung, was die große Rückfallneigung erklärt (WILFORD 1981). Viele Suchtkranke berichten, daß sie noch Jahre nach Abklingen der physischen Abhängigkeit in speziellen Situationen eine ausgesprochene „Gier nach dem Stoff" entwickeln. Dies kann im Rahmen der Lerntheorie weitgehend durch Konditionierungsvorgänge erklärt werden (WIKLER 1973).

2. Physische (körperliche) Abhängigkeit

Die Entwicklung einer physischen Abhängigkeit wird durch Entzugserscheinungen nach Absetzen oder Dosisreduktion erkennbar. Diese Entzugserscheinungen verschwinden nach Wiederansetzen der verursachenden Substanzen, aber auch nach Gabe von ähnlich wirkenden Substanzen aus der gleichen Suchtstoffklasse. Die physische Abhängigkeit ist bei Opioiden, Barbituraten, barbituratähnlichen Substanzen und Benzodiazepinen ein wichtiges Element der süchtigen Entwicklung; in anderen Suchtstoffklassen spielt sie keine Rolle. Das Ausmaß hängt nicht nur von der Höhe der Dosis, sondern auch von der Dauer der Exposition ab. So sind nach jahrzehntelanger Einnahme kleiner (therapeutischer) Dosen von Benzodiazepinen beim Absetzen lebensbedrohliche Entzugserscheinungen möglich (Lader 1983; Wolf u. Rüther 1984).

Im Rahmen von Rückfällen entwickelt sich die physische Abhängigkeit wesentlich schneller als bei der Erstexposition, selbst wenn zwischen ursprünglicher Erkrankung und Rückfall eine langdauernde Abstinenz lag (Wikler 1973).

3. Toleranz

Unter der Dauereinnahme zahlreicher, aber nicht aller Suchtstoffe entwickelt sich eine Toleranz, die zur Dosiserhöhung zu zwingen scheint. Typisch ist eine schnelle Toleranzentwicklung für Opioide, Barbiturate und barbituratähnliche Substanzen. Auch bei Benzodiazepinen kommt sie vor, aber in der Regel relativ langsam. Die Toleranz entwickelt sich nicht gegen alle Wirkungskomponenten gleichzeitig. So tritt z. B. bei den Benzodiazepinen relativ schnell eine Toleranz gegenüber der Sedierung ein, eine solche gegenüber der antikonvulsiven Wirkung erst später. Früher wurde angenommen, daß physische Abhängigkeit und Toleranz verschiedene Aspekte des gleichen Phänomens sind. Inzwischen ist bekannt, daß sich beide unabhängig voneinander entwickeln können (Blum 1984). Bei manchen Suchtstoffen ist eine Toleranz ohne physische Abhängigkeit bekannt, z. B. bei Halluzinogenen. Die Toleranz (manchmal auch Gewöhnung genannt) entwickelt sich ebenfalls um so schneller und intensiver, je höher die Dosis und je länger die Exposition ist. Nach längerer Abstinenz bildet sich die Toleranz zumindestens partiell zurück, was bei Rückfällen zu bedrohlichen Überdosierungen führen kann, wenn der Abhängige nicht die Dosis entsprechend geringer ansetzt. Bei Rückfällen stellt sich die Gewöhnung in wesentlich kürzerer Zeit wieder ein, als zur Erstausbildung benötigt wurde.

Im Rahmen der Toleranzentwicklung stellen sich bei manchen Abhängigen qualitativ andere Wirkungen ein, die ihrerseits zur Suchtkrankheit beitragen. So berichten Barbituratabhängige oft, daß nach kleinen Barbituratdosen nicht mehr die ursprüngliche Sedierung auftritt, sondern eine „belebende“ Wirkung; diese Patienten benötigen manchmal Barbiturate, um „frisch zu werden“.

Toleranz besteht in aller Regel auch gegenüber anderen Stoffen aus der gleichen Klasse; dies Phänomen wird Kreuztoleranz genannt.

4. Progression der süchtigen Entwicklung

Bei vielen (aber nicht allen) Suchtkranken besteht eine Tendenz zur Progression. Ein Abusus geht in eine Abhängigkeit über, eine episodische Abhängigkeit wird zur kontinuierlichen. Weitere Suchtstoffe aus der gleichen oder aus anderen Klassen werden hinzugenommen, die Dosen steigen. Auch das Ausmaß der psychischen und physischen Abhängigkeit wächst, bis sich das gesamte Lebensinteresse auf Suchtstoffe einengt. Die Polytoxikomanie beschränkt sich nicht auf suchtstoffhaltige Medikamente im engeren Sinn; so beginnen Medikamentenabhängige nicht selten spät im Verlauf ihrer Suchtkrankheit zu trinken. Exzessives Rauchen und die mißbräuchliche Einnahme von Laxanzien stellen sich im Rahmen der Progression ein, bis eine generalisierte „Chemophilie" besteht.

Auch Suchtkrankheiten ohne Progressionstendenz kommen vor, man spricht dann von „stabiler Abhängigkeit" (Schönhöfer u. Kuschinski 1982). Diese Form der Suchtkrankheit führt in der Regel zu keiner feststellbaren psychischen, psychomotorischen oder sozialen Behinderung, solange die Stoffzufuhr gesichert ist. Allerdings ist auch hier eine erhebliche physische Abhängigkeit möglich, die bei Stoffmangel ein bedrohliches Entzugssyndrom verursachen kann. Diese „stabile Abhängigkeit" kommt vor allem bei langwirksamen Opioiden und Benzodiazepinen vor. „Stabil" ist hier nicht nur auf die Konstanz der Stoffzufuhr (die im therapeutischen Bereich liegt) zu beziehen, sondern auch auf die soziale Situation. Die Stabilität kann jahrzehntelang bestehen, eventuell sogar lebenslang. Aber auch späte Progressionen mit Übergang zur Hochdosisabhängigkeit (durch Toleranzentwicklung) und Polytoxikomanie sind möglich.

5. Einengung des Verhaltensrepertoires

Im Rahmen der Progression eines Suchtleidens kommt es oft zu einer ausgesprochenen Einengung des Verhaltensrepertoires. Der Antrieb läßt nach, das Lebensinteresse beschränkt sich auf die Stoffbeschaffung, die geradezu rituell abläuft, z. B. in Form gleichförmiger Klagen über (nichtexistente) körperliche Beschwerden. Auch direktes „Jammern nach Medikamenten" ist häufig und kann nach jahrzehntelanger Krankheitsdauer einen großen Teil des Tages in Anspruch nehmen.

III. Risikofaktoren für Medikamenten-Mißbrauch

Ein wesentlicher Risikofaktor für die mißbräuchliche Verwendung von Medikamenten ist die Exposition, sofern die Substanz ein „Suchtpotential" hat. Der Terminus „Suchtpotential" ist nicht verbindlich definiert; meist wird darunter die Wahrscheinlichkeit der Entwicklung einer psychischen Bindung unter der Stoffwirkung verstanden. Synonym werden die Ausdrücke „Mißbrauchspotential" und „Abhängigkeitspotential" verwendet (Gerchow et al. 1983). Somit ist bei Arzneimitteln mit Abhängigkeitspotential ein deutlicher Zusammenhang zwischen Exposition der Bevölkerung und Inzidenz zu erwarten. Dieser Zusammenhang besteht auch z. B. bei den Benzodiazepinen: häufig verordnete Benzodiazepine werden auch von Abhängigen häufig eingenommen (s. Tabelle 1). Ein weiteres Argument für eine Assoziation zwischen Verbrauch und Suchtkrankheiten ist das Verschwinden der Fälle von Bromharnstoffabhängigkeit aus den Aufnah-

Tabelle 1. Häufigkeit des Mißbrauchs (Abhängigkeit und Abusus) von benzodiazepinhaltigen Arzneimitteln im Monat vor der Aufnahme unter den stationär aufgenommenen Suchtkranken der Klinik für Psychiatrie der Universität Göttingen 1980–1985 (Mehrfachnennung von Stoffen bei einem Patienten möglich). Zur Auswertung kamen 1842 stationäre Aufnahmen. Zum Vergleich sind kassenärztliche Verschreibungen der gleichen Arzneimittel für das Jahr 1981 angegeben (MÜLLER-OERLINGHAUSEN 1986). DDD = defined daily dose (durchschnittliche Tagesdosis)

Medikament	Inhaltsstoff mit Suchtpotential	Verschreibungen (Mio. DDD)	Stationäre Aufnahmen	
			n	%
Lexotanil	Bromazepam	303,8	110	5,9
Valium	Diazepam	135,6	117	6,4
Diazepam Generika	Diazepam	103,7	24	1,3
Adumbran/-forte	Oxazepam	82,1	72	3,9
Limbatril	Chlordiazepoxid	56,8	39	2,1
Tavor	Lorazepam	46,2	124	6,7
Tranxilium	Dikaliumclorazepat	46,0	59	3,2
Dalmadorn	Flurazepam	37,0	43	2,3
Mogadan	Nitrazepam	32,2	19	1,0
Demetrin	Prazepam	26,0	8	0,4
Frisium	Clobazam	25,8	25	1,4
Praxiten/-forte	Oxazepam	25,0	19	1,0
Librium	Chlordiazepoxid	22,1	26	1,4
Rohypnol	Flunitrazepam	21,7	23	1,2
Staurodorm Neu	Flurazepam	10,5	3	0,2
Eatan N	Nitrazepam	8,5	0	
Trecalmo	Clotiazepam	5,6	2	0,1
Halcion	Triazolam	4,7	4	0,2
Noctamid	Lormetazepam	4,6	3	0,2
Nobrium	Medazepam	2,6	0	

mestatistiken psychiatrischer Kliniken nach der Einführung der Rezeptpflicht für diese Stoffe. Während in der Zeit der Freiverkäuflichkeit bei etwa 1,5% der psychiatrisch Hospitaliserten ein Bromureidmißbrauch bestand (POSER et al. 1974), waren es nach Einführung der Rezeptpflicht weniger als 0,1% (unveröffentlichte, eigene Befunde). Durch die Rezeptpflicht ging der Umsatz der Bromureide (= Bromharnstoffe) soweit zurück, daß die Mehrzahl der Hersteller ihre entsprechenden Arzneimittel vom Markt nahmen.

Allerdings nehmen die stationär behandelten Suchtkranken nicht unmittelbar nach Markteinführung einer neuen Substanz mit Suchtpotential zu, da die süchtige Entwicklung Zeit benötigt. Die Aufnahmen folgen der Exposition vielmehr mit zeitlicher Verzögerung. So erklären sich einige Abweichungen in Tabelle 1, z. B. die eher geringe Zahl von Lexotanil-Abhängigen im Vergleich zum erheblichen Konsum (Markteinführung 1976).

Da auch die medizinisch korrekte Anwendung suchtstoffhaltiger Arzneimittel zur Abhängigkeit führen kann, sind Patienten mit bestimmten Krankheiten besonders disponiert, eine Abhängigkeit zu entwickeln, z. B. Schmerzkranke (Opioide) und Patienten mit Angstneurosen (Tranquilizer).

Tabelle 2. Erster Suchtstoff im Leben bei 941 Patienten mit Medikamentenabhängigkeit oder -abusus (Nikotin nicht eingeschlossen). Es handelt sich um Patienten der Göttinger Longitudinalstudie, die die Kriterien eines "substance use disorder" nach DSM-III erfüllten und mindestens einen Monat lang ein Medikament mit Suchtpotential eingenommen hatten

Suchtstoff bzw. Medikament	Inhaltsstoff mit Suchtpotential	Anzahl der Fälle	% des Kollektivs
Alkoholische Getränke	Ethanol	390	41,9
Valium	Diazepam	93	9,9
Tavor	Lorazepam	49	5,2
Cannabisprodukte	Tetrahydrocannabinol	43	4,6
Lexotanil	Bromazepam	33	3,5
Adumabran/-forte	Oxazepam	31	3,3
Limbatril	Chlordiazepoxid	17	1,8
Librium	Chlordiazepoxid	16	1,7
Tranxilium	Dikaliumclorazepat	14	1,5
Dolestan (alt)	Bromisoval, Carbromal, Acecarbromal, Diphenhydramin	13	1,4
Dolviran (alt)	Phenobarbital, Codein	10	1,1
Heroin	Diacetylmorphin	8	0,9
Dalmadorm	Flurazepam	8	0,9

Es ist immer wieder beobachtet worden, daß Angehörige medizinischer Berufe besonders häufig einen Arzneimittelmißbrauch entwickeln, besonders Abhängigkeit von Hypnotika/Sedativa (Poser et al. 1974). Aber auch die relativ häufige Opioidabhängigkeit von Ärzten, Apothekern und Krankenschwestern ist bekannt (Wilford 1981).

Die familiäre Häufung von Suchtkrankheiten, speziell des Alkoholismus, ist seit Jahrzehnten bekannt. Morphinismus tritt familiär mit erhöhter Frequenz auf (Pohlisch 1934). Auch in den Familien von Abhängigen von Hypnotika/Sedativa treten Alkoholismus und andere Suchtkrankheiten gehäuft auf (Allgulánder 1978). Ob für die Häufung von Suchtkrankheiten in den Familien von Arzneimittelabhängigen kulturelle oder biologische Faktoren verantwortlich sind, ist nicht bekannt. Wahrscheinlich existiert ein Wechselspiel.

Der eindeutigste und schwerwiegendste Risikofaktor für die Entwicklung einer Arzneimittelabhängigkeit ist eine vorbestehende Suchtkrankheit, meist ein Alkoholismus, gelegentlich aber auch Mißbrauch illegaler Drogen (s. Tabelle 2). Dabei bleiben die Patienten meist innerhalb der gleichen Suchtstoffklasse, d.h. Alkoholabhängige neigen speziell zu Hypnotika/Sedativa, Heroinabhängige zu legalen Opioiden wie Codein oder Dihydrocodein. Durch die Progression der süchtigen Entwicklung sind jedoch auch Ausweitungen des Stoffspektrums häufig, mit dem Endresultat einer Polytoxikomanie. Die Gefährdung Suchtkranker für eine Arzneimittelabhängigkeit ist so gravierend, daß sich daraus Konsequenzen für Prävention und Therapie ergeben; bei bekanntem Alkoholismus oder Drogenmißbrauch sind in der Arzneitherapie suchtstoffhaltige Medikamente möglichst zu meiden (s. u.)

IV. Wahl des Suchtstoffes

Nur bei einem kleinen Teil der Arzneimittel kommt suchtmäßige, mißbräuchliche Einnahme (oder Injektion) vor; ganz überwiegend handelt es sich dabei um zentralaktive Substanzen (BLUM 1984). Eine Übersicht über die wichtigsten Substanzgruppen mit der vorherrschenden Mißbrauchsform gibt Tabelle 3:

Tabelle 3. In Mitteleuropa derzeit häufig von Suchtkranken mißbrauchte Arzneimittelgruppen

Substanzgruppe	Häufig mißbrauchte Substanz	Vorherrschender Mißbrauchstyp
Benzodiazepine	Diazepam (Valium)	Abhängigkeit
Barbiturate	Pentobarbital (Nembutal)	Abhängigkeit
Barbiturat-ähnliche Substanzen	Clomethiazol (Distraneurin)	Abhängigkeit
Klassische Opiate	Morphin	Abhängigkeit
Gemischt agonistisch-antagonistische Opioide	Pentazocin (Fortral)	Abhängigkeit
Amphetamine	Fenetyllin (Captagon)	Abusus
Anticholinergika	Biperiden (Akineton)	Abusus
Antihistaminika	Diphenhydramin (S. 8)	Abusus
Mischanalgetika ohne Barbiturate und Opioide	Z. B. Saridon, Thomapyrin	Abusus
Laxanzien	Bisacodyl (Dulcolax)	Einf. Mißbrauch
Diuretika	Furosemid (Lasix)	Einf. Mißbrauch

Die Wahl eines Stoffes aus dieser Reihe durch den Patienten erfolgt nicht zufällig. Zwar ist in aller Regel eine längerdauernde Exposition zur Entwicklung einer Suchtkrankheit erforderlich (abgesehen von seltenen Fällen massiver, primärer Euphorie nach Amphetaminen und Opioiden). Dies erfolgt meist über eine Krankheit, die die längerfristige Anwendung eines geeigneten Arzneimittels erforderlich macht. Die langfristige Exposition reicht jedoch allein nicht aus, um eine süchtige Entwicklung in Gang zu bringen. Nach der Selbstmedikationshypothese (KHANTZIAN 1985) benutzen Suchtkranke ihre Suchtstoffe, um psychische Probleme oder schmerzliche emotionale Zustände selbst zu behandeln. Je nach Art der individuellen Probleme werden dafür ganz unterschiedliche Stoffe gewählt. So wird der chronisch Angstkranke Benzodiazepine oder Barbiturate wählen, um die quälenden Angstzustände wenigstens temporär zu bessern. Opioide werden oft wegen ihrer antiaggressiven Wirkung von Patienten mit Neigung zu schweren aggressiven Durchbrüchen verwendet. Amphetamine und Kokain werden eher von selbstunsicheren oder depressiven Menschen wegen ihrer antriebssteigernden und das Selbstgefühl erhöhenden Wirkung genommen; dabei spielt der schnell einsetzende und zunächst zuverlässig wiederholbare Effekt dieser Substanzklasse eine wesentliche Rolle. Die initiale Exposition, z. B. von Amphetaminen als Appetitzügler, hätte dann nur die Funktion, den Patienten mit den anderen und gewünschten Wirkungen bekanntzumachen.

Bei der Verifikation der Selbstmedikationshypothese von Suchtkrankheiten muß berücksichtigt werden, daß sich die Wirkung vieler Suchtstoffe bei langfristiger Medikation für das Individuum ändert. So berichten Barbituratabhängige häufig, daß die initiale Sedierung in den Stunden nach der Einnahme verschwunden sei. Stattdessen trete eine matte Euphorie auf, die sie als sehr angenehm empfänden und stets suchen würden. Diese „paradoxe Wirkung" kann soweit gehen, daß die Patienten die Barbituratwirkung als „belebend" empfinden. Hier mag dann auch die Beseitigung einer Entzugsdepression eine wichtige Rolle spielen.

Besonders einleuchtend erklärt die Selbstmedikationshypothese die starke Neigung von Alkoholabhängigen zu Clomethiazol (Distraneurin) und Benzodiazepinen: Diese Stoffe beseitigen oft schlagartig die quälenden Entzugserscheinungen wie Ängste und Depression.

V. Die Diagnose des Medikamenten-Mißbrauchs

Die Diagnose von Arzneimittelabusus und -abhängigkeit ist anerkanntermaßen schwierig (Kubicki u. Eichner 1984; Wilford 1981). Selbst in psychiatrischen Kliniken wird sie häufig verfehlt (Biniek et al. 1983). Gründe dafür sind die oft wenig eindeutige Symptomatologie und die Verheimlichungstendenz der Patienten. Besonders bei stabilen Abhängigkeiten ist die Diagnose nur in Entzugsphasen möglich, weil nur dann eindeutige Entzugserscheinungen bestehen; solange die Stoffzufuhr gesichert ist, sind hier keine Intoxikationserscheinungen feststellbar. Bei stabilen Abhängigkeiten ist einem Teil der Patienten selbst nicht klar, daß eine Abhängigkeit besteht.

Der *Verdacht* in Richtung Abusus oder Abhängigkeit wird geweckt, wenn sich in einem der 4 folgenden Bereiche Hinweiszeichen finden:

1. Psychiatrische Vorgeschichte. Bei vielen Suchtkranken finden sich vorangehende psychische Krankheiten oder Störungen, die durch Anamnese, Fremdanamnese oder Einblick in frühere ärztliche Aufzeichnungen festgestellt werden können. Besonders häufig finden sich Angsterkrankungen in der Vorgeschichte von Benzodiazepinabhängigen und bipolare, affektive Psychosen bei Schlafmittel- und Alkoholabhängigen. Hyperaktivität, mangelhafte Impulskontrolle und Soziopathien werden sehr häufig vor dem Beginn eines Alkoholismus beobachtet (Cadoret et al. 1985), der dann sekundär in eine Arzneimittelabhängigkeit übergehen kann. Abhängige von Psychostimulanzien und Appetitzüglern wiesen oft bereits vor Beginn des Mißbrauchs gehemmte und antriebsarme Persönlichkeitsstrukturen auf. Beim Mißbrauch von Anticholinergika bestand recht häufig eine Schizophrenie; hier geht die Suchtentwicklung über die Exposition der zur Verhinderung extrapyramidal-motorischer Nebenwirkungen von Neuroleptika verabreichten Anticholinergika. Suizidversuche sind schon vor Ausbruch der Suchtkrankheit im Vergleich zur Gesamtbevölkerung gehäuft. Patientinnen mit Bulimie verwenden alle Arten von Suchtstoffen, nicht nur Appetitzügler, woraus sich nicht selten erst ein Abusus, dann eine Abhängigkeit entwickelt.

2. Somatische Vorgeschichte. Gehäufte Traumata weisen auf mißbräuchliche Verwendung von Hypnotika/Sedativa hin, aber auch auf Alkoholismus. Hepatitis-B-Antikörper, HTLV-III-Antikörper, (multiple) Abszesse und Endokarditiden lassen u. a. an injizierte Suchtstoffe denken. Adipositas und Appetitzüglergebrauch sind assoziiert. Schmerzzustände finden sich häufig in der Vorgeschichte von Patienten mit Abusus oder Abhängigkeit von Analgetika. Krankheiten und Befindlichkeitsstörungen aller Art werden übertrieben, wenn nicht sogar simuliert, um den Arzt zur gewünschten Verschreibung zu bewegen. Gehäufte Infektionen, oft mit außergewöhnlichen Erregern (Tetanus, Pilze), weisen auf Injektionen unter Vernachlässigung der hygienischen Regeln hin. Krampfanfälle weisen auf einen Entzug von Barbituraten, barbituratähnlichen Substanzen oder Benzodiazepinen hin. Ganz besonders verdächtig in dieser Hinsicht sind Krampfanfälle ohne epilepsietypisches EEG. Auch bei allgemeiner Kachexie ist an eine schwere Medikamentenabhängigkeit im Spätstadium zu denken.

3. Sozialanamnese. Bei gehäuften Unfällen, familiären Schwierigkeiten bis hin zu Ehescheidung und unerklärlichem Verlust der Arbeitsstelle können verschiedene Mißbrauchsformen von Sedativa/Hypnotika die Ursache sein. Schwere Aggressionen gegenüber Familienmitgliedern lassen auch an einen Abusus von Appetitzüglern und Psychostimulanzien denken. Verstöße gegen das Betäubungsmittelgesetz und kriminelle Handlungen zur Stoffbeschaffung (Arzneimitteldiebstähle, Rezeptfälschungen, Apothekeneinbrüche) weisen auf eine Opioidabhängigkeit, seltener eine Barbituratabhängigkeit hin.

4. Verhalten bei Exploration und Untersuchung. Manipulationsversuche, um den Arzt zur Verordnung von suchtstoffhaltigen Arzneimitteln zu bewegen, sollten den Verdacht in Richtung Arzneimittelmißbrauch lenken.

Die *Diagnose* eines Arzneimittelmißbrauchs wird durch Exploration, Fremdanamnese, körperliche Untersuchung, EEG und Suchtstoffnachweise in Körperflüssigkeiten gestellt. Meist muß eine Vielzahl verschiedener Methoden eingesetzt werden, um zu einer sicheren Diagnose zu gelangen, z. B. um Vorhandensein oder Fehlen der DSM-III-Kriterien für Abusus oder Abhängigkeit zu überprüfen. Die Verheimlichungstendenz Arzneimittelabhängiger ist eher größer als die anderer Suchtkranker.

a) Exploration. Im Verdachtsfall wird zunächst nach den sozial akzeptierten Genußmitteln Nikotin und Koffein gefragt (Patienten mit Arzneimittelabhängigkeit rauchen häufiger als der Durchschnitt der Bevölkerung, wenn auch nicht so extrem wie Alkoholabhängige). Dann wird die Alkoholanamnese erhoben (s. d.), wobei ganz besonders auf frühere Trinkphasen geachtet wird, weil viele Tranquilizerabhängige frühere Alkoholabhängige sind. Bei der Erhebung der Medikamentenanamnese werden zunächst Dosis und Beschaffungsweg ausgeklammert. Wenn ein Patient mehrere Arzneimittel einer Suchtstoffklasse genau kennt, womöglich sogar Packungsgröße, Hersteller und Tablettenform und -größe nennen kann, ist dies als nahezu pathognomonisch zu betrachten. Praktisch jeder Arzneimittelabhängige kann „seinen“ Suchtstoff benennen und beschreiben, oft genug auch Alternativpräparate gleicher pharmakologischer Wirkung. Weiterhin wird nach subjektiver Wahrnehmung der Wirkung, dem Zeitverlauf des Wirkungsanflutens und nach Entzugssyndromen zu fragen sein. Dann wird man sich alle vom Patienten im Monat vor der Exploration eingenommenen Arzneimittel aufzählen und möglichst auch zeigen lassen (viele Arzneimittelabhängige tragen ständig einen „Notvorrat“ bei sich).

b) Fremdanamnese. Beim Verdacht auf Arzneimittelmißbrauch sollte stets eine Fremdanamnese erhoben werden (Verheimlichungs- und Verleugnungstendenz, Amnesien). Dafür eignen sich Familienangehörige, Hausangestellte und betreuende Ärzte. Hier sind vor allem Dosisangaben und Verhaltensauffälligkeiten zu erfragen.

c) Körperliche Untersuchung. Multiple Hämatome verschiedenen Alters sind für die Einnahme hoher Dosen von Schlaf- und Beruhigungsmitteln pathognomonisch, wenn Alkoholismus und zur Ataxie führende Erkrankungen ausgeschlossen sind. Auch Traumata und Verbrennungen sind hier häufig. Injektions- und Abszeßnarben sowie Pigmentierungen im Bereich venöser Stauungen weisen auf parenterale Suchtstoffzufuhr hin. Während der Tranquilizerintoxikation bestehen Muskelhypotonie und Hyporeflexie. Im Entzug von Barbituraten, barbituratähnlichen Stoffen und Benzodiazepinen bestehen Tremor, Schwitzen, Muskeldehnungsreflexsteigerungen und enthemmte Fremdreflexe (Palmomentalreflex, Glabellarreflex). Zungenbißnarben weisen auf frühere Entzugskrampfanfälle hin. Eine auffällige Verwahrlosung kommt auch bei langdauerndem Mißbrauch von Hypnotika/Sedativa vor, aber seltener als beim Alkoholismus.

d) EEG. Während der Intoxikation mit Barbituraten, barbituratähnlichen Substanzen und Benzodiazepinen findet sich im EEG ein langsamer, hochamplitudiger β-Rhythmus, der im Berger-Versuch nicht supprimiert wird. Der Ausprägungsgrad hängt von der Dosis ab. Für diesen EEG-Effekt entwickelt sich keine Toleranz. Bei höheren Dosen nehmen außerdem langsame Frequenzen zu, während der Alpha-Anteil weitgehend verschwindet (Kurowski et al. 1982). In Entzugszeiten finden sich aktivierte EEGs, manchmal auch mit Steilwellen, aber nur selten mit eindeutigen Krampfpotentialen. Selbst kurz nach Entzugs-grand-maux finden sich keineswegs regelmäßig Krampfpotentiale. Für die Diagnostik anderer Suchtstoffe ist das EEG nur ausnahmsweise hilfreich.

e) Suchtstoffnachweise. Praktisch alle Suchtstoffe lassen sich im Urin mit immunologischen Methoden ohne großen Aufwand nachweisen (z. B. EMIT-st und EMIT-dau). Allerdings wird hier lediglich ein Gruppennachweis geliefert, z. B. für Barbiturate oder Opiate. Die im Einzelnen verwendete Substanz muß entweder anamnestisch oder mittels anderer Methoden identifiziert werden. Außerdem ist der Nachweis bestenfalls semiquantitativ. Der Einzelstoff kann auch durch Dünnschichtchromatographie oder Gaschromatographie/Massenspektrometrie festgestellt werden; beides erfordert ein spezialisiertes Labor, das auch bei der Interpretation der Ergebnisse helfen kann. Quantitative Werte liefern Plasma-Konzentrationsbestimmungen; sie sind bei Suchtstoffen für Diagnostik und Therapie wesentlich, weil Plasmakonzentration und zentralnervöse Wirkung bei den die Blut-Hirnschranke leicht passierenden Suchtmitteln in engem Zusammenhang stehen. Für einige Suchtstoffe existieren Konzentrationsbestimmungsmethoden für das Routinelabor.

VI. Die Prognose des Medikamenten-Mißbrauchs

Die Prognose von Arzneimittelabusus und -abhängigkeit ist bisher wenig untersucht. Die vorliegenden Ergebnisse zeigen, daß die Prognose quoad sanationem ernst ist (ALLGULANDER et al. 1984). Bei der Nachuntersuchung von 55 wegen primärer Abhängigkeit von Hypnotika/Sedativa hospitalisierter Patienten hatten 84% den Mißbrauch fortgesetzt oder wieder aufgenommen. Ein Alkoholismus mit somatischen Auswirkungen hatte sich bei 11% entwickelt. Auch schwere körperliche Entzugserscheinungen waren nach der Erstbehandlung bei einem großen Teil wieder aufgetreten. Immerhin erreicht ein Teil der Arzneimittelabhängigen auch eine langjährige stabile Abstinenz (s. Tabelle 4), wobei nicht bekannt ist, unter welchen Bedingungen diese eintritt. Quoad vitam ist die Prognose ebenfalls nicht günstig, Medikamentenabhängige haben im Vergleich zur Gesamtbevölkerung eine um das 2,5fache erhöhte Sterblichkeit (s. Tabelle 4).

In Göttingen werden seit 1977 in einem Forschungsprojekt Sterblichkeit und Rezidivneigung von Patienten mit Medikamentenabhängigkeit und -abusus im Vergleich zu anderen Suchtkranken untersucht (Göttinger Longitudinalstudie). Die Patienten entstammen einem Kollektiv von Suchtkranken, bei denen in einer psychiatrischen und neurologischen Universitätsklinik zwischen 1977 und 1985 die Diagnose nach DSM-III gestellt werden konnte (stationäre und ambulante Patienten, Begutachtungs- und Konsiliarfälle). Die Nachuntersuchung fand im Durchschnitt 6,2 Jahre nach der Erstdiagnose statt. Die erwartete Sterblichkeit wurde nach der allgemeinen Sterbetafel für die Gesamtbevölkerung berechnet. Die Erfolgskategorien beziehen sich ausschließlich auf den Weitergebrauch von Suchtstoffen, der aber mit sozialen und psychischen Merkmalen hoch korreliert ist (sehr gut: im ersten Jahr nach Diagnose stabil abstinent geworden; gut: kurze Rückfälle, die keine Rehospitalisierung oder Ersthospitalisierung erfordern; mäßig: zwar abstinente Zeiten, aber auch Rückfälle mit Hospitalisierungsnotwendigkeit; unverändert: im Katamnesezeitraum keine Änderung der Suchtstoffzufuhr erkennbar; verschlechtert: Hinzunahme weiterer Suchtstoffe oder Übergang

Tabelle 4. Sterblichkeit und Behandlungsergebnis von Patienten mit verschiedenen Suchtkrankheiten (Abhängigkeit und Abusus)

Suchtform	n	Sterbefälle			Behandlungsergebnis				
		beobachtet	erwartet	beob./erwartet	sehr gut	gut	mäßig	unverändert	verschlechtert
					%				
Alkohol isoliert	415	39	10,8	3,62	9	9	42	38	2
Medikamente isoliert	274	25	9,9	2,51	12	6	22	58	2
Alkohol plus Medikamente	360	45	12,6	3,57	3	5	40	45	7
Illegale Drogen	149	12	1,4	8,89	1	3	22	63	11

einer episodischen in eine kontinuierliche Einnahme). Die Kategorien für die Suchtkrankheit gelten lebenslang (bis zum letzten Nachuntersuchungstermin).

Bei den Todesfällen Arzneimittelabhängiger überwiegen Suizide (ALLGULANDER et al. 1984), jedoch sind auch Unfälle überzufällig häufig.

VII. Die Stoffgruppen

1. Opioide

Die Opioide sind Substanzen, deren zentrale, analgetische Wirkung morphinähnlich ist, d. h. mit Euphorie und Atemdepression einhergeht.

Tabelle 5 gibt eine Übersicht über die wichtigsten Substanzen.

Die klassischen Opioide vom Morphintyp (Morphin, Pethidin u. a.) haben das höchste Abhängigkeitspotential aller Stoffe. Beim Dauergebrauch bildet nahezu jeder Benutzer eine psychische, später auch physische Abhängigkeit aus. Toleranzentwicklung ist die Regel, wobei die Dosierungshöhe eine Rolle zu spielen scheint (bei höheren Dosen bildet sich die Toleranz schneller aus). Die ersten Gaben sind bei vielen Menschen noch nicht von Euphorie begleitet; für die Ausbildung einer psychischen Abhängigkeit sind in der Regel mehrere Gaben erforderlich. Dagegen ist bei den gemischt agonistisch-antagonistisch wirksamen Opioiden (Pentazocin, Buprenorphin) oft bereits die erste Gabe euphorisierend; trotzdem hat die Abhängigkeit nicht die gleiche Intensität wie bei den klassischen Opiaten. Auch andere Komponenten der psychotropen Wirkung beider Substanzklassen (z. B. der halluzinogene Effekt der gemischt agonistisch-antagonistischen Substanzen) ermöglichen die Unterscheidung (GOLDBERG et al. 1982). Die Bindekraft der Opioide ist für die Mehrzahl der Betroffenen sehr hoch. Stabile Abhängigkeiten kommen vor, obwohl die malignen Verläufe überwiegen. Selbst nach langer Abstinenz trauern die Betroffenen der Wirkung der Opioide nach, oft sogar lebenslang.

In den westlichen Industriestaaten werden 3 Zugangswege zu Opioidabusus und -abhängigkeit beobachtet:

1. Jugendliche Heroinabhängige, die bei Beschaffungsschwierigkeiten auf opioidhaltige Arzneimittel ausweichen. Sie beschaffen sich ihre Ausweichdro-

Tabelle 5. Übersicht über die wichtigsten Opioide

Substanz	Firmenname	Herkunft	Wirktyp
Morphin	Morphinum hydrochloricum Thilo	Opium	Agonistisch
Pethidin	Dolantin	Synthetisch	Agonistisch
Codein	Codein Compretten	Opium	Agonistisch
Dextropropoxyphen	Develin retard	Synthetisch	Agonistisch
Levomethadon	L-Polamidon	Synthetisch	Agonistisch
Buprenorphin	Temgesic	Synthetisch	Agonistisch-antag.
Pentazocin	Fortral	Synthetisch	Agonistisch-antag.
Tramadol	Tramal	Synthetisch	Agonistisch-antag.

gen entweder durch Simulieren entsprechender Krankheitssymptome oder auf kriminellem Wege (Rezeptdiebstähle, Apothekeneinbrüche, Erpressung etc.).
2. Patienten mit schmerzhaften Krankheiten, die über eine medizinisch indizierte Opioidanwendung abhängig werden.
3. Medizinalpersonen (Ärzte, Apotheker, Krankenschwestern etc.), die von der psychotropen Opioidwirkung hören oder diese bei ihren Patienten beobachten und sich die Stoffe im Rahmen ihrer Berufstätigkeit besorgen.

Bei den Betroffenen überwiegen Abhängigkeitsfälle, obwohl auch Abusus vorkommt. Schwierigkeiten ergeben sich regelmäßig, wenn die Toleranzentwicklung Dosissteigerungen erzwingt. Die Toleranz kann so weitgehend sein, daß mehr als das 50fache der therapeutisch üblichen Dosen injiziert wird. Bei ausgeprägter Toleranz liegt in aller Regel auch eine physische Abhängigkeit vor. Bei extrem hohem Stoffbedarf sind kriminelle Praktiken zur Stoffbeschaffung unerläßlich, was regelmäßig zu sozialen Schwierigkeiten führt (Straftaten, Approbationsentzug etc.). Weitere Probleme ergeben sich aus der oft unhygienischen Applikationsweise (Abszesse, Sepsis, Thrombophlebitiden). Erstaunlicherweise sind bedrohliche Intoxikationserscheinungen selten; bei stabiler Abhängigkeit erfährt die Umwelt oft mit großer Verwunderung, welch hohe Dosen die Betroffenen genommen haben, ohne daß Intoxikationserscheinungen aufgetreten wären.

Relativ selten und nur nach extrem hohen Dosen treten bedrohliche Entzugserscheinungen auf: Entzugshyperalgesie, Schlaflosigkeit, Mydriasis, Diarrhoe, Piloerektion, Hyperventilation und allgemeines Unwohlsein. In Entzugszeiten ist der Stoffhunger extrem. Hohe Dosen gemischt agonistisch-antagonistischer Stoffe (z. B. Pentazocin = Fortral) können bei bestehender Abhängigkeit von rein agonistisch wirksamen Opiaten Entzugserscheinungen provozieren. Dies kann bei Zugang zu beiden Substanzklassen eine bedrohliche Überdosierung einleiten, die mit einem tödlichen Lungenödem endet.

Die Diagnose ist meist schwierig; bei morphinähnlichen Substanzen kann die Miosis zu einem Leitsymptom werden. Die massive psychische Abhängigkeit kann oft über eine Verhaltensbeobachtung sichtbar werden. Da viele Patienten Opioide injizieren, ist auch die Suche nach Injektionsnarben sinnvoll. Reine Opioide, wie sie in Arzneimitteln verwendet werden, haben keinen Einfluß auf Standardlaborwerte (vergleichbar Gamma-GT oder MCV beim Alkoholismus). Viele Stoffe (z. B. Morphin, Codein und Dihydrocodein) können mittels Enzymimmunoassay bestimmt werden; dieser ist jedoch nicht spezifisch, er kann z. B. nach dem Genuß von Mohnkuchen für einige Stunden positiv werden. Daher wird man in Zweifelsfällen eine Bestätigungsanalyse anfordern, z. B. mittels Gaschromatografie-Massenspektrometrie.

Bei mittelschwerer Abhängigkeit können die Entzugserscheinungen mit Clonidin (Catapresan) abgeschwächt werden; die hierfür anzuwendenden Dosen entsprechen denen in der Hypertoniebehandlung. Bei schwerer physischer Abhängigkeit ist ein allmähliches Herunterdosieren im stationären Rahmen unerläßlich. Es ist hierbei strikt zwischen rein agonistischen und gemischt agonistisch-antagonistisch wirksamen Opioiden zu differenzieren, weil z. B. durch hohe Dosen Pentazocin ein Morphin-Entzugssyndrom provoziert werden kann (Goldberg et al. 1982).

2. Barbiturate und barbituratähnliche Stoffe

Die Barbiturate sind viele Jahre lang die wirksamsten und meistverwendeten Sedativa und Hypnotika gewesen. Auch heute noch werden sie für diese Indikationen verwendet, obwohl sie durch die ebenso wirksamen, aber weniger toxischen Benzodiazepine obsolet geworden sind. Außerdem werden in der Bundesrepublik nach wie vor zahlreiche barbiturathaltige Analgetika, Spasmolytika und Migränemittel verordnet, in denen die Barbituratkomponente zwar nicht zur Wirkung beiträgt, aber ein erhebliches Abhängigkeitspotential verursacht. Schließlich sind einige Barbiturate weiterhin für die Indikationen Epilepsie und Kurznarkose medizinisch unentbehrlich; aus diesen Indikationen entstehen aber praktisch keine Suchten. Den Barbituraten gleichzusetzen sind zahlreiche Verbindungen, die zwar chemisch keine Barbiturate sind, aber auf das ZNS wie Barbiturate wirken (s. Tabelle 6).

Barbiturate wie barbituratähnliche Substanzen haben ein erhebliches Abhängigkeitspotential, was bereits vor Jahrzehnten erkannt wurde (Pohlisch u. Panse 1934). Jedoch wurde die Existenz eines gut abgrenzbaren Barbituratentzugssyndroms erst durch die grundlegenden, klinisch-pharmakologischen Untersuchungen von Isbell allgemein anerkannt (Isbell u. Fraser 1950). Bei langfristiger Exposition mit Barbituraten (Secobarbital, Amobarbital und Pentobarbital) kommt es zunächst zu Intoxikationszeichen mit Ataxie, Dysarthrie, Nystagmus, herabgesetzten Reflexen und behinderter Motorik. Im psychischen Bereich treten interindividuell sehr variable Symptome auf, vor allem Euphorie, ein angenehmes Gleichgültigkeitsgefühl, Feindseligkeit, Aggressivität, Irritabilität und Depression. Auch Antriebsarmut und Vernachlässigung von Pflichten, Sozialkontakten und Körperpflege werden beobachtet. Gegen viele dieser Symptome entwickelt sich eine Toleranz, die aber nie das Ausmaß der Opioidtoleranz erreicht. Die Toleranz ist nur teilweise metabolisch verursacht (bei Dauerapplikation induzieren Barbiturate mikrosomale Enzymsysteme in der Leber und damit ihren eigenen

Tabelle 6. Barbituratähnliche Arzneistoffe mit Verfügbarkeitsstatus

Internationaler Freiname	Firmenname(n)	Status
Acecarbromal	Abasin	Nicht mehr im Handel
Bromid	Calcibronat	Rezeptfrei
Carbromal	Adalin, Mirfudorm	Rezeptpflichtig
Chloralhydrat	Chloraldurat	Rezeptpflichtig
Clomethiazol	Distraneurin	Rezeptpflichtig
Diethylpentenamid	Novo-Dolestan	Rezeptpflichtig
Ethinamat	Valamin	Nicht mehr im Handel
Glutethimid	Doriden	Nicht mehr im Handel
Meprobamat	Cyrpon, Urbilat	Rezeptpflichtig
Methaqualon	Revonal, Normi-Nox	BTM-rezeptpflichtig
Methylpentynol	Allotropal	Nicht mehr im Handel
Methyprylon	Noludar	Rezeptpflichtig
Paraldehyd	Paraldehyd	Rezeptpflichtig
Pyrithyldion	Persedon	Nicht mehr im Handel

Abbau). Maximal werden 2–3fach höhere Dosen benötigt, um einen Barbiturateffekt wie vor der Toleranzentwicklung zu erzielen. Abhängige sind vor allem gegen den sedierenden Effekt tolerant, sie berichten dann, Barbiturate zu benötigen, um „frisch zu sein". Gegen die EEG-Effekte entwickelt keine Toleranz; deshalb sind die EEGs von Abhängigen regelmäßig auffällig (Beta-EEG, das im Berger-Versuch nicht supprimiert wird) bis hochpathologisch (diffuse Allgemeinveränderung). Das Abstinenzsyndrom zeigt sich nach Absetzen; zunächst kommt es mit der Elimination des Barbiturats zu einer Besserung der Ausfallserscheinungen. Nach einigen Stunden bis Tagen, abhängig von der Eliminationshalbwertszeit setzen dann die Entzugssymptome ein: allgemeine Schwäche, Tremor, Myoklonien, Nausea, Erbrechen, Appetitmangel, Gewichtsverlust, orthostatische Hypotonie und Benommenheit. Nach langdauernder Zufuhr hoher Dosen treten im Entzug auch grand-maux und Delirien auf. Bei Barbituratdosen unter 0,4 g pro Tag tritt allenfalls ein blandes Entzugssyndrom auf, während Tagesdosen über 0,8 g regelmäßig ein vital bedrohliches Krankheitsbild verursachen (MARTIN 1982). Während des Abstinenzsyndroms kommt es zu "drug seeking behavior" (d.h. eine ausgesprochene Gier nach erneuter Barbituratzufuhr). Das Abstinenzsyndrom kann schnell und effektiv durch die erneute Zufuhr von Barbituraten, barbituratähnlichen Substanzen, Alkohol und Benzodiazepinen aufgehoben werden.

In der Klinik werden überwiegend Abhängigkeitsfälle beobachtet, Abusus ist allenfalls ein kurzes Durchgangsstadium. Primäre Abhängigkeiten (Barbiturate als erste Suchtstoffe im Leben) überwiegen, jedoch ist auch „Umsteigen" von Alkohol oder Benzodiazepinen nicht selten. Nur beim Clomethiazol finden sich praktisch ausschließlich Alkoholabhängige, die auf die barbituratähnliche Substanz übergewechselt sind. Auch das „Mischen" von Alkohol und Clomethiazol zur gegenseitigen Wirkungsverstärkung kommt vor. Diese Assoziation dürfte mit der weitverbreiteten Verwendung des Clomethiazols gegen schwere Alkoholentzugssyndrome zusammenhängen. Unter den Barbituratabhängigen überwiegen Frauen im mittleren bis höheren Lebensalter. Auch Medizinalpersonen (Ärzte, Apotheker und Krankenschwestern) sind auffallend häufig betroffen. Barbituratabhängigkeit ist unter klinisch behandelten Suchtkranken heute im Vergleich zur Benzodiazepinabhängigkeit selten (s. auch Tabelle 7).

Der Verdacht auf eine Abhängigkeit von Barbituraten oder barbituratähnlichen Stoffen sollte bereits durch die Tatsache einer langjährigen Barbituratzufuhr geweckt werden, obwohl nicht alle Dauerkonsumenten abhängig werden. Auch Verhaltensauffälligkeiten mit Intoxikationserscheinungen und ausgesprochenem „Erbetteln" von Hypnotika/Sedativa oder barbiturathaltigen Mischpräparaten deuten in Richtung Mißbrauch. Die Diagnose wird durch Anamnese und Fremdanamnese gestellt; das unvorstellbare Ausmaß des Tablettenkonsums wird oft erst durch letztere deutlich. Mit Hilfe des EEGs kann der Verdacht weiter erhärtet werden. Bei bereits bestehendem Entzugssyndrom kann die Diagnose durch die überraschende Wirksamkeit einer erneuten Barbiturat- oder Benzodiazepingabe bestätigt werden. Die Diagnose kann durch Barbituratbestimmungen im Plasma oder durch Barbituratnachweise im Urin verifiziert werden. Auch die Mehrzahl der barbituratähnlichen Substanzen kann in Plasma oder Urin bestimmt werden, z.B. in einem toxikologischen Institut.

Alle Barbiturate und viele barbituratähnliche Substanzen induzieren mikrosomale, hepatische Enzymsysteme. Als Folgen dieser Induktion kommt es zu einem isolierten Anstieg der Gamma-Glutamyltransferase (Gamma-GT) im Plasma, ohne daß Transaminasen oder alkalische Phosphatase eindeutig erhöht sind.

Die Prognose der Barbituratabhängigkeit ist zweifelhaft. Ähnlich wie bei der Abhängigkeit von opioidhaltigen Arzneimitteln wird ein kleiner Teil der Betroffenen bereits beim ersten Behandlungsversuch abstinent, ein weiterer Teil im Lauf späterer Versuche. Ein erheblicher Prozentsatz der Betroffenen verstirbt durch die Abhängigkeit oder aber an einer suchtunabhängigen Erkrankung bei noch laufender Einnahme. Typische Todesursachen für Barbituratabhängige sind Suizid, Unfall oder eine vernachlässigte Spontanerkrankung. Besonders ungünstig sind die Verläufe von gemischt Alkohol-Clomethiazolabhängigen.

Die Therapie der Barbituratabhängigkeit entspricht der des Alkoholismus. Wegen der großen Häufigkeit von vital bedrohlichen Entzugserscheinungen muß nach langjährigem Mißbrauch hoher Dosen in jedem Fall langsam reduziert werden. Beim schlagartigen Absetzen, z. B. durch den Patienten selbst, muß mit Entzugsdelirien und grand-maux gerechnet werden.

3. Benzodiazepine

Bereits kurz nach der Markteinführung der Benzodiazepine wurde bekannt, daß sich unter mehrmonatiger Verabreichung exzessiver Dosen eine physische Abhängigkeit ausbilden kann, die der Barbituratabhängigkeit ähnelt (HOLLISTER et

Tabelle 7. Häufigkeit der verschiedenen Suchtstoffgruppen unter stationär behandelten Patienten mit Suchtkrankheiten (n = 1485 Aufnahmen = 100%). Gezählt wurden alle Hospitalisierungen der Psychiatrischen Universitätsklinik Göttingen in den Jahren 1981–November 1985 (Haupt- und Nebendiagnose, Fälle mit Abhängigkeit oder Abusus). Einbezogen wurden alle Suchtstoffe im Monat vor der Aufnahme. Die Summe übersteigt die Zahl der Aufnahmen, weil viele Patienten mehrere Stoffe genommen hatten, z. T. aus verschiedenen Stoffgruppen

Stoffklasse	n	% der Aufnahmen
Alkoholische Getränke	1100	74,1
Benzodiazepine	442	29,8
Barbiturate	148	10,0
Cannabinoide	124	8,3
Opioide	104	7,0
Barbituratähnliche Stoffe	64	4,3
davon Bromharnstoffe	8	0,5
Appetitzügler und Psychostimulanzien	42	2,8
Antihistaminika	37	2,5
Illegale Halluzinogene	33	2,2
Anticholinergika	26	1,8
Laxanzien	17	1,1

al. 1961). Allerdings ist die Inzidenz einer süchtigen Entwicklung deutlich niedriger als bei Barbituraten; deshalb ist eine gesonderte Abhandlung gerechtfertigt. Wegen der hohen Exposition der Bevölkerung mit Benzodiazepinen und wegen der weit verbreiteten Dauergabe ist der Mißbrauch von Benzodiazepinen in der Bundesrepublik zur Zeit die häufigste Form des Arzneimittelmißbrauchs (Schwabe u. Paffrath 1985; Wolf u. Rüther 1984; s. auch Tabelle 7). Ganz überwiegend handelt es sich dabei um Abhängigkeitsfälle, wobei die Dosen oft im therapeutischen Bereich liegen. Hier spricht man dann von Normaldosis-Abhängigkeit = "low dose dependency" oder "normal dose dependency" (Petursson u. Lader 1984). Gelegentlich kommen auch Abususfälle vor, meist bei Alkoholikern oder jugendlichen Drogenabhängigen. Erstere benutzen Benzodiazepine zur Wirkungsverstärkung von Alkohol, letztere z. B. zum Beenden von quälenden Drogenpsychosen (sog. „Horrortrips") mit Hilfe einer Selbstmedikation. Aus diesen Abususformen entwickelt sich oft sekundär eine Benzodiazepinabhängigkeit oder eine Polytoxikomanie unter Einschluß von Benzodiazepinen. Unter stationären, psychiatrischen Patienten ist Benzodiazepinabhängigkeit und -abusus derzeit häufigste Form des Medikamentenmißbrauchs, überwiegend als sekundäre Sucht oder im Rahmen einer Polytoxikomanie (s. Tabelle 7).

Heute besteht kein Zweifel mehr daran, daß den Benzodiazepinen ein primäres Abhängigkeitspotential zukommt. Im Tierversuch führen sie zur Selbstapplikation (Griffiths et al. 1982) sowie zur Ausbildung einer physischen Abhängigkeit (Lukas u. Griffiths 1982). Auch im klinischen Bereich wird eine zunehmende Anzahl von Patienten beobachtet, bei denen Benzodiazepine die ersten und einzigen im Leben mißbrauchten Suchtstoffe waren (Wolf u. Rüther 1984). Weiterhin wird auch über Patienten berichtet, deren Suchtkrankheit zwar mit Benzodiazepinen begonnen hat, die dann aber sekundär auf Alkohol oder Barbiturate u. ä. übergewechselt sind.

Eine primäre Benzodiazepinabhängigkeit entwickelt sich bevorzugt bei Patienten mit Angsterkrankungen (Angstneurosen, Phobien, Panikattacken) und endogenen Depressionen, was mit der hohen Effektivität der Substanzgruppe für diese Indikationen zusammenhängen dürfte. Ca. $^2/_3$ der Fälle sind Frauen, das mittlere Erkrankungsalter liegt zwischen 40 und 45 Jahren. In der Bevölkerung und in der Klientel ambulanter Einrichtungen überwiegenden Fälle von Normaldosisabhängigkeit, im klinischen Bereich dagegen Hochdosisfälle. Die Normaldosisabhängigkeit verläuft praktisch ausschließlich in Form der stabilen Abhängigkeit ohne nennenswerte soziale und psychomotorische Ausfälle; der Übergang in eine Hochdosisabhängigkeit tritt manchmal erst nach Jahrzehnten auf. Bei Patienten mit Angsterkrankungen war lange Zeit umstritten, ob die nach Absetzen auftretenden Symptome Entzugserscheinungen oder wiederkehrende Krankheitserscheinungen nach Absetzen einer erfolgreichen Therapie („Rebound-Phänomene") sind (Greenblatt et al. 1983). Die Klärung dieser Frage ist schwierig, weil Benzodiazepin-Entzugserscheinungen und Angstsymptome sehr ähnlich sein können. Zwar sind Entzugspsychosen (Entzugsdelirien, Halluzinosen, Depressionen) und Entzugskrampfanfälle meist eindeutig den Entzugserscheinungen zuzuordnen; die viel häufigeren Schlafstörungen, vegetativen Erscheinungen und perzeptuellen Störungen sowie Angstattacken können jedoch sowohl dem Entzug wie einem „Rebound" zugeschrieben werden. Bei kurzdauernder Benzodiazepinbehandlung wird man Absetzphänomene eher als „Rebound“ interpretieren müssen, dagegen nach mehrjähriger Benzodiazepinbehandlung auch ein Entzugssyndrom in Betracht ziehen. Allerdings zeigt die sorgfältige, empirische Beobachtung von Angstpatienten, daß auch nach nur 6wöchiger Diazepambehandlung neben „Rebound“-Phänomenen bereits Entzugserscheinungen auftreten können (POWER et al. 1985). Vor allem aber ist ein Benzodiazepinentzugssyndrom anzunehmen, wenn nach Dosisreduktion oder Absetzen erstmalig Symptome auftreten, die vor der Benzodiazepingabe niemals beobachtet wurden (SCHÖPF 1985).

Das Benzodiazepinentzugssyndrom verläuft gelegentlich wie ein Barbituratentzugssyndrom, vor allem im Greisenalter und bei sehr langdauernder Hochdosisabhängigkeit. Viel häufiger aber werden sehr heterogene Angsterscheinungen beobachtet, deren Ausmaß das einer vorbestehenden Angstkrankheit übersteigen kann. Relativ typisch sind perzeptuelle Störungen verschiedener Sinnesmodalitäten (Hyperakusis, Makropsien, Mikropsien, Überempfindlichkeit gegen taktile Wahrnehmungen, Dysästhesien, Kinästhesien, Synästhesien, Echophänomene). Diese Störungen beunruhigen die Patienten im höchsten Maß, die oft glauben, daß sie „verrückt werden“. Deswegen werden die perzeptuellen Störungen nicht selten verheimlicht, die Patienten berichten erst auf Nachfrage darüber (SCHÖPF 1983). Allerdings sind auch die perzeptuellen Störungen nicht spezifisch für ein Benzodiazepinentzugssyndrom; sie werden auch bei Angstpatienten ohne Exposition mit Benzodiazepinen beobachtet (RODRIGO u. WILLIAMS 1976). Weiterhin kommen im Entzug paranoide Psychosen und depressive Syndrome vor.

Die Diagnose Benzodiazepinabhängigkeit und -abusus wird wie bei anderen Formen des Arzneimittelmißbrauchs gestellt. Speziell nützlich sind EEG und Urinnachweise der Substanzgruppe sowie Plasmakonzentrationsbestimmungen der Einzelsubstanzen.

Die Prognose der Benzodiazepinabhängigkeit entspricht der anderer Arzneimittelsuchten. Ältere Patienten halten oft mit ungeheurer Zähigkeit an ihrer Gewohnheit fest. Die Prognose quoad vitam scheint eher günstiger als bei anderen Suchtkrankheiten zu sein, was mit der Seltenheit schwerer Intoxikationserscheinungen und lebensbedrohlicher Entzugserscheinungen zusammenhängt.

4. Psychostimulanzien und Appetitzügler

Psychostimulanzien (Amphetamine), Appetitzügler und Ephedrin sind als eine einheitliche Gruppe von Suchtstoffen zu betrachten, unabhängig davon, ob der Hersteller bei den Indikationsangaben den zentral stimulierenden Effekt, die appetitmindernde Wirkung oder den antiasthmatischen Effekt in den Vordergrund stellt. Allerdings scheinen nicht alle Appetitzügler ein Suchtpotential zu besitzen, z. B. sind von dem Appetitzügler Fenfluramin (Ponderax) bisher praktisch keine Abusus- oder Abhängigkeitsfälle bekannt geworden; dies dürfte mit der fehlenden euphorisierenden Wirkung der Substanz zusammenhängen. Alle suchterzeugenden Substanzen dieser Klasse (s. Tabelle 8) haben die folgenden Elementarwirkungen: Euphorie, Appetitminderung, Aufhebung oder Verminderung des Müdigkeitsgefühls (daher auch Verwendung als Dopingmittel), Einschlafstörungen, Steigerung des Tempos psychomotorischer Abläufe (z. B. der Sprechge-

Tabelle 8. Substanzen aus der Gruppe der Psychostimulanzien

Substanz	Firmenname	Abgabe-Status
Amfetaminil	AN 1	Rezeptpflichtig
Amfepramon	Regenon retard	Rezeptpflichtig
D-Norpseudoephedrin	Adiposetten N Amorphan Depot Mirapront N	Rezeptpflichtig
Ephedrin	Ephedrin „Knoll“	Rezeptpflichtig
Fenetyllin	Captagon	BTM-Rezept
Methamphetamin	Pervitin	BTM-Rezept
Methylphenidat	Ritalin	BTM-Rezept
Pemolin	Tradon	Rezeptpflichtig
Prolintan	Katovit	Rezeptfrei

schwindigkeit). Bei der Einnahme von Überdosen, wie es beim Abusus häufig ist, entwickeln sich schizophrenieähnliche Psychosen mit Wahnbildungen und akustischen Halluzinationen; daneben werden auch Hypertonie und Tachykardie (die Substanzen sind biochemisch Verwandte des Adrenalins) sowie motorische Stereotypien beobachtet. Diese sog. Amphetamin- oder Ephedrinpsychosen können auch entstehen, wenn Überdosen nicht wegen der euphorisierenden, sondern z. B. wegen der antiasthmatischen Wirkung genommen werden. In die Substanzgruppe der Psychostimulanzien gehören auch die Wirkstoffe des Khat, einer in Südarabien (Jemen) und in Ostafrika häufig wegen ihres euphorisierenden Effekts genommenen Pflanze; in Mitteleuropa spielt jedoch der Khatmißbrauch keine Rolle, da die Wirkstoffe der Pflanze labil sind, so daß sie bereits auf dem Transport zerfallen (SCHORNO 1985).

Ein Mißbrauch von Substanzen dieser Klasse entwickelt sich meist aus einer therapeutischen Anwendung, z. B. als Appetitzügler, Asthmamittel oder Antihypotonicum. Dagegen führt die Therapie hyperkinetischer Syndrome mit Methylphenidat (Ritalin) praktisch nie zur Arzneimittelabhängigkeit. Die euphorisierende Wirkung tritt besonders nach Überdosen auf; sie wird häufig bereits bei der Ersteinnahme beobachtet. Da alle Substanzen dieser Klasse Einschlafstörungen verursachen, kommt häufig ein sekundärer Hypnotikaabusus hinzu. Bei den Psychostimulanzien überwiegen Abususfälle, jedoch sind auch Abhängigkeitsfälle bekannt. Exzessive Dosen werden gelegentlich auch intravenös injiziert, dann verläuft der Abusus in Form von „runs“ (tagelange exzessive Zufuhr mit anschließender Erschöpfungspause). Auch verbale Aggressionen und tätliche Angriffe auf Nahestehende kommen nach Überdosen vor, speziell während paranoider Intoxikationspsychosen. Neben den Intoxikationspsychosen sind auch Entzugsdepressionen bekannt, die zwar nur wenige Tage andauern, aber durchaus mit Suizidalität einhergehen können. Da die Entzugsdepression durch erneute Zufuhr von Psychostimulanzien beendet werden kann, wird auf diesem Wege die Dauereinnahme konditioniert. Bei Zufuhr von Überdosen sind kardiovaskuläre Komplikationen häufig (Palpitationen, Tachyarhythmien, Hypertonie, Ruptur von Hirngefäßen, Herzinsuffizienz). Die sexuell stimulierende Wirkung der Psychostimulanzien ist bei Männern regelmäßig von Ejakulationsstörungen begleitet.

Der Verdacht wird durch unerklärliche schizophreniforme Psychosen in Richtung Psychostimulanzien gelenkt. In diese Richtung deuten auch Attacken von gesteigertem Rededrang mit entsprechenden vegetativen Begleitsymptomen (Tachykardie, Mydriasis). Die Diagnose wird durch entsprechende Urinnachweise verifiziert. Meist tritt der Psychostimulantienabusus im Rahmen einer Polytoxikomanie auf.

Therapeutisch sprechen schwere paranoide Psychosen gut auf Neuroleptika an. Entzugsdepressionen sind so kurzdauernd, daß nur selten trizyklische Antidepressiva eingesetzt werden müssen. Die Prognose entspricht der anderer Arzneimittelsuchten; sie wird häufig durch den begleitenden Hypnotikamißbrauch bestimmt.

5. Anticholinergika

Die rauscherzeugende Wirkung von Anticholinergika, vor allem in Form von Solanazeen-Drogen, ist seit Jahrhunderten bekannt (Lewin 1980). Zubereitungen aus Mandragora (Alraune), schwarzem Nachtschatten, Tollkirsche und Stechapfel fanden Verwendung als Hexensalben sowie Liebes- und Hexentränke. Nach Einnahme kleiner Dosen stellt sich eine deutlich euphorische Stimmung ein, nach höheren Dosen kommt es zu optischen Halluzinationen und erotisch gefärbten Räuschen (Blocksbergritt) mit intensiver Euphorie. Für lange Handlungssequenzen kann Amnesie bestehen.

Der Mißbrauch von Anticholinergika erfolgt meist in Form des rauschhaften Abusus, jedoch sind auch Fälle von Abhängigkeit mit einem wenig bedrohlichen Entzugssyndrom beschrieben (McInnis u. Petursson 1985). Nach Beenden einer langdauernden Therapie (oder Selbsteinnahme) mit Anticholinergika werden als Entzugssymptome Angst, orthostatischen Blutdruckregulationsstörungen, Tachykardie, Palpitationen und allgemeines Unwohlsein beobachtet.

Betroffen sind meist Patienten mit Schizophrenie, die Biperiden (Akineton) oder Trihexyphenidyl (Artane) zur Therapie ihres Parkinsonsyndroms erhalten (Pullen et al. 1984). Manche dieser Patienten lassen sich von mehreren Ärzten gleichzeitig Neuroleptika und Anticholinergika verschreiben, nehmen aber nur die Anticholinergika ein. Auch auf der Drogenszene ist die rauscherzeugende Wirkung dieser Substanzgruppe bekannt; manche jugendliche Drogenabhängige ohne Schizophrenie versuchen deshalb, sich diese Stoffe via Rezeptfälschung oder Vorspielen einer akuten Zungenschlunddyskinesie zu verschaffen.

Die Diagnose wird überwiegend nach Anamnese und Fremdamnese gestellt. Beim Mißbrauch hoher Dosen wird der Verdacht häufig durch die optischen, manchmal szenischen Halluzinationen geweckt. Vor allem sind hier aber die peripheren anticholinergen Wirkungen Leitsymptome: Mydriasis, Tachykardie, trockne und gerötete Haut, Mundtrockenheit, Obstipation.

Die Therapie entspricht der anderer Medikamentenmißbrauchsformen. Die Prognose ist nicht systematisch untersucht, scheint nach den Beobachtungen des Autors nicht ungünstig zu sein, zumal in vielen Fällen keine zwingende Indikation für die Weiterverabreichung besteht. Das wesentliche Risiko dieser Suchtform liegt in den Folgen von Verhaltensstörungen im Rausch, der in schweren Fällen das Vollbild eines Delirs annehmen kann. Daneben kommen kriminelle Verhaltensweisen zur Stoffbeschaffung vor (Rezept- und Medikamentendiebstähle).

6. Mischanalgetika

Unter Analgetika-Abhängigkeit wird meist eine Abhängigkeit vom Opioid-Typ verstanden. Jedoch kommen auch bei den sog. „kleinen Analgetika" Abusus und Abhängigkeit vor. Mißbraucht werden praktisch ausschließlich Mischanalgetika, während Reinsubstanzen des Typs Analgetika/Antipyretika nicht nennenswert mißbraucht werden (Wörz 1985). Dabei spielen unterschiedliche Mechanismen eine Rolle:

1. *Abhängigkeit vom Opioid-Typ.* Zahlreiche Mischanalgetika enthalten Opioide, meist Kodein. Hierbei kann die Opioid-Komponente einen suchtmäßigen Mißbrauch induzieren. Im Tierversuch läßt sich z. B. durch die Kombination Azetylsalizylsäure plus Kodein ein Selbstapplikationsverhalten induzieren (Hoffmeister 1985).

2. *Abhängigkeit vom Barbiturat-Typ.* Viele in Mitteleuropa erhältliche Mischanalgetika enthalten als Kombinationspartner Barbiturate oder verwandte Substanzen. Dadurch kann eine Abhängigkeit vom Barbiturat-Typ induziert werden.

3. *Abusus vom Anticholinergika-Typ.* In einigen Mischanalgetika sind Anticholinergika enthalten. Sofern diese die Bluthirnschranke passieren, können sie zur Euphorie führen und so einen Mißbrauch induzieren.

4. *Koffein-Abusus.* Der Kombinationspartner Koffein, Bestandteil vieler Migränemittel, kann manchmal eine mißbräuchliche Verwendung in Gang setzen. Dabei ist unklar, ob mehr die psychotrope Koffeinwirkung oder der Koffein-Absetzkopfschmerz eine Rolle spielen.

5. *Phenacetin-Abusus.* Phenacetin kann als einziges Analgetikum/Antipyretikum ein Selbstapplikationsverhalten im Tierversuch auslösen (Hoffmeister 1984). Dieser Befund bestätigt die seit langem geäußerte Vermutung, daß Phenacetin eine psychotrope Wirkung zukommt. Weiterhin mag für die mißbräuchliche Verwendung der Substanz der durch erneute Zufuhr kupierbare Phenacetin-Absetzkopfschmerz eine Rolle spielen.

6. *Mißbrauch von Mutterkorn-Alkaloiden.* Viele Migränemittel enthalten Mutterkornalkaloide, die zwar die Migräneattacken verhindern oder bessern können, aber ihrerseits zu einem Dauerkopfschmerz, dem sog. „Ergotkopfschmerz" führen. Dieser Dauerkopfschmerz kann durch Analgetika-Antipyretika unterdrückt werden, wird jedoch durch die Mutterkornkomponente ständig neu induziert.

Die Komplikationen von Mischanalgetikaabhängigkeit und -abusus entsprechen denen der verursachenden Substanzen; dies ist auch bei der Diagnostik zu berücksichtigen. Phenacetin führt zu Nephropathien und Urothelkarzinomen. Besonders gefährdet für einen Mischanalgetikaabusus sind depressive, klagsame, durchsetzungsgehemmte und leistungsorientierte Menschen (LADEWIG et al. 1979). Bei dieser Form des Arzneimittelmißbrauchs findet sich ein starkes Überwiegen der Frauen (wie bei nahezu allen Arzneimitteln-Suchten).

Der Verdacht auf einen Mischanalgetikaabusus wird häufig durch Nierenfunktionsstörungen geweckt. Die Verifizierung kann durch Urinnachweise erfolgen. Die Prognose ist zweifelhaft, jedoch kann bei einem Teil der Betroffenen durch intensive therapeutische Bemühungen Abstinenz erreicht werden.

Literatur

Allgulander C (1978) Dependence on sedative and hypnotic drugs. Acta Psychiat Scand [Suppl] 270

Allgulander C, Borg S, Vikander B (1984) A 4–6-year follow-up of 50 patients with primary dependence on sedative and hypnotic drugs. Am J Psychiatry 141:1580–1582

American Psychiatric Association (1982) Desk reference to the to the diagnostic criteria from the diagnostic and statistical manual of mental disorders, 3rd edn. APA, Washington

Biniek EM, Hartmann H, Heydt G, Dietz K (1983) Zur Dunkelziffer medikamentenabhängiger Patienten in einer psychiatrischen Klinik. Vorläufiger Bericht über die Ergebnisse einer anonymen Befragung mit Hilfe der "randomized response technique". In: Waldmann H (Hrsg) Medikamentenabhängigkeit. Akademische Verlagsgesellschaft, Wiesbaden, S 25–32

Blum K (1984) Handbook of abusable drugs. Gardner Press, New York London

Cadoret RJ, O'Gorman TW, Troughton E, Heyword E (1985) Alcoholism and antisocial personality. Arch Gen Psychiatry 42:161–167

Coper H (1985) What is drug dependence. Pharmacopsychiatria 18:323–324

Gerchow J, Keup W, Poser W, Schrappe O (1983) Medkamenten-Abhängigkeit. Deutsche Hauptstelle gegen die Suchtgefahren u. Bundeszentrale für gesundheitliche Aufklärung, Hamm

Goldberg SR, Spealman RD, Shannon HE (1982) Psychotropic effects of opioids and opioid antagonists. In: Hoffmeister F, Stille G (eds) Psychotropic agents. Part III Alcohol and psychotomimetics, psychotropic effects of central acting drugs. Springer, Berlin Heidelberg New York (Handbook of experimental pharmacology, vol 55/III, pp 269–304)

Greenblatt DJ, Shader RI, Abernethy DR (1983) Current status of benzodiazepines (second of two parts). N Engl J Med 309:410–416

Griffiths RR, Ator NA, Lukas SE, Brady JU (1982) Experimental abuse liability assessment of benzodiazepines. In: Usdin E, Skolnick P, Tallman JF, Greenblatt D, Paul SM (eds) Pharmacology of benzodiazepines. MacMillan, London Basingstoke, pp 609–618

Hoffmeister F (1984) Abhängigkeitspotential von Analgetika und Psychopharmaka. Arzneimittelforsch 34:1096–1105

Hoffmeister F (1985) Bewertung des Mißbrauchspotentials von Pharmaka im Tierversuch. In: Keup W (Hrsg) Biologie der Sucht. Springer, Berlin Heidelberg New York Tokyo, S 238–260

Hollister LE, Motzenbecker FP, Degan RO (1961) Withdrawal reactions from chlordiazepoxide ("Librium"). Psychopharmacologia 2:63–68

Isbell H, Fraser HF (1950) Addiction to analgesics and barbiturates. Pharmacol Rev 2:355–397

Khantzian EJ (1985) The self-medication hypothesis of addictive disorders: focus on heroin and cocain dependence. Am J Psychiatry 142:1259–1264

Kubicki ST, Eichner W (1984) Fehlinterpretationen bei statistischen Erhebungen von Abhängigen. Psycho 10:353–356

Kurowski M, Ott H, Herrmann WM (1982) Relationship between EEG dynamics and pharmacokinetics of the benzodiazepine lormetazepam. Pharmacopsychiatria 15:77–83
Lader M (1983) Dependence on benzodiazepines. J Clin Psychiatry 44:121–127
Ladewig D, Dubach UC, Ettlin C, Hobi U (1979) Zur Psychologie des Analgetikakonsums bei berufstätigen Frauen. Nervenarzt 50:219–224
Lewin L (1980) Phantastica. Nachdr der 2. Aufl. Volksverlag, Linden
Lukas SE, Griffiths RR (1982) Precipitated withdrawal in diazepam-treated baboons by a benzodiazepine receptor antagonist. Fed Proc 41:1542
Martin WR (1982) Hypnotics. In: Hoffmeister F, Stille G (eds) Psychotropic agents. Part III. Alcohol and psychotomimetics, psychotropic effects of central acting drugs. Springer, Berlin Heidelberg New York (Handbook of experimental pharmacology, vol 55/III, pp 305–329)
Mc Innis M, Petursson H (1985) Withdrawal of trihexyphenidyl. Acta Psychiatr Scand 71:279–303
Müller-Oerlinghausen B (1986) Prescription and misuse of benzodiazepines in the Federal Republic of Germany. Pharmacopsychiatria 19:8–13
Petursson H, Lader M (1984) Dependence on tranquillizers. Oxford University Press, Oxford
Pohlisch K (1934) Die Kinder männlicher und weiblicher Morphinisten. Thieme, Leipzig
Pohlisch K, Panse F (1934) Schlafmittel-Mißbrauch. Thieme, Leipzig
Poser W, Poser S, Echternkamp M (1974) Mißbrauch bromhaltiger Schlaf- und Beruhigungsmittel. Dtsch Med Wochenschr 99:2489–2497
Power KG, Jerrom DWA, Simpson RJ, Mitchell M (1985) Controlled study of withdrawal symptoms and rebound anxiety after six week course of diazepam for generealized anxiety. Brit Med J 290:1246–1248
Pullen GP, Best NR, Maguire J (1984) Anticholinergic drug abuse: a common problem? Br Med Z 289:612–613
Rodrigo EK, Williams P (1986) Frequency of self-reported perceptual phenomena in a group of normal students experiencing anxiety. Pharmacopsychiatria 19:62
Schönhöfer P, Kuschinski G (1982) Arzneimittelabhängigkeit. Z Allg Med 58:651–657
Schöpf J (1983) Withdrawal phenomena after long-term administration of benzodiazepines. A review of recent investigations. Pharmacopsychiatria 16:1–8
Schöpf J (1985) Physische Abhängigkeit bei Benzodiazepin-Langzeitbehandlung. Nervenarzt 56:585–592
Schorno X (1985) Wirkstoffe der Catha edulis (Khat). In: Keup W (Hrsg) Biologie der Sucht. Springer, Berlin Heidelberg New York Tokyo, S 346–354
Schwabe U, Paffrath G (1985) Arzneiverordnungsreport 1985. Fischer, Stuttgart New York
Wikler A (1973) Dynamics of drug dependence. Arch Gen Psychiatry 28:611–616
Wilford BB (1981) Drug abuse. American Medical Association, Chicago
Wörz R (1985) Mechanismen der Abhängigkeit von Analgetika-Kombinationspräparaten. In: Keup W (Hrsg) Biologie der Sucht. Springer, Berlin Heidelberg New York Tokyo, S 277–285
Wolf B, Rüther E (1984) Benzodiazepin-Abhängigkeit. Münch Med Wochenschr 126:294–296

Prävention und Therapie der primären Medikamentenabhängigkeit

C. Allgulander

INHALTSVERZEICHNIS

I. Epidemiologische Entwicklungen . . . 425
II. Untersuchungen der Allgemeinbevölkerung . . . 426
III. Langfristiger Gebrauch psychotroper Drogen . . . 427
IV. Drogenmißbrauch bei psychiatrischen Aufnahmen . . . 427
V. Entzug von Benzodiazepinen und Mißbrauchspotential . . . 428
VI. Ätiologische Faktoren des Drogenabusus . . . 429
VII. Katamnestische Untersuchungen über Mißbrauch mit verschriebenen Drogen . . 430
VIII. Behandlung des Sedativa-Hypnotika-Abusus . . . 432
IX. Prävention . . . 433
X. Zusammenfassung und Schlußfolgerungen . . . 435
Literatur . . . 436

I. Epidemiologische Entwicklungen

Synthetische psychotrope Drogen kamen in Europa in der Industrialisierungsepoche auf (Salomon 1979). Nach der Entdeckung der sedierenden Eigenschaft der Bromide 1826 wurde 1832 das Chloralhydrat eingeführt, 1903 die erste Barbitursäure, 1955 die Meprobamate und 1959 die Benzodiazepine. Neben den reinen psychotropen Drogen wurden nach dem 2. Weltkrieg zahlreiche Kombinationen mit Präparaten für somatische Erkrankungen angeboten (Hemminki u. Davidkin 1981).

Die klinische Toxizität psychotroper Drogen wurde in England erstmals 1913 (Willcox 1913), in den Vereinigten Staaten (Sands 1923), in Schweden (Rylander 1933), in Deutschland (Pohlisch u. Panse 1934) und in der Schweiz (Kielholz 1954) untersucht. Eine neue Diskussion setzte um 1970 mit dem anwachsenden Gebrauch von Benzodiazepinen ein (Lennard et al. 1970; Muller 1972; Cooperstock 1974).

In einer Untersuchung über Allgemeinpraktiker in London 1967 hatten 2,8% der Patienten psychotrope Medikamente täglich für zumindest ein Jahr genommen; dies bedeutet einen Anstieg von 80% gegenüber entsprechenden Befunden von 1957 (Woodcock 1970). Inzwischen wuchs die Anzahl verfügbarer Psychotropika von 12 (Barbituraten und ZNS-Stimulantien) auf 41 (Methaqualone, Phenothiazine, Benzodiazepine, Antidepressiva und verschiedene Kombinationen).

II. Untersuchungen der Allgemeinbevölkerung

Bei der Einrichtung einer intensiven psychiatrischen Versorgung einer dänischen Inselbevölkerung durch STRÖMGREN 1957 wurde die Verschreibungspraxis von Psychotropika in diesem Bereich von 1951 bis 1972 untersucht und zugleich in Beziehung gesetzt zu den Indikatoren für psychiatrische Morbidität (KYNEB et al. 1975). Während der Verbrauch von Barbituraten zurückging, wuchs derjenige von Benzodiazepinen nach der Einführung von Librium von 1 DDD/Tid auf 27 in 1972 an. Dabei zeigte sich weder ein Anstieg in den Überweisungen durch Psychiater oder in der Konsultationsfrequenz bei den Allgemeinpraktikern noch ein Hinweis auf klinische Toxizität der neuen Pharmaka. Die Autoren schlossen, daß es 10–15 Jahre nach der Einführung eines neuen psychotropen Konzepts zu einem stabilen Drogen-Verbrauch komme. Die Benzodiazepine wurden von Ärzten und Patienten allgemein angenommen und stießen auf ein medizinisches Bedürfnis.

1967 wurde eine Serie amerikanischer Untersuchungen an der Allgemeinbevölkerung begonnen (MANHEIMER et al. 1968). 1970 bis 1971 wurden Interviews durchgeführt, um den Verbrauch von Minor Tranquilizern und Tagessedativa zu demographischen Charakteristiken in Beziehung zu setzen (PARRY et al. 1973). Der Verbrauch solcher Drogen wurde als ein Mittel der Verarbeitung von Belastungen und Dysfunktionen motiviert und war nicht nur auf situativen Streß zu beziehen (UHLENHUTH et al. 1978). Anhand einer nationalen Stichprobe entwikkelten die Autoren ein Verhaltensmodell von Krankheit (MELLINGER et al. 1978).

Dieselben Autoren replizierten ihre Untersuchung 1979 (MELLINGER u. BALTER 1981). Benutzt wurde eine psychiatrische Symptom-Liste, welche eine Klassifikation auf der Achse 1 des DMS-III gestattete. Patienten mit generalisierten Angstkrankheiten und Major Depression erhielten nur in 30% bzw. 11% der Fälle Anxiolytika bzw. Antidepressiva (UHLENHUTH et al. 1983). Von denjenigen, welche ernsthafte Schlafstörungen angaben, hatten 90% keine Medikation mit Hypnotika erhalten (MELLINGER et al. 1985). Die Autoren schließen, daß eine Mehrzahl von Menschen mit ernsten psychiatrischen Störungen keine angemessene Behandlung erhalten. Bei Untersuchungen dieser Art fand sich eine gute Validität des angegebenen Drogen-Verbrauches zu psychischen Belastungen (MELLINGER et al. 1983; PARRY et al. 1970), insbesondere wenn Anonymität gewährleistet werden konnte (STANTON 1977).

Nach dem erhöhten Benzodiazepin-Verbrauch in den späten sechziger Jahren hielt und senkte sich das Verschreibungs-Niveau in den siebziger Jahren. In den Vereinigten Staaten war zwischen 1973 und 1983 ein Rückgang der Benzodiazepin-Verschreibungen um 34% festzustellen (ANONYMOUS 1984 a).

In einem internationalen Vergleich zeigten Dänemark und Frankreich den höchsten Gebrauch an psychotropen Drogen in der ambulanten Behandlung (85 und 87 DDD/Tid), während Finnland und Italien mit 37 und 44 die niedrigsten Werte zeigten (FRIEBEL 1982).

III. Langfristiger Gebrauch psychotroper Drogen

In den letzten Jahren wurden allgemein in der Bevölkerung Hinweise auf abnehmende Compliance gefunden (Williams 1983) sowie eine Verschiebung von kurzfristigem zu langfristigem Gebrauch (Allgulander u. Borg 1977; Williams 1983; Fejer u. Smart 1973). In einer internationalen Interview-Studie 1981 berichteten 0,5% schwedischer Erwachsener über tägliche Einnahmen von Tranquilizern/Sedativa während der letzten 12 Monate; die Vergleichswerte in den USA lagen bei 1,8%, in Belgien bei 5,8% (Balter et al. 1974, 1984). Über diese regelmäßigen Konsumenten ist wenig bekannt. Im Vergleich zu Nicht-Konsumenten stellten Mellinger et al. (1984) eine hohe Rate an Angst und Depressivität sowie an kardiovaskulären und Gelenkerkrankungen fest. Ähnliche Resultate wurden von einer Londoner Untersuchergruppe berichtet (Murray et al. 1981, 1982; Williams et al. 1982).

In einer Population von 922536 Menschen in Saskatchewan, Canada, wurden während einer dreimonatigen Periode in 1979 328 Menschen mit extremem Verbrauch von Sedativa/Hypnotika identifiziert (Anonymous 1979). Die meisten unter ihnen waren Frauen.

IV. Drogenmißbrauch bei psychiatrischen Aufnahmen

Zwischen 1946 und 1953 wurde in der Baseler psychiatrischen Universitätsklinik ein dramatischer Anstieg der Aufnahmen zumeist weiblicher Patienten mit Hypnotika- und Analgetika-Mißbrauch beobachtet; der Anteil von „Medikamentensüchtigen" stieg von 0,2% auf 2% (Kielholz 1954). In einer dänischen psychiatrischen Klinik stieg der Prozentsatz der Aufnahmen wegen Mißbrauchs von Sedativa/Hypnotika von 6% in 1954 auf 14% in 1959 (Sörensen 1963).

In einer Stockholmer psychiatrischen Universitätsklinik wurden 1973 2% aller männlichen und 4% aller weiblichen Patienten wegen primärer Abhängigkeit von Sedativa/Hypnotika aufgenommen (Allgulander u. Borg 1978). Eine Kombination von Medikamenten- und Alkoholmißbrauch lag bei beiden Geschlechtern in 9% der Fälle vor. Vergleichbare Werte wurden aus der Göttinger Universitäts-

Tabelle 1. Anzahl jährlicher psychiatrischer Krankenhausaufnahmen wegen Sedativa-Hypnotika-Abhängigkeit in Dänemark 1970–1983. Aus: Dänisches kumulatives psychiatrisches Register, Institut für psychiatrische Demographie, Risskov (mit freundlicher Genehmigung von Dr. Annalise Dupont). SH = Sedativa-Hypnotika

	Erstaufnahmen		Hauptdiagnose		Haupt- und Zweit-Diagnosen	
	Barbiturate	Andere SH	Barbiturate	Andere SH	Barbiturate	Andere SH
1970/71	38	62	170	230	580	1235
1975/76	12	63	45	240	166	1050
1983	9	45	26	186	71	770

klinik 1977 bis 1980 berichtet (Kemper et al. 1980). In München zeigten 7% aller psychiatrischen Aufnahmen 1980 bis 1983 Mißbrauch oder Abhängigkeit von psychotropen Pharmaka, ein Drittel davon in Kombination mit Alkoholmißbrauch (Wolf u. Rüther 1984). Es zeigte sich also in Europa während der Jahre nach dem 2. Weltkrieg sowohl ein Anwachsen des Konsums psychotroper Drogen als auch der Aufnahmen intoxikierter Patienten.

In den psychiatrischen Einrichtungen Dänemarks fiel die Anzahl der Erstaufnahmen wegen primärer Abhängigkeit von Sedativa und Hypnotika zwischen 1970 und 1983 von 100 auf 54 ab, und zwar im wesentlichen aufgrund eines Rückgangs der Barbiturat-Abhängigkeit (Tabelle 1) (Anonymous 1985). Hier zeigte sich auch eine Verminderung der Entlassungsdiagnose „Medikatmentenabhängigkeit". Ein ähnlicher Trend wurde in Schweden festgestellt (Allgulander 1983).

V. Entzug von Benzodiazepinen und Mißbrauchspotential

Die DSM-III Nomenklatur (1980) unterscheidet den Mißbrauch von Sedativa/ Hypnotika (mit hervorstechender Beeinträchtigung der sozialen Funktion und der Unfähigkeit, den Verbrauch einzuschränken oder zu beenden) und Abhängigkeit (Toleranz oder Entzug).

Wenn die Benzodiazepin-Abhängigkeit nicht mehr wie früher auf der Grundlage von Toleranz-Veränderungen, Sucht-Verhalten und Sucht definiert wird, sondern aufgrund neurologischer und psychiatrischer Symptome nach therapeutischen Dosen, so bekommen wir ein neues Instrument, welches die Auswirkungen dieser Medikamente auf die gesundheitliche Situation einer Bevölkerung zu evaluieren gestattet. Schöpf (1981) berichtete über 8 Fälle mit protrahierten Wahrnehmungsänderungen bei therapeutischer Dosierung, Tyrer et al. (1981) bei 40 Patienten mit Propranolol-Substitution, Petursson u. Lader (1981) bei 16 Patienten mit Plazebo-Substitution.

Perzeptionsveränderungen, wie sie in den eben erwähnten Untersuchungen gefunden wurden, sind auch bei ambulanten Patienten mit generalisierten Angstkrankheiten vor Benzodiazepin-Medikation im Vergleich zu Kontrollgruppen gesunder freiwilliger Probanden gefunden worden (Merz u. Ballmer 1985). Weitere Untersuchungen sind notwendig, um pharmakologische Entzugssymptome nach therapeutischen Dosen von Primärsymptomen der Angst zu unterscheiden.

Achttausend Schweizer Allgemeinpraktiker berichteten 1980 über einen nicht durch Ärzte veranlaßten oder exzessiven Benzodiazepin-Gebrauch bei ihren Patienten (Ladewig 1983). Insgesamt wurde bei 434 Fällen ein Psychotropika-Mißbrauch gefunden; 180 dieser Fälle zeigten einen isolierten Benzodiazepin-Mißbrauch, 127 davon waren Frauen, von denen 5 Krankenhauspflege benötigten. Der Autor folgert, daß Benzodiazepin-Abusus nicht häufiger sei als Brustdrüsenkarzinom bei Männern.

Eine vollständige Erfassung adversiver Reaktionen auf psychotrope Pharmaka bei stationären Patienten kann dazu beitragen, echte Inzidenz-Raten zu erfassen und Risiko-Patienten zu identifizieren (Schmidt et al. 1984).

VI. Ätiologische Faktoren des Drogenabusus

Eine frühe klinische Studie über Barbiturat-Sucht wurde von RYLANDER (1933) durchgeführt:

„Von der großen Zahl der Menschen, welche gelegentlich Hypnotika gebrauchen, wird eine Minderzahl süchtig. Dies betrifft insbesondere eine Gruppe von Persönlichkeiten, welche die Franzosen etwas diffus, aber doch treffend als 'les petits psychopates' bezeichnen; diese zumal neigen zu Mißbrauch. Sie werden von ständigen Indispositionen, Insuffizienzgefühlen, gestörtem Schlaf, leichten Zwängen und verminderter Resistenz gegenüber unterschiedlichen Lebensbelastungen beherrscht und entgleiten dann in eine leichte narkotische Beeinflussung, um, wenn schon nicht ein erkünsteltes Paradies, so doch zumindest einen modus vivendi zu erreichen. Ihre Anamnesen zeigen häufig bereits nervöse Symptome in den früheren Entwicklungsstadien, chronische Insuffizienzerlebnisse, Angst usw. Natürlich sind solche Persönlichkeiten in der Gefahr, die destruktiven Auswirkungen von Drogen zu kultivieren. Im weiteren Lebensweg verschärfen sich ihre psychopathischen Züge; Reizbarkeit, Amoralität, Kritikschwäche usw. resultieren bereits aus konstitutionellen Prädisponierungen. Es ist daher an der Zeit, sich von der traditionellen Auffassung zu lösen, die modernen Hypnotika seien relativ sicher. Diese Auffassung hat der Substitutionstherapie bei Morphinismus und Alkoholismus nur Vorschub geleistet. Das Resultat sieht nicht selten so aus, daß eine Abhängigkeit durch die andere abgelöst wird."

Ähnliche Beschreibungen wurden in den dreißiger Jahren in Europa gegeben (POHLISCH u. PANSE 1934).

Die Ätiologie der Psychotropika-Sucht ist ständig weiter untersucht worden (LADEWIG 1974; PLANT 1980; KORNBLITH 1981). Historisch gesehen wurde die Abhängigkeit von sedativ-hypnotischen und narkotischen Pharmaka als Folge einer anlagebedingten Psychopathie aufgefaßt (SANDS 1923; RYLANDER 1933); der sogenannte Drogen-Automatismus wurde auch auf Amnesien zurückgeführt (JANSSON 1962; GOOD 1976). Sucht wurde auch als Konditionierungsprozeß aufgefaßt (WIKLER 1971), welcher verhaltenstherapeutischer Ansätze bedürfe (CALLNER 1974).

KIELHOLZ u. BATTEGAY (1963) faßten die Sucht als einen Ersatz für den Tod, als Suche nach Ruhe und Vergessen auf. BEJEROT entwickelte die Hypothese, daß Sucht (oder Anorexie/Bulimie bzw. Spielen) ein künstlich induzierter Trieb sei, welcher durch Stimulationen des Lustzentrums hervorgerufen werde, in welchem sexuelle oder aggressive Antriebe ausgeglichen werden, ohne daß es hierzu einer gestörten Persönlichkeit oder sozialer Probleme bedürfe (1972).

Psychiatrische Determinanten werden seit den dreißiger Jahren (KIELHOLZ 1954; PICKENS u. HESTON 1979; ALLGULANDER 1978) in den Langzeituntersuchungen über Patienten-Variablen und Behandlungserfolg deutlich. Von 44 Narkotika-Süchtigen (ANCHERSEN 1947) wurden 23 als psychopathische Persönlichkeiten charakterisiert, und diese zeigten zugleich die schlechteste Prognose. Von 133 Narkotikasüchtigen, von welchen die meisten an einem Methadon-Programm teilnahmen, zeigten 77% die Kriterien der Achse 1 und 65% diejenigen der Achse 2 der Persönlicheitsstörungen nach DSM-III (KHANTZIAN u. TREECE 1985).

Barbituratabhängige hatten Depressionen, nicht aber Schizophrenien (MCLELLAN u. DRULEY 1977). Patienten mit starken psychiatrischen Beeinträchtigungen zeigten unabhängig von der gebrauchten Droge in 6 Rehabilitationsprogrammen nach 6 Monaten keine Besserung (MCLELLAN et al. 1983). Diese Ergebnisse zeigten sich in einer multiplen Regressionsanalyse, und dies legt den Wert angemessener analytischer Forschungsinstrumente für die Behandlungsevaluation nahe.

Ähnliche Depressionsgrade wurden bei Aufnahmen wegen Opiat-Abhängigkeit und Polytoxikomanie festgestellt; sie gingen nach 8 Monaten zurück (DORUS u. SENAY 1980). In einer Literaturübersicht fanden COCCHI u. TORNATI Belege für eine Reorientierung der Therapie mit Abhängigen. Sie nahmen maskierte Depressivität mit unangepaßter Selbst-Medikation an (1977). Eine Häufung von Rückfällen in depressive Zustände nach der Behandlung ist ebenfalls festgestellt worden (HATSUKAMI u. PICKENS 1982). Mischzustände zwischen manischen und depressiven Phasen bei Patienten mit bipolaren Störungen wurden ebenfalls zu Abusus mit psychotropen Substanzen in Beziehung gesetzt, entweder als Hinweis auf den Versuch einer Selbst-Medikation oder als Ursache des Mißbrauchs durch die affektive Mischsymptomatik (HIMMELHOCH et al. 1976).

VII. Katamnestische Untersuchungen über Mißbrauch mit verschriebenen Drogen

Die umfassendste psychiatrische Nachuntersuchung an Drogenabhängigen wurde von RETTERSTÖL u. SUND (1964) vorgelegt. Die Gesamtzahl psychiatrisch aufgenommener Patienten betrug von 1952 bis 1961 6221 Personen. 351 (5%) wurden als Drogenabhängige oder Drogengewöhnte diagnostiziert. 122 dieser Patienten wurden innerhalb von 10 Jahren persönlich interviewt. Die meisten Männer (75%) hatten Alkoholprobleme, 12 benutzten Morphin, 17 Patienten machten Suizidversuche. Die häufigsten psychiatrischen Diagnosen waren Neurose (61), Psychosen (10), psychoorganische Zustände (7), chronischer Alkoholismus (2), Narkomanie (22) und Psychopathie (13). Im Vergleich zu einer psychiatrischen Kontrollgruppe waren psychopathische Persönlichkeitszüge überrepräsentiert. Hereditäre Befunde fanden sich ebenso wenig wie abweichendes Sozialverhalten. Ähnlich wie in ANCHERSENS Untersuchung (1947) war medizinisches Personal überrepräsentiert. Barbiturat-Mißbrauch wurde bei 69 Patienten gefunden, ein solcher von Opiaten bei 37, von Bromiden bei 4 und Meprobamaten bei 8. Alle Pharmaka waren ursprünglich von Ärzten verschrieben worden. Die Nachuntersuchung zeigte 6 Suizide (erwartete Rate: 0,10), 19 Beendigungen des Mißbrauchs und 74 Personen ohne Rückfall nach der Entlassung. Insgesamt wurden 40 von 122 Patienten als geheilt, 72 als unverändert und 10 als verschlechtert angesehen. 18 Todesfälle wurden festgestellt (Vergleichserwartung von 3,8). Eine schlechte Prognose korrelierte nach der Zusammenfassung der Autoren mit Kindheitsproblemen, dürftiger Behandlungsmotivation und frühem Rückfall. Günstige prognostische Indizes waren: „Normale" Persönlichkeit, erhaltenes soziales Netzwerk, Fehlen von Alkoholproblemen, aufrechterhaltene Berufstätigkeit, niedriges Alter bei Erstaufnahme, kurze Dauer des Mißbrauchs.

WISSLERS Untersuchung (1969) basiert auf Krankengeschichten, Interviews und der Analyse von Todesursachen bei 100 Patienten, welche 1954–1965 wegen Hypnotika-Abhängigkeit in Basel aufgenommen wurden. Nach durchschnittlich 6 Jahren waren 33 geheilt, 34 waren wieder aufgenommen worden, 6 setzten den Mißbrauch ohne Neuaufnahme fort, 9 waren institutionalisiert und 8 aus Gründen zu Tode gekommen, welche in Beziehung zum Mißbrauch standen. Das Schicksal von 10 weiteren Patienten blieb unbekannt. Psychiatrische Familienprobleme und Kombination mit Alkoholabhängigkeit korrelierten mit schlechter

Prognose. Ähnliches galt für niedriges Aufnahmealter sowie für die Frequenz von mehr als 10 täglichen Dosiseinnahmen.

Unter 448 Patienten, welche 1959 in Kopenhagen wegen Medikamentenmißbrauch aufgenommen wurden, zeigten 111 zugleich auch Alkoholmißbrauch (SÖRENSEN 1963). 30% dieser Patienten hatten mehr als 10 tägliche Einnahmen. Die meisten von ihnen litten unter geringen psychiatrischen Störungen (32%) oder Psychopathie (31%). Wiederaufnahmen innerhalb von 3 Jahren erfolgten bei 40% dieser Patienten.

Von 55 Patienten, welche wegen primärer und ausschließlicher Abhängigkeit von Sedativa und Hypnotika zur Entgiftung in Stockholm 1973–1975 aufgenommen wurden, konnten 41 nach 4–6 Jahren nachuntersucht werden; 50 dieser Patienten konnten katamnestisch evaluiert werden (ALLGULANDER 1978; ALLGULANDER et al. 1984). Die Hälfte dieser Patienten war rückfällig geworden oder hatte mit Alkoholabusus begonnen. Ein sozialer Abstieg war bei 24 dieser Patienten festzustellen; 21 von ihnen wurden wegen Medikamenten- oder Alkohol-Mißbrauch wieder aufgenommen. Suizide wurden in 4 Fällen festgestellt.

Die Prognose von 221 in Stockholm 1941–1954 erstaufgenommenen Patienten mit Abhängigkeit von Sedativa bzw. Hypnotika ist in einer Zusammenhangstudie eingeschätzt worden; die Interviews wurden 1984 abgeschlossen. Unterschiedliche Resultate wurden mit Hilfe des Regressionsmodells von Cox zu Patienten-Charakteristika bei der Erstaufnahme in Beziehung gesetzt. Dabei wurden gehäuft unnatürliche Todesfälle festgestellt: Suizide bei 11% der Männer und bei 23% der Frauen. 64% der Patienten mit der Diagnose einer primären Sedativa-Hypnotika-Abhängigkeit hatten den Mißbrauch bis zum Tode oder bis zum Katamnesezeitpunkt fortgesetzt, von diesen wiederum 72% in Kombination mit Alkoholabusus. Prädiktoren einer ungünstigen Prognose waren u. a.: rezidivierende psychiatrische Symptome, begleitender Alkoholabusus, familiärer Abusus von Psychotropika und Alkohol, Beschäftigung in medizinischen Berufszweigen und Arbeitslosigkeit (ALLGULANDER et al., unveröffentlicht).

VAILLANT (1970) berichtete über eine 20-Jahres-Katamnese bei 45 medikamentenabhängigen Ärzten im Vergleich zu einer Kontrollgruppe von Ärzten. Behandlungsprogramme für Ärzte und Zahnärzte sind beschrieben worden (JOHNSON u. CONNELLY 1981; MORSE et al. 1984; WALLOT u. LAMBERT 1984). Psychotische und Borderline-Patienten zeigten dabei eine schlechtere Prognose; im Ganzen war die Prognose im Vergleich zu anderen Suchtformen günstig, dies vielleicht wegen der besseren Betreuung.

Der Phenacetin-Mißbrauch erreichte in den frühen fünfziger Jahren epidemisches Ausmaß (SPUHLER u. ZOLLINGER 1953; GRIMLUND 1963). Bei 35 Patienten mit Nephropathie fand sich eine auffällige Häufung von Migräne, Beschwerden im Bereich des Muskel-Skelett-Systems, Persönlichkeitsstörungen und Körperkrankheiten (FELLNER u. TUTTLE 1969). Von 39 gleichartigen Patienten, welche nach 7 bis 120 Monaten nachuntersucht wurden, setzten 19 den Phenacetin-Mißbrauch gegen ärztlichen Rat fort und hatten häufiger psychiatrische Störungen, Suizidversuche und Abusus mit anderen Drogen (MURRAY 1972). HOBI et al. (1976) und LADEWIG et al. (1979) zeigten mit Hilfe eines Persönlichkeitsinventars, daß psychosomatische Störungen, Reizbarkeit, Dysphorie sowie psychosoziale und emotionelle Unreife und Labilität bei weiblichen Fabrikarbeiterinnen mit einem hohen Grad an Phenacetin-Verbrauch verknüpft waren.

VIII. Behandlung des Sedativa-Hypnotika-Abusus

Historisch gesehen wurde die Entgiftung von Patienten auf internistischen oder psychiatrischen Stationen gewöhnlich nur mit unterstützenden Maßnahmen durchgeführt. Bisweilen wurde Insulin oder eine amphetaminartige Therapie gegeben. 1950 publizierte ISBELL seine Befunde bei experimentellen Barbiturat-Intoxikationen (ISBELL et al. 1950). Er stellte ein vierfaches Anwachsen der Produktion von Barbitursäure in den Vereinigten Staaten seit 1933 fest, zugleich damit einen dreifachen Anstieg der Todesfälle durch Barbiturat-Vergiftung seit 1940. Er sah in einer allmählichen Dosisreduktion den einzig sicheren Weg der Entgiftung eines abhängigen Patienten, der dann eine langfristige psychotherapeutische Behandlung folgen sollte. Empfehlungen für Prävention und ambulante Nachsorge wurden dann von FRASER u. GRIDER (1953), KIELHOLZ (1954, 1965), EWING u. BAKEWELL (1967) und WIKLER (1968) gegeben. KIELHOLZ u. BATTEGAY (1963) wiesen darauf hin, daß nach erfolgreicher Entgiftung ein vier- bis sechswöchiger Zeitraum erforderlich sei, bis die Patienten für Psychotherapie zugänglich werden; um in gruppentherapeutischen Sitzungen das Vertrauen des Patienten zu erlangen, ihn zu resozialisieren und ihn im Zusammenwirken mit Sozialarbeitern in sein Milieu rückzugliedern. WIKLER (1968) betonte die Bedeutung eines „schmerzlosen“ Medikamentenentzuges zur Erleichterung einer günstigen psychotherapeutischen Beziehung und zur Bearbeitung überdauernder Angst und/ oder Depressivität.

Die Entwicklung pharmakokinetischer Techniken gestattete präzisere Empfehlungen zur Dosis-Reduktion (OKAMOTO u. BOISSE 1981; ROBINSON et al. 1981; SELLERS 1982; HARRISON et al. 1984; JAMES u. DEAN 1983). HARRISON et al. (1984) berichteten über erfolgreiche Detoxikation von 23 Patienten, welche 40 bis 500 mg Benzodiazepine genommen hatte. Als Aufladungsdosis von Diazepam wurden 40% der angegebenen Tagesdosis verabreicht; dann wurde die Dosis täglich um 10% reduziert. Ein Patient, welcher in einen Verwirrtheitszustand geriet, hatte seine frühere Dosis zu niedrig angegeben.

Wurde früher für den Entzug eine stationäre Behandlung als notwendig angesehen (FINK et al. 1974), so wird nun eine Mehrzahl der Patienten, sofern sie zuvor sorgfältig ausgewählt wurde, ambulant entgiftet (HAWTHORNE et al. 1982). Es handelte sich dabei u. a. um Patienten, die ein tägliches Maximum von 200 mg Diazepam seit 60 Tagen oder 600 mg Pentobarbital seit 30 Tagen genommen hatten.

Besondere Sorgfalt ist bei solchen Polytoxikomanen geboten, bei welchen Alkohol die Hauptkomponente bildet (KRYSPIN-EXNER u. DEMEL 1975; BENZER u. CUSHMAN 1980; BUSTO et al. 1983; TÖNNESEN u. KAAS-CLAESSON 1984). Während des Entzuges sind gewöhnlich Pharmaka mit “cross-tolerance” erforderlich; die Nachbetreuung bedarf kontinuierlicher medizinischer Aufsicht, und Drogen sollten hier nur intermittierend gegeben werden.

Polytoxikomane Patienten entziehen sich oft den Nachsorge-Programmen (ANDERSON et al. 1972; TENNANT 1979) oder sie begehen Suizid, wenn sie zur völligen Abstinenz von psychotropen Drogen gezwungen werden, dies auch in einer therapeutischen Gemeinschaft (WESSON u. Smith 1973; Wesson et al. 1974). Solche Patienten brauchen bisweilen Anxiolytika oder Antidepressiva, andere Hypnose-Medikation oder progressive Muskelentspannungsübungen. Bei Polytoxikopathen kann völlige Abstinenz zu einem unrealisierbaren und destruktiven Ziel werden, wenn die Selbstmedikation solcher Patienten spezifischen Problemen der Angst, der Depressivität und Schlaflosigkeit galt. Intensive Schuldanwandlungen, die sich ergeben, wenn jemand als Drogenabhängiger identifiziert worden ist, können ebenfalls zu einer Katastrophe führen (WESSON et al. 1974). So kann insbesondere bei Patienten mit erhaltenem sozialen Hintergrund eine supportive Therapie mit Benzodiazepinen oder schwachpotenten Neuroleptika der geeignete Weg sein (HUBBARD u. JUDD 1978). In einem Überblick über die für Polytoxikomane verfügbaren Therapieformen gelangen JUDD et al. (1978) zu dem Schluß, daß supportive Psychopharmakotherapie in vielen Fällen die beste Methode der Wahl ist, solange genauere Kenntnisse über die zugrunde liegende Nosologie und eine theroretische Basis fehlen.

Evaluative Untersuchungen bei Medikamentenabhängigkeit leiden oft unter Problemen des Untersuchungsdesigns (GOLDSTEIN et al. 1984). Will man zu einem Konsens über Therapie und Prävention der Medikamentenabhängigkeit kommen, so müssen randomisierte kontrollierte Langzeitversuche durchgeführt werden (MCLELLAN et al. 1983; VINA 1976; CHAN 1984). Die Therapieprogramme bedürfen einer Einschätzung auf verschiedenen Ebenen (AVERY et al. 1978). So zeigten z. B. EDWARDS et al. (1977) in einer der insgesamt seltenen kontrollierten Untersuchungen, daß 100 verheiratete Alkoholabhängige, welche unter Stichprobenbedingungen entweder mit einer Beratungsstunde oder einige Monate stationärer und ambulanter Therapie behandelt wurden, sich nach einem Jahr im Gesundheitszustand nicht unterschieden.

Ein *Behandlungsvertrag* mit einem sorgfältig entgifteten Patienten kann indessen bei wechselseitigem Einverständnis zu einem Erfolgspotential werden. Er sollte sich auf eine gründliche psychiatrische Untersuchung der gegebenen Symptome sowie auf eine anschließende supportive, kognitive oder Verhaltenstherapie stützen. Soziale Phobien erfordern verständnisvolle Gruppenaktivitäten. Wenn Pharmakotherapie erforderlich ist, sollten Versuche mit niedrig dosierten Antidepressiva, Antihistaminika oder Baldrianpräparaten gemacht werden. Ist es nicht erfolgreich, so können Benzodiazepine angewandt werden, allerdings unter frequenter Kontrolle. Neuroleptika sollten eine letzte Zuflucht sein. Nützlich sind gelegentliche toxikologische Tests. Bei allem verhilft eine kontinuierliche Arzt-Patient-Beziehung dazu, den circulus vitiosus medizinischer Aktivierung psychosomatischer Beschwerden zu vermeiden, und begünstigt ein wechselseitiges Vertrauen.

IX. Prävention

Die Verhütung der Medikamentenabhängigkeit hat sich auf den restriktiven Einsatz derjenigen Substanzen zu konzentrieren, welche abhängig machen können; dazu kommen: Ausbildung der Ärzte und der Öffentlichkeit und Bestrafung des Gebrauchs nichtmedizinischer Drogen (IRWIN 1973; HADSALL et al. 1982).

Als die Verschreibung von Sedativa und Hypnotika in Schweden in den frühen siebziger Jahren einen Gipfelpunkt erreicht hatte, wurde in Übereinstimmung mit

Empfehlungen der Weltgesundheitsorganisation eine restriktive Verordnungsweise eingeführt. Verschreibungen wurden auf einem Kontrollformular festgehalten. Eine intensive Diskussion in den Fachzeitschriften und allgemeinen Medien schärfte das Bewußtsein für Drogenrisiken. Das Resultat war eine Reduktion der Verschreibungen abhängig machender Sedativa und Hypnotika um 15% zwischen 1972 und 1984 (spezielle Untersuchung des Swedish Drug Intelligence Service). In Australien sank 1971 die Häufigkeit psychiatrischer Aufnahmen wegen Bromoureide-Mißbrauch von 10% auf 6% innerhalb eines Jahres als Konsequenz einer restriktiven Verschreibungspraxis (ANDREWS u. FRANCIS 1974).

In South Dakota wurde ein umfassendes Programm zur Reduktion der Verschreibung von Tranquilizern durchgeführt. Die entsprechenden Verschreibungen nahmen um 33% ab (KAUFMAN et al. 1972). Ein anderes Programm bei 30 kanadischen Hausärzten verbesserte zwar die Auswahl von Benzodiazepinen bei unterschiedlichen Altersgruppen, führte aber nicht zu einer Senkung der Gesamtzahl neuer Verschreibungen, ein Hinweis auf ein als konstant gesehenes Bedürfnis nach solchen Präparaten (ROSSER et al. 1981).

Die Einstellung der Ärzte zur Verschreibung psychotroper Pharmaka wurden untersucht (HADSALL et al. 1982). Obwohl ein Arzt durch eine Reihe von Faktoren wie Alter, Ausbildung, Werbung, Patientenbedürfnisse und Einfluß der Angehörigen beeinflußt wird, fanden sich keine signifikanten Korrelationen zwischen solchen Faktoren und der Verschreibung psychotroper Pharmaka (Sedativa, Hypnotika und Analgetika waren ausgeschlossen). Ärztinnen verschrieben männlichen Patienten weniger häufig Benzodiazepine als weiblichen Patienten, wie eine andere Studie zeigte. Interpretiert wurde dies als verringerte Bereitschaft des männlichen Patienten, einen weiblichen Arzt um Tranquilizer anzugehen (HASDAY u. KARCH 1981). In einer Ärzte-Untersuchung in Texas berichteten 40% der Befragten, daß die Verschreibung von Tranquilizern für Patienten in emotionellem Streß nicht hilfreich sei (ANONYMOUS 1981). Gleichwohl widersetzten sich 23 solchen Verschreibungen nicht, wenn der Patient sie wollte. In einer weiteren Studie wurde gezeigt, daß das klinisch-psychopharmakologische Wissen der Ärzte nicht ausreicht, um bei der Therapie von Angst und Depressivität eine optimale Auswahl von Pharmaka zu treffen (GOTTLIEB et al. 1978). Eine Übersicht über Hospital-Untersuchungen wies auf die methodologischen Probleme einer korrekten Evaluierung der Verschreibungspraktiken hin (PRIEN et al. 1978).

Die legalen Konsequenzen eines Drogen-Gebrauches, welcher auf medizinisch nicht indizierten Verschreibungen beruht, treffen Ärzte, welche solche Verschreibungen aus Sorglosigkeit, Unwissenheit, aus Gewinnstreben oder zum Eigenmißbrauch tätigen (ANONYMOUS 1982; MURAWSKI 1979). Hierzu sind unterschiedliche Vorschläge gemacht worden: Ausbildungsprogramme, Zusammenarbeit zwischen Rechtsinstanzen und Ordnungsbehörden, Ärzte- und Apotheker-Vereinigungen. Die Ausfertigung von Verschreibungen läßt sich dadurch verzögern, daß der Apotheker beim Arzt eine telefonische Bestätigung einholt. Eine Verzögerung der Medikamentenausgabe kann indessen Diebstahl, Raub und Rezeptfälschungen begünstigen. Die ärztlichen Organisationen können zur Überwachung von Kollegen mit inkorrekten Verschreibungen beitragen. Kollegiale Einflußnahme und professioneller Druck können hier zu konstruktiven Veränderungen führen. Auch die Öffentlichkeitsarbeit, Aufklärung von Schülern und Laienorganisationen über Drogen-Risiken können wertvoll sein. Hersteller können zu einer Degradierung der Risiken abhängigmachender Substanzen veranlaßt werden.

X. Zusammenfassung und Schlußfolgerungen

Dies Kapitel will dazu beitragen, den unangemessenen Gebrauch psychotroper Medikamente einzuschränken und zu verbesserten Behandlungen für Patienten, die von psychotropen Medikamenten abhängig sind, ermutigen.

Die günstigen Auswirkungen solcher Medikamente für den einzelnen und die Gesellschaft sind weithin bekannt. Es gibt einen steigenden Verbrauch solcher Medikamente in der Allgemeinbevölkerung seit dem 2. Weltkrieg. Darüber hinaus scheint sich eine kleine Gruppe von Langzeitverbrauchern herauszubilden: Menschen mit ernsten psychiatrischen Störungen und solche mit Suchtproblemen. Der gelegentliche Gebrauch von Tagessedativa nahm offenkundig ab (Tabelle 2) (ANONYMOUS 1984 b), während Erhaltungslangzeittherapien mit Antidepressiva und Depotneuroleptika zunahmen (BATTEGAY u. WACKER 1983). Die überwiegende Mehrheit der Ärzte übt, wenn korrekt informiert, Vorsicht in der Verschreibung abhängig machender Medikamente (JOLDAL u. HALVORSEN 1982).

Das Anwachsen des Verbrauchs von Sedativa und Hypnotika seit dem 2. Weltkrieg läßt sich zurückführen auf sicherere Pharmaka, breitere Indikationen, mehr Ärzte, erfolgreiches Marketing, zunehmende psychopathologische Störungen in der Bevölkerung, vielleicht auch auf allgemeine sozioökonomische Änderungen. Über die Gründe läßt sich spekulieren.

Medikamentenmißbrauch stieg seit dem 2. Weltkrieg an und erreichte 1970–1972 seinen Gipfel. Seither nehmen die Krankenhausaufnahmen zur Detoxikation ab, dies in Parallele zu einem generellen Rückgang im Gebrauch solcher Medikamente. Todesfälle waren im wesentlichen den Barbituraten zuzuschreiben und traten mit dem Übergang zu Benzodiazepinen zurück.

Künftige Forschung sollte die pharmakologischen Effekte angstlösender Medikationen unterscheiden von Plazebo-Effekten und/oder den Auswirkungen der Betreuung durch einen verständnisvollen Arzt. Physiologische Angstindikatio-

Tabelle 2. Prozentsätze von 5000 erwachsenen Schweden, welche psychiatrische Symptome und den Gebrauch von Sedativa/Hynotika 1968–1981 angaben. Nach: Levnadsnivåundersökningarna, Institutet för Social Forskning, University of Stockholm

	1968	1974	1981
Angst, Nervosität	19,1	16,1	12,6
Schlaflosigkeit	12,8	13,9	13,3
Depression	6,9	7,5	5,9
Psychiatrische Krankheit	2,0	1,6	1,7
Sedativa in den letzten beiden Wochen	11,2	8,6	5,6
Hypnotika in den letzten beiden Wochen	6,7	6,2	5,4

nen und die Entdeckung genetischer Abweichungen können dazu beitragen, psychotrope Medikamente innerhalb eines strikt umrissenen therapeutischen Indikationsgebietes solchen Menschen zukommen zu lassen, bei welchen ein „legitimes" Bedürfnis danach besteht (TORGERSEN 1983; GUTTMACHER et al. 1983).

Klinische Befunde an medikamentenabhängigen Patienten bestätigen ein psychiatrisch begründetes Konzept der Abhängigkeit von psychotropen Medikamenten, unabhängig vom pharmakologischen Entzugssyndrom. Diese beiden Zustände bedürfen weiterer Aufklärung im Hinblick auf ihre klinische Neurotoxizität, ihre therapeutischen Konsequenzen und ihre Prognose.

Literatur

Allgulander C (1978) Dependence on sedative and hypnotic drugs – a comparative clinical and social study. Acta Psychiatr Scand [Suppl] 270

Allgulander C (1983) Sedative-hypnotics – approaching a rational use? Acta Med Scand 214:337–338

Allgulander C, Borg S (1977) The consumption of sedative-hypnotics; developmental trends in Sweden from 1947 to 1974. Läkartidningen 74:2427–2428, 2431

Allgulander C, Borg S (1978) Sedative-hypnotic and alcohol dependence among psychiatric inpatients. Br J Addict 73:123–128

Allgulander C, Borg S, Vikander B (1984) A 4–6 year follow-up of 50 patients with primary dependence on sedative and hypnotic drugs. Am J Psychiatry 141:1580–1582

Anchersen P (1947) On the prognosis of narcomania (euphomania). Acta Psychiat Neurol 22:153–192

Anderson WH, O'Malley JE, Lazare A (1972) Failure of outpatient treatment of drug abuse. II. Amphetamines, barbiturates, hallucinogens. Am J Psychiatry 128:1572–1576

Andrews S, Francis I (1974) Incidence of bromoureide use by psychiatric patients before and after introduction of restrictive legislation. Med J Aust 1:18–19

Anonymous (1979) Joint Committe on Drug Utilization. Utilization of mood-modifying drugs in Saskatchewan; 1977, Report Nos 3 and 4

Anonymous (1980) Diagnostic and Statistical Manual of Mental Disorders. American Psychiatric Association, Washington DC

Anonymous (1981) Tranquilizers not overprescribed for anxiety. J Am Med Assoc 246:14

Anonymous (1982) Drug abuse related to prescribing practices. J Am Med Assoc 247:864–866

Anonymous (1984 a) National Prescription Audit. IMS America, Ltd

Anonymous (1984 b) Välfärd i Förändring – levnadsvillkor i Sverige 1968–1981. Prisma, Stockholm

Anonymous (1985) Annual reports from the Cumulative Danish Psychiatric Register, Institute of Psychiatric Demography. Risskov, Denmark

Avery RF, Judd LL, Riney W, Takahashi K (1978) Long term follow-up on a multiple drug abusing population using a multi-level assessment approach. In: Drug abuse: modern trends, issues, and perspectives. Marcel Dekker, New York

Balter MB, Levine J, Manheimer DI (1974) Cross-national study of the extent of anti-anxiety/sedative drug use. N Engl J Med 290:769–774

Balter MB, Manheimer DI, Mellinger GD, Uhlenhuth EH (1984) A cross-national comparison of anti-anxiety/sedative drug use. Curr Med Res Opin [Suppl] 4:5–20

Battegay R, Wacker HR (1983) Prescription habits for psychotropic drugs at a university psychiatric outpatient clinic. Compr Psychiatry 24:502–507

Baum C, Forbes MB, Kennedy DL (1984) Psychotherapeutic drug use 1973–1983. Poster, Amer Psychol Assoc Ann Convention Toronto

Bejerot N (1972) A theory of addiction as an artificially induced drive. Am J Psychiatry 128:842–846

Benzer D, Cushman P (1980) Alcohol and benzodiazepines: withdrawal syndromes. Alcohol Clin Ex Res 4:243–247

Busto U, Simpkins J, Sellers EM, Sisson B, Segal R (1983) Objective determination of benzodiazepine use and abuse in alcoholics. Br J Addict 78:429–435

Callner DA (1975) Behavioral treatment approaches to drug abuse: a critical review of the research. Psychol Bull 82:143–164

Chan AWK (1984) Effects of combined alcohol and benzodiazepine: a review. Drug Alcohol Depend 13:315–341

Cocchi R, Tornati A (1977) Psychic dependence? A different formulation of the problem with a view to the reorientation of therapy for chronic drug addiction. Acta Psychiatr Scand 56:337–346

Cooperstock R (1974) Social aspects of the medical use of psychotropic drugs. Addiction Research Foundation, Toronto Canada

Dorus W, Senay EC (1980) Depression, demographic dimensions and drug abuse. Am J Psychiatry 137:699–704

Edwards G, Orford J, Egert S, Guthrie S, Hawker A, Hensman C, Mitcheson M, Oppenheimer E, Taylor C (1977) Alcoholism: a controlled trial of "treatment" and "advice". J Stud Alcohol 38:1004–1031

Ewing JA, Bakewell WE (1967) Diagnosis and management of depressant drug dependence. Am J Psychiatry 123:909–917

Fejer D, Smart R (1973) The use of psychoactive drugs by adults. Can Psychiatr Assoc J 18:313–320

Fellner SK, Tuttle EP (1969) The clinical syndrome of analgesic abuse. Arch Intern Med 124:379–382

Fink RD, Knott DH, Beard JD (1974) Sedative-hypnotic dependence. Am Fam Physician 10:116–122

Fraser HF, Grider JA (1953) Treatment of drug addiction. Am J Med 14:571–577

Friebel H (1982) Arzneimittelverbrauch. Ein Vergleich der Verbrauchssituation in einigen europäischen Ländern. Dtsch Apotheker Z 122:815–818

Goldstein MS, Surber M, Wilner DM (1984) Outcome evaluations in substance abuse: a comparison of alcoholism, drug abuse, and other mental health interventions. Int J Addict 19:479–502

Good MI (1976) The concept of drug automatism. Am J Psychiatry 133:948–951

Gottlieb RM, Nappi T, Strain JJ (1978) The physician's knowledge of psychotropic drugs: preliminary results. Am J Psychiatry 135:29–32

Grimlund K (1963) Phenacetin and renal damage at a Swedish factory. Acta Med Scand [Suppl 405] 174:1–26

Guttmacher LB, Murphy DL, Insel TR (1983) Pharmacologic models of anxiety. Compr Psychiatry 24:312–326

Hadsall RS, Freeman RA, Norwood GJ (1982) Factors related to the prescribing of selected psychotropic drugs by primary care physicians. Soc Sci Med 16:1747–1756

Harrison M, Busto U, Naranjo A, Kaplan HL, Sellers EM (1984) Diazepam tapering in detoxification for high-dose benzodiazepine abuse. Clin Pharm Ther 36:527–533

Hasday J, Karch FE (1981) Benzodiazepine prescribing in a family medicine center. J Am Med Assoc 246:1321–1325

Hatsukami D, Pickens RW (1982) Posttreatment depression in an alcohol and drug abuse population. Am J Psychiatry 139:1563–1566

Hawthorne JW, Zabora JR, D'Lugoff BC (1982) Out-patient detoxification of patients addicted to sedative-hypnotics and anxiolytics. Drug Alcohol Depend 9:143–151

Hemminki E, Davidkin I (1981) When did the use of psychotropic drugs start to escalate? J Drug Issues 1:461–476

Himmelhoch JM, Mulla D, Neil JF, Detre TP, Kupfer DJ (1976) Incidence and significance of mixed affective states in a bipolar population. Arch Gen Psychiatry 33:1062–1066

Hobi V, Ladewig D, Dubach UC, Miest P-C, Ehrensberger T (1976) Analgesic abuse and personality characteristics. Int J Clin Pharmacol 13:36–41

Hubbard B, Judd LL (1978) Pharmacotherapy of drug abusers: Adjunctive psychopharmacologic management of nonopiate mixed substance abusers in an outpatient setting. Int J Addict 13:383–393

Irwin S (1973) A rational approach to drug abuse prevention. Contemp Drug Problems 2:3–46

Isbell H, Altschul S, Kornetsky CH, Eisenman AJ, Flanary HG, Fraser HF (1950) Chronic barbiturate intoxication. Arch Neurol Psychiatry 64:1–28

James RTD, Dean BC (1983) Reducing the risk: barbiturate substitution with a benzodiazepine. Pharmacotherapeutica 3:464–467

Jansson B (1962) A catamnestic study of 476 attempted suicides, with special regard to the prognosis for cases of drug automatism. Acta Psychiatr Scand 38:183–198

Johnson RP, Connelly JC (1981) Addicted physicians – a closer look. J Am Med Assoc 245:253–257

Joldal B, Halvorsen I (1982) Sales statistics in the control of drug abuse in Norway. Bull Narc 34:57–68

Judd Ll, Attewell PA, Riney WB, Avery RF (1978) Response of traditional health care agencies to nonopiate abusers. In: Wesson DR, Carlin AS, Adams KM, Beschner G (eds) Polydrug abuse – The results of a national collaborative study. Academic Press, New York, pp 337–356

Kaufman A, Brickner PW, Varner R, Mashburn W (1972) Tranquilizer control. J Am Med Assoc 221:1504–1506

Khantzian EJ, Treece C (1985) DSM-III psychiatric diagnosis of narcotic addicts. Arch Gen Psychiatry 42:1067–1071

Kemper N, Poser W, Poser S (1980) Benzodiazepin-Abhängigkeit. Suchtpotential der Benzodiazepine größer als bisher angenommen. Dtsch med Wochenschr 105:1707–1712

Kielholz P (1954) Ätiologie und Therapie der Analgetica- und Hypnoticasucht. Schweiz Med Wochenschr 84:753–756

Kielholz P (1965) Diagnostik und Therapie der Drogenabhängigkeit. Prax Psychother 10:257–267

Kielholz P, Battegay R (1963) The treatment of drug addicts in Switzerland. Compr Psychiatry 4:225–235

Kornblith AB (1981) Multiple drug abuse involving nonopiate, nonalcoholic substances. I. Prevalence. Int J Addict 16:197–232

Kryspin-Exner K, Demel I (1975) The use of tranquilizers in the treatment of mixed drug abuse. Int J Clin Pharmacol 12:13–18

Kyneb P, Björn-Henriksen T, Bundgaard J (1975) Consumption of psychopharmaca, psychiatric, and general morbidity. Ugeskr Laeger 137:2645–2652

Ladewig D (1974) Biologische und lerntheoretische Aspekte süchtigen Verhaltens. Schweiz Med Wochenschr 104:545–550

Ladewig D (1983) Abuse of benzodiazepines in western European society – incidence and prevalence, motives, drug acquisition. Pharmacopsychiatry 16:103–106

Ladewig D, Dubach UC, Ettlin C, Hobi V (1979) Zur Psychologie des Analgetikakonsums bei berufstätigen Frauen. Ergebnisse einer epidemiologischen Prospektivstudie. Nervenarzt 50:219–224

Lennard HL, Epstein LJ, Bernstein A, Ransom DC (1970) Hazards implicit in prescribing psychoactive drugs. Mystification in drug use and models of drug action are reviewed. Science 169:438–441

Manheimer DI, Mellinger GD, Balter MB (1968) Psychotherapeutic drugs – use among adults in California. Calif Med 109:445–451

McLellan AT, Druley KA (1977) Non-random relation between drugs of abuse and psychiatric diagnosis. J Psychiat Res 13:179–184

McLellan AT, Luborsky L, Woody GE, O'Brien CP, Druely KA (1983) Predicting response to alcohol and drug abuse treatments. Arch Gen Psychiatry 40:620–625

Mellinger GD, Balter MB (1981) Prevalence and patterns of use of psychotherapeutic drugs: results from a 1979 national survey of American adults. In: Tognoni G, Bellantuono C, Lader M (eds). Epidemiological impact of psychotropic drugs: Proceedings of the international seminar on the impact of psychotropic drugs. North-Holland Amsterdam, pp 117–135

Mellinger GD, Balter MB, Uhlenhuth EH (1984) Prevalence and correlates of the long-term regular use of anxiolytics. J Am Med Assoc 251:375–379

Mellinger GD, Balter MB, Uhlenhuth EH (1985) Insomnia and its treatment. Prevalence and correlates. Arch Gen Psychiatry 42:225–232

Mellinger GD, Balter MB, Manheimer DI, Cisin IH, Parry HJ (1978) Psychic distress, life crisis, and use of psychotherapeutic medications. Arch Gen Psychiatry 35:1045–1052

Mellinger GD, Balter MB, Uhlenhuth EH, Cisin IH, Manheimer DI, Rickels K (1983) Evaluating a household survey measure of psychic distress. Psychol Med 13:607–621
Merz W, Ballmer U (1985) Symptoms of benzodiazepine withdrawal in untreated anxiety. Abstract no 131.2, 4th World Congress of Biological Psychiatry, Philadelphia
Morse RM, Martin MA, Swenson WM, Niven RG (1984) Prognosis of physicians treated for alcoholism and drug dependence. J Am Med Assoc 251:743–746
Muller C (1972) The overmedicated society: forces in the marketplace for medical care. Science 176:488–492
Murawski TJ (1979) Unscrupulous physicians. In: Symposium: dealing with physicians who are unscrupulous, disabled and/or incompetent. NY State J Med 79:1021–1025
Murray J, Williams P, Clare A (1982) Health and social characteristics of long-term psychotropic drug takers. Soc Sci Med 16:1595–1598
Murray J, Dunn G, Williams P, Tarnopolsky A (1981) Factors affecting the consumption of psychotropic drugs. Psychol Med 11:551–560
Murray RM (1972) Persistent analgesic abuse in analgesic nephropathy. J Psychosom Res 16:57–62
Okamoto M, Boisse NR (1981) Sedative-hypnotic tolerance and physical dependence. Trends Pharmacol Sci 2:9–13
Parry HJ, Balter MB, Cisin IH (1970) Primary levels of underreporting psychotropic drug use. Public Opinion Quart 34:582–592
Parry HJ, Balter MB, Mellinger GD, Cisin IH, Manheimer DI (1973) National patterns of psychotherapeutic drug use. Arch Gen Psychiatry 28:769–783
Petursson H, Lader M (1981) Withdrawal from long-term benzodiazepine treatment. Brit Med J 283:643–645
Pickens RW, Heston LL (1979) Psychiatric factors in drug abuse. Grune & Stratton, New York
Plant MA (1980) Drugtaking and prevention: the implications of research for social policy. Br J Addict 75:245–254
Pohlisch K, Panse F (1934) Schlafmittelmißbrauch. Thieme, Leipzig
Prien RF, Balter MB, Caffey EM (1978) Hospital surveys of prescribing practices with psychotherapeutic drugs. Arch Gen Psychiatry 35:1271–1275
Retterstöl N, Sund A (1964) Drug Addiction and Habituation. An investigation with personal follow-up of 122 drug addicted and habituated patients previously treated in a psychiatric clinical department. Acta Psychiatr Scand [Suppl 179]
Robinson GM, Sellers EM, Janecek E (1981) Barbiturate and hypno-sedative withdrawal by a multiple oral phenobarbital loading dose technique. Clin Pharm Ther 30:71–76
Rosser WW, Simms JG, Patten DW, Forster J (1981) Improving benzodiazepine prescribing in family practice through review and education. Can Med Assoc J 124:147–153
Rylander G (1933) Barbiturism – en ny narkomani. Nord Med Tidskr 21:647–653
Salomon C (1979) Bref rappel de l'historie des hypnotiques. Nouv Presse Med 18:2511–2512
Sands I (1923) Barbital (Veronal) intoxication. J Am Med Assoc 81:1519–1521
Schmidt LG, Grohmann R, Helmchen H, Langscheid-Schmidt K, Müller-Oerlinghausen, Poser W, Rüther E, Scherer J, Strauss A, Wolf B (1984) Adverse drug reactions, an epidemiological study at psychiatric hospitals. Acta Psychiatr Scand 70:77–89
Schöpf J (1981) Ungewöhnliche Entzugssymptome nach Benzodiazepin-Langzeitbehandlungen. Nervenarzt 52:288–292
Sellers EM (1982) Alcohol and drug dependence: applications of pharmacodynamics and pharmacokinetics to improve the treatment of withdrawal. Trends Pharm Sci 3:450–452
Spuhler O, Zollinger HU (1953) Die Chronisch-interstitielle Nephritis. Z Klin Med 151:1–50
Stanton MD (1977) Drug use surveys: method and madness. Int J Addict 12:95–119
Sörensen BF (1963) Et års medicinmisbrugere. Ugeskr Laeger 125:705–709
Tennant FS (1979) Outpatient treatment and outcome of prescription drug abuse. Arch Intern Med 139:154–156
Tönnesen H, Kaas-Claesson N (1984) Alcohol addicts and benzodiazepines. A review of the hidden abuse of benzodiazepines in a large clinic for alcohol addicts. Ugeskr Laeger 146:430–431
Torgersen S (1983) Genetic factors in anxiety disorders. Arch Gen Psychiatry 40:1085–1089

Tyrer P, Rutherford D, Huggett T (1981) Benzodiazepine withdrawal symptoms and propranolol. Lancet I 520–522

Uhlenhuth EH, Balter MB, Lipman RS (1978) Minor tranquilizers – clinical correlates of use in an urban population. Arch Gen Psychiatry 35:650–655

Uhlenhuth EH, Balter MB, Mellinger GD, Cisin IH, Clinthorne J (1983) Symptom checklist syndromes in the general population. Arch Gen Psychiatry 40:1167–1173

Vaillant GE (1970) Physician's use of mood-altering drugs – a 20-year follow-up report. N Engl J Med 282:365–370

Vinar O (1976) Psychopharmacology research ward. Ten year's experience. Int Pharmacopsychiatry 11:32–42

Wallot H, Lambert J (1984) Characteristics of physician addicts. Am J Drug Alcohol Abuse 10:53–62

Wesson DR, Smith DE (1973) Barbiturate toxicity and the treatment of barbiturate dependence. In: Smith DE, Wesson Dr (eds) Uppers and downers. Englewood, Prentice Hall, San Francisco, pp 85–96

Wesson DR, Smith DE, Lerner SE, Kettner VR (1974) Treatment of polydrug users in San Francisco. Am J Drug Alcohol Abuse 1:159–179

Wikler A (1968) Diagnosis and treatment of drug dependence of the barbiturate type. Am J psychiatry 125:758–765

Wikler A (1971) Some implications of conditioning theory for problems of drug abuse. Behav Sci 16:92–97

Willcox W (1913) The use and abuse of hypnotics. Discussion, British Medical Association Annual Meeting in Brighton. In: Discussion on the uses and dangers of hypnotic drugs other than alkaloids. Proc Roy Soc Med 1933, pp 489–518

Williams P (1983) Patterns of psychotropic drug use. Soc Sci Med 17:845–851

Williams P, Murray J, Clare A (1982) A longitudinal study of psychotropic drug prescription. Psychol Med 12:201–206

Wissler E (1969) Pathogenese und Prognose der Hypnotikaabhängigkeit. Schweiz Arch Neurol Neurochir Psychiatr 104:389–425

Wolf B, Rüther E (1984) Benzodiazepin-Abhängigkeit. Münch Med Wochenschr 126:294–296

Woodcock J (1970). Long-term consumers of psychotropic drugs. In: Balint M, Hunt J, Joyce D, Marinker M, Woodcock J (eds). Treatment or diagnosis – a study of repeat prescriptions in general practice. Tavistock, London, pp 147–189

V. Nikotin

Nikotinabhängigkeit

G. BUCHKREMER und R. TÖLLE

INHALTSVERZEICHNIS

I. Zigarettenkonsum 444
II. Entstehung und Verlauf 445
III. Psychopharmakologie des Nikotin 447
IV. Raucherverhalten und -persönlichkeit 449
V. Nikotinabhängigkeit 450
VI. Motivation zur Raucherentwöhnung 453
VII. Methoden der Raucherentwöhnung 454
1. Suggestivtherapien 455
2. Medikamentöse Behandlung 456
3. Aversionstherapie 457
4. Verhaltenstherapeutische Methoden zur Selbstkontrolle 457
5. Rückfallverhütung 458
6. Differentielle Indikationsstellung 459
VIII. Prävention 460
Literatur 462

In einem aktuellen psychiatrischen Handbuch ist ein Kapitel über Zigarettenrauchen und Nikotinabhängigkeit aus mehreren Gründen angebracht:

- Tabak ist zusammen mit Alkohol die weitest verbreitete Droge.
- Rauchen verursacht Gesundheitsschäden von kaum absehbarem Ausmaß; zahlreiche Organe sind betroffen.
- Was Rauchen so gefährlich macht, liegt in der Zusammensetzung des Tabaks begründet: Es ist nicht der gleiche Stoff, der zur Abhängigkeit führt und der gesundheitsschädlich ist. Das Suchtmittel im Tabak ist Nikotin, das kaum die Gesundheit schädigt, gewiß nicht kanzerogen wirkt. Gesundheitsschädlich sind vielmehr andere Inhaltsstoffe des Tabaks, die jedoch nicht abhängig machen. Diese Besonderheit ist von keinem anderen Genuß- und Suchtmittel bekannt. Sie erklärt auch, warum beim Rauchen Konsum und Gesundheitsschäden zeitlich weiter auseinanderklaffen als bei anderen Drogen.
- Epidemiologie und Psychologie des Rauchens sind so gut untersucht wie sonst kein Drogenkonsum. Rauchen kann daher als Muster für Abusus, Nikotinabhängigkeit als Modell für Abhängigkeit schlechthin dienen.
- Auch die Entwöhnung vom Rauchen ist so eingehend untersucht worden (auch unter experimentellen Bedingungen), daß diese Erfahrungen der Therapie anderer Abhängigkeiten zugute kommen können.
- Die Ergebnisse der Raucherforschung sind jedoch noch so wenig zur Kenntnis genommen worden, und die Risiken der Abhängigkeit sowie der Gesundheits-

schäden werden noch so weitgehend verleugnet, daß auch deshalb ein Kapitel über die Nikotinabhängigkeit nicht fehlen darf.

Die folgenden Ausführungen beziehen sich fast ausschließlich auf den Tabakkonsum in Form des Zigarettenrauchens, demgegenüber andere Tabakapplikationen (Zigarren- und Pfeifenrauchen, Schnupfen und Kauen) weit seltener vorgenommen werden. Die Autoren sehen sich einer Flut von Publikation und einer fast erdrückenden Menge mitteilenswerter Informationen gegenüber. Jährlich erscheinen annähernd 1 000 Veröffentlichungen zur Epidemiologie und Psychologie des Zigarettenrauchens sowie zur Raucherentwöhnung, ungerechnet die pharmakologischen, toxikologischen und klinsch-medizinischen Arbeiten. Daher sollen an dieser Stelle Epidemiologie, Entwicklung der Abhängigkeit, Verlauf, Pharmakologie, Psychologie und Psychopathologie nur im Abriß dargestellt werden. Auf süchtiges Rauchen und Entwöhnung wird näher eingegangen. Ausführlicher und mit den Literaturangaben im einzelnen werden die Verfasser in einer Monographie berichten (TÖLLE u. BUCKKREMER 1987).

Hier können der gebotenen Kürze wegen zu den erstgenannten Themen die Quellen nicht im einzelnen aufgeführt werden. Daher verweisen wir auf Übersichten, die nähere Informationen und Literaturzusammenstellungen enthalten (s. Literaturverzeichnis A).

I. Zigarettenkonsum

Der Zigarettenverbrauch ist in der Bundesrepublik ähnlich wie in anderen Ländern seit den dreißiger Jahren auf das Vierfache angestiegen und beträgt nun (1985) ca. 2000 Zigaretten jährlich pro Einwohner. Nur in den Jahren 1977 und 1982 waren die Konsumzahlen leicht rückläufig, danach stiegen sie wieder an. Für den Knick 1977 wurde als Ursache eine Verteuerung diskutiert. Der Rückgang 1982 war möglicherweise durch die aufkommende Mode selbstgedrehter Zigaretten bedingt, wofür die steigende Produktion von Feinschnittabak spricht. Für Zigaretten werden in der Bundesrepublik jährlich ca. 22 Milliarden DM ausgegeben (ungerechnet anderer Tabaksorten), wovon mehr als die Hälfte auf Steuern entfällt.

In anderen Ländern sind die Verhältnisse unterschiedlich. In den USA ist der Zigarettenkonsum bereits seit 1964 (in diesem Jahr erschien der Surgeon Generals Report on Smoking and Health) rückläufig, und zwar um ca. 1% jährlich. In der Sowjetunion hingegen steigt der Zigarettenkonsum weiter an.

Verglichen mit dem Zigarettenrauchen ist das Rauchen von *Zigarren und Pfeife* auch heute noch ausgesprochen selten (wenige Prozent der Raucher). In der Produktion kommt auf 66 Zigaretten eine Zigarre. Verglichen mit Pfeifentabak wird zehnmal mehr Feinschnitt für das Zigarettendrehen hergestellt. Zigarrenrauchen geht weiter zurück, Pfeiferauchen bleibt anscheinend konstant. Es ist wichtig zu wissen, daß Zigarrenraucher fast zur Hälfte und Pfeifenraucher zu ungefähr einem Drittel auch inhalieren, abgesehen von der Nikotinaufnahme durch die Mundschleimhaut.

Schnupfen und Kauen von Tabak sind extrem selten geworden, sollen aber unter Jugendlichen in den USA neuerdings zugenommen haben. Beim Schnupfen ist die Nikotinaufnahme beträchtlich, der Nikotinspiegel im Serum zeigt ähnliche Werte wie beim Rauchen; hingegen werden kein Teer und keine Verbrennungsprodukte aufgenommen, und es gibt kein Passivrauchen der Umgebung. Nikotinhaltiges Kaugummi wird in der experimentellen und Therapieforschung (s. u.) eingesetzt.

Wer epidemiologisch als *Raucher* zu zählen ist, wird unterschiedlich definiert. Ab wieviel Zigaretten täglich oder wöchentlich gilt jemand als Raucher? Wo liegt die Grenze zwischen Gelegenheitsrauchen und regelmäßigem Rauchen? Die Raucherrate wird unterschiedlich auf die Gesamtbevölkerung oder auf die Erwachsenen bezogen. Bei Nichtrauchern wird nicht immer zwischen Nie-Rauchern und Ex-Rauchern unterschieden.

Die *Raucherrate* ist in der Bundesrepublik leicht rückläufig, was aber allein auf die abnehmende Zahl rauchender Männer zurückzuführen ist (heute 40–50%). Der Anteil rauchender Frauen ist angestiegen bis auf 25–30%. Kinder, Jugendliche und Adoleszentren rauchen bis zu 40%, Jungen und Mädchen ohne großen Unterschied.

Wie viel der Einzelne raucht, ist nicht nur an der Zigarettenzahl zu erkennen, sondern auch von den Inhalationsgewohnheiten und von der Tabakzusammensetzung abhängig. Die Menge beträgt bezogen auf die Raucher in der Bundesrepublik, ungefähr 15 Zigaretten, für die EEG wurden 19 berechnet. Es gibt einen beträchtlichen Anteil sehr starker und exzessiver Raucher, der in jüngerer Zeit anscheinend zugenommen hat (5–10% rauchen mehr als 25 Zigaretten täglich, allerdings vielfach schwächere Zigaretten als früher).

Die früher erheblichen Unterschiede zwischen Männern und Frauen sind geringer geworden. Die *Geschlechter* gleichen sich bezüglich Rate, Menge und Rauchergewohnheiten an. Vom *Sozialstatus* sind Rate und Menge des Zigarettenrauchens wenig abhängig. Unter *Soldaten* findet man deutlich mehr und stärkere Raucher als sonst. Adoleszenten beginnen nach der Einberufung in großer Anzahl das Rauchen oder sie steigern ihren Konsum. Das Rauchen von *Ärzten* wurde häufig untersucht. In den USA rauchen Ärzte und Ärztinnen weniger (verglichen mit der Allgemeinbevölkerung), was aber fachabhängig ist: Internisten rauchen am wenigsten, Psychiater am meisten. Der Einfluß rauchender Ärzte auf das Rauchverhalten von Patienten ist wahrscheinlich, insgesamt scheint das Rauchen unter Ärzten abzunehmen.

Erhebungen anläßlich einer Krankenhausaufnahme zeigen bei diesen Probanden etwa gleiche Häufigkeiten wie in der Allgemeinbevölkerung. Ob *psychisch Kranke* mehr rauchen als andere Menschen, ist ungewiß, unter Hospitalisierungsbedingungen allerdings belegt. Wie weit Rauchen im Krankenhaus zulässig sein soll, wurde viel diskutiert.

II. Entstehung und Verlauf

Auch hierzu können nur wenige gesicherte Befunde in kurzer, fast stichwortartiger Zusammenfassung referiert werden. Meist beginnt das Rauchen bereits in der Kindheit oder Jugend; als mittleres Alter wurde 12 Jahre errechnet. Mancher so erfaßte junge Raucher ist allerdings nur Probierer oder unregelmäßiger Raucher. Vor dem 18. Lebensjahr hat mindestens die Hälfte den Konsum begonnen. Nach dem 25. Lebensjahr fangen nur noch wenige zu rauchen an. Wer früh begann, raucht später stark.

In psychosozialer Sicht wurde nachgewiesen, daß das Rauchen bei Kindern und Jugendlichen in den unteren Sozialschichten und bei einfacher Schulausbildung häufiger ist. Auch unvollständige Familien, broken-home, Heimkind-Dasein und überhaupt mangelhafte Zuwendung korrelieren mit dem Rauchen. Eintritt in das Berufsleben (Lehrlingssituation) und Einberufung zum Wehrdienst verstärken das Rauchen.

Zahlreiche Untersuchungen beweisen den *Einfluß rauchender Erziehungspersonen*. Wo der Vater oder die Mutter raucht, finden sich mehr rauchende Kinder, am meisten aber, wenn beide Eltern rauchen. Wenn Eltern nicht rauchen und sich überdies gegen das Rauchen aussprechen, kann dieses Verhalten präventiv wirken. Neben dem Lernen am Modell sind auch Identifikationsvorgänge bestimmend: Bei ungestörten Verhältnissen ist die Tendenz festzustellen, daß der Sohn vom Vater das Rauchen übernimmt. Bei gestörten Familienverhältnissen kommt es durch negative Identifikation eher dazu, daß der Sohn raucht, obwohl der Vater Nichtraucher ist bzw. umgekehrt. Diese und ähnliche Untersuchungen lehren, daß viele Variablen zu beachten sind.

Die meisten Eltern wissen vom Rauchen ihrer Kinder, ohne zu intervenieren. Kinder bekommen oft Zigaretten geschenkt. Auch durch andere Familienangehörige, insbesondere durch ältere Geschwister wird das Rauchen tradiert. Umgekehrt scheint das Rauchverhalten der Eltern auch von dem der Kinder beeinflußt zu werden. Verstärkend oder verhütend wirkt sich auch das Rauchen bzw. Nicht-Rauchen von Lehrern aus.

Den stärksten Einfluß aber hat das Rauchen von *Freunden* (peers). Allein schon die Zugehörigkeit zu einer „clique" trägt zum Rauchen bei. Der Einfluß durch Gleichgesinnte betrifft das Konsumverhalten insgesamt (neben Zigaretten auch Alkohol und Drogen) und den Lebensstil im ganzen (Kleidung, Freizeitgestaltung, Sexualverhalten usw.). Deshalb wohl geht von Freunden mehr Einfluß auf das Rauchverhalten aus als von Eltern und übrigens auch mehr als von ferner stehenden Beziehungspersonen wie etwa von rauchenden Filmstars.

Wo Vater, Mutter, Geschwister und Freunde rauchen (und das Rauchen erlaubt ist), rauchen praktisch alle 15jährigen (93%), wo keiner raucht und Rauchen nicht erlaubt ist, hingegen nur 1%.

Neben psychosozialen werden auch *genetische Bedingungen* erörtert. Eineiige Zwillinge zeigen deutlich häufiger gleichsinniges Rauchverhalten als zweieiige. Die Konkordanzzahl für getrennt aufgewachsene eineiige Zwillinge liegen dazwischen.

Im Verlauf des *Jugendalters* steigt der Zigarettenkonsum an: der Anteil der Nichtraucher und Gelegenheitsraucher nimmt ab, die Rate der regelmäßigen Raucher steigt an und gleichzeitig auch der tägliche Konsum. Nur wenige geben das Rauchen auf, der Anteil der Ex-Raucher ist in dieser Altersgruppe klein. Nachdem psychosoziale Faktoren in erster Linie für den Beginn des Rauchens verantwortlich waren, wird nun das Rauchen auch durch pharmakologische Gewöhnung (s. u.) in Gang gehalten.

Die Statistiken zeigen: Wer als Kind oder Jugendlicher beginnt, wird in der Regel Gewohnheitsraucher und steigert seinen Zigarettenkonsum; er bleibt für durchschnittlich drei Jahrzehnte Raucher. Wer im Jugendalter mehr als eine Zigarette täglich raucht, nimmt mit 84%iger Wahrscheinlichkeit diesen Verlauf, nur 15% entgehen der chronischen toxischen Beeinflussung.

Bei *Erwachsenen* sind Häufigkeit und Intensität des Rauchens von psychischen Bedingungen abhängig, insbesondere von beruflichen und familiären Umständen, statistisch erwiesen z. B. für Arbeitsplatzwechsel, Ehescheidung und gehäufte Verkehrsunfälle. Zunächst nimmt das Rauchen weiter zu; der Kulminationspunkt liegt meist zwischen dem 30. und 40. Lebensjahr.

Ungefähr vom 5. Lebensjahrzehnt an ändert sich das Rauchverhalten: nicht wenige stellen das Rauchen ein, die Zahl der Exraucher wird größer. Ob gleichzeitig die Intensität des Zigarettenrauchens nachläßt, ist schwerer zu beweisen. Ergebnisse von Longitudinaluntersuchungen, die sehr aufwendig sind, liegen bisher kaum vor.

Trotz des anfänglich und über lange Zeit hin offensichtlich progredienten Verlaufes des Zigarettenrauchens gelingt es also einem wesentlichen Teil der Raucher, *im fortgeschrittenen Lebensalter* das Rauchen wesentlich einzuschränken und sogar ganz aufzugeben. Diese Erfahrungen sind ermutigend für Abstinenzversuche und Raucherentwicklung. Wenn mancher Raucher sagt (oder denkt), nach langem Rauchen lohne die Abstinenz nicht, ist dem entgegenzuhalten: das erhöhte Bronchialkrebs-Risiko des Zigarettenrauchens geht nach dem Einstellen des Rauchens zurück und liegt nach 13–15jähriger Abstinenz nicht höher als bei gleichaltrigen Nie-Rauchern. Das zigarettenbedingte Infarktrisiko bleibt zumindest auf dem Stand zum Zeitpunkt des Absetzens stehen und nimmt nicht weiter zu (es sei denn altersbedingt). Diese Erfahrungen, die noch zu wenig bekannt sind (HORSTMANN 1987), können den Raucher zur Abstinenz motivieren.

III. Psychopharmakologie des Nikotin

Tabak enthält ca. 3000 chemische Verbindungen. Unter ihnen ist das Alkaloid Nikotin der Bestandteil, der die akuten Wirkungen hervorruft sowie Gewöhnung und Abhängigkeit bewirkt, aber nicht Hauptschadstoff für die Gesundheit ist, sondern allenfalls als Kofaktor von Gefäßkrankheiten gelten kann. Die Gesundheitsschäden werden hauptsächlich durch andere Tabakbestandteile (Teer usw.) verursacht.

Mit dem Tabakrauch erreicht Nikotin in Form kleinster Tropfen die Lungenalveolen und von dort auf dem Blutweg in 7 Sekunden das Gehirn. Die zerebrale Halbwertzeit beträgt ca. 15 Minuten. Nikotin hat Einfluß auf alle Teile des Zentralnervensystems, wenn auch die Nikotinrezeptoren in unterschiedlicher Dichte verteilt sind. Die wichtigsten Effekte des Nikotins (vgl. OPITZ 1987) betreffen das Herz-Kreislauf-System (kardiovaskuläre Raucherschäden), die Atmung und den Magen-Darm-Trakt (insbesondere Ulkus). Neben diesen indirekten Wirkungen (via Transmitter) gibt es direkte Wirkungen, z. B. die antidiuretische Beeinflussung der Niere. Klinisch sind vegetative Effekte und unterschiedliche psychische Wirkungen festzustellen, letztere sind zum Teil amphetaminähnlich, wie Leistungssteigerung, Erschöpfungsverzögerung und Appetithemmung. Neurophysiologisch wird unter Nikotin eine arousal-Reaktion ähnlich wie nach visuell oder akustischen Reizen beobachtet, nach Nikotinentzug der gegensätzliche Effekt. Das Körpergewicht liegt bei Rauchern bekanntlich niedriger als bei Nichtrauchern; in der Abstinenz kann das Gewicht steigen. Der Wirkungsmechanismus ist nicht ganz geklärt; wahrscheinlich reduziert Nikotin nicht nur den Appetit, sondern auch die Energieausnutzung.

Selbstregulierung. Wird die Nikotinaufnahme unmerklich erhöht, folgt hierauf reduziertes Rauchen, so daß der Nikotin-Blutspiegel bestehen bleibt statt anzusteigen. Umgekehrt bewirkt verminderte Nikotinaufnahme intensiveres Rauchen. Zahlreiche Untersuchungen haben diese Beziehungen bewiesen. Vermindertes Rauchen wurde bei „starken" Zigaretten mit erhöhtem Nikotingehalt festgestellt, aber auch unter dem Einfluß nikotinhaltiger Injektion und Infusionen. Für Nikotintabletten ist dieser Effekt weniger gut gesichert, nikotinhaltiges Kaugummi (s. u.) erhöht durch bukkale Resorption den Nikotinblutspiegel und reduziert das Zigarettenrauchen.

Verstärktes Rauchen wird nicht nur nach Übergang auf nikotinarme Zigaretten beobachtet, sondern kann auch durch beschleunigte Nikotinausscheidung infolge Ansäuern des Harns erreicht werden. Ein Nikotinantagonist wie Mecamylamin schwächt die zentralen Nikotinwirkungen ab und führt kompensatorisch zu starkem Rauchen. Diese unbewußte Kompensation der Nikotinaufnahme ist meist nicht vollständig sondern partiell, und sie wird nicht bei jedem Raucher beobachtet.

Trotz mancher offenen Frage sprechen tierexperimentelle Befunde und Raucheruntersuchungen eindeutig für eine Selbstregulation der Nikotinaufnahme. Sie wird zu Recht als starker Hinweis auf Nikotinabhängigkeit gewertet. Insbesondere starke Raucher steuern ihre Nikotinaufnahme durch Selbstregulation, was dem Trinkverhalten abhängiger Alkoholiker entspicht. Aus diesen Erfahrungen ist auch zu folgern, daß es „ungefährliche" Zigaretten nicht geben kann.

Psychotrope Effekte. Die vielfältigen pharmakologischen Wirkungen des Nikotin lassen erwarten, daß die psychotropen Effekte nicht einheitlicher Natur sind. Die Hauptwirkungsqualitäten lassen sich einerseits als stimulierende, andererseits als tranquilisierende Effekte zusammenfassen. Welcher Effekt eintritt, ist anscheinend auch dosisabhängig, die anregende Wirkung, die auf eine cholinergisch-katecholaminergische Aktivierung zurückzuführen ist, wird eher bei kleinen Nikotindosen beobachtet. Die entspannende Wirkung, die mit einer cholinergischen Blockade und einer beta-Endorphin-Freisetzung in Verbindung gebracht wird, kommt eher bei höherer Dosierung zustande. Es gibt Hinweise dafür, daß manche Raucher die Nikotinaufnahme so steuern können, daß der eine oder andere Effekt hervortritt. Die Gegensätzlichkeit der Nikotinwirkung ist seit langem bekannt und wurde amphotere oder biphasische Wirkung genannt; sie wird besser als ambivalentes Wirkungsspektrum bezeichnet.

Die meisten Raucher kennen solche Wirkungen, Erwachsene zu 96%, Kinder und Jugendliche seltener. Tranquilisierende Wirkungen wie Beruhigung, Entspannung und Herabsetzung von Angst sind mit ca. 60% am häufigsten. Auch experimentelle Untersuchungen bewiesen, daß Zigarettenrauchen Streßfolgen mindert und Aggressivität reduziert. Etwa halb so häufig (bei ca. 30%) wirkt Zigarettenrauchen belebend, anregend und erfrischend. Jeder 6. Raucher kennt beiderlei Wirkungsqualitäten.

Leistungsuntersuchungen ergaben, daß Aufmerksamkeit und Reaktionsvermögen (z. B. im Fahrsimulator) bei Rauchern durch Nikotinzufuhr verbessert, durch erzwungenes Nichtrauchen verschlechtert werden. Dabei sind, wie nicht anders zu erwarten, Variablen wie emotionale Verfassung und Persönlichkeitsstruktur mit zu berücksichtigen.

Andererseits geht Rauchen mit *unerwünschten Begleiteffekten* einher. Die geläufigsten sind (in der Reihenfolge der Häufigkeit): Husten und Atembeschwerden, Kopfschmerzen, trockener Mund, Magenbeschwerden und Schwindel. Zwei Drittel der erwachsenen Raucher geben solche Beschwerden an, rauchende Kinder und Jugendliche zu einem geringeren Anteil. Diese Beschwerden sind weniger von der Intensität des Rauchens abhängig als von der persönlichen Situation des Rauchers, insbesondere von Verstimmung, Angst und Spannung – also von Faktoren, die ihrerseits das Rauchen begünstigen. Auch frühere erfolglose Abstinenzversuche korrelieren mit der Beschwerdenhäufigkeit. Die meisten rauchen trotz Beschwerden weiter.

Zur *Toxikologie* des Tabaks wird auf die Fachliteratur verwiesen (Zusammenfassung bei HORSTMANN 1987). Neben dem Bronchialkarzinom kommen Karzinome an Mundschleimhaut, Kehlkopf, Speiseröhre, Pankreas, Niere und Blase vor. Gefäßerkrankungen führen unter anderem zu Herzinfarkt und sogenannten Raucherbeinen. Zudem gibt es verschiedene Schädigungen der Atemwege und des Magen-Darm-Traktes, wahrscheinlich auch teratogene Effekte.

IV. Raucherverhalten und -persönlichkeit

Bei Erhebungen zur *Motivation* des Rauchens waren Spontanantworten auffällig spärlich. Fragen nach bestimmten zu vermutenden Motivationen wurden jedoch von fast allen Rauchern überzeugt bejaht; meist wurden mehrere Motive nebeneinander angegeben.

Am häufigsten wird aus Gewohnheit und des Genusses wegen geraucht (je zu drei Viertel der Erwachsenen, Kinder und Jugendliche seltener). Weitere Motive sind Rauchen aus Nervosität und aus Langeweile bei je ca. 40% der Erwachsenen. Dem entspricht bei Kindern mit ungefähr gleicher Häufigkeit Beruhigungs- und Verlegenheitsrauchen. Hinter Langeweile dürften sich verschiedene Lebenssituationen wie Arbeitsmangel, Sinnleere und Vereinsamung verbergen, hinter Verlegenheit unterschiedliche Unsicherheitsreaktionen von Jugendlichen. Die jungen Raucher sprechen ausdrücklich auch von Rauchen zur Nachahmung und zum Angeben. Nervositäts- und Streßrauchen ist bei Frauen häufiger als bei Männern.

Zigarettenrauchen ist ausgesprochen situationsabhängig. Unangenehm erlebte Lebenssituationen veranlassen mehr zum Rauchen als angenehme. Wegen Aufregung wird noch häufiger geraucht als bei Spannung, Nervosität und Ärger, bei schlechter Stimmung mehr als des Vergnügens wegen. Untersuchungen der bevorzugten Gelegenheiten und Zeiten ergaben, daß in der Freizeit erwartungsgemäß mehr geraucht wird als während der Arbeit, in Gesellschaft deutlich mehr als allein. Das gilt für Erwachsene ebenso wie für Jugendliche, die zu 65% bevorzugt bei Parties rauchen (s. o.). Die Zigarette nach dem Essen ist bei vier Fünftel der erwachsenen Raucher üblich und bereits bei der Hälfte rauchender Schüler. Am Wochenende wird mehr geraucht als an Werktagen. In mancher Hinsicht entsprechen also die Gewohnheiten des Rauchens denen des Alkoholtrinkens.

Untersuchungen der *Beurteilung des eigenen Rauchens* ergaben bemerkenswerte Befunde. Die gesundheitsschädigende Wirkung des Tabaks ist fast allen Rauchern hinreichend bekannt, zwei Drittel rauchen mit ausgesprochenem Risikobewußtsein. Auch rauchende Kinder und Jugendliche wissen fast ausnahmslos von den Gesundheitsschäden. Ein Drittel der erwachsenen Raucher erkennt und bezeichnet das eigene Verhalten als Sucht.

Zur *Persönlichkeit* der Raucher wird in psychoanalytischer Sicht insbesondere auf ausgeprägte Oralität hingewiesen, des weiteren auch auf aggressiv-phallische Impulse. Die Überlegungen sind einleuchtend, wenn auch schwer zu verifizieren. Nach diesen in der frühen Kindheit ausgebildeten Impulsen sind für das Rauchverhalten die psychologischen Bedingungen in der Pubertät und Adoleszenz nicht minder bedeutsam (s. o.); sie lassen sich unter den Stichworten Identifizierungstendenzen und Autonomiebestrebungen, progressives Verhalten und Antizipation der Erwachsenenrolle zusammenfassen. Nimmt man hinzu, was über Motive und psychotrope Effekte, also über erwünschte und erzielte Wirkungen (insbesondere bei Nervosität, Spannung und Angst) gesagt wurde, so liegt es nahe, gewohnheitsmäßiges Zigarettenrauchen als neurotisches Verhalten zu interpretieren (s. u.).

Von den empirischen *Persönlichkeitsuntersuchungen* sind die von EYSENCK am meisten bekannt geworden: Zigarettenraucher seien im Mittel stärker extravertiert als Nichtraucher und als Pfeifenraucher (Ex-Raucher kaum weniger als Raucher). Diese Befunde wurden vielfach repliziert, manche Einzelheiten wurden relativiert und modifiziert. Es bleibt jedoch zu fragen, was eine so allgemein gehaltene Persönlichkeitsdimension wie Extravertiertheit zur Psychologie des Rauchers besagen kann. Entsprechende Untersuchungen des sogenannten Neurotizismus fielen weniger eindeutig aus. Zum sogenannten Psychotizismus gibt es keine sicheren Befunde. Hinsichtlich der Intelligenz unterscheiden sich Raucher anscheinend nicht sicher von Nichtrauchern. Zusammenfassend ist zu betonen, daß es gewiß nicht *eine* Raucherpersönlichkeit gibt.

Aus *lernpsychologischer* Sicht wurde bereits darauf hingewiesen, daß Lernen am Modell eine der Entstehungsbedingungen des Rauchens ist. Bei fortgesetztem Rauchen sind die Merkmale der operanten Konditionierung leicht zu erkennen: Zigarettenrauchen führt zuverlässig zu den erwünschten Wirkungen, diese treten als Soforteffekte ein, Nikotinentzugssymptome können durche eine Zigarette prompt behoben werden. Diese Überlegungen werden bei der Besprechung der Verhaltenstherapien zur Raucherentwöhnung aufgegriffen. Negative Konsequenzen des Rauchens fallen demgegenüber wenig ins Gewicht (Raucherbeschwerden), oder sie können lange verleugnet werden (späte Gesundheitsschäden). Hinzu kommt die Habituation: Wer 20 Zigaretten täglich raucht, führt die gleiche Manipultion des Anzündens usw. 7000mal jährlich durch, das Inhalieren geschieht bis zu 100000mal.

V. Nikotinabhängigkeit

Untersuchungen der *Einstellung* zum eigenen Rauchen ergaben mit bemerkenswerter Übereinstimmung: ein großer Teil der Raucher (50–60%) sind positiv zum eigenen Rauchen eingestellt, sie rauchen sozusagen mit gutem Gewissen. Diesem consonant smoker steht der dissonant smoker gegenüber, der sich negativ über das eigene Rauchen äußert und trotz „schlechtem Gewissen" raucht. Diese Einstellung ist bei der knappen Hälfte der Raucher anzutreffen, bei Frauen und Kindern seltener, bei älteren Rauchern häufiger. Gründe für dissonantes Rauchen sind die bekannten Gesundheitsrisiken (von über 80% genannt), wobei allerdings seltener das Karzinomrisiko angeführt wird (24%), das demnach von vielen Rauchern verleugnet wird. Finanzielle Überlegungen begründen seltener die negative Einstellung zum eigenen Rauchen.

Den meisten Rauchern fällt es schwer, den Konsum zu reduzieren. Aus Gewohnheitsrauchern werden nur selten Gelegeheitsraucher. Wohl aber berichten viele Raucher (annähernd zwei Drittel), daß sie *Abstinenzzeiten* eingelegt haben. Das entspricht der Erfahrung, daß kontrolliertes Trinken schwerer gelingt als Alkoholabstinenz. Die zigarettenfreien Zeiten sind meist kurz, sie dauern in ungefähr der Hälfte der Fälle weniger als einen Monat, selten länger als ein viertel Jahr an. Nach kürzerer oder längerer Zeit wird das Rauchen wieder aufgenommen. Viele Raucher haben wiederholt versucht, von der Zigarette wegzukommen.

Motive für derartige Abstinenzversuche bzw. Raucherpausen sind insbesondere Raucherbeschwerden, Kenntnis der Gesundheitsrisiken und Gefühle des Abhängigseins (weniger aber finanzielle Erwägungen). Nach langem und starkem Rauchen sind Abstinenzversuche seltener.

Konsonante Raucher legen kaum seltener als dissonante Raucher Pausen ein. Diese Befunde werden in der Raucherentwöhnung (s. u.) berücksichtigt.

Auch wenn die meisten Abstinenzversuche (ohne therapeutische Hilfe) mißlingen, so ist doch dauerhafte Abstinenz nicht selten. Die Häufigkeitsrate der Ex-Raucher exakt anzugeben, ist allerdings aus methodischen Gründen kaum möglich. In der Bundesrepublik (Baden-Württemberg 1980) wurden als Ex-Raucher 18% der männlichen und 10% der weiblichen Bevölkerung ermittelt. In Großbritannien (1978) wurden höhere Werte angegeben (27% der Männer und 14% der Frauen). In den USA (1979) schätzt man die Zahl der Ex-Raucher auf 30 Millionen, den jährlichen Zuwachs auf 1 Million. Dabei ist zu berücksichtigen, daß in den Vereinigten Staaten seit ca. 20 Jahren der Zigarettenkonsum rückläufig ist (s. o.). Diese Erfahrungen ermutigen zu präventiven Maßnahmen (s. u.).

Nach dem Einstellen des Zigarettenkonsums treten *Entziehungserscheinungen* auf, die als Hinweis auf Abhängigkeit zu werten sind. Größtenteils handelt es sich um Nikotinentzugssymptome, deren Vielfalt den mannigfachen Nikotineneffekten entspricht. Am häufigsten werden genannt: Nervosität, Unruhe, Gereiztheit, Aggressivität, Schlafstörungen, andererseits auch Müdigkeit, Erschöpfungsgefühl, Zerstreutheit, Konzentrationsmangel, Benommenheitsgefühl und Verstimmungen. Demnach sind auch die Entzugseffekte teils stimulierender, teils tranquilisierender Art. Vegetative Entziehungserscheinungen sind vor allem Kopfschmerzen, Schwindel, Herz- und Kreislaufbeschwerden, Augenbeschwerden, Hitzewallungen, Übelkeit, aber auch Hungergefühl. Einige Entzugseffekte, z. B. ansteigende Aggressivität, wurden experimentell erwiesen, desgleichen verschiedene somatische Effekte, auch EEG-Veränderungen in der Abstinenz. Wahrscheinlich ist die Nikotin-Entzugssymptomatik nicht dosisabhängig. Bei erneutem Rauchen gehen die Abstinenzerscheinungen prompt zurück, was starke Raucher jeden Morgen bei der ersten Zigarette erleben.

Zigarettenrauchen ist ebensowenig wie Alkoholtrinken als ein einheitliches Verhaltensmuster anzusehen. Drei Typen des Raucherverhaltens wurden faktorenanalytisch ermittelt, was auch für die Raucherentwöhnung (s. u.) von Bedeutung ist.

Genußrauchen ist gekennzeichnet durch Freude am Rauchen und positive Einstellung (consonant smoker), wenig Beschwerden und relativ spätem Beginn des Rauchens. Von diesem gewiß nicht seltenen Typ des Rauchens ist in diesem Kapitel zur Nikotinabhängigkeit kaum die Rede.

Neurotisches Rauchen (Konflikt- oder Streßrauchen) geht einher mit Rauchen aus Nervosität, in schwierigen Situationen, in Krisen und bei Verstimmungen, mit Konzentrationssteigerung und gedämpftem Hungergefühl, tranquilisierendem Effekt, insbesondere angst- und spannungslösender Wirkung. Hier sind also die gewünschten und erzielten psychopharmakologischen Effekte des Nikotin ausschlaggebend. Dieser Rauchertyp ist bei Frauen wahrscheinlich häufiger anzutreffen als bei Männern (s. o.).

Süchtiges Rauchen ist erkennbar an hoher täglicher Zigarettenzahl, erheblichen Raucherbeschwerden, Beurteilung des eigenen Rauchens als Gewohnheit, negativer Einstellung zum Rauchen (dissonant smoker) und Abstinenzunfähigkeit. Süchtiges Rauchen, dem Nikotinabhängigkeit zugrunde liegt, ist durch zahlreiche psychologische und pharmakologische Untersuchungen, die oben kurz referiert wurden, bewiesen worden: Dosissteigerung und Selbstregulierung, psychotrope Effekte und zwingendes Rauchen in bestimmten Situationen, Nichtaufhörenkönnen, erfolglose Abstinenzversuche und Entziehungssymptomatik. Weitere

Hinweise sind das bekannte Bemühen des Rauchers um Verfügbarkeit bzw. ausreichendem Vorrat und nicht zuletzt das subjektive, teils gierige Verlangen nach einer weiteren Zigarette.

Wenn bei anderen Drogen die Vielzahl unterschiedlicher Applikationsformen als Hinweis auf süchtigen Verhaltens gewertet wird, so ist dieses Merkmal auch bei der Nikotinabhängigkeit festzustellen: Tabak wird in verschiedener Weise geraucht, zudem gekaut und geschnupft, des weiteren früher in Ohren und After eingeblasen; Tabaksaft wurde geleckt, Tabakwasser getrunken; auch Injektionen (fixen) wurde bekannt.

Nikotinabusus steht in enger Beziehung zum Mißbrauch verschiedener Drogen *(polyvalentes Suchtverhalten)*. Besonders hoch korrelieren Zigaretten- und Alkoholkonsum, was zahlreiche Untersuchungen, auch bei neurotisch und psychosomatisch Kranken ergaben. Zigarettenrauchen und Drogenkonsum, insbesondere von Haschisch und Heroin gehen Hand in Hand. Drogenkonsumenten sind zu 80–90% Zigarettenraucher, die meisten von ihnen trinken auch Alkohol. Jugendliche, die rauchen und trinken, sind zu 74% Drogenkonsumenten.

Weiterhin bestehen enge Beziehungen zwischen Rauchen und Kaffee- bzw. Tee-Trinken. Die Mittel sind mindestens partiell gegenseitig ersetzbar. Das gilt jedoch nicht für Zigarette und Alkohol: bei zunehmendem Alkoholkonsum wird eher mehr geraucht (über Zigarettenkonsum in der Alkoholabstinenz ist wenig bekannt). Diese Befunde weisen auf ein komplexes Konsumverhalten insbesondere bei Jugendlichen und Adoleszenten (s. o.) hin.

Untersuchungen an Alkoholabhängigen gaben Gelegenheit, der Frage nach der Nikotinabhängigkeit weiter nachzugehen. Nachgewiesen Süchtige, nämlich Alkoholabhängige in stationärer Behandlung, sind zwei- bis dreimal öfter Raucher (verglichen mit der Allgemeinbevölkerung), und sie zeigen überzufällig häufig die Merkmale abhängigen Rauchens. Verglichen mit anderen Rauchern sind Alkoholiker überzufällig oft starke Raucher, die Quantität liegt zweimal höher, sie benutzen kaum Filter, sie betonen die psychotropen Effekte (aber auch die Beschwerden) und sind seltener dissonante Raucher, Abstinenz gelingt ihnen schlechter.

Süchtiges Rauchen ist zwar seit sehr langer Zeit bekannt (bereits im 17. Jahrhundert erschien ein Buch über „Die trockene Trunksucht"), wurde aber lange bestritten, insbesondere mit dem (irrtümlichen) Argument, es sei keine körperliche Abhängigkeit festzustellen. Bei dem heutigen Wissensstand sind solche Zweifel nicht mehr stichhaltig.

Unter den von der WHO definierten Typen der Abhängigkeit fehlt die Nikotinabhängigkeit. Zigarettenrauchen ist hier nicht bedacht worden. Sucht man nach Beziehungen zu beschriebenen Typen, so scheint die Nikotinabhängigkeit dem Alkohol- bzw. Barbiturat-Typ nahezustehen. Hierfür sprechen manche oben kurz referierten Untersuchungsergebnisse zur Motivation und Psychodynamik, zu Verursachung und Verlauf, Gewöhnung und Abstinenzerfahrungen. Dabei sind wesentliche Unterschiede zwischen Alkoholtrinken und Zigarettenrauchen nicht zu übersehen. Starkes und exzessives Rauchen ist häufiger als entsprechend hochgradiges Trinken. Auch Abhängigkeit dürfte häufiger sein. Zigarettenrauchen ist bei fast jeder Gelegenheit möglich, selbst beim Autofahren. Verfügbarkeit und Vorratshaltung sind relativ leicht zu gewährleisten. Die Selbstregulierung der Zufuhr und das Vermeiden von Abstinenzerscheinungen ist ebenfalls leichter zu erreichen. Die aktuellen psychotropen Affekte sind schwächer ausgeprägt, was insbesondere auch für die unerwünschten Effekte exzessiven Konsums gilt. Die Gesundheitsschäden sind beim Rauchen relativ schwerer zu erkennen bzw. leichter zu verleugnen (zumal sie erst später auftreten) als beim Trinken.

Zusammenfassend ist aus den Vergleichen zu schließen, daß Zigarettenrauchen in mancher Hinsicht gefährlicher ist als Alkoholtrinken. Geht man von dem einzelnen Merkmal aus, welche die Suchtdefinition der WHO von 1957 aufführt, so sind diese 7 *Kriterien* beim Zigarettenrauchen sämtlich nachweisbar:

- Wiederholte Zufuhr des Stoffes und überwältigender Wunsch oder Zwang, sich das Mittel zu verschaffen und weiter einzunehmen.
- Zustand periodischer oder chronischer Intoxikation: insbesondere spät auftretende irreversible Organschäden.
- Psychotrope Effekte: vorwiegend Tranquiliserwirkung.
- Tendenz, die Dosis zu steigern; neben der metabolischen Toleranz wurde auch sogenannte echte Toleranz infolge Empfindlichkeitsabnahme des Erfolgsorgans nachgewiesen.
- Pharmakologische Abhängigkeit: belegt durch Abstinenzsymptomatik und deren Beeinflussung durch Nikotin.
- Psychische Abhängigkeit: Abhängigkeitsbewußtsein, dissonantes Rauchen, Abstinenzunfähigkeit.
- Gefahr für das Individuum und/oder für die Gesellschaft: Gesundheitsschädigung des Einzelnen und in gesundheitspolitisch relevantem Ausmaß (wahrscheinlich mehr als durch Alkohol); hinzu kommen Beeinträchtigungen der weiblichen und männlichen Fertilität durch Zigarettenrauchen sowie Aborte und Gesundheitsschäden von Neugeborenen; weiterhin die Beeinträchtigung nicht rauchender Mitmenschen (Passivrauchen) und ferner die Schäden bei Großbränden durch achtlos weggeworfene Zigaretten.

Nicht jeder Raucher ist abhängig. Welchen Anteil das süchtige Rauchen ausmacht, ist schwer zu bestimmen. Zuverlässige Berechnungen liegen nicht vor. Nach Schätzungen kann man davon ausgehen, daß die Häufigkeit der Nikotinabhängigkeit in der gleichen Größenordnung liegt wie die der Alkoholsucht. Hinzu kommen diejenigen Raucher, die zwar nicht abhängig sind, aber doch toxisch geschädigt werden. Alle „Nikotiniker" verdienen medizinisch-ärztliche Beachtung.

VI. Motivation zur Raucherentwöhnung

Mehr als 50% der Exraucher hören mit dem Rauchen auf, ohne an Entwöhnungstherapien teilzunehmen (PECHACEK 1979; BENFARI u. OCKENE 1982). Deshalb richtete die Forschung im letzten Jahrzehnt ihre Aufmerksamkeit besonders auf die Frage, mit welchen Methoden möglichst viele Raucher zur Tabakabstinenz motiviert werden können (ROSE u. HAMILTON 1978). Die vorliegenden Forschungsergebnisse lassen sich wie folgt zusammenfassen:

- *Öffentliche Bekanntmachung* langfristiger Ziele der Gesundheitserziehung (z. B. „rauchfreie Gesellschaft im Jahre 2000") hat einen motivierenden Effekt (KOOP 1984).
- *Öffentliche Informationen* über Gesundheitsschäden des Rauchens durch Zeitungen, Radio, Poster, Flugblätter, Fernsehen führen nachweisbar zu einer Reduktion des Rauchens (PUSKA et al. 1976).
- Durch *persönliche Ansprache* lassen sich Medienkampagnen zur Raucherentwöhnung in ihrer Effektivität steigern (FARQUHAR 1978; PELTIER et al. 1982).
- In *Arztpraxen* lassen sich (EWART et al. 1983) besonders viele Raucher zur Abstinenz motivieren (U.S.-Statistics 1983). Der ärztliche Ratschlag zur Raucherentwöhnung ist noch wir-

kungsvoller, wenn er mit konkreten Hilfen für den Raucher verbunden ist (DAUGHTON et al. 1980; PEDERSON 1982). Dabei spielt die Art der Hilfe eine untergeordnete Rolle (ORLEANS 1985).
- Am *Arbeitsplatz* können viele Raucher durch soziale oder finanzielle Anreize zur Raucherentwöhnung ermuntert werden (GLASGOW et al. 1984; FIELDING 1979; National Interagency 1980).
- *Selbsthilfepotentiale* der Raucher können durch gezielte Unterstützung (z. b. Flugblätter, Selbsthilfemanuale) gestärkt werden (DAVIS et al. 1984).
- *Öffentliche Gesundheitsfürsorge* ist bei der Raucherentwöhnung effizienter, wenn sie gleichzeitig verschiedene Motivationsstrategien (Medien, Arbeitsplatz, Arztpraxis, Kirche, Gemeindearbeit, persönliche Ansprache) verfolgt (OCKENE u. CAMIC 1985; BÖGE 1982).

Entwöhnungsbereite, „dissonante" Raucher werden manchmal von ihrem Entwöhnungsentschluß durch die Möglichkeit des *„Leicht-Rauchens"* abgehalten. Die meisten Raucher glauben nämlich, daß die „leichte" Zigarette weniger gesundheitsschädlich sei (GORI u. LYNCH 1978). Entsprechende Angaben auf jeder Zigarettenpackung unterstützen diese Annahme der Raucher. Experten sind sich jedoch heute darüber einig, daß eine Bestimmung der Schadstoffe im Zigarettenrauch ausschließlich mit analytischen Methoden keine Aussagen über die Gesundheitsschädlichkeit in der Praxis zulassen (BENOWITZ et al. 1983; WALD et al. 1980).

In Zukunft weniger, also kontrolliert zu rauchen und damit die drohenden Gesundeitsschäden einzudämmen, dieser Wunsch ersetzt bei manchen Rauchern den Entwöhnungsentschluß (FREDERIKSEN 1979). *Kontrolliertes Rauchen* ist in der Regel jedoch nur für kurze Zeiträume möglich (FOX u. AXELROTH 1983), so daß bei jeder Raucherentwöhnung eine Totalabstinenz angestrebt werden soll.

VII. Methoden der Raucherentwöhnung

Ungefähr 10 bis 15% der Raucher werden ohne fremde Hilfe aufgrund eigener Willensentscheidung abstinent (BAER et al. 1977). Die Mehrzahl der Raucher, die bei ihrer Raucherentwöhnung keine therapeutische Maßnahmen in Anspruch nehmen, hören schlagartig mit dem Rauchen auf. Diese Methode *(Punkt-Schluß-Methode)* ist den Rauchern zu empfehlen, die bisher noch keine oder nur wenige vergebliche Rauchbeendigungsversuche unternommen haben und die sich eine Nikotinabstinenz zutrauen. Gelingt es einem Raucher nicht aus eigener Kraft, mit dem Rauchen aufzuhören und langfristig abstinent zu bleiben, so kann er mit Hilfe einer der zahlreichen Entwöhnungsmethoden versuchen, mit dem Rauchen aufzuhören (BUCHKREMER 1978).

Bei den meisten Rauchertherapien werden unabhängig von der angewandten Methode bessere Erfolge erzielt, wenn die Behandlung in *Gruppen* durchgeführt wird (RELINGER 1977). Im Gegensatz zu anderen Suchtbehandlungen lassen sich bei den Rauchern Selbsthilfegruppen nur im Ausnahmefall initiieren (ILLINGWORTH u. PEPPER 1978).

Raucherentwöhnungen unter stationären Bedingungen sind nicht erfolgreicher als *ambulante* Behandlungen (CONRAD 1971). Daher werden spezielle Raucherkliniken heute nicht mehr eingerichtet. Es hat sich jedoch bewährt, Raucherentwöhnungsbehandlungen während eines stationären Aufenthaltes aus anderen Gründen anzubieten, weil dann die Motivation zur Abstinenz besonders hoch ist.

In der Praxis bewährt sich eine *Methodenkombination*. Schon von JOST (1962) wurden Entwöhnungsmethoden entwickelt, die einen breiten Behandlungsansatz aufwiesen und verschiedene Therapiemethoden beinhalteten. Diese Therapieformen werden vor allem in Kurkliniken (z. B. HAMMER 1975) oder ambulant mittels der sog. 5-Tage-Therapie (BRANOVIC-HALHUBER 1974) mit teilweise überraschend gutem Erfolg durchgeführt. Die Raucherentwöhnungsmethoden lassen sich einteilen in solche, die ein abruptes Beenden des Rauchens anstreben (z. B. Suggestivtherapie) oder in solche, die schrittweise eine Nikotinabstinenz anstreben (z. B. Verhaltenstherapie).

1. Suggestivtherapien

Wenn die Raucherentwöhnung nach bestimmten Ritualen so durchgeführt wird, daß sie eine von Therapeut *und* Raucher beabsichtigte Wirkung (Abstinenz) erwarten läßt, spricht man von Suggestivtherapie. Der Raucher bleibt bei dieser Behandlung in einer passiven Rolle.

Als ein Beispiel für eine erfolgreiche Suggestivtherapie sei die Behandlung von Rauchern durch den Handaufleger HERMANO angeführt (GMÜR 1979). 20% der vom Handaufleger behandelten Raucher blieben auch 5 Jahre nach der Therapie abstinent (DOBLER-MIKOLA et al. 1981).

Fast alle Raucherentwöhnungsemthoden schließen suggestive Anteile ein. Auch die Verhaltenstherapie weist Therapierituale auf, von denen der Raucher bestimmte Wirkungen auf sich selbst erwartet. Zum Ritual der ärztlichen Raucherbehandlung gehören der weiße Kittel und bestimmte Verordnungsregeln. Die Glaubwürdigkeit und die Überzeugungskraft, die vom Therapeuten ausgehen, sind für den Erfolg von Raucher-Therapeuten ebenso wichtig wie die Therapiemethoden selbst (STOCKSMEIER u. HERMES 1979).

Vertreter der *Akupunktur* wehren sich gegen die Einstufung ihres Verfahrens als Suggestivmethode. Das ist verständlich, da die suggestive Wirksamkeit abnehmen würde, wenn der Akupunktur nicht andere, bisher unerforschte Wirkungsmechanismen zugeschrieben würden. Ob neben den sicherlich vorhandenen suggestiven Effekten weitere Wirkungsweisen der Akupunktur beim Rauchen vorhanden sind, ist bisher noch ungeklärt. Dennoch verbreitete sich die Akupunktur als Raucherentwöhnungsmethode auch ohne wissenschaftliche Kontrolle (KLEMM 1977). Kontrollierte Studien ergaben inkonsistente Erfolgsraten; meist wurden nur die kurzfristigen Abstinenzerfolge untersucht, sie lagen zwischen 40% (FRYDRYCHOWSKI u. OSTROWSKA 1984) und 88% (CHOY et al. 1983). Ein- oder Zweijahreskatamnesen wurden nur selten durchgeführt.

Zusammenfassend sprechen die Untersuchungsergebnisse der Akupunktur für einen positiven Kurzzeiteffekt. Eine langfristig positive Wirkung hingegen ist unbewiesen.

Die *Hypnose* wird zur Raucherentwöhnung in verschiedenen Formen eingesetzt (STANTON 1978; LANGEN 1972), z. B. in Form einer oder mehrerer Einzelsitzungen, seltener als Gruppenhypnosen (DENGROVE 1970; HOCHENEGG 1979). Mehrere Untersuchungen an großen Probandenzahlen weisen günstige Ergebnisse kurz nach der Behandlung nach. Leider enthalten die durchgeführten Nachuntersuchungen erhebliche methodische Mängel, so daß über die langfristigen Therapieerfolge keine verläßlichen Aussagen gemacht werden können (SPIEGEL 1970).

Eine Kombination von Hypnose und anderen Therapieelementen wie z. B. Kontaktherstellung mit den Patienten durch das Telefon, hypnotische Suggestion und Selbsthypnose, Beratungsgespräche, Problemlöseberatung (SANDERS 1977) verbessert die Erfolgsergebnisse der Hypnose (NULAND u. FIELD 1970; RYDE 1985). Daher eignet sich Hypnose gut als ein Baustein einer Gesamtbehandlung gegen das Rauchen. So weisen PROKOPP u. RHOMBERG (1982) auf die Möglichkeit hin, wie Psychiater mit Internisten bei der Raucherentwöhnung zusammenarbeiten können.

Der Therapieerfolg der Hypnose scheint mit zunehmendem Alter bis zum 60. Lebensjahr kontinuierlich anzusteigen (WATKINS 1976; ORR 1970).

Bei Erfolgsvergleichen zwischen Hypnose und anderen Therapiemethoden wie z. B. Gesundheitserziehung und Verhaltenstherapie (RABKIN et al. 1984), Schnellrauchen (BARKLEY et al. 1977) konnte die Hypnose ähnliche Erfolgsraten aufweisen wie andere Methoden. Nur bei langfristigen Nachuntersuchungen (mehr als ein halbes Jahr) zeigten sich andere Entwöhnungsmethoden (z. B. Schnellrauchen) überlegen.

Zusammenfassend kann die Hypnose trotz kritischer Stimmen (NULAND u. FIELD 1970; JONSTON u. DONOGHUE 1971), die einen langfristigen Erfolg von Hypnose bei Raucherentwöhnung bestreiten, dennoch als eine effiziente Therapiemethode, zumindest zum Erreichen einer kurzfristigen Nikotinabstinenz angesehen werden. Neben einigen Nachteilen der Behandlungsmethode (sie ist abhängig von der Erreichbarkeit bestimmter Therapeuten und der Hypnotisierbarkeit der Probanden) sind als Vorzüge ein geringer Therapieaufwand und eine breite Anwendbarkeit hervorzuheben.

2. Medikamentöse Behandlung

Die medikamentöse Behandlung von Rauchern verfolgt unterschiedliche Ziele: Entzugserscheinungen sollen gemildert, das Verlangen reduziert, das Rauchen selbst aversiv besetzt, und letztlich soll eine Nikotinabstinenz erreicht werden. Hierzu wurden verschiedene Behandlungsstrategien entwickelt.

Lobelin und Zytesin sollen eine gekreuzte Toleranz zu Nikotin aufweisen: Sie wirken einerseits als Nikotinsubstitutionsmittel und mildern dadurch die Entzugserscheinungen und auf der anderen Seite rufen sie bei gleichzeitiger Einnahme von Nikotin nauseaartige Zustände hervor. Eine langfristige Wirksamkeit dieser Substanzen konnte nicht nachgewiesen werden.

Geschmacksvergällende Mittel (Ni-Perlen und Atabakko) sollen aversive Geschmacksempfindungen beim Genuß von Nikotin hervorrufen und dabei eine Konditionierung des Rauchens mit einem aversiven Reiz herstellen. Die vergällenden Mittel setzten sich jedoch bei der Raucherentwöhnung nicht durch, da ihre Wirksamkeit von der regelmäßigen Einnahme abhängig ist.

Andere Stoffe wie Avena-Sativa, Nikotinantagonisten, Dihydrochlorothiacid, Beta-Rezeptorenblocker oder antidepressive Medikamente fanden bei der Raucherentwöhnung wegen ihrer mangelnden Wirksamkeit keine weite Verbreitung. Dies heißt jedoch nicht, daß sie im Einzelfall nicht doch indiziert sein können.

Seit dem Jahr 1984 ist Nikotin (als Nikotinkaugummi) offiziell als Arzneimittel eingeführt und wird zur Raucherentwöhnung eingesetzt. Die chronische Inkorporation von reinem Nikotin ist im Gegensatz zum Zigarettenrauchen kaum gesundheitsschädlich und hilft dem Raucher, sein Verlangen (craving) nach der Zigarette zu unterdrücken, Entzugserscheinungen zu vermeiden und dadurch eine Abstinenz zu erreichen. In mehreren Doppel-Blind-Untersuchungen konnte eine langfristige Überlegenheit des nikotinhaltigen Kaugummis gegenüber einem Plazebo-Kaugummi und einer rein psychologischen Therapie belegt werden (Christen et al. 1984; Schneider et al. 1984; Russel et al. 1980; Puska et al. 1979; Hjalmarson 1984; Fagerstroem 1982). Allerdings ist auch bei diesem Vorgehen eine spezifische Motivation des Rauchers Voraussetzung (Malcolm et al. 1980; Brit Thorac-Soc 1983).

Zusammenfassend erscheint die langfristige Wirksamkeit des Nikotinkaugummis gut belegt. Es ist um so wirksamer, je stärker die physische Abhängigkeit vom Nikotin ausgeprägt ist (Jarvis et al. 1982). Da jedoch die Nikotinapplikation mittels Kaugummi einige Nachteile aufweist (z. B. enge Koppelung zwischen Nikotinspiegel im Blut und dem Verlangen nach Nikotinzufuhr), wird heute nach neuen Wegen der Nikotinsubstitution gesucht. Eine erfolgsversprechende Applikationsart des Nikotins scheint das transdermal zugeführte Nikotin zu sein (Bents u. Buchkremer 1985).

3. Aversionstherapie

Aversionstherapien gegen das Rauchen werden heute nur noch auf der kognitiven Ebene angewandt (vgl. Russell et al. 1976). Dabei setzte sich die Methode der verdeckten Sensibilisierung durch (Lowe et al. 1980).

Als eine weitere erfolgreiche Variante der Aversionstherapie gilt das *„schnelle, exzessive Rauchen"*. In zahlreichen Untersuchungen konnte die Wirksamkeit dieser Behandlungsart belegt werden (Delahunt u. Curran 1976; Danaher 1977; Lichtenstein u. Rodrigues 1977; Glasgow 1979). Diese Methode weist jedoch auch Risiken auf (Gefahr von Pektangionösen Anfällen und Herzinfarkten) (Hall et al. 1979). Außerdem mehren sich neuerdings kritische Stimmen, die einen spezifischen Effekt des aversiven Schnellrauchens bezweifeln (Newman u. Bloom 1982). Aversionstherapien werden deshalb heute nicht mehr als Monotherapien, sondern nur noch bei spezieller Indikation im Rahmen einer breit angelegten Gesamtbehandlung durchgeführt.

4. Verhaltenstherapeutische Methoden zur Selbstkontrolle

Studien, die hohen methodischen Ansprüchen genügen, zeigten, daß der Raucher durch Selbstmanagement-Methoden lernen kann, sein Rauchverhalten unter Kontrolle zu bringen. Er kann somit sein eigener Therapeut werden und sich die Abstinenz als eigene Leistung gutschreiben, bei einem Rückfall kann er ohne fremde Hilfe sein Rauchverhalten wieder unter Kontrolle bringen. Die Verhaltenstherapie zur Raucherentwöhnung ist eine wissenschaftlich gut untersuchte Behandlungsform und scheint insbesondere bei den Rauchern gute Erfolge zu erbringen, die bereits viele erfolglose Rauchbeendigungsversuche unternommen haben.

Entsprechend der Komplexität des Rauchens werden unterschiedliche verhaltenstherapeutische Methoden zur Selbstkontrolle über das Rauchen angewandt. In den letzten 20 Jahren konnte die Wirksamkeit der verschiedenen verhaltenstherapeutischen Methoden zur Raucherentwöhnung hinreichend nachgewiesen werden.

Folgende Verfahren erwiesen sich bei der Raucherentwöhnung als effizient: Systematische Desensibilisierung, Selbstmanagement, Selbstinstruktion, negative Praxis, Selbstkontrolle, Erhöhung der kognitiven Dissonanz, Informationsvermittlung, kognitive Umstrukturierung, Verhaltensbeobachtung, Reizkontrolle, Aufbau alternativer Verhaltensweisen, Selbstverstärkung und vertraglich festgesetzte Vorsatzbildung.

Bei Selbstkontrollprogrammen zur Raucherentwöhnung sollen nach heutigem Erkenntnisstand immer mehrere Methoden gleichzeitig in einer sog. Multikomponententherapie (KAMARCK u. LICHTENSTEIN 1985) angewandt werden (FOX u. AXELROTH 1983; BROWN et al. 1984). Dabei erfuhren die kognitiven Ansätze (z. B. kognitive Umstrukturierung) in den letzten Jahren eine stärkere Betonung. Bewährt hat sich z. B. eine Kombination von mehreren Selbstkontrollmethoden mit schnellen exzessivem Rauchen oder mit einem Nikotinkaugummi.

Neuerdings wird auch die pharmakologische Abhängigkeit vom Nikotin zunehmend in den Raucherentwöhnungstherapien berücksichtigt. In den Selbstkontrollprogrammen wird deshalb nicht mehr die Anzahl der täglich gerauchten Zigaretten unter Kontrolle gebracht, sondern es wird die täglich zugeführte Nikotinmenge kontrolliert (FOX u. BROWN 1979).

Die verhaltenstherapeutischen Methoden zur Selbstkontrolle haben für den entwöhnungswilligen Raucher einen erfolgversprechenden Weg zur Abstinenz aufgezeigt. Sie konnten zu einer Steigerung der langfristigen Erfolgsraten bei Entwöhnungstherapien bis auf 25–30% beitragen (KAMARCK u. LICHTENSTEIN 1985). Einige Behandlungen, bei denen mehrere Methoden (Kombination von Selbstkontrollmethoden und Aversivtherapien) angewandt wurden, ergaben sogar 40–50%ige halbjährige Abstinenzraten. Für den nur wenig motivierten oder ambivalenten Raucher bietet sie jedoch noch zu wenig Motivationshilfen an. Eine stärkere Betonung der kognitiven Methoden soll in Zukunft diesen Nachteil der Verhaltenstherapie beheben.

5. Rückfallverhütung

Da es für die meisten Raucher leichter ist, kurzfristig Nikotin-Abstinenz zu erreichen als langfristig Ex-Raucher zu bleiben, zielen neue Therapieansätze in besonderer Weise auf eine Rückfallverhütung hin. Dabei wurden vier Rückfallstrategien entwickelt, die in unterschiedlicher Weise untereinander zu kombinieren sind.

Auffrischbehandlungen: Nach Abschluß der Behandlung erfolgen in bestimmten Abständen erneute Therapiesitzungen (BOTVIN et al. 1983), Telefonkontakte (DANAHER 1977) und aversive Auffrischsitzungen. Durch diese Methoden ließen sich jedoch keine langfristigen Erfolge bei der Rückfallverhütung nachweisen.

Soziale Unterstützung: Soziale Verstärker für Nichtrauchen durch helfende Partner der Raucher scheinen erfolgreich zu sein (MERMELSTEIN et al. 1985).

Steigerung der Bewältigungsfertigkeiten: Durch diese Behandlungsmethode soll es dem Ex-Raucher erleichtert werden, Versuchungssituationen erfolgreich zu bewältigen (BROWN et al. 1984). Dies wird dadurch erreicht, daß mögliche Versuchungssituationen wie z. B. belastende Lebensereignisse oder Streß antizipiert werden und angemessene Problemlösungen (ohne Rauchen) eingeübt werden (OCKENE et al. 1981).

Methodenkombination: Ähnlich wie bei den Entwöhnungsbehandlungen hat sich auch bei den Therapien zur Rückfallverhütung eine Methodenkombination bewährt (Best et al. 1984). Zu den genannten Methoden werden zusätzliche therapeutische Versuche unternommen, ein „Nichtrauchervertrauen" bzw. ein „Nichtraucherbewußtsein" zu erzeugen (Hall et al. 1984).

Durch den systematischen Einbau rückfallverhütender Therapiemethoden in Entwöhnungsbehandlungen lassen sich die langfristigen Abstinenzerfolge von Rauchertherapien verbessern.

6. Differentielle Indikationsstellung

Da nicht jede Raucherentwöhnungstherapie für alle Raucher in gleicher Weise wirksam ist, ist es notwendig, Indikationskriterien für Raucherentwöhnungsmethoden zu entwickeln. Bei Rauchern, die bisher noch keine Entwöhnungsversuche unternommen haben, hat sich das schlagartige Aufhören (Punkt-Schluß-Methode) bewährt. Suggestivtherapien können das Erreichen einer Totalabstinenz erleichtern. Wenn Abstinenzversuche aus eigener Kraft nicht erfolgreich sind, sollte zu professionell angeleiteten Raucherentwöhnungen geraten werden.

Um weitere Kriterien für eine differentielle Indikation zu spezifischen Entwöhnungsmethoden zu erhalten, können bisher bekannt gewordene *Erfolgsprädiktoren* von bestimmten Raucherentwöhnungsmethoden herangezogen werden: Erfolgreiche Ex-Raucher können in folgender Weise charakterisiert werden: Sie sind eher männlich und älter (Garvey et al. 1983), haben vor ihrer Abstinenz weniger stark geraucht (Brengelmann et al. 1984) und haben mit dem Rauchen später begonnen. Sie leben in einem sozialen Milieu, das ihre Raucherentwöhnung unterstützt (West et al. 1977). Außerdem neigen sie dazu, weniger Streßraucher zu sein und mehr Selbstvertrauen zu haben (Benfari u. Ockene 1982). Bei starker physischer Abhängigkeit vom Tabakrauchen gelingt es leichter, durch Nikotinsubstitution Ex-Raucher zu werden (Fagerstroem 1982).

Eine zusätzliche Möglichkeit zu einer differentiellen Indikationsstellung für bestimmte Raucherentwöhnungsmethoden bietet sich durch einen *Erfolgsvergleich von Raucherbehandlungsmethoden.* Hier ergeben sich jedoch erhebliche methodische Probleme (Buchkremer 1979):

Bei gleichen Behandlungsmethoden werden in der Literatur häufig unterschiedliche Erfolge angegeben. Oft werden deshalb nicht die Behandlungsmethoden an sich verglichen, sondern andere Variablen wie z. B. die Persönlichkeit des Therapeuten oder der Probanden. Meist fehlen auch Angaben über die Berufserfahrung und Ausbildung der Therapeuten und über den Therapieaufwand. Auch die Art der Rekruitierung der Probanden und der dadurch bedingten Selektion können zu unterschiedlichen Erfolgsergebnissen führen. Notwendig sind Angaben über die Art, wie die Raucher zur Entwöhnung motiviert wurden sowie Angaben über das Alter, die durchschnittliche Zahl der täglich gerauchten Zigaretten, den Gesundheitszustand und den Zeitpunkt des Beginns des Rauchens.

Das schwierigste Problem beider Beurteilung von Raucherbehandlungserfolgen stellt die Erfolgsdefinition dar. In der Literatur findet man bereits Erfolgsmeldungen schon dann, wenn sich die täglich gerauchte Zigarettenzahl am Ende der Theraie gering vermindert hat. Da jedoch auch beim Erreichen einer Totalabstinenz die Rückfallquote im ersten halben Jahr nach einer Behandlung sehr hoch ist, ist mindestens eine Halbjahres-Katamnese und besser noch eine Ein-Jahres-Nachuntersuchung notwendig (Brengelmann u. Sedlmayr 1973). Halbjährliche und längere Nachuntersuchungen werden jedoch nur selten durchgeführt. Da die meisten Raucher, die nicht eine Totalabstinenz erreichen, wieder rückfällig werden (Buchkremer 1982), haben Erfolgsdefinitionen, die nur eine Zigarettenreduktion angeben, wenig Aussagekraft. Aber auch die einfache Angabe einer Totalabstinenz erscheint dann problematisch, wenn sie unter 15% (Rate der Spontanremission) liegt oder wenn sie nur durch Fragebogenaktionen (hohe Drop-out-Raten) ermittelt wird (STEFFEN 1984).

Bei Fragebogenuntersuchungen besteht zudem die Gefahr der „sozial erwünschten" Antworten. Deshalb sollte zur Objektivierung des Therapieerfolges eine Messung des Nikotingehaltes im Harn oder im Speichel erfolgen. Erst im letzten Jahrzehnt erfolgte vermehrt eine Evaluation von Raucherentwöhnungsmethoden im Rahmen eines experimentellen Forschungs-Design (KAMARCK u. LICHTENSTEIN 1985). Doch auch dies bietet bei Raucherentwöhnungen noch keine Garantie für valide Ergebnisse (STOCKSMEIER u. HERMES 1979). Bei gruppenstatistischen Vergleichen gehen nämlich viele differentielle Effekte der Behandlung verloren, so daß eine Beantwortung der Frage unmöglich ist, welche Behandlungsmethode bei welchen Rauchern wirksam ist bzw. sogar schadet (ASHTON u. STEPNEY 1982).

Zusammenfassend sollte betont werden, daß die Untersuchungen zu Rauchentwöhnungen im letzten Jahrzehnt methodisch höheren Ansprüchen genügen und somit zunehmend die Entwicklung differentieller Indikationskriterien für bestimmte Entwöhnungsbehandlungen erlauben. Dadurch sind heute die Voraussetzungen gegeben, zukünftig neue Motivierungsstrategien zu entwickeln, die den einzelnen Raucher je nach seinen individuellen Rauchermerkmalen ansprechen und zu einer individuellen Entwöhnungsmethode ermuntern.

VIII. Prävention

Voraussetzung für eine Primärprävention sind die Kenntnis der Entstehungsbedingungen des Rauchens und damit die Möglichkeit, eine Risikopopulation (CHASSIN et al. 1983) zu definieren.

Der Prozeß des Beginnens mit dem Rauchen ist noch nicht restlos aufgeklärt, weil es an prospektiven Studien fehlt (FLAY 1985). Als weitgehend gesichert kann der Einfluß der Eltern, Geschwister und des Freundeskreises (BOTVIN et al. 1983; LEVENSTHAL u. CLEARY 1980) gelten. Aufgrund inkonsistenter Untersuchungsergebnisse werden der Einfluß der Medien sowie die Bedeutung persönlicher Einstellungen und Fertigkeiten (Selbst-Management, soziale Kompetenz, Selbstbewußtsein) unterschiedlich eingeschätzt (BOTVIN u. MCALISTER 1982; FLAY et al. 1985). Jugendliche, die sich unkonventionell geben, eine höhere Toleranz für abweichendes Verhalten besitzen, die sich außerhalb der Gruppe unabhängig, aber in Gruppen konform zeigen, stellen eine besondere Risikopopulation für das Rauchen dar (CHASSIN et al. 1983).

Der Prozeß, der zum Rauchen führt, kann in fünf Stufen eingeteilt werden (LEVENTHAL u. CLEARY 1980; FLAY et al. 1983): In der *Vorbereitungsstufe* werden Kenntnisse und Einstellung über das Rauchen unter verschiedenen sozialen Einflüssen (z. B. Familie) gewonnen. Dies führt in der *Initiationsstufe* zum ersten Probieren einer Zigarette. Hier spielt der Einfluß gleichaltriger Freunde eine besondere Rolle. Soziale Verstärkung und Persönlichkeitsfaktoren bestimmen darüber, ob der Jugendliche in eine *Probierphase* gerät, die dann, wenn der Jugendliche auch alleine beginnt zu rauchen, in ein *reguläres Raucherstadium* übergeht. Physiologische Wirkungen des Rauchens determinieren auf dieser Stufe die Wahrscheinlichkeit, mit der der Jugendliche schließlich *Gewohnheitsraucher* wird.

Bei der *Konzeptualisierung von Präventionsprogrammen* spielen die Zielgruppe (Kinder oder Jugendliche unterschiedlicher Altersstufen) und die institutionellen Bedingungen eine entscheidende Rolle. Die Mehrzahl der Präventionsprogramme basieren auf Unterrichtsreihen in Schulen oder in Einrichtungen zur Gesundheitserziehung (vgl. EVANS 1977; LLOYD et al. 1983). Diese Programme gehen von folgender Prämisse aus: Wenn Kinder um die Schädlichkeit des Rauchens für ihre Gesundheit wissen, werden sie nicht mit dem Rauchen beginnen. Dabei wird allerdings nicht berücksichtigt, daß der Entstehungsprozeß des Rauchens sehr komplex ist und von zahlreichen Faktoren abhängt. Informationen über die Gesundheitsschäden des Rauchens können nur in den „Vorbereitungs- und Initialstufen" gegen das Rauchen wirksam werden; denn später unterliegt das Rauchen vor allem sozialen Verstärkern. Außerdem ist zu berücksichtigen, daß Kinder und Jugendliche in ihrem Erleben mehr gegenwartsbezogen sind – anders als Erachsene, die eher zukunftsbezogen leben. Aus diesen Gründen wird verständlich, warum Präventionsprogramme, die nur auf Information und Erhöhung der Angst vor Raucherschäden basieren, keine positiven Ergebnisse erbringen konnten (LEVENTHAL u. CLEARY 1980).

Im letzten Jahrzehnt wurden deshalb psychosoziale Präventionsansätze entwickelt, die besser die Komplexität der Entstehungsbedingungen des Rauchens berücksichtigten. Diese Präventionsprogramme setzen sich meist aus folgenden Komponenten zusammen:

- *Information:* Langfristig zu erwartende Gesundeitsschäden, kurzfristige physiologische und soziale Konsequenzen des Rauchens.
- *Unterricht* durch Mitschüler, Studenten oder Lehrer über soziale Einflüsse des Rauchens.
- *Psychoedukation:* theoretische Vermittlung von Verhaltensfertigkeiten, mit denen den sozialen Einflüssen des Rauchens wie z. B. Werbung, Medien oder Gruppendruck widerstanden werden kann.
- *Stärkung des Selbstbewußtseins* als Nichtraucher und der Problemlösefertigkeiten (Umgang mit Einflüssen der Familie, der Medien und des Freundeskreises).
- *Training einer sozialen Kompetenz* (Rollenspiel und explizites Lernen von sozialen Verhaltensfertigkeiten).

Durch diese Präventionsprogramme ließ sich in kontrollierten Interventionsstudien die Raucherrate um bis zu 79% senken (PERRAY et al. 1980; TELCH et al. 1982; GILCHRIST et al. 1979; SCHINKE u. BLYTHE 1983). Auch unter methodisch verbesserten Bedingungen bei randomisierter Gruppenzuteilung zeigten sich positive Ergebnisse des psychosozialen Ansatzes der Raucherprävention (MURRAY et al. 1984; BOTVIN et al. 1983; PENTZ 1983; FLAY et al. 1985; MCALISTER 1983).

Obwohl die Ergebnisse auch der methodisch anspruchsvollsten Studien noch alternative Erklärungshypothesen zulassen, kann aufgrund der hohen Konsistenz der Ergebnisse von einer Effizienz der psychosozialen Ansätze zur Raucherprävention ausgegangen werden. Ungelöst sind die Fragen, wie lange solche Präventionsprogramme effektiv bleiben und welche Komponenten des Programms präventive Kraft entfalten. Das Hauptproblem für die Zukunft der Raucherprävention liegt deshalb nicht mehr in der Entwicklung effektiver Präventionsstrategien, sondern darin, wie die psychosozialen Präventionsprogramme flächendeckend und gemeindenah realisiert werden können.

Literatur

A. Übersichten mit Literaturzusammenstellungen

Ashton H, Stepney R (1982) Smoking: psychology and pharmacology. Tavistock, London New York

Bundesminister für Jugend, Familie und Gesundheit (1983) Konsum und Mißbrauch von Alkohol, illegalen Drogen, Medikamenten und Tabakwaren durch junge Leute. Reha-Verlag, Bonn

Bundeszentrale für gesundheitliche Aufklärung (1984). Die Entwicklung de Drogenaffinität Jugendlicher unter Berücksichtigung des Alkohol-, Medikamenten- und Tabakkonsums. Trendanalyse 1973–1982. Köln

Department of Health, Education and Welfare (1979) Somking and health. Washington

Henningfield J (1984) Behavioral pharmacology of cigarette smoking. Adv Behav Pharmacol 4:131–210

Horstmann M (1987) Gesundheitsschäden in Tabakrauch. In: Tölle R, Buchkremer G (Hrsg) Zigarettenrauchen, 2. Aufl. Springer, Berlin Heidelberg New York Tokyo

Jarvic ME, Cullen JW et al. (eds) (1977) Research on smoking behaviour. Nat Inst Drug Abuse Research Monogr vol 17; U.S. Government Printing Office Wasington, D.C.

Opitz K (1987) Pharmakologie des Nikotins. In: Tölle R, Buchkremer G (Hrsg) Zigarettenrauchen, 2. Aufl. Springer, Berlin Heidelberg New York Tokyo

Tölle R, Buchkremer G (1987) Zigarettenrauchen, 2. Aufl. Springer, Berlin Heidelberg New York Tokyo

B. Spezielle Literatur zur Nikotinentwöhnung und Prävention

Baer PE, Foreyt JP, Wright S (1977) Self-directed termination of excessive cigarette use among untreated smokers. J Behav Ther 8:71–74

Barkley A, Hastings J, Jackson TL (1977) The effects of rapid smoking and hypnosis in the treatment of smoking behavior. Int J Clin Exp Hypn 25:7–17

Benfari R, Ockene JK (1982) The psychological control of cigarette smoking behavior. Ann Rev Publ Health 2:101–128PBenowitz NL, Hall SM, Herning RJ, Jacob P, Jones RT, Osman AL (1983) Smokers of low-yield cigarettes do not consume less nicotine. N Engl J Med 309:139–142

Bents H, Buchkremer G (1985) Combination of behaviour therapy with nicotine substitution in smoking cessation. 15. Annual Meeting Eurepean Association for Behaviour Therapy 29. 8.–1. 9. 1985, München

Best JA, Flay BR, Towson SMJ (1984) Smoking prevention and the concept of risk. J Appl Soc Psychol 14:257–273

Böge KP (1982) Nichtraucheraktionen des Gesundheitsamtes der Hansestadt Lübeck. Öff. Gesundheitswes. 44:149–151

Botvin GJ, McAllister A (1982) Cigarette smoking among children and adolescents: causes and prevention. In: Arnold CB (ed) Annual review of disease prevention. Springer, Berlin Heidelberg New York

Botvin GJ, Eng A (1982) The efficacy of a multicomponent approach to the prevention of cigarette smoking. Prev Med 11:199–211

Botvin GJ, Renick NL, Baker E (1983) The effects of scheduling format and booster sessions on a broad-spectrum psychosocial approach to smoking, prevention. J Behav Med 6:359–379

Branovic-Halhuber, C (1974) Nichtraucher-Training. Münch Med Wochenschr. 116:569–573

Brengelmann JC, Sedlmayr E (1973) Experimente zur Behandlung des Rauchens. Kohlhammer, Stuttgart

Brengelmann JC, Reig A u. Müller G (1984) Persönlichkeit, Streß und Rauchverhalten. Suchtgefahren 30:65–70

British Thoracic Society (1983) Comparison of four methods of smoking withdrawal in patients with smoking related deseases. Brit Med J 286: 595–597

Brown RA, Lichtenstein E, McIntyre KO, Harrington-Kostur J (1984) Effects of nicotine fading and relapse prevention on smoking cessation. J Consult Clin Psychol 52:307–308

Buchkremer G (1978) Raucherbehandlung. Fortschr Neurol Psychiatr 46:613–624
Buchkremer G (1979) Erfolgsvergleich von Raucherbehandlungsmethoden. Suchtgefahren 5:245–251
Buchkremer G (1982) Raucherentwöhnung durch Selbstkontrolle. Nervenarzt 53:72–77
Chassin L, Corty E, Presson CC, Olshavsky RW, Bensanberg M, Sherman SJ (1983) Predicting adolescents intentions to smoke cigarettes. J Health Soc Behav 22:445–455
Choy D, Lutzker L, Meltzer B (1983) Effective treatment for smoking cessation. Am J o Med 75:1033–1036Christen AG, Mc Donald JL, Olson BL, Drook CA, Stookey GK (1984) Efficacy of nicotine chewing gum in facilitating smoking cessation. J Am Dent Assoc 108:594–597
Conrad FG (1971) Smoking-withdrawal clinics. N Engl J Med 60:285–288
Danaher B (1977) Rapid smoking and self-control in the modification of smoking behavior. J Consult Clini Psychol 45:1067–1075
Daughton DM, Fix AJ, Kass I, Patil KG (1980) Smoking Cessation among patients with cronic, obstructive pulmonary disease (COPD). Addict Behav 5:125–128
Davis AL, Faust R, Ordentlich M (1984) Self-help smoking cessation and maintenance programs: a comparative study with 12-month follow-up by the American Lung Association. Am J Public Health 74:1212–1217
Delahunt J, Curran JP (1976) Effectiveness of negative practice and self-control techniques in the reduction of smoking behavior. J Consult Clin Psychol 44:1002–1007
Dengrove E (1970) A single treatment method to stop smoking using ancillary self-hypnosis: discussion. Int J Clin Exp Hypn 18:251–256
Dobler-Mikola A, Gmür M, Angst J (1981) Erfolgsdeterminanten bei der Behandlung von Rauchern durch den Handauflegег Hermano. Arch Psychiatr Nervenkr 230:31–40
Evans RI (1977) Rauchen bei Kindern: Entwicklung einer sozialpsychologischen Strategie der Abschreckung. Neuland-Verlagsgesellschaft, Hamburg, S 69–74
Ewart CK, Li VC, Coates TC (1983) Increasing physician antismoking influence by applying an inexpensive feedback technique. J Med Educ 58:468–473
Fagerstroem KO (1982) A comparison of psychological and pharmacological treatment in smoking cessation. J Behav Med 5:343–351
Farquhar JW (1978) The community-based of lifestyle intervention trials. Am J Epidemiol 108:103–111
Fielding J (1979) Preventive medicine and the bottom line. J Occup Med 21:79–88
Flay BR (1985) Adolescent smoking: onset and prevention. Ann Behav Med 7:9–13
Flay BR, d'Avernas JR, Best JA, Kersell MW, Ryan KB (1983) Cigarette smoking: why young people do it and ways of preventing it. In: McGrath P, Firestone P (eds) Pediatric and adolescent Behav Med Springer, Berlin Heidelberg New York
Flay BR, Ryan KB, Best JA (1985) Are social psychological smoking prevention programs effective? The Waterloo study. J Behav Med 8:37–59
Fox RM, Axelroth (1983) Nicotine fading, self-monitoring and cigarette fading to produce cigarette abstinence or controlled smoking. Behav Res Ther 21:17–27
Fox RM, Brown RA (1979) Nicotine fading and self-monitoring for cigarette abstinence or controlled smoking. J Appl Behav Anal 12:111–125
Frederiksen LW (1979) Controlled smoking. In: Krasnegor NA (ed) Behavioral analysis and treatment of substance abuse. NIDA Research Monograph 25. DHEW Publication No (ADM) 79–839. DC: U.S. Government Printing Office, Washington
Frydrychowski A, Ostrowska B (1984) Acupuncture in the treatment of the smoking habit. Psychiatr Pol 18:31–34
Garvey AJ, Bosse K, Glynn RJ, Romer B (1983) Smoking cessation in a prospective study of healthy adult males: effects of age, time, period, and amount smoked. Am J Public Health
Gilchrist LD, Schinke SP, Blythe BJ (1979) Primary prevention services for children and youth. Child Youth Serv Rev 1:379–391
Glasgow RE (1979) Effects of a self-control manual, rapid smoking and amount of therapist contact on smoking reduction. J Consult Clin Psychol 46:1439–1447
Glasgow R, Klesges R, Godding R, Vasey M, O'Neil K (1984) Evaluation of a worksite-controlled smoking program. J Consult Clin Psychol 51:137–138
Gmür M (1979) Die Raucherbehandlung des Handauflegers Hermano. Schweiz Med Wochenschr 109:1967–1973

Gori GB, Lynch CJ (1978) Toward less hazardous cigarettes, J Am Med Assoc 240:1255–1259
Hall RG, Sachs DP, Hall SM (1979) Medical risk and therapeutic effectiveness of rapid smoking. Behav Ther 10:249–259
Hall SM, Rugg D, Tunstall C, Jones RT (1984) Preventing relapse to cigarette smoking by behavioral skill training. J Consult Clin Psychol 52:372–382
Hammer O (1975) Die Bad Nauheimer Raucherentwöhnungstherapie und das Nichtrauchertraining. Therapiewoche 25:4042–4052
Hjalmarson AJM (1984) Effect of nicotine chewing gum in smoking cessation. J Am Med Assoc 252:2835–2838
Hochenegg L (1979) Raucherentwöhnung durch Gruppenhypnose. Ärztl Prax 33:3339–3341
Hurd PD, Johnson CA, Pechacek T, Bast LP, Jacobs DR, Luepker RV (1980) Prevention of cigarette smoking in seventh grade students. J Behav Med 3:15–28
Illingworth D, Pepper J (1978) Self-help groups in the smoking problem. Br Med J 1147:1
Jarvis MJ, Raw M, Russell MAH, Feyerabend C (1982) Randomised controlled trial of nicotine chewing-gum. Br Med J 285:537–540
Jonston E, Donoghue JR (1971) Hypnosis and smoking: a review of the literature. Am J Clin Hypn 13–19
Jost F (1962) Klinik der Nikotinentwöhnung. Praxis 51:1126
Kamarck TW, Lichtenstein E (1985) Current trends in clinicbased smoking control. Ann Behav Med 7:19–23
Klemm H (1977) Tagungsbericht, Akupunktur und Sucht. Suchtgefahren, Heft 1. Deutsche Hauptstelle gegen Suchtgefahren. Neuland-Verlagsgesellschaft, Hamburg
Koop CE (1984) The Julia M. Jones lecture. Annual Meeting of the American Lung Association. Miami Beach, FL May 20
Langen D (1972) Die gestufte Aktivhypnose. Nikotinabhängigkeit. Thieme, Stuttgart
Leventhal H, Cleary PD (1980) The smoking problem: a review of research and theory in behavioral risk modification. Psychol Bull 88:37–45
Lichtenstein E, Rodrigues MP (1977) Long term-effects of rapid smoking treatment for dependent cigarette smokers. Addict Behav 2:109–112
Lloyd DM, Alexander HM, Collcott R, Dobson AJ, Hardes GR, O'Connell DL, Leeder SR (1983) Cigarette smoking and drug use in school-children. III. Evaluation of a smoking prevention education programme. Int J Epidemiol 12:51–59
Lowe MR, Green L, Kurzt SM, Ashenberg ZS, Fisher EB (1980) Self-initated cue extinction and covert sensitization procedures in smoking cessation. J Behav Med 3:357–372
Luepker RV, Johnson CA, Murray DM, Pechacek TF (1983) Prevention of cigarette smoking: three-year follow-up of an educational program for youth. J Behav Med 6:53–62
Malcolm RE, Sillett RW, Turner JA McM, Ball KP (1980) The use of nicotine chewing gum as an aid to stopping smoking. Psychopharmacology 70:295–296
McAlister AL (1983) Randomized study of tobacco and marijuana smoking prevention. NIDA Contract Report, University of Texas
Mermelstein R, Cohen S, Lichtenstein E, Baer JS, Kamarck T (1986) Social support and smoking cessation maintenance. J Consult Clin Psychol 54:447–453
Murray DM, Johnson CA, Luepker RV, Mittlemark MB (1984) The prevention of cigarette smoking in children: a comparison of four strategies. J Appl Soc Psychol 14:274–288
National Interagency Council on Smoking and Health. Smoking and the Workplace 1980. National Health, Information Clearinghouse, New York
Newman A, Bloom R (1982) Smoking reduction: a comparison of the effectiveness of rapid smoking and increasing delay training. Addict Behav 7:93–96
Nuland W, Field PB (1970) Smoking and hypnosis: a systematic clinical approach. Int Clin Exp Hypn 18:290–298
Ockene JK, Camic PM (1985) Public health approaches to cigarette smoking cessation. Ann Behav Med 7:14–18
Ockene JK, Nutall R, Benfari RC, Hurwitz J, Ockene JS (1981) A psychosocial model of smoking cessation and maintenance of cessation. Prev Med 10:623–638
Orleans CT (1985) Understanding and promoting smoking cessation: overview and guidelines for physician intervention. Rev Med 36:51–61
Orr RG (1970) Hypnosis helps reluctant smokers. Practitioner 205:204–209

Pechacek TF (1979) Modification of smoking behavior. In: U.S. Department of Health, Education, and Welfare, Smoking and Health: A report of the Surgeon General. DHEW Publication No. (PHS) 79-50066. Washington, DC: U.S. Government Printing Office

Pederson LL (1982) Compliance with physician advice to quit smoking: a review of the literature. Prev Med 11:71–84

Peltier B, Telch M, Coates R (1982) Smoking cessation with adolescents: A comparison of recruitment strategies. Addict Behav 7:71–73

Pentz MA (1983) Prevention of adolescent substance abouse through social skill development. In: Glynn TJ, Leukefeld CG, Ludford JP (eds) Preventing adolescent drug abuse: intervention strategies, NIDA Research Monograph. DHHS Publication No. (ADM) 83–1280. Washington, DC: U.S. Government Printing Office

Perry C, Killen J, Slinkard LA, McAlister AL (1980) Peer teaching and smoking prevention among junior high students. Adolescence 9:277–281

Prokopp H, Rhomberg HP (1982) Die Zusamenarbeit von Internisten und Psychiater bei der Nikotinentwöhnung, dargestellt an einem gemeinsamen Projekt der Med. Universitätsklinik Innsbruck und der Abteilung f. Med. Psychologie. Wien Med Wochenschr 132:287–290

Puska P, Koskela K, Pakarinen H (1976) The North Karelia project; A programme for community control of cardiovascular disease. Scand J Soc Med 4:57–60

Puska P, Bjorkqvist ST, Koskela K (1979) Nicotine-containing chewing-gum in smoking cessation: a doubleblind trial with half-year follow-up. Addict Behav 4:141–146

Rabkin SW, Boyko E, Shane F, Kaufert J (1984) A randomized trial comparing smoking cessation programms utilizing behavior modification, health education or hypnosis. Addict Behav 9:157–173

Relinger H (1977) Utilization of adverse rapid smoking in groups: efficacy of treatment and maintenance procedures. J Consult Clin Psychol 45:245–249

Rose G, Hamilton PJS (1978) A randomized trial of the effect on middleaged men of advice to stop smoking. J Epidemiol Community Health 32:275–281

Russell MA, Armstrong E, Patel UA (1976) Temporal contiguity in electric aversion therapy for cigarette smoking. Behav Res Ther 14:103–112

Russell MA, Raw M, Jarvis MJ (1980) Clinical use of nicotine chewing gum. Br Med J 280:1599–1602

Ryde D (1985) Hypnotherapy and cigarette smoking. The Practitioner 229:29–31

Sanders S (1977) Mutual group hypnosis and smoking. Am J Clin Hypn 20:131–135

Schinke SP, Blythe BJ (1983) Cognitive-behavioral prevention of children's smoking. J School Health 53:416–419

Schneider NG, Jarvik ME, Forsythe AB (1984) Nicotine vs. placebo gum in the alleviation of withdrawal during smoking cessation. Addic Behav 9:149–156

Spiegel H (1970) A single-treatment method to stop smoking using ancillary self-hypnosis. Int J Clin Exp Hypn 18:235–241

Stanton HE (1978) A one-session hypnotic approach to modifying smoking behav. Int J Clin Exp Hypn 26:22–29

Steffen R (1984) Was läßt sich über die Wirksamkeit verschiedener Methoden zur Raucherentwöhnung aussagen? Schweiz Rundsch Med (Praxis) 73:1295–1297

Stocksmeier U, hermes G (1979) Rauchertherapie in Klinik und Praxis. Suchtgefahren 5:219–224

Telch MJ, Killen JD, McAlister AL, Perry CL, Maccoby N (1982) Longterm follow-up of a pilot project on smoking prevention with adolescents. J Behav Med 5:1–8

U.S. Statistics. Physician Visits: Volume and Interval since Last Visit (1983) United States, Public Health Service Publication No. 185–1572. U.S. Government Printing Office, Washington, DC

Wald NJ, Idle M, Voreham J, Bailey A (1980) Inhaling habits among smokers of different types of cigarette. Thorax 35:925–928

Watkins HH (1976) Hypnosis and smoking: a five-session approach. Int J Clin Exp Hypn 24:381–390

West DW, Graham S, Swanson M, Wilkinson G (1977) Five year follow-up of a smoking withdrawal clinic population. Am J Public Health 67:536–554

Sachverzeichnis

Abhängigkeit vom Halluzinogentyp (WHO) 315
und kognitive Prozesse 30
vom Kokaintyp 336
psychische 22, 23
und Streßkonzepte 30
Abstinenzphasen und Depressivität 161
Alkohol
Alkoholabhängigkeit 11
geschlechtsspezifische Entwicklungsformen 43
Wesensänderung 37
Alkoholabhängigkeitssyndrom 5, 6
Alkoholdehydrogenase 86, 87, 185
Azetaldehyd 86, 87, 185
und EEG 137
EEG-Synchronisation 138
Alkoholabusus
internistische Folgeerkrankungen
und koronare Herzerkrankung 233
alkoholinduzierte Hypoglykämie 225
alkoholische Hyperlipämie 225
Alkoholkardiomyopathie
klinische Befunde 232
Pathophysiologie 232
Therapie 233
Alkoholkonsum, chronischer
chronische Gastritis 209
Gicht 226
hämorrhagische-erosive Gastritis 209
und Hypertonus 234
und Porphyrinstoffwechsel 226, 227
Störungen der Resorption und Motilität im Dünndarm 210, 211
Vasopressinsekretion 231
Alkoholpankreatitis
Dauerschmerzsyndrome 224
Klinik 222, 223
Morphologie 222
Pathophysiologie 220, 221
Prolaktin 231
bakterielle Fehlbesiedelung des Dünndarms 212
Alkoholabusus
Feminisierung (Hyperöstrogenismus) 228, 229
Hypogonadismus, chronischer 228
Krebserkrankungen 236
Lebererkrankungen 170, 212
Alkoholfettleber 215, 216
Alkoholhepatitis 216, 217
Gefäßspinnen 217
klinisch-chemische Befunde 218
Palmarerythem 217
Teleangiektasien 217
chronische Änderungen der Dünndarmschleimhaut 211
granulozytäre Infiltration 214
Langzeitprognose bei Abstinenz 219
Mallory-Körper 214
perizelluläre Kollagenablagerung 214
Spontanverlauf und Prognose 218, 219
Therapie 219
Zieve-Syndrom 217
Leberzirrhose 217
Katecholaminstoffwechsel 230
Leberkarzinom 237
Mortalität 212, 213
Magensekretion 208
Makrozytose mit Hyperchromie der Erythrozyten 235
Mallory-Weiss-Syndrom 208
Ösophagitis 208
Ösophaguskarzinom 237
Plasmakortisolkonzentration 228
Stomatitis, Gingivitis 207
Störungen der Ösophagusfunktion 207
Ulkuskrankheit 209
alkoholbezogene psychosoziale Schäden
Basler Drogen- und Alkoholfragebogen 13
Kurzfragebogen für Alkoholgefährdete 13
Michigan-Alcoholism-Screening-Test 12
alkoholbezogene somatische Schäden, klinisch-chemische Tests 14

Alkoholembryopathie
  Azetaldehydspiegel und Teratogenität 265
  Brachy- und Klinodaktylie 260
  Definition 249
  Häufigkeit 248
  Hauptsymptome 254–257
  Herzfehler 252, 259
  Hirnbefunde 258, 259
  kraniofaziale Dysmorphie 252
  Mikrozephalie 254, 257
  Minderwuchs 254, 255
  motorische Hyperaktivität 261
  pränatales Wachstumsdefizit 249
  Prävention 267
  Prognose 261
  statomotorische und geistige Retardierung 249
  Symptomatik 250
  Terminologie 248
  Tierexperimente 243, 244, 245
  Urogenitalfehlbildungen 252
Alkoholentzugssyndrom 11, 151 s. auch Delirium tremens
  Adaptation und Toleranz 152
  epileptische Anfälle 145, 153, 159, 160, 162
  neuronale Hyperexzitabilität 152, 153
Alkoholhalluzinose, chronische 166, 167, 168, 284
  und Demenz 168
  und Schizophrenie 168
Alkoholiker
  Ängstlichkeit 151
  Außenreizabhängigkeit 33
  Depressivität 151, 161
  Dysphorie 151
  Frühsterblichkeit 151
  geringe Selbstwertung und Selbstimage 85
  kognitive Fähigkeiten 171
  Kontrollverlust 35
  niedrige Frustrationsschwelle 85
  prämorbide Persönlichkeitsmerkmale 24
  und Rauschgiftsüchtige, Jugendgerichtsgesetz (JGG) 95
  Suizidalität 151
  verminderte Steuerungsfähigkeit 24
  vorzeitiges Altern 151
Alkoholikerinnen
  depressive Verstimmung 43
  Schwangere, Interruptio 267
  Suizidversuche 43
Alkoholintoxikation
  akute psychotische 166
    pathologischer Rausch 167
alkoholischer Dämmerzustand 167
Alkoholisierungsgrad, Beurteilung der Steuerungsfähigkeit 85
Alkoholismus
  Abhängigkeit 5, 7
  und affektive Störungen 149
  Definition 4, 5, 7
  DSM III-Kriterien 7
  Eifersuchtswahn 166, 168
  Einflüsse der Eltern 28
  Epidemiologie 130
  Früherkennung, Labortests 193
  genetische Faktoren 132
    Adoptionsstudien 134
    Aldehyddehydrogenase (ALDH), Enzympolymorphismus 139
    ALDH-I Isoenzym-Defizienz, mongolide Rassen 139
    familiäre Alkoholismusrate 131, 132, 149
    Familienuntersuchungen 132, 133
    genetische Marker 137
    genetische Prädispositionen 136
    Hyperaktivitätssyndrom 136
    Inzidenzraten bei Verwandten 133
    metabolische Faktoren 132
    prognostische Marker 132
    Reaktionen der ZNS 132
    ZNS-Responz 137
    Zwillingsstudien 133
  Global-Diagnose (Screening) 10
  high-risk-Probanden 149
  ICD-9-Kriterien 7
  Korsakow-Syndrom 165 s. auch Wernicke-Korsakow-Syndrom
    Demenz 165
    „hippocampale Gedächtnishypothese" 165
    Mortalität 165
    Polyneuropathie 165
  Maßregeln der Sicherung und Besserung (§ 61 StBG) 94
  McAndrew-Skala 5
  Münchner Alkoholismustest 15
  NCA-Criteria 15
  und Persönlichkeit 132
  Persönlichkeitsabwandlungen 150
  Persönlichkeitsdepravation 150
  Therapie
    ambulante 294
    Einstellung der Patienten
      Abwehrmechanismen 280, 281
      Motivation 26, 280, 281
    Einstellung der Therapeuten 279, 280
    Ergebnisse stationärer Behandlung, Langzeitverläufe 296, 297
    Evaluation 281, 282
    medikamentöse Behandlung

Alkoholismus
Entzugserscheinungen und Alkoholdelir 282, 283, 284
Nachsorge, Selbsthilfegruppen 299
prophylaktische Behandlung
alkoholsensibilisierende Medikamente Disulfiram) 284
Dopamin-Agonisten 285
Lithium 285
Psychotherapie
Familien- und Partnertherapie 288, 289
Gruppenpsychotherapie 287
Verhaltenstherapie 289 ff.
stationäre Behandlung 295, 296
Therapiephasen
Entgiftung 277
Entwöhnung 278
Kontakt 277
Nachsorge und Rehabilitation 278
Therapieziele
kontrolliertes Trinken 274, 275
lebenslange Abstinenz 274, 275
Umgang mit Rückfällen 292
Verhaltenstherapie
Aversionstherapie 289
Breitbandtherapien 290, 291
Desensibilisierung 290
kognitive Therapie 290, 291, 292
Selbstkontrolltechniken 290, 291
verdeckte Sensibilisierung 289
Alkoholkonsum
s. auch Alkoholismus
Abstinenzkulturen 106
Ambivalenzkulturen 106
ethnische und kulturelle Faktoren 131
pathologisches Trinkverhalten 11, 12
Permissivkulturen 106
Alkoholkriminalität 84
Alkoholbegutachtung, spezielle Fragen 84
Blutalkoholwerte und Trunkenheitsmerkmale 86
Fahrerlaubnis 92
Maßregeln der Sicherung und Besserung
Entziehung der Fahrerlaubnis 94
Unterbringung in einer Entziehungsanstalt 94, 95
Rausch
komplizierter (quantitativ abnormer) 87
pathologischer (qualitativ abnormer) 87
Rauschtat (§ 323 a StGB), schuldhaft herbeigeführt 92
Unterbringung in einer Entziehungsanstalt 95
Verkehrsstraftäter 84
Verkehrstauglichkeit 91
Alkoholstoffwechsel
Aldehydismus, chronischer 196
Aldehydstoffwechsel 190
Aldehydsyndrom, akutes 196
Alkoholabbaurate, Rassenunterschiede 184
alkoholbedingte Hypovitaminosen 199 (Folsäure, Pyridoxin, Thiamin.)
Alkoholdehydrogenase 186
Alkoholdiffusionsphase 183
Alkoholeliminationsphase 183
Äthanolvergiftung, akute 189
s. auch Alkoholintoxikation
atypischer 138
Azetaldehyd und Aldehyddehydrogenase 189
toxische Wirkungen 195
Azetaldehydintoxikation, akute 196
und Biomembranen, Erhöhung der Fluidität 191, 192
Eliminierungsrate 183
genetische Faktoren 184
Umwelteinflüsse 184
Erhöhung der Acetaldehydkonzentration 194
first-pass-Effekt 185
und Glykogen 194
hepatische Redoxveränderungen 195
Herabsetzung des Testosteronspiegels 198
individuelles Isoenzymmuster 186, 187
und Intermediärstoffwechsel 194
Kalorienzufuhr 188
Ketoazidose 198
und Lipidstoffwechsel 195
Makrozytose (MCR) 194
mikrosomales äthanoloxidierendes System 188
und Neurotransmitter 192
oxidativer Abbau 185
Pharmakokinetik von Alkohol, Resorptionsgeschwindigkeit 182
Psychopharmaka 188
Rhabdomyolysis 175
toxische Wirkungen von Azetaldehyd 184
Vasopressin-Ausschüttung 199
Wasser- und Elektrolythaushalt 197
Alkoholunverträglichkeit
und Azetaldehyd 138
Alkoholverlangen
bei Angst 162
bei Depressivität 162
bei Tremor 162
Antabus 190, 196
Anticholinergika, Biperiden 421
Appetitzügler 419

Arzneimittelmißbrauch, s. auch Medikamentenabhängigkeit
  Abhängigkeit 402
  Abusus 402
  Angehörige medizinischer Berufe 407
  einfacher Mißbrauch 402, 403

Barbituratabhängigkeit
  Prognose 417
  Therapie 417
Barbiturate und ähnliche Stoffe 415, 416, 417
Barbituratsucht 429
Behandlung Suchtkranker
  gesetzliche Krankenversicherung 98, 99
  Rentenversicherung (Rehabilitation) 98, 99
  Sozialhilfe 98, 99
Beschaffungskriminalität, Steuerungsfähigkeit 90
Betäubungsmittelgesetz (BtMG) 96, 101
  ambulantes Substitutionsprogramm 101
Betäubungsmittelverschreibungsverordnung (BtMVV) 101
Biochemie des Alkoholismus s. Alkoholstoffwechsel
Blutalkoholbefund und Psychopathologie 89
Blutalkoholkonzentration 87, 88, 89
  geschlechtsbedingte Unterschiede 183
  in der Gravidität 183
  Rückrechnungswert 87, 88
  Schuldfähigkeit 87

Delirium tremens 154
  Abbruchsdelir 156
  Alkoholdelir, Psychopathologie 156
  Delir 145, 153, 157
  dysorische Störungen der Blut-Hirn-Schranke 159
  Enzym-De-Repressionstheorie 152
  erhöhter Laktat-Pyruvatquotient 159
  gestörter Elektrolytstoffwechsel 157
  hepatische Enzephalopathie 157
  lange Delirdauer mit neurologischen Ausfällen 155
  Magnesium-Mangel 157
  Prädelir 157
  protrahiertes Delir 35, 161
  psychotische Symptome 155
  REM-Schlafphasen 153
  Schlaf-Wach-Rhythmus 162
  vegetativ-affektive Schwankungen 145
  vegetativ-exzitative Symptome 155
Depression, familiäre Alkoholismusrate 149
Dipsomanie 150

Drogen
  und Arzneimittelbegutachtung 89
  Definition der WHO 105
  und Delinquenz 90
  harte, Persönlichkeitsmerkmale 28
  Rauschdrogenkonsum
    epidemische Ausbreitung 121
    Jugendlicher, Subkultur der Drogenszene 121
  Rauschgiftdelikte, Häufigkeit 108
  Rauschmittelabhängigkeit
    Apathie 37
    Euphorie 37
    Passivität 37
  Rauschmittelkonsum
    Drogenbindung 28
    Drogenerfahrung 28
    Drogenkonditionierung 28
    Motivation 27
Drogenabhängigkeit 21, 346
  Behandlungseinrichtungen 116
  Behandlungsphasen
    Entzugsbehandlung 370, 371
    Kontaktaufnahme 370
  Entwöhnungsbehandlung 373
  Fallregister 116
  Familientherapie 380
  Früherfassung 366
  Gruppentherapie, Milieutherapie 384, 385, 386
  juristische Implikation 362
  Krisenintervention
    Intoxikation mit Opiaten 367
    Intoxikation mit Phencyclidin 369
    Intoxikation mit Psychostimulantien 369
    Notfallbehandlung 366
      Suizidalität 367
  Psychopharmakotherapie 374
  Psychotherapie 378
  Rehabilitation 373
  Suchtmittelersatzbehandlung 375
  Therapieforschung
    Abstinenzrate 387
    Erfolgskriterien 387
    Katamnese 387
    Therapieabbrecher 387, 388
  Tiefenpsychologie 379
  Typologie der verschiedenen Formen 106
  Verhaltenstherapie 380, 381, 382
  Verlaufsstudien
    Arbeitsbewährung 389
    Legalitätsbewährung 389
    Mortalitätsrate 389
  Vorrückfallphase 36
Drogengebrauch
  Griffnähe 58, 364

Drogengebrauch
  Jugendliche und junge Erwachsene 364
  Risikofaktoren 364
Drogenhilfe 365
drogeninduzierte Psychosen
  Anticholinergika 348
  Beschaffungskriminalität 90
  Cannabis 347
  eigengesetzlich ablaufende Psychosen 352, 353
  Halluzinogene 322, 323, 347
  Khat 337
  Kokain 335, 336, 348
  Meskalin 321
  Pharmakotherapie 357
  Phencyclidin (PCP) 347
  protrahierte Rauschzustände 348
  Schnüffelstoffe 348
  Syndromgenese 355
  Weckamine 347
Drogenkonsumenten
  Drogen-Frühwarn-System 117
  einrichtungsbezogene Informationssysteme 117
  Feld- und Repräsentativstudien 110, 115
  mit Persönlichkeitsveränderungen und Residualsyndromen 354
  Suizidalität 115
Drogenmißbrauch
  Definition 106
  als Krisensymptom 62
  psychiatrische Aufnahme 427, 428
  Todesfälle 109
Drogenpräferenz, Risikogruppen 113
Drogenpräventionsprogramm 67, 73
Drogenpsychosen
  Psychopathologie und Verlauf
    akute verworrene Psychosen 351
    Definition 345, 346
    Echo-Psychosen 346, 350, 351
    und eigengesetzlich ablaufende Psychosen 346
    Flashback-Phänomene 35, 346, 350, 351
    Horror-Trips 346
      Behandlung 349
    neurotischer Rauschverlauf Jugendlicher 351
    posthalluzinogene neurotische Syndrome 351
    Therapie 356, 357

Entmündigung wegen Trunksucht oder Rauschgiftsucht 96, 97
  beschränkte Geschäftsfähigkeit 97
  Geschäftsunfähigkeit 97

Genetik des Alkoholismus s. Alkoholismus, genetische Faktoren

Halluzinogene, andere
  Atropin 322, 323
  Fliegenpilz 323
  Harmin 323
  synthetisch hergestellte 323
Haschisch
  atypischer Rauschverlauf 310, 311
  Cannabis, s. auch S. 347
    amotivationales Syndrom 312
    Bewußtseinserweiterung 312
    Chemie 308, 309
    chronische Wesensveränderung 313
    chronischer Hirnschaden 317
    Stoffwechsel 308, 309
    Umsteigeeffekt 313
  Cannabispsychosen 314
  chronischer Konsum 311
  einmaliger Konsum 309, 310, 311
Heroin
  Ausbreitungswege 122, 123
  Begleiterkrankungen 331, 332, 333
  chronischer Konsum 329, 330, 331
  einmaliger Konsum 329
  Injektionszwischenfälle 332, 333
  toxische Wirkungen 333
Hirnatrophie bei chronischem Alkoholismus
  Atrophie der Hirnrinde 169
  atrophische Erweiterung des Ventrikelsystems 169
  infratentorielle Atrophie 173
  Multimorbidität bei chronischem Alkoholismus 169, 170
  neurotoxische Kleinhirnschäden 169
  Reversibilität 171
  Rindenatrophie junger Alkoholiker, CT 170, 172
  Rindenatrophie und Leberschädigung 170
  supratentorielle Atrophie 173

LSD
  chronischer Konsum, Psychosen 320
  einmaliger Konsum 318
  Psychosen 320
  Rausch 319
    atypische Verläufe 319
    Behandlung 319
    Therapie 319

Maßregeln der Sicherung und Besserung bei Rauschgiftsucht u. Alkoholismus 94
  § 61 u. § 63 StGB 94
  Gefährlichkeitsprognose 94
  Schuldunfähigkeit 94
Medikamente und Rauschdrogen
  gemeinsame Anwendung 118

Medikamentenabhängigkeit
  Benzodiazepinabhängigkeit
    Abhängigkeitspotential 418
    Angsterkrankungen 418, 428
  Benzodiazepine 118, 119, 417, 418, 419
    Entzug 428
  Benzodiazepin-Entzugserscheinungen
    Entzugskrampfanfälle 418
    Entzugspsychosen 418, 419
  Definition 401
  Ephedrin 419
  Fenfluramin, Abhängigkeit 419
  Katamnesen 430, 431
  Mißbrauch 117
  physische Abhängigkeit 403
  Prognose 430, 431
  Progression der süchtigen Entwicklung 404, 405
  Selbstmedikation 117
  stabile Abhängigkeit 404, 405
  Toleranz 404
Medikamentenmißbrauch
  Analgetika 118
  Definition 120
  EEG 410, 411
  Exploration 410
  Feldstudien 120
  Fremdanamnese 410, 411
  Häufigkeit 426, 427, 435
  körperliche Untersuchung 410, 411
  Prognose 412
  psychiatrische Vorgeschichte 409
  Psychopharmaka 118
  Risikofaktoren 405, 406, 407
  Sedative-Hypnotika-Abusus
    Prävention 432, 433, 434
    Therapie 432, 433
  somatische Vorgeschichte 409, 410
  Sozialanamnese 410
  Suchtstoffnachweise 410, 411
  Verordnungshäufigkeit von Arzneimitteln 118
Mischanalgetika 422, 423
Mißbrauch
  und Abhängigkeit der Frauen 41
  von Medikamenten 9, 10
  von Rauschdrogen 9, 10
Morphin
  Analgesie 326
  chronischer Konsum, Medizinalpersonen 327
  einmaliger Konsum 326
  Vergiftung 328

Nikotin (Alkaloid)
  Psychopharmakologie 447
Nikotin
    Nikotin-Blutspiegel 447
    Selbstregulierung 447
  psychotrope Effekte 448
Nikotinabhängigkeit
  Abstinenzversuche 451
  Abstinenzzeiten 450
  und Alkoholabhängigkeit 452
  consonant smoker 450
  dissonant smoker 450
  Dosissteigerung 451
  Entziehungserscheinungen 450, 451
  Genußrauchen 451
  Gewohnheitsraucher, Entstehungsbedingungen 460
  Initiationsstufe, Entstehungsbedingungen 460
  neurotisches Rauchen 451
  Probierphase, Entstehungsbedingungen 460
  psychosoziale Präventionsansätze 460, 461
  Raucherrate 444, 445
  reguläres Rauchen, Entstehungsbedingungen 460
  Rückfallverhütung 458
  Selbstkontrollprogramm 458
  süchtiges Rauchen 451, 452
  Vorbereitungsstufe 460
  zwingendes Rauchen 451
Nikotinaufnahme
  Aufmerksamkeit und Reaktionsvermögen 448
  unerwünschte Begleiteffekte 448

Opiatabhängigkeit
  Methadonsubstitutionsbehandlung 376, 377
  in der Schwangerschaft 372
  Suchtverlagerung 390
Opiatenentzugssyndrom
  Behandlung 371
Opiatvergiftung, Opiatantagonisten 377
Opioidabusus 413

Persönlichkeit, suchtoffene 25
Phenacetin-Mißbrauch 431
Phencyclidin 324, 347
Präventionsdidaktik 64
Präventionsprogramme
  drogenspezifische Maßnahmen 74
  drogenunspezifische Maßnahmen 74
  Kraftfahrer 70
  Schwangere (Embryopathie) 70
Präventionsziele
  ereignisbezogene 59

Präventionsziele
personenbezogene 59
umweltbezogene 59
Psilocybin 321, 322
s. auch Halluzinogene
Psychostimulantien (Amphetamine) 347, 419
s. auch drogeninduzierte Psychosen 347
Amphetaminpsychosen 420
schizophrenähnliche Psychosen 346, 420
Psychostimulantienabusus und Polytoxikomanie 421
Psychostimulation (Amphetamine) 419

Rauchen
s. auch Nikotin
Einfluß von Freunden 446
Einfluß rauchender Erziehungspersonen 446
Lebensalter 445, 446, 447
aus lernpsychologischer Sicht 450
Primärprävention 460
Sozialschicht 445, 446, 447
Raucherentwöhnungstherapie
Akupunktur 455
ambulante, Methodenkombination 454, 455
Aversionstherapie 457
Erfolgsdefinition 459
Erfolgsprädiktoren 459
Evaluation 459, 460
Hypnose 455, 456
medikamentöse Behandlung 456
Motivation 453
Selbstkontrolle 456, 457, 458
Suggestivtherapien 455
verhaltenstherapeutische Methoden 457, 458
Rauchverhalten
Motivation 449
Persönlichkeit 449, 450
Rauschdrogenkonsum 121
s. auch Drogen

schizophrene und affektive Psychosen unter Drogeneinfluß 353
Schnüffelstoffe
s. auch drogeninduzierte Psychosen 348
Äther 339
Benzin 340
Chloroform 339
Pattexverdünner 340
Schuldfähigkeit
chemisch-toxikologische Analyse 91
soziale Handlungskompetenz 83

Sexualverhalten, süchtiges 38
Spielsucht 38, 39
Sucht
Abstinenzsyndrom 34
als Abwehrmechanismus 34
chronische organische Psychosyndrome 36
Definition 20, 21, 23
intoxikationsbedingte Durchgangssyndrome 36
als Konditionierungsprozeß 429
bei Männern und Frauen, unterschiedliche Konfliktkreise 43
Motivationsprozeß 44
narzißtische Persönlichkeitsstörung 32
und Neurose 32, 34
Persönlichkeitstheorie 25
prämorbide Persönlichkeitsmerkmale 24
Suchtanfall, periodischer 35
Suchtentwicklung 25, 27
Selbstbehandlung 34
Selbstzerstörung 34
Suchterkrankung
Folgezustände
amotivationales Syndrom 31, 37, 312
Demenz 31, 36
Depravation 31, 36, 37, 85
psychologische Eigengesetzlichkeit 31, 36
und Todesangst 34
und Zwang 40, 41
Suchtformen, nichtstoffgebundene 38
s. auch Spielsucht
Suchtgefährdung, sozialer Nahraum 26
Süchtigkeit 22
Suchtkranke
Persönlichkeitsstruktur 31
Schuldfähigkeit (§§ 20, 21 StBG) 83, 86
Selbstmedikationshypothese 408, 409
süchtige Persönlichkeit
Typologisierung 32
Willensschwäche 86
suchtoffene Persönlichkeit 25
Wahl des Suchtstoffes 408
Suchtmittelkarriere 26
Suchtprävention
Beratungsstellen 66
Ergebnisevaluierung 75
kommunikative Maßnahmen 63
Mediatoren 71
psychosoziale Risikokonstellation 69
personale Disposition 57, 69
soziale Umweltbedingungen 57, 69
spezielle Umweltänderungen 57, 69
Selbsthilfegruppen 71
s. auch Therapie des Alkoholismus
strukturelle Maßnahmen 63
vorbeugende Verhaltensmotivation 59

Tabak
  s. auch Nikotin
  Toxikologie 449
Tabak-Alkohol-Amblyopie,
  Optikusatrophie 175
teratogene Schäden durch Alkohol
  s. Alkoholembryopathie
  klinische Befunde, Tierexperimente 262
  Pathogenese 262
Toleranz, metabolische, Beschleunigung der
  Alkoholelimination 191
toxisch deformierter
  Persönlichkeitsquerschnitt 150
Trunksucht oder Rauschgiftsucht 44
  als Krankheit 99
Trunksucht oder Rauschgiftsucht
  Nichtigkeit einer Willenserklärung (§ 105
    BGB) 97
  Testierunfähigkeit 98

Wernicke-Enzephalopathie
  Blut-Hirn-Schranke 164
  genetische Komponente 164
  gliovasotrope Schädigungsmuster 164
  Häufigkeit 163
  Hirnsubstanzdefizite im CT 164
  Thiamin-Mangel 164
Wernicke-Korsakow-Syndrom 145, 163

zerebellare Ataxie 175
Zigarettenkonsum s. Nikotin